H. Hees / F. Sinowatz
Histologie

H. Hees / F. Sinowatz

Histologie

Kurzlehrbuch der Zytologie und mikroskopischen Anatomie

3. überarbeitete Auflage

Deutscher Ärzte-Verlag Köln

Deutscher Ärzte-Verlag Köln
Professor Dr. med. Dr. med. vet. Fred Sinowatz
Institut für Tieranatomie II
Universität München
Veterinärstr. 13
80539 München

Professor Dr. med. Dr. phil. Herbert Hees
Institut für Anatomie
Universität Regensburg
Universitätsstr. 31
93053 Regensburg

1. Auflage 1986
2. Auflage 1992
3. Auflage 2000

Mit 221 Abbildungen in 309 Einzeldarstellungen,
12 Schemata und 15 Tabellen

ISBN 3-7691-0391-2

Die Deutsche Bibliothek - CIP-Einheitsaufnahme

Histologie : Kurzlehrbuch der Zytologie und mikroskopischen Anatomie / Herbert Hees ; Fred Sinowatz. –
3., überarb. Aufl. – Dt. Ärzte-Verl., 2000

Satz: Deutscher Ärzte-Verlag GmbH
Druck: Farbo Druck & Grafik Team GmbH, Köln
Bindung: Buchbinderei Lottmann, Pulheim

Inhaltsübersicht*

Vorwort

Die 3. Auflage des vorliegenden Lehrbuches der Histologie ist überarbeitet und in verschiedenen Abschnitten wesentlich erweitert worden. Das Buch ist nunmehr nicht nur wie bisher für die MTA-Ausbildung verwendbar, sondern auch für Medizinstudenten als Begleittext zum Kursus der mikroskopischen Anatomie geeignet. Zur Orientierung sind dem Buch Auszüge aus dem Lehrinhaltskatalog für MTA und dem Gegenstandskatalog zur Ärztlichen Vorprüfung beigegeben.

Natürlich enthält das Buch auch zahlreiche Informationen, die über das prüfungsrelevante Wissensminimum hinausgehen. Die Auswahl des Lehrstoffes bleibt deswegen dem Benutzer überlassen oder auch dem Lehrenden, welcher seinen Unterrichtsplan gestaltet.

Wir danken allen, die zum Gelingen des Buchprojektes auch in der 3. Auflage beigetragen haben. Frau Barbara Ruppel hat erfreulicherweise ihr Zeichentalent erneut zur Verfügung gestellt. Für das Lesen der Korrekturen danken wir Frau Ingeborg Hees, und Frau Sybille Sinowatz. Herr C.P. Maurenbrecher und Frau Schröder vom Deutschen Ärzte-Verlag haben in bewährter Weise für die Planung und Drucklegung auch der 3. Auflage dieses Buches gesorgt. Zum Schluss sei besonders jenen Lesern gedankt, die durch Mitteilungen an die Autoren zur Verbesserung des Textes beigetragen haben.

Weil nahezu jedes Buch nur ein vorläufiger Ersatz für ein besseres sein kann, bitten wir alle Leser weiterhin um konstruktive Kritik.

Regensburg und   Herbert Hees
München, Mai 2000   Fred Sinowatz

1
Histologische Technik und Mikroskopie

1.1 Histologische Technik

Die Kenntnis der grundlegenden Prizipien von häufig verwendeten Techniken ist für das Verständnis der histologischen Grundlagen von großer Bedeutung. Es soll daher vor der Besprechung der Zellen und Gewebe kurz auf wichtige Methoden der Histologie und Zytologie eingegangen werden.

Es gibt beim Menschen nur wenige Zellen und Gewebe, die ohne weiteres im lebenden Zustand untersucht werden können. In der Regel setzt die mikroskopische Untersuchung eine längere Vorbehandlung der entnommenen Zell- und Gewebsproben voraus. Im Prinzip läuft sie in folgenden wesentlichen Schritten ab (Abb. 1-1):

- Fixierung
- Einbetten
- Schneiden
- Färben der Schnitte
- Einschließen der histologischen Präparate.

1.1.1 Fixierung

Durch Fixierung (Haltbarmachung) des Gewebes sollen autolytische Vorgänge verhindert und die Zellstruktur in einem möglichst natürlichen Zustand erhalten werden. Darüber hinaus werden durch die meisten Fixierungsmittel auch Bakterien und andere Mikroorganismen abgetötet, die zur Fäulnis und damit gleichfalls zum Gewebsabbau führen würden. Allerdings gelingt eine optimale Erhaltung der zellulären Struktur auch mit den besten Fixierungsmitteln nur zum Teil. Besonders wichtig für den chemisch komplexen Fixierungsvorgang ist die Ausbildung von Querverbindungen zwischen den Eiweißmolekülen (Eiweißfällung). Einige der am häufigsten verwendeten Fixierungsmittel wie Formaldehyd und Glutaraldehyd bewirken eine besonders ausgeprägte Proteinvernetzung, indem das Fixierungsmittel Methylenbrücken zwischen einzelnen Proteinmolekülen bildet. Bei guter Fixierung enthält das resultierende Proteingel alle Strukturen in der Beziehung, wie sie auch in der lebenden Zelle vorliegt. Das Erscheinungsbild (Äquivalentbild) einer fixierten Zelle stimmt dann gut mit dem lebender Zellen, das im Phasenkonstrastmikroskop beobachtet wird, überein. Durch die Eiweißfällung erhält das Gewebe eine festelastische Konsistenz, die auch für das spätere Schneiden mit dem Mikrotom wichtig ist.

Bei der üblichen histologischen Routinetechnik erfolgt die Fixierung durch Einbringen einer kleinen Gewebsprobe (Kantenlänge einige mm) in wäßriges Formol (4 – 10 %) oder in eines der gebräuchlichen Fixierungsgemische wie z. B. Bouin-Lösung (Immersionsfixierung). Zur Entnahme des Gewebes sollten dabei Rasierklingen oder ein scharfes Skalpell benutzt werden, um eine mechanische Schädigung der Proben zu vermeiden. Die Fixierung kann aber auch mittels Durchspülen des zu fixierenden Organs bzw. des ganzen, anästhesierten Versuchstiers über das Gefäßsystem (Perfusionsfixierung) erfolgen. Die Perfusionsfixierung wirkt schnell und gleichmäßig und wird vor allem für Zwecke, bei denen eine optimale Strukturerhaltung notwendig ist, wie z. B. bei der Elektronenmikroskopie, in großem Umfang eingesetzt. Bei den üblichen Routineverfahren wird das Fixierungsmittel nach geeigneter Einwirkungsdauer mittels fließender Wässerung bzw. durch Einbringen in Pufferlösungen wieder ausgewaschen. Nach Fixierung mit Bouin-Lösung wird das Fixierungsgemisch durch Überführen in 70 % Alkohol entfernt.

Die Fixierung kann zur Bildung von Strukturen im Gewebe führen, die in den lebenden Zellen nicht vorkommen. Solche Veränderungen werden als Fixierungsartefakte bezeichnet.

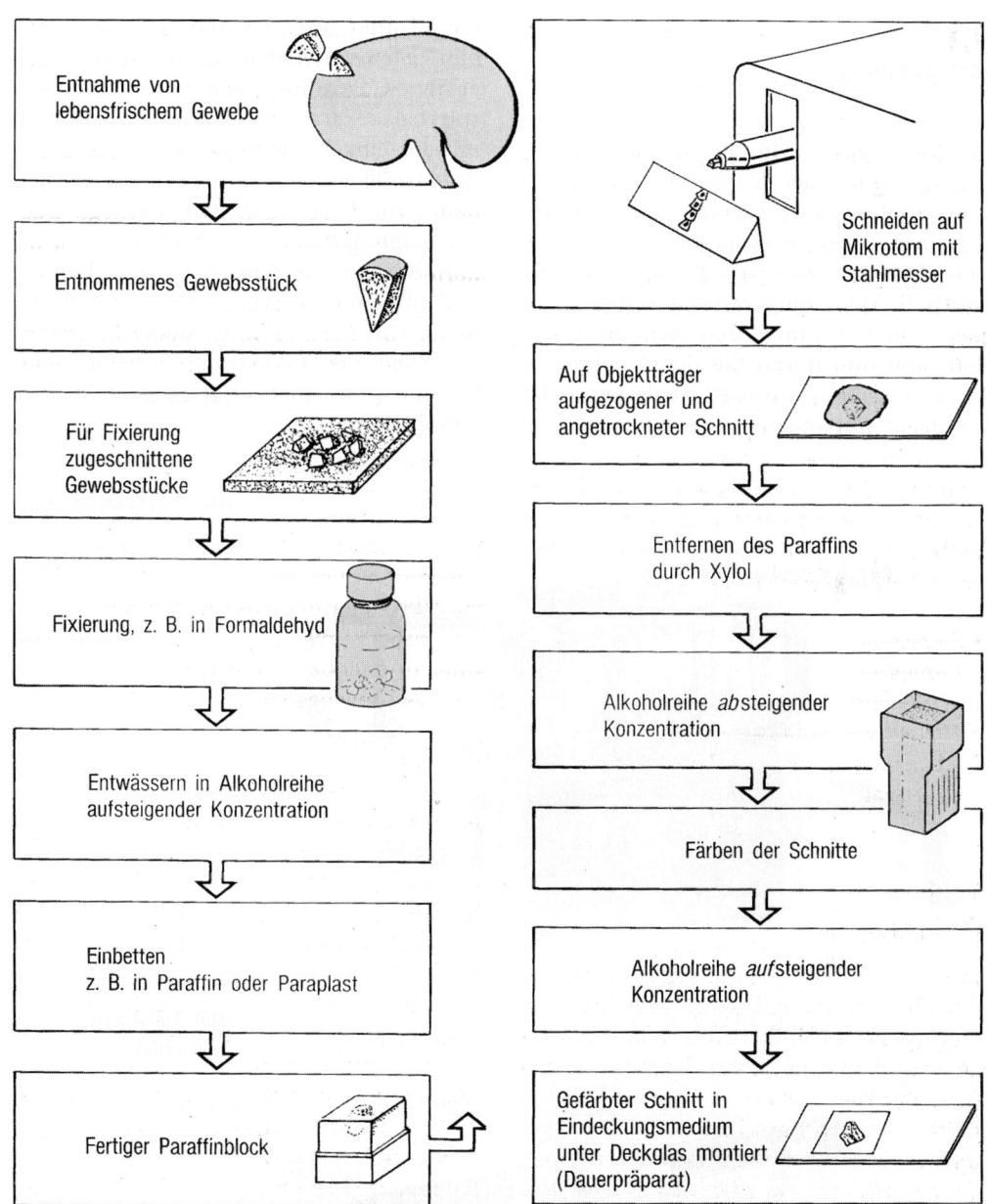

Abb. 1-1: Präparative Schritte bei der Herstellung eines histologischen Präparates für die konventionelle Lichtmikroskopie.

1.1.2
Einbettung

Zur Vorbereitung für die Einbettung wird die Gewebsprobe durch eine Alkoholreihe von zunehmender Konzentration geführt und dabei schrittweise entwässert (Dehydrierung). Nach Behandlung mit geeigneten Zwischenflüssigkeiten (Intermedien), wie z.B. Xylol, die sowohl mit Alkohol als auch mit dem Einbettungsmedium mischbar sind und durch die der Alkohol aus dem Gewebe verdrängt wird, kann das Präparat mit einem Einbettungsmedium

durchtränkt werden (Abb. 1-2; 1-3). Am häufigsten verwendet man dazu auf 60 °C erhitztes Paraffin. Beim Auskühlen erstarrt das Paraffin und formt zusammen mit der eingebetteten Gewebsprobe einen Präparatblock, der dann geschnitten werden kann. Eine Paraffineinbettung dauert bei einer mittelgroßen Probe etwa einen Tag. Bei anderen Verfahren, z.B. bei der Celloidineinbettung (die für bestimmte Organe, wie das Auge, besonders geeignet ist) kann der Einbettungsvorgang einen Zeitraum von mehreren Wochen in Anspruch nehmen.

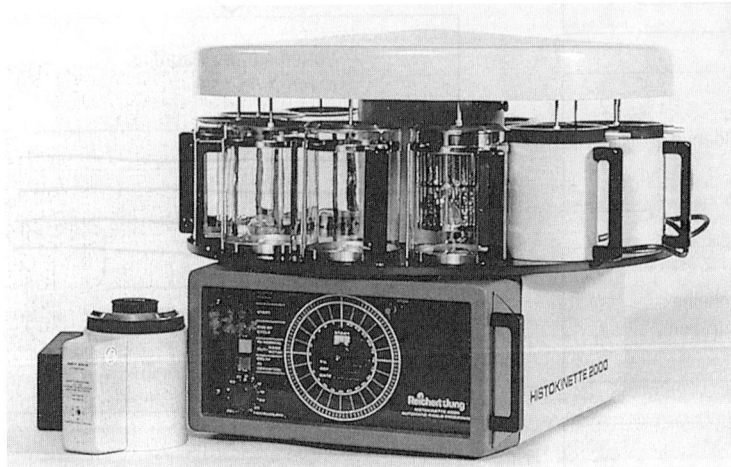

Abb. 1-2: Einbettungsautomat für lichtmikroskopische Untersuchungen.

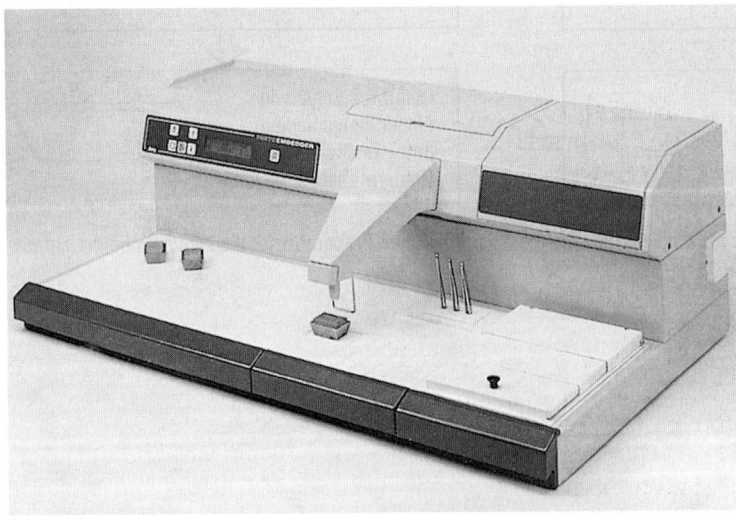

Abb. 1-3: Ausgießstation für Paraffin.

Abb. 1-4: Schlittenmikrotom.

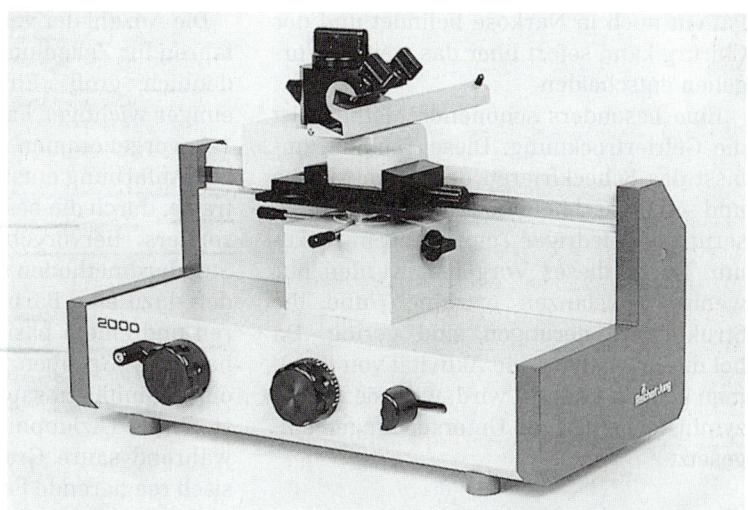

1.1.3
Schneiden des Präparatblockes

Das Schneiden der eingebetteten Präparate erfolgt mit einem speziellen Instrument, dem Mikrotom (Abb. 1-4; 1-5). Damit werden z.B. aus in Paraffin eingebettetem Material 5–10 µm dicke Schnitte hergestellt und auf entfettete Glasobjektträger aufgezogen.

Nicht eingebettete Präparate können nach schockartigem Einfrieren (z. B. in mit flüssigem Stickstoff gekühltem Isopentan) mit einem Gefriermikrotom oder mittels eines Kryostats (Mikrotom in einer Kühlkammer) geschnitten werden. Das schnelle Einfrieren verhindert die Bildung von Eiskristallen, die sonst zu Artefakten im Gewebe führen würden. Gefrierschnitte werden für bestimmte histochemische Verfahren (z. B. histochemische Lipid- oder Enzymnachweise, bei denen die Gefahr besteht, dass durch den Einbettungsvorgang die nachzuweisenden Substanzen herausgelöst werden) und als Schnellschnittmethode bei Operationen verwendet. Dabei kann noch während einer Operation entschieden werden, ob es sich bei der entnommenen Probe um gutartiges oder maligne entartetes Gewebe handelt. Das Ergebnis liegt vor, während sich der

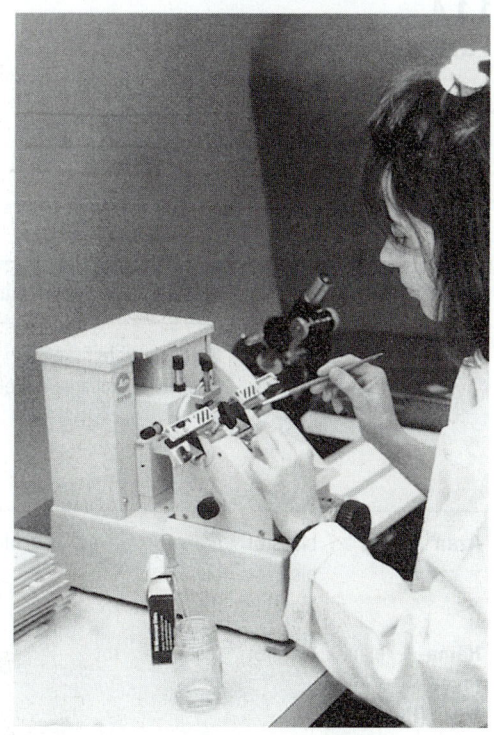

Abb. 1-5: Herstellen von Paraffinschnitten am Rotationsmikrotom.

Patient noch in Narkose befindet und der Chirurg kann sofort über das weitere Vorgehen entscheiden.

Eine besonders schonende Methode ist die Gefriertrocknung. Diese Technik umfasst das Schockfrieren der Gewebsprobe und seine anschließend langsame Entwässerung bei niedriger Temperatur im Vakuum. Durch dieses Vorgehen werden nur wenige Substanzen extrahiert und die Strukturveränderungen sind gering. Da bei dieser Methode die Aktivität von Enzymen kaum verändert wird, wird sie bei enzymhistochemischen Untersuchungen eingesetzt.

1.1.4
Färben der Schnitte

Für lichtmikroskopische Untersuchungen folgt dem Schneiden der Präparate die Entfernung des Einbettungsmittels und das Färben der Schnitte.

Die Anzahl der verschiedenen Färbeverfahren für Zellen und Gewebe ist außerordentlich groß. Eine Zusammenstellung einiger wichtiger Färbungen ist in Tabelle 1-1 vorgenommen. Durch unterschiedliche Anfärbung entstehen im Gewebe Kontraste, durch die bestimmte Strukturen besonders hervorgehoben werden. Viele Standardmethoden der Histologie verwenden dazu eine Färbung mit je einem sauren und einem basischen Farbstoff. Freie basische Gruppen des Gewebes haben eine Affinität zu sauer reagierenden Farbstoffen (Azidophilie der Struktur), während saure Gruppen im Gewebe basisch reagierende Farbstoffe binden (Basophilie). Am häufigsten wird für routinemäßige Untersuchungen die Hämatoxylin-Eosin-Färbung verwendet. Durch den basischen Farbstoff Hämatoxylin werden die Zellkerne blau, durch den sauren Farbstoff Eosin das Zytoplasma der Zellen in einem roten Farbton angefärbt.

Tabelle 1-1: Resultate einiger wichtiger histologischer Färbungen.*

| | Zell-kerne | Zyto-plasma | Bindegewebsfasern | | | hyaliner Knorpel (Inter-zellular-substanz) | verkalkter Knochen | Muskel-zellen | Fettzellen |
			elastische	kollagene	retikuläre				
Azan	rot	blassrot bis blassblau	orange bis rot	blau	blau	blassblau	rot	rot	–
Häma-toxylin-Eosin (HE)	blau	blassrot	rosa	rot	–	blassblau bis violett	rot	dunkelrot	–
van Gieson	braun bis schwarz	gelblich braun	gelb	rot	–	gelb oder rot	gelb, rot orange	gelb	–
Sudanrot	blau	–	–	–	–	–	–	–	orange

* Aus GENESER: Histologie, 1990

Daneben ist es möglich, durch spezifische Farbstoffe und Techniken selektiv bestimmte Zellen und Gewebsstrukturen anzufärben. Bei bestimmten Farbstoffen färbt sich die Gewebsstruktur in einem anderen Farbton als sie der Farbstoff selbst aufweist. Eine solche Farbveränderung wird als Metachromasie bezeichnet (gr.: meta, nach, zwischen; chroma, Farbe). Wichtige metachromatisch wirkende Farbstoffe sind die Thiazinfarbstoffe Toluidinblau und Thionin. Typisch metachromatisch verhalten sich z. B. die Granula der Mastzellen, die Heparin, ein stark saures sulfatiertes Glukosaminoglykan, enthalten. Die Metachromasie dürfte allgemein auf das Vorkommen von dicht benachbarten und in großer Zahl vorliegenden sauren Gruppen in den organischen Molekülen zurückzuführen sein.

1.1.5
Einschluss der histologischen Präparate

An die Färbung schließt sich eine Entwässerung der Schnitte über eine aufsteigende Alkoholreihe an. Nach Einbringen in Xylol werden die Präparate mit einem durchsichtigen Einschlußmedium (Kanadabalsam, DePeX, Eukitt) und einem dünnen Deckglas bedeckt und dadurch für lange Zeit haltbar gemacht. Bei Gefrierschnitten werden mit Wasser mischbare Medien wie Glycerin-Gelatine verwendet.

1.1.6
Histochemie

Eine wesentliche Erweiterung der klassischen Histologie stellen histochemische und zytochemische Techniken dar. Sie haben den chemischen „In-situ"-Nachweis von Substanzen in Zellen und Geweben unter weitgehender Wahrung der mikroanatomischen Verhältnisse zum Ziel (Histotopochemie). Durch histochemische Methoden kann eine Beziehung zwischen der Struktur und den sich dort abspielenden molekularen Vorgängen hergestellt werden. Ein wesentliches Charakteristikum der Histochemie, das sie von der Biochemie unterscheidet, ist, dass die zu untersuchenden Substanzen ortstreu in den Zellen bzw. im Gewebe erhalten bleiben. Die Substanz- bzw. Aktivitätsnachweise werden aber dann — wie in der Biochemie — auf der Grundlage von chemischen oder physikalischen Verfahren durchgeführt. Aus der Vielzahl der verschiedenen Methoden sollen im folgenden einige repräsentative Beispiele für zyto- und histochemische Nachweise näher ausgeführt werden.

Histochemischer Nachweis von Ionen. Eine zytochemische Darstellung gelingt nur für gebundene Ionen. Zum Nachweis von Verbindungen, die dreiwertiges Eisen enthalten, werden die Schnitte zunächst in eine 10%ige Ammoniumsulfidlösung eingebracht. Dann werden sie in eine frisch hergestellte Mischung aus Kaliumferrocyanid-Lösung und Salzsäure überführt. Durch Ammoniumsulfid werden dreiwertige Eisenverbindungen in Schwefeleisen überführt. Dieses ergibt dann mit den folgenden Lösungen ein leuchtend blaues Pigment („Turnbullblau"). Die Reaktion ist in Geweben, die Hämoglobin abbauen, positiv. In der Pathologie wird sie zum Nachweis von krankhaft vermehrten Eisenablagerungen im Gewebe verwendet.

Phosphationen können mit Silbernitrat nachgewiesen werden. Das bei dieser Reaktion entstehende Silberphosphat wird anschließend durch Hydrochinon zu metallischem, schwarzem Silber reduziert. Mit diesem Verfahren können z. B. Ossifikationsprozesse studiert werden, da Knochengewebe in großer Menge Phosphationen (vor allem Calciumphosphat) enthält.

Histochemischer Nachweis von Kohlehydraten. Ein wichtiges Verfahren zum Nachweis von kohlehydrathaltigen Makromolekülen wie Glykogen und Glykoproteinen ist die Perjodsäure-Schiff-Reaktion (PAS-Reaktion). Ihr liegt folgendes Prinzip zugrunde: Durch Perjodsäure (HJO_4) werden freie Hydroxylgruppen benachbarter Kohlenstoffatome zu Aldehydgruppen oxidiert. Gleichzeitig wird die 2,3-Bindung zwischen den Kohlenstoffatomen gespalten. Die entstehenden Aldehydgruppen reagieren mit dem Schiff-Reagens (farblose fuchsinschwefelige Säure) und ergeben ein stabiles, rotes Reaktionsprodukt. Mit der PAS-Reaktion werden letztlich benachbarte OH-Gruppen nachgewiesen. Solche kommen aber außer in Kohlehydraten z. B. auch in Lipiden vor. Deswegen muss durch entsprechende Zusatzreaktionen geklärt werden, worauf im Einzelfall die positive Reaktion zurückzuführen ist. So kann z. B. durch die Vorbehandlung eines Kontrollpräparats mit dem Enzym Amylase (das spezifisch Glykogen spaltet) geklärt werden, ob durch die PAS-Färbung Glykogen dargestellt wurde. Nur solche Strukturen, die sich bei der PAS-Reaktion deutlich färben, nach Vorbehandlung mit Amylase aber keine Reaktion ergeben, können als Glykogen angesprochen werden. PAS-positiv reagieren auch neutrale Glykoproteine und viele Proteoglykane. Diese Substanzen werden durch glykogenspaltende Enzyme nicht verändert. Sie reagieren daher nach der Enzymvorbehandlung bei der PAS-Reaktion unverändert positiv.

Eine selektive Darstellung von Kohlehydraten gelingt mit fluoreszenz-, enzym- oder goldmarkierten Lektinen. Bei den Lektinen handelt es sich um Proteine oder Glykoproteine pflanzlichen und auch tierischen Ursprungs. Sie binden sich an spezifische Kohlenhydrate oder Kohlenhydratgruppen, ohne dabei den Glykosylliganden zu verändern.

Histochemischer Nachweis von Lipiden. Lipide werden in der Regel an fixierten Gefrierschnitten mit Farbstoffen nachgewiesen, die in Fett eine bessere Löslichkeit als in der Farbstofflösung aufweisen. Die gebräuchlichsten Farbstoffe sind die sog. Su-

dan-Farbstoffe (Sudanschwarz, Sudan IV) und Scharlachrot. Bei der Durchführung der Färbung bringt man die Schnitte in eine gesättigte Farbstofflösung. Die Farbstoffmoleküle wandern vom Lösungsmittel in die Fetttropfen und akkumulieren dort, und zwar in einem Ausmaß, das dem jeweiligen Verhältnis ihrer Löslichkeit im Fett und dem Lösungsmittel entspricht.

Histochemischer Nachweis von Nukleinsäuren. Mit der Feulgen-Reaktion kann spezifisch DNA nachgewiesen werden. Dabei werden durch eine milde Säurehydrolyse (mit HCl) die Puringruppen der DNA entfernt. Der Ring der Desoxiribose wird unter Bildung einer Aldehydgruppe geöffnet. Die entstehenden freien Aldehydgruppen reagieren mit dem Schiff-Reagenz unter Ausbildung eines charakteristischen roten Reaktionsproduktes in den Zellkernen. In Verbindung mit einem Zytophotometer kann die Feulgen-Reaktion auch zur quantitativen Bestimmung des DNA-Gehaltes von Zellen herangezogen werden. Eine andere Möglichkeit der Darstellung von Nukleinsäuren ist die Färbung mit verschiedenen Fluoreszenzfarbstoffen, z. B. mit Acridinorange. Mit diesem Farbstoff färbt sich die DNA gelbgrün, die RNA orange. Viele RNA-haltige Strukturen (wie z. B. das rauhe endoplasmatische Retikulum) färben sich intensiv mit basischen Farbstoffen, wie Methylenblau und Toluidinblau (Basophilie).

Dieser Nachweis ist aber nicht spezifisch, da viele Zellen und Gewebe auch andere basophile Strukturen aufweisen, z. B. saure Mukosubstanzen oder DNA. Durch entsprechende Zusatzreaktionen (wie Vorinkubation mit Ribonuklease) kann die in Frage kommende Substanz aber auch hier näher eingeengt werden.

Histochemischer Nachweis von Enzymen. In jeder Zelle laufen gleichzeitig eine Vielzahl, zum Teil sehr komplizierter, chemischer Reaktionen ab. Sie dienen zum einen der Energiegewinnung (durch Abbau komplexer organischer Verbindungen), zum anderen dem Aufbau zelleigener Moleküle und Strukturen. Bei den in der Zelle herrschenden Bedingungen (neutraler pH; konstante, relativ niedrige Temperatur; konstanter Druck; Überschuss an Wasser als Lösungsmittel) würden die meisten Reaktionen nur mit relativ geringer Geschwindigkeit erfolgen. Der Stoffwechsel in der Zelle kann daher nur mit Hilfe einer großen Zahl außerordentlich effektiver Biokatalysatoren, die als Enzyme bezeichnet werden, ablaufen, welche die Geschwindigkeit der Reaktionen um ein Vielfaches (teilweise um den Faktor $10^8 - 10^{20}$) erhöhen. Ihre genaue Lokalisierung in Zellen und Geweben ist daher von großem Interesse und hat zur Entwicklung einer Vielzahl licht- und elektronenmikroskopischer Enzymnachweise geführt. Das Ziel enzymhistochemischer Untersuchungen ist, auch am histologischen Schnitt, bei dem im Unterschied zu biochemischen Methoden die normale Histotopik des Gewebes noch erhalten ist, Einblick in Stoffwechselvorgänge der Zellen zu bekommen. Weiter können enzymhistochemische Techniken auch zum Erkennen bestimmter Zellstrukturen herangezogen werden, da manche Zellorganellen eine ganz charakteristische Enzymausstattung aufweisen. Enzyme, die hierfür geeignet sind, werden als Markerenzyme bezeichnet. Beispiele für solche Markerenzyme sind die Succinatdehydrogenase für Mitochondrien, die saure Phosphatase für Lysosomen oder die Glucose-6-Phosphatase für das endoplasmatische Reticulum.

Die Wirksamkeit von Enzymen ist an ein aktives Zentrum im Molekül gebunden, das spezifisch eine bestimmte Verbindung, das Substrat des betreffenden Enzyms, spaltet bzw. verändert. Für die histochemische Nachweistechnik ist wichtig, dass die meisten Enzyme eine hohe Substratspezifität aufweisen. Häufig wirkt ein Enzym nur auf ein Substrat. Von dieser Eigenschaft wird bei vielen enzymhistochemischen Methoden Gebrauch gemacht. Es

erfolgt ein Nachweis des Substratumsatzes (Aktivitätsnachweis).

Das vielen histochemischen Enzymnachweisen zugrunde liegende Prinzip lässt sich folgendermaßen beschreiben: Das Substrat S wird durch die Wirkung des Enzyms in A und B gespalten. Durch ein weiteres Reagenz wird eines der Spaltprodukte in einen unlöslichen Komplex (BR) überführt, der sich am Ort der Enzymaktivität niederschlägt und mit Hilfe des Licht- oder Elektronenmikroskops erkannt werden kann (Fällungsreaktion).

$$S \xrightarrow{\ E\ } A + B \xrightarrow{\ R\ } A + BR\downarrow$$

Andere wichtige Verfahren, die auf dem Substratumsatz eines bestimmten Enzyms beruhen, sind die Azokupplungsreaktion, Synthesereaktionen und Substratfilmverfahren. Da alle Enzyme Proteine bzw. Glykoproteine sind, können sie auch immunzytochemisch im Gewebe lokalisiert werden. Mit dieser Methodik sind allerdings keine Aussagen über die Aktivität eines Enzyms möglich.

Eine besonders wichtige Rolle beim histochemischen Enzymnachweis spielt die Vorbehandlung des Gewebes. Dabei muss zwei unterschiedlichen Anforderungen Rechnung getragen werden. Zum einen gilt es, den Aktivitätsverlust der Enzyme möglichst gering zu halten. Dies gelingt am besten durch die Verwendung von unfixierten Kryostatschnitten. Andererseits soll es zu keinen Änderungen in der zellulären Lokalisation kommen. Dies kann häufig nur durch eine entsprechende Fixierung (und damit Enzyminaktivierung) erreicht werden. Viele histochemische Enzymnachweise stellen daher einen Kompromiss dieser beiden unterschiedlichen Anforderungen dar.

Histochemischer Nachweis von biogenen Aminen. Biogene Amine entstehen im Organismus durch Decarboxylierung von Aminosäuren. Zu ihnen gehören viele biologisch wichtige Substanzen, wie Adrenalin, Noradrenalin (die sog. Katecholamine), Dopamin und Serotonin (5-Hydroxytryptamin). Adrenalin und Noradrenalin werden vom Nebennierenmark gebildet. Dopamin, Noradrenalin und Serotonin spielen als Transmitter bei der Übertragung von Nervenimpulsen im sympathischen Nervensystem eine entscheidende Rolle. Der histochemische Nachweis biogener Amine beruht darauf, dass Phenyläthylamine, Indolalkylamine und entsprechende Aminosäuren in Gegenwart von Formaldehyd bei 60–80 °C fluoreszierende Komplexe bilden. Dieses Phänomen wird als „formolinduzierte Fluoreszenz" bezeichnet. Alle biogenen Amine und ihre Vorläufersubstanzen sind gut wasserlöslich. Ihr Nachweis im Gewebe gelingt daher nur nach Kältefixierung in gefriergetrockneten Proben.

1.1.7
Immunhistochemische Methoden

Immunhistochemische Methoden werden zur Zeit in großem Umfang sowohl auf lichtmikroskopischer als auch auf elektro-

nenmikroskopischer Ebene angewendet. Sie dienen der spezifischen Lokalisation von bestimmten antigenen Substanzen (wie z. B. Proteinen oder Polysacchariden) in Zellen und in Geweben. Wie in Kapitel 8 näher ausgeführt wird, besitzt der Organismus die Fähigkeit, auf das Eindringen fremder Substanzen, der Antigene, mit der Bildung spezifischer Antikörper zu reagieren, die sich dann mit den Antigenen verbinden. Diese Antikörper sind von den Plasmazellen synthetisierte Gammaglobuline, die im Blut-Lymph-System zirkulieren.

Für den histochemischen Nachweis eines bestimmten Antigens müssen zuerst spezifische Antikörper durch Immunisierung eines Tieres (Kaninchen, Schaf, Maus, aber auch Vögel, wie das Huhn) gewonnen werden.

Da Antikörper als große Proteinmoleküle im Mikroskop nicht unmittelbar sichtbar sind, müssen sie vor ihrer Anwendung noch an eine Markierungssubstanz gekoppelt werden. Für lichtmikroskopische Untersuchungen verwendet man dazu häufig Fluoreszenzfarbstoffe (z. B. Fluoresceinisothiocyanat = FITC)

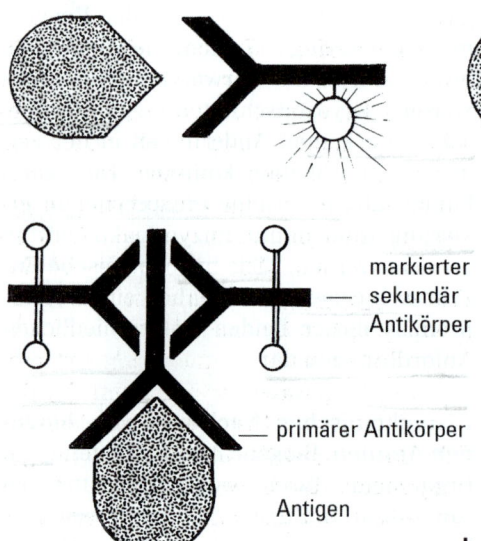

Antigen   Antikörper

a

markierter
— sekundär
Antikörper

— primärer Antikörper

Antigen

b

Abb. 1-6: Schematische Darstellung einer Antigen-Antikörper-Reaktion:
a) Direkte Methode: Dabei wird der primäre Antikörper direkt mit einem Marker wie z. B. dem Fluoreszenzfarbstoff Fluoresceinisothiocyanat (FITC) markiert.
b) Indirekte Methode: Bei der indirekten Methode werden die Schnitte zunächst mit einem spezifischen, nicht markierten Antikörper (primärer Antikörper) gegen das gesuchte Antigen überschichtet. Anschließend werden die Schnitte mit einem zweiten, markierten Antikörper inkubiert, der gegen den 1. Antikörper gerichtet ist.

oder auch Enzyme wie Meerrettichperoxidase (Horseradish Peroxidase). Für die elektronenmikroskopische Immunzytochemie werden als elektronendichte „Marker" Ferritin, kolloidales Gold oder auch Enzyme wie Peroxidase herangezogen. Die Lösung mit den markierten Antikörpern wird dann auf den histologischen Schnitt aufgebracht. Sie binden sich an ihr spezifisches Antigen, dessen Lokalisation dadurch im Mikroskop beobachtet werden kann (direkte Methode).

Wesentlich häufiger als die direkte Markierung des spezifischen Antikörpers werden heute „indirekte Methoden" herangezogen. Dadurch kann die Empfindlichkeit des immunzytochemischen Nachweises wesentlich erhöht werden. Zugleich werden die Verluste an wertvollen spezifischen Antikörpern, die bei der Kopplung an eine Markierungssubstanz entstehen, vermieden. Bei der indirekten Methode werden die Schnitte zunächst mit einem spezifischen, nichtmarkierten Antikörper (Antikörper 1) gegen das gesuchte Antigen überschichtet, der sich fest an dieses Antigen bindet. Nach Abspülen der Schnitte, wodurch die überschüssigen Antikörper 1 entfernt werden, wird eine zweite Lösung aufgebracht, die markierte Antikörper 2 enthält. Die Antikörper 2 sind gegen die Antikörper 1 gerichtet, sind also Anti-Antikörper und stammen aus dem Serum einer anderen Tierart.

Neben den beiden angeführten immunhistochemischen Verfahren, die das Prinzip immunhistologischer Methoden erläutern sollten, gibt es in der Immunhistochemie eine Vielzahl spezieller Techniken, durch die die Empfindlichkeit des Nachweises weiter erhöht werden kann (Peroxidase-anti-Peroxidase-(PAP)-Methode; Streptavidin-Horseradish-Peroxidase-Methode etc). Durch die Verwendung von monoklonalen Antikörpern konnte die Spezifität der immunhistochemischen Verfahren in den letzten Jahren weiter erhöht werden.

1.1.8
Autoradiographie

Die Autoradiographie (Abb. 1-7) benutzt die Eigenschaft von radioaktiven Isotopen, Elektronen zu emittieren, die in einer geeigneten Photoemulsion die Bildung von Silberkörnern (Silbernitratniederschlägen) in einer ähnlichen Weise veranlassen, wie sie auch bei der Belichtung eines Films entstehen. Radioaktive Markierung einer Substanz (z. B. einer Aminosäure) bedeutet den Ersatz eines Atoms in diesem Molekül durch ein entsprechend radioaktives Isotop; z. B. der Austausch von Wasserstoff gegen radioaktives Tritium (^{3}H). Mit der Autoradiographie können Stoffumsätze ortsgetreu untersucht werden. Sie ermöglicht Aufschlüsse darüber, wo ein bestimmtes Produkt synthetisiert und wohin es dann transportiert wird. Damit liefert die Autoradiographie Informationen über die dynamischen Aspekte der Zell- und Gewebsstruktur. Schließlich kann mittels autoradiographischer Methoden die Wanderung ganzer Zellen und ihr späteres Schicksal im Organismus verfolgt werden. Eine weitere wichtige Anwendung der Autoradiographie ist die Markierung von Zellkernen mit ^{3}H-Thymidin, wodurch man Aufschlüsse über den Zellzyklus erhalten kann.

Im Folgenden sollen kurz die wesentlichen Schritte eines autoradiographischen Nachweises vorgestellt werden: Die radioaktiv markierte Substanz (z. B. ^{3}H-Leucin, das am Aufbau verschiedener Proteine beteiligt ist) wird einem Versuchstier in geeigneter Konzentration injiziert. Nach einer bestimmten Wartezeit, während der die eingebrachte Substanz am zellulären Stoffwechsel teilnehmen kann, wird das Versuchstier getötet, und nach entsprechender Präparation werden von den interessierenden Organen histologische Schnitte hergestellt und auf Objektträger aufgezogen. Diese werden dann in der Dunkelkammer mit einer speziellen Photoemulsion (ein Gemisch aus Silberbromid

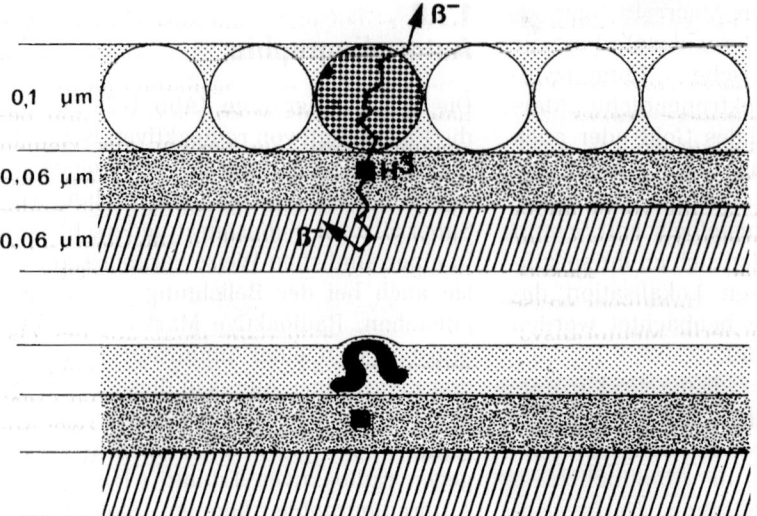

Abb. 1-7: Schematische Darstellung eines autoradiographischen Präparates (nach CARO). Oben im Bild ist das Präparat während der Exposition dargestellt. Ein β-Teilchen aus dem Gewebsschnitt, das von einer applizierten, mit Tritium markierten Substanz stammt, trifft auf einen Silberbromidkristall (AgBr-Kristall) in der aufgelagerten Photoemulsion.

Dies führt zur teilweisen Umwandlung der Silberionen des Kristalls in metallisches Silber (als kleines schwarzes Areal oben links im Kristall dargestellt). Unten im Bild ist das entwickelte und fixierte Präparat zu sehen. Der vom β-Teilchen getroffene AgBr-Kristall ist vollständig in ein metallisches Silberkörnchen umgewandelt. Die anderen (nicht betroffenen AgBr-Kristalle) wurden entfernt.

und Gelatine) beschichtet. Während der folgenden Expositionszeit, die abhängig von der Art des verwendeten radioaktiven Isotops Tage bis Wochen beträgt, emittieren die radioaktiv markierten Gewebsstellen β- oder γ-Strahlen. Diese durchdringen die Photoemulsion und treffen dabei auf Silberbromidkristalle, die dadurch zu „entwickelbaren" Silberbromidkristallen reduziert werden. Nach Abschluss der Exposition wird die Emulsion photographisch entwickelt. Dadurch werden die „entwickelbaren", von der radioaktiven Strahlung getroffenen Silberbromidkristalle in metallisches Silber überführt und damit als schwarze Silberkörner sichtbar. Die nichtbetroffenen Silberbromidkristalle werden durch eine Thiosulfatlösung entfernt.

Anschließend können die Präparate noch in der üblichen Weise histologisch gefärbt, dehydriert und eingebettet werden. Bei der mikroskopischen Untersuchung lässt sich erkennen, dass überall dort, wo radioaktive Substanzen in die Zellstrukturen eingebaut wurden,

schwarze Silbergranula liegen. Lichtmikroskopisch können markierte Strukturen ermittelt werden, die etwa 1 μm voneinander entfernt liegen.

Autoradiographische Untersuchungen sind auch auf elektronenmikroskopischer Ebene möglich. Man trägt dazu eine einschichtige Lage von Silberbromidkristallen auf die Ultradünnschnitte auf. Die radioaktiv markierten Stellen werden als kleine Stücke oder Knäuel von Silberfäden sichtbar. Im elektronenmikroskopischen Bild können diese Silberkörnchen allerdings mehrere Strukturen bedecken, sodass eine genaue Zuordnung schwierig sein kann.

1.1.9
Zellfraktionierung

Untersuchungen an isolierten Zell- und Gewebsstrukturen bilden eine Brücke zwischen der Histochemie am Schnittpräparat und der biochemischen Untersuchung am Gewebshomogenat. Um die Funktionen einzelner Zellorganellen gezielt untersuchen zu können, müssen diese zunächst als reine Fraktionen isoliert, d. h. von Verunreinigungen durch andere Zellbestandteile weitgehend befreit werden. Ziel ist es, die einzelnen Zellorganellen unter bestmöglicher Strukturerhaltung voneinander zu trennen und anzureichern. Dies ist nur für einige Zellorganellen wie den Zellkern oder die Mitochondrien in optimaler Weise möglich. Das komplizierte Membransystem der Zelle, das sich im Wesentlichen aus endoplasmatischem Reticulum und Golgi-Apparat aufbaut, wird dagegen bei herkömmlicher Aufarbeitung zerstört. Da-

durch erhält man eine Mischfraktion aus beiden Komponenten, die zudem auch häufig Anteile der Plasmamembran enthält und die als Mikrosomenfraktion bezeichnet wird. Sie besteht aus kleinen Membranvesikeln, die sich aus den fragmentierten Membransystemen von endoplasmatischem Reticulum und Golgi-Apparat spontan bilden. Erst in letzter Zeit wurden spezielle Methoden entwickelt, die eine weitgehend reine Isolierung der Zisternen des Golgi-Apparates erlauben.

Die Gewinnung von subzellulären Fraktionen lässt sich grundsätzlich in zwei Abschnitte unterteilen, nämlich in die Auf-

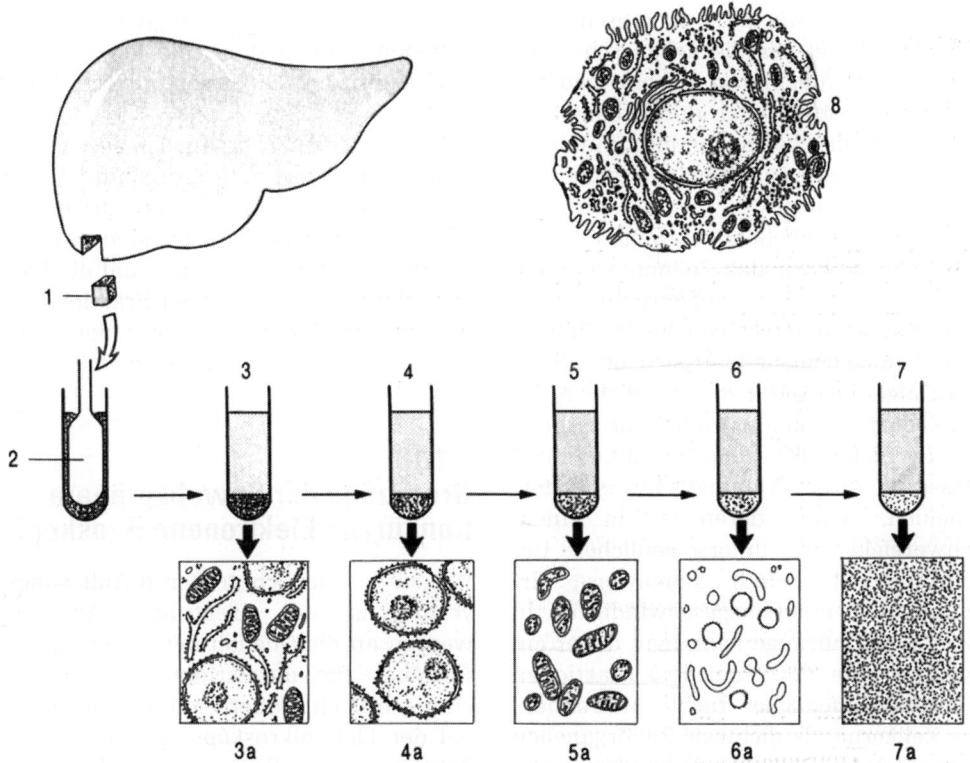

Abb. 1-8: Auftrennung der Zellbestandteile mittels Ultrazentrifugation (nach GENESER, 1990).
1 Gewebeentnahme; 2 Homogenisierung; 3 Zentrifugation mit 1 g (Normalschwerkraft); 3a Homogenat; 4 Zentrifugation des Überstandes von 3 bei 1.000 g für 10 min; 4a Fraktion der Zellkerne; 5 Zentrifugation des Überstandes von 4 bei 10.000 g für 20 min; 5a Mitochondrienfraktion; 6 Zentrifugation des Überstandes von 5 bei 100.000 g für 1 h; 6a Fraktion der Mikrosomen und des Golgi-Apparates; 7 Zentrifugation des Überstandes von 6; 7a Ribosomenfraktion; 8 vollständige Zelle.

schließung der Zellen und in die anschließende selektive Isolierung der gewünschten Zellorganellen. Für das Auf-
schließen der Zellen stehen eine Reihe von
Methoden zur Verfügung, die allerdings
hier nur kurz aufgeführt werden könnnen.
Das häufigste Verfahren ist das Zerreiben
von Zellen oder kleinen Gewebsteilen mittels eines Glashomogenisators. Durch drehende Auf- und Abwärtsbewegungen eines
Glas- oder Teflonstempels wird das Material homogenisiert, das sich in einem eng an-
gepassten Glaszylinder befindet. Dabei
werden die Zellen durch starke Scherkräfte zerstört, Zellorganellen wie Mitochondrien und Zellkerne bleiben aber weitgehend intakt. Auch durch verschiedene andere Verfahren, wie durch osmotische Lyse
(Auflösung), bei der die Zellen schwellen
bis die Plasmamembran aufreißt und der
Zellinhalt austritt, oder durch eine Lyse
mittels Überdruckentspannung können auf
schonende Weise subzelluläre Bestandteile
gewonnen werden.

In einer anschließenden zweiten Präpa-
rationsphase wird das Zellhomogenat in
einzelne Fraktionen aufgetrennt. Auch
hier gibt es unterschiedliche Verfahren.
Sehr häufig bedient man sich der Ultrazentrifugation (Abb. 1-8). Da sich die meisten Zellorganellen hinsichtlich ihrer spezifischen Dichte (d. h. dem Verhältnis ihrer
Masse zu ihrem Volumen) etwas unterscheiden, sedimentieren sie in einem
Schwerefeld mit unterschiedlicher Geschwindigkeit. Durch stufenweise Erhöhung der Rotationsgeschwindigkeit in
einer Ultrazentrifuge kann man daher ein
Zellhomogenat in verschiedene Fraktionen
mit unterschiedlicher Dichte auftrennen.
Die Zellkerne als dichteste Zellorganellen
sedimentieren dabei schon bei relativ
niedrigen Zentrifugationsgeschwindigkei-
ten. Für die Sedimentation der aus Memb-
ranbruchstücken bestehenden Mikrosomenfraktion dagegen sind hohe Geschwindigkeiten erforderlich. In der Regel müssen die so gewonnenen Fraktionen mehrfach nachgereinigt werden, bis schließlich

eine zufriedenstellende Anreicherung der
entsprechenden subzellulären Bestandteile erreicht ist.

Ein weiteres wichtiges Trennverfahren,
die trägerfreie Elektrophorese, beruht auf
der unterschiedlichen Verteilung von elektrischen Ladungen auf der Oberfläche der
verschiedenen Zellorganellen. Dabei wird
ein Zellhomogenat über einen kontinuierlichen Pufferstrom in einer Glaskammer
transportiert. Durch ein elektrisches Feld,
das an die Längseite der Kammer angelegt
wird, können die verschiedenen Partikel in
Abhängigkeit von ihrer jeweiligen Ober-
flächenladung unterschiedlich weit von
der Flussrichtung abgelenkt und schließlich als verschiedene Fraktionen aufgefangen werden. An den gereinigten Zellpräpa-
rationen können dann die gewünschten
biochemischen Analysen durchgeführt
werden.

Die einzelnen Zellorganellen weisen eine
unterschiedliche Enzymausstattung auf.
Enzyme, die für bestimmte Zellorganellen
besonders charakteristisch sind, werden
als „Leitenzyme" bezeichnet und die Messung ihrer Aktivität in einer Fraktion lässt
wesentliche Aufschlüsse über den Rein-
heitsgrad einer Präparation zu.

1.1.10
Grundzüge der Gewebspräpara-tion für die Elektronenmikroskopie

Wegen des vielfach größeren Auflösungsvermögens des Elektronenmikroskops
werden an die Qualität der Fixierung des
Gewebes für ultrastrukturelle Untersuchungen noch größere Anforderungen als
bei der Lichtmikroskopie gestellt. Besonders geeignete Fixierungsmittel für die
Elektronenmikroskopie sind gepuffertes
Glutaraldehyd oder auch Glutaraldehyd-
Formaldehyd-Lösungen. Anschließend erfolgt in der Regel eine Nachfixierung mit
gepuffertem Osmiumtetroxid. Zusätzlich
zur Fixierung erfolgt durch die Bindung
von reduziertem Osmium an verschiedene

Strukturen, wie z.B. an die Membranen der Zelle, eine Verbesserung des Kontrasts bei der elektronenmikroskopischen Untersuchung.

Nach der Fixierung werden die Proben über eine aufsteigende Alkoholreihe entwässert, um sie nach der Passage von Propylenoxid in ein geeignetes Kunstharz einzubetten. Dabei wird das Gewebe in mehreren Schritten von der zunächst flüssigen, monomeren Plastikmasse durchdrungen. Durch Zufügen von verschiedenen Aktivatoren (Beschleuniger, Weichmacher, Härter) wird dann die Polymerisierung und Aushärtung des Kunststoffes gestartet, die dann, je nach verwendetem Kunststoff über mehrere Stunden und Tage bei Temperaturen zwischen 37 °C und 60 °C abläuft.

Zum Schneiden der kleinen polymerisierten Kunststoffblöcke sind spezielle Ultramikrotome (Abb. 1-12) mit Glas- oder Diamantmesser notwendig. Zunächst wird dabei von einem größeren Gewebsbereich ein Semidünnschnitt (Dicke ca. 1 µm) hergestellt und mit einem geeigneten Farbstoff, z. B. einer 1% Toluidinblau-Lösung, gefärbt. Nach Beurteilung des Semidünnschnittes kann dann aus dem Block das Areal für das Ultradünnschneiden ausgesucht und der Block mit Rasierklingen oder einem speziellen Trimmgerät auf die gewünschte Stelle verkleinert werden. Der Schneidevorgang mit dem Ultramikrotom und das Auffangen in einem kleinen, an dem Messer befestigten Wassertrog, wird mit einer Lupe kontrolliert. Ultradünnschnitte mit den Interferenzfarben silber bis grau werden dann gewöhnlich mit kleinen Kupfernetzen („Grids"), die mit einer sehr dünnen Trägerfolie beschichtet sein können, aus dem Wassertrog aufgenommen. Für routinemäßige elektronenmikroskopische Untersuchungen werden die Ultradünnschnitte mit Uranylacetat und Bleicitrat kontrastiert.

Ein weiteres wichtiges Präparationsverfahren für die Elektronenmikroskopie ist die Gefrierbruchmethode. Mit ihr gelingt es, Strukturen der Zellen und Gewebe möglichst lebensnah, ohne Fixierung, zu stabilisieren. Die Gefrierbruchmethode wird vor allem auch zur Untersuchung von Zellmembranen und Membranen von Zellorganellen herangezogen. Das Gewebe wird dabei unmittelbar nach der Entnahme in Isopentan, das mit flüssigem Stickstoff auf –150 °C gekühlt ist, schockgefroren. Dadurch wird die Bildung von Eiskristallen, die beim langsamen Einfrieren auftritt und die zur Zerstörung des Gewebes führt, vermieden. Mit einer Rasierklinge oder einem geeigneten Mikrotom lässt sich das Gewebe dann im Hochvakuum brechen. Von der Bruchfläche dampft Eis ab und hinterlässt ein Relief von Vertiefungen („Gefrierätzen"). Die gebrochene Oberfläche wird mit Platin bedampft. Dabei entsteht ein dünner Platinabdruck des Oberflächenreliefs, der durch Bedampfung mit Kohle verstärkt werden kann. Nach Entfernung des Gewebes mit einer starken Säure wird der Platin-Kohleabdruck auf einem Kupfernetz aufgefangen und kann im Elektronenmikroskop untersucht werden.

Mikroskopische Analyse

1.2 Lichtmikroskop

1.2.1 Auflösungsvermögen und Vergrößerung

Die Untersuchung histologischer und zytologischer Präparate erfolgt mit einem Mikroskop. Licht- und Elektronenmikroskope vergrößern mittels optischer bzw. elektromagnetischer Linsen und machen kleine Objektdetails sichtbar, deren Größe weit unter dem normalen Auflösungsvermögen des menschlichen Auges liegt. Entscheidend für die mikroskopische Beobachtung ist das Auflösungsvermögen des verwen-

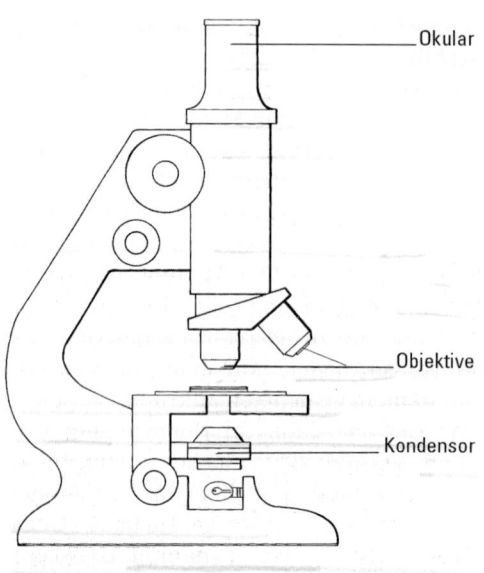

Okular

Objektive

Kondensor

Abb. 1-9: Schematische Darstellung eines Lichtmikroskops.

Das Auflösungsvermögen,

deten Geräts. Dieses ist definiert durch den Abstand von zwei Struktureinzelheiten, die gerade noch getrennt gesehen bzw. abgebildet werden können. Je kleiner dieser Abstand ist, desto besser ist das Auflösungsvermögen.

~ 1/10 mm Das Auflösungsvermögen des unbewaffneten menschlichen Auges liegt bei 70–80 µm. Im normalen Lichtmikroskop (Abb. 1-9) erreicht man ein Auflösungsvermögen von etwa 0,5 µm und bei Verwendung einer Ölimmersion von bis zu 0,25 µm. Das Elektronenmikroskop erlaubt gegenüber dem Lichtmikroskop noch eine etwa 1.000fache Erhöhung des Auflösungsvermögens (0,3 nm) Abb. 1-10.

Das Auflösungsvermögen eines Mikroskops ist abhängig von der Wellenlänge des verwendeten Lichtes und der numerischen Apertur (NA) des Objektives. Die numerische Apertur ist das Produkt aus Brechungsindex (n) des Mediums zwischen Deckglas des Präparates und Frontlinse des Objektivs und dem Sinus des halben Öffnungswinkels des Objektivs α.

NA = n x sinus α

NA

Sie drückt die Größe des Lichtkegels aus, der vom Objektiv nach dem Durchgang durch das Objekt aufgenommen wird. Der Brechungsindex eines Mediums entspricht dem Verhältnis der Geschwindigkeit des Lichts im Vakuum zu der im betreffenden Medium.

Das Auflösungsvermögen (R) eines Mikroskops bestimmt die resultierende Bildqualität. Es lässt sich definieren als:

$$R = \frac{K \times \lambda}{NA}$$

R soll mögl. klein sein

wobei K eine Konstante von 0,61 und λ die Wellenlänge des verwendeten Lichts darstellen. Aus der Gleichung lässt sich entnehmen, dass das Auflösungsvermögen umso besser wird, je kleiner die Wellenlänge des Lichtes ist. Für die Berechnung des Auflösungsvermögens eines Lichtmikroskops nimmt man in der Regel eine Wellenlänge von 0,55 µm an. Für diesen Wellenbereich, der einem gelblich-grünen Licht entspricht, ist das menschliche Auge besonders empfindlich. Andererseits verhält sich das Auflösungsvermögen umgekehrt proportional zur numerischen Apertur. Das heißt, dass die Auflösung R umso besser wird, je größer die numerische Apertur ist. Bei Trockenobjektiven (zwischen Präparat und Frontlinse des Objektivs befindet sich Luft) kann die numerische Apertur maximal 0,95 betragen (sin α kann 1,0 nicht erreichen; der Brechungsindex der Luft liegt bei 1,0). Nur mit Immersionsobjektiven, bei denen Immersionsöl zwischen Präparat und Frontlinse eingebracht wird, kann man eine höhere numerische Apertur (bis 1,4) und damit eine höhere Auflösung erzielen.

Förderliche und leere Vergrößerung. Das Zwischenbild, das vom Objektiv im Mikroskoptubus entworfen wird, hat noch eine vergleichsweise geringe Vergrößerung. Die aufgelösten Details müssen nun entsprechend vergrößert werden, damit sie vom Untersucher mühelos erkannt werden können. Der Nachvergrößerung dienen die Okulare. Eine starke Nachver-

Abb. 1-10: Modernes
Elektronenmikroskop.

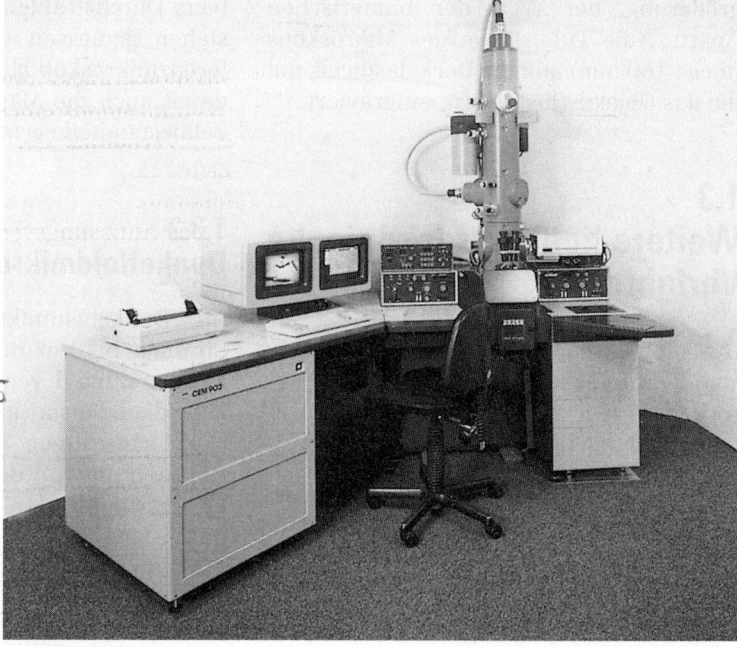

größerung hat nur dann einen Sinn, wenn
gleichzeitig eine hohe Auflösung besteht.
Sie soll das 500- bis 1.000fache der numerischen Apertur nicht überschreiten („förderliche Vergrößerung"). Bei Verwendung
der förderlichen Vergrößerung ist das Bild
gerade so groß, dass seine kleinsten noch
aufgelösten Details auch von der Retina
des Auges noch gut aufgelöst werden können. Durch eine darüber hinausgehende
Vergrößerung werden keine weiteren Details erkennbar, das Bild wird im Gegenteil
unschärfer. Man spricht daher von einer
„leeren Vergrößerung".

1.2.2
Beleuchtungssystem

Beim Lichtmikroskop wird als Lichtquelle
sichtbares (Wellenlänge 0,4 – 0,8 μm) oder
ultraviolettes Licht (Wellenlänge 0,3 – 0,4
μm) verwendet. Durch ein System von Linsen (Kondensor) wird dieses Licht gebündelt und in der Ebene des zu untersuchenden Objektes konzentriert. Die zu betrach-

tende Objektfläche soll gleichmäßig und
optimal ausgeleuchtet sein. Die Apertur
des Kondensors kann durch eine Irisblen-
de eingeschränkt werden. Gute Beleuch-
tungssysteme haben noch eine weitere
Blende, die Leuchtfeldblende. Durch sie
wird die im Präparat beleuchtete Fläche
verkleinert, die Apertur des Kondensors
aber nicht beeinflusst. Diese Zusatzein-
richtung ist zur Erreichung eines guten
Kontrastes ohne Verlust an Auflösung notwendig (Köhlersche Beleuchtung).

1.2.3
Abbildungssystem

Die Vergrößerung und Abbildung des Un-
tersuchungsobjektes erfolgt durch ein hintereinander geschaltetes Linsensystem
(Objektiv, Okular). Die Gesamtvergröße-
rung ergibt sich aus dem Produkt von Oku-
lar- und Objektivvergrößerung.

Objektive gibt es mit verschiedenen Ver-
größerungen und Qualitäten. Auf einem
Objektiv sind im Allgemeinen die Ver-

Vergrößerung, der Wert der numerischen Apertur, die Tubuslänge des Mikroskops (meist 160 mm) und die Deckglasdicke, auf die das Objektiv justiert ist, eingraviert.

1.3 Weitere lichtmikroskopische Verfahren

Ausgehend vom gewöhnlichen Lichtmikroskop wurden eine Reihe besonderer Mikroskope entwickelt, die für bestimmte Aufgabenstellungen Vorteile besitzen.

1.3.1 Phasenkontrastmikroskop

Dieses Mikroskop ermöglicht die Untersuchung ungefärbter Zellen und Gewebe. Ungefärbtes biologisches Material besitzt meist keine nennenswerte Lichtabsorption und ist deshalb kontrastarm. Die Lichtwellen erfahren aber bei ihrem Durchtritt durch das Gewebe, abhängig vom Brechungsindex der jeweiligen Struktur, eine gewisse zeitliche Verzögerung. Diese unterschiedlichen Verzögerungen der Lichtwellen führen zu Phasendifferenzen. Die an sich unsichtbaren Phasendifferenzen der Lichtwellen, die beim Durchtritt des Lichtes durch die Zelle entstehen, werden durch das Phasenkontrastmikroskop in Helligkeitsunterschiede (Amplitudendifferenzen) umgewandelt. Besondere Bedeutung kommt dem Phasenkontrastmikroskop bei der Untersuchung lebender Zellen in Zellkulturen zu.

1.3.2 Interferenzmikroskop

Dem Interferenzmikroskop liegt ein ähnliches Konstruktionsprinzip wie dem Phasenkontrastmikroskop zugrunde. Mit ihm können aber die Phasenunterschiede, die beim Durchstrahlen eines Präparates entstehen, gemessen werden. Mit dem Interferenzmikroskop lässt sich die Dichte und damit auch die Masse der verschiedenen Zellbestandteile ermitteln.

1.3.3 Dunkelfeldmikroskop

Im Dunkelfeldmikroskop werden alle Strahlen bis auf die schräg einfallenden Randstrahlen durch einen speziellen Dunkelfeldkondensor ausgeblendet. Nur solche Lichtstrahlen erhalten Zugang zum Objektiv, die von den untersuchten Partikeln gebeugt oder gestreut werden. Dadurch können kleine korpuskuläre Strukturen mit geringem Kontrast oder deren Größe sich an der Grenze des Auflösungsvermögens bewegt, durch ihr Aufleuchten gegenüber einem dunkel bleibenden Hintergrund sichtbar gemacht werden. In der Histologie wird das Dunkelfeld oft zur Untersuchung autoradiographischer Präparate (und in diesem Zusammenhang zunehmend bei der In-situ-Hybridisierung) verwendet.

1.3.4 Polarisationsmikroskop

Durch Verwendung von polarisiertem Licht (Licht, das nur in einer Ebene des Raumes schwingt) können Zellstrukturen (z.B. Muskelfilamente) und Mineralien auf ihre Doppelbrechung untersucht werden. Wird ein doppelbrechendes (anisotropes) Objekt mit polarisiertem Licht beleuchtet, so wird dieses Licht in zwei Fraktionen gespalten, die gegeneinander phasenverschoben sind. Strukturen, deren Brechungsindex dagegen in allen Richtungen gleich ist und die daher polarisiertes Licht nicht aufspalten, bezeichnet man als isotrop (gr.: isos, gleich).

1.3.5
Fluoreszenzmikroskop

Bestimmte Moleküle geben bei Bestrahlung mit kurzwelligem Licht längerwelliges Licht ab. Dieses Phänomen wird allgemein als Lumineszenz bezeichnet. Ist diese induzierte Eigenstrahlung nur während der Dauer der Anregungsbeleuchtung zu sehen, so spricht man von Fluoreszenz. Hält sie auch nach Abschalten des Erregerlichtes noch für einige Zeit an, so nennt man dies Phosphoreszenz.

Für die Fluoreszenzmikroskopie wird meist kurzwelliges UV-Licht zur Anregung von Fluoreszenz verwendet. Als Lichtquelle wird häufig eine Quecksilberhöchstdrucklampe benutzt, die reichlich UV-Licht abgibt. Da solche Lampen aber auch langwelliges Licht abstrahlen, müssen zwischen Lichtquelle und Kondensor bestimmte Filter („Anregungsfilter") eingeschaltet werden, die das störende, langwellige Licht absorbieren und nur das für die Fluoreszenzanregung wichtige, kurzwellige Licht passieren lassen. Im Präparat kommt es durch das UV-Licht zur Fluoreszenz, die durch das Mikroskop abgebildet werden soll. Dazu ist es notwendig, das kurzwellige Anregungslicht herauszufiltern, da dieses die Beobachtung der Fluoreszenz des Objektes stören würde. Dies erreicht man durch Sperrfilter, die zwischen Objektiv und Okular des Mikroskops eingebaut werden.

Mit dem Fluoreszenzmikroskop können einerseits biologische Objekte, die eine Eigenfluoreszenz (Autofluoreszenz) aufweisen, untersucht werden. Viel häufiger ist aber die Färbung von Präparaten mit bestimmten Fluoreszenzfarbstoffen. Diese Farbstoffe können auch an bestimmte andere Moleküle, wie Lektine oder Antikörper, gekoppelt werden, die sich dann an bestimmte Zellen bzw. Zellstrukturen binden und sie damit selektiv zur Darstellung bringen.

1.3.6
Ultraviolettmikroskop

Bei diesem Verfahren wird das UV-Licht selbst zur Abbildung verwendet. Als Lichtquelle wird meist eine Xenonlampe eingesetzt, die sehr kurzwelliges Licht liefert. Da ein UV-Bild entsteht, das in diesem Mikroskop nicht unmittelbar sichtbar ist, muss es durch einen Bildwandler oder eine UV-Fernseheinrichtung in sichtbares Licht umgewandelt werden. Die Bedeutung des UV-Mikroskops liegt vor allem darin, dass viele chemische Verbindungen (z. B. Nukleinsäuren) im UV-Licht ganz charakteristische Absorptionsspektren aufweisen. So können mit dem UV-Mikroskop z. B. die Zellkerne ohne Färbung dargestellt und ihr DNA-Gehalt quantitativ bestimmt werden.

1.3.7
Konfokales Laser-Scanning-Mikroskop

Das konfokale Laser-Scanning-Mikroskop schließt die Lücke zwischen der klassischen Lichtmikroskopie und der Elektronenmikroskopie. Es eröffnet die Möglichkeit, quantitative Informationen über die dreidimensionale Struktur eines mikroskopischen Präparates zu erhalten. Durch seine spezielle Konstruktion besitzt das konfokale Laser-Scanning-Mikroskop die einzigartige Fähigkeit, optische Schnitte durch ein Präparat zu legen. In Verbindung mit einem Feinstfokussiertisch können computergesteuert Schnittserien aufgenommen und auf einer optischen Platte gespeichert werden. Aus den so gewonnenen, dreidimensionalen Datensätzen lassen sich räumliche Bilder in verschiedenen Darstellungsarten erzeugen. Das konfokale Prinzip bietet besondere Vorteile in der Fluoreszenzmikroskopie. Da bei diesem Verfahren das Streulicht, das nicht aus der Fokusebene kommt, weitgehend eliminiert wird, lassen sich Fluoreszenbilder von

außergewöhnlicher Klarheit und Detail-
auflösung gewinnen.

1.4
Elektronenmikroskop

In der Elektronenmikroskopie werden
Elektronenstrahlen, deren Wellenlänge
sehr viel kleiner als die der Lichtwellen ist,
für die Abbildung herangezogen. Damit ist

gegenüber der Lichtmikroskopie eine sehr
starke Verbesserung von Auflösungsvermögen und Vergrößerung möglich.

1.4.1
Transmissionselektronenmikro-
skop (TEM)

In Abbildung 1-11 ist der prinzipielle Aufbau eines Transmissionselektronenmikro-
skops dargestellt. Von der Kathode („Fila-

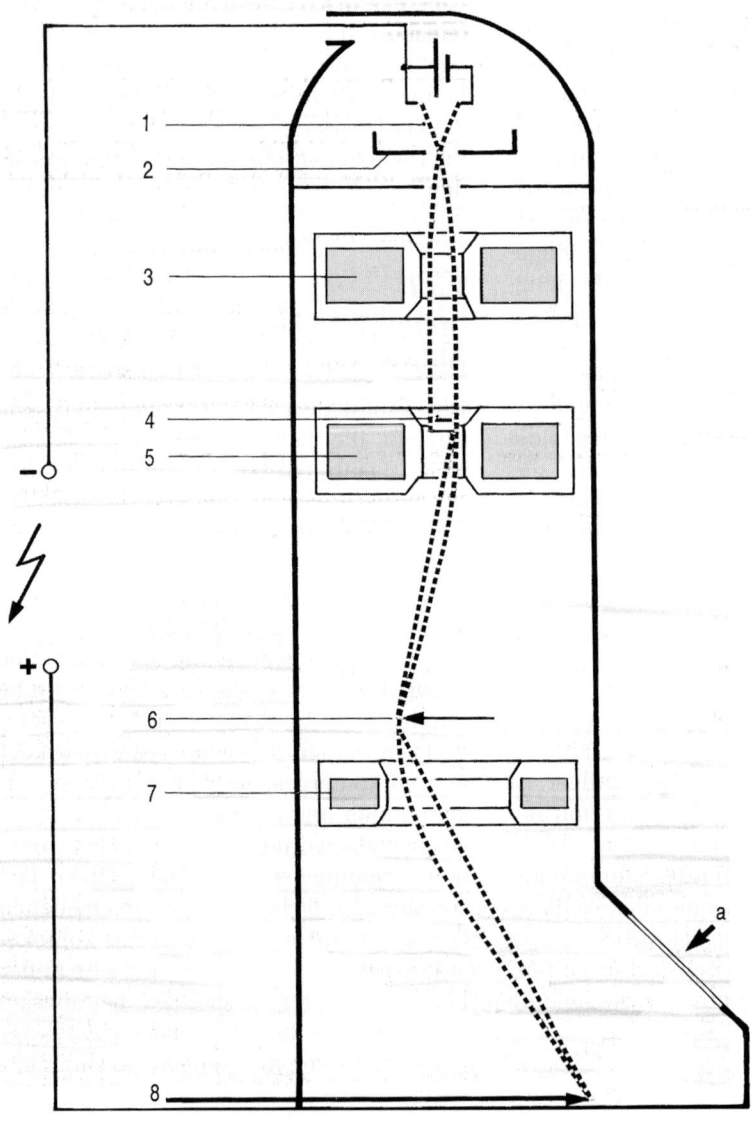

Abb. 1-11: Strahlengang
im Transmissionselektro-
nenmikroskop (nach
ROHEN und LÜTJEN-
DRECOLL, 1990).
1 Kathode; 2 Anode;
3 Kondensor; 4 Präparat;
5 Objektiv; 6 Zwischen-
bild; 7 Projektiv; 8 Bild
auf Leuchtschirm.

Glühkathode

ment"), einem auf hohe Temperaturen aufgeheizten Metallfaden (meist aus Wolfram), werden Elektronen emittiert und zur Anode hin stark beschleunigt. Letzteres wird durch die hohe Spannungsdifferenz (50–100 kV), die zwischen Kathode und Anode angelegt wird, erreicht. Die Anode selbst ist in der Regel eine Metallplatte mit zentraler Öffnung, durch die ein Teil der Elektronen durchtritt und für einen konstanten Elektronenstrom im Hochvakuum der Mikroskopsäule sorgt. Der Elektronenstrahl wird mittels einer elektromagnetischen Spule, dem Kondensor, auf die Ebene des Präparates fokussiert. Ein weiteres elektromagnetisches Feld, das durch das Objektiv entsteht, erzeugt ein Bild des zu untersuchenden Objektes, das anschließend durch das Projektiv (das damit dem Okular eines Lichtmikroskops entspricht) weiter vergrößert wird. Das daraus resultierende Bild kann auf einem Leuchtschirm beobachtet bzw. mit einer angeschlossenen Kamera fotografiert werden (Abb. 1-11).

Das Bild im TEM kommt durch Streuung der Elektronen an den zur Abbildung gelangenden Strukturen zustande. Die Fähigkeit, Elektronen zu streuen, ist dabei der Kernladung der Elemente ungefähr proportional. Objektbereiche, die Elemen-

te mit hoher Ordnungszahl enthalten, erscheinen daher im EM-Bild dunkel, solche mit Elementen niedriger Ordnungszahl dagegen hell. Da bei biologischem Material der Eigenkonstrast aufgrund der natürlich vorkommenden Elemente sehr gering ist, muss man zur Verbesserung der Bildqualität die Schnitte kontrastverstärkend mit Schwermetallen vorbehandeln ("Kontrastierung mit Uranylazetat, Bleicitrat etc.").

1.4.2
Rasterelektronenmikroskop (REM)

Das Rasterelektronenmikroskop (auch Scanningelektronenmikroskop = SEM) dient der Abbildung von Oberflächen. Beim REM wird das Präparat nicht wie beim Transmissionselektronenmikroskop von den Elektronen durchdrungen, sondern seine Oberfläche wird durch einen stark gebündelten Elektronenstrahl (Durchmesser etwa 10 nm) zeilenweise abgetastet. Alle Punkte der Objektoberfläche emittieren dann zeitlich nacheinander Sekundärelektronen, die von einem Detektor aufgefangen werden. Präparatstellen mit stärkerer Emission von Sekundärelektronen erscheinen heller, Stellen mit

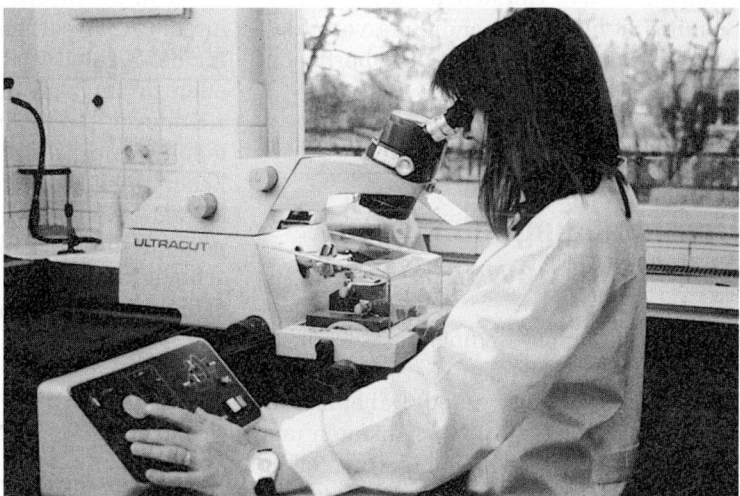

Abb. 1-12: Herstellen von Semidünnschnitten am Ultramikrotom.

schwächerer Emission, bzw. Bereiche, die vom abtastenden Elektronenstrahl nicht erreicht werden, dunkler. Die Intensität der Abstrahlung ändert sich mit dem Winkel, in dem der Elektronenstrahl auf die Objektoberfläche auftrifft. Der Auftreffwinkel selbst hängt von der Kontur des Oberflächenprofils ab. Somit hängt auch die Intensität der Abstrahlung von Sekundärelektronen vom Profil der Oberfläche ab. Die vom Detektor aufgefangenen Sekundärelektronen liefern einen Strom, der eine Kathodenröhre mit Fernsehmonitor versorgt. Da die Tiefenschärfe des REM 10-mal größer ist als die eines Lichtmikroskops, erscheinen REM-Bilder außerordentlich plastisch und ermöglichen eine dreidimensionale Analyse von Oberflächen.

Die besondere Art der Bildentstehung im REM setzt ein absolut trockenes und leitendes Objekt voraus. Die Präparationsmethoden für das REM unterscheiden sich daher vollständig von jenen für das Transmissionselektronenmikroskop. Nach der Fixierung muss das Präparat schonend entwässert und vollständig getrocknet werden (Critical-Point-Trocknung). Danach wird das Präparat mit einem feinen Oberflächenfilm aus Metall (meist Gold oder Platin) versehen, um die notwendige elektrische Leitfähigkeit zu erhalten. Das Herstellen ultradünner Schnitte ist nicht notwendig, da vom Elektronenstrahl ohnehin nur die Oberfläche abgetastet wird.

1.5
Untersuchung lebender Zellen und Gewebe

Unter bestimmten Bedingungen können auch lebende Zellen und Gewebe mikroskopisch untersucht werden. Dabei lassen sich grundsätzlich zwei Möglichkeiten unterscheiden: die Beobachtung von Zellen im lebenden Organismus und das Studium von Zellen, die nach der Entnahme aus dem Organismus durch Einbringen in entsprechende Medien über längere Zeit am Leben gehalten werden können.

Die direkte Untersuchung von Zellen im lebenden Organismus wurde schon in den Anfangszeiten der Lichtmikroskopie durchgeführt. So können besonders dünne und durchsichtige Strukturen, wie z. B. die Schwimmhaut von Fröschen, direkt unter dem Mikroskop studiert werden. Solche Techniken wurden zur Untersuchung der Zirkulation von Blutzellen oder auch zum Studium des Wachstums von Nerven und Gefäßen herangezogen.

Zellen und Gewebe können auch nach Entnahme aus dem Organismus in geeigneten Medien für eine bestimmte Zeit am Leben gehalten und mikroskopisch beobachtet werden. So werden in der klinischen Andrologie ejakulierte Spermien in Suspension direkt unter dem Mikroskop untersucht und ihre Motilität beurteilt. In großem Umfang findet die Lebendbeobachtung von Zellen bei den verschiedenen Zell- und Gewebskulturtechniken Anwendung. Dazu werden die in Kulturschalen gezüchteten Zellen in der Regel ohne weitere Vorbehandlung direkt mit einem Phasenkontrastmikroskop beobachtet. Das Wachstum von Zellen in Kultur kann auch mit Mikrokinematographie gefilmt werden. Sie besitzt besondere Bedeutung für die Analyse von Zellbewegungen, die für die direkte Wahrnehmung zu schnell oder zu langsam ablaufen. So kann man z.B. durch Zeitrafferaufnahmen die Zellteilung oder die Lageveränderung von Zellorganellen, wie den Mitochondrien in lebenden Zellen, verfolgen. Durch Zeitlupenaufnahmen können umgekehrt sehr schnell ablaufende Bewegungen, wie das Schlagen von Zilien, genau studiert werden.

1.6 Molekularbiologische Methoden in der Histologie

Molekularbiologische Methoden spielen in der Histologie eine zunehmende Rolle. Aus der Vielzahl eingesetzter Verfahren sollen hier zwei besonders wichtige Methoden näher dargestellt werden, nämlich die In-situ-Hybridisierung und die In-situ-PCR.

1.6.1 In-situ-Hybridisierung

Unter In-situ-Hybridisierung versteht man den spezifischen Nachweis von DNA- oder RNA-Sequenzen im Gewebeschnitt oder in Chromosomenpräparationen. Wie bei anderen Hybridisierungsverfahren in der Molekularbiologie erfolgt die Darstellung der zu analysierenden DNA oder RNA über die sequenzspezifische Anlagerung einer komplementären, radioaktiv oder nichtradioaktiv markierten Nukleinsäuresonde. Als Sonden werden Oligo- und Polynukleotide, DNA-Fragmente, PCR-Produkte (Amplifikate), in vitro RNA-Transkripte oder artifizielle Sonden wie PNA-Oligomere (PNA = Peptid Nucleic Acid) eingesetzt. Die für einen bestimmten Nukleinsäureabschnitt spezifische Sonde hybridisiert im Verlauf der Inkubation mit der komplementären Zielsequenz in den Zellen. Nach Beendigung der Inkubation werden unspezifisch absorbierte Sonden weggewaschen, wobei kontrollierte, stringente Bedingungen einzuhalten sind. Die gesuchte Zielsequenz in den Zellen oder im Gewebe kann durch den Nachweis der spezifischen Bindung der molekularen Sonde identifiziert werden. Bei Verwendung radioaktiv markierter Sonden können die Bindungsstellen im Schnitt durch anschließende Autoradiographie sichtbar gemacht werden. Bei nichtradioaktiven Verfahren, denen in

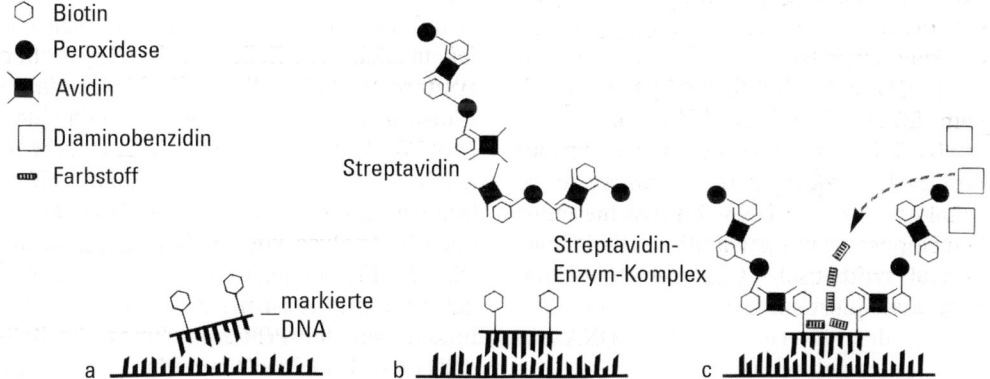

Abb. 1-13: Prinzip der In-situ-Hybridisierung zum Nachweis von spezifischen Nukleinsäuresequenzen im histologischen Schnitt (modifiziert nach SCHERTAU, ZANKLE und KIOSCHIS, 1989).
a) Hybridisierung mit einer spezifischen, biotinmarkierten Nukleinsäuresonde, die sich an einen komplementären Abschnitt der DNA bzw. RNA bindet. Vor der Hybridisierung muss die doppelsträngige DNA durch Hitzedenaturierung in zwei Einzelstränge aufgetrennt werden.
b) Der Streptavidin-Peroxidasekomplex bindet mit hoher Affinität an die Biotinmoleküle der angelagerten Nukleinsäuresonde.
c) Visualisierung des Bindungsortes. Durch die Peroxidase wird das lösliche Diaminobenzidin (DAB) in einen unlöslichen braunen Farbstoff umgewandelt. Dadurch kann der Ort der Bindung der Nukleinsäuresonde im Mikroskop erkannt werden.

letzter Zeit zunehmend der Vorzug gegeben wird, z. B. bei der Verwendung von Digoxigenin-markierten Nukleinsäuresonden, können die Lokalisation der Hybridisierungsprodukte durch Antikörper gegen Digoxigenin dargestellt werden.

1.6.2
Polymerase-Kettenreaktion (PCR) und In-situ-PCR

Eine neue molekularbiologische Methode, die enzymatische In-vitro-Amplifikation von DNA mittels der Polymerase-Kettenreaktion, hat in der Histologie, wie in vielen anderen Bereichen der medizinischen Forschung rasch an Bedeutung gewonnen. Sie imitiert den natürlichen DNA-Replikationsmechanismus, wie er in jedem Zellteilungszyklus vorkommt. Die Replikation erfolgt aber vieltausendfach und sehr spezifisch für den interessierenden kurzen Genabschnitt.

Das Prinzip der PCR besteht in der zyklischen Wiederholung von drei Reaktionsschritten:

1. Trennung *(Denaturierung)* der beiden komplementären DNA-Stränge durch Erhitzen auf 94 °C.
2. Hybridisierung von zwei komplementären Startern *(Primern)* an je einen der beiden DNA-Stränge bei einer Temperatur von etwa 50 °C. Die Primer sind synthetische Oligonukleotide, die so konzipiert sind, dass sie an den Enden des interessierenden DNA-Abschnittes anbinden.
3. Synthese der fehlenden komplementären DNA-Abschnitte, ausgehend von den Primern entlang der beiden DNA-Einzelstränge („Primer-Extension"). Diese Reaktion erfolgt bei einem Temperaturoptimum von etwa 72 °C. Die Primer sind dabei so orientiert, dass die thermostabile DNA-Polymerase, die diese Reaktion katalysiert, die DNA des komplementären Stranges in Richtung des jeweils anderen Primers

synthetisiert. Nach einem Zyklus liegt eine vollständige Kopie des ursprünglichen DNA-Doppelstranges im Bereich zwischen den beiden Primern vor. Das Reaktionsgefäß wird dann wieder auf 94 °C gebracht, wodurch die beiden neugebildeten DNA-Doppelstränge in Einzelstränge zerfallen.

Durch Einsatz einer thermostabilen *DNA-Polymerase* (Taq-Polymerase aus dem Bakterium Thermus aquaticus), die den Denaturierungsschritt bei 94 °C ohne größere Aktivitätsminderung übersteht, muss nicht nach jedem Zyklus neues Enzym hinzugegeben werden. Dadurch konnte der gesamte Prozess (durch Benutzung sog. *Thermocycler)* weitgehend automatisiert werden. Dieser gesamte Vorgang wird als Polymerase-Kettenreaktion *(Polymerase-Chain-Reaction = PCR)* bezeichnet. Die Vermehrung der gewünschten DNA erfolgt dabei exponentiell. Nach 30 Zyklen sind bis zu 10^9 Moleküle des gewünschten DNA-Abschnittes vorhanden. Die amplifizierte DNA kann mittels Agarose-Gel-Elektrophorese und anschließender Ethidiumbromidfärbung im UV-Licht sichtbar gemacht und weiteren Analysen (z. B. der DNA-Sequenzierung) zugeführt werden.

Bei der **In-situ-PCR** werden definierte DNA- oder RNA-Sequenzen innerhalb von Zellen oder im histologischen Schnitt amplifiziert. Dafür wurden spezielle Thermocycler entwickelt, bei denen die Objektträger direkt beheizt werden können. Ziel der In-situ-PCR ist es, die extreme Empfindlichkeit der PCR mit der Möglichkeit der Lokalisation der Amplifikate im Schnitt und ihrer Zuordnung zu bestimmten Zellen oder Zellstrukturen zu kombinieren. Allerdings gibt es dabei zur Zeit, vor allem beim In-situ-Nachweis von mRNA, noch erhebliche methodische Probleme. Die Schwierigkeit der Technik liegt darin, die Zellen und Gewebe so zu permeabilisieren, dass die PCR-Komponenten in die Zellen gelangen können, andererseits aber zu vermeiden, dass die Nukleinsäuren der Zellen und die PCR-Produkte aus der Zelle

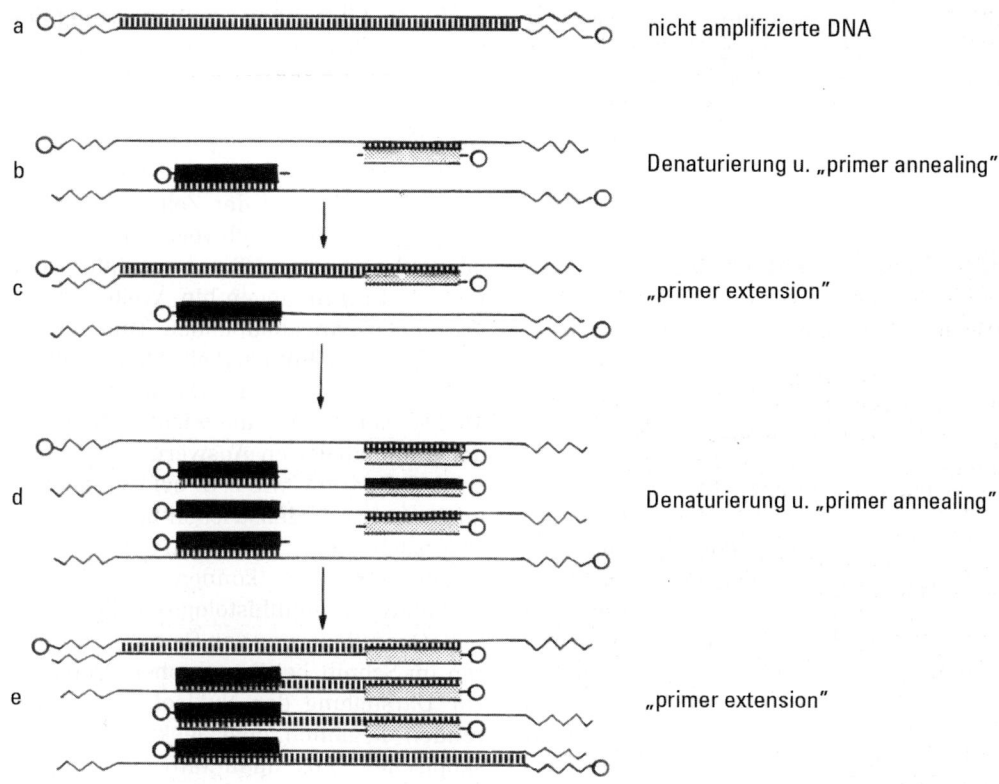

Abb. 1-14: Prinzip der Polymerase-Ketten-Reaktion (PCR).
a) Nichtamplifizierte DNA.
b) Trennung („Denaturierung") der DNA durch Erhitzen (94 °C), die dadurch in 2 Einzelstränge zerfällt. Starter („Primer") lagern sich an je einen der beiden DNA-Stränge derart an, dass sie den zu amplifizierenden Abschnitt einrahmen („Primer-Annealing").
c) Synthese der fehlenden komplementären DNA, ausgehend von den Primern entlang der beiden DNA-Einzelstränge durch die thermostabile DNA-Polymerase („Primer-Extension") bei 72 °C. Nach diesem Zyklus liegt also eine vollständige Kopie des ursprünglichen DNA-Doppelstranges aus dem Bereich zwischen den beiden Primern vor. Mit der doppelten Anzahl von Molekülen der zu amplifizierenden DNA kann dann der nächste Zyklus beginnen.
d) Erneute Denaturierung und Anlagerung von Primern („Primer-Annealing").
e) Erneute Synthese der komplementären DNA („Primer-Extension") usw. Mit jedem Zyklus verdoppelt sich die zu amplifizierende DNA: Polymerase-Kettenreaktion.

wegdiffundieren. Man kann die In-situ-PCR an suspendierten Zellen oder an Zellen und Gewebsschnitten auf Objektträgern durchführen. Ersteres führt man in kleinen Reaktionsgefäßen wie bei einer normalen PCR durch. Bei der 2. Methode wird das zu untersuchende Material auf Objektträgern mit einem PCR-Mix inkubiert, mit einem Deckglas abgedeckt und mit Nagel-lack, um die Verdunstung der Inkubationslösung zu vermeiden, abgedichtet. Im Vergleich zur konventionellen PCR ist die Amplifikationsrate bei der In-situ-PCR zur Zeit noch ziemlich schlecht (Amplifikation um den Faktor 50 bei 30 Zyklen). Die Detektion der PCR-Produkte erfolgt entweder durch Verwendung markierter Nukleotide (z. B. Digoxigenin-dUTP, FluoresceindUTP) oder indirekt durch Lokalisierung des PCR-Produkts im Schnitt mit einer komplementären Nukleinsäuresonde auf dem Weg der In-situ-Hybridisierung.

1.7
Digitale Bildanalyse

Als digitale Bildanalyse (Image-Cytometry, ICM) versteht man in der Medizin die computergestützte qualitative und quantitative Auswertung von Bildern und Objekten, wie z. B. histologischen Schnitten. Dabei wird zunächst das zu untersuchende Bild digitalisiert, d. h. in zahlreiche Messpunkte (Pixel) zerlegt und diesen korrespondierende Zahlenwerte zugeordnet. Bei gutem Kontrast können bestimmte Strukturen, wie z. B. Zellkern, auch vom Computer eigenständig erkannt und vermessen werden. Dabei können neben der Größe und Zahl auch die Dichte und Verteilung der Messobjekte innerhalb des Bildes oder Präparates erfasst, quantifiziert und dokumentiert werden. So spielt z. B. in der Tumordiagnostik die bildanalytische Auswertung des DNA-Gehaltes von Zellen eine wichtige Rolle. Die Schnitte werden dazu einer Feulgen-Färbung, einem spezifischen DNA-Nachweis unterzogen und dann zytophotometrisch ausgewertet. Damit kann der Polyploidiegrad der Zellen sicher erfasst werden. Der Nachweis von aneuploiden Zellen weist auf Tumorvorstufen oder maligne Erkrankungen hin. Weiter ist der Prozentsatz an aneuploiden Tumorzellen häufig mit der Bösartigkeit (Malignität) eines Tumors korreliert. Die digitale Bildanalyse spielt z. B. eine wichtige Rolle bei der automatisierten Auswertung zytologischer Präparate, wie z. B. bei der Beurteilung von Zervikalabstrichen bei Vorsorgeuntersuchungen gegen den Gebärmutterhalskrebs. Weiter können mit digitaler Bildanalyse immunhistologische Präparate (z.B. Quantifizierung von Östrogenrezeptoren im Schnitt bei Brustkrebs), Präparate zur Darstellung der Nukleolus-organisierenden Regionen oder elektronenmikroskopische Fotos quantitativ ausgewertet werden.

2
Die Zelle

2.1
Allgemeiner Aufbau der Zelle

Die Zytologie (Zellenlehre) erforscht den Aufbau und die Lebenserscheinungen von Zellen. Eine Zelle ist die kleinste, noch selbständig lebensfähige Einheit eines menschlichen, tierischen oder pflanzlichen Organismus. Sie kann sich in der Regel teilen und ist damit zur Selbstreduplikation fähig. Als vollständig selbständiger Organismus tritt sie bei den Einzellern (Protozoa) auf. Zellen und die von ihnen gebildete Zwischenzellsubstanz (Interzellularsubstanz) bauen die Gewebe und Organe der Mehrzeller (Metazoa) auf.

Alle Zellen weisen einen gemeinsamen Bauplan auf, aber keine Zellart gleicht in allen Einzelheiten einer anderen. Eine typische Zelle (Abb. 2-1) besteht (von wenigen Ausnahmen, wie z. B. den roten Blutkörperchen der Säugetiere, die keinen Zell-

Schema des Aufbaues einer Zelle

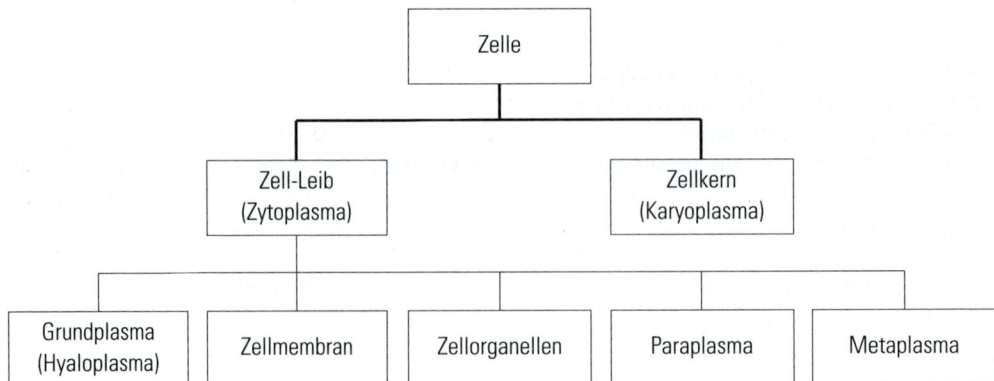

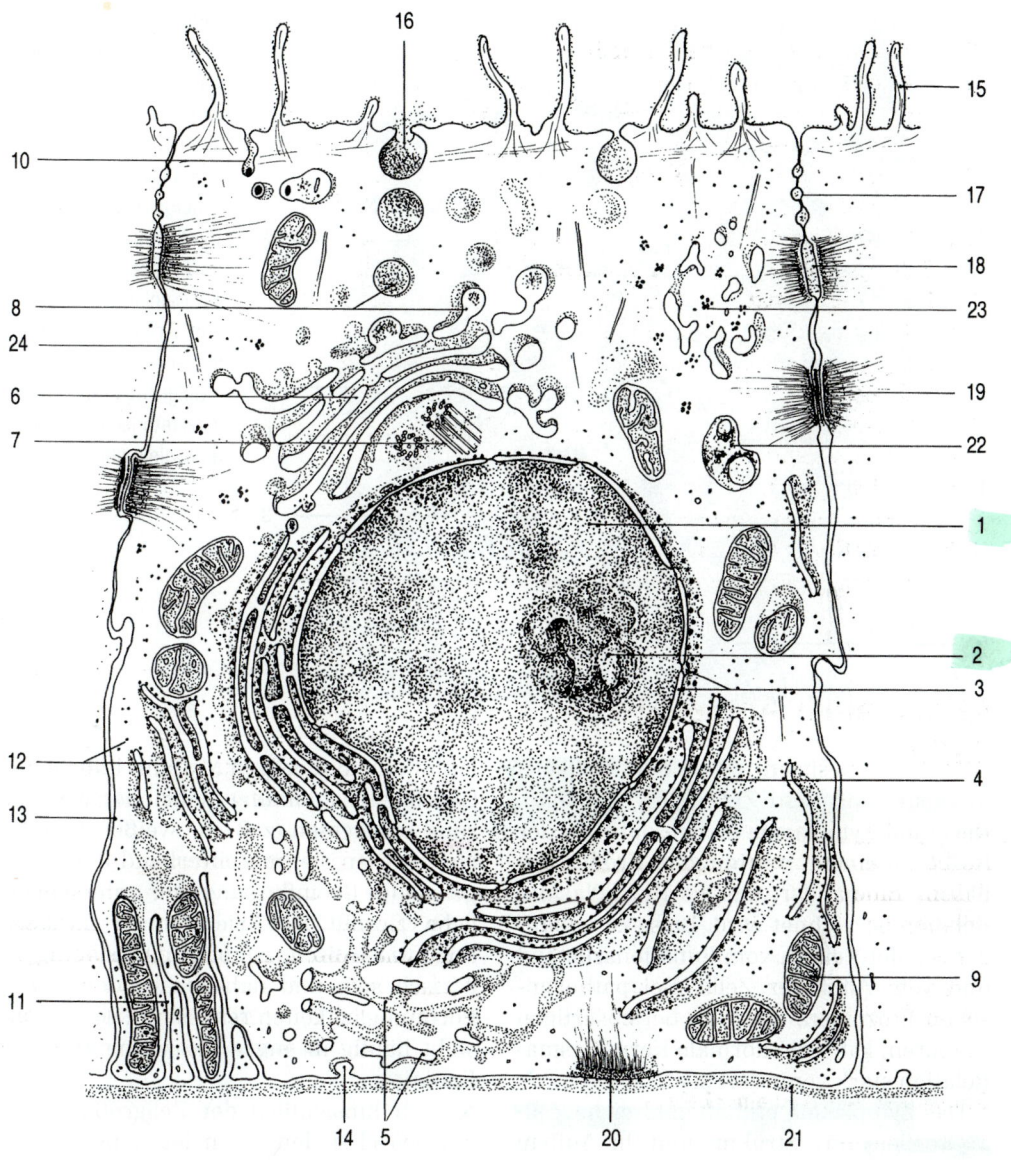

Abb. 2-1: Schema einer Zelle und verschiedener Zellorganellen und Zelleinschlüsse.
1 Zellkern; 2 Nucleolus; 3 Kernhülle mit Kernporen; 4 raues endoplasmisches Reticulum; 5 glattes endoplasmatisches Reticulum; 6 Golgi-Apparat; 7 Zentriolen; 8 Sekretgranula; 9 Mitochondrium vom Crista-Typ; 10 Phagozytose; 11 basale Auffaltungen; 12 Ribosomen; 13 Zellmembran; 14 Endozytose; 15 Mikrovilli; 16 Exozytose; 17 Zonula occludens; 18 Zonula adhaerens; 19 Desmosom; 20 Halbdesmosom; 21 Basallamina; 22 Restkörper; 23 Glykogen; 24 Mikrotubulus.

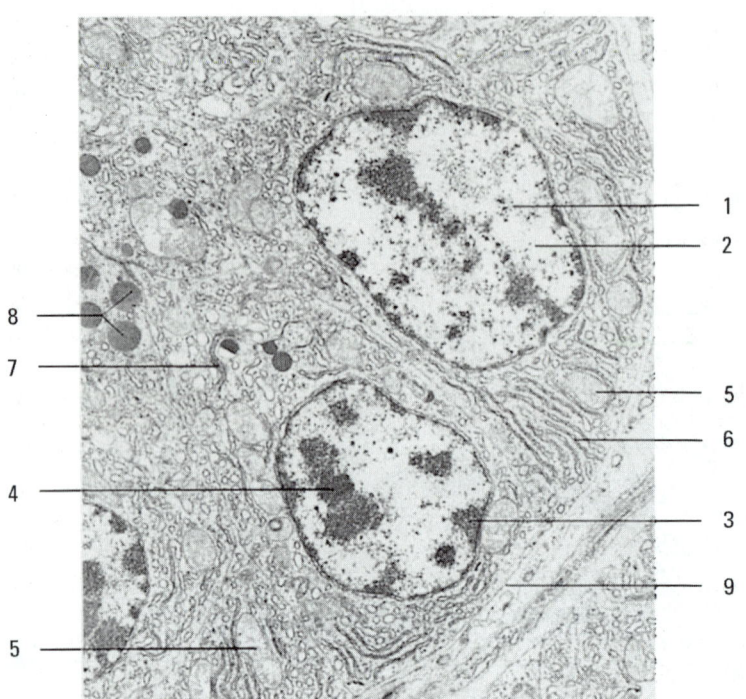

Abb. 2-2: Elektronenmikroskopische Aufnahme von Drüsenzellen aus der Prostata einer 4 Wochen alten Ratte zur Demonstration verschiedener Zellorganellen.

1 Zellkern; 2 Euchromatin; 3 Heterochromatin; 4 Nucleolus; 5 Mitochondrien; 6 raues endoplasmatisches Reticulum; 7 Golgi-Apparat; 8 sekretorische Granula; 9 Basalmembran.

kern mehr besitzen) aus einem Zellkern (Nucleus) und dem Zelleib (Zytoplasma). Kern und Zytoplasma stehen dabei in der Regel in einem bestimmten Größenverhältnis zueinander, das als Kern-Plasma-Relation bezeichnet wird. Diese ist abhängig von der Zellart, vom Funktionszustand und vom Alter der Zelle. Bei pathologischen Prozessen, wie z. B. bei bösartigen Tumoren, kann die normale Kern-Plasma-Relation stark verändert sein.

Das Zytoplasma enthält zahlreiche Zellorganellen. Ihre Struktur und ihr Aufbau sind lichtmikroskopisch oft nur schwer zu beurteilen und werden erst durch elektronenmikroskopische Untersuchungen klar erkennbar (Abb. 2-2). Durch ihre Zellmembran (Plasmamembran; Plasmalemm) wird die Zelle von ihrer Umgebung abgegrenzt.

Im Körper des Menschen kommen viele unterschiedliche Zellarten vor, die sich durch verschiedene Eigenschaften wie Form, Größe, Funktion und Lebensdauer voneinander unterscheiden. Während Zellen in einem flüssigen Medium infolge der Oberflächenspannung mehr oder weniger rund erscheinen (z. B. die weißen Blutzellen), weisen sie im Zellverband durch gegenseitige Beeinflussung sehr unterschiedliche Gestalt auf. Sie können kubisch, hochprismatisch, stabförmig oder polyedrisch sein und nahezu alle denkbaren Formmöglichkeiten realisieren. Ihre Form steht häufig in enger Beziehung zu ihrer Funktion.

Auch hinsichtlich der Zellgröße bestehen zwischen den Zellen des menschlichen Körpers erhebliche Unterschiede. Zu den kleinsten Zellen gehören die kleinen Lymphozyten (Durchmesser circa 6 μm) und die Körnerzellen im Kleinhirn. Zu den größten Zellen des menschlichen Organismus zählt die Eizelle, die einen Durchmesser von 120 – 140 μm aufweist und daher schon mit freiem Auge beobachtet werden kann. Die Größe der meisten Körperzellen liegt zwischen 10 und 100 μm. Die Zellgröße ist dabei abhängig vom jeweiligen Zelltyp. Sie zeigt aber keine Beziehung zur Körpergröße eines Säugetiers. Hinsichtlich ihrer Funktion unterscheiden sich die einzelnen Zellarten sehr wesentlich. Die meisten Zellen eines tierischen Organismus sind auf ganz bestimmte Tätigkeiten spezialisiert, so z. B. auf Kontraktion (Muskelzellen), Sekretion (Drüsenzellen), Resorption (Zellen des Darmepithels), Abwehraufgaben (Mikro- und Makrophagen), Erregungsleitung (Nervenzellen) etc. Wie schon erwähnt, beeinflusst die jeweilige Funktion die Gestalt und die innere Organisation einer Zelle nachhaltig. Auch die Lebensdauer der Zellen variiert stark. Manche Zellen sind sehr kurzlebig. Ihre durchschnittliche Lebenserwartung beträgt nur einige Tage (z. B. die Zellen des Darmepithels). Andere leben wochenlang, wie z. B. die Monozyten. Die kernlosen Erythrozyten werden etwa nach 120 Tagen aus der Zirkulation entfernt. Herzmuskelzellen oder Nervenzellen können so alt wie der gesamte Organismus werden.

2.2
Zellkern (Nucleus)

Dem Studium der Zellkerne kommt in der Histologie besondere Bedeutung zu. Der Kern einer Zelle lässt sich schon lichtmikroskopisch soweit beurteilen, dass sich daraus wesentliche diagnostische Hinweise ergeben.

2.2.1
Allgemeines

Abgesehen von wenigen Ausnahmen (Erythrozyten, verhornte Zellen des Plattenepithels) besitzen alle Zellen der Säugetiere zumindest einen Zellkern. Es gibt jedoch verschiedene Gewebe, in denen Zellen mit zwei oder auch vielen Zellkernen vorkommen. So sind etwa die Osteoklasten

des Knochengewebes oder die quergestreiften Skelettmuskelfasern regelmäßig vielkernig. Die Mehrkernigkeit bedingt eine Oberflächenvergrößerung und damit die Möglichkeit für einen besonders intensiven Stoffaustausch zwischen Kernmaterial und Zytoplasma.

Der Zellkern enthält mit den Chromosomen die Träger der Erbanlagen, die (mit Ausnahme der Mitochondrien und der Zentriolen, die über eigene DNA verfügen) den Aufbau der Zellstrukturen bestimmen. Der weitaus größte Teil (mehr als 99 %) der zellulären DNA ist im Zellkern gespeichert, der damit zum wichtigsten Informationsträger einer Zelle wird. Weniger als 1% der zellulären DNA kommt in den Mitochondrien vor, die damit eine gewisse Eigenständigkeit und Unabhängigkeit vom Zellkern besitzen. Durch seine zentrale Funktion bei der Proteinsynthese stellt der Zellkern weiter das übergeordnete Steuerungszentrum für den Zellstoffwechsel dar.

Das Genom des Menschen enthält etwa 100.000 Gene. Die Länge der DNA eines Zellkerns beträgt ca. 1,8 m, die durch einen hohen Grad der Aufknäuelung („Coiling" und „Supercoiling") so stark verkürzt werden muss, dass sie in einem Zellkern mit einem durchschnittlichen Durchmesser von 6 μm untergebracht werden kann. Dabei wird die Länge um den Faktor 10.000 reduziert.

Prinzipiell können zwei Zustandsformen des Zellkerns unterschieden werden, der Teilungskern und der Interphasenkern (Arbeitskern). Als Teilungskern wird der Kern einer in Teilung befindlichen Zelle bezeichnet, bei dem die Chromosomen als fädige Strukturen sichtbar werden. Im Arbeitskern, der Kernstruktur, die zwischen zwei Zellteilungen zu sehen ist, sind dagegen die Chromosomen entspiralisiert und daher nicht als individuelle Gebilde zu erkennen. Nur in der Interphase ist der Zellkern als abgegrenzte Einheit vorhanden.

Größe und Form von Zellkernen sind variabel. In der Regel zeigt dabei die Kerngröße ein bestimmtes Verhältnis zur Zellgröße. Diese Kern-Plasma-Relation ist bei verschiedenen Zellarten unterschiedlich. Bei den meisten Zellen beträgt das Volumen des Zellkerns etwa $^1/_{10}$–$^1/_{20}$ des gesamten Zellvolumens. Die Kern-Plasma-Relation kann sich aber auch bei einer Zellart während bestimmter Entwicklungsphasen (z. B. bei der Embryonalentwicklung) oder bei einem Wechsel der Zellaktivität deutlich verändern. So besitzen stoffwechselintensive Zellen bei gleicher Chromosomenzahl größere Zellkerne als inaktive Zellen. Diese Vergrößerung des Zellkerns (funktionelle Kernschwellung), die als eine Arbeitshypertrophie des Zellkerns anzusehen ist, kommt durch eine Zunahme von Molekülen, die bei der Transkription eine Rolle spielen, und durch eine vermehrte Aufnahme von Wasser in den Zellkern zustande.

Eine Kernvergrößerung, bei der die Zellkerne einer bestimmten Zellart (z. B. Herzmuskelzellen) in einem definitiven Größenverhältnis zueinander stehen, lässt sich auf eine Vermehrung der Chromosomensätze zurückführen und wird als Polyploidie bezeichnet. Sie resultiert gleichfalls häufig aus erhöhten funktionellen Ansprüchen. In der Herzmuskulatur trifft man bis zu 10 % Muskelzellen an, die einen tetraploiden Kern aufweisen. In der Leber gehört das Vorhandensein polyploider (4 n; 8 n) neben diploiden (2 n) Kernen zum üblichen Bild.

Die Kernform passt sich innerhalb bestimmter Grenzen der Zellform an. Häufig ist die Kernform so typisch, dass sie als wichtiges diagnostisches Kriterium bei histologischen und pathohistologischen Untersuchungen dienen kann. So sind z. B. in isoprismatischen Epithelzellen die Kerne rund, in hochprismatischen längsoval und in glatten Muskelzellen stäbchenförmig. Bei anderen, wie den neutrophilen Granulozyten, hängt die Kernform stark vom Reifezustand der Zelle ab (stabkernige Granu-

lozyten als unreife Jugendform, segmentkernige als reife Form). Bei Fettzellen wird der Zellkern durch die große Menge des gespeicherten Fettes als schmale Scheibe in die Peripherie der Zelle verdrängt.

2.2.2
Struktur des Arbeitskerns (Interphasenkern)

Der Arbeitskern ist jene Kernstruktur, die zwischen zwei aufeinander folgenden Teilungen in der Zelle zu sehen ist. In dieser Phase ist der Zellkern besonders aktiv. Durch Bildung von Ribonukleinsäuren wird die Proteinsynthese und damit auch der Stoffwechsel im Zytoplasma gesteuert, die DNA der Chromosomen wird verdoppelt und es werden alle Vorbereitungen für die nächste Zellteilung getroffen. Am Arbeitskern lassen sich folgende Strukturen unterscheiden, die anschließend eingehender besprochen werden sollen:

• Kernhülle (Karyotheca)
• Kernraum (Karyoplasma)
• Kernkörperchen (Nucleolus).

2.2.2.1
Kernhülle (Karyotheca)

Die Kernhülle grenzt den Kerninhalt gegen den übrigen Zellinhalt ab. Eine zusammenhängende Kernhülle ist nur während der Interphase vorhanden. Die Kernhülle löst sich zu Beginn der Mitose in kleine Bläschen auf. Am Ende der Mitose wird sie aus Vesikeln des endoplasmatischen Reticulums neugebildet.

Die Kernhülle besteht aus einem inneren glatten und einem äußeren, mit Ribosomen besetzten Blatt. Zwischen beiden liegt der circa 20–100 nm breite perinukleäre Raum, der an verschiedenen Stellen mit dem Hohlraumsystem des rauen endoplasmatischen Reticulums in kontinuierlicher Verbindung steht. Die Kernhülle ist weiterhin Sitz verschiedener Enzyme, wie der Glucose-6-phosphatase und von Glykosyltransferasen. Direkt unter der Kernhülle liegt eine Schicht aus Faserproteinen (Lamine), die wahrscheinlich für die Kernform von Bedeutung sind. Sie besteht aus den netzartig verbundenen Proteinen Lamin A, B und C. Bei der Mitose werden unter dem Einfluss von Mi-tosis Promoting Factor (MPF) die Lamine der Kernmembran phosphoryliert. Dadurch kommt es zur Depolymerisierung der Lamine und zur Auflösung der Kernmembran.

An bestimmten Stellen kommt es zur ringförmigen Verschmelzung von innerer und äußerer Kernmembran, sodass die Kernhülle von den sogenannten Kernporen durchbrochen ist. Dies sind Stellen, an denen ein besonders intensiver Stoffaustausch zwischen Kern und Zytoplasma stattfindet. Ihnen kommt vor allem für die Abgabe von ribosomaler RNA aus dem Kern in das Zytoplasma eine besondere Bedeutung zu. Der Durchmesser der Kernporen beträgt circa 30–100 nm. Der Rand einer Kernpore wird durch einen ringförmigen Wulst (Anulus) gebildet, der sich aus 8 kleinen Körnchen (Granula) zusammensetzt. Im Zentrum der Kernpore liegt ein zentrales Granulum, das durch feine Fibrillen mit dem Anulus verbunden ist. Außerdem ist die Pore durch eine sehr dünne Membran (Porendiaphragma) umschlossen. Eine solche Pore mit dem zugehörigen Anulus wird auch als „Porenkomplex" bezeichnet.

Die Zahl der Kernporen ist vom Funktionszustand der Zelle abhängig. In aktiven Zellen kann ihre Zahl weit über 1.000 betragen. Dann kann bis zu einem Fünftel der Kernoberfläche aus Poren bestehen. Physiologisch inaktive Kerne, wie etwa jene von Vogelerythrozyten oder von Spermien, besitzen nur wenige oder überhaupt keine Poren. Die Poren sind für DNA undurchlässig. Sie gestatten aber den Austritt von Ribonukleinsäuren (messenger Ribonucleinsäuren [mRNA], transfer Ribonukleinsäuren [tRNA] und ribosomalen Ribonukleinsäuren [rRNA]) in das Zytoplasma, wo ihnen bei der Proteinsyn-

these entscheidende Bedeutung zukommt. Durch die Kernhülle wird somit die Transkription (die nur im Kern stattfindet) von der Translation räumlich getrennt.

2.2.2.2
Kernraum (Karyoplasma)

Der Zellkern enthält das Nucleoplasma. Es besteht im Wesentlichen aus dem genetischen Material des Zellkerns, das in ein Gerüst von Proteinen (Kernmatrix) eingelagert ist. Daneben finden sich noch Strukturen, die in enger Beziehung zur Funktion der Chromosomen stehen. Zu diesen gehören die Kernkörperchen (Nucleoli) sowie kleine Granula (Perichromatingranula) und Perichromatinfibrillen. Während die Nucleoli als primäre Genprodukte aufgefasst werden können und schon lichtmikroskopisch sichtbar sind, handelt es sich bei den Perichromatingranula bzw. Perichromatinfibrillen um granuläre bzw. fibrilläre Ribonukleinstrukturen, die sich erst bei elektronenmikroskopischer Vergrößerung im Bereich zwischen den Chromatinsträngen des Interphasenkerns nachweisen lassen. Der Raum zwischen den Strukturen ist von einer Flüssigkeit, der Karyolymphe, erfüllt. Sie enthält neben verschiedenen Ionen auch Nucleotide und Enzyme und geht bei der konventionellen ultrastrukturellen Präparation verloren.

2.2.2.3
Chromatin

Im Arbeitskern liegen die Chromosomen als dünne, lange, entspiralisierte Fibrillen vor. Dieses dichte Knäuel von DNA-Proteinfäden wird insgesamt Chromatin genannt. Nach Fixierung und Färbung mit basischen Farbstoffen werden Unterschiede in der Chromatinstruktur innerhalb der Zellkerne sichtbar. Aufgrund dieses Färbeverhaltens wurde in der Histologie schon lange zwischen Euchromatin und Heterochromatin unterschieden. Beim Euchromatin handelt es sich um locker gepackte Anteile des Chromatins, die sich nur schwach anfärben. Heterochromatin ist dagegen dicht gepackt und erscheint daher auch stark angefärbt. Chromatinverdichtungen treten oft an der Peripherie der Zellkerne unmittelbar unter dem inneren Blatt der Kernhülle und in der Nähe der Kernkörperchen auf. Für bestimmte Zellen ist das Verteilungsmuster von lockerem und dichtem Chromatin so charakteristisch, dass aus diesem allein eine Zelldiagnose möglich ist. So sind die Kerne vieler Nervenzellen groß und zeigen praktisch kein Heterochromatin, während die kleinen Zellkerne der Lymphozyten sehr dicht angefärbt werden, da ihr Chromatin fast vollständig kondensiert ist.

Heute ist bekannt, dass der zunächst deskriptiven Einteilung aufgrund des Färbeverhaltens in Euchromatin und Heterochromatin auch funktionelle Bedeutung zukommt. Aktive Zellen besitzen Zellkerne mit einem großen Anteil an lockerem Chromatin (Euchromatin). In diesen Bereichen sind die Chromosomen nicht kondensiert und daher genetisch aktiv. Bei inaktiven Zellen erscheint das Chromatin dicht gepackt (Heterochromatin). Dieses Heterochromatin ist auch dadurch gekennzeichnet, dass es während der Interphase erst nach dem Euchromatin repliziert (im Hinblick auf die spätere Zellteilung verdoppelt) wird. Hinsichtlich der Transkription, das heißt der Weitergabe der in der DNS gespeicherten Information durch Bildung von RNA, verhält es sich inaktiv. Beim Heterochromatin lässt sich weiter konstitutives Heterochromatin von fakultativem Heterochromatin unterscheiden. Konstitutives Heterochromatin kommt besonders in den zentromernahen Bereichen der Chromosomen vor. Dort liegen genetisch inaktive, hochrepetitive DNA-Sequenzen und die betreffenden Chromosomenabschnitte sind immer hochkondensiert.

Fakultative Heterochromatisierung bedeutet, dass in diesem Fall Chromosomen oder Chromosomenabschnitte dicht gepackt vorliegen und genetisch inaktiv sind, die sich unter anderen Umständen wie Euchromatin verhalten können. Ein wichtiges Beispiel für fakultatives Heterochromatin ist das Geschlechtschromatin (Sexchromatin; Abb. 2-3). Es wurde in Nervenzellen weiblicher Katzen entdeckt, kommt aber auch in vielen anderen Zellen der meisten weiblichen Säugetiere vor und der Frau. Dieses Sexchromatin entsteht bei weiblichen Individuen dadurch, dass nach der Mitose eines der beiden X-Chromosomen dicht gepackt bleibt und sich als „Barr-Körperchen" (ein rundliches, etwa 1–1,5 μm großes Gebilde) der inneren Kernmembran anlegt. Bei segmentierten neutrophilen Granulozyten findet sich das heterochromatische X-Chromosom als trommelschlegelartiger Anhang (Drumstick) am segmentierten Kern. Da heterochromatische Bereiche genetisch inaktiv sind, stellt die Heterochromatisierung eines der beiden X-Chromosomen beim

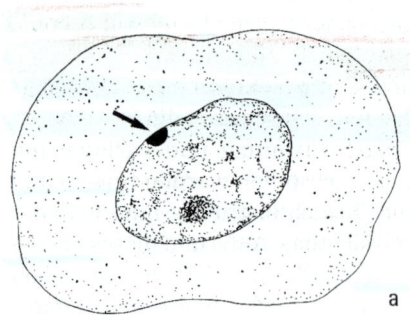
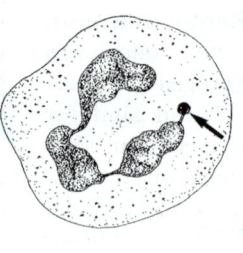

a   b

Abb. 2-3: Geschlechtschromatin (Sexchromatin).
a) Barr-Körperchen an der Karyotheca des Zellkerns.
b) „Drumstick" am Zellkern eines Granulozyten.

weiblichen Geschlecht offensichtlich einen Ausdruck für die Genkompensation zwischen den Geschlechtern dar. Dadurch ist in den Zellen von männlichen wie auch von weiblichen Individuen nur ein X-Chromosom genetisch aktiv. Die Inaktivierung eines der beiden X-Chromosomen setzt bei weiblichen Embryonen schon im 60-Zellstadium ein, wobei wahrscheinlich nach Zufallsregeln in der einen Zelle das väterliche, in der anderen das von der Mutter stammende X-Chromosom inaktiviert wird. In der Praxis erfolgt die Diagnose des chromosomalen Geschlechts aus den Zellen von Mundschleimhautabstrichen oder aus den Zellen der Haarwurzelscheiden. Dabei wird von ca. 100–300 gut erhaltenen Epithelzellen der Prozentsatz an Barr-Körperchen ermittelt. Bei weiblichen Individuen kommen bei etwa 20–40% der Zellkerne Barr-Körperchen vor, bei männlichen sind normalerweise keine zu beobachten. Bei Blutuntersuchungen gilt die Diagnose „weiblich" dann als gesichert, wenn unter 500 neutrophilen Granulozyten mindestens 6 „Drumsticks" aufweisen. Differentialdiagnostisch ist dabei auf die „Small Clubs" zu achten. Dies sind kleine Kernanhänge, die auch in den neutrophilen Granulozyten männlicher Individuen auftreten.

Eine Besonderheit, die sich in den stark kondensierten Kernen menschlicher Spermien nachweisen lassen, sind die F-Bodys. Nach Färbung mit Quinacrinhydrochlorid lässt sich im Kopf eines Teils der Spermien (annähernd bei 50%) ein kleines fluoreszierendes Körperchen erkennen. Es handelt sich dabei um das Y-Chromosom. Mit dieser Methode können lichtmikroskopisch die Androspermien, also jene, die ein Y-Chromosom aufweisen, identifiziert werden.

2.2.2.4
Kernkörperchen (Nucleolus)

Bei den Kernkörperchen handelt es sich um meist rundliche, farbdichte Gebilde, die im Interphasenkern in Ein- oder Mehrzahl vorhanden sein können. Mit Beginn der Mitose lösen sich die Nucleoli gewöhnlich auf. Sie sind wegen ihres hohen RNA-Gehalts stark basophil und schon lichtmikroskopisch gut erkennbar. Große Kernkörperchen kommen vor allem in jungen Zellen mit intensiver Proteinsynthese und in schnellwachsenden, bösartigen Tumorzellen vor. In Zellen mit geringer Eiweißsynthese sind die Nucleoli klein oder überhaupt nicht erkennbar.

Nucleoli werden an speziellen Chromosomenabschnitten, die als Nucleolus-Organisator-Regionen (NOR-Regionen) bezeichnet werden, gebildet. Morphologisch stellt sich die NOR-Region als eine sichtbare Einschnürung an wenigstens einem Chromosom eines Chromosomensatzes dar. Im menschlichen Chromosomensatz gibt es z.B. 10 solcher NOR-Regionen. In diesen Bereichen der Chromosomen liegen die Gene, die für die Bildung der beiden Hauptkomponenten der ribosomalen RNA (18 S-rRNA und 28 S-rRNA) verantwortlich sind, jeweils in vielen Kopien hintereinander. Bei der Transkription dieser rRNA-Gene kommt es zur Ansammlung von rRNA rund um diese Chromosomenregionen, die dann als Nucleoli im Zellkern sichtbar werden. Die Größe der Nucleoli hängt damit von der angesammelten RNA-Menge ab. Innerhalb des Nucleolus kommt es dann zur Bindung der rRNA an spezifische Proteine und zur Bildung der Untereinheiten der Ribosomen, die dann über die Kernporen in das Zytoplasma abgegeben werden. Hauptfunktion des Nucleolus ist also die Bildung und vorübergehende Speicherung von Ribosomenvorstufen.

Elektronenmikroskopisch ist erkennbar, dass das Kernkörperchen durch keine eigene Membran vom übrigen Kerninhalt abgegrenzt wird. Das Aussehen eines Nucleolus hängt vom Zelltyp und Funktionszustand der Zelle ab.

Mit dem Elektronenmikroskop ist erkennbar, dass der Nucleolus drei unterschiedlich strukturierte Bereiche aufweist, nämlich runde, wenig elektronendichte Areale aus feinen Filamenten („Fibrillar Centres"; fibrilläre Zentren), eine daran anschließende schmale Zone aus dichten Fibrillen („Dense Fibrillar Component") und eine granuläre Komponente (Pars granulosa), welche den Hauptteil der Nucleoli ausmacht. „Fibrillar Centres" und „Dense Fibrillar Component" werden zur Pars filamentosa zusammengefasst. Die morphologisch unterschiedlichen Regionen repräsentieren verschiedene funktionelle Stadien der rRNA-Transkription, des RNA-Processings und der Bildung der ribosomalen Untereinheiten. Die Gene für die rRNA sind im Bereich der fibrillären Zentren und der „Dense Fibrillar Component" lokalisiert. In welcher der beiden Komponenten ihre Transkription erfolgt wird allerdings noch kontrovers diskutiert. Die Zusammenlagerung von prä-rRNA mit ribosomalen Proteinen beginnt in den „Dense-Fibrillar"-Komponenten und setzt sich in der Pars granulosa fort. Letztere besteht vorwiegend aus 10–15 nm großen Partikeln aus RNA-Proteinkomplexen, welche sich zu den Ribosomenuntereinheiten (60S und 40S Untereinheiten bei eukaryotischen Zellen) zusammenlagern und über die Kernporen in das Zytoplasma ausgeschleust werden.

Häufig findet sich in unmittelbarer Nachbarschaft zum Nucleolus eine Ansammlung von Heterochromatin, das als „Nucleolus-assoziiertes-Heterochromatin" bezeichnet wird.

2.2.2.5
Chromosomen in der Interphase

Die Chromosomen sind als Träger der genetischen Information die wichtigsten Bestandteile des Zellkerns. Abhängig vom Zellzyklus werden sie in zwei Erscheinungsformen angetroffen, nämlich als Mitosechromosomen während der indirekten Zellteilung und als Interphasenchromosomen in der Zeit, die zwischen zwei Zellteilungen liegt. In fast allen Fällen sind nur die Mitosechromosomen durch den hohen Grad der Spiralisierung und Kondensation des Chromatins als individuelle Strukturen identifizierbar und beurteilbar. In der Interphase liegen die Chromosomen zum großen Teil in entspiralisierter Form vor. Jene Abschnitte, die noch stark spiralisiert sind, treten morphologisch als Heterochromatin im Zellkern in Erscheinung.

In der G_1-Phase des Zellzyklus besteht jedes einzelne Chromosom aus einer Chromatinfibrille (Chromonema), die sich durch das ganze Chromosom zieht, und die unterschiedlich stark geknäuelte Bereiche aufweist. Die Chromatinfibrille, deren Durchmesser 10 nm beträgt, enthält vorwiegend Desoxyribonukleinsäuren (DNA) und Proteine, vor allem Histone. Die DNA besteht aus zwei langen Nucleotidketten (siehe Lehrbücher der Biochemie), welche die Purinbasen (Adenin und Guanin) und die Pyrimidinbasen (Cytosin und Thymin) in unterschiedlicher Reihenfolge enthalten. Die genetische Information ist in der Reihenfolge dieser Basen verschlüsselt. Die beiden Nucleotidketten werden durch Wasserstoffbrücken zwischen den Basen verbunden, wobei jeweils Adenin und Thymin sowie Cytosin und Guanin gekoppelt sind. Daraus resultiert die Doppelhelixstruktur der DNA. Der Durchmesser einer DNA-Doppelhelix beträgt 2,4 nm.

Zusammen mit Proteinen bildet das DNA-Molekül einen DNA-Proteinkomplex (Chromatin). Isoliertes Chromatin, in dem die DNA vor allem mit Histonen komplexiert ist, erscheint im Elektronenmikroskop je nach Präzipitationsbedingung in drei unterschiedlichen Formen: als Nucleosomenstruktur („Perlenkette"), als Nucleofilament („DNA-Superhelix", 10 nm Durchmesser) oder als dickere (30–45 nm Durchmesser) Chromatinfibrille („DNA-Super-Superhelix"). Unter den assoziierten Proteinen kommt den Histonen eine besonders wichtige Rolle zu. Bei den Histonen lassen sich mittels chromatographischer oder elektrophoretischer Trennverfahren 5 Arten (H1–H5) unterscheiden, die nach funktionellen Aspekten in zwei Gruppen eingeteilt werden können. Die erste Gruppe umfasst die sog. „nucleosomalen Histone". Das sind jene, die für die Faltung der DNA verantwortlich sind. Zu ihnen gehören die Histone H2A, H2B, H3 und H4. Diese 4 Histontypen zählen zu den konservativsten Proteinen überhaupt, d. h., sie sind im Verlauf der Evolution nur ganz wenig verändert worden. So unterscheidet sich die Sequenz des aus 102 Aminosäuren bestehenden Histons H4 des Rindes *(Bos taurus)* und die des Histons H4 der Erbse *(Pisum sativum)* nur in 2 Aminosäuren. Die Aminosäuresequenzen von H3 bei den genannten Spezies weichen nur an 4 Stellen voneinander ab. Man schließt daraus, dass ein gemeinsamer Vorläufer von Tieren und Pflanzen vor 10^9 Jahren existiert hat. Offensichtlich hat die bereits optimale Primärstruktur für die Histone H3 und H4 den Lauf der Evolution nahezu unverändert überstanden. Zur zweiten Gruppe von Histonen zählt das Histon H1, das sehr deutliche speziesspezifische Unterschiede in seiner Aminosäuresequenz aufweist.

Die erste Gruppe von Histonen (Nucleosomal Histons), und zwar je 2 Moleküle der Histone H2A, H2B, H3 und H4, bilden zusammen ein dicht gepacktes, flach zylindrisches Gebilde. Dieses Histonoctomer nennt man ein Nucleosom. Um jedes dieser Partikel windet sich die DNA mit eineinhalb Windungen (140 Nucleotidpaare). Benachbarte Nucleosomen sind durch einen mehr oder weniger gestreckt verlaufenden DNA-Abschnitt von 40–80 Nucleotidpaaren verbunden. Das Histon H1 lagert sich der DNA der Nucleosomen außen an und dient offensichtlich dem Zusammenhalt benachbarter Nucleosomen und ihrer räumlichen Stabilisierung (Abb. 2-4). Die Chromatinfibrille besteht also aus Nucleosomen und aus gestreckten internucleosomalen Abschnitten („Perlenkettenform der

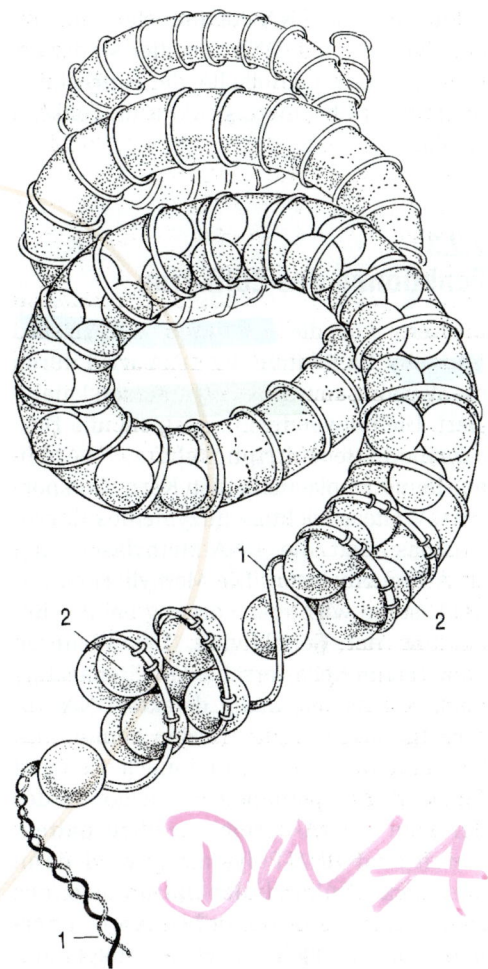

Abb. 2-4: Modell einer Chromatinfibrille. Der DNA-Strang (1) umschlingt die Nucleosomen (2) (modifiziert nach BLOOM and FAWCETT).

Chromatinfibrille"). Die Abstände zwischen den Nucleosomen sind unterschiedlich. In genetisch aktiven Chromosomenabschnitten, in denen die DNA transkribiert wird, sind die Nucleosomen oft durch weite Distanzen getrennt.

Während die Menge und Zusammensetzung der Histone in den Zellkernen einer Spezies keine Unterschiede zeigen, ist die Fraktion der Nicht-Histon-Proteine bei den einzelnen Zellarten sehr heterogen. Zu den Nicht-Histon-Proteinen gehören z. B. Enzyme wie die DNA-Polymerasen, die an der Synthese der DNA beteiligt sind oder Proteine, die eine Rolle bei der Aufrechterhaltung der Chromatinstruktur im Zellkern spielen.

2.2.3
Funktionen des Zellkerns

Im Kern läuft die Synthese von DNA und RNA ab. Die Bildung der DNA wird durch die Wirkung von DNA-Polymerasen katalysiert. Die notwendigen Substrate, die Desoxyribonukleosidtriphosphate, werden aus dem Zytoplasma in den Kern transportiert. Weitere wichtige Enzyme des Karyoplasmas sind die DNA-Methylasen und DNA-Demethylasen. Die Methylierung der DNA ist ein wichtiger Vorgang bei der Regulation der Genaktivität. Des Weiteren kommen im Kern verschiedene Reparaturenzmye vor, durch die defekte DNA-Abschnitte ausgebessert werden können. Im Zusammenwirken von Endonucleasen und Exonucleasen werden die Nucleotide des defekten DNA-Bereichs abgespalten. Durch eine DNA-Polymerase wird dann die Lücke anhand der Basenfolge des Komplementärstrangs der DNA wieder ergänzt. In einem letzten Schritt erfolgt dann die Kettenverknüpfung durch eine DNA-Ligase.

Die DNA im Zellkern enthält den Bauplan nahezu aller Proteine eines Organismus. Um diese Information für die Biosynthese von Proteinen an den Ribosomen des Zytoplasmas nützen zu können, muss ein entsprechender Abschnitt der DNA in messenger Ribonukleinsäure (mRNA) umgeschrieben werden. Dieser Vorgang wird als Transkription bezeichnet und erfolgt in ähnlicher Weise wie die Reduplikation der DNA. Ein wesentlicher Unterschied ist allerdings, dass bei der Transkription nur eine der beiden DNA-Ketten der Doppelhelix als Matrize dient. Sie wird als codogener Strang bezeichnet. Das entstehende RNA-Molekül ist einsträngig. Zudem ist die

Regel für die Basenpaarung gegenüber der Reduplikation von DNA abgeändert: Im Fall der RNA-Synthese wird anstelle von Thymin das Uracil eingebaut. Die für die Transkription notwendigen Enzyme sind die DNA-abhängigen RNA-Polymerasen. Die Transkription findet bevorzugt im Bereich des Nucleolus statt. Zunächst wird dabei eine hochmolekulare Vorstufe der RNA gebildet. Sie wird als heterogene nucleäre RNA (hnRNA) bezeichnet. An ihr kommt es in der Folge zu verschiedenen Reifungsvorgängen („Processing"), bevor das modifizierte RNA-Molekül für seine eigentliche Funktion in das Zytoplasma abgegeben wird. Bei der Bildung von mRNA aus ihrer Vorstufe, der prä-mRNA umfasst dieser Reifungsvorgang im Wesentlichen folgende Veränderungen:

- Durch das Herausschneiden (Spleißen; engl. splicing) bestimmter Nucleotidsequenzen, die nicht für das zu bildende Protein codieren, kann die prä-mRNA um etwa 75 % gekürzt werden. Das Spleißen der prä-mRNA ist deshalb notwendig, weil die Gene von eukaryonten Zellen in einer zum Teil größeren Zahl von Teilstücken (Exons) auf der DNA angeordnet sind. Sie werden durch unterschiedlich lange DNA-Abschnitte (Introns), die nicht für ein Protein codieren und deren Bedeutung noch nicht bekannt ist, getrennt. Bei der Transkription eines Gens werden zunächst sowohl die codierenden Exons als auch die keine Information enthaltenden Introns in einen korrespondierenden RNA-Strang überschrieben. Das primäre RNA-Produkt enthält daher auch Nucleotidsequenzen, die den Introns entsprechen und die keine Information über das zu bildende Protein enthalten. Sie werden dann nach der Transkription (posttranskriptional) durch den oben erwähnten Vorgang des Spleißens entfernt.
- Am 5'-Ende der mRNA kommt es zur Anheftung einer sog. Kopfgruppe, dem 7-Methylguanosintriphosphat. Die Kopf-

gruppe ist für die korrekte Anheftung der mRNA an das Ribosom wichtig.

- Das 3'-Ende der mRNA wird durch zahlreiche AMP-Nucleotide („Poly(A)Sequenz") verlängert.

Diese posttranskriptionalen Modifikationen sind bei eukaryotischen Zellen eine Voraussetzung für die Abgabe von reifen mRNA-Molekülen in das Zytosol der Zelle.

2.2.4
Struktur der Chromosomen während der Mitose

Bei der Besprechung des Chromatins im Interphasenkern wurde der Bau der Chromatinfibrillen eingehend dargestellt. Die Mitosechromosomen entstehen durch starke Spiralisierung, Kondensierung und Faltung der Chromatinfibrillen und stellen damit die schon lichtmikroskopisch erkennbare Transportform der Chromosomen dar. In histologischen Routineschnitten ist allerdings die Form und Größe der einzelnen Chromosomen eines Chromosomensatzes nur unklar zu differenzieren. In der Zytogenetik und bei klinischen Chromosomenuntersuchungen werden daher besondere Techniken angewandt, die eine genaue Beurteilung der Chromosomen erlauben. Sie können hier nur im Prinzip vorgestellt werden: In Kultur gehaltene Zellen (häufig Leukozyten aus einer Blutprobe) werden in der Metaphase der Mitose, also zu einem Zeitpunkt, an dem die Chromosomenstruktur am deutlichsten ausgebildet ist, durch Zugabe des Spindelgiftes Colchicin arretiert. Im Anschluss an eine kurze Behandlung mit einer hypotonen Salzlösung werden die Zellen fixiert und auf einen Objektträger ausgestrichen. Mit speziellen Färbemethoden lassen sich an den Chromosomen dann unterschiedlich stark gefärbte Abschnitte, sog. Chromosomenbänder darstellen. In vielen Fällen können dann Chromosomen eines Chromosomensatzes genau auseinander gehalten werden, die sich hinsichtlich an-

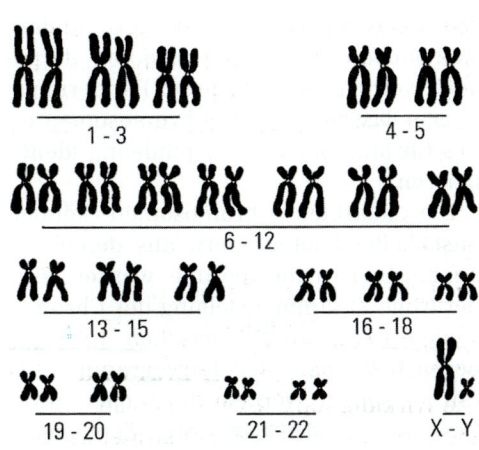

Abb. 2-5: Karyotyp einer somatischen Zelle eines Mannes. Der diploide Chromosomensatz des Menschen umfasst 22 Autosomenpaare und die beiden Geschlechtschromosomen (XX bei der Frau und XY beim Mann). Die Autosomenpaare werden der Größe nach fortlaufend nummeriert und nach ihrer Länge, der Lage des Kinetochors sowie nach weiteren strukturellen Besonderheiten in 7 Gruppen unterteilt (aus Sinowatz et al., 1999).

derer Kriterien, wie Größe oder Lage ihres Zentromers, nur wenig unterscheiden. Eine derartige Darstellung der Chromosomenbänder ist z. B. mit Fluoreszenzfarbstoffen wie Quinacrin (Q-Bänder), Chromomycin, DAPI, aber auch nach entsprechender Vorbehandlung mit einer Giemsa-Färbung (G-Bänder) möglich. Die Ursache für diese Bänderung liegt in einer unterschiedlichen Packungsdichte der Chromosomenfibrillen in den einzelnen Abschnitten der Chromosomen, in einem unterschiedlichen Gehalt an den komplementären Basenpaaren Adenin-Thymin bzw. Cytosin-Guanin in bestimmten Chromosomenregionen und in der lokal differierenden Zusammensetzung der chromosomalen Proteine. Die Anordnung der Bänder ist in den einzelnen Chromosomen bei einer bestimmten Färbemethode konstant und charakteristisch. Die verschiedenen Methoden ergeben aber unterschiedliche Bänderungsmuster, da bei den verschiedenen Farbstoffen jeweils andere Komponenten der Chromosomen dargestellt werden. Mit Hilfe dieser Bänderungsmuster lassen sich alle Chromosomen eines Chromosomensatzes eindeutig identifizieren.

Die gefärbten Chromosomen können anschließend fotografiert, aus den Fotos ausgeschnitten und geordnet werden. Eine derartige Zusammenstellung der Chromosomen nach morphologischen Kriterien bezeichnet man als Karyogramm. Die Chromosomen werden dazu nach ihrer Gesamtlänge, der Lage ihres Zentromers und dem Bänderungsmuster paarweise (homologe Chromosomen) angeordnet.

 Derartige Metaphasechromosomen bestehen aus zwei Chromatiden, die im Bereich des Zentromers (primäre Einschnürung; Kinetochor) miteinander verbunden sind. Das Zentromer teilt jedes Chromosom in unterschiedlich lange Schenkel und dient als Ansatzstelle für die Mikrotubuli der Spindel bei der Mitose und der Meiose. In der Regel besitzt jedes Chromosom nur ein Zentromer, das eine für das jeweilige Chromosom typische Position aufweist. Je nach seiner Lage unterscheidet man metazentrische (Zentromer nahe der Mitte), submetazentrische (Zentromer weiter von der Mitte entfernt), akrozentrische (Zentromer nahe am Chromosomenende) und telozentrische (Zentromer liegt praktisch am Chromosomenende) Chromosomen.

Mehrere Chromosomen besitzen neben der primären noch weitere Einschnürungen (sekundäre Konstriktionen). Der kleine, der sekundären Einschnürung folgende Chromosomenabschnitt, wird als Satellit bezeichnet. Die Bereiche der sekundären Chromosomeneinschnürung gelten als jene Stellen, an denen sich die Nucleoli ausbilden (s. Nucleolus). Sie werden daher als Nucleolusorganisatoren (NOR) angesehen. Diese Bereiche enthalten die Gene für die ribosomale RNA in zahlreichen Wiederholungen (repetitive DNA-Sequenzen).

FISH: Fluoreszenz-In-situ-Hybridisierung. Der klassische Nachweis von Chromosomenaberrationen erfolgt, wie oben dargestellt, durch direkte Karyotypanalyse. Dazu benötigt man Metaphasechromosomen, d. h., in der Regel wird eine vorausgehende Kultivation der zu untersuchenden Zellen vorausgesetzt. In zunehmenden Maß wird für Chromosomenuntersuchungen, vor allem auch für Zellen, die in vitro nicht mehr ausreichend vermehrt werden können, die Fluoreszenz-In-situ-Hybridisierung (FISH) eingesetzt. Mit ihr können sowohl Metaphasechromosomen als auch Interphasezellen untersucht werden. Bei der FISH verwendet man fluoreszenzmarkierte DNA-Sonden, die sich spezifisch an komplementäre Sequenzen der Chromosomen binden und dann mit dem Fluoreszenzmikroskop leicht nachgewiesen werden können. Die FISH hat im Vergleich zu den älteren Methoden der Karyotypisierung den Vorteil, dass sie schnell Ergebnisse liefert. Positive Signale zeigen sich an Metaphasechromosomen als doppelte, fluoreszierende Punkte, weil die Sonde mit beiden Schwesterchromatiden hybridisiert. Eine wichtige Modifikation der FISH ergibt sich durch die Verwendung von Sonden, die ganze Chromosomen markieren, zum Beispiel durch die Kombination aller Sequenzen aus einer chromosomenspezifischen DNA-Bibliothek. Auf diese Weise können ganze Chromosomen selektiv dargestellt werden („Chromosome Painting"). Mit diesem Verfahren lassen sich auch gut strukturelle Chromosomenabweichungen nachweisen.

2.2.5
Chromosomenanomalien

Klinisch bedeutsame Anomalien von Chromosomen umfassen Änderungen in der Chromosomenzahl (nummerische Anomalien) und strukturelle Veränderungen der Chromosomen (strukturelle Anomalien).

2.2.5.1
Nummerische Anomalien

Der normale (diploide) menschliche Chromosomensatz umfasst 23 Chromosomenpaare. Zellen mit diploider Chromosomenzahl heißen auch euploid. Nummerische Anomalien führen zur Änderung in der Zahl der Chromosomen. Abweichungen kommen vor als Polyploidie und als Aneuploidie.

Polyploide Zellen enthalten ein Vielfaches des normalen haploiden Chromosomensatzes. So besitzen etwa tetraploide Zellen des Menschen 92 Chromosomen. Bei manchen Körperzellen kommt es regelmäßig zur Polyploidie wie etwa bei einem Großteil der Leberzellen oder auch der Megakaryozyten des Knochenmarks, die physiologischerweise polyploid sind. Solche polyploide Zellen entstehen durch Verdoppelung der Chromosomen ohne anschließende Karyokinese. Die Polyploidie der erwähnten Zellen wird als eine Anpassung an erhöhte funktionelle Anforderungen verstanden.

Bei aneuploiden Zellen entspricht die Chromosomenzahl nicht einem Vielfachen des haploiden Satzes. Sie kann dann durch ein überzähliges Chromosom 47 betragen, oder auch 45, falls ein Chromosom fehlt. Aneuploidie entsteht, wenn sich während der Meiose bei den Keimzellen zwei gepaarte Chromosomen nicht trennen (Non-Disjunction) und dadurch in dieselbe Tochterzelle gelangen. Diese Zelle erhält dadurch 1 Chromosom zu viel, während in der anderen Tochterzelle ein Chromosom fehlt. Nach der Befruchtung entsteht im einen Fall eine Zygote, die ein Chromosom zu viel aufweist (Trisomie des betreffenden Chromosoms), im anderen eine Monosomie. Eine derartige fehlerhafte Verteilung kann sowohl Autosomen als auch die Geschlechtschromosomen betreffen. Embryonen mit einer Trisomie eines Autosoms (2n + 1) entwickeln sich nicht selten weiter und führen auch zu lebensfähigen Kindern. Sie sind aber in der Regel von charakteristischen und schwer wiegenden Fehlbildungen betroffen. Die häufigste Trisomie des Menschen ist das Down-Syndrom. Dabei liegt das Chromosom 21 in dreifacher Ausfertigung vor ("Trisomie 21"). Das Down-Syndrom erfasst etwa 0,1 % aller Neugeborenen und ist signifikant häufiger, wenn das Alter der Mutter über 35 Jahre liegt. Neben charakteristischen körperlichen Veränderungen kommt es beim Down-Syndrom zu geistigem Zurückbleiben. Die Trisomie 13 führt zum Patau-Syndrom und die Trisomie 18 zum Edwards-Syndrom. Ein zusätzliches X-Chromosom hat die Ausbildung des Klinefelter-Syndroms zur Folge. Diese Patienten haben die Geschlechtschromosomenkombination XXY. Sie zeigen eunuchoiden Habitus mit unterentwickelten Hoden, die keine Keimzellproduktion aufweisen.

Keime mit Monosomie eines Autosoms (2n-1) gehen fast immer zugrunde. Eine Monosomie des X-Chromosoms (bei 0,5 – 1 Promille der Frauen findet man kein Sexchromatin) führt zum Turner-Syndrom. Die betroffenen Frauen sind kleinwüchsig und zeigen nur eine geringe Entwicklung der Ovarien (die Geschlechtszellen fehlen) sowie der sekundären Geschlechtsmerkmale.

2.2.5.2
Strukturelle Anomalien

Die vielfältigen strukturellen Chromosomenanomalien können hier nur ganz kurz angesprochen werden. Sie resultieren oft aus Chromosomenbrüchen, die durch äußere Noxen (z. B. energiereiche Strahlung, Chemikalien) ausgelöst werden oder auch genetische Ursachen haben. Bei der Deletion fehlt ein Chromosomensegment. Bei Fehlen des Zentromers geht das Chromosom bei der nächsten Teilung verloren. Bei der Translokation werden entweder zwischen nichthomologen Chromosomen Segmente ausgetauscht (reziproke Translokation) oder ein Segment wird von

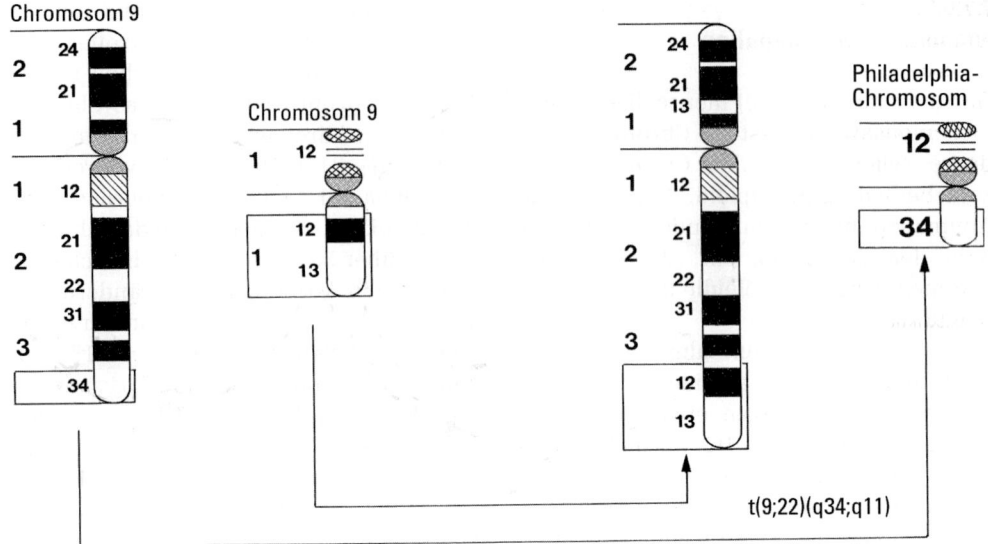

Abb. 2-6: Die Translokation t(9;22)(q34;q11) führt bei chronisch-myeloischer Leukämie zur Bildung des Philadelphia-Chromosoms.

einem Chromosom aus in ein anderes übertragen (einfache Translokation).

Chromosomenveränderungen werden zunehmend auch eine große Bedeutung bei der Entstehung von malignen Tumoren zugeschrieben. Gut untersucht sind die chromosomalen Strukturanomalien bei der chronischen Granulozytenleukämie. Die Granulozyten und ihre Vorstufen weisen bei diesen Patienten ein anomales Chromosom 22 auf, dem etwa die Hälfte seines längeren Arms fehlt. Dieses Chromosom wird als „Philadelphia-Chromosom" (nach dem Ort der Erstentdeckung) bezeichnet, und spielt bei der Diagnose dieser Erkrankung eine wichtige Rolle.

2.3 Zellzyklus

2.3.1 Ablauf des Zellzyklus

Die Häufigkeit der Zellteilungen variiert bei den einzelnen Zelltypen eines Säugetierorganismus sehr stark. Verschiedene Zellpopulationen, wie z. B. die Herzmuskelzellen oder die meisten Nervenzellen, teilen sich bei erwachsenen Säugetieren nicht mehr. Natürlich findet auch bei diesen Zellarten ein ständiger Umsatz und eine ständige Neubildung von Zellorganellen, zum Teil mit einer beträchtlichen Umsatzrate, statt. In anderen Organen, wie etwa der Leber, läuft die Zellerneuerung normalerweise nur sehr langsam ab und Zellteilungen werden daher in der Leber nur selten beobachtet. Dies ändert sich sehr stark, wenn ein Teil des Organs entfernt wird. In diesem Fall scheinen die verbleibenden Zellen zur Teilung stimuliert zu werden. Sie proliferieren schnell und nach

Abb. 2-7: Phasen des Zellzyklus und seine Kontrollpunkte. G_1: Gap-1-Phase; S Synthesephase der DNA; G_2: Gap-2-Phase; M Mitose; C: Punkt, bis zu dem Kompetenzfaktoren den Eintritt in die G_1-Phase bewirken. R: Restriktionspunkt.

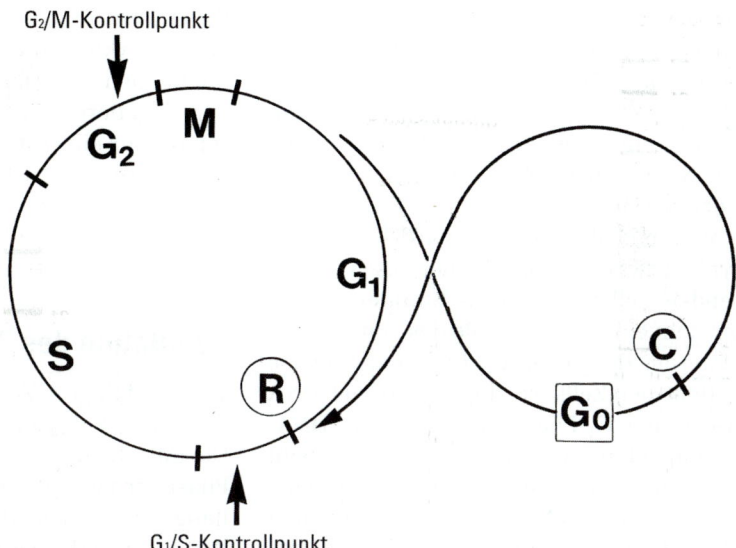

relativ kurzer Zeit ist das ursprüngliche Volumen der Leber wiederhergestellt.

Bei vielen Oberflächenepithelien, wie zum Beispiel jenen des Gastrointestinaltraktes oder der Haut, findet ein ständiger Verlust von ausdifferenzierten Epithelzellen statt, der durch entsprechende Teilungsvorgänge im Epithel ausgeglichen werden muss. Dieser kontinuierliche Ersatz erfolgt durch die Proliferation relativ undifferenzierter Epithelzellen, die sich die Fähigkeit zur raschen Teilung erhalten haben. Für den Darm konnte nachgewiesen werden, dass sein Epithel etwa alle drei Tage vollständig erneuert wird.

Für Zelltypen, die sich in vivo und in vitro rasch vermehren und dies mit einer kontinuierlichen Verdopplungszeit durchführen, ist es möglich, einen sich wiederholenden Zyklus von biochemischen und morphologischen Vorgängen zu beschreiben, der als Zellzyklus bezeichnet wird. Ein derartiger Zellzyklus besteht aus mehreren Phasen, die kontinuierlich ineinander übergehen und die aufgrund des Verhaltens der DNA abgegrenzt werden können.

Lange Zeit ließ sich der Zellzyklus nur in die Mitose mit ihren einzelnen Phasen und

in die zwischen zwei Mitosen liegende Interphase unterteilen. Die Entdeckung, dass die DNA-Synthese bei Eukaryonten nur einen Teil der Interphase einnimmt, führte zu einer weiteren Unterteilung der Interphase in eine G_1-Phase (Gap 1; Phase vor der DNA-Verdoppelung; Wachstumsphase 1), in eine S-Phase (DNA-Synthesephase) und in eine G_2-Phase (Gap 2; Phase nach der DNA-Verdoppelung; Wachstumsphase 2) (Abb. 2-7).

Die G_1-Phase liegt zwischen dem Ende einer Mitose und dem Beginn der DNA-Synthese. Während dieser Zeit erfüllt die Zelle ihre besonderen Aufgaben im Rahmen des Gewebeverbandes. Bei vielen Zelltypen ist sie die längste Phase des Zellzyklus. Die Zelle besitzt während dieser Zeit einen konstanten diploiden DNA-Gehalt. Gewöhnlich stehen in der G_1-Phase die RNA- und Proteinsynthese im Vordergrund.

Die G_1-Phase ist die entscheidende Phase für die Regulation von Proliferation und Differenzierung durch exogene Faktoren. Aus dieser Phase können die Zellen in eine Differenzierungsphase eintreten. Solange sich differenzierende Zellen noch in den Zellzyklus zurückkehren können, befinden sie sich in der sog. G_0-Phase. Aus der G_0-Phase können Zellen schließlich in eine terminale Differenzierungsphase (G_T) übergehen, von der aus eine Zellteilung nicht mehr möglich ist. Dies ist z. B. bei den Neuronen des ZNS und des peripheren Nervensystems der Fall.

Während der S-Phase wird neue DNA synthetisiert. Sie dauert bei rasch wachsenden Zellen etwa 6–8 Stunden. Dabei entsteht eine exakte Kopie des genetischen Materials der Zelle. Am Ende der S-Phase enthält der Zellkern doppelt so viel DNA wie in der G_1-Phase, also 4 n. Die DNA-Verdoppelung verändert zunächst nicht die Morphologie des Zellkerns. Die Vorgänge der DNA-Reduplikation können aber durch den Einbau von radioaktiv markiertem Thymidin (Thymidin ist ein Baustein der DNA) und anschließender Autoradiographie ermittelt werden. Die genaue Ermittlung der S-Phase liefert die Basis für die exakte Bestimmung der gesamten Regenerationsdauer.

Auf die S-Phase folgt die kurze G_2-Phase (1–4 Stunden), die bis zur Mitose dauert. Der DNA-Gehalt des Zellkerns bleibt während der G_2-Phase unverändert. Während der G_2-Phase werden die weiteren Vorbereitungen für die Mitose getroffen. Die sich anschließende Mitose-Phase beinhaltet die morphologisch sichtbaren Vorgänge der Mitose, die später noch genauer dargestellt werden.

Die Dauer des gesamten Zellzyklus bestimmt die Wachstumsgeschwindigkeit eines Gewebes, bzw. zeigt, wie rasch es sich erneuern kann. Die Länge eines Zellzyklus ist abhängig vom jeweiligen Zelltyp. Die kürzesten Zellzyklen finden sich im Darmepithel und im blutbildenden Gewebe. Im geschichteten, unverhornten Plattenepithel dauern die Zellzyklen 6–10 Tage, in der Epidermis, je nach Region etwa 10–30 Tage. Für Leberzellen werden Zykluszeiten von 3 Monaten, für Knochenzellen von einigen Jahren, ermittelt. Die meisten Nervenzellen und die Herzmuskelzellen teilen sich bei adulten Säugern in der

Regel nicht mehr. Weiter hängt die Dauer des Zellzyklus von der jeweiligen Spezies ab. Bei den schnell proliferierenden Zellen der Nagetiere können die einzelnen Phasen oft nur ein Drittel so lange wie bei vergleichbaren menschlichen Zelltypen dauern.

2.3.2
Regulation des Zellzyklus

Teilungsfähige Zellen außerhalb des Zellzyklus befinden sich in der G_0-Phase. Die Entscheidung, ob eine Zelle aus der G_0-Phase erneut in den Zellzyklus eintritt, hängt von verschiedenen fördernden (z. B. Wachstumsfaktoren) oder hemmenden Einflüssen ab. Weiter ist die Wirkung externer Faktoren auf den Zellzyklus von der Art und dem Alter der Zelle (embryonale Zellen, Zellen aus adulten Organismen) abhängig.

In den Zellzyklus sind Kontrollmechanismen eingebaut, die unter anderem dafür Sorge tragen, dass sich eine Zelle erst dann mitotisch teilen kann, wenn vorher die DNA korrekt repliziert wurde und die notwendige Zellgröße erreicht ist. So werden die Zellen ab einem bestimmten Punkt in der G_1-Phase (Restriktionspunkt) von der weiteren Anwesenheit von Wachstumsfaktoren unabhängig. Das Programm des Zellzyklus wird dann weitgehend durch endogene Faktoren bestimmt. Neben dem Restriktionspunkt gibt es im Verlauf des Zellzyklus noch mindestens zwei weitere Kontrollpunkte ("Checkpoints"). Einer dieser Punkte liegt in der späten G_1-Phase, kurz vor der Verdoppelung der DNA in der S-Phase ($G_{1/S}$-Kontrollpunkt), der zweite in der späten G_2-Phase ($G_{2/M}$-Kontrollpunkt). Am $G_{1/S}$-Kontrollpunkt wird die Integrität der DNA vor der Replikation kontrolliert. Erscheint sie geschädigt, dann wird sie vor der Verdoppelung entweder repariert oder die Zelle wird durch Apoptose (programmierten Zelltod) eliminiert. Am $G_{2/M}$-Kontrollpunkt werden jene Zellen ausgesondert, bei denen die Replikation der DNA fehlerhaft abgelaufen ist.

Wenn Zellen, die sich in der Ruhephase (G_0) durch Wachstumsfaktoren stimuliert werden, beginnen sie die Proteine Cylin D und E zu produzieren. Diese binden an die Cyclin-abhängigen Kinasen 2, 4 und 5 (CDK2, CDK4, CDK5) und aktivieren sie. Die aktivierten Kinasen phosphorylieren weitere Proteine, die ihrerseits zur Anschaltung von Genen für die Replikation der DNA, wie z.B. von Polymerasen, Desoxyribosenukleotid synthetisierenden Enzymen und Initationsfaktoren der Replikation sorgen und dadurch den Eintritt in die S-Phase ermöglichen. Eine Zelle kann also erst dann in die S-Phase eintreten, wenn alle dafür nötigen Proteine synthetisiert sind und ein bestimmter Start-Kontrollpunkt am Ende der G_1-Phase passiert wurde.

Während der anschließenden S-Phase wird Cyclin E massiv abgebaut, sodass sich die neu synthetisierten Proteine Cyclin A und B an die freiwerdende Cyclin-abhängige Kinase 2 (CDK2) binden können. Überschreitet die Konzentration von Cyclin B einen bestimmten Schwellenwert, dann kann die Zelle in die Mitose eintreten. Allerdings wird für den Beginn der Mitose nicht nur Cyclin B benötigt, sondern auch die damit assoziierte Cyclin D-abhängige Kinase 1 (CDK1) und CDK-aktivierende Kinase (CAK), die CDK1 phosphoryliert und die Bildung eines Mitose auslösenden Faktors (MPF = Mitosis Promoting Factor) bewirkt. Durch MPF werden die Lamine der Kernmembran phosphoryliert. Dies führt zur Depolymerisierung der Lamine und zur Auflösung der Kernmembran. Weiter aktiviert MPF während der Mitose ein Protein degradierendes System, durch das sowohl MPF als auch Cyclin B wiederabgebaut werden und die Trennung der beiden Schwesterchromatiden eines Chromosoms bewirkt wird. Nach Abschluss der Mitose treten die Tochterzellen in die Interphase ein.

2.4
Zellteilung

Jede Zelle entsteht durch Teilung aus einer bereits bestehenden Zelle. Abgesehen von einigen hochdifferenzierten Zellen (z. B. Nervenzellen, Zellen der quergestreiften Skelett- und Herzmuskulatur) besitzen die meisten Zellen während des gesamten Lebens die Fähigkeit, sich zu teilen. Auch die Vermehrung der Zellzahl während der Wachstumsphase eines Organismus und der Ersatz von zugrunde gegangenen Zellen erfolgt durch mitotische Zellteilung.

2.4.1
Mitose (indirekte Kernteilung)

Bei jeder mitotischen Zellteilung ist es von besonderer Wichtigkeit, dass die Chromosomen als Träger der genetischen Information unverändert von der Mutterzelle auf die Tochterzellen weitergegeben werden. Dazu müssen noch vor der eigentlichen Zellteilung, während der S-Phase des Zellzyklus, die Chromosomen durch eine identische Reduplikation der DNA verdoppelt werden. Im Verlauf der Zellteilung werden dann die verdoppelten Chromosomen geteilt und an entgegengesetzte Pole der Zelle gebracht. Anschließend muss sich dann noch das Zytoplasma teilen, und zwar im Normalfall so, dass die beiden Tochterzellen nicht nur einen vollständigen Chromosomensatz, sondern auch alle zytoplasmatischen Bestandteile und Organellen erhalten. Experimentell ist es möglich, die Vorgänge der indirekten Kernteilung (Mitose; Abb. 2-8) und die Teilung des Zytoplasmas (Zytokinese) zu trennen. Normalerweise laufen aber Mitose und Zytokinese eng gekoppelt ab, wobei die Zytokinese gegen Ende der Kernteilung (in der späten Anaphase bzw. in der Telophase) beginnt. Es wird daher der Begriff „Mitose"

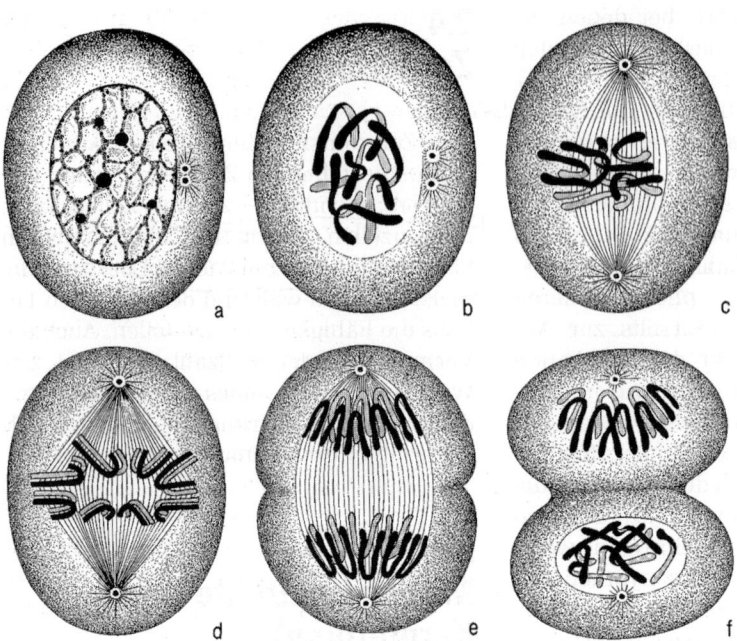

Abb. 2-8: Ablauf der Mitose.
a) Interphase;
b) Prophase;
c) frühe Metaphase;
d) späte Metaphase;
e) Anaphase;
f) Telophase.

oft auch für den gesamten Prozess der Zellteilung gebraucht.

Der Beginn der Zellteilung, d.h. der Übergang von der G_2-Phase in die M-Phase des Zellzyklus, lässt sich oft nicht genau bestimmen. Der Ablauf der mitotischen Zellteilung ist kontinuierlich, doch können durch morphologisch besonders markante Vorgänge nacheinander folgende Phasen unterschieden werden: Prophase, Metaphase, Anaphase und Telophase.

Die Mitose beginnt mit der Prophase, die ca. 20 Minuten dauert. Mit Einsetzen der Kernteilung kommt es zur Abnahme und schließlich zur Unterbrechung der Transkription und der Proteinsynthese. Damit stellt die Zelle auch die meisten ihrer spezifischen Funktionen ein. Am Zellkern treten auffallende Veränderungen ein. Die Chromosomen, die in der Interphase in weitgehend entspiralisierter Form vorliegen, werden nun als dünne, basophile Fäden sichtbar. Sie füllen den Zellkern ganz aus und bilden ein unregelmäßig erscheinendes Knäuel (Spirem). Da sich die Chromosomen, wie schon erwähnt, in der vorrangegangenen S-Phase repliziert haben, bestehen sie jeweils aus 2 Schwesterchromatiden. Diese Doppelstruktur der Chromosomen kann aber während der Prophase nur mit ganz speziellen Methoden erkannt werden. Mit herkömmlichen lichtmikroskopischen Untersuchungen ist sie zu diesem Zeitpunkt noch nicht zu sehen. Während sich die Chromosomen verdichten, löst sich der Nucleolus auf. Die Zentriolen haben sich meist schon kurz vor Beginn der Prophase verdoppelt, sodass zu Beginn der Mitose in der Regel vier Zentriolen vorhanden sind. Am Ende der Prophase wandern die Zentriolenpaare auseinander zu gegenüberliegenden Zellpolen. Im weiteren Verlauf kommt es im Zytoplasma der Zellen zu markanten Veränderungen. So zerfällt der Golgi-Apparat in kleine Vesikel und auch ein großer Teil der Mikrotubuli des Zytoskeletts wird abgebaut. Das dabei freigesetzte Tubulin wird wahrscheinlich dazu benutzt, um am Ende der Prophase und in der Metaphase die Mikrotubuli der Mitosespindel, die sich zwischen den beiden Paaren von Zentriolen ausspannt, zu bilden.

Während der Metaphase, die etwa 10 Minuten dauert, kommt es zu einschneidenden Veränderungen in der Zelle. Schon zu Beginn löst sich die Kernmembran in zahlreiche kleine Vesikel auf. Vom elektronendichten amorphen Material um die Zentriolen wachsen Mikrotubuli (polare Mikrotubuli der Mitosespindel) aus, die eine dichte Spindel zwischen den Polen ausbilden. Ferner strahlen von den Zentriolen radiär Mikrotubuli aus, die bis zur Zellmembran ziehen.

Während der Metaphase werden die Chromosomen noch gedrungener und sind als einzelne längliche, gebogene Doppelstäbchen zu erkennen. Nun wird deutlich erkennbar, dass jedes Chromosom aus zwei Chromatiden besteht, die nur im Bereich des Zentromers miteinander verbunden sind. Hier entstehen bei jedem Chromosom, und zwar jeweils an den polwärts gerichteten Seiten der Chromatiden, die Kinetochoren. Elektronenmikroskopisch stellen sich die Kinetochoren als flache,

vielschichtige, etwa 20–30 nm große Scheiben dar, die hauptsächlich aus Proteinen bestehen. Von den Kinetochoren bilden sich Mikrotubuli in Richtung auf die Spindelpole aus (Kinetochorenmikrotubuli). Sie dienen dazu, die Chromosomen in der Metaphase in die richtige Stellung zur Mitosespindel zu bringen. Die Mitosespindel enthält damit Mikrotubuli, die von unterschiedlicher Herkunft sind:

• Die von den Zentriolen ausgehenden polaren Mikrotubuli (Polfasern). Sie reichen jeweils von einem Pol (Centriolenpaar) bis zur Zellmitte, wo sie sich mit jenen vom gegenüberliegenden Pol kommenden überlappen.
• Die von den Kinetochoren ausgehenden Mikrotubuli (Kinetochorenmikrotubuli), die parallel zwischen den polaren Mikrotubuli verlaufen und bis in die Nähe der Zentriolen ziehen.

Nach Auflösung der Kernhülle treten die Kinetochorenfasern der Chromosomen mit den Polfasern der Spindel in Wechselwirkung. Unter dem Zug, den polgerichtete Kräfte auf die Kinetochorenfasern bewir-

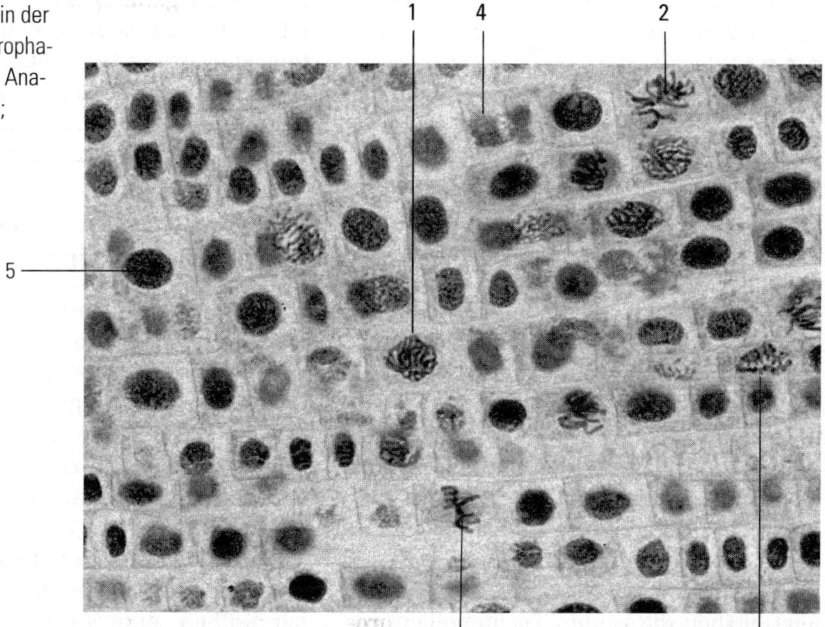

Abb. 2-9: Mitosen in der Zwiebelwurzel. 1 Prophase; 2 Metaphase; 3 Anaphase; 4 Telophase; 5 Interphase.

ken, ordnen sich die Chromosomen während der Metaphase in der Äquatorialebene (Mittelebene, die senkrecht zur Mitosespindel liegt) an. Sie bilden dort eine charakteristische Sternfigur (Monaster).

Die Anaphase dauert nur wenige Minuten. Die Chromosomen trennen sich nun auch im Bereich des Zentromers. Die getrennten Chromatiden werden nun langsam unter dem Zug der Spindelfasern zu den beiden Spindelpolen gezogen. Dort ordnen sie sich jeweils um die Zentromeren an, sodass nun eine 2-Sternfigur (Diaster) entsteht. Während der Anaphase nimmt die sich teilende Zelle allmählich eine längliche Gestalt an.

In der Telophase bildet sich um die beiden Chromosomengruppen der Spindelpole eine neue Kernmembran aus. Nach dem Neuaufbau der Kernhülle beginnt bald die RNA-Synthese und damit die Neubildung des Nucleolus. Die Chromosomen bleiben zunächst noch einige Zeit stark kondensiert. Dann entspiralisieren sie sich, wobei das Chromatin des Zellkerns zunächst aus kleinen, dichten Klumpen besteht, die sich allmählich und diffus auflösen.

2.4.2
Zytokinese

In enger Verbindung mit der indirekten Kernteilung (Mitose) erfolgt die Aufteilung des Zytoplasmas der Mutterzelle auf die beiden Tochterzellen (Zytokinese). Schon am Ende der Anaphase und während der Telophase beginnt sich die Zelle im Bereich der Äquatorialebene einzuschnüren. Diese Einziehung der Plasmamembran verläuft in der Regel im rechten Winkel zur Mitosespindel. Die Teilung wird durch einen Ring aus kontraktilen Actinfilamenten bewirkt, der wie ein Gürtel unmittelbar unter der Zellmembran um die Mitte der Zelle verläuft. Die Einschnürung wird während der Telophase rasch tiefer. Zuletzt bleiben die beiden Tochterzellen nur noch über eine schmale Brücke, den so genannten Mittelkörper, miteinander verbunden. Dieser enthält dichtgepackte Mikrotubuli, die in einem optisch dichten Material liegen. Der Mittelkörper bleibt noch für einige Stunden nach Abschluss der Mitose erhalten und bildet damit eine letzte, temporäre Verbindung vor der endgültigen Trennung der beiden Tochterzellen.

Ist bei Zellen die Teilungsebene symmetrisch angeordnet, dann gehen aus der Zellteilung zwei gleich große Tochterzellen hervor (äquale Zellteilung). Damit erhalten sie die Hälfte des Zytoplasmas und alle darin enthaltenen Zellorganellen. Wenn die Zellteilung mit einer Differenzierung einhergeht, kommt es häufig zur ungleichen Aufteilung des Zytoplasmas (differentielle Zellteilung). Während die eine Tochterzelle zu einer weiteren Stammzelle für spätere Zellteilungen wird, erfährt die andere Tochterzelle eine Differenzierung, die sie zu weiteren Teilungen unfähig macht. Auf diese Weise bleibt bei vielen Geweben (z.B. Epidermis der Haut; Darmepithel; Zellen des Knochenmarks) die Möglichkeit zur ständigen Regeneration erhalten. Eine besonders ungleiche Aufteilung des Zytoplasmas wird bei der Oogenese beobachtet, wo die Eizelle nahezu das gesamte Zytoplasma erhält, während die Polkörperchen nur eine minimale Menge bekommen.

2.4.3
Meiose (Reduktionsteilung)

Der Ablauf der Meiose kann hier nur kurz dargestellt werden und wird in den Kapiteln 12 und 13 ausführlich beschrieben. Die Meiose ist eine spezielle Form der Zellteilung, die nur bei der Bildung der Geschlechtszellen (Eizellen, Samenzellen) vorkommt. Formal läuft die Meiose in zwei Schritten ab (1. und 2. Reifeteilung).

1. Reifeteilung: Vor dem Eintritt in die erste meiotische Teilung findet während der S-Phase eine Verdoppelung der DNA statt. Die Stammzellen der Geschlechtszellen enthalten unmittelbar vor dem Beginn der ersten Reifeteilung damit einen diploiden Chromosomensatz. Ihr DNA-Gehalt ist aber 4 n. In der langen Prophase, die über mehrere morphologisch unterscheidbare Stadien abläuft, kommt es zur Paarung der homologen Chromosomen. Die zwei homologen Chromosomen werden dabei durch spezielle Strukturen, den „synaptonemalen Komplexen" zusammengehalten. Während dieser Paarung der homologen Chromosomen wird zwischen ihnen genetisches Material ausgetauscht. Die Stellen, an denen ein Austausch stattfindet, sind im Mikroskop als Überkreuzungen der Chromatiden (Cross-over) zu erkennen. In der Metaphase ordnen sich die Chromosomen als Homologenpaare in der Äquatorialebene an. In der Anaphase trennen sich die homologen Chromosomen, sodass zu jedem Pol ein haploider Satz wandert. Im Unterschied zur Mitose werden dabei nicht die Chromatiden, sondern ganze Chromosomen eines homologen Chromosomenpaares zufallsmäßig auf die beiden Tochterzellen verteilt. Die Tochterzellen sind damit haploid, aber jedes Chromosom besteht (im Unterschied zur Mitose) noch aus zwei Chromatiden.

2. Reifeteilung: Der zweite Schritt der Meiose verläuft im Prinzip wie eine normale Mitose, ohne dass es allerdings vorher zu einer erneuten DNA-Verdoppelung kommt. Es werden jeweils die zwei Chromatiden eines Chromosoms getrennt. Damit besitzen die Zellen nach der zweiten meiotischen Teilung einen haploiden Chromosomensatz, wobei jedes Chromosom aus einem Chromatid besteht. Weiter sind die Tochterzellen, die bei den zwei Teilungsschritten der Meiose entstehen, im Unterschied zur Mitose nicht erbgleich.

Die Eizellen, die bei der Meiose beim weiblichen Geschlecht entstehen, bzw. die Samenzellen, die bei männlichen Tieren gebildet werden, besitzen also im Unterschied zu den normalen Körperzellen nur die halbe Zahl an Chromosomen. Die Spermien enthalten dabei entweder ein X- oder ein Y-Chromosom. Die Eizellen besitzen immer ein X-Chromosom. Bei der Befruchtung wird durch die Verschmelzung der Kerne von Ei- und Samenzelle wieder ein diploider Chromosomensatz hergestellt und damit der Beginn für die Entwicklung eines neuen Individuums gesetzt.

2.4.4
Endomitose

Bei der Endomitose wird die Zellteilung nicht abgeschlossen, sondern schon in der Prophase abgebrochen. Die Kernmembran wird nicht aufgelöst (daher der Name „Endomitose"), und es wird auch kein Spindelapparat ausgebildet. Dadurch bleiben die Tocherchromosomen im ursprünglichen Zellkern, der auf diese Weise die doppelte Chromosomenzahl erhält. Endomitosen kommen in manchen Pflanzen und Insektenarten regelmäßig vor. Beim Menschen wird das Auftreten von Endomitosen noch kontrovers diskutiert.

2.4.5
Polyploidisierung durch Zellfusion

Durch Verschmelzung von zwei oder mehreren diploiden Zellkernen innerhalb einer zwei- bzw. mehrkernigen Zelle können polyploide Zellkerne ausgebildet werden. Die Verschmelzung findet meist dann statt, wenn die Zellkerne gleichzeitig in eine Mitose eintreten. Der Bildung von polyploiden Zellen durch Kernverschmelzung dürfte bei den Haussäugetieren eine größere Rolle als bisher vermutet wurde, zukommen. So finden sich in der Leber regelmäßig polyploide Zellen, die durch Zellfusion entstanden sind. Verschmelzung von Zellkernen und Ausbildung von polyploiden Zellkernen kann auch experimentell durch die Fusion von Zellen verschiedener Individuen und sogar Spezies erreicht werden.

2.4.6
Amitose

Unter Amitose versteht man eine direkte Durchschnürung des Zellkerns, ohne Sichtbarwerden der Chromosomen, Auflösung der Kernmembran und Ausbildung eines Spindelapparates. Da die Durchtrennung und Aufteilung des Zellleibes, die Zytokinese, unterbleibt, entstehen bei der Amitose zwei- oder mehrkernige Zellen. Amitosen wurden bei den Zellen von Haussäugetieren in Zellkultur beobachtet. In vivo dürften sie nur ganz selten auftreten, sodass dieser Mechanismus der Teilung eines Zellkerns in normalen Geweben der Säugetiere praktisch keine Rolle spielt.

2.5
Zellmembran

Jede Zelle wird durch eine hochdifferenzierte, multifunktionelle Schicht, die Zellmembran (Plasmamembran; Plasmalemm) begrenzt, die das Zellinnere von der Umgebung trennt.

2.5.1
Aufbau der Zellmembran

Die Zellmembran ist lichtmikroskopisch nicht erkennbar. Elektronenmikroskopisch tritt sie als 7 – 10 nm dicke Schicht in Erscheinung. In hochauflösenden EM-Photos lässt die Zellmembran (Abb. 2-10) einen typisch dreischichtigen Aufbau erkennen, wobei zwei elektronendichte Lagen (von 2,5 – 3 nm Dicke) durch eine nur mäßig elektronendichte Schicht getrennt werden. Abgesehen von kleinen Unterschieden in den Dimensionen zeigen alle Biomembranen (neben der Zellmembran gehören hierzu die Membranen der Zellorganellen) elektronenoptisch das gleiche Grundmuster, sodass ein derartiger Membranaufbau von ROBERTSON als „Unit-Membrane" (Einheitsmembran, Elementarmembran) bezeichnet wurde.

Die elektronenmikroskopisch darstellbare Einheitsmembran gibt jedoch keine Auskunft über den im einzelnen sehr unterschiedlichen strukturellen Aufbau einer Biomembran. Die trilaminäre Struktur der Biomembran kommt nur durch das charakteristische Bindungsmuster von Osmiumtetroxid, das zur Kontrastierung der

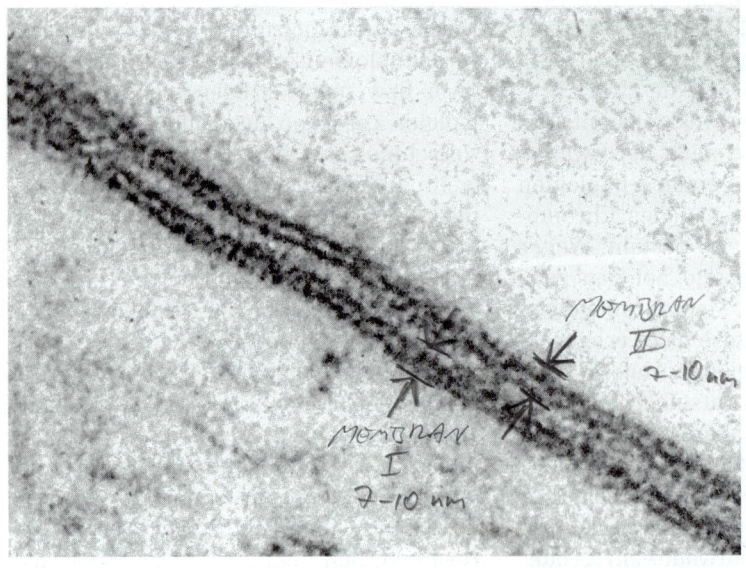

Abb. 2-10 : Ultrastruktur der Zellmembran. Im elektronenmikroskopischen Bild erscheinen hier die beiden parallel verlaufenden Zellmembranen als jeweils 7 – 10 nm dicke Schichten. Sie zeigen den typischen Aufbau einer „Unit-Membrane", bei der zwei elektronendichte Lagen von 2,5 – 3 nm Dicke durch eine mäßig elektronendichte Schicht getrennt werden.

elektronenmikroskopischen Ultradünnschnitte verwendet wird, zustande.

Die biochemische Zusammensetzung von Zellmembranen ist sehr komplex und ist an vielen essentiellen zellulären Funktionen ursächlich beteiligt. Unter anderem hat sie entscheidenden Anteil beim Stoff- und Informationsaustausch der Zelle mit ihrer Umgebung. So bilden bestimmte, spezialisierte Strukturen der Zelloberfläche die Signale für die interzelluläre Kommunikation, die z. B. bei der Assoziation von Zellen zu Geweben und Organen oder auch bei immunologischen Erkennungsprozessen eine entscheidende Rolle spielen. Die Zellmembran ist im Wesentlichen aus Lipiden, Proteinen und Ionen zusammengesetzt. Das Verhältnis zwischen Lipiden und Proteinen kann je nach Art der Membran in einem verhältnismäßig weiten Bereich schwanken. Die wichtigsten Lipide, die in der Zellmembran auftreten, sind Phospholipide, Sterole und Glykolipide.

Die Phospholipide sind prozentual am stärksten am Aufbau der Zellmembran beteiligt. Glykolipide sind dadurch charakterisiert, dass Zuckermoleküle glykosidisch an das Glyceringrundgerüst gebunden sind. Diese hydrophilen Gruppen ragen nach zellaußen. Die dritte wichtige Gruppe von Membranlipiden sind die Sterole, von denen in der Zellmembran der Tiere Cholesterol der häufigste Vertreter ist. Neben diesen drei Lipidgruppen kommen in geringerer Menge als weitere Membranlipide Mono- und Diacylglycerine sowie freie Fettsäuren vor.

Neben den Lipiden sind die Proteine die zweite wesentliche Stoffklasse als Bestandteile der Zellmembran. Nach der Art ihrer Beteiligung am Membranaufbau können sie in die zwei großen Gruppen der peripheren Membranproteine und der integralen Membranproteine unterteilt werden. Periphere Membranproteine liegen außerhalb der bimolekularen Lipidschicht und sind mit dieser durch elektrostatische Bindungen verknüpft. Integrale Proteine reichen bis in das hydrophobe Core der Lipiddoppelschicht oder durchqueren diese ganz.

Sind Proteine mit Zuckerresten verbunden, so spricht man von Glykoproteinen. Diese Zuckermoleküle sind zum großen Teil als verzweigte Ketten an die integralen Membranproteine gebunden. Die Oligosaccharidketten sind stets nach zellaußen gerichtet. Die Außenseite einer Zellmembran kann so dicht mit Zuckermolekülen besetzt sein, dass man von einem Glykokalix spricht, den man histochemisch mit bestimmten Färbemethoden (z. B. Rutheniumrot; Lektine) darstellen kann. Der gewichtsmäßige Anteil von Zuckermolekülen am Aufbau der Zellmembran beträgt circa 10 %. Durch die strukturelle Mannigfaltigkeit der Zuckermoleküle und durch die Möglichkeit zur Kettenverzweigung ist eine große Variabilität beim Aufbau der Oligosaccharide der Zellmembran gegeben. Die Zuckerreste sind daher auch die Träger verschiedener Funktionen. Sie spielen z. B. bei der blutgruppenspezifischen Antigenität und bei den interzellulären Erkennungs- und Adhäsionsprozessen eine entscheidende Rolle.

Die meisten experimentellen Daten sprechen zur Zeit für eine molekulare Grundstruktur von biologischen Membranen, wie sie von SINGER und NICOLSON 1972 in ihrem „Fluid Mosaic Membrane Model" postuliert wurde (Abb. 2-11). Nach diesen Vorstellungen sind Proteine in einer bimolekularen Lipidschicht, die im Wesentlichen aus Phospholipiden und Cholesterin gebildet wird, eingebettet (integrale Membranproteine) oder an sie angelagert (periphere Membranproteine).

Die Anordnung der Phospholipide zu einer bimolekularen Schicht kommt durch den molekularen Bau der Phospholipide zustande. Sie bestehen aus einem hydrophilen und einem hydrophoben Anteil. Der hydrophile, kopfartige Teil besitzt polare, elektrisch geladene Gruppen. In den polaren Körpern ist hauptsächlich Glycerin mit einer stickstoffhaltigen Verbindung, wie

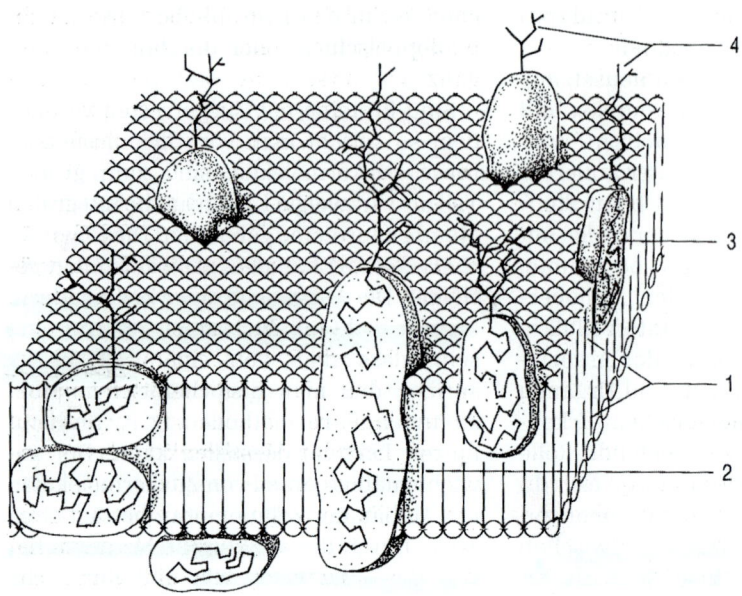

Abb. 2-11: Schematische Darstellung des molekularen Aufbaus der Zellmembran; Fluid Mosaic Model nach SINGER und NICOLSON (1972).
1 Bimolekulare Lipidschicht; 2 integrale Membranproteine; 3 periphere Membranproteine;
4 Zuckerreste des Glykokalyx an der Außenfläche der Zellmembran.

z.B. Cholin, Äthanolamin oder Serin über eine Phosphatgruppe verbunden. Die Phosphatgruppe ist negativ, die stickstoffhaltigen Gruppen sind positiv geladen.

Der hydrophobe Schwanzteil der Phospholipide ist apolar und besteht aus zwei langkettigen Fettsäuren. Bei den meisten Membranen von Säugetieren ist eine der Fettsäuren der Phospholipide geradkettig und gesättigt, die andere ist ungesättigt, wobei der Flüssigkeitsgrad einer Membran durch den Gehalt an ungesättigten Fettsäuren erhöht wird. Die bimolekulare Schicht von Membranen kommt dadurch zustande, dass sich im wässrigen Milieu die Phospholipide spontan so anordnen, dass ihre hydrophilen Köpfe jeweils nach außen, d.h. der wässrigen Phase zugewendet, zu liegen kommen. Dadurch werden gleichzeitig die hydrophoben Schwanzanteile in das Innere der Lipiddoppelschicht verlagert. Die beiden Lagen der bimolekularen Lipidschicht werden durch schwache, intermolekulare Kräfte zusammengehalten, die den einzelnen Phospholipidmolekülen eine gewisse Bewegungsfreiheit innerhalb einer der beiden Lagen (laterale Diffusion) und zwischen den beiden Lagen

(Flip-Flop) gestattet. Außer Phospholipiden enthält die bimolekulare Lipidschicht Cholesterinmoleküle, die als neutrale Moleküle vor allem der Verfestigung der Membranen dienen.

Experimentelle Ergebnisse der letzten Jahre deuten darauf hin, dass die Zellmembran noch ein wesentlich komplizierteres Strukturgefüge besitzt, als es im ursprünglichen „Fluid Mosaic Model" zum Ausdruck kommt. Bei intakten Zellen weist die Zellmembran eine Art von Suprastruktur auf. Diese resultiert aus der heterogenen Anordnung von Membranbausteinen in einer horizontalen Ebene (Membranheterogenität) und aus einer asymmetrischen Verteilung der Membrankomponenten vertikal zur Membranebene (Asymmetrie). Die einzelnen Komponenten der Zellmembran, die Lipide, Proteine, Glykoproteine und Glykolipide, sind dabei ganz spezifisch miteinander assoziiert und bilden charakteristische supramolekulare Komplexe, die nur in dieser spezifischen Anordnung ganz bestimmte Funktionen ausüben können. Insgesamt resultiert daraus ein charakteristisches Muster für jede Zellmembran. Diese Suprastruktur der Zellmembran dürfte bei verschiedenen zellulären Funktionen wie bei Interaktionen von Zellen oder bei Aufnahme von spezifischen Signalen aus der Umgebung der Zelle eine wichtige Rolle spielen.

2.5.2
Dynamik der Zellmembran

Während die Lipid-Doppelschicht die Grundstruktur von biologischen Membranen vorgibt, sind die darin mosaikartig verteilten Proteine für die meisten der spezifischen Funktionen einer Membran verantwortlich. Unter den Membranproteinen finden sich Transportproteine, Enzyme und spezifische Rezeptoren. Wie die Lipidmoleküle sind auch die integrierten Membranproteine in der Ebene einer Membran mehr oder weniger beweglich. Man spricht hier von einer Lateraldiffusion der Proteine, die zu ihrem Zusammenfließen und zur örtlichen Konzentrierung (Patching; Clustering) bestimmter Proteine führen kann. Ein solches Patching kann z. B. durch Antikörper oder Lektine ausgelöst werden. Membranproteine sind aber nicht nur in der horizontalen Membranebene verschiebbar, sondern sie können auch vertikal zur Membranebene verlagert werden. Diese Vorgänge des temporären Eintauchens und Auftauchens von Membranproteinen in der bimolekularen Lipidschicht wird als „Dipping" bzw. „Exposing" bezeichnet.

Neben diesen intermolekularen Prozessen finden in der Zellmembran unter bestimmten Bedingungen dynamische Umstrukturierungsprozesse auf einem höheren Komplexitätsniveau statt, die unter Energieverbrauch ablaufen und bei denen auch das Zytoskelett beteiligt ist. So lässt sich bei Lymphozyten nach Zugabe von fluoreszenzmarkierten Antikörpern oder Lektinen zunächst eine gleichmäßige Fluoreszenz der gesamten Zellmembran beobachten, d. h., die Rezeptormoleküle für die entsprechenden fluoreszierenden Liganden sind über die Zellmembran gleichmäßig verteilt. Schon nach kurzer Zeit kann man sehen, dass sich die fluoreszierenden Bereiche auf einige umschriebene Bezirke der Zellmembran (Patches) konzentrieren, d. h., durch die zugesetzten Liganden kommt es zur Aggregation und Verklumpung von Rezeptormolekülen in bestimmten Membranarealen. Etwas später beginnen sich die Patches an einem Pol der Zelle zu sammeln und bilden dort eine fluoreszierende Proteinkappe. Dieser Vorgang wird als „Capping" bezeichnet und ist in der Regel ca. 15 min nach Zugabe der fluoreszierenden Membranliganden beendet. Eine Stunde später zeigt die Zellmembranoberfläche keine Fluoreszenz mehr. Das fluoreszierende Membranmaterial wurde entweder von der Zelle in das umgebende Milieu wieder abgegeben (Shedding) oder von ihr durch endozytotische Prozesse in das Zytoplasma aufgenommen und dann abgebaut.

Insgesamt ist also eine Zellmembran nicht als eine statische Struktur zu betrachten. Ständig finden in ihr eine Verlagerung und ein Austausch von Membrankomponenten in großem Umfang statt, die zu ihrer kontinuierlichen Umstrukturierung führen.

2.5.2.1
Transportprozesse

Die Zellmembran spielt bei allen Stoffaustauschprozessen zwischen dem Zytoplasma und der Umgebung eine entscheidende Rolle. Der Durchtritt von kleinmolekularen Substanzen erfolgt entweder passiv durch Diffusion (das trifft z. B. für viele lipophile Stoffe zu) oder aktiv unter Energieverbrauch und unter Beteiligung von Transportproteinen. Diese Transportvorgänge erfolgen ohne erkennbare Strukturveränderung der Zellmembran. Transportproteine sind aber nicht in der Lage, Makromoleküle wie Proteine, Polynucleotide und Polysaccharide durch die Zellmembran zu schleusen. Die Mechanismen, die dem

Nahrungsstück, Mikroorganismen, Zellen, Partikel

Transport großer Moleküle oder Partikel dienen, vollziehen sich als Membranflussvorgänge mit der aufeinander folgenden Ausbildung und Fusion von membranumschlossenen Bläschen (Vesikel). Zu diesen Transportvorgängen zählen die Endozytose, Exozytose und die Zytopempsis. Eine wichtige Eigenschaft von exo- und endozytotischen Vorgängen ist, dass Makromoleküle, die von der Zelle exozytotisch abgegeben werden, und solche, die über Endozytose in die Zelle aufgenommen werden, durch die Membran der sie umschließenden Vesikel völlig isoliert vom übrigen Zytoplasma vorliegen. Über noch nicht näher bekannte Vorgänge gelangen dann die Bläschen zu ihren jeweiligen Bestimmungsorten, wie etwa den Lysosomen oder zur apikalen und lateralen Zellmembran, wo sie dann unter Freisetzung ihres Inhaltes mit ganz spezifischen Membranarealen verschmelzen. Durch diese Vorgänge wird ein geordneter Transfer von Makromolekülen innerhalb der Zelle, bzw. zwischen einer Zelle und ihrer Umgebung gewährleistet.

Bei der Endozytose werden die aufzunehmenden Substanzen oder auch größere Partikel von einem bestimmten Abschnitt der Zellmembran umschlossen. Dieser Bereich stülpt sich dabei nach innen ein, schnürt sich ab und bildet so ein den aufgenommenen Stoff enthaltendes intrazelluläres Bläschen. Nach der Größe des sich bildenden Vesikels kann man zwei Typen von endozytotischen Vorgängen unterscheiden, nämlich die Pinozytose und die Phagozytose. Bei der Pinozytose werden durch kleine Vesikel, die sich von der Zellmembran abschnüren, Flüssigkeit und die in ihr gelösten Moleküle aufgenommen. Bei der Phagozytose werden große Partikel wie Mikroorganismen oder Zelltrümmer in die Zelle transportiert. Der Ablauf der Phagozytose kann oft schon lichtmikroskopisch verfolgt werden. Während die meisten Zelltypen kontinuierlich und zum Teil in erheblichem Umfang (wie z. B. die Endothelzellen) Flüssigkeit und darin gelöste Stoffe pinozytieren, werden große

korpuskuläre Bestandteile gewöhnlich nur von Zellen, die auf Phagozytose spezialisiert sind (z. B. Makrophagen, Granulozyten), aufgenommen. Die meisten endozytotisch aufgenommenen Vesikel verschmelzen schließlich mit Lysosomen, und ihr Inhalt wird durch die lysosomalen Enzyme abgebaut.

In den meisten Zellen existiert weiter ein Mechanismus, mit dem über endozytotische Vorgänge ganz selektiv bestimmte Makromoleküle aus dem umgebenden Medium aufgenommen werden. Dieser Vorgang heißt rezeptorvermittelte Endozytose, und als sein morphologisches Äquivalent werden kleine, mit einem Stachelsaum versehene Vesikel, sog. „Coated Vesicles" angesehen. Ihr Durchmesser beträgt ca. 50–250 nm, und bei elektronenmikroskopischen Aufnahmen zeigen sie an ihrer Außenseite zahlreiche borstenähnliche Strukturen. Die rezeptorvermittelte Endozytose wird durch die Bindung des aufzunehmenden Materials an entsprechende Rezeptoren der Zellmembran eingeleitet. In diesen Membranarealen werden an der zytoplasmatischen Seite der Zellmembran verschiedene Proteine angelagert, deren bisher am besten charakterisiertes das Clathrin ist. Bei diesem handelt es sich um ein fibröses Protein mit einem Molekulargewicht von 180.000, das zusammen mit einem weiteren kleinen Polypeptid das charakteristische polyedrische Gerüst (Coat) auf der Oberfläche der „Coated Vesicles" ausbildet. Durch Änderung in der molekularen Konfiguration des Clathrins kommt es zur grubenförmigen Eindellung des rezeptorbesetzten Membranbereichs (Coated Pit) und schließlich zur Abschnürung eines Bläschens (Coated Vesicle). Dieses verliert dann im Zytoplasma schon innerhalb der nächsten Sekunden wieder seinen Clathrinsaum, sodass elektronenmikroskopisch in der Regel nur wenige Stachelsaumvesikel nachweisbar sind. Die rezeptorvermittelte Endozytose stellt einen selektiv arbeitenden Mechanismus dar, der es einer Zelle gestattet, größere Mengen eines bestimmten Makromoleküls aufzunehmen, ohne gleichzeitig das entsprechende Volumen an Flüssigkeit verkraften zu müssen.

Bei der „Fluid-Phase-Resorption" ist die Ausbildung von Vesikeln nicht auf rezeptorbesetzte Membranareale beschränkt. Diese von der Zellmembran abgeschnürten glattwandigen Bläschen (Smooth Vesicles) enthalten meist Flüssigkeit und stehen damit vor allem im Dienst der Flüssigkeitsaufnahme.

Unter Exozytose versteht man das Ausschleusen von Substanzen aus der Zelle. Dabei wird der Inhalt kleiner intrazellulärer Bläschen, die sich z. B. vom Golgi-Apparat abschnüren, zum Plasmalemm wandern und mit diesem verschmelzen, nach außen abgegeben. Der Bläscheninhalt verlässt die Zelle ohne die umgrenzende Membran. Mittels Exozytose werden von vielen Zellarten die von ihnen gebildeten Produkte abgegeben. Besonders ausgeprägt ist dieser Vorgang natürlich bei endo- und exokrinen Drüsenzellen zu beobachten.

Die Zytopempsis stellt eine Kombination von Endo- und Exozytose dar. Auf der einen Seite der Zelle wird Material über endozytotische Vesikel aufgenommen. Es wird dann, ohne intrazellulär weiter verarbeitet zu werden, durch das Zytoplasma transportiert und an einer anderen Stelle der Plasmamembran durch Exozytose abgegeben.

2.5.3
Differenzierungen der apikalen Zellmembran

Zu den Oberflächendifferenzierungen von Zellen gehören:
- Mikrovilli
- Stereozilien
- Kinozilien.

2.5.3.1
Mikrovilli

Mikrovilli (Abb. 2-12) sind fingerförmige, etwa 100 nm dicke und 1–2 μm lange Ausstülpungen der Zellmembran, die in kleiner Zahl bei verschiedenen Zellarten, wie bei Endothelzellen, Lymphozyten und Leberzellen zu beobachten sind. Die Mikrovilli dieser Zellen sind wahrscheinlich veränderliche Strukturen, die temporär entstehen und wieder verstreichen. Bei stark resorbierenden Zellen, wie im Epithel des

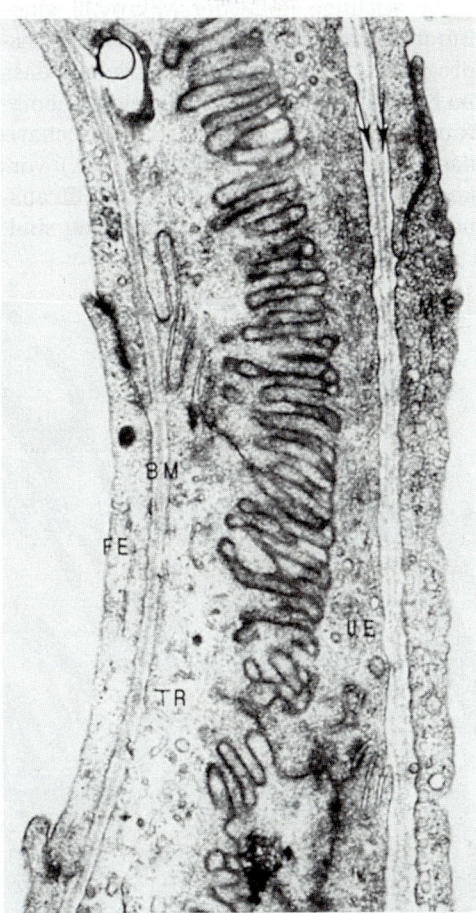

Abb. 2-12: Verzahnte Mikrovilli zwischen dem Trophoblasten (TR) und dem uterinen Epithel (UE) der epitheliochorialen Placenta des Schweines. FE—fetales Endothel; ME—mütterliches Endothel.

Dünndarms oder in den Hauptstücken der Nierentubuli, ist ein dichter Rasen gleichlanger Mikrovilli ausgebildet, der schon lichtmikroskopisch als Bürstensaum erkannt werden kann. Diese Mikrovilli sind beständige Strukturen, die zentral jeweils ein Bündel von ca. 40 parallel angeordneten Aktinfilamenten enthalten. Diese Achsenfilamente sind an der Spitze der Mikrovilli in eine Kappe aus amorphem Material eingebettet. Querbrücken aus Aktin-bindenden Proteinen (Fimbrin; Villin) halten benachbarte Achsenfilamente zu einem starren Mikrovilli-Kern zusammen.

Die wichtige Rolle der Mikrovilli eines Bürstensaums für spezifische Resorptionsprozesse wird dadurch unterstrichen, dass im Bereich der Mikrovilli zahlreiche membrangebundene Enzyme (z.B. Disaccharidasen, alkalische Phosphatase etc.) vorkommen, die für den aktiven Stofftransport durch die Zellmembran wichtig sind.

Weiter wird der Bürstensaum von einem deutlichen Glykokalix bedeckt, der für die Selektivität der Resorption eine wichtige Rolle spielt.

2.5.3.2
Stereozilien

Stereozilien (Abb. 2-13) sind lange, fingerförmige Fortsätze, die an den apikalen Anteilen der hochprismatischen Hauptzellen des Nebenhodenepithels und an den Haarzellen der Cochlea des Innenohrs zu finden sind. Die Bezeichnung Stereozilien ist etwas irreführend, da die Stereozilien wie die Mikrovilli zentral gelegene Aktinfilamente und nicht, wie echte Zilien, ein Zytoskelett aus Mikrotubuli besitzen. Im Nebenhoden sind die Stereozilien an den Sekretions- und Resorptionsprozessen des Epithels beteiligt. Im Innenohr werden bei der Lautwahrnehmung die feinen Bewe-

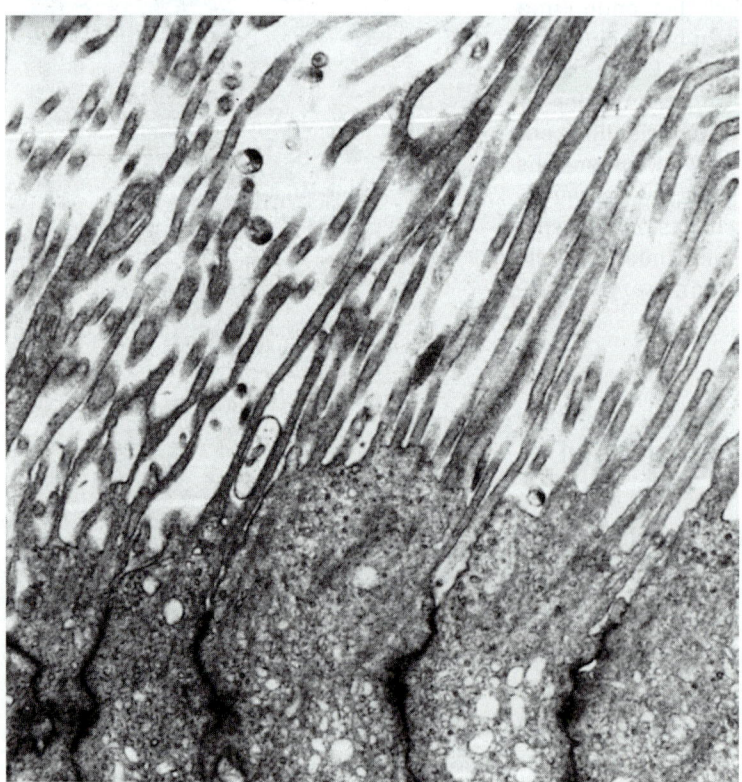

Abb. 2-13: Stereozilien aus dem Ductus epididymidis des Rindes.

gungen der Stereozilien in ein elektrisches Signal in den Haarzellen umgewandelt, das diese an das Gehirn weiterleiten.

2.5.3.3
Kinozilien

Kinozilien sind feine, ca. 3–20 µm lange, bewegliche Zellfortsätze. Ihr Durchmesser beträgt etwa 0,25 µm. Sie kommen unter anderem in großer Zahl im Epithel der Luftwege, des Eileiters und der Ductuli efferentes vor. Zellen mit vielen Zilien werden als Flimmerzellen bezeichnet. Vereinzelte Zilien werden gelegentlich bei vielen Zellarten gefunden. Die Flagellen (Geißeln) der Spermien gleichen in ihrem inneren Aufbau sehr stark den Zilien, doch sind sie in der Regel etwa 100–200 µm lang.

Die Zilien nehmen ihren Ursprung von den Basalkörperchen (Kinetosomen), die dicht unter der apikalen Oberfläche der Epithelzellen gelegen sind. Die Basalkörperchen gleichen in ihrem Aufbau den Zentriolen und bestehen wie diese aus 9 ringförmig angeordneten Tripletts von Mikrotubuli. Basal geht bei vielen Basalkörperchen ein „Wurzelfüßchen" mit charakteristischer Querstreifung hervor. Neuere Untersuchungen zeigen, dass Zentriolen und Basalkörperchen nicht nur in ihrer Struktur weitgehend identisch sind, sondern dass sie auch funktionell austauschbar sind. Die Basalkörperchen werden mit der Bewegung der Zilien in Zusammenhang gebracht.

Elektronenmikroskopisch zeigen die Kinozilien von verschiedenen Zelltypen einen einheitlichen Aufbau, der bei allen Eukaryonten, von den Protozoen bis hin zum Menschen, weitgehend gleich ist. Zwei zentrale Mikrotubuli (Zentralpaar) werden ringförmig von 9 Paaren (Dupletten) peripherer Mikrotubuli umgeben („9 x 2 + 2 Struktur"). Während das Zentralpaar von zwei getrennten Mikrotubuli gebildet wird, sind die Mikrotubuli der peripheren Dupletten teilweise miteinander verschmolzen. Dabei wird der als vollständiger Ring vor-

liegende, aus 13 Tubulinreihen bestehende Mikrotubulus als A-Tubulus, der andere (11 Tubulinreihen) als B-Tubulus bezeichnet. Von jedem A-Tubulus gehen zwei kurze Dynein-Arme aus, die im Uhrzeigersinn zu den Nachbardupletten weisen. Dynein ist ein myosinähnliches Protein, das ATPase-Aktivität aufweist. Die Dynein-Arme verbinden sich bei Anwesenheit von Ca^{++} und Mg^{++}-Ionen mit dem Tubulin der benachbarten Mikrotubuli, so dass ein Gleitvorgang innerhalb der 9 peripheren Mikrotubulidupletten stattfindet, der den Zilienschlag bewirkt. Benachbarte Dupletten sind außerdem mit Proteinen, die als Nexine bezeichnet werden, miteinander verbunden. Außerdem verläuft von jedem A-Tubulus ein Proteinfaden als Radiärspeiche nach innen, der sehr nahe an der Zentralscheide, welche die beiden zentralen Mikrotubuli umgibt, endet.

Der Schlag der Zilien besteht aus einer schnellen Vorwärts- und einer langsamen Rückwärtsbewegung. Die Mikrotubuli bleiben dabei in ihrer Anordnung unverändert, sie verschieben sich aber, wie erwähnt, durch die Aktion ihrer Dynein-Arme gegeneinander. Die Zilien einer Zelle bzw. eines Zellverbandes schlagen koordiniert. Dadurch wird an der Oberfläche der mit Zilien besetzten Epithelien ein gerichteter Flüssigkeitsstrom erzeugt, der z. B. in den luftleitenden Wegen des Atmungstrakts für den Abtransport von Fremdpartikeln, die an der oberflächlichen Schleimschicht der Zellen haften bleiben, sorgt. Wie schwerwiegend sich ein geringfügiger Strukturdefekt der Zilien auf den Gesamtorganismus auswirken kann, zeigt das Kartagener Syndrom (unbewegliches Ziliensyndrom) des Menschen. Aufgrund eines Gendefekts fehlen die Dyneinarme bei den peripheren Mikrotubuli der Zilien. Die Zilien sind daher unbeweglich. In den Atemwegen kommt es wegen dieses Defekts zu Störungen des mukoziliären Transports mit schwerem Sekretstau, Bronchienerweiterung und chronischer Bronchitis. Zudem kommt es durch

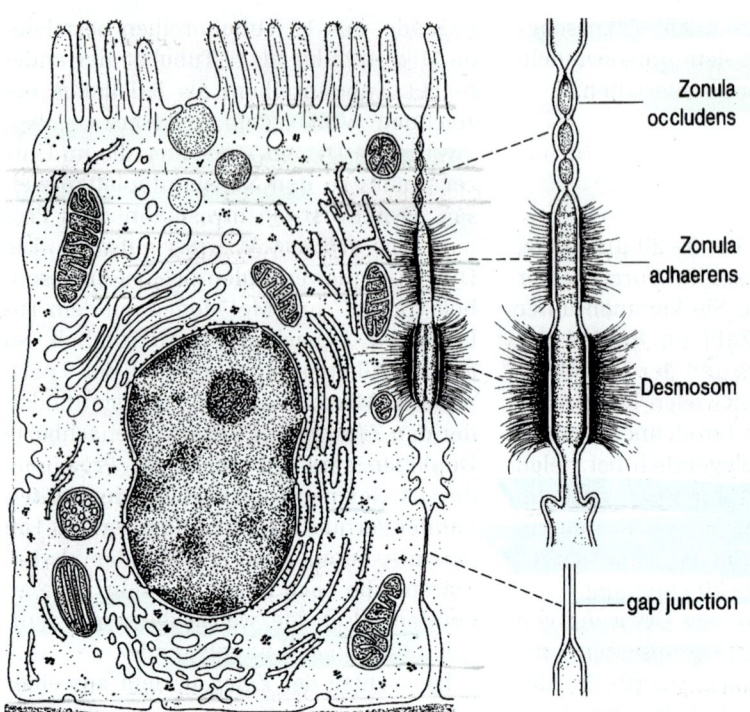

Abb. 2-14: Differenzierungen der seitlichen Zellmembran.

Zonula occludens

Zonula adhaerens

Desmosom

gap junction

Störung an den Zilien des Eileiters und an der Geißel von Spermien zur Infertilität.

2.5.4
Differenzierungen der seitlichen Zellmembran (Zellkontakte)

Zur Aufrechterhaltung eines Zellverbandes und zu seiner funktionellen Koordinierung ist eine Verknüpfung der Zellen erforderlich (Abb. 2-14). Solche Verbindungen werden traditionellerweise in drei Kategorien eingeteilt:

- Haftverbindungen, die auf mechanische Weise den Zusammenhalt bedingen.
- Undurchlässige Verbindungen (Tight Junctions), die Zellen so eng zusammenfügen, dass kein Durchtritt von Molekülen im Bereich der Verbindung erfolgen kann.
- Kommunizierende Verbindungen, die die Passage von kleinen Molekülen und

Ionen zwischen benachbarten Zellen erlauben.

Zellverbindungen sind im Allgemeinen zu klein, um lichtmikroskopisch sichtbar zu sein. Mittels Transmissionselektronenmikroskopie und Gefrierbruchtechnik können sie im Detail dargestellt werden. Mit beiden Techniken wird deutlich, dass im Bereich der Zellverbindungen die interagierenden Plasmamembranen (und häufig auch der anschließende Zytoplasmabereich und der dazwischenliegende Interzellularspalt) hochspezialisiert sind.

Haftverbindungen sind in allen Geweben weit verbreitet. Besonders zahlreich sind sie in Geweben, die einer starken mechanischen Beanspruchung unterliegen, wie etwa der Herzmuskulatur, dem Hautepithel und der Cervix uteri. Sie existieren in verschiedener Form, deren wesentlichste die Punktdesmosomen (Macula adhaerens), Gürteldesmosomen (Zonula adhaerens) und Hemidesmosomen sind.

2.5.4.1
Macula adhaerens (Punktdesmosom; Haftplatte)

Punktdesmosomen (oft auch nur „Desmosomen") sind umschriebene Haftstellen von runder oder elliptischer Form und einer Größe von ca. 0,3 bis 0,5 µm. Obwohl sie der Zellhaftung dienen, verschließen sie den Interzellularspalt nicht. Jedes Desmosom setzt sich aus zwei Hälften Haftplatten zusammen, die an benachbarten Zellen gegenüber gelegen sind. In diesem Bereich lagert sich feingranuläres elektronendichtes Material von innen der Zellmembran an. Die Haftplatten sind ca. 15 nm dick und lassen sich in eine Innen- und Außenzone gliedern. In der Innenzone finden sich die nichtglykosylierten Proteine Desmoplakin I und II, in der Außenzone Plakoglobulin und Desmocalmin. Letzteres dient der Verankerung von intermediären Filamenten (Zytokeratinfilamente = Tonofilamente) in den Haftplatten. Die Tonofilamente können von einer Zellmembran durch die ganze Zelle zur anderen Seite ziehen und bilden ein wichtiges Strukturgerüst im Zytoplasma. Häufig bilden sie ein dichtes Netzwerk um den Zellkern. Der Interzellularspalt ist im Bereich des Desmosoms ca. 25–35 nm breit, also weiter als in Bereichen, an denen spezielle Zellkontakte fehlen. Er ist mit einem mikrofilamentösen Kittmaterial gefüllt, das sich in der Fugenmitte zu einem Mittelstreifen verdichtet und den Zusammenhalt benachbarter Zellmembranen vermittelt.

Der Mittelstreifen entsteht durch die Verknüpfung von transmembranösen Membranproteinen (Desmoglein, Desmocollin) der benachbarten Zellen.

Veränderungen an den Desmosomen können zu verschiedenen Erkrankungen führen. So bedingt der Verlust von Desmosomen durch Autoantikörper gegen Komponenten der Interzellularsubstanz beim Pemphigus vulgaris eine Blasenbildung in der Haut. Zur Vermehrung von Desmoso-

men kommt es bei der hyperplastischen Synovialitis.

Hemidesmosomen bestehen nur aus einer Hälfte eines Punktdesmosoms. Sie kommen an der basalen Zellmembran von Epithelzellen vor. Außerhalb des Zytoplasmas sind die Hemidesmosomen mit dem Laminin der Basalmembran und assoziierten kollagenen Fibrillen verankert.

2.5.4.2
Zonula adhaerens (Gürteldesmosom)

Gürteldesmosomen verlaufen bandförmig im apikalen Bereich um Epithelzellen und sind meist in geringem Abstand unter einer Zonula occludens gelegen. Sie bilden damit einen Teil der Schlussleisten („Junctional Complexes") von Epithelzellen. Der Interzellularspalt ist im Bereich der Zonulae adhaerentes 15–20 nm breit und mit einem wenig osmiophilen, feinfilamentösen Material gefüllt. An der zytoplasmatischen Seite kommen neben anderen Proteinen die aktinbindenden Proteine α-Actinin und Vinculin vor, die mit den zytoplasmatischen Aktinfilamenten in Kontakt treten und ihrer Verankerung an der Zellmembran dienen. Dies ist besonders gut im Darmepithel zu beobachten, wo Aktinfilamente unter der apikalen Zelloberfläche ein horizontal gelegenes Netzwerk („Terminal Web") bilden.

2.5.4.3
Zonula occludens (Tight Junction)

Die Zonula occludens verläuft gleichfalls gürtelförmig um die Zelle. Die benachbarten Zellmembranen verschmelzen in diesem Bereich zu einem pentalaminären Membransystem. Es ist dort kein Interzellularspalt mehr vorhanden. Mit der Gefrierbruchtechnik wurde gezeigt, dass die Zonulae occludentes aus Ketten von globulären Membranproteinen bestehen, die zusammen ein um die Zelle herumlaufendes Abdichtungsband bilden. Die Zonulae occludentes sind für die Aufrechterhaltung

TIGHT junctions bilden Domänen

der Barrierefunktion von Epithelien wichtig. Zum einen wirken sie innerhalb der Zellmembran als Barrieren, die die Verlagerung von Membranproteinen aus dem Bereich der apikalen Zellmembran zur lateralen bzw. basalen Zellmembran und umgekehrt verhindern. Zum anderen verbinden sie aneinander grenzende Zellen so dicht miteinander, dass zwischen ihnen nicht einmal kleine Moleküle durchdringen können. Die „Tight Junctions" bilden damit eine wirksame Permeabilitätsbarriere über die Zellgrenzen hinweg, die sehr selektiv das Innen- und Außenmilieu mit seiner oft ganz unterschiedlichen Zusammensetzung trennt.

2.5.4.4
Nexus (Gap Junction)

Gap Junctions (Abb. 2-15) sind die häufigsten Zellverbindungen, die in den Geweben aller Säugetiere vorkommen. Sie fehlen nur in der ausdifferenzierten Skelettmuskulatur und bei freien Zellen (z. B. Blutzellen, Spermien).

Sie entstehen schon früh während der embryonalen Entwicklung und dürften bei der Koordination zahlreicher Differenzierungsprozesse eine wichtige Rolle spielen. Sie werden auch als „kommunikative Verbindungen" bezeichnet, da in ihrem Bereich kleine Moleküle und Ionen vom Zytoplasma einer Zelle in das der Nachbarzelle gelangen können, wodurch die Zellen elektrisch und metabolisch gekoppelt werden.

Dieser Stoffaustausch konnte experimentell auf verschiedene Weise nachgewiesen werden. So lassen sich fluoreszierende Farbstoffe, die mit einer Mikropipette in eine Zelle eingebracht werden, nach kurzer Zeit in den durch Gap Junctions verbundenen Nachbarzellen nachweisen. Außerdem wird elektrischer Strom ohne wesentlichen Spannungsverlust zwischen Zellen, die durch Nexus verbunden sind, weitergeleitet.

Morphologisch stellen sich die Gap Junctions als kleine runde Gebilde dar, in de-

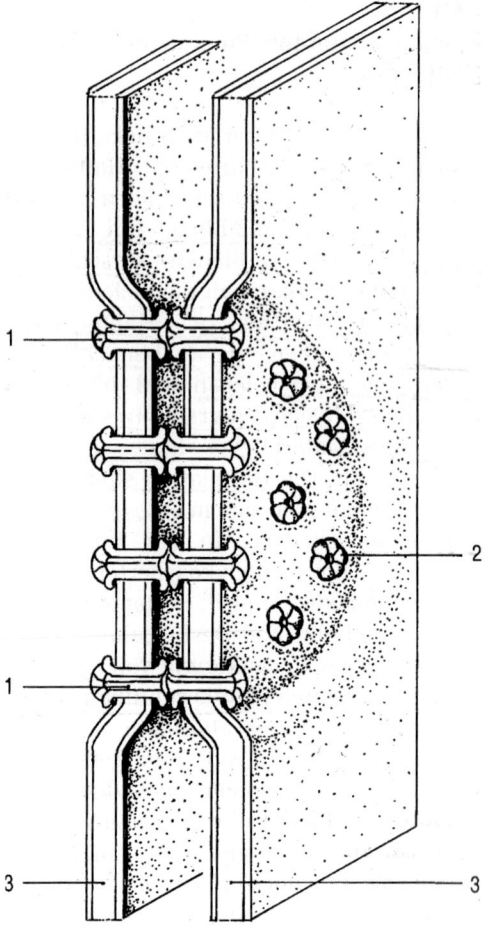

Abb. 2-15: Schematische Darstellung einer Gap junction (Nexus).
1 Jeweils 2 hintereinander geschaltete Connexone bilden einen feinen transzellulären Kanal; 2 Jedes Connexon besteht aus 6 Untereinheiten; 3 Zellmembran.

ren Bereich der Abstand zwischen den benachbarten Zellmembranen auf 2–4 nm vermindert ist. Mittels Gefrierbruchtechnik und molekularbiologischen Methoden konnte gezeigt werden, dass die Gap Junctions aus integrierten Membranproteinen mit einem Durchmesser von 7–10 nm aufgebaut werden, die aus der Plasmamembran herausragen und mit korrespondierenden Proteinen der benachbarten Zellmembran in Kontakt stehen. Dadurch entstehen charakteristische Strukturen, die Konnexone. Diese besitzen feine Kanälchen (Durchmesser 1–1,5 nm) über die die Innenräume der benachbarten Zellen in direktem Kontakt stehen. Durch diese Kanäle können Ionen und Moleküle bis etwa zu einem Molekulargewicht von 1.000 passieren. Jede Gap Junction kann bis zu mehreren Hunderten von Konnexonen enthalten.

Nexus können sehr rasch gebildet und auch wieder abgebaut werden. Auffallend ist z. B. die starke Zunahme an Nexus in der glatten Muskulatur des Uterus kurz vor der Geburt.

Apparat, Lysosomen und Peroxisomen) gegenüber ihrer intrazellulären Umgebung abgegrenzt sind. Daneben gibt es auch eine Reihe nicht membranbegrenzter Zellorganellen, wie die Ribosomen und die Zentriolen. Metaplasmatische Strukturen sind spezielle Differenzierungsprodukte der Zellen. Sie stehen, wie z. B. die Mikrotubuli und Mikrofilamente des Zytoskeletts, in enger Beziehung zu den spezifischen Leistungen und Eigenschaften der jeweiligen Zellen. Zu den Zelleinschlüssen (dem Paraplasma) zählen Reserve- und Speicherstoffe (wie Glykogen und Lipide), Pigmente, Sekrete und kristalline Proteineinschlüsse.

2.6
Zytoplasma

Das Zytoplasma macht bei den meisten Zellen den größten Teil der Zellmasse aus und besteht aus einer komplexen Mischung von großen und kleinen Molekülen. Eine typische tierische Zelle enthält etwa 10.000 verschiedene Proteine und insgesamt ca. 10^{10} Proteinmoleküle. Lichtmikroskopisch erscheint das Zytoplasma als eine weitgehend amorphe Masse. Bei Betrachtung lebender Zellen mit dem Phasenkontrastmikroskop sind darin sich lebhaft und ungerichtet bewegende Partikel von unterschiedlicher Form erkennbar. Der hohe Organisationsgrad des Zytoplasmas wird erst bei Betrachtung mit dem Elektronenmikroskop deutlich.

Das Zytoplasma wird nach außen durch die Zellmembran begrenzt und enthält in einer homogen erscheinenden Matrix, dem Hyaloplasma (Grundplasma), eine Vielzahl von Zellorganellen und Zelleinschlüssen sowie die Strukturen des Zytoskeletts. Bei den Zellorganellen handelt es sich um Gebilde, die ganz bestimmte Stoffwechselaufgaben erfüllen und die zum Teil durch eine eigene Membran (membranbegrenzte Zellorganellen, wie Mitochondrien, endoplasmatisches Retikulum, Golgi-

2.6.1
Grundplasma (Hyaloplasma)

Als Grundplasma wird die mehr oder weniger homogen erscheinende Matrix des Zytoplasmas bezeichnet, in der alle Zellorganellen und zytoplasmatischen Einschlüsse eingebettet sind. Das Grundplasma entspricht in etwa dem Zytosol der Biochemiker. Darunter versteht man den „löslichen Rest" des Zytoplasmas, den man nach Abzentrifugation der Partikelfraktionen (Kern-, Mitochondrien-, Mikrosomenfraktion) aus einem Zellhomogenat erhält. Das Zytosol macht etwa die Hälfte des gesamten Zellvolumens aus. Neben Wasser, Mineralstoffen und Spurenelementen enthält es die Enzyme, die für viele Prozesse des Zellstoffwechsels wesentlich sind. Wegen seines hohen Eiweißgehaltes ist es relativ viskös. Im Zytosol finden eine Reihe wichtiger Stoffwechselreaktionen, wie Glykolyse, Pentosephosphatzyklus, Fettsäuresynthese, Auf- und Abbau von Glykogen, Synthese von Purin- und Pyrimidinnukleotiden, Auf- und Abbau verschiedener Aminosäuren sowie einzelne Reaktionen der Harnatoffsynthese statt.

Damit können dem Hyaloplasma folgende Eigenschaften zugeschrieben werden: Es ist erstens der Reaktionsraum für die

ZYTOPLASMA [handwritten]

Einteilung der Zellorganellen

eingelagert in HYALOPL. + umgeben v. d. ZELLMEMBR. [handwritten]

METAPLASMA [handwritten, boxed]

Zellorganellen *erfüllen ganz best. Stoffwechselaufgaben* [handwritten]

PARA PLASMA [handwritten, boxed]

↳ *Reserve + Speicherstoffe (Glycogen, Lipide,...)* [handwritten]
↳ *Pigmente* [handwritten]
↳ *Sekrete* [handwritten]
↳ *kristalline Proteineinschl.* [handwritten]

ZYTO= SKELETT [handwritten]

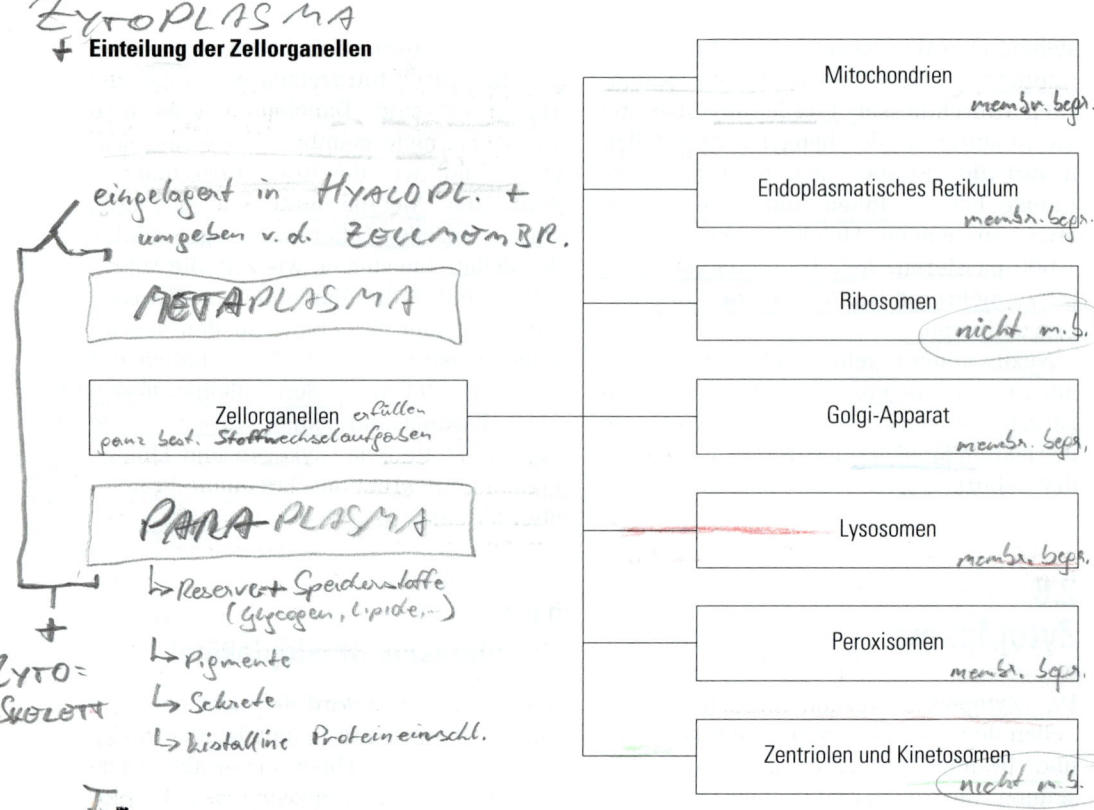

Mitochondrien	*membr. begr.*
Endoplasmatisches Retikulum	*membr. begr.*
Ribosomen	*nicht m.b.*
Golgi-Apparat	*membr. begr.*
Lysosomen	*membr. begr.*
Peroxisomen	*membr. begr.*
Zentriolen und Kinetosomen	*nicht m.b.*

I DER REAKTIONSRAUM EINER [handwritten]

HYALOPL. IST: [handwritten, left margin]

Vielzahl unterschiedlicher enzymatisch katalysierter Reaktionen von verschiedenen Stoffwechselwegen und es stellt zweitens den Kommunikationsraum zwischen den einzelnen Kompartimenten der verschiedenen Zelloganellen dar.

Nicht membranbegrenzte Zellorganellen sind:

1 • Ribosomen
2 • Zentriolen
3 • Metaplasmatische Strukturen wie Mikrotubuli, Mikrofilamente und Intermediärfilamente.

2.6.2
Zellorganellen

Zellorganellen sind spezifisch gebaute, im Hyaloplasma gelegene Zellstrukturen, die wichtige Funktionen im Stoffwechsel der Zelle erfüllen. Folgende membranbegrenzte Zellorganellen können elektronenmikroskopisch in einer Zelle beobachtet werden

1 • Mitochondrien
2 • Endoplasmatisches Retikulum
3 • Golgi-Apparat
4 • Lysosomen
5 • Peroxisomen

2.6.2.1
Mitochondrien

Mitochondrien sind membranbegrenzte Zellorganellen, die als die wesentlichsten Energieproduzenten der Zelle („Kraftwerke der Zelle") anzusehen sind. Mitochondrien kommen in allen kernhaltigen Zellen der Säugetiere vor. Ihre Zahl ist je nach Art der Zelle sehr unterschiedlich. Häufig besteht eine enge Korrelation zwischen dem Mitochondriengehalt und dem Energiebedarf einer Zelle. So wird z. B. bei Herzmuskelzellen fast ein Viertel des gesamten Zellvolumens von Mitochondrien eingenom-

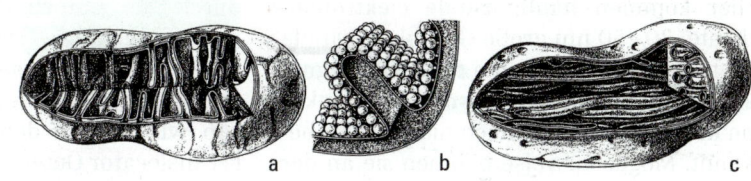

Abb. 2-16: Dreidimensionale schematische Darstellung von Mitochondrien.
a) Mitochondrium vom Crista-Typ;
b) Innere mitochondriale Membran mit Elementarpartikel;
c) Mitochondrium vom Tubulus-Typ.

men. Die Verteilung der Mitochondrien innerhalb der Zellen ist unterschiedlich. Sie neigen dazu, sich in jenen Zytoplasmaarealen anzuhäufen, in denen der Energiebedarf besonders groß ist. So finden sie sich z. B. in größerer Zahl in den apikalen Bereichen von zilientragenden Zellen, wo für die Bewegung der Zilien ständig Energie bereitgestellt werden muss. Es muss aber festgehalten werden, dass die Mitochondrien in ihrer Lage nicht fixiert sind, sondern sich durch die Stömungserscheinungen innerhalb des Zytoplasmas in ständiger Bewegung befinden.

Lichtmikroskopisch erscheinen die Mitochondrien als stäbchenförmige, längliche Gebilde, die auch ohne Fixierung mit einem Phasenkontrastmikroskop gut erkennbar sind. Mit Janusgrün B können sie für normale lichtmikroskopische Untersuchungen dargestellt werden. Sie sind durchschnittlich 2–6 µm lang und etwa 0,2 µm dick (Abb. 2-16).

Elektronenmikroskopisch zeigt sich, dass die Mitochondrien eine äußere und eine innere Membran besitzen, die jeweils die typische 3-Schichtung von Zytomembranen aufweist. Durch ihre Außenmembran werden sie von dem angrenzenden Hyaloplasma abgegrenzt. Die Innenmembran entwickelt spezielle Bildungen zur Oberflächenvergrößerung. Als Differenzierungen (Abb. 2-17) der inneren mitochondrialen Membran finden sich häufig Leisten (Cristae mitochondriales). Bei bestimmten Zelltypen ist die innere Mitochondrien-

membran auch in Form von kleinen Schläuchen (Tubuli), Säckchen (Sacculi) oder Prismen ausgebildet. So finden sich z. B. Mitochondrien vom Tubulustyp in Zellen, die Steroidhormone produzieren, wie in den Leydig-Zellen des Hodens oder in den Zellen der Nebennierenrinde. Zwischen der äußeren und der inneren mitochondrialen Membran liegt ein schmaler Spaltraum. Deutlich größer ist der Raum, der von der Innenmembran umschlossen wird. Er enthält eine feingranuläre Matrix.

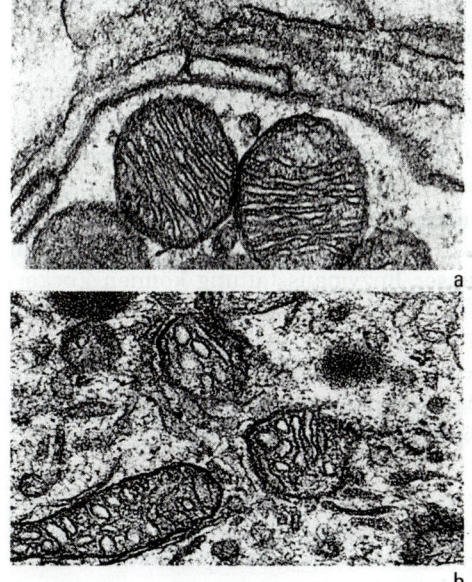

Abb. 2-17: Ultrastruktur von Mitochondrien.
a) Mitochondrium vom Crista-Typ;
b) Mitochondrium vom Tubulus-Typ.

Hier kommen häufig runde elektronendichte, 30–50 nm große Granula (Granula mitochondriales) vor, die reich an Magnesium- und Kalziumionen sind. Die Funktion dieser Granula ist noch nicht genau bekannt. Möglicherweise nehmen sie an der Regulation des inneren Milieus der Mitochondrien teil. Ferner können mit speziellen elektronenmikroskopischen Techniken, wie der Negativkontrastierung, an der inneren Mitochondrienmembran feine, saumartig angeordnete globuläre Partikel (Elementarpartikel) dargestellt werden, die mit der Membran stielartig verbunden sind. In diesen Elementarpartikeln ist die ATP-Synthase lokalisiert, ein Enzym das der Synthese von ATP aus ADP und Phosphat dient.

Im Zellstoffwechsel nehmen die Mitochondrien als die wesentlichsten Energieproduzenten der Zelle eine besonders wichtige Stellung ein. Die Enzyme für die einzelnen Stoffwechselwege, die in den Mitochondrien ablaufen, sind funktionsgerecht angeordnet, sodass Mitochondrien auch als „geordnete Multienzymsysteme" bezeichnet werden. So befinden sich die Enzyme des Zitronensäurezyklus und für die ß-Oxidation von Fettsäuren überwiegend in der inneren Mitochondrienmatrix. In der mitochondrialen Innenmembran sind die Enzyme für den Elektronentransport der Atmungskette und für die oxidative Phosphorylierung, bei der ADP wieder in ATP umgewandelt wird, lokalisiert. Mit dieser Enzymausstattung können Zucker, Fette und Aminosäuren durch Sauerstoff oxidiert werden. Die gewonnene Energie wird in Form von ATP chemisch fixiert und den Zellen für energieverbrauchende Stoffwechselprozesse zur Verfügung gestellt.

Die äußere Mitochondrienmembran enthält das Protein „Porin". Dieses bildet einen Kanal, durch das bis zu 10.000 Dalton große Proteine rasch passieren können und dann in den intermembranösen Spalt gelangen. Die innere Membran enthält Cardiolipin. Sie ist damit für Proteine praktisch impermeabel. Für den Transport durch die mitochondrialen Membranen sind gerichtete Translokationsprozesse notwendig. Die Passage größerer Proteine durch die äußere mitochondriale Membran wird durch den sog. TOM-Komplex (Translocator Outer Membrane) vermittelt. Um in die mitochondriale Matrix zu gelangen, müssen bestimmte Proteine auch noch die innere Mitochondrienmembran passieren. Dies wird mit Hilfe des TIM-Komplexes (Translocator Inner Membrane) vermittelt.

Die Mitochondrien enthalten des Weiteren eigene, vom Kern unabhängige DNA und RNA sowie eigene Ribosomen und besitzen dadurch innerhalb der Zelle eine gewisse Autonomie. Allerdings macht die mitochondriale DNA bei Säugetierzellen weniger als 1% der gesamten zellulären DNA aus. Die DNA der Mitochondrien hat ringförmige Struktur und befindet sich überwiegend im inneren Stoffwechselraum. Die humane mitochondriale DNA umfasst 16.569 bp (Base-Pairs = Basenpaare). Folgende Proteine werden von der mitochondrialen DNA kodiert: Mehrere Untereinheiten der Zytochromoxidase, mehrere Untereinheiten der ATPase, eine Untereinheit der Zytochrom C-Reduktase und verschiedene Untereinheiten der NADH-CoQ-Reduktase. Mitochondrien weisen damit ein eigenes genetisches System auf, das für ihre Replikation unerlässlich ist. Neue Mitochondrien entstehen nicht „de novo", sondern durch Wachstum und Querteilung aus bereits vorhandenen Mitochondrien. Für die Neubildung der Mitochondrien reicht die in der mitochondrialen DNA gespeicherte Information nicht aus. Sie kann nur eine relativ kleine Zahl der mitochondrialen Proteine kodieren. Viele der mitochondrialen Proteine werden durch die DNA des Zellkerna kodiert, an zytoplasmatischen Ribosomen synthetisiert und zu den Mitochondrien transportiert. Für das Wachstum und die Vermehrung von Mitochondrien ist somit das geordnete Zusammenwirken zweier unterschiedlicher genetischer Systeme, der DNA des Zellkerns und der mitochondrialen DNA notwendig. Bei den Säugetieren werden die mitochondrialen Gene ausschließlich über das Muttertier vererbt (maternale Vererbung).

Die ca. 100 paternalen Mitochondrien, die bei der Befruchtung mit dem Spermium in die Eizelle gelangen, werden dort rasch und selektiv zerstört.

2.6.2.2
Endoplasmatisches Retikulum und Ribosomen

Das endoplasmatische Reticulum (ER) ist ein dreidimensionales, membranbegrenztes Hohlraumsystem im Zytoplasma, das bei allen Zellen, mit Ausnahme der Erythrozyten und Thrombozyten, ausgebildet ist (Abb. 2-18). Man nimmt an, dass die Membranen des ER ein zusammenhängendes System darstellen, das einen einzigen, geschlossenen Innenraum umfasst. Dieser innere Raum (ER-Lumen) nimmt bei vielen Zellen mehr als 10 % des gesamten Zellvolumens ein. Das ER trägt wesentlich zur intrazellulären Kompartimentierung bei, die es einer Zelle erlaubt, dass viele miteinander eigentlich unverträgliche Reaktionsabläufe auf engem Raum zur gleichen Zeit stattfinden kön-

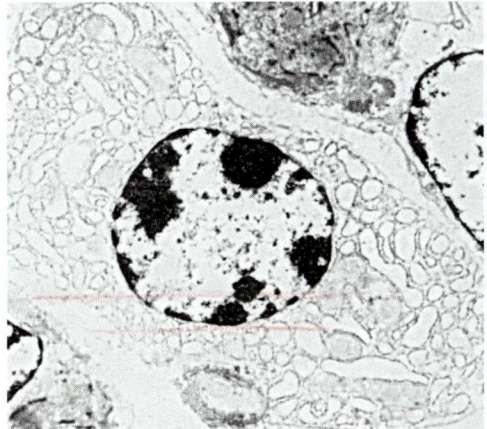

Abb. 2-18: Extensiv ausgebildetes raues endoplasmatisches Retikulum in einer Plasmazelle.

nen. Ferner spielt das ER eine zentrale Rolle bei der Biosynthese von vielen Makromolekülen, die für den Aufbau von anderen Zellorganellen benötigt werden. So werden Lipide, Proteine und komplexe Kohlenhydrate vom ER gebildet.

Elektronenmikroskopisch kann man zwei Formen von ER differenzieren, die auch funktionell unterschiedlich sind: Das raue endoplasmatische Retikulum (rER, granuläres ER), das an der zytoplasmatischen Seite seiner Membran Ribosomen angeheftet hat, und das glatte ER. Im Unterschied zu anderen Zellorganellen, wie den Zellkernen und den Mitochondrien, lässt sich das ER in nativer Form nicht aus den Zellen isolieren. Auch bei schonendster Präparation entstehen aus dem labilen dreidimensionalen Membransystem viele kleine Vesikel, die als Mikrosomenfraktion bezeichnet werden. Sie enthält häufig auch noch Anteile des Golgi-Apparates. Die Mikrosomenfraktion ist damit ein methodisch bedingtes Kunstprodukt, das in dieser Form in einer lebenden Zelle nicht vorkommt.

Ribosomen sind kleine (15–20 nm Durchmesser), kugelige Partikel, die in allen Zellen vorkommen und der Proteinsynthese dienen. Rasch wachsende Zellen mit hoher Teilungsrate (embryonale Zellen, Tumorzellen) und Zellen mit einem intensiven Proteinstoffwechsel enthalten viele Ribosomen, die teils frei im Zytoplasma, teils an die Membranen des rER gebunden vorliegen.

Jedes Ribosom besteht aus einer großen Untereinheit mit einem Sedimentationskoeffizienten von 60 S und einer kleinen mit 40 S. Chemisch bestehen beide Untereinheiten aus Protein (zu 60 %) und ribosomaler RNA (zu 40 %). Beide Komponenten werden im Zellkern gebildet und über die Kernporen in das Zytoplasma geschleust. Im Zytoplasma lagern sich die beiden Untereinheiten zu einem Dimer zusammen, wodurch die Ribosomen funktionell erst ihre Wirkung entfalten können. Nach jeder Proteinsynthese fallen die Ribosomen reversibel in ihre beiden Anteile auseinander.

Einzelne, im Zytoplasma gelegene Ribosomen sind nicht aktiv. Zur Proteinsynthese kommt es erst, wenn mehrere Ribosomen durch einen Strang von messenger Ribonukleinsäure (mRNA) zu Polyribosomen (Polysomen) verbunden werden. Die an den Ribosomen des Zytoplasmas gebildeten Proteine gelangen unmittelbar in das Zytosol. Es handelt sich bei ihnen im Wesentlichen um Strukturproteine und Enzyme.

Ribosomen kommen ferner als membrangebundene Ribososomen an der zytoplasmatischen Seite der Zisternen des rauen ER vor. Biochemisch ließ sich nachweisen, dass die Membranen des ER spezifische Proteine besitzen, die für die Bindung der Ribosomen verantwortlich sind und die als Ribophorine bezeichnet werden. Die membrangebundenen Ribosomen bilden Proteine, die schon während der Translation durch die Membran des rER wandern und in den Innenraum der Zisternen gelangen.

Raues endoplasmatisches Retikulum (rER) kommt praktisch in allen kernhaltigen Zellen vor. Eine Ausnahme bilden nur die hochdifferenzierten Samenzellen, die im letzten Abschnitt der Spermiogenese praktisch ihr gesamtes Zytoplasma und damit auch ihr rER verlieren. Das rER ist besonders gut in jenen Zellen entwickelt, die auf den Export von Proteinen spezialisiert sind. Beispiele für solche Zellen sind die exokrinen Anteile des Pankreas, die Verdauungsenzyme bilden, und die Plasmazellen, die Antikörper sezernieren.

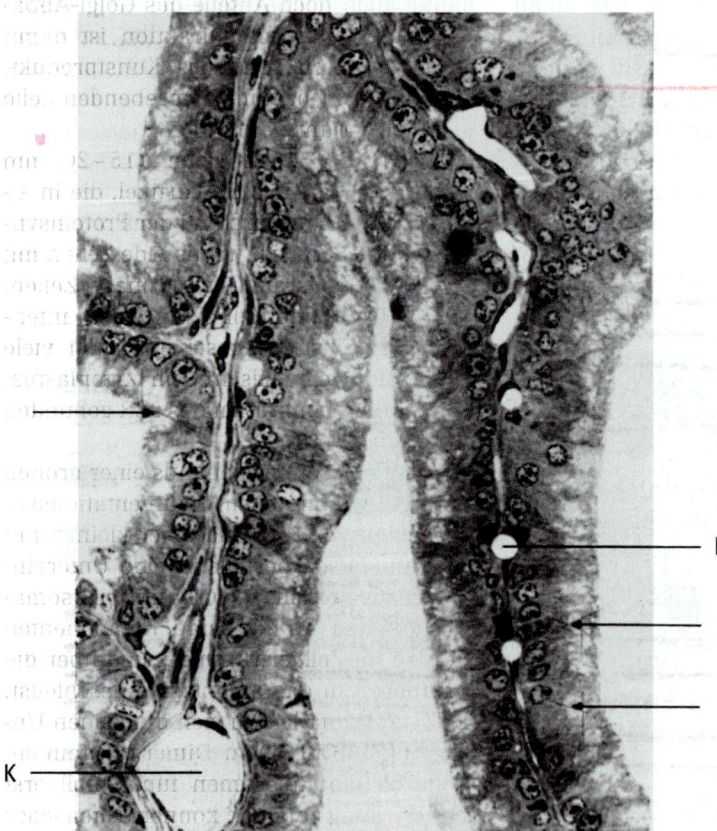

Abb. 2-19: Golgi-Apparat (Pfeile) im Drüsenepithel der Rattenprostata. K Kapillare.

K

K

Lichtmikroskopisch reagiert das rER aufgrund seines hohen Gehalts an RNA basophil. Größere Ansammlungen von rER werden auch als Ergastoplasma bezeichnet. Gut ausgebildetes Ergastoplasma findet sich z. B. in den basalen Bereichen von Drüsenzellen, die ein eiweißreiches Sekret produzieren oder in Nervenzellen als „Nissl-Schollen", und ist als Hinweis auf intensive Proteinsynthese in diesen Zytoplasmaabschnitten zu werten.

Elektronenmikroskopisch besteht das rER aus Stapeln von flachen Säckchen, so genannten Zisternen, die an ihrer Außenseite Ribosomen angeheftet tragen. Nicht selten lässt sich eine kontinuierliche Verbindung des rER mit den Tubuli des glatten ER nachweisen. Ferner bilden die Membranen des rER das äußere Blatt der Kernhülle, sodass das Hohlraumsystem des rER kontinuierlich in den perinukleären Raum übergeht.

Bei der Proteinsynthese im rER liegt eine deutliche Kopplung zwischen der Bildung des Proteins und seinem Abtransport vor. Die Ribosomen sind fest an der Außenseite der ER-Membran fixiert. Die von ihnen neu gebildete Peptidkette „wächst" mit zu-

nehmender Länge durch die Membran des ER in das Lumen hinein. Für den Durchtritt des Peptids durch die Membran ist eine Signalsequenz aus überwiegend hydrophoben Aminosäuren, die in der Lipidschicht der Membran gut löslich ist, wichtig. Später wird diese Signalsequenz durch eine spezifische Protease wiederabgespalten. Im Innenraum des rER sammeln sich die neu gebildeten Proteine. Dies führt dazu, dass in aktiv Protein synthetisierenden Zellen das rER stellenweise stark erweitert ist. Weiter findet im rER schon eine teilweise Glykosylierung bei der Bildung von Glykoproteinen statt, wobei hier vor allem Mannosereste an die Proteine angeheftet werden. Die Glykoproteine werden dann über Transportvesikel zum Golgi-Apparat gebracht, wo weitere Zuckerreste angeheftet werden (s. Lehrbücher der Biochemie). Viele der im Golgi-Apparat synthetisierten Proteine werden als Exportproteine von der Zelle in den extrazellulären Raum abgegeben, wo sie spezielle Aufgaben übernehmen.

Glattes endoplasmatisches Retikulum ist frei von Ribosomen und daher an der Proteinsynthese nicht beteiligt. Es bildet ein

Abb. 2-20: EM-Aufnahme des Golgi-Apparates aus dem Nebenhodenepithel.
1 cis-Seite des Golgi-Apparates; 2 trans-Seite des Golgi-Apparates; 3 raues endoplasmatisches Reticulum.

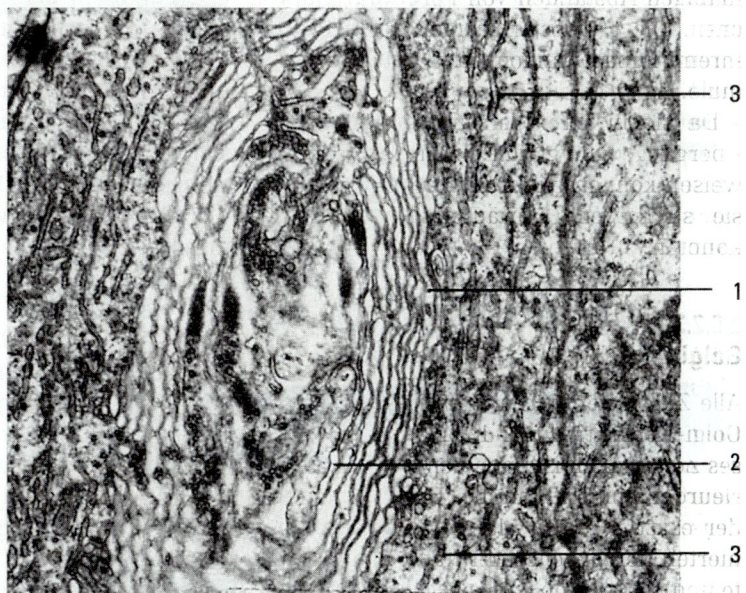

Netzwerk aus unterschiedlich weiten Tubuli, die untereinander und auch mit dem rER in kontinuierlicher Verbindung stehen. Glattes ER ist besonders in solchen Zellen enthalten, die in größerer Menge komplexe Lipide und Steroidhormone produzieren. Außerdem ist glattes ER an der Glykogensynthese beteiligt, wodurch die Glukosemoleküle in die osmotisch weniger aktive Speicherform Glykogen überführt werden. In der Muskulatur dient glattes ER (das hier auch als sarkoplasmatisches Reticulum bezeichnet wird) als Speicher für Kalziumionen. Ferner ist das glatte ER von Hepatozyten aufgrund seiner Enzymausstattung in der Lage, viele toxische Substanzen durch Oxidation, Methylierung und Glukuronidierung zu verändern und dadurch zu entgiften oder aber auch in noch schädlichere Verbindungen zu überführen.

Anulierte Lamellen. Das Vorkommen von anulierten Lamellen wurde vor allem in Keimzellen (Spermatogonien; Oocyten) beobachtet. Sie bilden mehr oder weniger ausgedehnte Stapel von parallel angeordneten, membranbegrenzten Zisternen. Die zumeist engen Zisternen werden in regelmäßigen Abständen von Poren durchbrochen. Die anulierten Lamellen zeigen in ihrem Aufbau Ähnlichkeiten mit der Kernhülle.

Da sie in ihren terminalen Bereichen Übergänge zum glatten und rauen ER aufweisen können, wird auch vermutet, dass sie strukturelle Vorläufer des ER sein könnten.

2.6.2.3
Golgi-Apparat

Alle Zellen der Wirbeltiere besitzen einen Golgi-Apparat (Abb. 2-19; 2-20; 2-21). Dieses Zellorganell ist nach dem italienischen Neuroanatomen Camillo Golgi benannt, der es zum ersten Mal in Silber-imprägnierten Nervenzellen der Katze beobachtete und es als „Apparato reticolare interno"

benannte. Größe und Lokalisation des Golgi-Apparates zeigen in den einzelnen Zellarten erhebliche Unterschiede. Häufig liegt er in der Nähe des Zellkerns.

Der Golgi-Apparat setzt sich aus mehreren bis vielen, häufig über feine Tubuli miteinander in Verbindung stehenden Dictyosomen (Golgi-Stapel) zusammen. Jedes Dictyosom besteht aus einem Stapel (ca. 3–7) glattwandiger Zisternen und damit assoziierten kleinen Bläschen (Vesikel, mit einem Durchmesser von etwa 50 nm). Zellen, die auf Sekretion spezialisiert sind, enthalten zusätzlich zu den kleinen Golgi-Vesikeln zahlreiche große (Durchmesser ca. 1.000 nm) sekretorische Vesikel, die das Sekretionsprodukt in konzentrierter Form enthalten.

Die Golgi-Zisternen sind an ihren Enden etwas erweitert und verlaufen leicht gebogen. Die topographische Anordnung der Zisternen innerhalb eines Dictyosoms ist genau festgelegt. Man kann dadurch am Dictyosom eine cis-Seite, die immer den Membranen des rER gegenüberliegt und eine trans-Seite, an der die sekretorischen Vesikel abgegeben werden, unterscheiden. Der Golgi-Apparat weist somit eine strukturelle und biochemische Polarität auf. Die cis-Seite dient als Aufnahmeseite, welche die Transportvesikel, die sich vom rER abschnüren, aufnimmt. Innerhalb der Zisternen des Dictyosoms werden die Oligosaccharidseitenketten der im rER synthetisierten sekretorischen Proteine oder Membranproteine (meist handelt es sich dabei um Glykoproteine) verändert. Sie werden durch verschiedene Modifikationen, wie dem enzymatischen Abspalten und Ankoppeln verschiedener Zuckerreste, in ihre endgültige Form gebracht. Die für das jeweilige Glykoprotein typischen Zuckerreste werden durch sequentiell in den Zisternenstapeln angeordnete Glykosyltransferasen an die Oligosaccharidseitenkette des Glykoproteins angeknüpft, wobei das Glykoprotein allmählich von der cis- zur trans-Seite wandert. Von der trans-Seite des Dictyosoms erfolgt dann die Abgabe

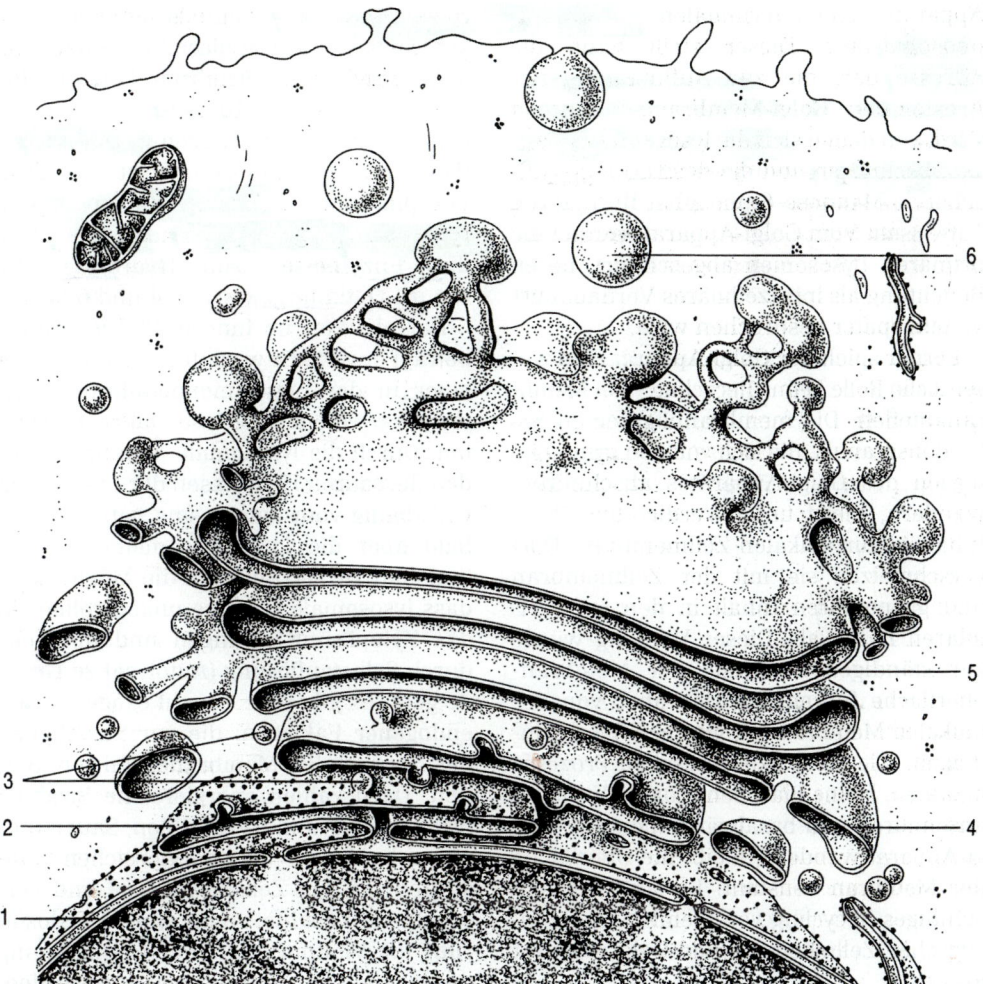

Abb. 2-21: Schematische Darstellung des Golgi-Apparates. Vom endoplasmatischen Reticulum schnüren sich Vesikel ab, die Proteine zur cis-Seite des Golgi-Apparates transportieren. Nach Modifikation in den Zisternen des Golgi-Apparates wird das sekretorische Material (3) an seiner trans-Seite (2) abgegeben.
1 Karyotheca; 2 raues endoplasmatisches Reticulum; 3 Transportvesikel; 4 cis-Seite des Golgi-Apparates; 5 trans-Seite des Golgi-Apparates; 6 Sekretorische Vesikel.

der Sekret- und Membranproteine in entsprechende Vesikel.

Des Weiteren ist der Golgi-Apparat wahrscheinlich die wichtigste Verteilerzentrale, die den makromolekularen Verkehr in einer Zelle maßgeblich beeinflusst. Viele Moleküle passieren zu einem bestimmten Zeitpunkt ihrer Entwicklung die Zisternen des Golgi-Apparates. Zu diesen Molekülen zählen sekretorische Glykoproteine, Proteoglykane, Glykolipide, Glykoproteine der Plasmamembran und lysosomale Enzyme. Sie gelangen nach den entsprechenden Modifikationen und verpackt in Membranmaterial des Golgi-Apparates zu ihren jeweiligen Zielorten. So erhalten die für die Lysosomen bestimmten Glykoproteine während der Passage des Golgi-

Apparates einen terminalen Mannose-6-phosphat-Rest. Dieser stellt dann die Adresse dar, die zur Auffindung jener Areale der Golgi-Membranen benötigt wird, von denen sich die lysosomalen Vesikel abschnüren und die deswegen spezifische Mannose-6-phosphat-Rezeptoren aufweisen. Vom Golgi-Apparat werden die primären Lysosomen abgeschnürt, deren Bedeutung als intrazelluläres Verdauungssystem später besprochen wird.

Ferner spielt der Golgi-Apparat eine wesentliche Rolle beim „Recycling" von Membrananteilen: Die membranbegrenzten Sekretionsgranula, die sich von den trans-Zisternen des Golgi-Apparates abschnüren, wandern, meist unter Verdichtung ihres Inhaltes, zur apikalen Zellmembran. Dort verschmelzen sie mit der Zellmembran und geben ihren Inhalt in den extrazellulären Raum ab. Dieser Vorgang würde zur ständigen Zunahme der Membranoberfläche führen. Da sich aber von der apikalen Membran mit gleicher Geschwindigkeit, wie diese exozytotischen Prozesse ablaufen, kleine Bläschen (Coated Vesicles) abschnüren und basalwärts Richtung Golgi-Apparat wandern, bleibt die Oberfläche der Membran konstant. Es läuft also ein ständiges Recycling von Membranmaterial zwischen Zellmembran und Golgi-Apparat ab.

Ein ständiger Austausch von Bestandteilen der Zellmembran und den intrazellulären Membransystemen (und dabei meist mit dem Golgi-Apparat) ist nicht nur auf Exo- und Endozytose beschränkt. So findet man bei vielen Zellen ein ständiges Rezyklieren von Rezeptoren (z. B. Rezeptoren für LDL) oder von Transportmolekülen in Form entsprechender Vesikel.

2.6.2.4
Lysosomen

Lysosomen (Abb. 2-22) sind membranbegrenzte Zellorganellen von variabler, meist rundlicher Form. Ihre Größe liegt etwa bei $0,2 - 0,5$ µm. Sie enthalten zahlreiche hyd-

rolytische Enzyme, mittels derer sie eine kontrollierte intrazelluläre Verdauung von Makromolekülen ausführen können. Bis heute sind mehr als 40 lysosomale Enzyme bekannt. Zu ihnen gehören Phosphatasen (Leitenzym der Lysosomen ist die saure Phosphatase), Sulfatasen, Proteasen, Nucleasen, Glykosidasen und Lipasen. Alle diese Enzyme sind saure Hydrolasen, deren pH-Optimum zwischen 4 und 6 liegt.

Der pH-Wert im Innern der Lysosomen beträgt etwa 5. Er wird durch die Wirkung einer in der Lysosomenmembran integrierten Protonen-ATPase aufrechterhalten. Durch die lysosomale Membran werden die sauren Hydrolasen der Lysosomen vollständig vom Zytoplasma getrennt. Sobald aber die Lysosomenmembran ihre Stabilität verliert, besteht die Möglichkeit, dass lysosomale Enzyme unkontrolliert in das Zytoplasma gelangen und die Zelle durch Selbstauflösung (Autolyse) zu Grunde geht. Es gibt eine Anzahl exogener und endogener Faktoren, die zur Schädigung der lysosomalen Membranen führen können. Dazu zählen energiereiche Strahlen wie Röntgen- und UV-Strahlen, Sauerstoffmangel, Mangel an energiereichen Substraten für den Zellstoffwechsel und verschiedene Zellgifte. Auch eine Überdosierung mit Vitamin A kann eine Schädigung der lysosomalen Membranen hervorrufen. Andererseits kann durch bestimmte Substanzen, wie Cortison und Cortisol die Lysosomenmembran auch stabilisiert werden.

Wie schon erwähnt, dienen die Lysosomen physiologischerweise als intrazelluläres Verdauungssystem, mit dem zellfremdes und zelleigenes Material abgebaut werden kann. Die Vielzahl hydrolytischer Enzyme, die in Lysosomen vorkommen, spiegelt das weite Spektrum kataboler Vorgänge wider, an denen Lysosomen beteiligt sind. Neben ihrer Bedeutung für den Abbau von intra- und extrazellulären Bestandteilen nehmen Lysosomen an Vorgängen wie dem programmierten Zelltod während der Embryogenese, der Zer-

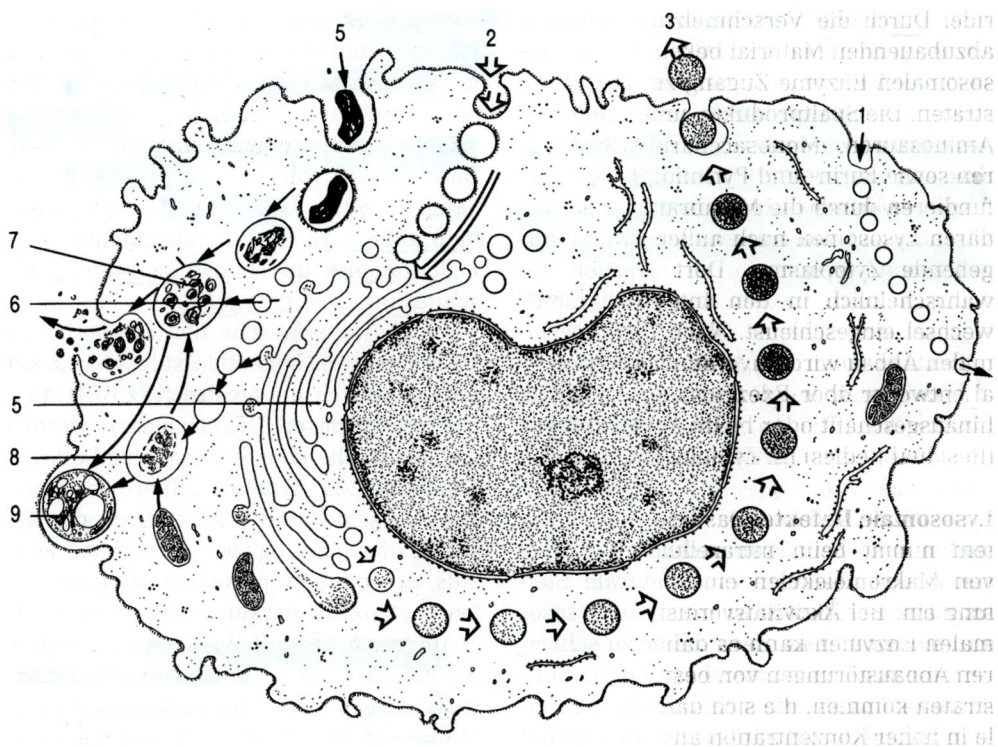

Abb. 2-22: Transportmechanismen der Zelle.
1 Zytopempsis; Durchschleusen kleiner, Flüssigkeit enthaltender Bläschen durch die Zelle; 2 Bildung von „coated vesicles". 3 Ekkrine Sekretion: Die sekretorischen Vesikel, die sich vom Golgi-Apparat (4) abschnüren, wandern zur Zellmembran. Sie werden in die Zellmembran eingebaut und ihr Inhalt wird nach außen abgegeben; 5 Phagozytose: Große Partikel werden von Zellfortsätzen umflossen. Das aufgenommene Material verschmilzt mit primären Lysosomen (6), die sich vom Golgi-Apparat abschnüren, zu sekundären Lysosomen (7); Autophagie: Gealtertes Zellmaterial verschmilzt mit primären Lysosomen und wird durch die lysosomalen Enzyme abgebaut; 9 Residualkörper

störung von phagozytierten Mikroorganismen und darüber hinaus sogar an der Ernährung der Zellen teil. Lysosomen gelten auch als wichtigster Ort der Cholesterin-Assimilation aus endozytierten Lipoproteinen.

Prinzipiell lassen sich zwei Klassen von Lysosomen unterscheiden, nämlich primäre und sekundäre Lysosomen. Primäre Lysosomen werden durch Abknospung von den trans-Zisternen des Golgi-Apparates, aber auch durch Abschnürung vom ER gebildet. Sie sind mit den zu verdauenden Substanzen noch nicht in Kontakt gekommen.

Sekundäre Lysosomen entstehen durch Verschmelzen von primären Lysosomen mit dem abzubauenden Material. Fusionieren sie dabei mit Material, das die Zelle durch Pinozytose oder Phagozytose aufgenommen hat, dann werden diese sekundären Lysosomen als Heterolysosomen bezeichnet. Verschmelzen sie mit zelleigenem Material, wie geschädigten oder überalterten Zellorganellen, dann werden die entstehenden Sekundärlysosomen Autolysosomen genannt. Zu den endogenen Substraten der Lysosomen gehören ferner Speicherstoffe wie Glykogen und Triglyceride. Durch die Verschmelzung mit dem abzubauenden Material bekommen die lysosomalen Enzyme Zugang zu ihren Substraten. Die Spaltprodukte, unter anderem Aminosäuren, Monosaccharide, Fettsäuren sowie Purin- und Pyrimidinbasen, diffundieren durch die Membran der sekundären Lysosomen nach außen in das umgebende Zytoplasma. Dort werden sie wahrscheinlich in den Intermediärstoffwechsel eingeschleust. Nach dem lysosomalen Abbau wird unverdauliches Material entweder über Exozytose aus der Zelle hinausgeschafft oder bleibt als Restkörper (Residual Bodies) im Zytoplasma liegen.

Lysosomale Defekte. Das lysosomale System nimmt beim intrazellulären Abbau von Makromolekülen eine zentrale Stellung ein. Bei Aktivitätsverlust von lysosomalen Enzymen kann es daher zu schweren Abbaustörungen von bestimmten Substraten kommen, die sich dann in der Zelle in hoher Konzentration ansammeln und diese schädigen. In den letzten Jahren wurden eine ganze Reihe solcher lysosomaler Speicherkrankheiten (Thesaurismosen) beschrieben, die durch genetisch bedingte Lysosomendefekte hervorgerufen werden. Zu den bekanntesten Speicherkrankheiten zählen Sphingolipidosen, Mukopolysaccharidosen und die Glykogenose Typ II. Die klinische Symptomatik kann sehr weit abgestuft erscheinen. Sie reichen von harmlosen Veränderungen biochemischer und immunologischer Eigenschaften, über Unverträglichkeitsreaktionen gegenüber bestimmten Nahrungs- und Arzneimitteln bis hin zu schwersten Entwicklungsstörungen, Schwachsinn, Lähmung und Erblindung. Störungen der Intelligenzentwicklung sind bei vielen Speicherkrankheiten zu beobachten.

2.6.2.5
Peroxisomen

Peroxisomen kommen in fast allen Zellen von Eukaryonten vor. Während große Peroxisomen mit einem Durchmesser von 0,5 µm in nur wenigen Zelltypen, wie etwa im Epithel der proximalen Nierentubuli in größerer Zahl auftreten, sind kleine Peroxisomen (Mikroperoxisomen mit einem Durchmesser von etwa 0,15–0,25 µm) in Säugetierzellen weit verbreitet. Peroxisomen zählen zu den membranbegrenzten Zellorganellen und bilden sich durch Abschnürung vom glatten ER.

Als charakteristische Enzyme enthalten sie Wasserstoff-bildende Oxidasen und Katalasen. Durch die Oxidasen (z.B. D-Aminosäure-Oxidase; Urat-Oxidase) werden die entsprechenden Substrate oxidiert und Sauerstoff zu Wasserstoffperoxid reduziert. Anschließend erfolgt durch die Katalase die Spaltung des Wasserstoffperoxids, das in höherer Konzentration auf Zellen hochtoxisch wirken würde.

Aufgrund ihrer O_2-Verwertung werden die Peroxisomen zu den atmenden Zellorganellen gerechnet. Im Gegensatz zu den Mitochondrien ist aber die peroxisomale Atmung nicht an ein energieregenerierendes Elektronen-Transfersystem gekoppelt. Die freigesetzte Energie wird vor allem für die Thermogenese genutzt.

Für mehrere Enzyme der Peroxisomen (Katalase, Urat-Oxidase) konnte nachgewiesen werden, daß sie im Zytosol gebildet und erst sekundär zu den sich bildenden Peroxisomen transportiert werden. Peroxisomen nehmen an verschiedenen Stoffwechselprozessen teil. So sollen sie für den Fettstoffwechsel und die Glukoneogenese von Bedeutung sein. Für die Peroxisomen der Leber konnte nachgewiesen werden, dass sie langkettige Fettsäuren durch β-Oxidation zu Fettsäuren mittlerer Kettenlänge oder vollständig bis zu Acetyl-CoA abbauen. Ferner sind die Peroxisomen der Leber und der Nierenepithelien wahrscheinlich für die Entgiftung verschiedener Metaboliten in diesen Zellen von Bedeutung. Insgesamt setzen die Peroxisomen den enzymatisch gebildeteten Sauerstoff für verschiedene abbauende Reaktionen ein. Möglicherweise sind sie Teil eines pri-

Abb. 2-23: Schematische Darstellung von zwei Zentriolen. Zentriolen bestehen aus 9 Mikrotubuli-triplets, die untereinander durch Proteinbrücken verbunden sind. Bei jedem Triplet besteht nur der innerste Mikrotubulus A aus 13 Untereinheiten. Tubulus B und C sind dagegen nicht vollständig rund, sondern teilen einige Untereinheiten mit dem jeweils weiter innen gelegenen Mikrotubulus eines Triplets. Gewöhnlich treten die Zentriolen paarweise auf und stehen dabei rechtwinklig zueinander.

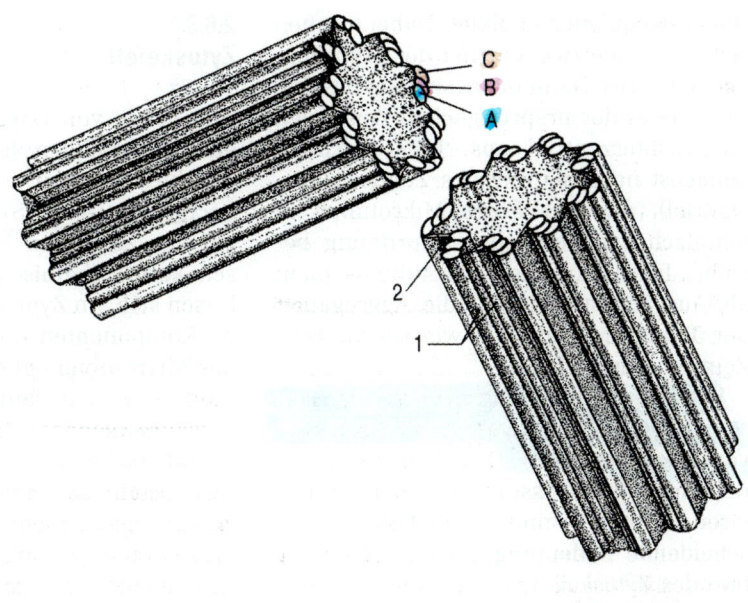

mitiven Energiebildungssystems, das den Zellen bereits vor dem Auftreten von Mitochondrien zur Verfügung stand.

2.6.2.6
Zentriol   *9 × 3 Stubl.*

Zentriolen (Zentralkörperchen) sind Zellorganellen, die in jeder Zelle vorkommen, aber wegen ihrer geringen Größe (Durchmesser: 0,15 µm; Länge: 0,3–0,5 µm) lichtmikroskopisch nur schwer erkennbar sind (Abb. 2-23). In der Regel treten die Zentriolen paarweise auf, wobei sie bevorzugt in einem verdichteten, strukturlosen Zytoplasmabereich (Centroplasma oder Mikrozentrum) in der Nähe des Zellkerns liegen. Dabei sind sie so angeordnet, dass ihre Längsachsen einen rechten Winkel zueinander einnehmen. Oft zeigen die Zentriolen auch eine enge topographische Beziehung zum Golgi-Apparat.

Elektronenmikroskopisch stellen sich die Zentriolen als ca. 0,5 µm lange und 0,25 µm dicke Zylinder dar, deren Wand aus feinen Röhrchen (Mikrotubuli) aufgebaut ist. Die Anordnung der Mikrotubuli ist

dabei sehr regelmäßig: Jedes Zentriol besteht aus 9 Gruppen von je 3 Mikrotubuli. Die drei Tubuli jeder Gruppe werden von innen nach außen mit A, B, und C-Tubulus bezeichnet und sind teilweise miteinander verschmolzen. Nur der Tubulus A ist in seiner vollen Zirkumferenz erhalten. Vom innersten Tubulus A gehen jeweils zwei kurze Arme aus, wobei der eine nach innen weist und ein zentral verlaufendes Mikrofilament erreicht, und der zweite nach außen gerichtete Arm sich mit dem C-Tubulus der nächsten Dreiergruppe verbindet. Die 9-fache Anordnung von Triplett-Mikrotubuli ist dieselbe wie sie bei Basalkörperchen von Zilien und Flagellen beobachtet wird. Verbunden mit den Zentriolen findet sich elektronendichtes perizentrioläres Material (Satelliten).

Vor jeder Zellteilung verdoppeln sich die Zentriolen. Da sie einen geringen Gehalt an eigener DNA aufweisen, zählt man sie zu den selbst duplizierenden Zellorganellen. Die Art und Weise des Verdoppelungsvorganges ist zur Zeit noch nicht vollständig bekannt. Ein neues Paar von Zentriolen wird in der Regel in der Nähe der bereits vorhandenen gebildet. Dabei trennen sich zuerst die zwei Partner des ursprünglichen Paares. Dann bildet sich am basalen Ende jedes der ursprünglichen Zentriolen ein Tochterzentriol aus. Dies erscheint zunächst noch als unreifes Zentriol (Procentriol), das aus Einzel-Mikrotubuli in neunfach symmetrischer Anordnung besteht. Jeder einzelne Mikrotubulus dient als Ausgangsstruktur für die Aggregation der Triplett-Mikrotubuli, wie sie für reife Zentriolen typisch sind.

Von dem an die Zentriolen assoziierten amorphen Material geht das Wachstum von Mikrotubuli aus. Dem Zentriolenpaar und dem damit assoziierten perizentriolären Material kommt wahrscheinlich entscheidende Bedeutung bei der Organisation des Zytoskeletts der Zellen zu, wobei es seinen Einfluss über die vielen Mikrotubuli, die in das perizentrioläre Material einstrahlen, ausübt. Den Zentralkörperchen wird außerdem eine erhebliche Bedeutung bei der Ausbildung und Funktion des Spindelapparates während der Zellteilung zugeschrieben. Schließlich werden die Zentriolen nach neuen Befunden in tierischen Zellen als eine Art von übergeordnetem „Organisator" betrachtet, die durch die Lage die Organisation des Zytoskeletts und damit die gesamte Polarität und Form einer Zelle festlegen.

2.6.3
Metaplasma

Unter dem Begriff „Metaplasma" werden zytoplasmatische Strukturen zusammengefasst, an die besondere Leistungen und Eigenschaften von differenzierten Zellen gebunden sind („Berufsstrukturen der Zelle"). Charakteristische Bestandteile des Metaplasmas sind die Mikrotubuli, die Mikrofilamente und die Intermediärfilamente.

2.6.3.1
Zytoskelett

Alle Zellen von Eukaryonten werden von einem feinfädigen Netzwerk, dem Zytoskelett durchzogen. Dieses Zytoskelett ist ein hochdynamisches System, das sich effizient den zellulären Erfordernissen anpassen kann. Chemisch und morphologisch lassen sich am Zytoskelett drei verschiedene Komponenten unterscheiden, nämlich die Mikrotubuli, die Mikrofilamente und die Intermediärfilamente (Abb. 2-24). Sie bilden gemeinsam das Zytoskelett der Zelle und spielen unter anderem bei der Aufrechterhaltung der Zellform, bei Bewegungsvorgängen der Zellen, bei Transportprozessen im Zytoplasma und bei der Zellteilung eine wichtige Rolle.

Mikrotubuli sind regelmäßig aufgebaute, unverzweigte Röhrchen, die in allen Zellen mit Zellkern vorkommen. Durch ihre Anordnung bestimmen sie häufig die subzelluläre Struktur des Zytoplasmas. Viele Mikrotubuli sind auf das elektronendichte Material, das um die Zentriolen liegt, orientiert, das deshalb auch als Nukleationszentrum der Mikrotubuli gilt. Ein einzelner Mikrotubulus hat einen Durchmesser von 24 nm und eine Wanddicke von 5 nm. Ihre Länge ist unterschiedlich. Sie kann aber oft mehrere μm betragen.

Die Wand der Mikrotubuli wird im Wesentlichen aus Molekülen des globulären Proteins Tubulin gebildet. Tubulin ist ein Dimer, das sich aus zwei chemisch sehr ähnlichen Untereinheiten, dem α- und dem β-Tubulin mit molekularen Massen von je 55.000 zusammensetzt. Die Tubuline sind sehr konservative Proteine, die sich während der Evolution nur wenig verändert haben.

Sowohl in vitro als auch in vivo können die globulären Tubulinmoleküle rasch zu Mikrotubuli aggregieren. Dabei bildet sich zunächst aus Dimeren, die aus α- und β-Tubulin bestehen, ein flaches Gebilde, welches 13 Reihen von Protofilamenten um-

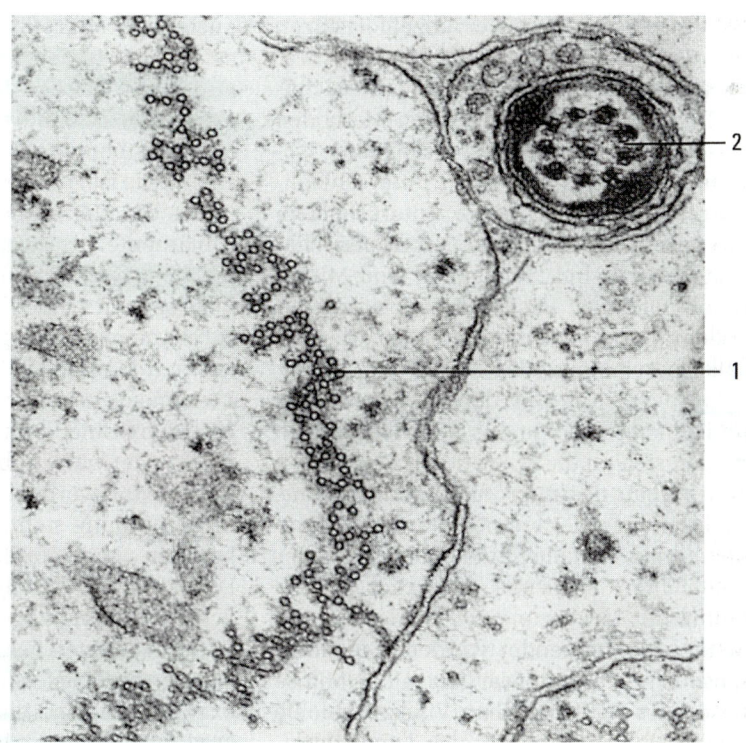

Abb. 2-24 Spermium.
1 Mikrotubuli aus der Manschette einer Spermatide; 2 Axonema eines Spermiums: 9 x 2 + 2 Anordnung der Mikrotubuli.

fasst. Dieses faltet sich dann zu einer röhrenförmigen Struktur, dem Mikrotubulus. An seinen beiden Enden können sich dann weitere Tubulin-Dimere anheften.

Neben Tubulin enthalten die Mikrotubuli noch „Mikrotubulus-assoziiertes Protein" (MAP), das die Bildung der Mikrotubuli beschleunigt und ihre Stabilität unterstützt.

Der Auf- bzw. Abbau von Mikrotubuli verläuft außerordentlich schnell. Das Wachstum der Mikrotubuli nimmt, wie schon erwähnt, von bestimmten Bildungszentren (Mikrotubulus-Organisationszentrum = MTOC) in der Nähe der Zentriolen seinen Ausgang. Der Abbau kann durch verschiedene Einflüsse, wie niedrige Temperatur, Druckveränderungen oder durch Ansteigen der intrazellulären Ca^{2+}-Konzentration in der Zelle induziert werden. Die durch den Abbau von Mikrotubuli frei werdenden Tubulinmoleküle können unmittelbar zum Aufbau neuer Protofilamente und damit neuer Mikrotubuli herange-

zogen werden. Die Mikrotubuli tragen als Bestandteil des Zytoskeletts durch ihre jeweils charakteristische Anordnung im Zytoplasma wesentlich zur Form einer bestimmten Zelle bei. Sie sind auch an den Formveränderungen und den Bewegungsvorgängen von Zellen beteiligt. Bei Umgestaltung der Zellform werden Mikrotubuli bevorzugt dort neu aufgebaut, wo die Zelle Vorwölbungen und Fortsätze entwickelt. Gleichzeitig werden sie in jenen Zellbezirken, in denen sich Einschnürungen ausbilden, abgebaut. Die Mikrotubuli, die selbst nicht kontraktionsfähig sind, dienen zudem als Ansatzstellen für kontraktile Proteine und wirken dadurch indirekt an Zellbewegungen mit. Mikrotubuli wirken auch bei intrazellulären Transportvorgängen mit, bei denen sie als eine Art Gleitschiene bei der Verlagerung von Zellorganellen dienen. So spielen sie z. B. bei der Verlagerung der Vesikel vom endoplasmatischen Reticulum zum Golgi-Apparat, beim axoplasmatischen Transport von Transmittersubstanzen in den Nervenzellfortsätzen und bei den Ortsveränderungen der Chromosomen während der Mitose eine wichtige Rolle. Mit immunologischen Methoden lassen sich mindestens 7 verschiedene Isoformen von Aktin mit etwas unterschiedlicher Aminosäuresequenz unterscheiden, die jeweils für bestimmte Zelltypen charakteristisch sind. Schließlich sind Mikrotubuli wichtige Bestandteile bestimmter Zellorganellen, wie der Zentriolen, der Basalkörperchen und der Zilien.

Colchicin, das Gift der Herbstzeitlosen und Vinca-Alkaloide aus dem Immergrün binden sich an die Mikrotubuli und führen zum Abbau des mikrotubulären Systems. Dadurch zeigen sie einen stark hemmenden Einfluss auf die Spindelbildung bei der Zellteilung. Colchicin kann daher in Zellkultur zur Arretierung von Mitosen in der Metaphase verwendet werden. Die Chromosomen sind in dieser Phase der Mitose besonders gut beurteilbar. Vinca-Alkaloide finden als Zytostatika in der Tumortherapie Verwendung.

Mikrofilamente (Aktinfilamente). In allen Zellen gibt es neben den Mikrotubuli auch noch Mikrofilamente. Dabei handelt es sich um feine, einzeln oder in Bündeln auftretende fädige Strukturen mit einem Durchmesser von 5–7 nm. Der Anteil der Mikrofilamente am Gesamtproteingehalt einer Zelle ist groß und beträgt ca. 10–15%.

Wie die Mikrotubuli sind auch die Mikrofilamente aus kugelförmigen Proteinmolekülen (Aktin G) aufgebaut, die sich in der Zelle sowohl schnell zu langen Aktin-F-Fasern aneinander lagern als auch wieder trennen können. Bei den Aktinfilamenten können solche, die regelmäßig mit Myosin assoziiert sind, von Aktinfilamenten mit wenig oder ohne gebundenem Myosin unterschieden werden. Aktin, das mit Myosin in Verbindung steht, bildet in den quergestreiften Muskelzellen die Myofibrillen. Dort sind die Aktinfilamente außerordentlich regelmäßig angeordnet. Verschiedene andere Zellarten besitzen gleichfalls Aktin-Myosin-Komplexe, doch sind diese nicht so exakt wie in den Muskelzellen angeordnet. Die Verbindung mit Myosin ermöglicht den Aktinfilamenten, sich zu kontrahieren. Dazu sind reine Aktinfilamente nicht fähig. Die Energie für die Kontraktion stammt

Tabelle 2-1: Wichtige Aktin bindende Proteine in Nichtmuskelzellen

Protein	Funktion
Ankyrin	Stellt eine Verbindung des Spektrinnetzwerks mit einem weiteren Erythrozytenmembranprotein („Bande III") her
Filamin	bildet flexible Querverbindungen mit Aktinfilamenten, kann Zytoplasma in einen gelartigen Zustand überführen
Fimbrin	bewirkt die Bündelung von Aktinfilamenten in Mikrovilli
Gelsolin	Gegenspieler von Filamin, bewirkt Trennung der Aktinfilamente
Nichtmuskelmyosin	ATPase, die mit F-Aktin bei Kontraktionen in Nichtmuskelzellen zusammenwirkt
Talin	Verankerungsproteine, die Aktinfilamente mit der Plasmamembran verbinden
Villin	bewirkt die Bündelung von Aktinfilamenten in Mikrovilli
Vinculin	Verankerungsproteine, die Aktinfilamente mit der Plasmamembran verbinden

aus der Spaltung von ATP durch die Myosin-ATPase.

✳ Aktinfilamente, die nicht mit Myosin in Verbindung stehen, finden sich bei den meisten Zellen in einer dünnen Schicht direkt unter der Zellmembran. Diese Aktinfilamente sollen bei der Endo- und Exozytose und bei der Kontraktion von Mikrovilli eine Rolle spielen.

Weiter wird die Lage von Mikrofilamenten zueinander wesentlich durch verschiedene aktinbindende Proteine (Tab. 2-2) beeinflusst. So verbindet z. B. Filamin benachbarte Aktinfilamente und kann dadurch das Zytoplasma in einen gelartigen Zustand überführen. Sein Gegenspieler ist das Gelsolin, das eine Trennung der Aktinfilamente bewirkt. Der Wechsel zwischen Sol- und Gelzustand des Zytoplasmas wird weiter wesentlich durch Ca^{2+}-Ionen beeinflusst. Schließlich haben aktinbindende Proteine Bedeutung für die Wechselwirkung von Mikrofilamenten mit der Zellmembran. Diese Vorgänge sind am besten bei Erythrozyten erforscht, bei denen Spektrin und Ankyrin eine wichtige Rolle spielen. Unter der Erythrozytenmembran liegt ein Netzwerk aus Spektrin und Aktinmolekülen, das durch Protein 4.1 mit der Erythrozytenmembran und durch Ankyrin mit den integralen Membranproteinen der Zellmembran verbunden ist.

Intermediärfilamente. In den meisten Zellarten findet man eine weitere Art von Filamenten, deren Durchmesser etwa 8–10 nm beträgt, und der damit zwischen dem von Mikrofilamenten und Mikrotubuli liegt. Sie werden deshalb als Intermediärfilamente bezeichnet. Sie bestehen aus faserigen Polypeptiden, die in ihrer Größe deutlich variieren. Intermediärfilamente sind die stabilste Komponente des Zytoskeletts. Sie kommen daher vor allem in jenen Zellbereichen in großer Zahl vor, die besonderen mechanischen Beanspruchungen ausgesetzt sind. Sie werden auch durch Behandlung der Zellen mit Detergentien nicht gelöst und können dadurch relativ selektiv elektronenmikroskopisch und immunzytochemisch dargestellt werden.

Die Intermediärfilamente sind chemisch nicht einheitlich, so dass mit biochemischen und immunzytochemischen Methoden verschiedene Klassen von Interme-

Tabelle 2-2: Bestandteile des Zytoskeletts

	Durchmesser	Protein	Vorkommen
Aktinfilamente	6 nm	G-Aktin	in allen Zellformen
Intermediäre Filamente			
Klasse I	8–11 nm	Saure Keratine	Epithelzellen, Derivate der Epidermis
Klasse II	8–11 nm	Basische Keratine	Epithelzellen
Klasse III	8–11 nm	Vimentin	Viele mesenchymale Zellen
	8–11 nm	Desmin	Muskelzellen
	8–11 nm	Glial Fibrillary Acidic Protein	Astrozyten
Klasse IV	8–11 nm	Neurofilamentäres Tripletprotein	Nervenzellen
Klasse V	8–11 nm	Nukleäre Lamine	Zellkern
Mikrotubuli	25 nm	Tubulin, Dimer aus α-, β-Tubulin	In allen Zellformen im Zentriol, als Bestandteil der Mitosespindel, in Zilien und Basalkörperchen

diärfilamenten unterschieden werden können. Abgesehen von wenigen Ausnahmen enthält ein bestimmter Zelltyp nur eine Klasse von Intermediärfilamenten. Epithelzellen enthalten Intermediärfilamente aus Cytokeratin, die teilweise auch in den Desmosomen verankert sind. Zellen, die sich vom Mesenchym ableiten, wie Fibroblasten, Chondrozyten, Makrophagen, Endothelzellen usw., besitzen Vimentin. Muskelzellen enthalten Intermediärfilamente aus Desmin, Gliazellen das „Glial Acidic Fibrillary Protein". Neurone des zentralen und peripheren Nervensystems enthalten als intermediäre Filamente die sog. „Neurofilamente".

Die biologische Bedeutung der Intermediärfilamente ist noch nicht genau bekannt. Möglicherweise verleihen sie als Bestandteil des Zytoskeletts den Zellen besondere Widerstandsfähigkeit gegen Zug- und Druckkräfte. Eine wichtige Rolle spielt die immunzytochemische Darstellung der Intermediärfilamente in der pathohistologischen Diagnostik. Bei stark entdifferenzierten Tumoren oder bei Metastasen mit unklarem Primärherd lassen sich durch die immunzytochemische Identifizierung der intermediären Filamente wichtige Rückschlüsse auf die Zellart des Ausgangsgewebes gewinnen.

2.6.4
Paraplasma

Hierbei versteht man Einlagerungen ins Zytoplasma, die entweder von der Zelle selbst gebildet wurden oder von außen in die Zelle aufgenommen wurden. Sie bestehen aus Material, das zumindest zeitweise nicht am aktiven Stoffwechsel der Zelle teilnimmt. Zu solchen Zytoplasmaeinschlüssen, die auch als paraplasmatische Einschlüsse bezeichnet werden, zählen Glykogen, Lipide, Pigmente und kristalline Proteineinschlüsse (Abb. 2-25).

Glukosemoleküle werden im glatten ER in die osmotisch weniger wirksame,

hochmolekulare Speicherform Glykogen überführt. Bei Bedarf kann es schnell wieder zu Glucose abgebaut werden. Als Reservesubstanz ist Glykogen für den Energiehaushalt der Zellen von großer Bedeutung. In größeren Mengen findet sich Glykogen in der Herz- und Skelettmuskulatur und in der Leber. Histochemisch lässt sich das Glykogen mit der Periodsäure-SchiffReaktion (PAS-Reaktion) in den Zellen nachweisen. Elektronenmikroskopisch lässt sich Glykogen entweder als kleine (20–30 nm), einzeln liegende beta-Partikel oder als deutlich größere, rosettenförmig zusammengelagerte alpha-Partikel nachweisen.

Lipidtropfen unterschiedlicher Größe finden sich außer im Fettgewebe in vielen anderen Zelltypen, vor allem auch in Steroidhormon-produzierenden Zellen, wie in der Nebennierenrinde, im Gelbkörper und in den Leydig-Zellen des Hodens. Lipidtröpfchen dienen als Energiespeicher, als Ausgangsmaterial für den Aufbau von Membranen und für die Synthese von Steroidhormonen. Für den histochemischen Nachweis der Lipide sind Gefrierschnitte erforderlich, da bei der routinemäßigen Paraffintechnik die Lipide durch die Alkohole und Intermedien während des Einbettungsvorganges herausgelöst werden. Die Färbung der Lipide in den Gefrierschnitten kann mit Fettfarbstoffen wie Sudan-III-Rot, Sudanschwarz oder Osmiumtetroxid erfolgen. Im elektronenmikroskopischen Bild erscheinen die Lipide durch die Nachfixierung mit Osmium als dunkle, rundliche Tropfen.

Als Pigmente werden Stoffe bezeichnet, die aufgrund ihrer Eigenfarbe in lebenden, ungefärbten Zellen erkannt werden können. Sie lassen sich in endogene (d. h. im Körper selbst entstandene) und in exogene (von außen in den Körper aufgenommene) Pigmente unterteilen.

Endogene Pigmente sind immer Stoffwechselprodukte. Zu ihnen zählen unter anderem Melanin, Lipofuszin, Atmungspigmente (Zytochrome, Hämoglobin, Myo-

Abb. 2-25: Sekretorische Granula in Prostata-epithelzellen der Ratte.

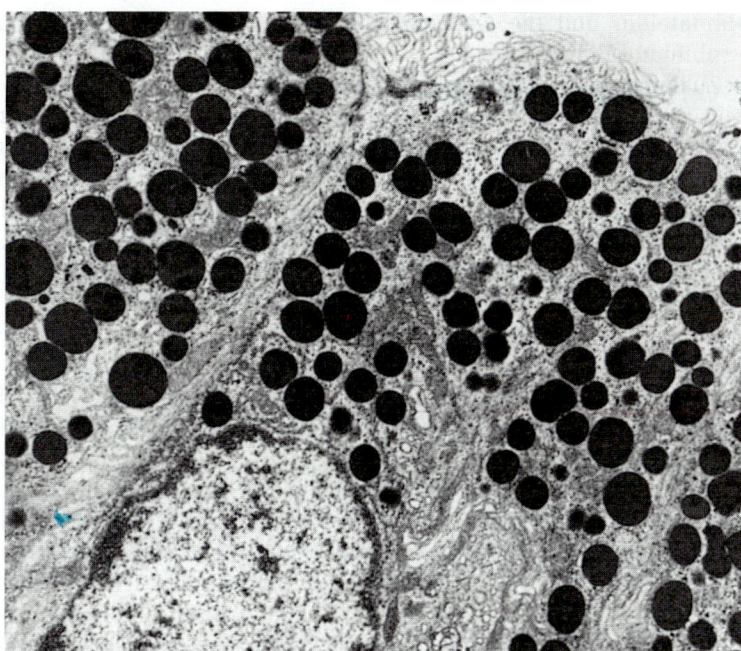

globin), sowie die durch den Abbau des Hämoglobins entstehenden hämatogenen Pigmente.

Melanin ist ein braunschwarzes Pigment, das von den Melanoblasten aus der Aminosäure Tyrosin gebildet wird und in membranumschlossenen Bläschen im Zytoplasma liegt. Melanin-bildende Zellen, Melanoblasten, finden sich in der Epidermis und im Corium der Haut, im Pigmentepithel des Auges und in der weichen Gehirnhaut. Melanin findet sich nicht nur in den Zellen, die es bilden, sondern kann von den Melanoblasten, z. B. in der Epidermis, auf benachbarte Keratinozyten übertragen werden.

Fehlt das für die Melaninbildung wichtige Enzyme Tyrosinase, dann ist der Organismus nicht in der Lage, ausreichend Melanin zu synthetisieren. Dies führt zum Albinismus, bei dem durch den Mangel an Melanin eine stark erhöhte Lichtempfindlichkeit der Haut und der Augen besteht.

Das gelblich-braune Pigment Lipofuszin ist als Endstufe des intrazellulären lysosomalen Verdauungsprozesses anzusehen.

Lipofuszin enthält noch reichlich Lipide sowie Restaktivitäten der lysosomalen hydrolytischen Enzyme. Mit fortschreitendem Lebensalter tritt Lipofuszin im Zytoplasma vor allem von Herzmuskelzellen und Nervenzellen auf und wird daher auch als Alters- bzw. Abnutzungspigment bezeichnet.

Die funktionell bedeutungsvollsten Pigmente sind die Atmungspigmente. Dazu zählen die Zytochrome, der Blutfarbstoff Hämoglobin und der Muskelfarbstoff Myoglobin. Die aus dem Blutfarbstoff entstandenen Pigmene werden als hämoglobinogene Pigmente bezeichnet. Dazu gehört das Hämosiderin, ein eisenhaltiges Pigment, das durch den Abbau von Hämoglobin in den reticuloendothelialen Zellen von Milz, Leber und Knochenmark entsteht. Normalerweise sind allerdings in diesen Zellen nur geringe Mengen an Hämosiderin nachweisbar. Erst bei gesteigertem Abbau von Erythrozyten lässt sich dieses Pigment mit der Berliner-Blau-Reaktion in größerer Menge nachweisen. Eisenfreie Abbauprodukte des Hämoglobins sind das

Hämatoidin und die Gallenfarbstoffe Bilirubin und Biliverdin.

Zu den exogenen Pigmenten gehören neben Farbstoffen, die bei der Tätowierung in die Haut gebracht werden, vor allem die Ruß- und Staubpartikel, die über die Atemluft in die Lungen gelangen. Sie werden vom Epithel der Lungenalveolen phagozytiert und über die Lymphwege in die regionären Lymphknoten transportiert. In der Lunge und ihren Lymphknoten ist daher im höheren Lebensalter eine zunehmende Pigmentierung (Anthrakose) zu sehen. In ähnlicher Weise werden auch Metallstaub sowie Asbest und Quarzpartikel in der Lunge abgelagert. Im Unterschied zu den Kohlepartikeln, die in der Regel keine pathologischen Folgen nach sich ziehen, können Quarz- und Asbeststaub zu schweren Veränderungen in der Lunge (Staublunge, Asbestose) führen.

Bei einigen Zelltypen, z. B. den Leydig-Zellen des Hodens, kommen Eiweißkristalle vor, die frei im Zytoplasma oder auch im Membransystem des endoplasmatischen Retikulums liegen können. Wahrscheinlich dienen sie der Speicherung von Proteinen.

2.7
Zelltod (Nekrose und Apoptose)

Eine irreversible Schädigung der Zelle führt zum Zelltod. Dabei wird heute zwischen Nekrose und programmiertem Zelltod (Apoptose) unterschieden. Die Nekrose wird durch verschiedenste exogene oder endogene Schädigungen (Noxen) ausgelöst, wie z. B. mangelhafte Blutversorgung (Ischämie), Toxine oder Einwirkung von energiereicher Strahlung. Im Zytoplasma werden hydrolytische Enzyme aus den Lysosomen freigesetzt, die zur Auflösung des Zytoplasmas (Autolyse) führen. Der Zellkern zeigt eine grobe Fragmentierung (Karyorrhexis), verdichtet sich (Kernpyknose) und wird schließlich aufgelöst (Karyolyse).

Der programmierte Zelltod (Apoptose) betrifft in der Regel Einzelzellen oder kleine Gruppen von Zellen. Der Vorgang der Apoptose wird dabei von der Zelle selbst aktiv genetisch gesteuert. Der Zelltod läuft dabei über eine kaskadeartige Sequenz von Veränderungen ab, wobei gezielt bestimmte Enzyme (Caspasen) aktiviert werden, die dann zu Veränderungen an der Zellmembran („Blebbing") und über Stimulierung von Nukleasen zu charakteristischen Veränderungen im Zellkern führen. Die Apoptose führt im Unterschied zur Nekrose in der Regel zu membranbegrenzten „Apoptotic Bodies", die keine schädigende Wirkung auf ihre unmittelbare Umgebung ausüben, wodurch auch entzündliche Prozesse in der Umgebung vermieden werden.

Die Apoptose spielt ein große Rolle bei Differenzierungsprozessen während der Embryonalentwicklung. Durch sie werden Zellen, die ihre Funktion erfüllt haben oder aus einem anderen Grund überflüssig wurden, gezielt entfernt. Besondere Bedeutung hat die Apoptose bei der Differenzierung des Immun- und des Nervensystems, spielt aber auch im adulten Leben eine wichtige Rolle bei der Steuerung physiologischer Zellregeneration, z. B. im Darmepithel.

Zusammenfassung

Allgemeines zur Zelle

Zelle. Kleinste noch selbstständige lebensfähige Einheit eines menschlichen, tierischen oder pflanzlichen Organismus; besteht aus Zellkern (Nukleus) und dem Zytoplasma (Zellleib); wird außen durch die Zellmembran (Plasmalemm) von der Umgebung abgegrenzt.

Zellgröße. Zeigt deutliche Unterschiede zwischen den einzelnen Zellarten:

- Kleine Zellen, z.B. kleine Lymphozyten: 6 µm
- Große Zellen, z.B. bestimmte Nervenzellen im Gehirn und Rückenmark: 150 µm; Eizelle, 120–140 µm.

Lebensdauer. Variiert stark; Darmepithelzellen 3 Tage; Epidermiszellen 30 Tage; Erythrozyten 120 Tage; Nerven- und Herzmuskelzellen können so alt wie der Gesamtorganismus werden.

Zellkern (Nucleus). Enthält mit den Chromosomen die Träger der Erbanlagen; bildet das übergeordnete Steuerungszentrum des Zellstoffwechsels. Abhängig vom Zellzyklus können zwei Zustandsformen unterschieden werden: Arbeitskern und Teilungskern.

Lichtmikroskopisch färbt sich der Zellkern durch seinen hohen Gehalt an DNA und RNA deutlich mit basophilen Farbstoffen (z.B. Hämatoxylin) an. Elektronenmikroskopisch können am Kern unterschieden werden:

- Kernhülle (Karyotheca)
- Kernraum (Karyoplasma)
- Kernkörperchen (Nucleolus).

Kernhülle (Karyotheca). Dient als Abgrenzung des Kernraums vom Zytoplasma; ist eine Doppelmembran, zwischen deren beiden Blättern der perinukleäre Raum gelegen ist. Dieser steht mit dem rauhen endoplasmatischen Reticulum in kontinuierlicher Verbindung. Die Kernhülle wird von 40–80 nm großen Kernporen mit Diaphragma unterbrochen; dies sind Stellen eines besonders intensiven Stoffaustausches zwischen Kern und Zytoplasma.

Kernraum (Karyoplasma). Besteht im wesentlichen aus Chromatin und Karyolymphe. Chromatin setzt sich aus DNA und damit eng verbunden Proteinen (Histonen und Nicht-Histonproteinen) zusammen. Je 2 Moleküle der Histone H2A, H2B, H3 und H4 bilden zusammen ein flach zylindrisches Gebilde, das als Nucleosom bezeichnet wird. Um jedes dieser Partikel windet sich die DNA mit eineinhalb Windungen. Benachbarte Nucleosomen sind durch einen mehr oder weniger gestreckt verlaufenden DNA-Abschnitt von 40 bis 80 Nucleotidpaaren verbunden („Perlenkettenform der Chromatinfibrille").

Heterochromatin. Chromosomenabschnitte, die auch im Arbeitskern in kondensierter Form vorliegen und daher genetisch inaktiv sind. Konstitutives Heterochromatin liegt in den zentromernahen Bereichen der Chromosomen. Fakultatives Heterochromatin: Chromosomen bzw. Chromosomenabschnitte, die dicht gepackt vorliegen und genetisch inaktiv sind, die sich aber unter anderen Umständen wie Euchromatin verhalten können, z.B das Geschlechtschromatin. Beim weiblichen Geschlecht ist bei den Körperzellen immer eines der beiden X-Chromosomen vollständig inaktiviert. Es liegt als heterochromatisches Körperchen (Barr-Körperchen) innen der Kernmembran an bzw. lässt sich als Anhängsel des Kerns („Drumsticks") bei Granulozyten nachweisen. Barr-Körperchen und „Drumsticks" sind wichtig für die Diagnose des chromosomalen Geschlechts.

Euchromatin. Chromosomenabschnitte, die im Arbeitskern in entspiralisierter Form vorliegen; genetisch aktiv.

Kernkörperchen (Nucleolus). Fallen lichtmikroskopisch als stark basophile Strukturen innerhalb des Kerns (infolge ihres hohen RNA-Gehaltes) auf. Im Bereich des Nucleolus wird vor allem ribosomale RNA gebildet und vor der Ausschleusung in das Zytoplasma vorübergehend gespeichert. Nucleoli werden an speziellen Chromosomenabschnitten (Nucleolus-Organisator-Regionen) gebildet.

Mitosechromosomen. Transportform; mit speziellen Färbemethoden lassen sich an den isolierten Chromosomen unterschiedlich stark gefärbte Abschnitte, sog. Chromosomenbänder (Q-Bänder; G-Bänder, etc.) unterscheiden, wodurch die Identifizierung der einzelnen Chromosomen eines Chromosomensatzes erleichtert wird.

Chromosomenanomalien. Numerische Anomalien; strukturelle Anomalien.

Zellzyklus. Mitose und Interphase. An der Interphase läßt sich weiter eine G_1-Phase („Gap 1": Phase vor der DNA-Verdoppelung), eine S-Phase (DNA-Synthesephase) und eine G_2-Phase („Gap 2": Phase nach der DNA-Verdoppelung) unterscheiden.

Zellteilung
Mitose (indirekte Kernteilung). Dient der Zellvermehrung und dem Zellersatz; führt zur Ausbildung von zwei erbgleichen Tochterzellen. Die Mitose läuft in vier Phasen ab:
- Prophase
- Metaphase
- Anaphase
- Telophase

An die Aufteilung der Chromatiden (Karyokinese) schließt sich die Durchschnürung des Zellleibs (Zytokinese) an.
Meiose (Reduktionsteilung). Findet nur bei der Bildung der Keimzellen (Ei- und Samenzellen) statt und läuft in zwei Schritten (1. und 2. Reifeteilung) ab.

Bei der *1. Reifeteilung* wird der diploide Chromosomensatz auf einen haploiden reduziert. Während der lang dauernden Prophase (die sich aus den Stadien Leptotän, Zygotän, Pachytän und Diakinese zusammensetzt), erfolgt zwischen homologen Chromosomen ein Austausch von genetischem Material („Crossing Over"). Anschließend kommt es zur zufallsmäßigen Aufteilung väterlicher und mütterlicher ganzer Chromosomen auf die zwei Tochterzellen (Spermatozyten II. Ordnung bzw. Oozyten II. Ordnung). Die *2. Reifeteilung* schließt sich an die erste unmittelbar an, ohne dass es dazwischen zu einer Verdoppelung der DNA kommt; die 2. Reifeteilung läuft wie eine normale Mitose ab.
Endomitose. Verdoppelung bzw. Vervielfachung des Chromosomensatzes ohne Kern-und Zellteilung; führt zur Polyploidie.
Amitose. Direkte Durchschnürung des Kerns ohne Sichtbarwerden der Chromosomen. Es entstehen zwei oder mehrkernige Zellen.

Zellmembran. Eine 7–10 nm dicke Membran (Plasmalemm) trennt das Zellinnere von der Umgebung. Modellvorstellungen über den Aufbau der Zellmembran:
- Unit-Membrane-Modell
- Flüssigkeitsmosaik-Modell: Bimolekulare Lipidschicht, in der Proteine eingelagert (integrale Membranproteine) bzw. an den Oberflächen auf gelagert (periphere Membranproteine) sind. An der Außenseite der Zelle ragen die Zuckerreste der Glykoproteine vor und bilden insgesamt eine dünne oberflächliche Schicht (Glykokalix). Diese spielt eine Rolle bei zellulären Erkennungs- und Differenzierungsprozessen.

Transportprozesse

a) **Ohne morphologisch erkennbare Strukturveränderungen der Zellmembran**

- Passiver Transport von Ionen und Molekülen durch Diffusion entsprechend einem Konzentrationsgefälle.
- Aktiver Transport durch die Zellmembran unter Energieverbrauch und unter Beteiligung von Transportproteinen.

b) **Durch Membranflussvorgänge:**
Endozytose

- Pinozytose. Aufnahme kleiner Flüssigkeitströpfchen; nur elektronenmikroskopisch nachweisbar.
- Phagozytose. Aufnahme größerer geformter Bestandteile; schon lichtmikroskopisch nachweisbar.
- Rezeptor-vermittelte Endozytose. Selektive Aufnahme bestimmter Makromoleküle; morphologisches äquivalent sind die Stachelsaumvesikel.

Exozytose

- Ausschleusen von Substanzen aus der Zelle.

Zytopempsis

- Durchschleusen von Material durch das Zytoplasma; Kombination von Endo- und Exozytose.

Differenzierungen der apikalen Zelloberfläche

Mikrovilli. Unterschiedlich lange, 50–100 nm dicke Ausstülpungen der Zellmembran; dienen der Oberflächenvergrößerung, z. B. im Darmepithel.

Stereozilien. Lange Mikrovilli, die z. T. verzweigt sind. Kommen an den Epithelzellen des Nebenhodens und des Samenleiters vor. Spielen bei Resorptions- und Sekretionsvorgängen eine wichtige Rolle. Weiter finden sich Stereozilien an den Haarzellen im Innenohr.

Kinozilien. 3–20 µm lange, 0,2 µm dicke, bewegliche Zellfortsätze; sind über Basalkörperchen und „Wurzelfüßchen" im Zytoplasma verankert. Sie zeigen eine „9 x 2 + 2 Struktur", d. h., 2 zentrale Mikrotubuli werden außen von 9 Paaren peripherer Mikrotubuli umgeben. Beispiele für das Vorkommen von Kinozilien:

- Epithel der luftleitenden Wege des Atmungstraktes
- Eileiterepithel
- Epithel der Ductuli efferentes.

Differenzierung der seitlichen Zellmembran (Zellkontakte)

Zonula occludens (Tight Junction). Gürtelförmig um die Zelle verlaufende Kontaktstruktur; kein Interzellularspalt mehr erkennbar, da die benachbarten Zellmembranen miteinander verschmolzen sind.

Zonula adhaerens. Gleichfalls gürtelförmig um die ganze Zelle gelegen; Interzellularspalt erhalten und mit einer glykoproteinhaltigen Kittsubstanz gefüllt.

Desmosom. Umschriebene, runde oder elliptische Haftstruktur; symmetrisch an benachbarten Zellen aus zwei Desmosomenhälften aufgebaut. Interzellularspalt mit Kittsubstanz gefüllt. Die genannten Strukturen sind wichtig für den mechanischen Zusammenhalt benachbarter Epithelzellen.

Nexus (Gap Junction). Dient dem Stoff- und Informationsaustausch benachbarter Zellen. Interzellularspalt auf 2 nm verschmälert; wird von feinen Röhrchen (Konnexone) überbrückt. Der Nexus ist für Ionen und Moleküle bis zu einem Molekulargewicht von etwa 1.000 durchgängig; hat keine mechanischen Funktionen.

Zytoplasma

Besteht aus

- Grundplasma (Hyaloplasma)
- Zellorganellen
- Metaplasma
- Paraplasma.

Zellorganellen. Spezifisch gebaute, im Zytoplasma gelegene Zellstrukturen, die wichtige Funktionen im Zellstoffwechsel erfüllen.

Membranbegrenzte Zellorganellen

- Mitochondrien
- Endoplasmatisches Retikulum
- Golgi-Apparat
- Lysosomen
- Peroxisomen.

Mitochondrien. Lichtmikroskopisch sichtbare, bewegliche, stäbchenförmige (etwa 2–6 µm) lange Gebilde; von einer Doppelmembran umgeben, wobei die äußere eine glatte Hülle ist, die innere hingegen zur Oberflächenvergrößerung zahlreiche Einfaltungen (Cristae; Tubuli etc.) bildet. An der Innenmembran sind Enzyme der Atmungskette und der oxidativen Phosphorylierung lokalisiert. Die von der inneren Mitochondrienmembran umschlossene Mitochondrienmatrix enthält Enzyme des Zitronensäurezyklus, des Fettabbaus und der Proteinsynthese; die Mitochondrien sind die Energieproduzenten („Kraftwerke der Zelle"). Mitochondrien enthalten eine eigene, vom Kern unabhängige DNA und RNA sowie eigene Ribosomen. Sie besitzen dadurch innerhalb der Zelle eine gewisse Autonomie.

Endoplasmatisches Reticulum. Dreidimensionales, membran-begrenztes Hohlraumsystem im Zytoplasma; kommt in zwei Formen vor:

- Raues endoplasmatisches Reticulum. Seinen Membranen sind an der Außenseite zahlreiche Ribosomen aufgelagert, die vor allem Exportproteine synthetisieren. Die neugebildeten Proteine werden zunächst in das Innere des Hohlraumsystems abgegeben und dann zur Weiterverarbeitung zum Golgi-Apparat transportiert.
- Glattes endoplasmatisches Reticulum. Es ist frei von Ribosomen und besteht aus unterschiedlich weiten, miteinander in kontinuierlicher Verbindung stehenden Membranschläuchen; dient der Synthese von komplexen Lipiden, Steroiden und Glykogen.

Golgi-Apparat. Besteht aus mehreren Stapeln von glattwandigen Zisternen (Dictyosomen) und damit assoziierten kleinen Bläschen (Vesikel und Vakuolen). Am Golgi-Apparat lassen sich eine Aufbauseite (cis-Seite), an die Proteine aus dem rauen endoplasmatischen Retikulum herantransportiert werden, und eine Abgabeseite (trans-Seite), von der membranumhüllte Sekretionsprodukte abgeschnürt werden, unterscheiden. Funktionen des Golgi-Apparates:

- Ankopplung von Zuckerresten an Proteine
- Kondensation und Verpackung von Sekretionsprodukten
- Bildung von Membranmaterial
- Bildung primärer Lysosomen.

Lysosomen. Membranbegrenzte kleine Körperchen, die eine Anzahl hydrolytischer Enzyme (Leitenzym: saure Phosphatase) enthalten.

Mittels ihrer Enzyme können die Lysosomen sowohl überaltertes zelleigenes Material (Autolysosomen) als auch von der Zelle von außen aufgenommenes Material (Heterolysosomen) abbauen. Unverdaute Bestandteile werden aus der Zelle durch Exozytose hinausgeschafft oder bleiben als Restkörper (residual bodies) im Zytoplasma liegen.

Peroxisomen. Kleine (0,5 µm) Körperchen, die unter anderem die Enzyme Peroxidase und Katalase enthalten; sind am Lipidstoffwechsel beteiligt und bauen intrazellulär entstandenes Wasserstoffperoxid ab.

Nicht-membranbegrenzte Zellorganellen
- Ribosomen
- Zentriolen
- Metaplasmatische Strukturen wie Mikrotubuli und Mikrofilamente.

Ribosomen. Kugelige, 10–20 nm große Partikel; Ort der Proteinsynthese; dazu werden mehrere Ribosomen durch einen Strang von mRNA zu Polyribosomen verbunden.

Zentriolen. Meist paarige Körperchen (Diplosom), oft in der Nähe des Zellkerns gelegen; elektronenmikroskopisch: 0,5 µm lange und 0,25 µm dicke Zylinder, deren Wand aus Mikrotubuli (9 x 3) besteht. Von den Zentriolen aus erfolgt bei der Zellteilung die Bildung des Spindelapparates; spielen eine wichtige Rolle bei der Organisation des Zytoskeletts. Die Basalkörperchen der Kinozilien sind leicht modifizierte Zentriolen.

Metaplasma
Unter dem Begriff „Metaplasma" werden zytoplasmatische Strukturen zusammengefasst, an die besondere Leistungen und Eigenschaften von differenzierten Zellen gebunden sind („Berufsstrukturen der Zelle").

Zytoskelett
An ihm lassen sich drei verschiedene Komponenten unterscheiden, nämlich die Mikrotubuli, die Mikrofilamente und die Intermediärfilamente. Es spielt bei der Aufrechterhaltung der Zellform, bei

Bewegungsvorgängen der Zellen, bei Transportprozessen und bei der Zellteilung eine wichtige Rolle.

Mikrotubuli. Regelmäßig aufgebaute, unverzweigte Röhrchen (Durchmesser 24 nm) von unterschiedlicher Länge. Ihre Wand besteht aus 13 längs gerichteten Protofilamenten, die sich aus dem Protein Tubulin aufbauen.

Mikrofilamente. Ihre Dicke beträgt 5–7 nm; sind aus kugelförmigem Aktin G aufgebaut, das sich in der Zelle schnell zu langen Aktin-F-Fasern zusammenlagern kann.

Intermediärfilamente. Ihr Durchmesser beträgt etwa 8–10 nm. Sie bestehen aus faserigen Polypeptiden, die in ihrer Größe stark variieren. Intermediärfilamente sind die stabilste Komponente des Zytoskeletts. Die Intermediärfilamente sind chemisch nicht einheitlich, sodass sich mit biochemischen und immunzytochemischen Methoden verschiedene Klassen von Intermediärfilamenten unterscheiden lassen (z. B. Vimentin in Fibroblasten, Chondrozyten, Makrophagen; Desmin in glatten Muskelzellen; „Glial Acidic Fibrillary Protein" in Gliazellen).

Paraplasma
Zytoplasmaeinschlüsse, die zumindest zeitweise nicht am zellulären Stoffwechsel teilnehmen. Zu den paraplasmatischen Einschlüssen zählen:
- Reservestoffe wie Glykogen und Lipide
- Pigmente (Melanin, Lipofuszin, Hämoglobin etc.)
- Sekrete und kristalline Proteineinschlüsse.

Zelltod
Eine irreversible Schädigung der Zelle führt zum Zelltod. Dabei lassen sich Nekrose, und Apoptose (programmierter Zelltod) unterscheiden.

3
Epithelgewebe

3.1
Vorbemerkungen: Zum Begriff „Gewebe"

Gewebe sind Verbände von gleichartigen Zellen. Zum Gewebe gehört auch die Interzellularsubstanz, besondere nichtzelluläre Elemente, die, je nach Art des Gewebes, für Form und Funktion eine besondere Bedeutung haben. Die Interzellularsubstanz wird von Zellen produziert; sie kann flüssig, weich oder fest sein. Die Interzellularsubstanz liegt geformt oder ungeformt vor. Im letzteren Fall handelt es sich um eine eiweißhaltige sol- oder gelartige Masse, welche für Stoffaustausch, Transportprozesse und Wasserspeicherung eine wichtige Rolle spielt. Zur geformten Interzellularsubstanz gehören vor allem Fasern und Fasersysteme, die durch Einlagerung von anorganischem Material eine besondere mechanische Festigkeit erhalten.

In der Histologie werden die Gewebe des Körpers in vier Gruppen zusammengefasst:

Der Aufbau lebender Gewebe in schematischer Darstellung

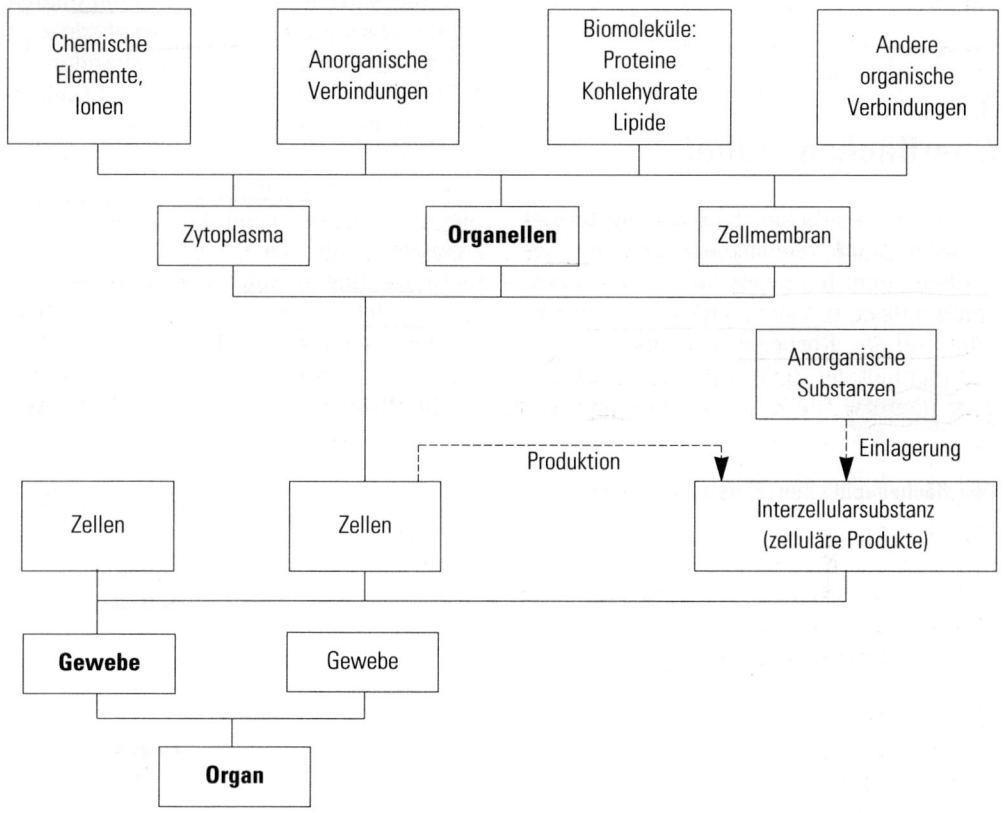

- Epithelgewebe (griech. επιθηλεω: auf etwas anderem wachsen)
- Binde- und Stützgewebe
- Muskelgewebe
- Nervengewebe.

In der Anatomie der komplizierter gebauten Organismen sind noch einige weitere Begriffe von Wichtigkeit:

Organ. Verschiedene Gewebe und Zellen schließen sich zu einer Funktionseinheit zusammen, die meistens gegenüber anderen Organen und Strukturelementen des Körpers deutlich abgegrenzt werden kann.

System. Funktionelle Einheiten aus mehreren Organen, verschiedenen Geweben, Leitungsbahnen und/oder anderen Strukturelementen bezeichnet man als Systeme. Sie erstrecken sich über den Gesamtorganismus:

- Kreislaufsystem
- Nervensystem
- Endokrines System
- Abwehrsystem.

Die Systeme durchdringen sich gegenseitig und alle Apparate.

Apparat. Gesamtheiten von Organen, Geweben, Systemteilen und anderen Strukturelementen, die einer gemeinsamen Funktion dienen, werden als Apparat bezeichnet: Verdauungsapparat, Atemapparat, Genitalapparat, Harnapparat, Bewegungsapparat. Leider werden die Begriffe System und Apparat oft synonym gebraucht. Der wesentliche Unterschied zwischen beiden Begriffen besteht darin, dass die Apparate räumlich nebeneinander stehen und deutlich von einander abgrenzbar sind, während die Systeme bzw. Systemteile in allen Apparaten und Organen nachweisbar sind.

3.2 Oberflächenepithel

Oberflächenepithelien bilden ausgebreitete Zellverbände. Sie sitzen mit ihrer basalen Seite dem Bindegewebe auf und grenzen mit ihrer apikalen Seite an eine innere oder äußere Körperoberfläche. Der Zusammenhalt der Zellen ist im allgemeinen sehr intensiv. Die Zellen liegen dicht beieinander, die Zellverbindungen sind deutlich ausgeprägt. Die Interzellularspalten sind sehr schmal. Interzellularsubstanz ist nur in sehr geringer Menge vorhanden. Epithelien sind gefäßlos. Die Epithelzellen müssen also durch Diffusion aus dem gefäßführenden Bindegewebe ernährt werden. Bei einschichtigen oder mehrreihigen Epithelien bringt dies keine Schwierigkeiten mit sich, wohl aber bei mehrschichtigen Epithelien. Hier sind oft beträchtliche Diffusionsstrecken zu überwinden, sodass oberflächennahe Zellen schlechter versorgt werden als basisnahe. Im Stofftransport (Nährstoffe, Atemgase,

Oberflächenepithelien (Einteilungsschema)

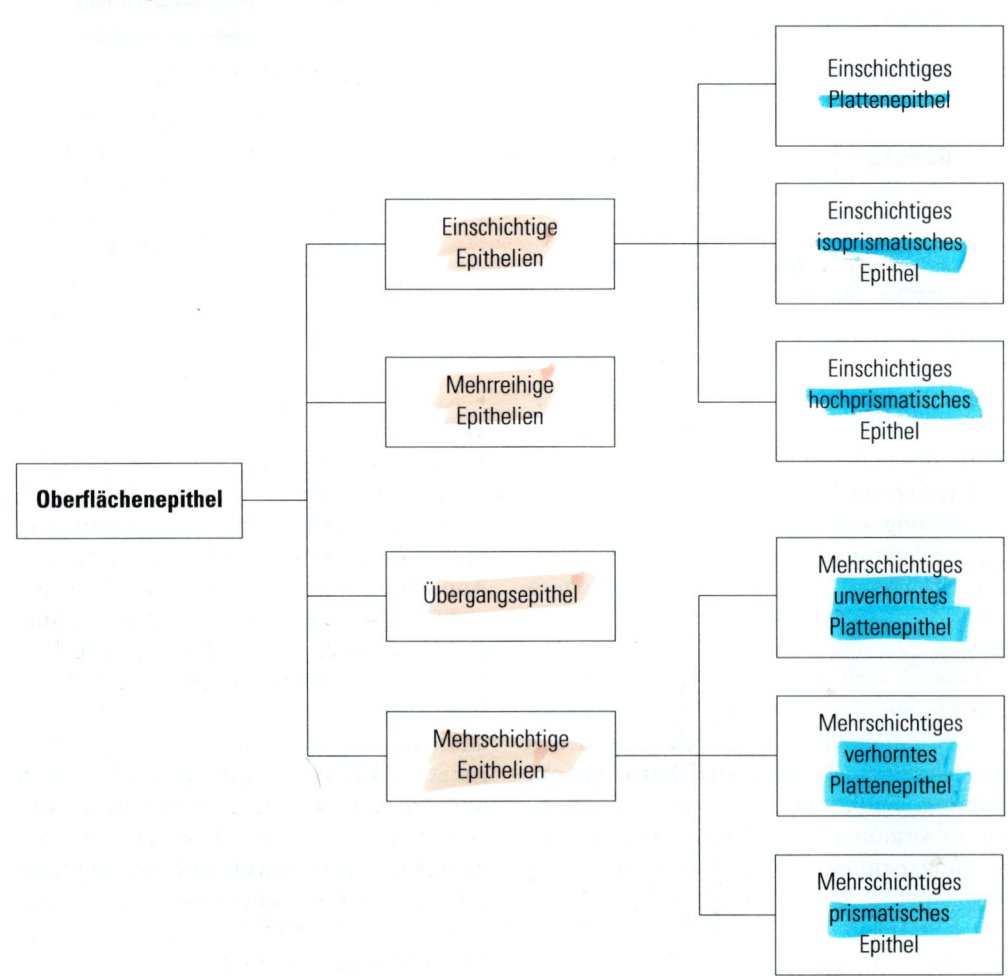

Endprodukte) spielen die Interzellularräume eine wichtige Rolle. Zwischen den Epithelzellen können freie Nervenendigungen vorkommen, bei vielschichtigen Epithelien nur in den unteren Zelllagen. Je nach Vorkommen besitzen die Epithelzellen verschiedene Differenzierungen (Mikrovilli, Kinozilien, Stereozilien) an der freien Oberfläche oder basale Einfaltungen (Abb. 3-1).

Oberflächenepithelien haben folgende Funktionen:

- Schutz gegen mechanische Verletzungen oder chemische Agentien, gegen Eindringen von Mikroorganismen und Fremdstoffen in den Körper sowie gegen Austrocknung
- Stoffaustausch: Resorption, Sekretion (Transport von Stoffen durch das Epithel)

- Transport von Stoffen entlang der Epitheloberfläche
- Reizaufnahme (Kontakte zur Umwelt): Berührungsreize, Temperaturempfindungen, Schmerzreize, Orientierung usw.

Nach dem histologischen Bau und der Funktion unterscheidet man verschiedene Arten des Oberflächenepithels.

3.2.1
Einschichtige Epithelien

Merksatz: Bei einschichtigen Epithelien liegen alle Zellen der Basalmembran auf, alle Zellen erreichen die Epitheloberfläche (Abb. 3-2).

3.2.1.1
Einschichtiges Plattenepithel

Eine dichte Lage flacher, abgeplatteter Zellen von polygonaler Gestalt mit länglichen oder rundlich-ovalen Kernen, welche den Zellkörper nach apikal vorwölben können (Abb. 3-2a–b). An der freien Oberfläche kann das Epithel Mikrovilli tragen, die manchmal oberhalb des Zellkerns besonders dicht stehen. Die Epithelzellen sind miteinander verzahnt (oft deutlich interdigitierend) und durch Zonulae occludentes verbunden.

Vorkommen: Seröse Häute (Brustfell: Pleura, Bauchfell: Peritonaeum, Herzbeutel: Perikard, Epikard), Innenauskleidung des Herzens und der Blut- und Lymphgefäße (Endokard, Endothel), hinteres Hornhautepithel des Auges, Alveolarepithel der Lunge, Schaltstückepithel in Drüsen, Epithel der Bowman-Kapsel und der Henle-Schleife.

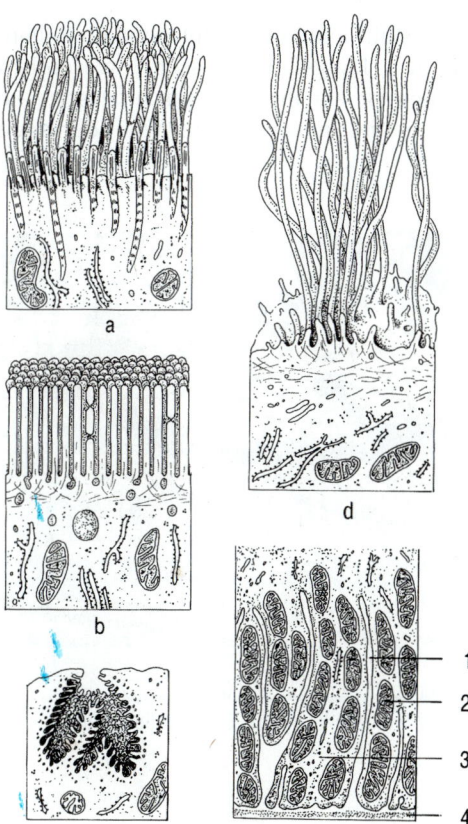

a
b
c
d
e
1
2
3
4

Abb. 3-1: Oberflächendifferenzierungen bei Epithelzellen. **a)** Kinozilien, **b)** Mikrovilli, **c)** Intrazelluläre Sekretkapillaren, **d)** Stereozilien, **e)** Basale Einfaltungen (Invaginationen) 1 Einfaltung zur Vergrößerung der basalen Zelloberfläche; 2 dicht gepackte Mitochondrien, parallel zu den Einfaltungen liegend; 3 Zytoplasma; 4 Basallamina (den Einfaltungen nicht folgend).

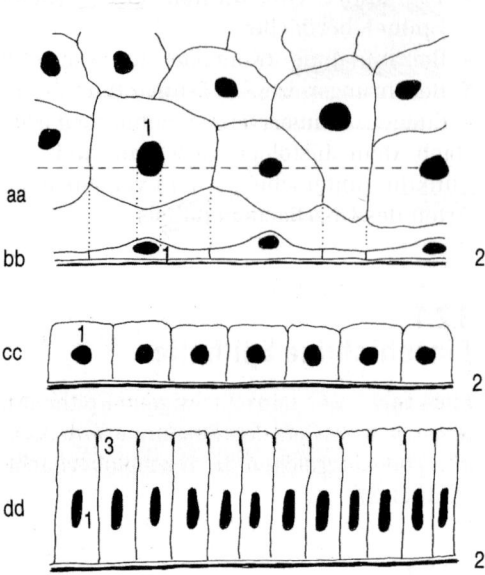

Abb. 3-2:
a) Einschichtige Epithelien. aa) Einschichtiges Plattenepithel (Aufsicht); bb) einschichtiges Plattenepithel (Schnitt); cc) einschichtiges isoprismatisches Epithel (Schnitt); dd) einschichtiges hochprismatisches Epithel (Schnitt). 1 Zellkern; 2 Basalmembran; 3 Schlußleisten

3.2.1.2
Einschichtiges isoprismatisches (kubisches) Epithel

Die Höhe der Zellen entspricht etwa ihrer Breite, in der Aufsicht haben sie eine polygonale Gestalt. Die Kerne sind meist kugelförmig (Abb. 3-2a). Das Epithel ist häufig sekretorisch aktiv.

Vorkommen: Im Ausführungsgangsystem vieler Drüsen, in verschiedenen Nierenkanälchen, Plexus chorioideus, Pigmentepithel der Netzhaut (Retina), Oberfläche des Ovars (Keimdrüsenepithel), kleine Gallengänge, Follikelepithel der Schilddrüse (je nach Funktionszustand), Amnionepithel, Linsenepithel.

3.2.1.3
Einschichtiges hochprismatisches Epithel (Zylinderepithel)

Es besteht aus hohen, polygonalen Zellen, deren Längsdurchmesser wesentlich größer ist als ihr Querdurchmesser. Die Kerne sind meist länglich oval oder auch

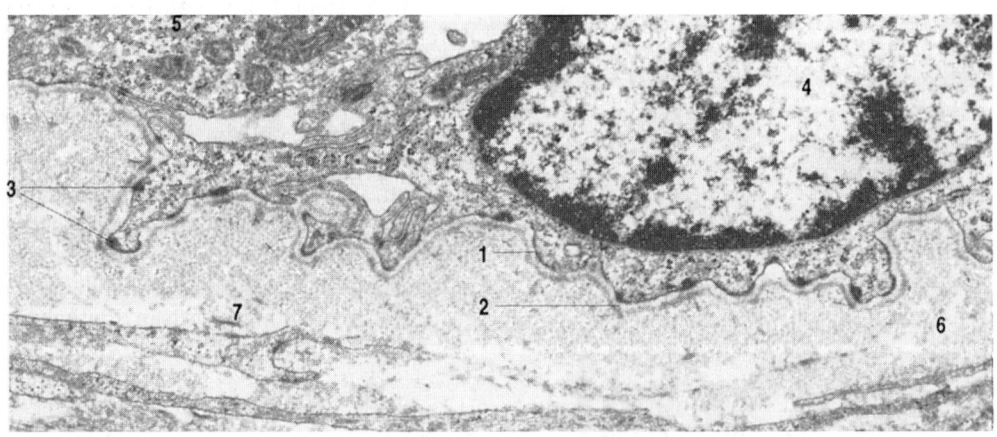

b) Ultrastruktur der Basalmembran im elektronenmikroskopischen Bild (Vergr. ca. 12000x).
1 Lamina basalis; 2 Zellmembran; 3 Halbdesmosomen; 4 Zellkern; 5 Intrazellularraum; 6 Extrazellularraum; 7 Kollagenfasern

rundlich. Sie sind im allgemeinen parallel zur Längsachse der Zelle angeordnet (Abb. 3-2a). Häufig liegen sie in der basalen Hälfte der Zelle. Die Epithelzellen können Mikrovilli tragen (lichtmikroskopisch: Bürstensaum).

Vorkommen: Innenauskleidung des Verdauungskanals (Mageneingang bis Anus), Gallenblase, manche Drüsenausführungsgänge, Sammelrohre und Ductus papillares der Niere, Eileiter (Tuba uterina), Gebärmutterschleimhaut (Endometrium).

Einschichtige Epithelien zeigen eine große Variationsbreite. So kann z.B. im selben Organ das einschichtige Epithel je nach Funktionszustand oder Entwicklungsgrad flach, iso- oder hochprismatisch sein.

3.2.2
Zwei- bis mehrreihige Epithelien

Merksatz: Alle Zellen sitzen der Basalmembran auf, aber nicht alle erreichen die Oberfläche des Epithels.

Zwischen die Zellen, die sich durch die ganze Höhe des Epithels erstrecken, sind basal gelegene kleinere Zellen eingeschoben. Die kugeligen Kerne dieser kleineren Zellen und die länglich-ovalen Kerne der großen Zellen liegen demzufolge bei senkrechter Schnittführung in verschiedener Höhe, sodass zwei oder mehr Kernreihen zu sehen sind (Abb. 3-3). Als Oberflächendifferenzierungen kommen Kinozilien oder Stereozilien vor.

Vorkommen: Auskleidung der Atemwege (Nasenhöhle, Nebenhöhlen der Nase, Luftröhre, Bronchien), Nebenhodengang (Ductus epididymidis), Samenleiter (Ductus deferens), Ausführungsgang der Ohrspeicheldrüse (Ductus parotideus).

3.2.3
Übergangsepithel

Es besteht aus einer Basal-, Intermediär- und Superfizialzellschicht. Entgegen früherer Ansicht kann es nicht mehr zu den mehrreihigen Epithelien gezählt werden, da nicht alle Zellen die Basalmembran erreichen (Abb. 3-4). Im unteren Teil des Epithels überwiegt die Mehrreihigkeit, im oberen Teil dagegen die Mehrschichtigkeit. Das Übergangsepithel ist das spezifische Epithel der Harnwege: Nierenbecken, Harnleiter (Ureter), Harnblase, Anfangsteil der Harnröhre (Urethra). Es überzieht Flächen von stark wechselnder Ausdehnung. Im nichtgedehnten Zustand ist das Epithel hoch, und die Zellen erscheinen stark verzahnt mit Reservefalten: So kann leicht der Eindruck eines mehrreihigen Epithels entstehen. Im gedehnten Zustand wird das Epithel dagegen sehr flach und ähnelt stellenweise einem zweischichtigen Plattenepithel. Die oberste Zellschicht wird von großen breitflächigen, oft zweikernigen Deckzellen gebildet (Durchmesser bis 100 µm). Ihr apikales Zytoplasma ist körnig verdichtet (Crusta).

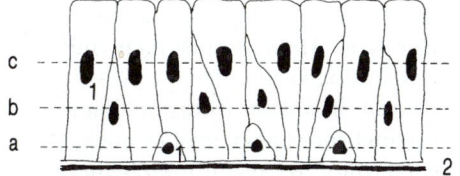

Abb. 3-3: Mehrreihiges Epithel.
a, b, c Kernreihen; 1 Zellkern; 2 Basalmembran

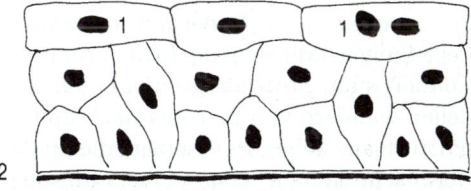

Abb. 3-4: Übergangsepithel.
a) Schemazeichnung, 1 Deckzellen im Stratum superficiale; 2 Basalmembran.

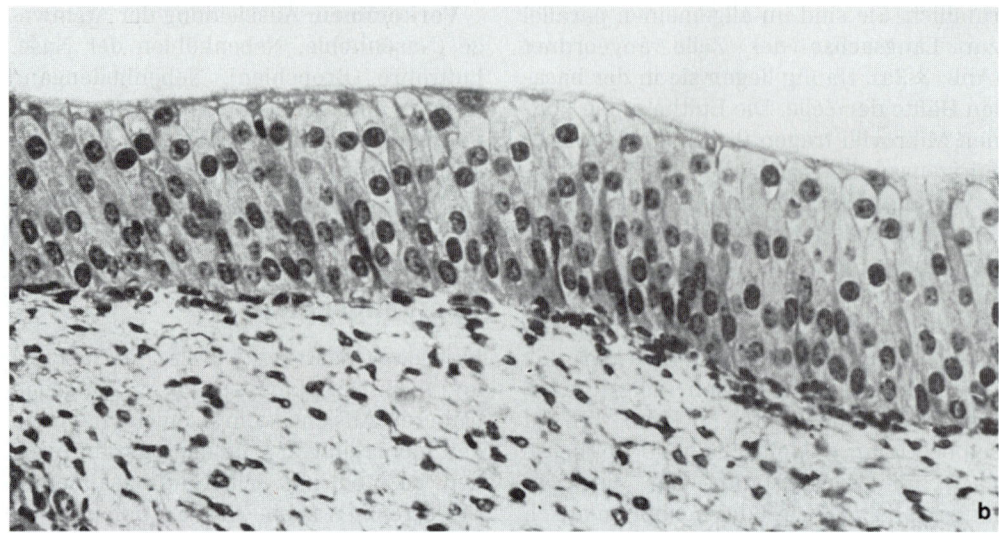

Abb. 3-4: Fortsetzung
b) Epithel des Harnleiters (Vergr. 350x).

3.2.4
Mehrschichtige Epithelien

Merksatz: Nur die Zellen der untersten Lage haben Kontakt zur Basalmembran. Nur die Zellen der obersten Lage erreichen die freie Epitheloberfläche. Die Zellen aller dazwischen liegenden Schichten erreichen weder die Basalmembran noch die Oberfläche.

In mehrschichtigen Epithelien besteht von basal nach apikal ein Struktur- und Stoffwechselgefälle: Die basalen Zellen haben meist eine prismatische Gestalt. Nach apikal verlieren die Zellen allmählich an Höhe, sie werden zunehmend flacher. In den basalen Lagen findet durch ständige Zellteilungen (Mitosen) die Erneuerung des Epithels statt: *Stratum germinativum*. Die Zellen wandern von hier aus nach apikal, um dort jene Zellen zu ersetzen, die an der Oberfläche laufend abgeschilfert (desquamiert) werden.

An seiner Unterseite ist das Epithel mit dem Bindegewebe unterschiedlich fest verbunden: Fingerartige Vorwölbungen des Epithels (Epithelzapfen, Epithelpapillen) verzahnen sich mit entsprechenden Ausstülpungen der Lamina propria des Bindegewebes (Bindegewebspapillen). Anzahl und Höhe dieser Papillen bestimmen die Festigkeit der Verbindung Bindegewebe–Epithel.

Man unterscheidet:

3.2.4.1
Mehrschichtiges unverhorntes Plattenepithel

Das Epithel ist aus drei Schichten aufgebaut:

- *Stratum basale:* (eine Lage relativ großer Zellen, stark basophil durch zahlreiche Halbdesmosomen mit der Basallamina verbunden
- *Stratum spinosum* (Stratum intermedium): mehrere Lagen großer polygonaler Zellen, die über weite Interzellularspalten hinweg durch dornartige Fortsätze verbunden sind, welche über Desmosomen zusammenhängen

- *Stratum superficiale:* flache Zellen; in den obersten Lagen gehen die Zellkerne durch Pyknose und Karyolyse zugrunde. Die freie Epitheloberfläche wird durch Drüsensekrete feucht gehalten.

Stratum basale und Stratum intermedium zusammengenommen bilden das Stratum germinativum (Abb. 3-5).

Das unverhornte Plattenepithel kommt nur im Körperinneren an Stellen vor, die einer stärkeren mechanischen Belastung ausgesetzt sind. Mundhöhle, Schlund (Pharynx), Speiseröhre (Oesophagus), Anus, Scheide (Vagina).

3.2.4.2
Mehrschichtiges verhorntes Plattenepithel

Es kommt fast ausschließlich in der Epidermis vor. Daneben ist es an der Mündung von Körperöffnungen, wo es dann in andere Epithelarten übergeht, und auch vereinzelt in der Mundhöhle vorhanden.

Das Epithel ist aus mehreren Schichten aufgebaut (Abb. 3-6):

Stratum basale. Kleine, prismatische, dicht liegende Zellen strecken zahlreiche Wurzelfüßchen gegen das subepitheliale Bindegewebe vor. Dadurch haften sie besonders auf der Unterlage. In dem oberhalb der Kerne (supranukleär) gelegenen Zytoplasma der Basalzellen kommen Melaningranula vor. An die Basallamina des Epithels lagern sich Melanozyten an und schieben sich in die Reihe der Basalzellen ein.

Stratum spinosum. Diese Schicht enthält mehrere Lagen großer polygonaler Zellen, die über relativ weite Interzellularspalten hinweg untereinander durch Fortsätze verbunden sind. Diese sich gegenseitig berührenden Fortsätze tragen Desmosomen. Das Zytoplasma enthält viele Tonofibrillenbündel, die die Zelle netzartig durchziehen und auch in die Desmosomenhälften einstrahlen. Im Lichtmikroskop sieht

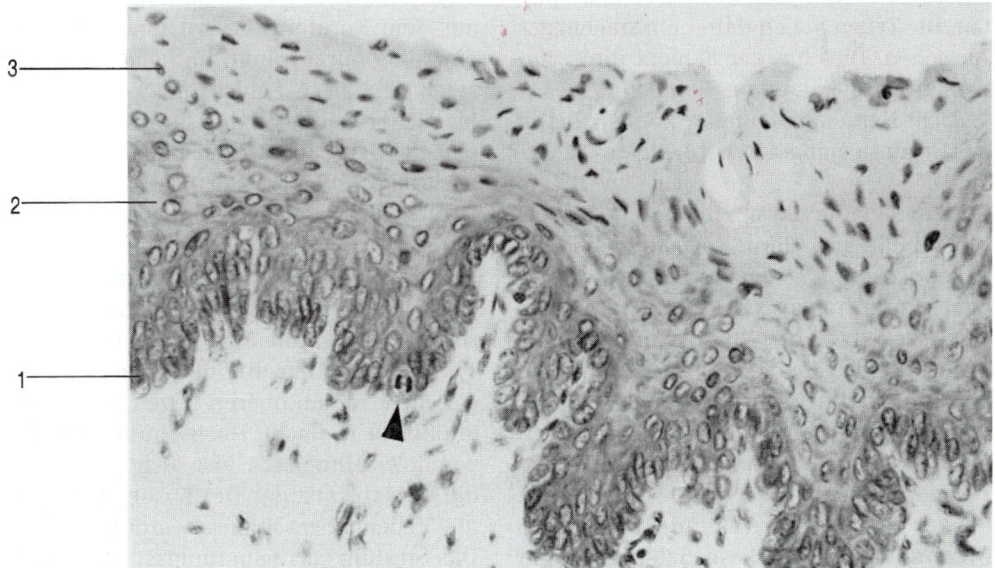

Abb. 3-5: Mehrschichtiges unverhorntes Plattenepithel (Vergr. 140x).
1 Stratum basale; 2 Stratum spinosum; 3 Stratum superficiale; Pfeil: Mitose im Stratum basale

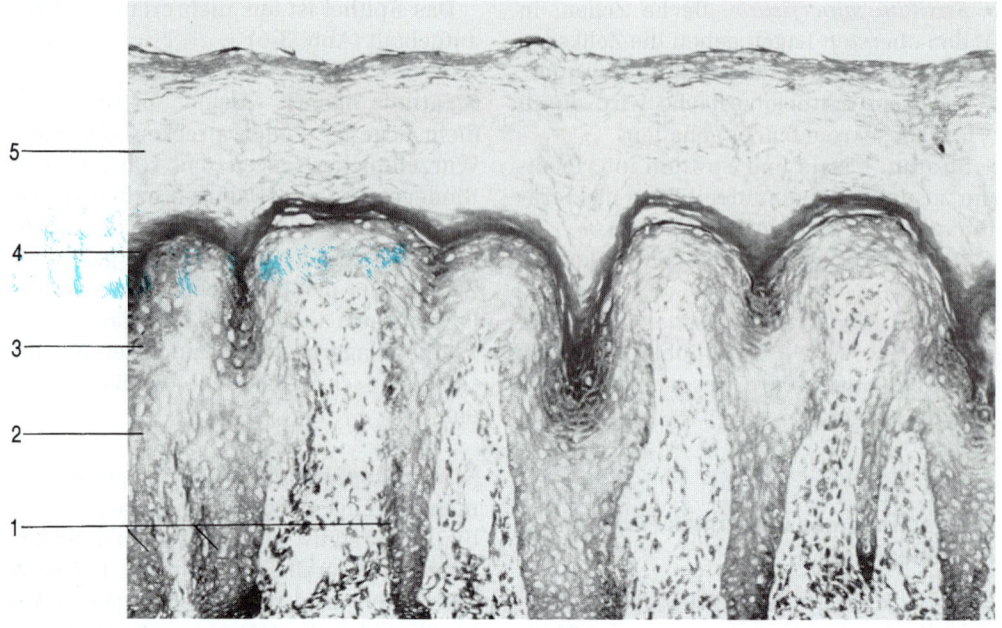

Abb. 3-6: Mehrschichtiges verhorntes Plattenepithel (Vergr. 140x).
1 Stratum basale; 2 Stratum spinosum; 3 Stratum granulosum; 4 Stratum lucidum; 5 Stratum corneum

man bei starker Vergrößerung diese Fortsätze in den weiten Interzellularspalten. Die Zellen haben daher ein stacheliges Aussehen. Dies hat der Schicht ihren Namen gegeben (lat. spina: Stachel).

Freie Nervenendigungen können bis in das Stratum spinosum vordringen.

Stratum granulosum. In dieser Körnerschicht (lat. granulum: Körnchen) sind die Zellen schon abgeflacht. Sie besteht, je nach Verhornungsgrad, aus 1–5 Lagen. Die Zellen enthalten stark lichtbrechende Keratohyalingranula und zeigen bereits Zeichen der Degeneration: kleine, dichter werdende Kerne, Verlust von Mitochondrien. Die Tonofilamente lösen sich von den Desmosomen ab.

Stratum lucidum. Diese Schicht kommt nur in der sog. Leistenhaut vor (Hohlhand, Fingerbeeren, Fußsohle, Zehenballen). Sie besteht aus einigen Lagen platter, spindelförmiger und dicht beisammen liegender

Zellen. Die Zellkerne lassen sich nicht mehr anfärben. Das Zellinnere ist mit dem aus dem Keratohyalin entstandenen Eleïdin völlig durchtränkt. Im Lichtmikroskop zeigt sich diese Schicht stark aufgehellt. Möglicherweise hat das Stratum lucidum eine Bedeutung als Gleitschicht zwischen der relativ starren Hornmasse und dem weicheren Rest des Epithels.

Stratum corneum. Entsprechend der mechanischen Beanspruchung ist die Hornschicht unterschiedlich dick. Die Zellen sterben ab: Auflösung der Kerne und Organellen. In den oberen Lagen haben sich die Zellen in flache Hornschüppchen verwandelt. Allmählich löst sich auch noch die Kittsubstanz der Desmosomen, sodass die Zellen abgeschilfert werden können. Das Stratum corneum umfasst eine innere Zone, deren Zellen mit denen im Stratum granulosum eine gewisse Ähnlichkeit haben und eine äußere Zone, in welcher die Zellen nur noch Keratin enthalten.

3.2.4.3
Mehrschichtiges prismatisches Epithel

Diese Epithelart ist nicht sehr verbreitet. Man findet sie vorwiegend in den Übergangszonen zwischen mehrreihigem und mehrschichtigem unverhorntem Plattenepithel.

Aufbau:

- *Stratum basale:* Polygonale oder kubische Zellen
- *Stratum intermedium:* Spindelförmige, oberflächenparallel angeordnete Zellen in mehreren Lagen
- *Stratum superficiale:* Iso- bis leicht hochprismatische Zellen in einer Lage mit großen rundlich-ovalen Kernen enthalten größere Glykogenvorräte und tragen Mikrovilli an ihrer Oberfläche.

Die Zellen dieses Epithels sind stark miteinander verzahnt. Die funktionelle Bedeutung des mehrschichtigen prismatischen Epithels ist noch nicht geklärt.

Vorkommen: Fornix conjunctivae (Bindehautumschlagfalte am Auge), hinteres Ende des Nasenvorhofs, Gaumen, Kehldeckel, an einem Teil der Urethra.

3.2.5
Basalmembran

Zwischen den Epithelzellen und dem darunterliegenden Bindegewebe befindet sich eine feine, homogene Grenzstruktur, die Basalmembran (Abb. 3-2 b). In lichtmikroskopischen Präparaten ist sie nicht immer zu sehen. Sie besteht aus zwei Schichten:

Die *Lamina basalis* (20–100 nm Dicke) enthält Kollagen vom Typ III, IV und VII als Hauptbestandteile und andere Stoffe, z. B. das Glykoprotein Laminin. Sie ist mit den Epithelzellen durch Halbdesmosomen verbunden. Darunter liegt die *Lamina reticularis,* welche aus kondensierter Grundsubstanz besteht. In diese sind kleine Bündelchen aus etwa 3 nm langen Kollagenfibrillen eingelagert.

Die Basalmembran ist eine Verbindungsstruktur zwischen Epithel und Bindegewebe. Für das Epithel ist sie eine Unterlage mit formstabilisierendem Einfluß. Gleichzeitig hat sie eine wichtige Funktion bei selektiven Stoffaustauschprozessen (z. B. Filtration in der Niere). Basalmembranen kommen nicht nur zwischen Epithel und Bindegewebe vor, sondern umgeben auch Muskelzellen, Fettzellen und Gliazellen des PNS.

3.3
Drüsenepithel

Die Drüsen (Glandulae) sind Verbände von besonders differenzierten Epithelzellen. Sie besitzen die Fähigkeit, spezifische Stoffe (Sekrete) zu bilden und abzusondern.

3.3.1
Endokrine Drüsen

Endokrine Drüsen geben die von ihnen gebildeten Hormone als Inkrete direkt in die Blutgefäße ab. Über das Kreislaufsystem werden diese Hormone im gesamten Organismus verteilt und zu ihren Wirkorten gebracht. Dort binden sie sich entweder an spezifische Rezeptoren der Zellmembran, oder sie gelangen in das Zellinnere, wo sie sich an zytoplasmatische Rezeptoren binden. In beiden Fällen entfalten sie als chemische Botenstoffe ihre spezifischen Wirkungen: Beeinflussung des Stoffwechsels, Auslösung oder Regulierung von Wachstumsvorgängen u. ä.

Endokrine Drüsen haben die Verbindung zu dem Deckepithel, aus dem sie entstanden sind, verloren. Sie besitzen keinen Ausführungsgang. In den meisten endokrinen Drüsen findet man aber ein reich entwickeltes Kapillarsystem. Die Hormone werden bei den meisten Drüsen unmittelbar nach der Synthese an die Blutbahn ab-

Einteilungsprinzipien der exokrinen Drüsen

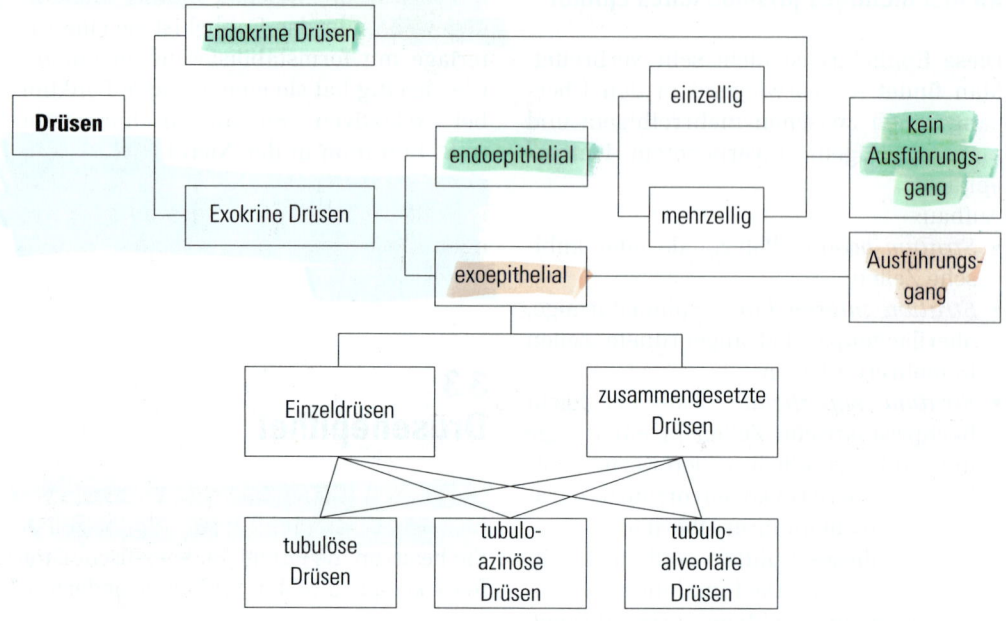

gegeben: Hypophyse, Nebenniere, Neben-
schilddrüse, Hoden, Ovar.

Ein anderes Prinzip ist in der Schilddrüse verwirklicht: Diese Drüse hat einen fol-
likulären (bläschenartigen) Bau. Die synthetisierten Hormone werden zunächst in
Form eines Kolloids in Follikeln gespeichert, die von Epithel umgeben sind. Später werden sie, je nach Bedarf, aus diesem
Kolloid herausgelöst und in die Blutbahn
abgegeben.

3.3.2
Exokrine Drüsen

Exokrine Drüsen (Abb. 3-7) geben ihr
Sekret entweder direkt oder über einen
Ausführungsgang bzw. ein ganzes System
solcher Gänge auf eine innere oder äußere
Körperoberfläche ab.

3.3.2.1
Einteilungsprinzipien der exokrinen Drüsen

Nach der **Lage** zum Oberflächenepithel
unterscheidet man:
- *Endoepitheliale Drüsen* (ein- oder
  mehrzellig): Sie liegen innerhalb des
  Oberflächenepithels. Beispiele: Becherzellen (Schleim produzierende, einzellige endoepitheliale Drüsen), mehrzellige
  endoepitheliale Drüsen im mehrreihigen Epithel der Nasenschleimhaut
  (Abb. 3-7a–b)
- *Exoepitheliale Drüsen:* Diese vielzelligen Drüsen liegen im subepithelialen
  Bindegewebe. Sie bestehen aus einem
  Ausführungsgangsystem und Endstücken, in welchen die Sekrete gebildet
  werden (Abb. 3-7c–g).

Nach der **Zusammensetzung** des Sekrets
unterscheidet man:
- *Homokrine Drüsen:* Sie haben nur eine
  Art von Drüsenzellen, die alle das gleiche Sekret liefern.

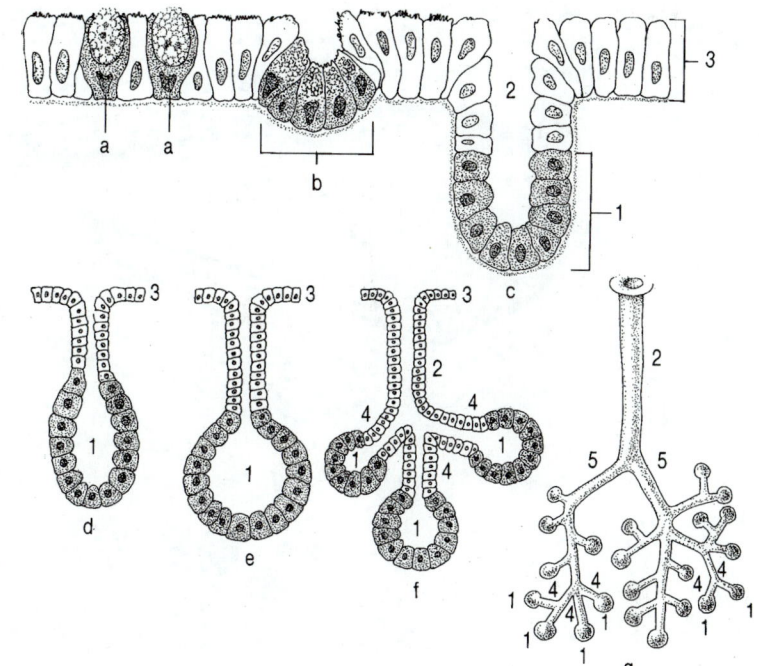

Abb. 3-7: Exokrine Drüsen

a) einzellige intraepitheliale Drüse (Becherzelle)
b) mehrzellige intraepitheliale Drüse
c) -f) Einzeldrüsen.
c) tubulöse Drüse
d) azinöse Drüse
e) alveoläre Drüse
f) verzweigte Einzeldrüse
g) zusammengesetzte Drüse
1 Endstück; 2 Ausführungsgang; 3 Oberflächenepithel; 4 Schaltstück; 5 Streifenstück.

- *Heterokrine Drüsen* bestehen aus verschiedenen Typen von Drüsenzellen, deren unterschiedliche Produkte das Mischsekret der heterokrinen Drüse bilden.

Als **Einzeldrüse** bezeichnet man einen Komplex von Drüsenzellen (Endstück), der nur einen Ausführungsgang besitzt. Einzeldrüsen sind meist in größerer Anzahl über eine bestimmte Oberfläche verteilt (z. B. kleine Speicheldrüsen, kleine Schweißdrüsen). Sie können auch verzweigt sein (Abb. 3-7c – f).

Die **zusammengesetzten Drüsen** haben einen Läppchenbau, zahlreiche Endstücke und ein Ausführungsgangsystem, das bei größeren Drüsen vielfach nach Art eines Baumes verzweigt ist (z. B. große Speicheldrüsen, Pankreas; vgl. Abb. 3-7g).

Die **Endstücke** haben verschiedene Formen (Abb. 3-7c – e):

- *Tubulös* (schlauch- oder röhrenförmig): Die Endstücke gehen ohne wesentliche Lumenveränderung in das Ausführungsgangsystem über.

- *Alveolär* (bläschenförmig): Weites Lumen
- Azinös (beerenförmig): Enges Lumen
- *Mischformen:* Tubulo-alveolär, tubulo-azinös, verzweigte Endstücke.

3.3.2.2
Sekretionsarten

Nach der Art der Sekretbildung (Sekretionsmodus) lassen sich unterscheiden:

Holokrine Sekretion (griech. όλος: ganz, κρίνω:= ausscheiden). Die Drüsenzelle kann nur ein einziges Mal sezernieren, sie geht während des Sekretionsvorgangs allmählich durch Verfettung zugrunde.

Typisches Beispiel: Talgdrüse. Die äußere Zelllage des Endstücks bleibt stets erhalten. Aus ihr bilden sich immer wieder neue Zellen, die von der Basallage abrücken und in Richtung des Ausführungsganges wandern. Dabei speichern sie in zunehmendem Maße Talgtröpfchen. Gleichzeitig bemerkt man in den Zellen

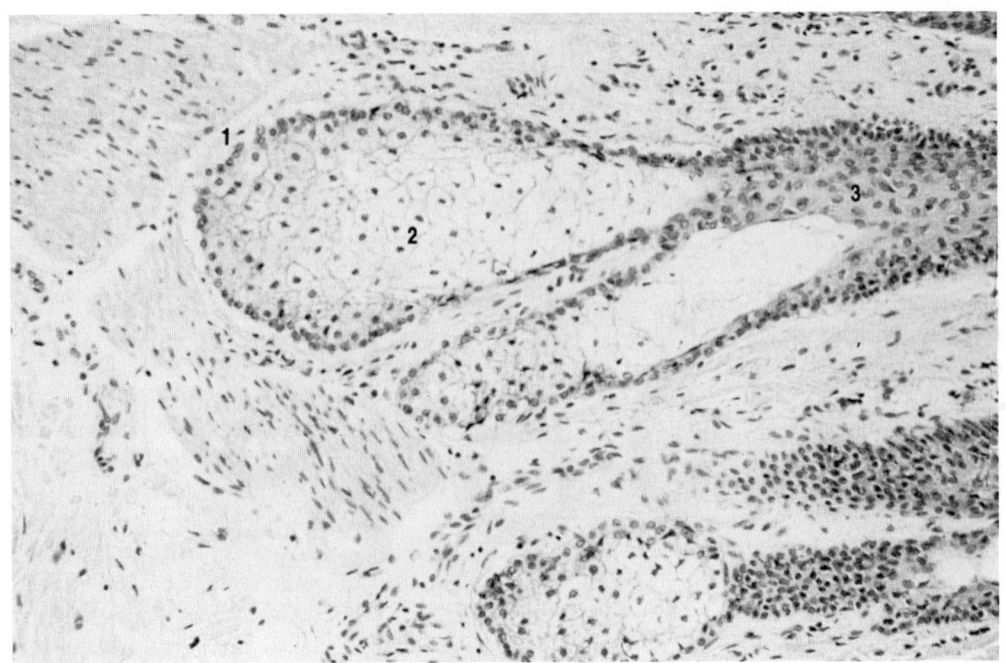

Abb. 3-8: Holokrine Sekretion (Talgdrüse; Vergr. 140x).
1 Basalschicht; 2 Endstück, angefüllt mit degenerierenden Zellen und mit Talgmassen; 3 Ausführungsgang
(tangential angeschnitten)

alle Stadien des Kernuntergangs (Verdichtung, Zerfall, Auflösung der Bruchstücke). Die Talgdrüsenzellen sind damit zugrunde gegangen. Es schieben sich dann nur noch Talgmassen, vermischt mit Zellbruchstücken (Detritus) zum Ausführungsgang vor (Abb. 3-8).

Apokrine Sekretion (griech. ἀποκρίνω: absondern). In den Drüsenzellen bilden sich Sekretgranula, die sich im supranukleären Bereich der Zelle ansammeln. Diese apikalen Zellteile schnüren sich dann ab, sodass in das Lumen der Endstücke zusammen mit dem eigentlichen Sekret auch Zytoplasmabestandteile abgegeben werden. Dies bedeutet aber keine Schädigung der Zelle, weil das fehlende Zytoplasma laufend durch Syntheseleistungen der Zelle ergänzt wird. Nach der Sekretabgabe ist die Zelle zunächst „erschöpft", sie ist durch den apikalen Substanzverlust klei-

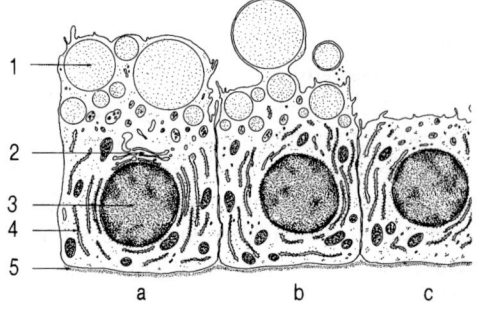

Abb. 3-9: Apokrine Sekretion
a) der apikale Zellteil ist angefüllt mit Sekretmassen;
b) Abschnürung des gesamten Sekrets von der Zelle, dabei gehen auch Teile des Zytoplasmas verloren, die Zelle wird kleiner;
c) die Zelle ergänzt ihren Zytoplasmabestand und beginnt erneut mit der Sekretbildung.
1 Sekretbläschen; 2 Golgi-Apparat; 3 Zellkern; 4 raues endoplasmatisches Reticulum; 5 Lamina basalis.

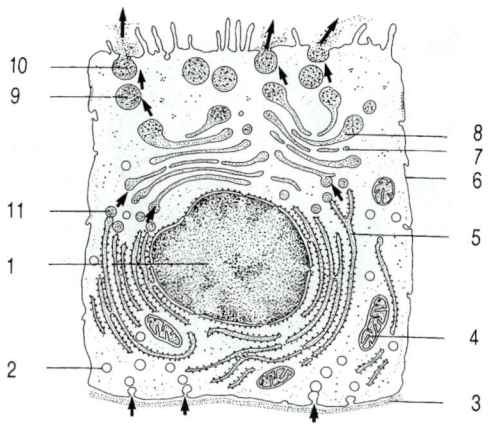

Abb. 3-10: Merokrine (ekkrine) Sekretion
1 Zellkern; 2 Endozytose-Bläschen; 3 Basallamina;
4 Mitochondrion; 5 raues endoplamatisches Reticulum
(rER); 6 Zellmembran; 7 Golgi-Apparat; 8 sekretorische
Vesikel, die sich vom Golgi-Apparat abschnüren; 9 sekretorische Vesikel auf dem Weg zur Zellmembran;
10 Exozytose: das Sekretbläschen entleert seinen Inhalt
in den Extrazellulärraum; 11 Transportvesikel, wandern
vom RER zum Golgi-Apparat. Die schwarzen Pfeile bezeichnen die Richtung des Stofftransportes durch die
sezernierende Zelle vom basalen zum apikalen Zellpol.

ner geworden. Es dauert einige Zeit, bis
sich ihr supranukleärer Teil unter allmäh-
lichem Größerwerden erneut mit Sekretgranula füllt. Die Sekretabgabe dieser Zellen geschieht also in Schüben: zyklische
oder phasische Sekretion (Abb. 3-9). Diese
Sekretionsart ist für die Milchdrüse (Mamma) typisch.

Merokrine Sekretion (griech. μέρος: Teil).
Die merokrine (oder ekkrine) Sekretion ist
die häufigste Sekretionsart. Die Zelle bleibt
während der Sekretabgabe völlig unver-
sehrt. Der Sekretionsvorgang verläuft kontinuierlich. Der Inhalt der Sekretgranula
oder -vesiculae wird laufend durch exozytotische Ausschleusung in das Endstücklu-
men abgegeben (Abb. 3-10).

3.3.2.3
Endstücke (Endkammern)

Als Endstücke oder Endkammern bezeichnet man die sekretproduzierenden Teile
einer exokrinen Drüse, weil sie gewissermaßen am Ende des Ausführungsgangsys-
tems liegen (Abb. 3-11).

Bei den Endstücken der Speicheldrüsen
unterscheidet man nach der Art des gebildeten Sekrets und nach dem morphologischen Bild:

Seröse (albuminöse) Endstücke. Um ein
enges Lumen sind konische Zellen orientiert. Die kugelförmigen Kerne liegen in
der basalen Hälfte der Zellen. Das Zytoplasma ist apikal granuliert. Die Zellgrenzen sind weniger deutlich zu erkennen.
Schlußleisten fehlen. Vom Lumen können
interzelluläre Sekretkapillaren abzweigen
(Abb. 3-11a).

Muköse Endstücke. Sie haben im allgemeinen einen größeren Gesamtquerschnitt
als seröse Endstücke. Die Zellen sind um
ein relativ weites Lumen angeordnet. Die
Kerne liegen dicht an der Basis und sind
stark abgeplattet, oft napfförmig. Die Zellgrenzen sind meist deutlich zu sehen.
Schlußleisten lassen sich nachweisen. Das
Zytoplasma erscheint hell und wabig oder
schaumig. Typisch für muköse Endstücke
ist eine stark positive PAS-Reaktion (Anfärbung der Schleimsubstanzen). Interzelluläre Sekretkanälchen sind bei rein
mukösen Endstücken nicht vorhanden
(Abb. 3-11b).

Gemischte Endstücke. Wenn ein Endstück sowohl muköse als auch seröse Drüsenzellen enthält, spricht man von gemischten Endstücken. Dem mukösen Endstück liegen dann peripher Komplexe von
serösen Zellen auf. Die Sekrete dieser Zellen werden über interzelluläre Sekretkanälchen in das Lumen des mukösen
Endstücks abgegeben (Abb. 3-11c). Die
serösen Drüsenzellen sitzen dem mukösen

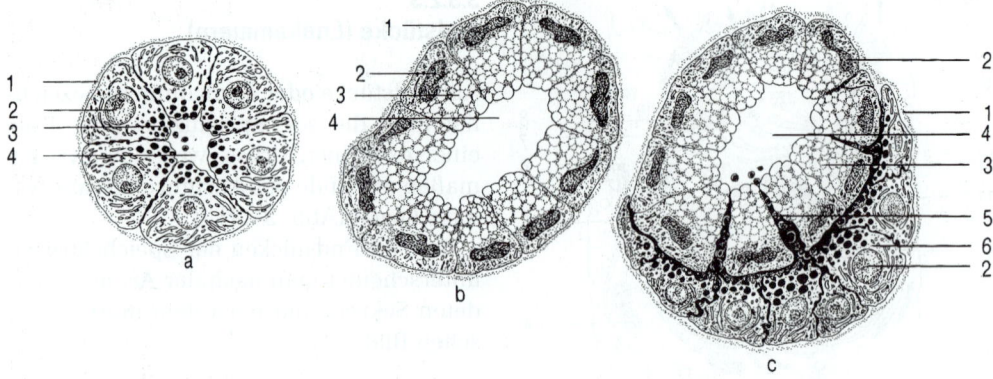

Abb. 3-11: Endstücke von Speicheldrüsen
a) seröses Endstück; **b)** muköses Endstück; **c)** gemischtes Endstück (muköses Endstück mit serösem Halbmond).
1 Lamina basalis; 2 Zellkern der Drüsenzellen; 3 Sekretbläschen; 4 Lumen des Endstückes; 5 interzelluläre Sekretkanälchen; 6 seröse Drüsenzelle.

Endstück kappenartig bzw. halbmondför-
mig auf, daher ihre Bezeichnung als seröse Halbmonde, von Ebner- oder Gianuzzi-
Halbmonde (lunulae).

3.3.2.4
Sekretableitende Strukturen

Abhängig von ihrer Größe und Zusammensetzung besitzen exokrine exoepitheliale Drüsen ein mehr oder minder entwickeltes System sekretableitender Hohlstrukturen.

Kleine Drüsen haben nur einen einzigen
Ausführungsgang, dessen Epithel ein- bis
zweischichtig und flach, iso- oder hochprismatisch sein kann.

Größere Drüsen besitzen dagegen ein
ganzes System solcher Gänge, in dem sich
morphologisch verschiedene Bestandteile
unterscheiden lassen (Abb. 3-12):

Schaltstücke (Ductus intercalati). Verzweigte, häufig sehr kurze Gänge führen
das Sekret mehrerer Endstücke zusammen. Ihr Epithel ist einschichtig und meist
flach bis isoprismatisch und zart basophil
angefärbt. Schaltstücke können in gewissem Umfang noch sekretorisch tätig sein.

Wo Schaltstücke fehlen, münden die Endstücke direkt in die Streifenstücke ein.

**Streifenstücke (Sekretrohre, Ductus
striatus).** Mehrere Schaltstücke münden
in ein Sekretrohr. Diese sind ebenfalls verzweigt und haben meist ein hochprismatisches, stark azidophiles Epithel. Nahezu
immer findet man in den Epithelzellen der
Streifenstücke eine deutliche basale Streifung im Lichtmikroskop. Sie entspricht einer labyrinthartigen Auffaltung der basalen Zellmembran; zwischen den Falten liegen Mitochondrien. In den Streifenstücken
werden Speichelsalze abgegeben. Bei
Funktionsstörungen bilden sich hier Spei-
chelsteine. Wenn Sekretrohre fehlen, münden die Schaltstücke direkt in den eigentlichen Ausführungsgang ein.

Ausführungsgang (Ductus excretorius).
Mehrere Streifenstücke münden in einen
Ausführungsgang ein, der ebenfalls verzweigt sein kann. Sein Epithel ist im Anfangsteil meist einschichtig iso- bis hochprismatisch, wird aber bald mehrreihig
oder mehrschichtig, wobei es sich dem
Oberflächenepithel am Mündungsbereich
anpasst. Die Ausführungsgänge liegen

Abb. 3-12: Ausführungsgangsystem.
a) Schaltstück (Pfeil), in
ein Streifenstück überge-
hend (Vergr. 350x);
b) Streifenstück (Vergr.
350x);
c) Ausführungsgang (Vergr. 350x)

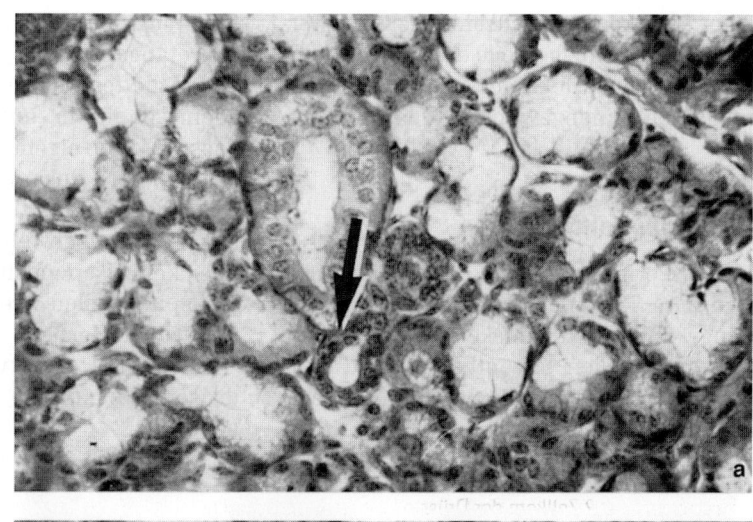

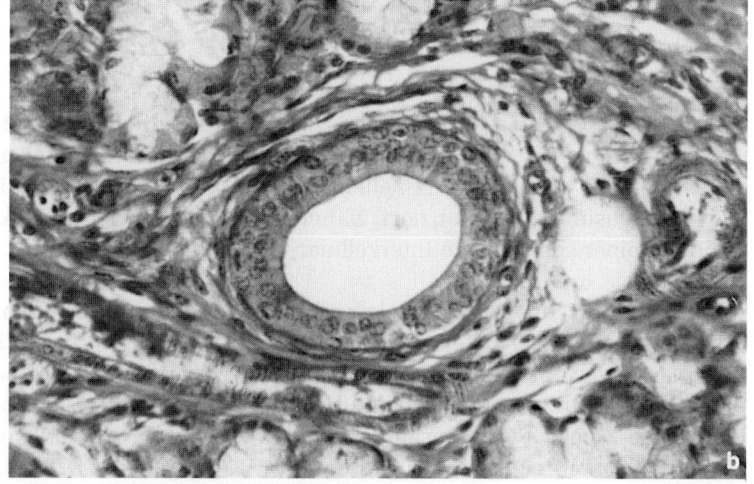

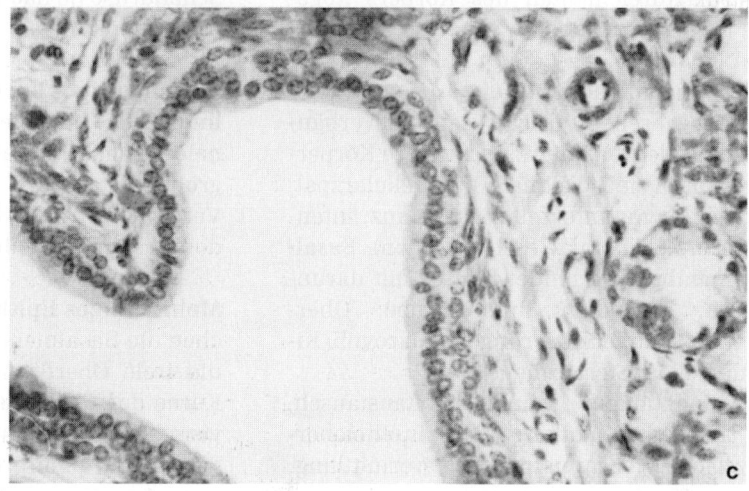

stets zwischen den Drüsenläppchen (inter-
lobulär). Als einzige Teile des Gangsystems
haben sie eine deutliche Schicht von um-
hüllendem Bindegewebe (Adventitia).

3.3.2.5
Myoepithelzellen

In der Peripherie vieler Drüsenendstücke
und zum Teil auch um die Ausführungsgänge findet man muskelähnliche Zellen:
Myoepithelzellen. Sie enthalten kontraktile
Elemente, stammen aber vom Ektoderm
ab. Durch ihre Kontraktion pressen sie die

Endstücke zusammen und fördern so die
Sekretabgabe.

Von glatten Muskelzellen können sie vor
allem dadurch unterschieden werden,
dass sie keine eigene Basalmembran besitzen, sondern zusammen mit den Drüsenzellen durch eine gemeinsame Basalmembran vom Bindegewebe abgegrenzt sind. An
Speicheldrüsenendstücken   sind   die
Myoepithelzellen verzweigt: Korbzellen
mit großen Kernen.

Myoepithelzellen werden in Schweißdrüsen, Milchdrüse und Speicheldrüsen
gefunden.

Zusammenfassung

Gewebe sind Verbände aus Zellen, die
sich gleichsinnig differenziert haben,
und aus einer spezifischen Interzellularsubstanz.

Man unterscheidet: Epithelgewebe,
Binde- und Stützgewebe, Muskelgewebe, Nervengewebe.

Organe: Verschiedene Gewebe und Zellen bilden eine Funktionseinheit, die
meist deutlich gegenüber anderen
Strukturelementen des Körpers abgegrenzt werden kann.

■ Oberflächenepithel

Ausgebreitete, geschlossene Zellverbände bedecken innere und äußere Körper-
oberflächen. Schmale Interzellularspalten, wenig Interzellularsubstanz, intensive Zellkontakte (Schlußleisten). Basalmembran verbindet Epithel mit darunter liegendem Bindegewebe. Oberflächendifferenzierungen: Mikrovilli, Kinozilien, Stereozilien.

Funktionen: Schutz, Stoffaustausch,
Transport entlang der Epitheloberfläche, Reizaufnahme und -vermittlung.

Einschichtiges Plattenepithel. Eine
Lage flacher polygonaler Zellen. Vorkommen: Seröse Häute, Alveolarepithel
der Lunge, Endokard, Endothel von
Blutgefäßen.

**Einschichtiges isoprismatisches (ku-
bisches) Epithel.** Eine Lage polygonaler
Zellen, deren Höhe etwa ihrer Breite
entspricht. Vorkommen: Nierenkanälchen, kleine Gallengänge, Ausführungsgänge von Drüsen, Follikelepithel der
Schilddrüse (je nach Funktionszustand),
Amnionepithel.

**Einschichtiges hochprismatisches (zy-
lindrisches) Epithel.** Eine Lage polygonaler Zellen, deren Höhe wesentlich
größer ist als ihre Breite. Vorkommen:
Verdauungstrakt (Magen bis Anus), Endometrium, Gallenblase, Eileiter.

Mehrreihiges Epithel. Alle Zellen erreichen die Basalmembran, aber nicht alle
die freie Oberfläche des Epithels. Die
Kerne der Epithelzellen liegen daher in
verschiedenen Höhen, es ergeben sich
zwei oder mehrere Kernreihen. Vor-

kommen: Atemwege, Nebenhodengang, Samenleiter.

Mehrschichtige Plattenepithelien. Nur die Zellen der untersten Lage erreichen die Basalmembran, nur die Zellen der obersten Lage haben Kontakt zur freien Oberfläche. Regeneration des Epithels in der Basalschicht, Abschilferung an der Oberfläche. Struktur- und Stoffwechselgefälle von basal nach apikal. Unterschiedlich feste Verbindung zur Unterlage: Bindegewebspapillen und Epithelzapfen.
- *Mehrschichtiges unverhorntes Plattenepithel:* Drei Schichten: Stratum basale, Stratum spinosum (intermedium), Stratum superficiale. Das Epithel wird durch Sekrete feucht gehalten (Schleimhäute). Vorkommen: Mundhöhle, Schlund, Speiseröhre, Vagina
- *Mehrschichtiges verhorntes Plattenepithel:* Das Stratum superficiale ist im Gegensatz zum unverhornten Plattenepithel weiter differenziert: Stratum granulosum, Stratum lucidum (nur bei Leistenhaut), Stratum corneum. Vorkommen: Epidermis, Mundhöhle und Zunge (vereinzelt).

■ **Drüsenepithel**
Verbände besonders differenzierter Epithelzellen, welche Sekrete bilden und absondern.

Endokrine Drüsen geben ihre Produkte (Hormone) direkt an die Blutbahn ab, sie besitzen keine Sekret ableitenden Strukturen.
Exokrine Drüsen geben ihre Sekrete direkt oder über Ausführungsgänge an eine innere oder äußere Körperoberfläche ab.

Endoepitheliale Drüsen. Eine oder mehrere sekret produzierende Zellen liegen innerhalb des Oberflächenepithels.

Exoepitheliale Drüsen. Vielzellige Drüsen, aus Platzgründen in das Bindegewebe verlagert. Sie bestehen aus Sekret produzierenden Endstücken und aus einem Sekret ableitenden Ausführungsgang (oder aus einem ganzen System solcher Gänge), über welchen sie mit der Epitheloberfläche in Verbindung stehen.

Homokrine Drüsen besitzen nur eine Drüsenzellenart und bilden ein einheitliches Sekret.

Heterokrine Drüsen. Verschiedene Drüsenzellarten bilden ein Mischsekret.

Holokrine Sekretion. Die Drüsenzelle sezerniert nur ein einziges Mal. Während des Sekretionsvorganges geht sie durch Verfettung zugrunde (Talgdrüse).

Apokrine Sekretion. Beim Sekretionsvorgang schnürt sich der apikale Zellteil ab, sodass zusammen mit dem Sekret auch Zytoplasmabestandteile abgegeben werden.

Merokrine (ekkrine) Sekretion. Es wird nur das Sekret durch exozytotische Ausschleusung kontinuierlich abgegeben.

Endstücke. Sekret bildende Teile der exokrinen Drüsen-Form: tubulös, alveolär, azinös, Übergangsformen.
- *Muköse Endstücke:* Weites Lumen, flache basal liegende Kerne, deutliche Zellgrenzen, helles wabiges Zytoplasma

- *Seröse Endstücke:* Enges Lumen, kugelförmige Kerne in Zellmitte, undeutliche Zellgrenzen, dichtes granuläres Zytoplasma.

Ausführungsgangsystem

- *Schaltstücke:* Kurze Strukturen führen das Sekret mehrerer Endstücke zusammen, eventuell geringe sekretorische Tätigkeit, sie münden in die

- *Streifenstücke:* Verzweigte Strukturen, hohes Epithel, Abgabe von Salzen in das Lumen, sie münden in den
- *Ausführungsgang:* Mehrreihiges oder mehrschichtiges Epithel.

Myoepithelzellen. Große Ähnlichkeit mit glatten Muskelzellen, sie enthalten wie diese kontraktile Elemente und fördern durch Zusammenpressen der Endstücke die Sekretabgabe.

4
Binde- und Stützgewebe

Bauelemente des Binde- und Stützgewebes

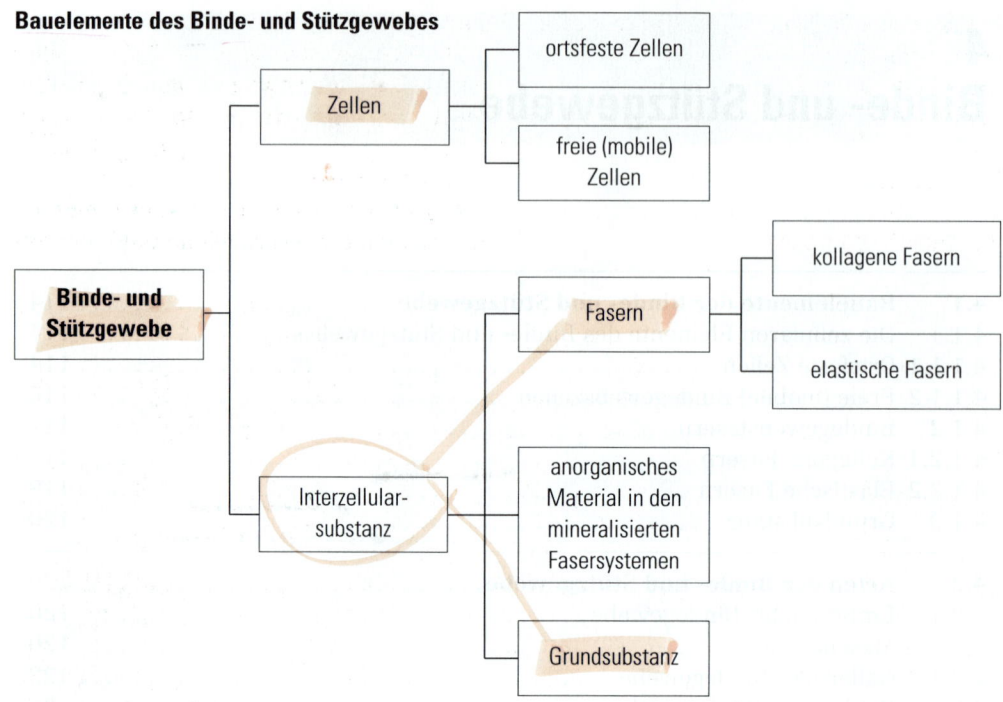

Entwicklungsgeschichtlich stammen alle Formen der Binde- und Stützgewebe (mit Ausnahme des Schmelzes) vom embryonalen Bindegewebe (Mesenchym) ab. Sie liegen im Inneren des Körpers und sind an ihrer Oberfläche von Epithel bedeckt.

Meist handelt es sich bei den Binde- und Stützgeweben um weitmaschige Zellverbände. Die Zellen stehen untereinander entweder nicht oder nur durch ihre Fortsätze in Verbindung. In den Interzellularräumen befinden sich die Grundsubstanz, Fasersysteme unterschiedlicher Art und Anordnung sowie freie Zellen.

Die Binde- und Stützgewebe verleihen dem Körper seine Eigengestalt, bilden Stütz- und Grundgerüste sowie Schutz- und Hüllschichten für Organe. Neben diesen primär mechanischen Funktionen stehen weitere Aufgaben im Stoffwechsel, im Stofftransport, im Flüssigkeitshaushalt des Organismus, bei Abwehrprozessen und bei der Regeneration.

4.1
Bauelemente der Binde- und Stützgewebe

4.1.1
Die zellulären Elemente des Binde- und Stützgewebes

4.1.1.1
Ortsfeste Zellen

Bindegewebszellen (Fibrozyten) (lat. fibra: Faser) sind im Körper weit verbreitet. Sie stehen durch unterschiedlich breite Zytoplasmaausläufer miteinander in Verbindung (Abb. 4-1). Der Zellkörper der Fibrozyten ist platt und meist schwer anfärbbar, sodass die Zellgrenzen im Lichtmikroskop nur undeutlich erscheinen.

Der Kern ist elliptisch oder spindelförmig, besitzt relativ wenig Heterochromatin sowie einen oder mehrere Nukleoli. Bindegewebszellen haben sich ihre Teilungsfähigkeit erhalten. Unter bestimmten Voraussetzungen vermehren sie sich durch Mitose, z. B. bei Wundheilung oder reparativen bzw. regenerativen Vorgängen nach Nekrose.

Fibroblasten. Während Fibrozyten nur einen Erhaltungsstoffwechsel haben, produzieren die Fibroblasten (griech. βλαστάω keimen hervorsprossen) vermehrt Grundsubstanz und Bindegewebsfasern. Sie haben daher eine reiche Ausstattung an den Organellen, die in der Proteinsynthese eine Rolle spielen: granuläres ER, Ribosomen, Golgi-Apparat und Mitochondrien als Energielieferanten.

Fibroblast und Fibrozyt sind eigentlich nur Namen für verschiedene Funktionszu-

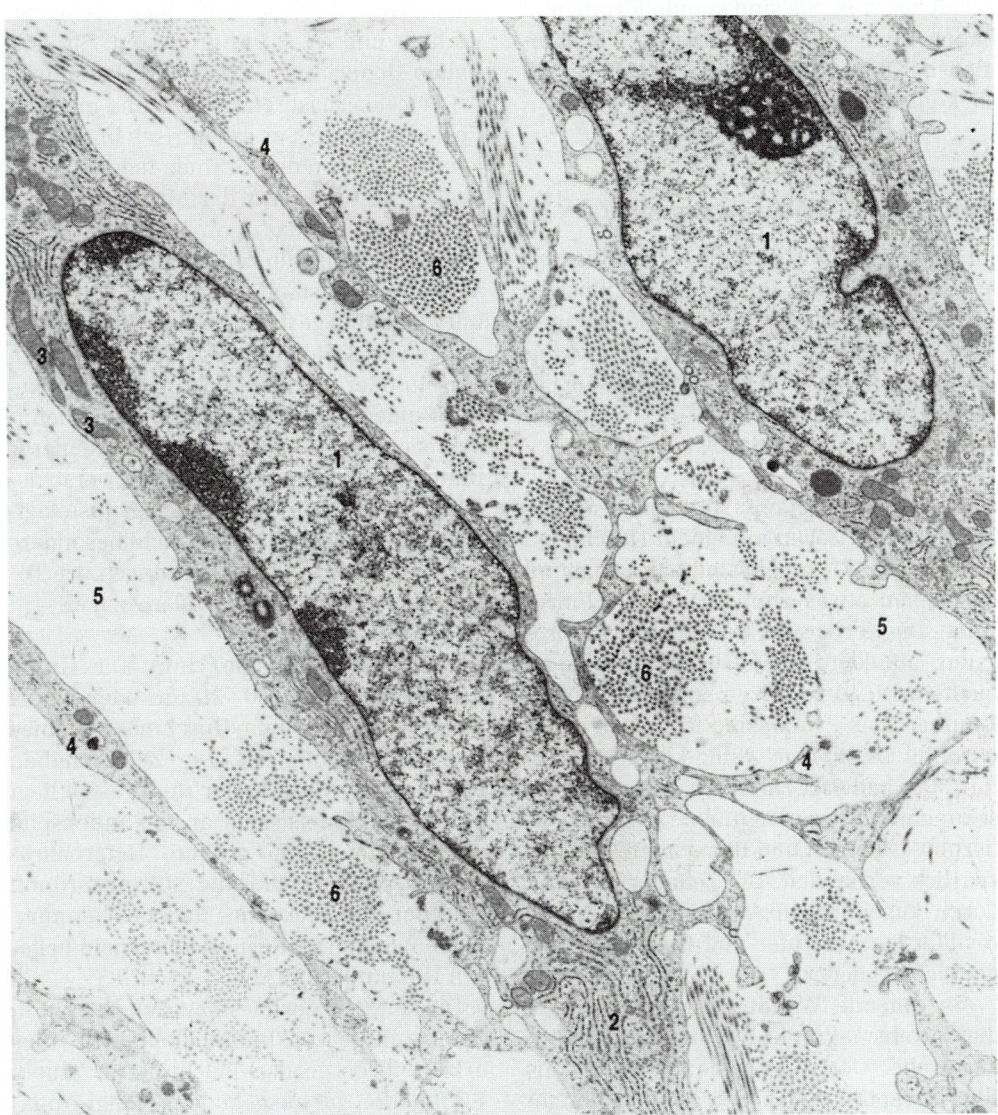

Abb. 4-1: Fibrozyten (Vergr. 10000×).
1 Zellkern; 2 raues endoplasmatisches Reticulum; 3 Mitochondrien; 4 Zellausläufer von Fibrozyten; 5 Interzellularräume; 6 Kollagenfasern.

stände derselben Zellen. Die Benennungen werden aber oft synonym gebraucht.

Besonders differenzierte Bindegewebszellen, wie Osteozyten, Chondrozyten oder Tendinozyten werden in anderen Abschnitten dieses Kapitels beschrieben.

Eine Sonderform sind die **Myofibroblasten** welche die Eigenschaften von glatten Muskelzellen und ortsfesten Bindegewebszellen besitzen. Sie sind spindelförmig und haben mehrere lange Fortsätze. Zusammen mit den zugeordneten Fasern bilden sie kontraktil-elastische Systeme.

4.1.1.2
Freie (mobile) Bindegewebszellen

Im Bindegewebe sind zahlreiche freie Zellen vorhanden. Sie sind in die halbflüssige Grundsubstanz eingebettet und können sich amöboid in den weiten Interzellularräumen und durch die Maschen der Fasernetzwerke fortbewegen. Die freien Zellen haben vorwiegend Abwehraufgaben.

Gewebsmakrophagen sind vielgestaltige (polymorphe) Zellen mit einem Durchmesser von 10–20 µm. Sie sind häufig gelappt und sehen etwas plumper aus als Fibrozyten. Die Kerne sind kleiner als bei Fibrozyten, dunkler und gelegentlich eingebuchtet. Die Zellgrenzen sind deutlich erkennbar. Das Zytoplasma färbt sich meist basophil, es hat eine wabig-körnige Struktur. Man bemerkt zahlreiche primäre und sekundäre Lysosomen und mikropinozytotische Vesikel. ER und Ribosomen sind nur spärlich vorhanden. Die Zelloberfläche ist durch kugelförmige Ausstülpungen, mikrovilliartige Ausläufer und Invaginationen deutlich gegliedert.

Als ruhende Wanderzellen findet man die Gewebsmakrophagen im lockeren Bindegewebe. Dort liegen sie vor allem als sog. Adventitialzellen den kleinen Blutgefäßen an.

Durch einen Stimulus (z. B. entzündliche Gewebsreizung) werden sie zu lebhaft amöboid beweglichen Wanderzellen. Gewebsmakrophagen sind fähig zur Speicherung und zu ausgedehnter Phagozytosetätigkeit.

Mastzellen (Mastozyten). Die Zellen sind im Allgemeinen rundlich, manchmal auch polymorph. Ihr größter Durchmesser beträgt 20 µm. Das Zytoplasma enthält zahlreiche basophile, metachromatische Körnchen (Granula), die von einer Membran umhüllt und ca. 2 µm groß sind. Sie enthalten Heparin, Serotonin und Histamin.

Der Zellkern ist relativ klein und meist ellipsoidal. Oft liegt er exzentrisch in der Zelle und wird von den Granula teilweise verdeckt. Die Glykokalix der Mastzellen trägt Rezeptoren für das Immunglobulin E. Im Ruhezustand ist die Zelloberfläche glatt, im aktivierten Zustand trägt sie zahlreiche, unregelmäßig gestaltete Mikrovilli, Einstülpungen und Falten. Man findet die Zellen einzeln oder in kleinen Gruppen im lockeren Bindegewebe. Besonders häufig befinden sie sich in der Adventitia kleinerer Blutgefäße, aber auch im Stroma verschiedener Organe. In gewöhnlichen histologischen Färbungen fallen sie nicht besonders auf, wohl aber in Spezialfärbungen wie Toluidinblau, Methylenblau oder Azur II.

Plasmazellen (Plasmozyten). Die Größe der Plasmazellen (10–20 µm oder mehr) entspricht etwa dem Durchmesser eines großen Lymphozyten. Die Zellen haben eine kugelige Gestalt, der runde Kern liegt exzentrisch. Meist sind an der Innenseite der Kernmembran größere Heterochromatinbereiche keilförmig so angeordnet, dass der Eindruck eines Radspeichenmusters entsteht. Der Kern ist von einem helleren Hof umgeben (Abb. 4-2).

Die Aufgabe der Plasmazellen besteht in der Synthese von Immunglobulinen. Dies erklärt ihren großen Reichtum an rauem ER und den gut ausgebildeten Golgi-Apparat. Plasmazellen kommen vor im Stroma verschiedener Drüsen, im Omentum majus, im Knochenmark, im lymphatischen System sowie in der Lamina propria der

Abb. 4-2: Plasmazelle (Vergr. 8000 x). Exzentrische Lage des Kernes (Radspeichenmuster), stark erweiterte Räume des rauen endoplasmatischen Reticulums (hohe Aktivität)

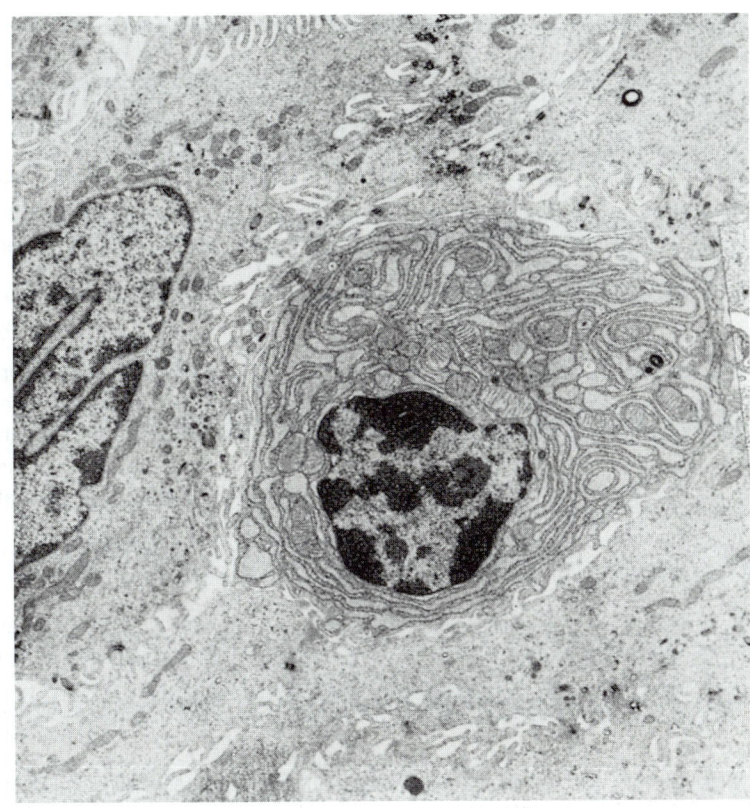

Darmschleimhaut und in der Gebärmutterschleimhaut während der Menstruation. Plasmazellen entstehen vorwiegend in den Lymphknoten aus B-Lymphozyten. Weitere Zellen (Lymphozyten, Granulozyten, Monozyten) die als freie Zellen im Bindegewebe vorkommen, werden im Kapitel 8 dieses Buches behandelt.

4.1.2
Bindegewebsfasern

4.1.2.1
Kollagene Fasern

Kollagene Fasern (griech. κόλλα: Leim, γένεσις: Entstehung, also: leimbildende Fasern) bestehen aus Eiweißkörpern von länglich gestreckter Gestalt, an deren Auf-

bau besonders die Aminosäuren Glycin, Prolin, Hydroxiprolin, Hydroxylysin, Alanin, Glutaminsäure, Arginin und Asparaginsäure beteiligt sind.

Kollagen ist das wichtigste Strukturprotein des menschlichen Körpers. Sein Anteil am Gesamtprotein des Körpers beträgt etwa 25 – 30 %. Kollagenfasern fehlen in keinem Binde- und Stützgewebe. Bis heute hat man 18 Kollagentypen nachweisen können. Es ist aber noch nicht bei allen die genaue Struktur bekannt. Die am häufigsten vorkommenden Kollagene sind die fibrillären Typen I, II, III, IV, VI und VII (Einzelheiten s. Tab. 4-1). In der älteren Literatur werden die Fasern des Typs III als retikuläre bzw. argyrophile Fasern (wegen ihrer Schwarzfärbung bei Silberimprägnation) als eigene Faserart besonders herausgestellt; diese Eigenständigkeit lässt sich aber heute nicht mehr aufrechterhalten.

Tabelle 4-1: Kollagentypen

Typ	Länge der Helix (nm)	Quartärstruktur	Vorkommen
I	300	Fibrillen mit 68-nm-Periode	sehr weit verbreitet; vor allem in Knochen, Sehnen, Dentin, Haut, Faserknorpel und Blutgefäßen
II	300	kleine Fibrillen mit 68-nm-Perioden	Hyaliner Knorpel; Corpus vitreum (Auge), Nucleus pulposus der Zwischenwirbelscheiben
III	300	kleine Fibrillen mit 68-nm-Perioden; auch als retikuläre oder argyrophile Fasern bezeichnet	Verteilung etwa wie Typ I, aber kaum im Knochen, sehr wenig in Sehnen; aber feine Stützgerüste in vielen Organen, um glatte Muskelzellen sowie in Blutgefäßwänden und um Nerven; besonders viele Typ-III-Fasern in lymphatischem Gewebe
IV	390	nichtfibrilläre Netzwerke; keine periodische Querstreifung	Basalmembranen
V	300	sehr dünne und kurze Fasern	in den meisten Zwischengeweben; hoher Anteil in Amnion, Chorion, Muskulatur und Sehnenscheiden
VI	105	Fibrillen mit 100-nm-Perioden	weite Verbreitung in den meisten Zwischengeweben; höhere Anteile in der Aortenwand
VII	450	antiparallel angeordnete Dimere; nichtfibrillär	Verankerungsfibrillen, welche Basalmembranen am bindegewebigen Stroma befestigen
VIII	?	?	Endothelien
IX	200	Aggregate mit hoher Molekularmasse	Knorpelgewebe
X	150	kleine Fibrillen	Epipyhsenscheibe (Zone des großblasigen Knorpels)
XI	300	kleine Fibrillen	Knorpelgewebe

Bei den fibrillären Kollagenen sind jeweils drei *Polypeptidketten* helixartig (in Form einer Wendeltreppe) umeinander gewunden und bilden ein *Tropokollagenmolekül* mit einem Durchmesser von 1,5 nm und einer Länge von meist 300 nm.

Mehrere dieser untereinander vernetzten Moleküle bilden eine *Protofibrille* mit einem Durchmesser von < 5 nm. Die *Mikrofibrillen* als nächstgrößere Struktureinheiten haben einen Durchmesser von 0,02–0,1 µm. Sie zeigen eine aus helleren und dunkleren Bändern bestehende Querstreifung, die sich mit einer charakteristischen Periodenlänge von 68 nm (bei den Typen I–III) wiederholt, aber nur im Elektronenmikroskop sichtbar ist.

Mehrere Mikrofibrillen formen *kollagene Fibrillen* mit einem Durchmesser von 0,2–0,5 µm und schließlich *kollagene Fasern* von 1–12 µm Stärke, womit die lichtmikroskopische Sichtbarkeit der Kollagenfasern erreicht ist. Eine feine, mukopolysaccharidhaltige Kittsubstanz hält die einzelnen Strukturelemente der Kollagenfasern zusammen. Im polarisierten Licht ist Kollagen doppelbrechend.

Die Fibroblasten bilden intrazellulär Tropokollagenmoleküle, die nach dem Einbau von Zuckermolekülen in den Extrazellulärraum abgegeben werden, wo die Vereinigung zu den oben beschriebenen Proto- und Mikrofibrillen stattfindet.

Als kollagenbildende Zellen sind außer den Fibroblasten noch zu nennen: Reticulumzellen, Osteoblasten, Chondroblasten, glatte Muskelzellen, Epithel- und Endothelzellen sowie Schwann-Zellen.

Kollagenfasern sind besonders in solchen Binde- und Stützgeweben vorhanden, bei denen mechanische Aufgaben im Vordergrund stehen: straffes Bindegewebe, Knorpel, Knochen, Dentin. Sie bilden Organkapseln und innerhalb der Organe ein gröberes Gerüstwerk, dessen Maschen dann von retikulären Fasernetzen feiner unterteilt werden.

Kollagenfasern sind fast undehnbar (hoher Elastizitätsmodul). Eine begrenzte Dehnungsmöglichkeit besteht aber dennoch: Die Faserbündel sind im Ruhezustand leicht gewellt, sodass sie sich bei Zugbeanspruchung strecken können. Außerdem sind bei mehr flächenartig ausgebildeten Bindegewebsstrukturen die Fasern nach dem *Scherengitterprinzip* angeordnet: Bei weitgehender Undehnbarkeit der Einzelfasern ist der Faserverband als Ganzes dehnbar (ähnlich den eisernen Scherengittern vor Schaufenstern). Kollagenfasern sind vorwiegend in der Richtung von Zugkräften orientiert. Zugbeanspruchungen tolerieren die Fasern sehr gut, Druckbelastungen weniger. Kollagen ist in siedendem Wasser löslich, es entsteht dabei Leim (Namengebung!). In verdünnter Essigsäure quellen die Fasern, in Kalilauge lösen sie sich auf.

4.1.2.2
Elastische Fasern

Elastische Fasern sind bis zu 150% ihrer Ruhelänge reversibel dehnbar, bei einer Kraft von $20-30$ kp/cm^2. Ihre Dicke ist unterschiedlich. Es gibt sehr feine Fasern, aber auch solche, deren Durchmesser den kollagenen Fasern entspricht (etwa $1-4$ µm). Elastische Fasern verzweigen sich, bilden weitmaschige Netze oder relativ dichte, gefensterte Membranen (letztere besonders in der Wand von Blutgefäßen). Elastische Fasern finden sich auch im Stroma oder in der Kapsel verschiedener Organe. Sie lassen sich durch besondere Elastika-Färbungen darstellen. Im Frischpräparat sind sie glänzend (starke Lichtbrechung).

Gewebe mit großem Anteil an elastischen Fasern erscheinen makroskopisch gelblich: Aortenwand, elastischer Knorpel, elastische Bänder (z.B. Ligamenta flava zwischen den Wirbelbogen).

Im ungedehnten Zustand liegen die Polypeptidketten geknäuelt vor (Zufallskonfiguration). Bei Dehnung strecken sie sich und ordnen sich dabei auch deutlicher parallel an. Im polarisierten Licht sind die Fasern daher im entspannten Zustand isotrop und bei Dehnung anisotrop (stark doppelbrechend).

Ultrastrukturell bestehen die elastischen Fasern aus Glykoprotein-Mikrofibrillen von $10-12$ nm Durchmesser und aus Elastin, einer homogenen Komponente. Die Mikrofibrillen liegen v.a. an der Faseroberfläche, im Zentrum der Fasern kommen sie spärlicher vor.

Fibroblasten produzieren mikrofibrilläre Glykoproteide, die sich im Extrazellulärraum zu einem filzartigen Gerüst vereinigen: *Oxitalanfasern*. Durch Einlagerung von miteinander verschmelzenden Proelastinmolekülen, die ebenfalls von Fibroblasten hergestellt worden sind, entstehen dann die elastischen Fasern. Sie zeigen nicht die periodische Querstreifung der kollagenen Fasern.

Die Faserentstehung kann auch auf der Stufe der Oxitalanfaser stehen bleiben. Solche Fasern findet man im Periodontium, in Sehnen, in der Adventitia von Gefäßen, im

Peri- und Epineurium und auch im Aufhängeapparat der Linse.

Elastische Fasern sind im Gegensatz zu kollagenen Fasern unlöslich in siedendem Wasser und auch widerstandsfähig gegen Säuren und Laugen.

4.1.3
Grundsubstanz

Die Grundsubstanz des Bindegewebes (ungeformte Interzellularsubstanz) erscheint mikroskopisch als homogene Masse, in welche die Fasergeflechte eingebettet sind. Sie ist von visköser, sol- oder gelartiger Beschaffenheit.

Die wichtigsten Bestandteile der Grundsubstanz sind Proteoglykane und Glykoproteine, die ebenfalls von den Fibroblasten produziert werden.

Lineare Proteinmoleküle (Polypeptidketten) mit z. T. kollagenähnlicher Struktur tragen unterschiedlich lange Seitenketten, die Aminozucker, Uronsäure sowie Essig- und Schwefelsäure enthalten. Die Moleküle sind untereinander vernetzt und bilden ein relativ dichtes Filzwerk. Quantitative und qualitative Abweichungen in den Eiweiß- und Polysaccharidbestandteilen bedingen lokale Verschiedenheiten der Grundsubstanz und damit auch funktionelle Unterschiede.

Die Grundsubstanz ist sehr wichtig für den Stoffaustausch zwischen Kapillarblut und Zellen. Sie stellt ein Medium dar, das von Nährstoffen, Atemgasen und Stoffwechselendprodukten der Zellen passiert werden muss.

Die Zuckerbestandteile der Proteoglykane haben ein hohes Bindungsvermögen für Wasser. Die Grundsubstanz wirkt daher als Speicher für die Extrazellulärflüssigkeit. Dies ist eine ihrer wichtigsten Funktionen, weil dadurch neben dem Gewebsturgor (Gewebsspannung) auch der Wasserhaushalt des Körpers und damit auch die Konzentration des strömenden Blutes reguliert werden.

Mit zunehmendem Alter verändert sich die Zusammensetzung des Bindegewebes. Die Grundsubstanzmenge und der Gewebsturgor nehmen ab, die Fasern nehmen zu: Das Bindegewebe wird dadurch insgesamt derber und zäher, die Durchlässigkeit vermindert sich. Es sind dies Eigenschaften, die ohne Zweifel im Alterungsprozess eine große Rolle spielen.

Ist der Flüssigkeitsgehalt der Grundsubstanz bei pathologischen Veränderungen (z. B. Kreislaufinsuffizienz, Nierenfunktionsstörungen) vermehrt, so spricht man von *Ödemen*.

4.2
Arten der Binde- und Stützgewebe

4.2.1
Embryonales Bindegewebe

4.2.1.1
Mesenchym

Das Mesenchym (mesenchymales Bindegewebe) ist das lockere Muttergewebe, von dem entwicklungsgeschichtlich alle Binde- und Stützgewebe und die glatten Muskelzellen abstammen. Es besteht aus basophilen, zytoplasmaarmen Zellen, die durch ihre verzweigten Fortsätze untereinander in Verbindung stehen. Die Zwischenräume werden von einer noch undifferenzierten Interzellularsubstanz ausgefüllt. Mesenchymzellen sind aktiv beweglich und voll teilungsfähig (zahlreiche Mitosen). Die Zellen neigen zur Bildung von *Blastemen*, begrenzten Zellanhäufungen, aus denen sich die einzelnen Formen der Binde- und Stützgewebe und die Organe mesodermaler Herkunft entwickeln.

Nach Abschluss der Entwicklung ist im Organismus kein embryonales Bindegewebe mehr vorhanden. Manchmal können aber doch kleine Inseln solchen Gewebes

Arten der Binde- und Stützgewebe

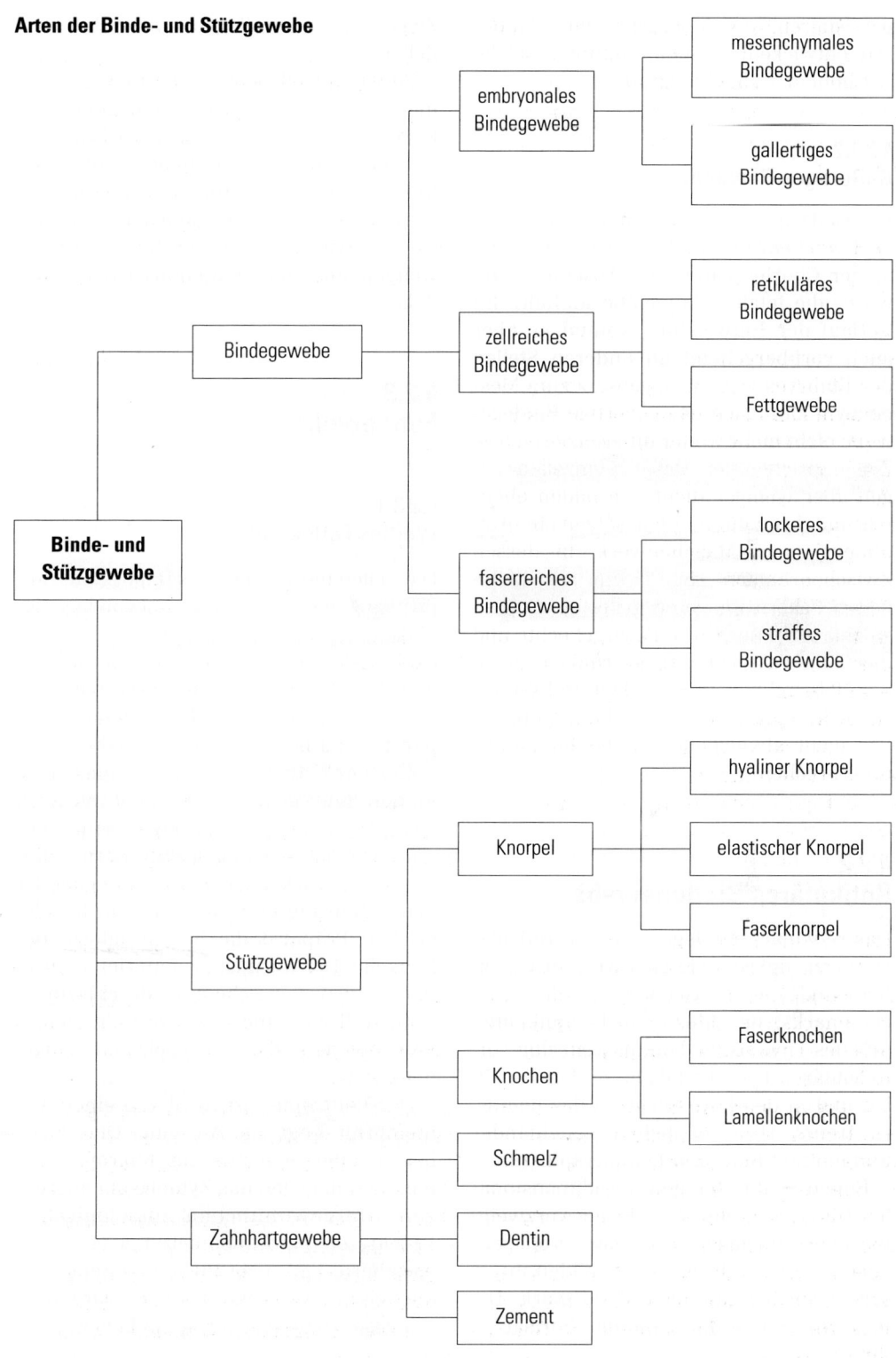

persistieren, aus denen sich dann Tumoren entwickeln können, mitunter solche mit hohem Malignitätsgrad.

4.2.1.2
Gallertiges Bindegewebe

Das Gallertgewebe findet man vorwiegend als *Wharton-Sulze* in der Nabelschnur und in der Chorionplatte (vgl. Abschn. 12.6), wo es die fetalen Blutgefäße umhüllt. Im Verlauf der Entwicklung kommt es aber auch vorübergehend an anderen Stellen des Embryos vor. Im Gegensatz zum Mesenchym kann sich das gallertige Bindegewebe nicht mehr weiter differenzieren. Die Zellen gleichen den Mesenchymzellen, liegen aber weniger dicht. Sie bilden ebenfalls mit ihren dünnen Fortsätzen ein dreidimensionales Maschenwerk, in dessen Zwischenräumen sich Netze aus kollagenen Fasern und eine gallertige Grundsubstanz befinden. Die Fasergeflechte und das hohe Wasserbindungsvermögen geben der Nabelschnur Zugfestigkeit und Widerstandsfähigkeit: Die Nabelschnur kann daher nicht abknicken und die Blutzufuhr unterbrechen.

4.2.2
Retikuläres Bindegewebe

Das retikuläre Bindegewebe (lat. reticularis: netzartig) ist im Körper weit verbreitet. Man findet es als Grundgerüst des Knochenmarks, der Milz, der Lymphknoten und des Thymus. Es kommt weiterhin vor: In solitären Lymphfollikeln, in den Tonsillen und in den Peyer-Plaques des Ileums; es trennt Drüsenläppchen voneinander und umhüllt Blut- und Lymphkapillaren.

Einem weitmaschigen, dreidimensionalen Gitterwerk aus sternförmig verzweigten Retikulumzellen lagern sich Kollagenfasern vom Typ III an. Diese bilden ihrerseits auch ein räumliches Netzwerk. Die Fasern sind besonders mit den Fortsätzen der Zellen eng verbunden. In den weiten Zwischenräumen liegen zahlreiche freie Zellen.

Retikulumzellen besitzen einen großen, meist kugelig oder ellipsoidal geformten Kern, der relativ arm an Heterochromatin ist und Einkerbungen haben kann. Der Kern nimmt einen Großteil des Interzellularraumes ein. Der Organellengehalt entspricht wie bei Fibroblasten/Fibrozyten weitgehend dem Funktionszustand der Zelle.

4.2.3
Fettgewebe

4.2.3.1
Weißes Fettgewebe

Die Zellen dieses Gewebes (Lipozyten, Adipozyten) sind relativ groß und von kugelig-blasigem oder polygonalem Aussehen (Abb. 4-3). Der Durchmesser beträgt oft mehr als 100 µm. Im Gewebsverband liegen sie dicht beieinander. Sie enthalten als paraplasmatischen Einschluss eine große homogene Fettvakuole. Das Zytoplasma ist an den Rand gedrängt, es bildet nur noch einen schmalen sichelförmigen Saum, der dort, wo sich der abgeflachte Kern befindet, etwas dicker ist. Bei entsprechender Schnittführung entsteht daher im histologischen Präparat die Siegelringform der Fettzelle. Der Kern ist arm an Heterochromatin. Bisweilen scheint er durchlocht zu sein, weil von einer Seite her ein kleines Fetttröpfchen das Karyoplasma eingebuchtet hat.

Der Fetttropfen ist nicht von einer Biomembran umgeben. An seiner Oberfläche liegen feine Geflechte aus Mikrofilamenten, die ihn gegen das Zytoplasma abgrenzen. In gewöhnlichen histologischen Präparaten (Paraffineinbettung) ist das gespeicherte Fett nicht mehr vorhanden, da die Schnitte während des Färbevorganges mit organischen Lösungsmitteln behandelt

Abb. 4-3:
Fettgewebe (Vergr. 350 x)

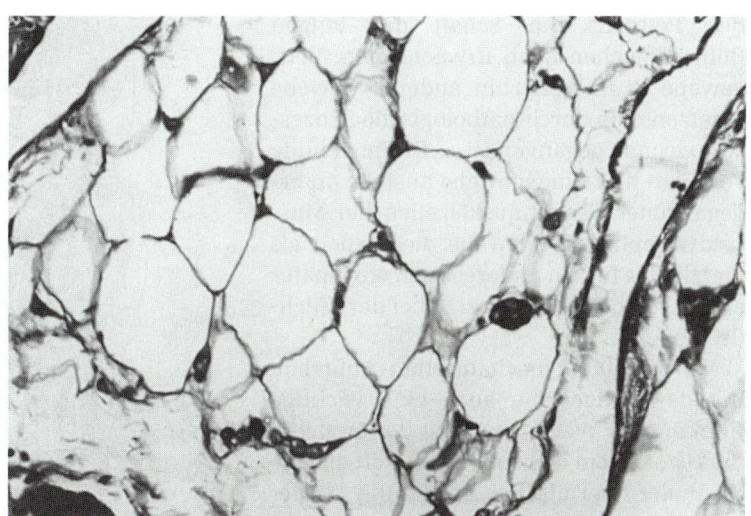

werden müssen, die das Fett aus dem Gewebe herauslösen. Im Schnitt erscheint deshalb nach der Färbung das Fettgewebe als weitmaschiges Netzwerk aus mehr oder minder dünnen Zytoplasmasäumen, zwischen denen weite, optisch leere Räume liegen. Soll das Fett im Gewebe verbleiben (z. B. beim histochemischen Fettnachweis), so müssen Gefrierschnitte hergestellt werden, die dann mit fettlöslichen Farbstoffen (z. B. Scharlachrot, Sudanschwarz) zu färben sind.

Jede Fettzelle ist von einer eigenen Basalmembran umhüllt, deren Außenzone durch retikuläre Mikrofibrillen verstärkt wird. Die Fettzellen sind einzeln oder gruppenweise beinahe überall im lockeren Bindegewebe verteilt. Wenn in bestimmten Geweben größere Mengen von Fettgewebe vorkommen, so sind sie durch faseriges Bindegewebe in Läppchen gegliedert.

Durch ihre Struktur wirkt schon die einzelne Fettzelle als druckelastische Kugel. Um so mehr gilt dies für mechanisch stärker beanspruchtes Fettgewebe, das durch starke Bindegewebssepten gekammert ist (Wasserkissenprinzip).

Das Fettgewebe beträgt etwa 15–40% des Körpergewichts. Man unterscheidet Speicher- und Baufettgewebe. Im *Speicherfettgewebe (Depotfett)* werden alle dem Körper zugeführten Energieträger in Form von Fett gespeichert, die im Moment nicht zur Energiegewinnung oder zum Aufbau neuer Biomoleküle benötigt werden. Die Menge des Depotfettes steht somit in engem Zusammenhang mit dem Ernährungszustand.

Das *Baufettgewebe* bleibt hingegen auch bei stärkerem Gewichtsverlust weitgehend erhalten. Es dient zur stoßsicheren Lagerung bestimmter Organe und zur Strukturerhaltung.

Man findet Baufett z. B.

- in der Augenhöhle (Corpus adiposum orbitae)
- als Wangenfettpfropf (Corpus adiposum buccae)
- als Fettkörper in Gelenken
- als Nierenfettkapsel (Capsula adiposa renis)
- als Fettpolster an Fußsohle und Ferse, am Gesäß und in der Hohlhand.

Die Unterscheidung zwischen Speicher- und Baufett beruht nur auf funktionellen Merkmalen. Histologische Unterschiede bestehen nicht.

Fettgewebe kommt auch als Füllmaterial vor, das an die Stelle anderer, zurückgebildeter Gewebe tritt, z. B. Ersatz des Thymus durch Fettgewebe, und des roten blutbildenden Knochenmarks durch gelbes Fettmark im Schaft der langen Röhrenknochen beim Erwachsenen. Fettgewebe kann weiterhin anderes Gewebe ersetzen, das durch pathologische Prozesse zugrunde gegangen ist, z. B. Entstehung von Fett- und Bindegewebe anstelle untergegangener Skelettmuskelzellen bei Muskeldystrophie. Fettgewebe dient auch als Platzhalter für ein anderes, sich erst später entwickelndes Gewebe, z. B. bei der Milchdrüse.

Neben seinen mechanischen Aufgaben hat das Fettgewebe auch eine wichtige Funktion im Wärmehaushalt des Organismus: Vor allem das subkutane Fettgewebe dient der thermischen Isolierung (Kälteschutz).

Fettzellen entstehen zunächst aus dem mesenchymalen Gewebe, später aus Retikulumzellen und möglicherweise auch aus Fibrozyten.

Die Fettsäuren gelangen durch Pinozytose in die Fettzelle. Man bemerkt im Zytoplasmasaum zahlreiche mikropinozytotische Bläschen. Während sich die Zelle mit Fettstoffen füllt, verliert sie ihre Fortsätze und nimmt allmählich Kugelgestalt an. Im Zytoplasma treten zuerst mehrere kleinere Fettvakuolen auf *(multivakuoläres oder plurivakuoläres Fettgewebe)*, die schließlich zu einem einzigen großen Tropfen zusammenfließen, der das Zentrum der Zelle ausfüllt *(univakuoläres Fettgewebe)*. Bei der Entspeicherung einer Fettzelle sind diese Vorgänge rückläufig: Aus den univakuolären werden plurivakuoläre und schließlich leere Fettzellen, die wieder sternförmige Gestalt annehmen (Abb. 4-4). Bei entsprechender Nahrungszufuhr kann die Zelle jederzeit wieder mit der Fettspeicherung beginnen.

Fettgewebe hat einen vergleichsweise regen Stoffwechsel und eine gute Kapillarversorgung. Die herantransportierten freien Fettsäuren werden in der Zelle wieder zu Triglyceriden verestert. Die gespeicherten Fette bestehen zur Hauptsache aus einem Gemisch von Glycerinestern der Öl-, Palmitin- und Stearinsäure. Sie haben

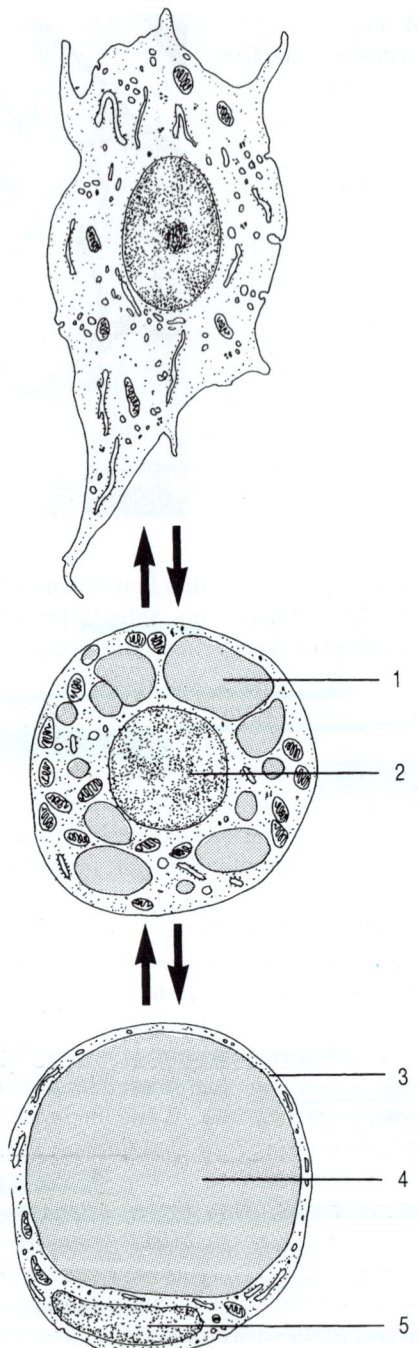

Abb. 4-4: Fettzellen (Adipozyten): Speicherung und Entspeicherung.
1 kleinere Fetttropfen; 2 großer, zentral liegender Zellkern; 3 Zytoplasmasaum; 4 zentral liegender Fetttropfen; 5 nach peripher verschobener Zellkern.

aber nicht überall die gleiche Zusammensetzung. Es bestehen Unterschiede je nach Ernährungsart und Lokalisation des Fettgewebes. So ist das Fett in der Subcutis weitgehend flüssig, während das Fett der Nierenkapsel fest ist. Je größer der Gehalt an ungesättigten Fettsäuren ist, umso tiefer liegt der Schmelzpunkt des Gewebes.

In der Fettzelle findet ein beständiger Umbau der Fettmoleküle statt. Bei Beginn der Entspeicherung werden an der Oberfläche des Fetttropfens die Fettsäuren vom Glycerin abgespalten (Esterspaltung). Die freien Fettsäuren werden dann in Vesikeln zur Zellmembran gebracht und ausgeschleust.

4.2.3.2
Braunes Fettgewebe

Diese Art des Fettgewebes ist bei manchen Tieren, besonders bei Winterschläfern, stärker verbreitet als beim Menschen, bei dem es v. a. beim Neugeborenen vorkommt: In der Achselhöhle, am Hals, in der Umgebung der Arteria subclavia, im Mediastinum, in den Mesenterien und an der Niere. Beim Erwachsenen wird es nur noch vereinzelt gefunden.

Das braune Fettgewebe ist stets plurivakuolär. Es ist ebenso in Läppchen gegliedert wie das weiße Fettgewebe. Die Zellen haben eine polygonale oder runde Gestalt und einen zentral gelegenen kugeligen Kern, um den sich zahlreiche kleine Fettvakuolen gruppieren. Der Durchmesser der Zellen beträgt etwa 60 µm. Das Zytoplasma enthält zahlreiche Mitochondrien (welche sehr in Größe und Form variieren) und viele Glykogengranula.

Die Kapillarversorgung und der Stoffwechsel des braunen Fettgewebes sind intensiver als beim weißen. Zahlreiche vegetative Nervenfasern durchziehen das Gewebe. Sie stehen durch kolbenförmige Endungen mit fast allen Fettzellen in Kontakt. Die Hauptaufgabe des braunen Fettgewebes ist die Wärmeproduktion (Fettsäuren werden unter hohem O_2-Verbrauch oxi-

diert). Das Neugeborene wird durch das braune Fettgewebe zur zitterfreien Wärmebildung befähigt. Klinische Bedeutung: Ein neugeborenes Kind kann frieren ohne zu zittern.

4.2.4
Lockeres faseriges Bindegewebe

Dieses interstitielle Gewebe (Abb. 4-5) ist im Organismus sehr weit verbreitet. Es umhüllt Gefäße und Nerven, bildet die unter der Schleimhaut liegenden (submukösen) Gewebsschichten in der Wand von Hohlorganen, die weichen Hirnhäute, die Aderhaut (Chorioidea) des Auges und das allgemeine Grundgewebe (Stroma) vieler Organe. Es verbindet Organe und Organteile und füllt die Räume zwischen verschiedenen Geweben und Organen aus, indem es gleichzeitig lockere Verschiebeschichten zwischen diesen Strukturen bildet: Muskelfaserbündel können sich gegeneinander verschieben, Hohlorgane, Gefäße und Nerven sind durch lockeres Bindegewebe so in den Organismus eingebaut, dass sie sich leicht verlagern lassen.

Das lockere Bindegewebe hat keine anatomisch darstellbare Eigenform. Kollagene, retikuläre und elastische Fasern bilden weiträumige Maschengeflechte, in deren Zwischenräumen Grundsubstanz, ortsfeste und mobile Bindegewebs- sowie Fettzellen vorkommen (s. Abschn. 4.1).

Das lockere Bindegewebe ist ein Hauptort für die Auseinandersetzung des Abwehrsystems mit Antigenen.

4.2.5
Straffes faseriges Bindegewebe

Straffes Bindegewebe kommt im Organismus an Stellen vor, wo eine hohe mechanische Beanspruchung besteht. Es hat, im Gegensatz zum lockeren Bindegewebe, eine deutliche Eigenform. Gegenüber den faserigen Elementen treten die übrigen Be-

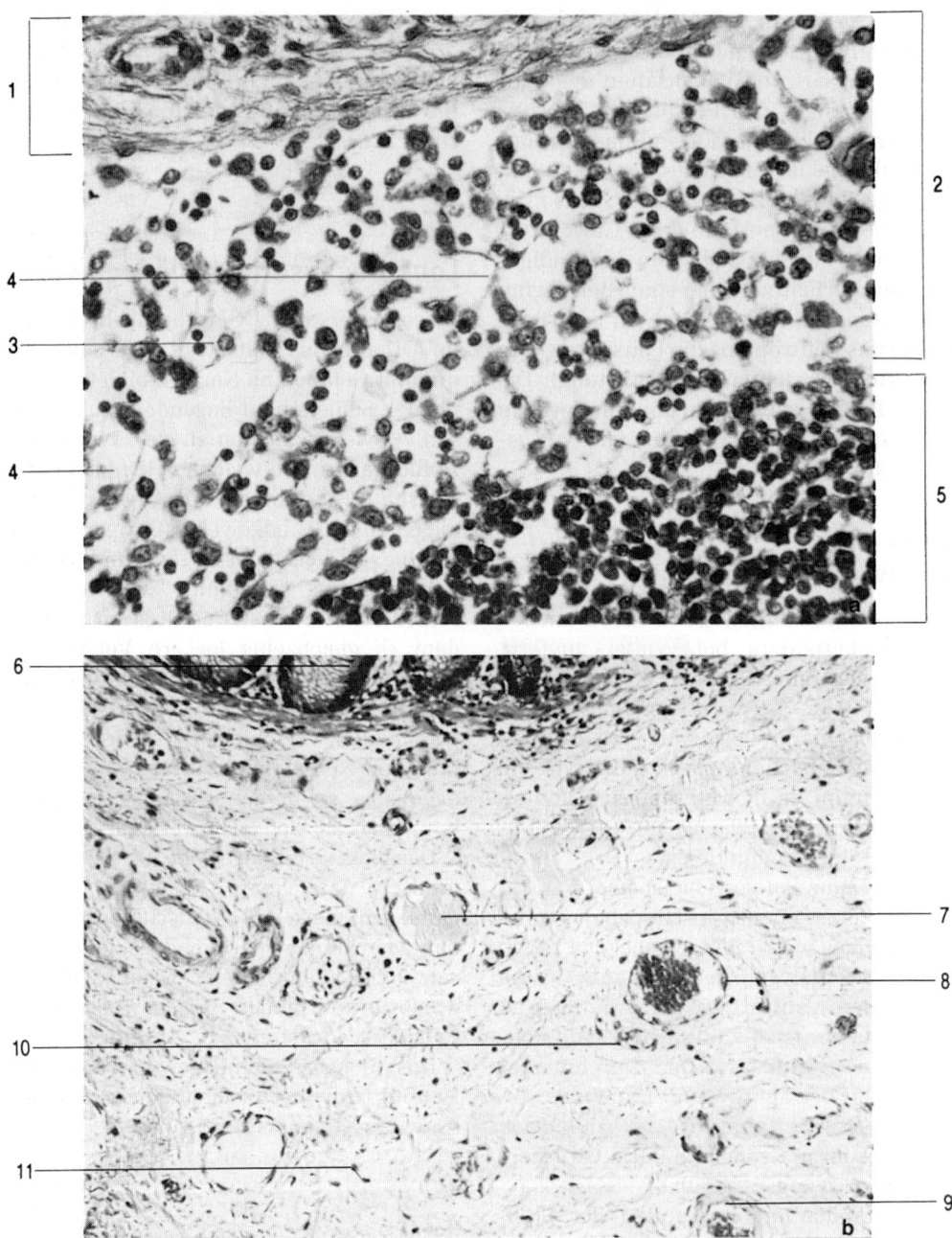

Abb. 4-5: Lockeres Bindegewebe (Vergr. 350x).
a) Zellreiches retikuläres Bindegewebe: Randsinus eines Lymphknotens;
b) Faserreiches lockeres Bindegewebe, gefäßführend: Submukosa des Darms.
1 kollagenfaserige Organkapsel; 2 Randsinus; 3 Retikulumzelle; 4 Ausläufer der Retikulumzelle und Fasergerüste;
5 lymphatische Gewebe; 6 Darmschleimhaut; 7 Lymphgefäß; 8 Vene; 9 Arterie; 10 kollagenelastisches Bindegewebe; 11 Kerne von Fibrozyten

standteile des Bindegewebes (Zellen und Grundsubstanz) mengenmäßig zurück. Diese Fasern liegen eng beisammen, sie orientieren sich im Allgemeinen in Richtung der im Gewebe vorherrschenden Zugspannung.

Das straffe Bindegewebe ist ein bradytrophes Gewebe, d. h. ein Zellverband mit schwachem Stoffwechsel (griech. βραδύς: langsam, träge). Es enthält nur wenige Gefäße und Nervenfasern. Die Regenerationsfähigkeit des straffen Bindegewebes ist, mit Ausnahme des Hornhautstromas, befriedigend. Straffes Bindegewebe kann erfolgreich transplantiert werden.

4.2.5.1
Geflechtartiges straffes Bindegewebe

Es besteht aus sehr dicken, sich in verschiedenen Richtungen kreuzenden Kollagenfaserbündeln. Vereinzelt kommen auch elastische Fasern vor, die das straffe Bindegewebe nach seiner Verformung wieder in den Ausgangszustand zurückführen. Zwischen den Faserbündeln liegen wenige stark abgeflachte Fibrozyten. Geflechtartiges straffes Bindegewebe kommt vor als:

- Organkapsel (z. B. von Leber, Niere, Milz, Hoden)
- Harte Hirnhaut (Dura mater)
- Gelenkkapsel
- Faszie (äußere Umhüllung eines Muskels)
- Sklera des Auges
- Tarsus (Faserplatte des Augenlides)
- Stratum reticulare der Lederhaut
- Aponeurosen (flächenhaft ausgebreitete Sehnen): Palmaraponeurose (Handfläche), Plantaraponeurose (Fußsohle), Galea aponeurotica (Schädelkalotte)
- Stratum fibrosum der Knochenhaut (Periost)
- Knorpelhaut (Perichondrium)
- Innenschicht der Herzklappen

Als Sonderform des geflechtartigen Bindegewebes sei das Stroma der Hornhaut (Cornea) des Auges erwähnt. Es besteht aus mehreren übereinander liegenden Schichten. Die kollagenen Mikrofibrillen einer Schicht liegen sehr dicht und streng parallel zueinander. Die Fibrillen zweier benachbarter Schichten kreuzen sich dagegen rechtwinkelig. Zwischen den Schichten liegen stark abgeplattete Zellen mit rechtwinkelig abgehenden und verzweigten Ausläufern, die *Keratozyten*. Es sind spezialisierte Fibrozyten, welche Fasern und Grundsubstanz bilden. Während gewöhnliche Fibroblasten vorwiegend Hyaluronsäure herstellen, produzieren die Keratozyten besonders das schwefelhaltige Keratansulfat und andere Mukopolysaccharide. Dies bedingt die besonderen Eigenschaften der Hornhaut: Hohes Wasserbindungsvermögen (Druckfestigkeit), Lichtdurchlässigkeit und starke Diffusionskapazität: Die Hornhaut kann nur durch Diffusion ernährt werden, weil sie keine Blutgefäße enthält. Zwischen den Stromaschichten finden sich vereinzelt auch elastische Fasern.

4.2.5.2
Parallelfaseriges straffes Bindegewebe

Zugbeanspruchungen, die sich nur in einer Richtung auswirken, bedingen die parallele Anordnung der Fasern. Parallelfaseriges Bindegewebe findet man in Sehnen und Bändern. Weil sie sehr reich an kollagenen Fasern sind, sehen diese Strukturen weißlich glänzend aus.

Die Grundelemente der Sehne (Abb. 4-6) sind die *Sehnenfasern (Fibrae tendineae)*. Sie bestehen aus Kollagenfibrillen, die durch Querbrücken miteinander verbunden sind und in steilen Schraubentouren verlaufen. Zwischen den Sehnenfasern liegen die *Tendinozyten (Flügelzellen)*. Dies sind Fibrozyten, welche hauptsächlich Kollagen bilden. Die Kollagenbündel dellen ihren Zellleib seitlich ein, sodass flache platten- oder flügelähnliche Ausläufer entstehen, die den Zellen ihren Namen gegeben haben.

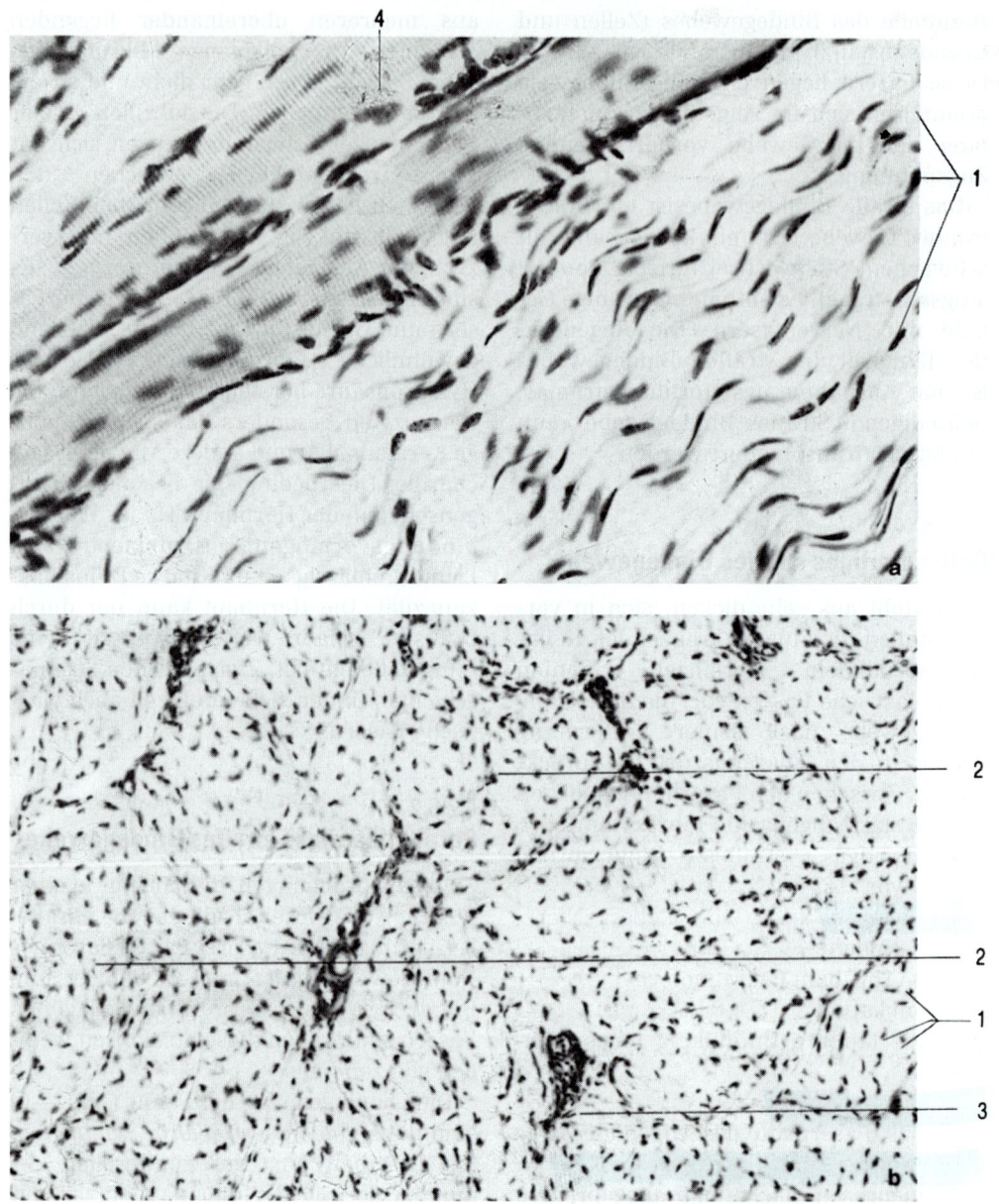

Abb. 4-6: Sehne.
a) Längsschnitt (Vergr. 350 x)
b) Querschnitt (Vergr. 140 x).
1 Sehnenzellen (Tendinozyten); im Längsschnitt ist zu erkennen, wie sie sich dem gewellten Verlauf der Sehnenfasern anpassen; 2 Primärbündel; 3 Peritendineum internum (gefäßführend); 4 Skelettmuskelfasern

Mehrere Sehnenfasern bilden ein *Primärbündel,* welches vom *Peritendineum internum* umhüllt wird. Dies ist ein lockeres Gefäß- und Nerven führendes Bindegewebe. Die Sehne ist aus verschiedenen Primärbündeln zusammengesetzt und nach außen vom *Paratendineum* umgeben, dem innen das *Peritendineum externum* anliegt. Auf Längsschnitten durch Sehnengewebe erkennt man den welligen Verlauf der Sehnenfaserbündel. Bevor sich die Kontraktion eines Muskels auf den Knochen auswirken kann, müssen erst die Sehnenfasern gestreckt werden. Dadurch wird ein ruckartiger Beginn der Muskelbewegungen vermieden.

Wo eine Sehne über einen Knochen hinwegzieht, bildet sich eine *Sehnenscheide (Vagina tendinis)* aus. Sie erleichtert das Gleiten auf der harten Unterlage. Die Sehnenscheide besteht aus einer Faserschicht, die an ihrer Innenseite von einem einschichtigen Plattenepithel überzogen ist. Es bilden sich zwei Blätter: das der Sehne direkt aufliegende *Epitenon* und das ihm gegenüberliegende *Peritenon.* An den Enden der Sehnenscheide gehen diese beiden Blätter ineinander über. Auf diese Weise entsteht ein Hohlraum, der etwas seröse Flüssigkeit enthält. Eine bindegewebige Platte, das *Mesotenon,* bringt Nerven und Gefäße an die Sehne heran und ist im Bereich der Sehnenscheide ebenfalls von einschichtigem Plattenepithel überzogen.

4.2.5.3
Elastische Bänder

Sie bestehen aus dicht gelagerten elastischen Fasern, die an verschiedenen Stellen spitzwinkelig verzweigt sind. Zwischen ihnen liegen Gitterwerke aus retikulären und kollagenen Mikrofibrillen sowie Fibrozyten mit flügelartigen Ausläufern, die allerdings weniger dicht liegen als in den Sehnen.

Elastische Bänder sehen makroskopisch gelblich aus. Man findet sie:

- als Ligamentum nuchae (Nackenband): beim Menschen weniger entwickelt, bei Huftieren dagegen sehr stark ausgebildet
- als Ligamenta flava (gelbe Bänder) zwischen den Wirbelbogen
- im Stimmband (Ligamentum vocale).

Die Aufgabe der elastischen Bänder besteht in erster Linie in der Lageerhaltung. Dadurch muss die Muskulatur weniger Haltearbeit leisten.

Elastische Fasern regenerieren schlecht. Flächenartig ausgedehnte Netze elastischer Fasern kommen als Membranen oder fenestrierte Lamellen vor allem in der Tunica media von Arterien vor.

4.2.6
Knorpelgewebe

Das Knorpelgewebe entsteht aus dem Mesenchym. Die locker liegenden Zellverbände verdichten sich an bestimmten Stellen zu *Skleroblastemen,* in denen man zahlreiche Mitosen findet. Die Blastemzellen bilden Interzellularsubstanz (Fasern und Grundsubstanz) und rücken dabei weiter auseinander. Man bezeichnet sie jetzt als *Chondroblasten (knorpelbildende Zellen).* Mit dem weiteren Wachstum differenzieren sie sich zu den reifen Knorpelzellen, den *Chondrozyten,* die in kleinen Höhlungen der von ihnen gebildeten Interzellularsubstanz liegen.

Beim Knorpelwachstum laufen zwei Prozesse gleichzeitig ab:

- Anlagerndes Wachstum an der Peripherie des Knorpelstückes
- Interstitielles Wachstum durch Teilung der im Inneren des Knorpelstückchens liegenden Zellen.

Später bildet das an der Grenzfläche liegende Mesenchym das *Perichondrium* (Knorpelhaut). Diese ist eine Schicht aus geflechtartigem Bindegewebe (Kollagen vom Typ I). Im Gegensatz zum eigentlichen Knorpel enthält das Perichondrium Blutgefäße, von denen aus die Knorpelsubstanz mittels Diffusion ernährt wird. Man kann zwei unscharf getrennte Schichten des Perichondriums unterscheiden: Das dem Knorpel unmittelbar benachbarte *Stratum celluare* ist reich an Fibroblasten, während die Außenschicht, das *Stratum fibrosum* mehr Fasern enthält (auch elastische Fasern). Das Prichondrium besitzt auch Nerven. Bei Gelenkknorpel und Faserknorpel fehlt das Perichondrium.

4.2.6.1
Hyaliner Knorpel

Hyaliner Knorpel (Abb. 4-7) ist die meistverbreitete Art des Knorpelgewebes. Im frischen Zustand erscheint er weißlichbläulich, in dünnen Schichten ist er durchscheinend (ὕαλος: Glas).

Der Knorpel enthält Zellen (Chondrozyten) und Zellgruppen *(Chondrone)*. Die sphärisch oder ellipsoidal geformten Zellen liegen in kleinen Höhlen *(Lakunen)*, die durch eine schmale, etwas stärker anfärbbare Zone, die *Knorpelkapsel*, begrenzt werden. Der Zellkern ist meist kugelförmig und locker strukturiert. Man findet gelegentlich auch zweikernige Knorpelzellen. Eine Lakune kann mehrere Knorpelzellen beherbergen (Abb. 4-7c).

Die Knorpelkapsel geht in den *Zellhof* über, der alle Zellen eines Chondrons mit ihren Lakunen umschließt. Außerhalb der Zellhöfe, also zwischen den Chondronen, liegt die noch schwächer angefärbte *Interterritorialsubstanz* (Abb. 4-7c). Sie enthält große Mengen an Chondroitinschwefelsäure. Charakteristisch für die Interterritorialsubstanz des Knorpels sind Proteglykanaggregate mit einer Molekularmasse von 10^8 und mehr: Ca. 100 Proteglykane sind über Koppelungsproteine an eine Hyaluronsäurekette gebunden. In hochauflösenden Elektronenmikroskopen können diese Makromoleküle sichtbar gemacht werden.

Eingebettet in diese Grundsubstanz kommen einzelne kollagene Mikrofibillen vor, welche nur im Elektronenmikroskop auflösbar sind. Die Interterritorialsubstanz des Hyalinknorpels erscheint also im Lichtmikroskop strukturlos.

In einer schmalen, unter dem Perichondrium gelegenen Zone (subperichondrale Zone) sind die Knorpelzellen abgeplattet und mit ihrer Längsachse parallel zur Knorpeloberfläche orientiert. Dieser Bereich des Knorpels reagiert azidophil, während die innere Zone des Knorpels basophil ist.

Der Knorpel selbst ist gefäßlos. Die Knorpelzellen müssen also durch Diffusion ernährt werden. Alle Knorpelarten zählen zu den bradytrophen Geweben.

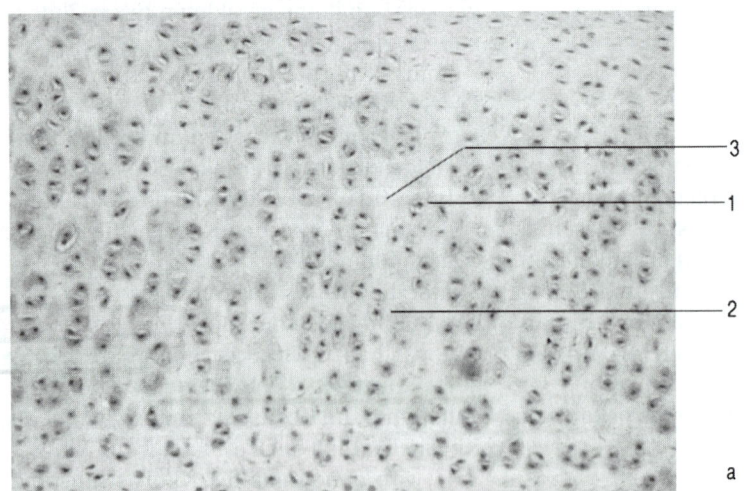

Abb. 4-7: Hyaliner Knorpel
a) Vergrößerung 60 x

a

Abb. 4-7: (Fortsetzung)
Hyaliner Knorpel
b) Vergrößerung 350 x
c) Struktur des hyalinen
Knorpels (Schema):
1 Chondrozyt (Knorpelzel-
le); 2 Chondron (Territori-
um); 3 Interterritorialsubstanz; 4 Zellhof; 5 Laku-
ne; 6 Knorpelkapsel;
7 sich kreuzende und
durchflechtende kolla-
gene Mikrofibrillen in der
Interterritorialsubstanz.

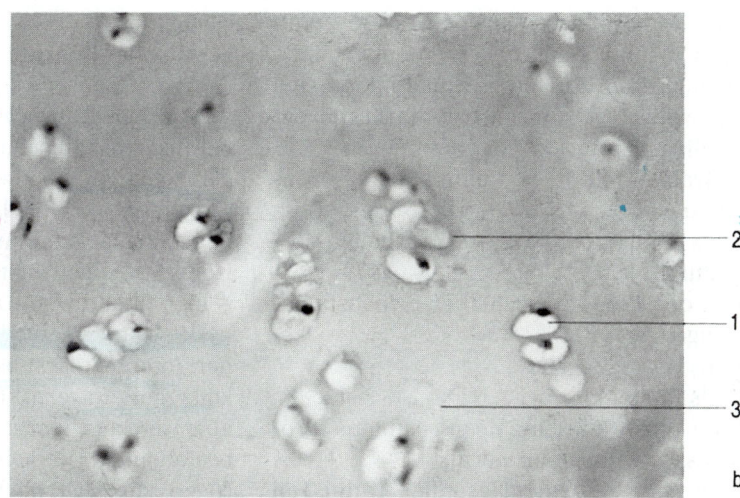

b

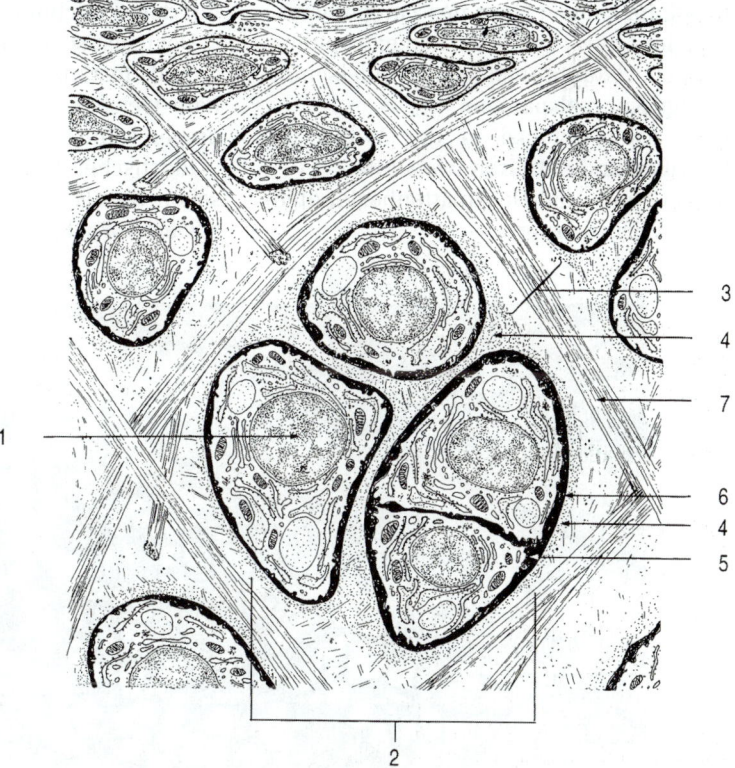

Reifes hyalines Knorpelgewebe kann nicht in funktionell ausreichendem Maße regenerieren. An seiner Stelle bilden sich bindegewebige Narben bzw. faserknorpelige Regenerate.

Hyaliner Knorpel kommt beim Menschen vor:

- als embryonales Skelett (knorpelige Vorstufe)
- in den Epiphysenscheiben (Wachstumsfugen)
- als Gelenkknorpel
- als Rippenknorpel
- im Schwertfortsatz des Brustbeins (Processus xiphoideus sterni)
- als Nasenknorpel (Nasenflügel und Teil der Nasenscheidewand)
- evtl. im kleinen Horn des Zungenbeins
- in der Luftröhre und in den extrapulmonalen Hauptbronchien als hufeisenförmige Knorpelspangen
- als Knorpelstücke in der Wand von großen und mittleren Bronchien
- als Grund- und Deckplattenbestandteile der Wirbelkörper.

4.2.6.2
Elastischer Knorpel

Elastischer Knorpel (Abb. 4-8) erscheint bei makroskopischer Betrachtung leicht gelblich und trüb. Seine Chondrozyten unterscheiden sich nicht von denen des hyalinen Knorpels, kommen jedoch vor allem isoliert vor. Nur selten bilden sich mehrzellige Chondrone. Der elastische Knorpel besitzt ebenfalls ein Perichondrium. In seiner Interzellularsubstanz existieren auch kollagene Fasern. Charakteristisch sind aber die aus starken elastischen Fasern bestehenden und intensiv verbundenen Netze, die sich nach Resorcin- oder Orceinfärbung deutlich darstellen. Sie stehen mit dem Perichondrium in Verbindung.

Der elastische Knorpel enthält weniger Grundsubstanz als der hyaline. Er ist deshalb weicher. Die elastischen Fasern bedingen seine starke Biegsamkeit.

Elastischer Knorpel kommt beim Menschen vor als

- Ohrknorpel

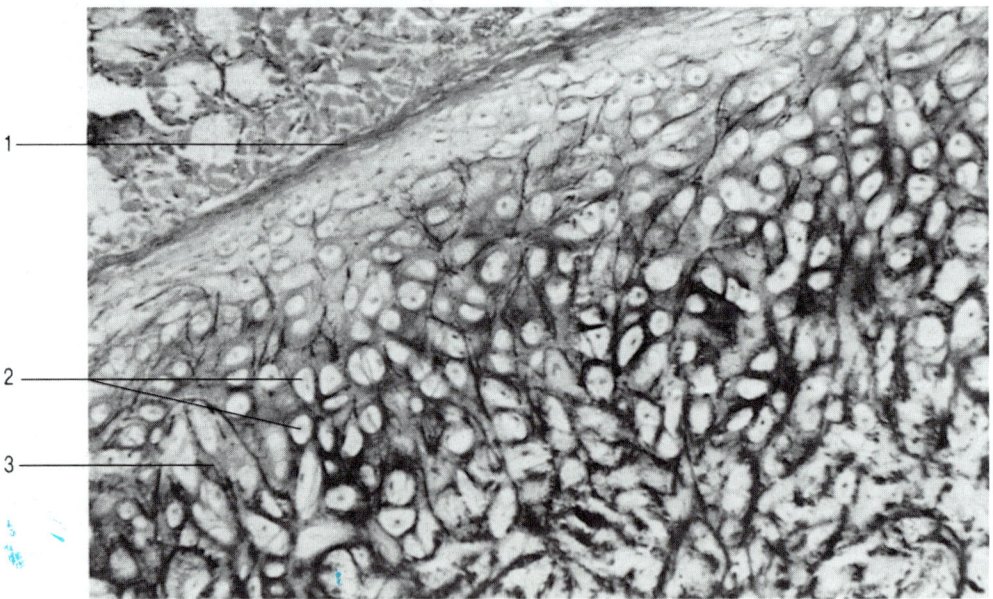

Abb. 4-8: Elastischer Knorpel (Vergr. 140x). 1 Perichondrium; 2 Knorpelzellen; 3 elastische Faserbündel.

- Kehlkopfknorpel (z. B. Epiglottis: Kehldeckel)
- Knorpelstückchen in der Wand der kleinsten Bronchien.

4.2.6.3
Faserknorpel (Bindegewebsknorpel, kollagenfaseriger Knorpel)

Im histologischen Bild des Faserknorpels dominieren stark verflochtene kollagene Faserbündel. Chondrozyten kommen weitaus spärlicher vor als bei den anderen Knorpelarten. Sie liegen vorwiegend einzeln und in großen Abständen von ihren Nachbarzellen. Grundsubstanz ist nur in geringer Menge vorhanden und besonders in der Umgebung der Knorpelzellen konzentriert, wo sie wenige Kollagenfasern maskieren kann.

Der Faserknorpel ist sehr widerstandsfähig. Er ist stets mit anderen Knorpelarten (meist mit Hyalinknorpel) vergesellschaftet und kommt beim Menschen vor als

- Symphysenknorpel
- Bandscheibenknorpel (Anuli fibrosi der Disci intervertebrales)
- Gelenkknorpel des Kiefergelenks und der Schlüsselbeingelenke.

Dem Faserknorpel sehr ähnlich sind die Disci und Menisci articulares (Gelenkscheiben). Ihre Zellen können aber kein Chondroitinsulfat bilden; somit fehlen ihnen Knorpelkapseln und Zellhöfe.

4.2.7
Knochengewebe

Das Knochengewebe ist das Stützgerüst des Organismus und stellt gleichzeitig den größten Mineralspeicher dar. Es besteht aus Knochenzellen (Osteozyten) und einer mineralisierten Interzellularsubstanz.

Als Trockenmasse enthält das Knochengewebe etwa zu einem Drittel organische Substanzen, wobei die Kollagenfasern den größten Anteil ausmachen. Das anorganische Material (etwa $^2/_3$ der Trockenmasse) liegt in Form von Hydroxylapatitkristallen vor und besteht aus Calciumphosphat (85%) und Calciumcarbonat (10%); der Rest entfällt auf Magnesium, Calciumchlorid, Kalium, Fluor und andere Spurenelemente.

Strukturell unterscheidet man Faserknochen und Lamellenknochen.

4.2.7.1
Faserknochen (Geflechtknochen)

Bei dieser primitiveren und auch entwicklungsgeschichtlich älteren Form des Knochengewebes sind die kollagenen Fibrillen geflechtartig angeordnet. Dazwischen liegen Osteozyten in ihren Höhlen. Das Skelett niederer Wirbeltiere besteht aus Geflechtknochen. Auch beim menschlichen Embryo entsteht zunächst aus der knorpeligen Vorform des Skeletts Faserknochen, dessen Umbau in Lamellenknochen schon vor der Geburt beginnt und im 2.–5. Lebensjahr abgeschlossen ist. Nur an wenigen Orten bleibt der Faserknochen zeitlebens bestehen:

- an Stellen, wo größere Sehnen und Bänder in den Knochen einstrahlen
- in der knöchernen Labyrinthkapsel (Innenohr)
- im äußeren Gehörgang
- an den Nahträndern der Schädelknochen
- im Processus coronoideus der Mandibula (Unterkieferknochen).

4.2.7.2
Lamellenknochen

Das Skelett des Erwachsenen besteht, abgesehen von den oben genannten Ausnahmen, aus Lamellenknochen. Bei dieser Form des Knochengewebes sind die kollagenen Fibrillen zu Lamellensystemen angeordnet.

Am Knochen lassen sich mit bloßem Auge eine feste, homogen erscheinende Randschicht, die *Substantia compacta*

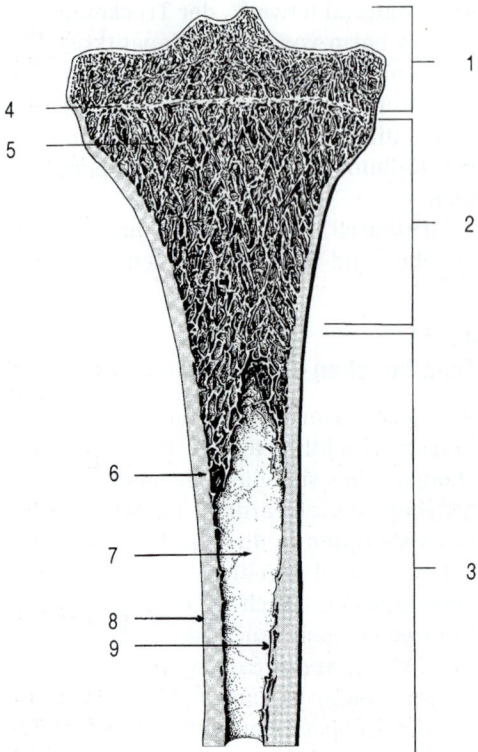

Abb. 4-9: Schema eines Röhrenknochens.
1 Epiphyse; 2 Metaphyse; 3 Diaphyse; 4 Epiphysenscheibe; 5 Substantia spongiosa; 6 Substantia compacta; 7 Cavitas medullaris (Markhöhle); 8 Periost; 9 Endost.

(Kortikalis) und ein aus Knochenbälkchen
bestehendes Schwammwerk, die *Substan-*
tia spongiosa, erkennen (Abb. 4-9).

Auf einem Querschnitt durch die **Substantia compacta** kann man von außen nach
innen verschiedene Lamellensysteme unterscheiden (Abb. 4-10):
- *Äußere Grundlamellen:* Sie liegen unmittelbar unter der Knochenhaut und
  verlaufen parallel zur Oberfläche des
  Knochens.
- *Speziallamellen (Havers-Lamellen):* Sie
  verlaufen konzentrisch um Blutgefäße
  und bilden den Hauptteil der Substantia
  compacta.

- *Schaltlamellen   (Zwischenlamellen):*
  Diese Reste abgebauter Osteone liegen
  zwischen den Speziallamellen.
- *Innere Grundlamellen:* Sie begrenzen
  die Substantia compacta nach innen, liegen also an der Grenze zum Markraum
  des Knochens und sind zu den äußeren
  Grundlamellen parallel angeordnet.

Osteon. Die Grundeinheit des Lamellenknochens ist das Osteon (Abb. 4-10 und 4-
11). Etwa 5 – 20 Speziallamellen umgeben
einen in der Mitte des Systems liegenden
Hohlraum *(Havers-Kanal),* der einen
Durchmesser von durchschnittlich 20 –
120 µm hat. In diesen Kanälen verlaufen
Blutgefäße und vegetative Axone. Außerdem enthalten sie ruhende Osteoblasten
und Osteoklasten. Die Osteone können 5 –
10 mm, manchmal sogar mehrere cm lang
werden. Sie sind parallel zur Längsachse
des Knochens angeordnet. Die Havers-
Kanäle verzweigen sich spitzwinkelig und
sind außerdem durch waagerecht oder
schräg orientierte *Volkmann-Kanäle* verbunden. Diese sind nicht von eigenen Lamellen umgeben. Sie verbinden die Ha-
vers-Kanäle mit dem Markraum und auch
mit der Knochenoberfläche und gestatten
so den Ästen der Periostgefäße den Eintritt
in den Knochen. Havers- und Volkmann-
Kanäle sieht man gut auf Längsschnitten
durch die Kortikalis (Abb. 4-10).
    Die einzelnen Lamellen eines Osteons
sind 3 – 7 µm dick. Sie bestehen aus parallel liegenden, gestreckten Kollagenfaserbündeln von 2 – 3 µm Dicke, die in eine
verkalkte Grundsubstanz eingebettet sind
und — unter sich parallel — in mehr oder
minder steilen Schraubentouren innerhalb
dieser Lamelle verlaufen. Osteone mit
flach verlaufenden Schraubenwindungen
sind besonders druckfest, während solche
mit steiler Wickelung Zugbeanspruchungen besser tolerieren. In benachbarten Lamellen ändert sich dann die Richtung, sodass jeweils Links- und Rechtswicklung
abwechseln. Diese Anordnung erhöht die
mechanische Festigkeit des Osteons nach

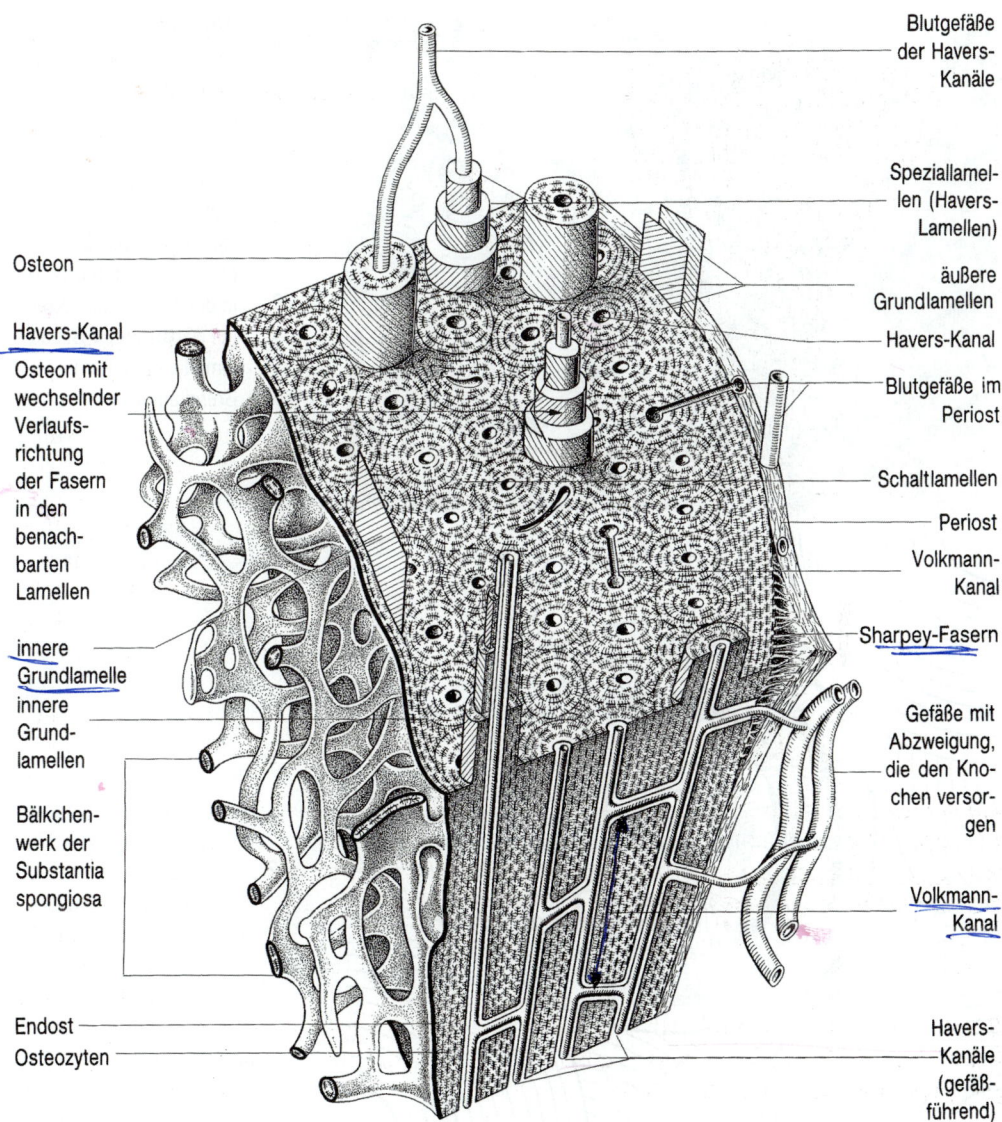

Abb. 4-10: Lamellenknochen (Strukturschema; in Anlehnung an BENNINGHOFF und KRSTIĆ).

dem Prinzip des Sperrholzes. Es gibt auch Fibrillenzüge, die von einer Lamelle zu einer anderen überwechseln (Abb. 4-10).

In oder zwischen den Speziallamellen liegen in lang gestreckten Höhlen *(Lakunen)* die spindelförmigen Osteozyten. Die Lakunen haben einen Längsdurchmesser von ca. 30 μm. Die Osteozyten besitzen zahlreiche lange Fortsätze von ca. 1μm

Dicke, die in kleinen Knochenkanälchen *(Canaliculi)* liegen. Die Kanälchen durchziehen die Lamellen des Osteons vorwiegend in radiärer Richtung. Mit ihren Zellfortsätzen berühren sich benachbarte Osteozyten der gleichen und vor allem der angrenzenden Lamellen. Dies ist für die Ernährung der Knochenzellen von großer Bedeutung. Eine Diffusion durch die ver-

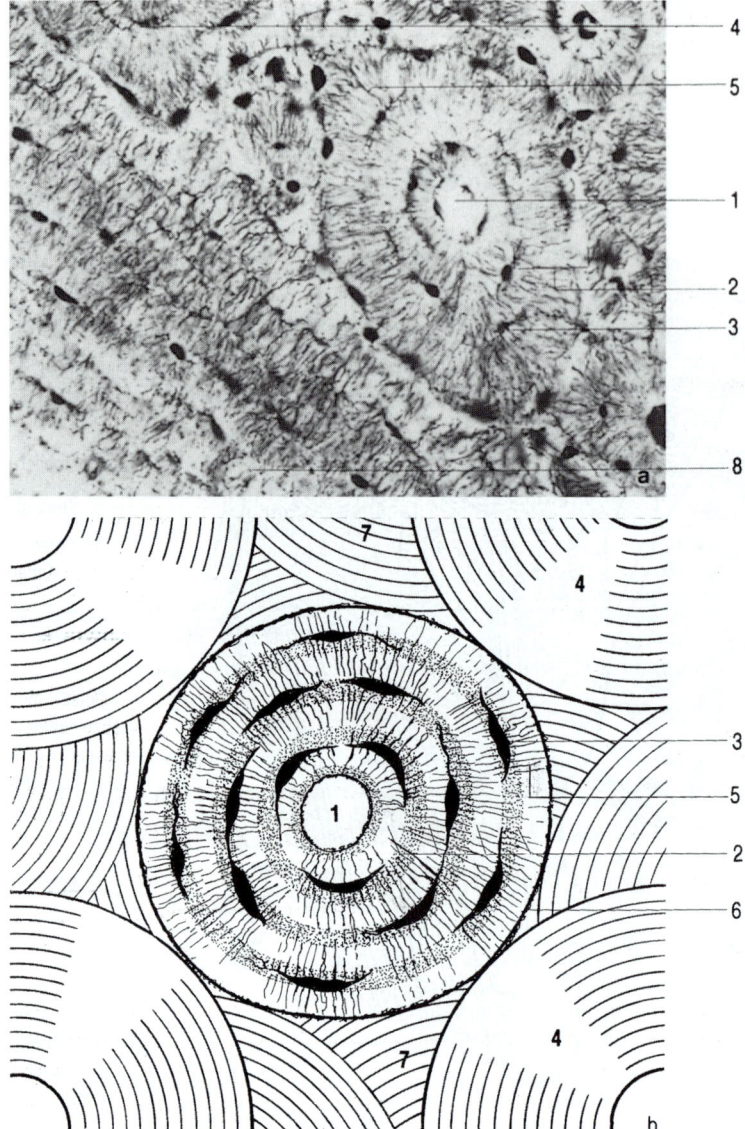

Abb. 4-11: Osteon.
a) Vergrößerung 350 x;
b) Schema (in Anlehnung an KRSTIĆ.
1 Havers-Kanal; 2 Speziallamellen (Havers-Lamellen); 3 Osteozyten in Lakunen; 4 Nachbarosteon; 5 Osteozytenfortsätze in den Canaliculi; 6 Kittlinie (Kittfläche); 7 Schaltlamellen; 8 äußere Grundlamellen.

kalkte Knochensubstanz ist nicht möglich. Der Stofftransport ist deshalb auf die Interzellularflüssigkeit angewiesen, welche durch die Canaliculi von einer Lakune zur anderen strömt.

Am Rande der Lakunen befindet sich eine 1–2 µm breite Zone von nichtmineralisierten Kollagenfasern. Die Osteozyten sind schwach basophil infolge ihres Gehal-

tes an rauem ER. Sie speichern Glykogen und Lipidtröpfchen.

Zwischen den Osteonen liegen die Schalt- oder Zwischenlamellen. Sie stellen Reste von älteren, größtenteils abgebauten Osteonen dar (Abb. 4-11).

Die Osteone sind gegeneinander und gegen die Schaltlamellen durch eine fibrillenarme Grundsubstanzschicht, die sog. *Kittlinien (Kittflächen),* abgegrenzt. Nur wenige Osteozytenfortsätze durchdringen die Grenzschicht und treten mit Knochenzellen aus Nachbarosteonen in Kontakt (Abb. 4-11).

Substantia spongiosa, Knochenbälkchen. Im spongiösen Knochen ist ebenfalls der lamelläre Bau verwirklicht, nur sind hier aus räumlichen Gründen die Osteone weniger regelmäßig ausgebildet. Havers- und Volkmann-Kanäle lassen sich nicht mehr deutlich unterscheiden.

In den Epi- und Metaphysen der Röhrenknochen sind die Knochenbälkchen in Form von *Kraftlinien (Trajektorien)* so angeordnet, dass sie, der mechanischen Belastung des Knochens entsprechend, Zug- und Druckspannungen entgegenwirken können. Ändern sich die Belastungsverhältnisse dauernd, so kommt es im Laufe der Zeit zum Umbau der Knochenbälkchen, die sich damit dem neuen Kraftlinienverlauf anpassen (Abb. 4-9).

In der Spongiosa der Wirbelkörper sind die Tragebälkchen senkrecht angeordnet, um die axial wirkenden Druckbelastungen aufzufangen.

Tragende Knochenbälkchen sind dicker als 0,2 mm; stützende Querbälkchen weniger als 0,2 mm. Erstere können daher sogar osteonähnliche Strukturen von dreiseitigem oder ovalem Querschnitt (meist mit weniger als 5 Lamellen) enthalten, die sich auch hier um einen zentralen Kanal gruppieren.

Die Substantia spongiosa füllt nicht den gesamten Innenraum eines Röhrenknochens aus, sie ist im Wesentlichen nur im Bereich der Epiphysen und Metaphysen vorhanden. Im Schaft der Röhrenknochen (Diaphyse) liegt eine Markhöhle, die mit gelbem Fettmark ausgefüllt ist. Anschließend an die inneren Grundlamellen der Corticalis findet sich an der Grenze zur Markhöhle eine dünne Spongiosaschicht.

Die Wirbelkörper und andere kurze kompakte Knochen besitzen keine Markhöhle. Ihr Innenraum ist durchweg mit Spongiosa ausgefüllt. In den Maschenräu-

men der Spongiosa befindet sich vorwiegend rotes, blutbildendes Knochenmark.

4.2.7.3
Periost und Endost

Der Knochen ist an seiner äußeren Oberfläche vom *Periost (Knochenhaut)* bedeckt, einer Bindegewebsschicht, die je nach lokaler Beanspruchung unterschiedlich dick ist. An den Gelenkflächen der Knochen fehlt das Periost.

Während der Knochenbildung kann man deutlich zwei Schichten unterscheiden:

- eine innere, zell- und gefäßreiche Schicht *(Cambium)* mit zahlreichen Osteoblasten
- eine äußere Faserschicht, die vorwiegend mechanische Aufgaben erfüllt und aus Fibroblasten/Fibrozyten sowie kollagenen und elastischen Fasern besteht.

Nach dem Abschluss des Knochenwachstums geht diese Zweiteilung weitgehend verloren, lebt aber wieder auf, wenn nach einer Fraktur die Kallusbildung einsetzt.

Das Periost ist sehr intensiv mit dem Knochen verbunden: Vom Periost strahlen kollagene Faserbündel *(Sharpey-Fasern)* schräg in die Substantia compacta ein.

Das Periost führt Blutgefäße und vegetative Nervenfasern an den Knochen heran. Durch die *Foramina nutricia* treten diese Strukturen in die Hartsubstanz ein, um sich dann über die Havers- und Volkmann-Kanälchensysteme zu verteilen (Abb. 4-10). Das Periost ist sehr schmerzempfindlich. Es enthält sensible Nervenfasern und Endorgane (Lamellenkörperchen). Im Knochen selbst fehlt eine sensible Innervation.

Das *Endost* besteht aus einer dünnen Lage von flachen Bindegewebszellen. Es liegt dem Knochen eng an und grenzt ihn vom Markraum ab, wobei es die innere Oberfläche der Substantia compacta und auch die Spongiosabälkchen überzieht. Wie das Periost ist das Endost an der Frakturheilung (Kallusbildung) beteiligt.

4.2.7.4
Knochenzellen

Man unterscheidet folgende Arten von Knochenzellen:

Osteoprogenitorzellen sind wenig differenzierte fibroblastenähnliche Stammzellen: spindelförmige Gestalt, helles Zytoplasma, ovaler bis länglicher Zellkern. Sie liegen in tiefen Schichten des Periosteums und im Endosteum. Osteoprogenitorzellen haben eine hohe Teilungsrate und wandeln sich laufend in Osteoblasten um.

Osteoblasten. Neue Knochensubstanz wird von Osteoblasten produziert. Der größte Durchmesser dieser Zellen beträgt 20 – 30 μm. Sie besitzen eine reiche Organellenausstattung: granuläres ER, Ribosomen, Golgi-Apparat und Mitochondrien. Aktive Osteoblasten enthalten viel Glykogen, der RNS-Gehalt ist hoch. Die Osteoblasten stehen durch zahlreiche Zytoplasmaausläufer untereinander in Verbindung. Sie produzieren Osteoid, eine glykoproteidhaltige Grundsubstanz, die Matrix (Muttersubstanz) des Knochens. Da sie durch Umwandlung in Osteozyten als Knochenbildungszellen immer wieder ausfallen, müssen sie ständig ersetzt werden.

Osteozyten sind im Vergleich zu den Osteoblasten ärmer an Zytoplasma und haben, entsprechend ihrer reduzierten Stoffwechselaktivität, einen geringeren Organellenbestand. Sie sind die dominierende Zellart im ausgereiften Knochen.

Während des Wachstums und auch nach Wachstumsabschluss muss sich das Knochengewebe laufend veränderten Bedingungen anpassen. Dies kann nur durch Umbau erreicht werden, indem ältere Strukturen abgebaut und durch Osteoblasten in geänderter Form wieder aufgebaut werden.

Osteoklasten. Für den Abbau von Knochengewebe existieren besondere Zellen, die Osteoklasten. Sie entstehen nach neueren Forschungen durch Fusion aus Monozyten. Osteoklasten sind vielkernige, große Zellen. Sie können bis zu 50 Kerne enthalten. Ihr Durchmesser beträgt bis zu 100 μm und mehr.

Das Zytoplasma ist reich an Mitochondrien, granulärem ER und freien Ribosomen. Der Golgi-Apparat ist stark entwickelt. Zahlreiche Lysosomen fallen ebenso auf wie phagozytiertes Material in Phagolysosomen und Restkörper.

An der dem Knochen direkt anliegenden Seite tragen die Osteoklasten stark verzweigte Zytoplasmafortsätze, durch welche ihre Berührungsfläche mit der abzubauenden Knochenmasse stark vergrößert wird. Die enzymatische Auflösung der Knochensubstanz ergibt buchtenartige Vertiefungen, in denen die Osteoklasten liegen: *Howship-Lakunen (Resorptionslakunen)*.

Die gegenüberliegende Seite des Osteoklasten trägt einen Besatz an unregelmäßigen mikrovilliartigen Ausstülpungen.

Die Leistung dieser Zellen ist beträchtlich: Ein Osteoklast kann die Knochenmenge abbauen, die von 100 Osteoblasten gebildet wurde. Die Osteoklasten werden durch das Hormon der Nebenschilddrüsen (Parathormon) stimuliert.

Oberflächenzellen (bone lining cells): Die Knochenoberflächen im Skelett des Erwachsenen sind durch flache, längliche Zellen mit spindelförmigen Kernen bedeckt. Stellenweise sind diese Zellen nur 0,1 μm dick; ihre Organellenausstattung ist spärlich. Über ihre Zellfortsätze, die in Canaliculi liegen, stehen sie mit den Zellfortsätzen der äußersten Osteozyten des verkalkten Knochens in Verbindung. Zwischen den Oberflächenzellen sowie zwischen ihren Fortsätzen und denen der benachbarten Osteozyten bestehen Nexus. Die Zellen dienen als Ionenbarriere zwischen der lakunären und canaliculären Flüssigkeit, welche die Osteozyten umspült, einerseits und der Extrazellärflüssigkeit außerhalb des Knochens andererseits. Damit haben sie eine Schrankenfunktion und regulieren wahrscheinlich den Calcium- und Phosphatfluss aus dem Knochen und in denselben. Es ist denkbar, dass diese Schranke in der Knochenflüssigkeit auch ein geeignetes Milieu für die Verkalkung der organischen Knochensubstanz aufrechterhält.

Unter Normalbedingungen ist die **Knochenbilanz** des Organismus ausgewogen. Dem osteoklastischen Abbau steht gewöhnlich ein quantitativ entsprechender Aufbau durch Osteoblasten gegenüber. Bei Störungen dieser Beziehungen, z. B. durch

- normale Osteoblastentätigkeit bei gesteigertem Abbau
- verringerte Osteoblastentätigkeit bei normalem Abbau
- gesteigerte Osteoblastentätigkeit bei normalem Abbau
- normale Osteoblastentätigkeit bei verringertem Abbau

ergibt sich eine:

- *Osteoporose:* Verlust an Knochenmasse, bzw. eine
- *Osteosklerose* (Osteopetrose): Vermehrung der Knochenmasse.

Beide Zustände bringen eine verminderte Belastungsfähigkeit des betreffenden Skelettabschnittes mit sich.

4.2.7.5
Osteogenese (Knochenbildung)

Bei der Osteogenese unterscheiden wir zwei Arten:

- Die *desmale Osteogenese* geschieht auf bindegewebiger Grundlage.
- Bei der *chondralen Osteogenese* entsteht zunächst eine hyalinknorpelige Vorstufe.

In beiden Fällen bildet sich zuerst Geflechtknochen, welcher dann später zum größten Teil in den differenzierten Lamellenknochen umgewandelt wird.

Direkte (primäre) oder desmale Osteogenese. Der Knochen entsteht direkt aus

dem Bindegewebe. In genetisch festgelegten Bezirken wandeln sich Mesenchymzellen direkt zu Osteoblasten um. Sie bilden Osteoid, in welchem kollagene Fibrillen aus Tropokollagen entstehen. Das Osteoid reichert sich mit Calcium und organischem Phosphat an. Die Grundsubstanz verkalkt unter der Einwirkung der Osteoblasten.

Weil die Osteoblasten rundum Osteoid abgeschieden haben, sind sie schließlich völlig vom verkalkten Gewebe eingemauert und werden zu Osteozyten. An der Peripherie des ossifizierten Bereiches bilden sich neue Osteoblasten aus Mesenchymzellen, die ihr Osteoid in Richtung auf die bereits mineralisierte Grundsubstanz abscheiden. Durch diesen oft wiederholten Vorgang werden die Knochenbälkchen immer dicker. Die eingemauerten Osteozyten stehen mit ihren Ausläufern untereinander in Verbindung. Durch desmale Osteogenese entstehen die platten Schädelknochen, die meisten Gesichtsknochen und zum Teil die Schulterblätter und Schlüsselbeine.

Die Anpassung der so gebildeten Knochen an die Größenzunahme der von ihnen eingeschlossenen Organe geschieht durch Anfügung von Knochengewebe auf der Außenseite, während Osteoklasten auf der Innenseite das Knochenmaterial resorbieren.

Indirekte (sekundäre) oder chondrale Osteogenese. Der größte Teil des menschlichen Skeletts ist knorpelig vorgebildet. Es vergrößert sich zunächst durch Zellteilungen im Knorpelgewebe. Bei der chondralen Osteogenese wird dieser Knorpel abgebaut und durch Knochengewebe ersetzt (Ersatzknochen).

Die chondrale Osteogenese besteht aus zwei Prozessen:

- *Perichondrale Osteogenese:* Sie gleicht der desmalen Knochenbildung. Es entsteht also Bindegewebsknochen.
- *Enchondrale Osteogenese:* Anstelle des abgebauten Knorpels tritt Ersatzknochen.

Der Zusammenhang dieser beiden Vorgänge lässt sich am besten an der Osteogenese eines Röhrenknochens erläutern (Abb. 4-12): Zunächst kommt es zur perichondralen Verknöcherung. In einem genetisch festgelegten Moment (beim Menschen etwa in der 7. Entwicklungswoche) beginnt sich um ein längliches Knochenstück (Vorstufe) etwa in Höhe der späteren Diaphyse eine Knochenmanschette auszubilden. Sie besteht aus Bindegewebsknochen, der sich histologisch nicht von dem durch desmale Ossifikation (siehe oben) entstandenen Knochen unterscheidet.

Innerhalb der Diaphyse setzt nun ein intensives Knorpelwachstum ein, die Interzellularsubstanz beginnt zu verkalken. Durch die Knochenmanschette werden die Knorpelzellen zu einer säulenförmigen Anordnung gezwungen, der Knorpel streckt sich in Längsrichtung.

In den Diaphysenbereich sprossen nach Perforation der Knochenmanschette Blutgefäße und Bindegewebe ein. Chondroklasten lösen dort den Knorpel auf, und es entsteht eine primäre Markhöhle. Osteoblasten lagern sich an deren Rändern an und beginnen mit der Knochenbildung.

Von der Epiphyse zur Diaphyse kann man an beiden Enden des Knochens folgende Zonen unterscheiden:

- *Säulenknorpel (Wachstumszone, Proliferationszone):* Durch lebhafte Zellteilungen entstehen säulenförmige, zur Längsachse des späteren Knochens parallele Zellgruppen.
- *Zone des großblasigen Knorpels:* Die Chondrozyten hypertrophieren und werden reich an Organellen, alkalischer Phosphatase und Glykogen. Infolge der fortschreitenden Mineralisierung der Interzellularsubstanz beginnen sie zu degenerieren.
- *Zone des Knorpelabbaues (Erosions- oder Eröffnungszone):* Zahlreiche Chondroklasten lösen die Knorpelsubstanz auf. Dabei bleiben zwischen den Knorpelzellsäulen längs gerichtete Reste verkalkten Knorpels bestehen.
- *Zone der enchondralen Knochenneubildung:* Die Chondroklasten wirken als Wegbereiter für aussprossende Kapillaren und Osteoblasten. Letztere lagern sich an die stehen gebliebenen verkalkten Knorpelreste an und scheiden Osteoid ab, das später verkalkt: Die ersten enchondralen Knochenlamellen sind entstanden.

In den späteren Epiphysen kommt es ebenfalls zu einer Hypertrophie der Chondrozyten mit Verkalkung der Interzellularsubstanz: Die Epiphysenkerne sind ent-

Abb. 4-12: Chondrale Osteogenese (in Anlehnung an Krstić).
a) Vorstufe aus hyalinem Knorpel; **b)** Beginn der perichondralen Ossifikation; **c)** Hypertrophie der Knorpelzellen; **d)** Eindringen von Blutgefäßen und Bindegewebsknospen, Bildung der primären Markhöhle; **e)** Osteogenese der Diaphyse, Bildung der epiphysären Knochenkerne; **f)** Abschluss des Längenwachstums, Verknöcherung der Epiphysenfugen.
1 Hyaliner Knorpel; 2 Gelenkknorpel (hyalin), verbleibt nach Osteogenese an den Enden der Röhrenknochen; 3 perichondrale Knochenmanschette; 4 Säulenknorpel (Reihenknorpel); 5 hypertrophierende Knorpelzellen, die nach Verkalkung der Interzellularsubstanz durch Unterbrechung ihrer Ernährung zugrunde gehen; 6 Vaskularisation des Knochens; mit den eingedrungenen Gefäßen sind Bindegewebszellen und Chondroklasten/Osteoklasten in den Hohlraum gelangt; 7 Abbau des Knorpels durch Chondroklasten; 8 längsorientierte Reste verkalkten Knorpels sind Leitschienen für die Anlagerung des enchondral gebildeten Knochens; 9 enchondrale Knochenlamelle; 10 Zone des von der Osteogenese noch nicht betroffenen Hyalinknorpels; 11 Zone des Säulenknorpels (Wachstumszone); 12 Zone des großblasigen Knorpels; 13 Zone des Knorpelabbaus (Eröffnungs- oder Erosionszone); 14 Zone der enchondralen Knochenbildung; 15 entstehende Epiphysenkerne; 16 Verbindung zwischen den Gefäßen der Epiphyse und denen der Diaphyse; 17 Periost; 18 Epiphysenfuge (Epiphysenscheibe, Cartiago epiphysialis); 19 Epiphysenfuge ist verknöchert; die Epiphysenhöhle steht mit der Diaphyse in Verbindung.

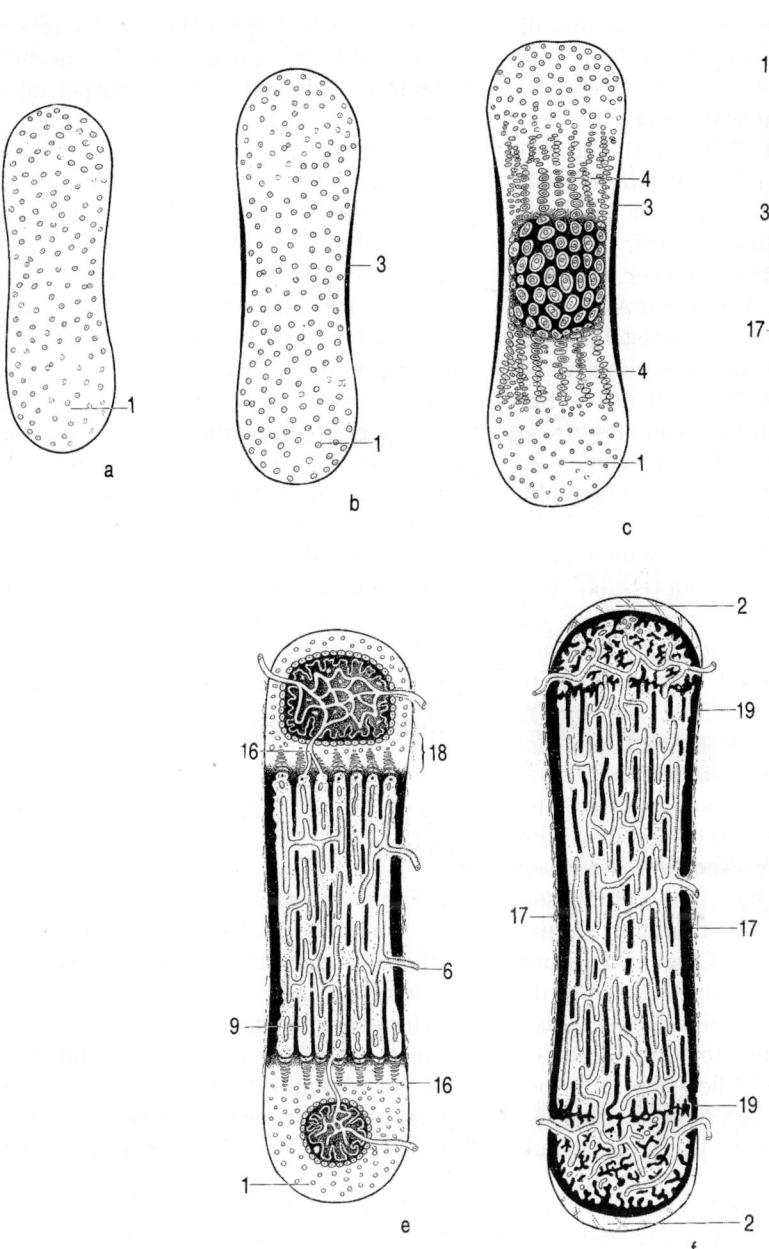

standen. Blutgefäße sprossen ein, und die enchondrale Osteogenese verläuft hier ähnlich wie im Diaphysenbereich; es bildet sich nur kein Säulenknorpel. Die Verknöcherung breitet sich zentrifugal aus, erreicht aber nie die periostfreie Oberfläche des Knochenstücks, die ja später den Gelenkknorpel tragen wird.

Das zeitliche Auftreten dieser Knochenkerne ist so typisch, dass es zur Altersdiagnose des Skeletts bzw. zur Feststellung von knöchernen Entwicklungsstörungen benutzt werden kann. Zur Zeit der Geburt sind beim Menschen nur zwei dieser Knochenkerne vorhanden: In der distalen Femur- und in der proximalen Tibiaepiphyse.

Epiphysenfuge. Zwischen dem epiphysären und dem diaphysären Ossifikationsbereich liegt eine nicht verkalkte Zone aus hyalinem Knorpel, die *Epiphysenfuge (besser: Epiphysenscheibe)*. Sie ist auch im Röntgenbild gut darstellbar. Bis zur Geschlechtsreife kann diese Struktur durch fortgesetzte Zellteilungen den von Diaphyse und Epiphyse aus, also von zwei Seiten gegen sie vordringenden Knorpelbau kompensieren, d. h. der Knochen setzt sein Längenwachstum fort. Die Epiphysenscheibe wird dabei aber immer dünner. Mit dem Abschluss des Längenwachstums wird die Teilungsgeschwindigkeit der Knorpelzellen geringer, der chondroklastische Abbau schreitet aber unvermindert fort und holt schließlich das Knorpelwachstum ein. Die Epiphysenscheibe verknöchert. Damit ist das Längenwachstum

beendet. Der Knochen konnte sich nur verlängern, solange es in der Epiphysenscheibe genügend teilungsfähige Knorpelzellen gab.

An beiden Enden des Knochens bleibt eine schmale 0,2–6 mm dicke hyaline Knorpelschicht bestehen. Die unterste Schicht dieses Gelenkknorpels verkalkt. Aus der obersten Knorpelschicht ziehen zunächst oberflächenparallel liegende Kollagenfasern bogenförmig in die Tiefe, wo sie dann in der verkalkten Knorpelschicht verankert sind.

Das Dickenwachstum des Knochens geschieht durch Anlagerung von Knochensubstanz vom Periost aus (perichondrale Ossifikation), während auf der Innenseite Osteoklasten den älteren Knochen abbauen und dadurch die Markhöhle erweitern.

4.2.8
Zahnhartgewebe

4.2.8.1
Schmelz

Der Zahnschmelz (Enamelum dentis, Substantia adamantina) ist ein fast rein kristallines Gefüge, das eigentlich kaum noch als Gewebe bezeichnet werden kann. Entwicklungsgeschichtlich gesehen, ist der Schmelz eine epitheliale Bildung und dürfte daher, streng genommen, nicht zu den Binde- und Stützgeweben gezählt werden. Der Schmelz entsteht vor dem Durchbruch

Abb. 4-13: Zahn (Schemazeichnung).
1 Retzius-Linien; 2 girlandenförmig verlaufende Schmelz-Zement-Grenze; 3 Verlauf der Schmelzprismen; 4 Verlauf der Dentinkanälchen; 5 von-Ebner-Linien; 6 zirkumpulpales Dentin; 7 Manteldentin; 8 Prädentin; 9 Reihe der Odontoblasten an der Peripherie der Pulpahöhle; 10 Pulpahöhle (enthält lockeres Bindegewebe, Nerven und Gefäße); 11 gingivale Faserbündel; 12 Desmodontalspalt; 13 Gingivaepithel; 14 gingivales Bindegewebe; 15 Wurzelkanal (gefäß- und nervenführend); 16 Alveolarknochen; 17 Lamina cribrosa (innere Oberfläche des Alveolarknochens mit Öffnungen für durchtretende Gefäße; 18 Periost des Alveolarknochens; 19 zementoalveoläre (desmodontale) Faserbündel; 20 Zement (Wurzelzement); 21 Dentin-Zement-Grenze; 22 Foramen apicis dentis (Eintrittsstelle von Gefäßen und Nerven in den Wurzelkanal und die Pulpahöhle); 23 Gefäße und Nerven ziehen durch den Alveolarknochen zum Wurzelkanal; 24 Schmelz-Zement-Grenze.

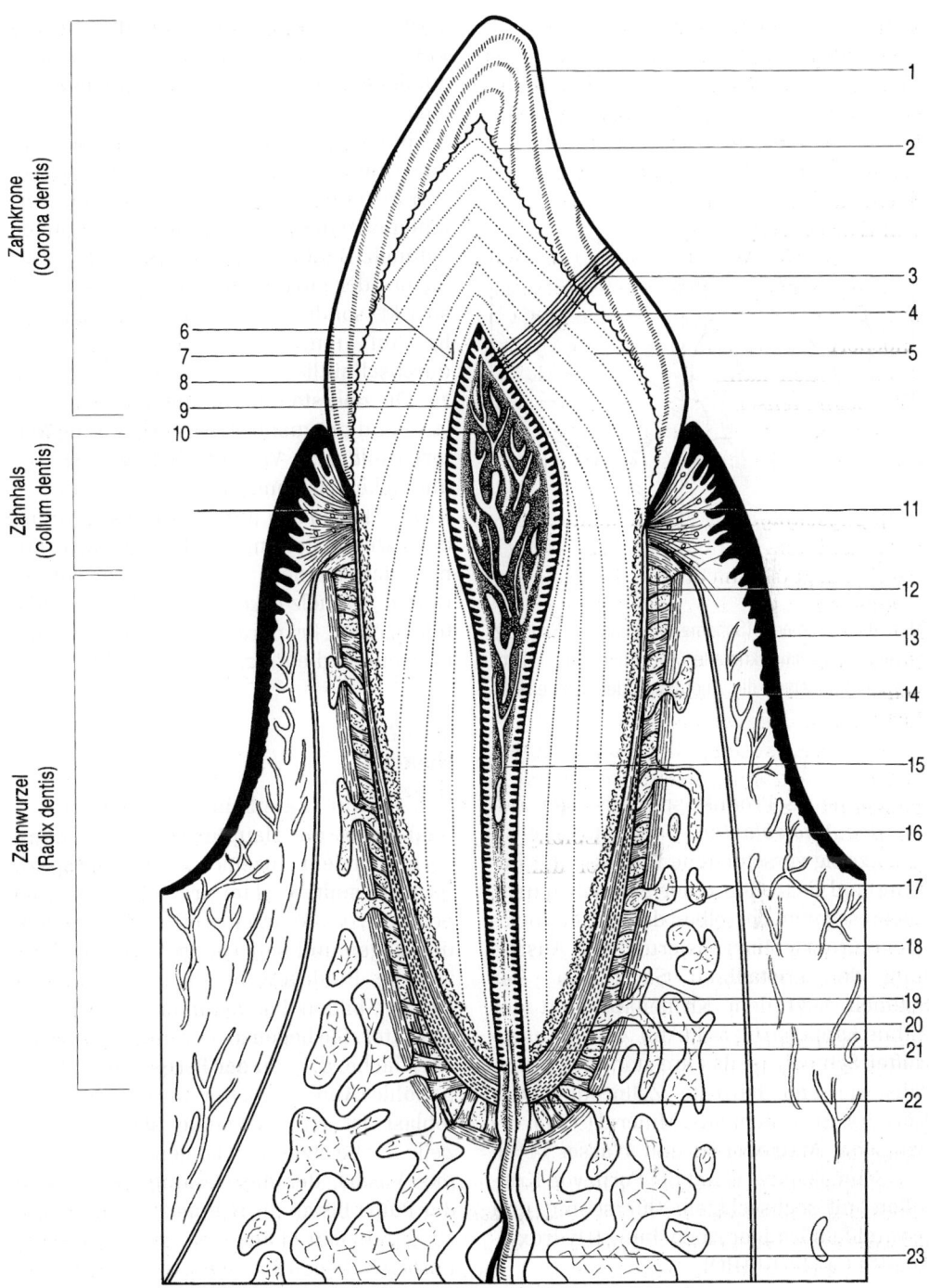

Zahnkrone
(Corona dentis)

Zahnhals
(Collum dentis)

Zahnwurzel
(Radix dentis)

1
2
3
4
5
6
7
8
9
10
11
12
13
14
15
16
17
18
19
20
21
22
23

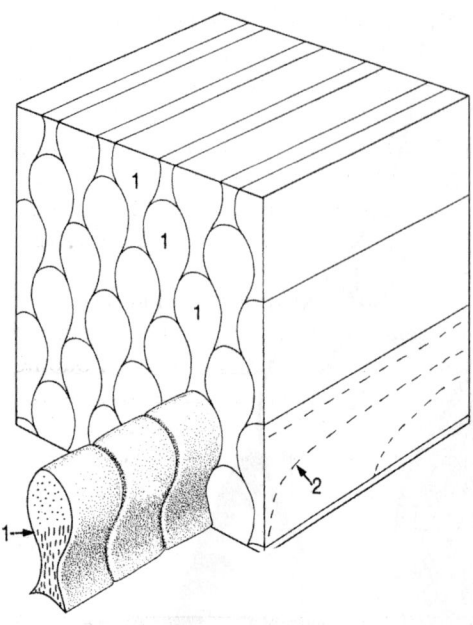

Abb. 4-14: Schmelz (Schemazeichnung). 1 Schmelz-prismen; 2 Schmelzkristalle. Die Linien im Prisma rechts unten zeigen die Anordnung der Schmelzkristalle.

der Zähne als Produkt spezialisierter Zellen, der *Ameloblasten.* Dabei laufen etwa gleichzeitig verschiedene Prozesse ab: Bildung und Sekretion einer Schmelzmatrix, Rückresorption derselben durch die Ameloblasten sowie Mineralisierung und Ausreifung der kristallinen Strukturen. Der Schmelz sitzt dem Kronenabschnitt der Zähne kappenartig auf (Abb. 4.13). Ausgereifter Schmelz ist das am stärksten mineralisierte und härteste Zellprodukt des Körpers. Er besteht aus: Mineral (95%), organischer Matrix (1%) und Wasser (4%). Das Schmelzmineral hat die Form von Kristallen mit sechseckigem Querschnitt und pyramidenförmiger Abdachung (Hydroxylapatit): $Ca_{10}(PO_4)_6(HO)_2$.

Der Schmelz ist wenig elastisch, gering zugfest und demzufolge auch sehr spröde und brüchig. In begrenztem Umfang ist er für Flüssigkeiten durchlässig.

Die strukturellen Grundeinheiten des Zahnschmelzes sind die *Schmelzprismen,* zu denen die Kristalle zusammengefasst sind.

Sie haben etwa einen schlüssellochartigen Querschnitt und einen Durchmesser von $3-6$ μm (Abb. 4-14). Die Prismen verlaufen von der girlandenförmig gestalteten Schmelz-Dentin-Grenze radiär zur Oberfläche der Krone, allerdings nicht gestreckt, sondern wellenförmig oder spiralig. Auf $1 mm^2$ Schmelzoberfläche laufen durchschnittlich $20.000-30.000$ Prismen zu. Die oberste und die unterste Schmelzlage sind prismenfrei. Das organische Material bildet im Wesentlichen die $0,1-0,2$ μm dicke Prismenscheide.

Die Ablagerung des Schmelzes während der Zahnentstehung geschieht nicht kontinuierlich, sondern in Schüben; im ausgereiften Schmelz erkennt man daher in histologischen Präparaten mehrere Wachstumslinien, die *Retzius-Linien* (Abb. 4-13).

4.2.8.2
Dentin

Das Dentin (Zahnbein, Substantia eburnea) bildet die Hauptmasse des Zahnes, vermittelt dem einzelnen Zahn seine spezifische Gestalt, wird im Kronenbereich vom Schmelz, im Wurzelbereich vom Zement überzogen und beherbergt die Pulpa. Spezifische Bindegewebszellen, die *Odontoblasten,* bilden das Dentin und unterhalten es später. Sie liegen an der inneren Dentinoberfläche, d. h. an der Peripherie der Pulpahöhle (Abb. 4-13). Der ausgereifte Odontoblast ist eine schlanke säulenförmige Zelle. Er besitzt einen langen Fortsatz (Tomes-Faser), der das gesamte Dentin von der Pulpa bis an die Schmelz-Dentin-Grenze durchzieht (Länge bis zu 5 mm). Die Fortsätze liegen in *Dentinkanälchen,* welche radiär und leicht wellenförmig im Dentin verlaufen. Die Kanälchenwand wird von dem dichteren und stark mineralisierten *peritubulären Dentin* gebildet, während das zwischen den Kanälchen liegende *intertubuläre Dentin* weniger dicht mineralisiert ist und große Mengen kollagener Fasern enthält (Abb. 4-15).

Die schubweise verlaufende Mineralisation des Dentins lässt im histologischen Bild Wachstumslinien erkennen: *von-Ebner-Linien* (Abb. 4-15).

Die äußerste 10–30 µm dicke Dentinschicht, die parallel zur Schmelz-Dentin- und Dentin-Zement-Grenze verläuft, unterscheidet sich vom übrigen Dentin. Dieses *Manteldentin* entsteht während der Anfangsphase der Dentinbildung und ist besonders reich an kollagenen Fasern; die Odontoblastenfortsätze sind hier sehr stark verzweigt (Abb. 4-13).

Die Hauptmasse des Dentinkerns, die sich zwischen Manteldentin und Pulparaum ausdehnt, wird als *zirkumpulpales Dentin* bezeichnet; es ist das Produkt der funktionell koordinierten Odontoblasten und zeigt nur gelegentlich Verzweigungen der Odontoblastenfortsätze. Es entsteht unmittelbar nach dem Manteldentin (Abb. 4-13).

Das *Prädentin* ist den Odontoblasten direkt benachbart, es ist die noch unmineralisierte Dentinmatrix, die von den Odontoblasten abgeschieden wurde und allmählich zu verkalken beginnt (Abb. 4-13).

Solange ein Zahn vital ist, d. h. lebendes Pulpagewebe besitzt, solange kann er Dentin bilden.

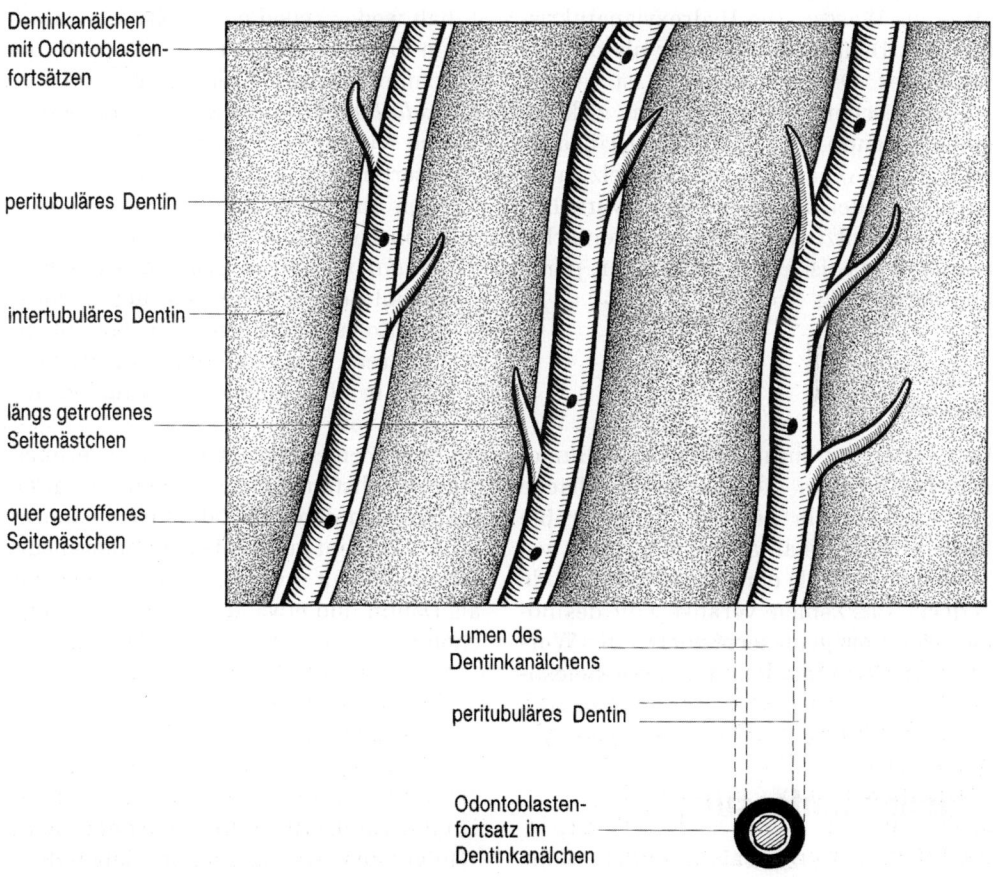

Dentinkanälchen mit Odontoblastenfortsätzen

perituläres Dentin

intertubuläres Dentin

längs getroffenes Seitenästchen

quer getroffenes Seitenästchen

Lumen des Dentinkanälchens

perituläres Dentin

Odontoblastenfortsatz im Dentinkanälchen

Abb. 4-15: Dentinkanälchen (Schemazeichnung)

Alles Dentin, das bis zum Abschluss des Wurzelwachstums entstanden ist, heißt *primäres Dentin*. Zu irgendeinem Zeitpunkt danach abgelagertes Dentin wird als *Sekundärdentin* bezeichnet. Das physiologische Sekundärdentin entsteht im Anschluss an das zirkumpulpale Dentin, von dem es sich strukturell nicht unterscheidet. Irreguläres Sekundärdentin (Reizoder Reparaturdentin) zeigt dagegen Abweichungen vom normalen Dentin: Andere Verlaufsrichtung oder stärker gewellter Verlauf der Kanälchen, geringere Anzahl oder völliges Fehlen der Kanälchen.

In chemischer Zusammensetzung und physikalischem Verhalten unterscheidet sich das Dentin stark vom Schmelz. Es besteht zu 70 % aus anorganischer Substanz, zu 20 % aus organischer Matrix und zu 10 % aus Wasser. Die Hydroxylapatitkristalle des Dentins sind kleiner als die des Schmelzes. Das Manteldentin ist reicher an organischer Substanz als das zirkumpulpale Dentin. Das Zahnbein ist bedeutend weniger hart als der Schmelz, aber härter als der Knochen oder Wurzelzement. Es besitzt eine gelbliche Eigenfarbe. Dentin ist elastisch und verformbar, porös und durchlässig.

4.2.8.3
Zement

Das Zement ist ein mineralisiertes Bindegewebe, welches die äußere Oberfläche der Zahnwurzeln bedeckt. Seine größte Dicke erreicht es an der Wurzelspitze, wo es auch noch Teile der Wurzelkanalwände bedeckt. Das Zement verankert die desmodontalen Kollagenfaserbündel in der Wurzeloberfläche und dient damit der Befestigung des Zahnes in der knöchernen Alveole. Die desmodontalen Fasern spannen sich zwischen der Wurzel und dem Alveolarknochen aus, sie strahlen in beide Strukturen als Sharpey-Fasern ein. Das Wurzelzement bildet also mit Desmodont und Alveolarknochen eine Funktionseinheit (Abb. 4-13).

Im Gegensatz zum Knochen ist das Zement gefäßlos. Es wird von besonderen Zellen, den *Zementoblasten/Zementozyten* gebildet. Die Zementozyten haben Ähnlichkeit mit den Osteozyten. Ebenso wie diese sind sie auch in der verkalkten Grundsubstanz „eingemauert".

Das Wurzelzement ist nicht gleichmäßig strukturiert. Es lassen sich drei Zementarten unterscheiden:

*   *Azellulär-afibrilläres Zement:* Es enthält weder Zellen noch kollagene Fibrillen und kommt nur im Bereich der Schmelz-Zement-Grenze vor.
*   *Azellulär-fibrilläres Zement:* Es enthält eine Vielzahl kollagener Fibrillen und Faserbündel, jedoch keine Zementozyten und kommt an den Seitenflächen im oberen Drittel der Wurzel vor.
*   *Zellulär-fibrilläres Zement:* Es enthält sowohl Zementozyten als auch zahlreiche Kollagenfibrillen und kommt im mittleren und unteren Wurzeldrittel bzw. in den Bifurkationsräumen der Zähne vor.

Auch im Zement lassen sich Anlagerungs- oder Wachstumslinien feststellen: *Salter-Linien*. Von den drei Zahnhartsubstanzen ist das Zement am wenigsten mineralisiert (Mineralgehalt etwa 60 %). Es ist weicher als Dentin und etwa ebenso hart wie Knochen.

Zusammenfassung

Binde- und Stützgewebe verleihen dem Körper seine Eigenform, bilden Stütz- und Grundgerüste sowie Schutz- und Hüllenschichten für Organe. Neben diesen vorwiegend mechanischen Funktionen stehen weitere Aufgaben im Stoffwechsel, im Stofftransport, im Flüssigkeitshaushalt des Organismus sowie bei Abwehrprozessen und bei der Regeneration.

■ Grundstruktur

Relativ weitmaschige Zellverbände aus Fibroblasten/Fibrozyten, die untereinander nicht oder nur durch ihre Fortsätze in Verbindung stehen. Große Bedeutung hat die Interzellularsubstanz: Fasersysteme und Grundsubstanz.

■ Bauelemente der Binde- und Stützgewebe

Zellen. Ortsfeste Zellen sind Fibroblasten/Fibrozyten; als freie Zellen kommen vor: Histiozyten, Mastzellen, Lymphozyten, Plasmazellen, Monozyten, Granulozyten.

Kollagene Fasern. Lineare Strukturproteine, Tropokollagenmoleküle (je drei Polypeptidketten)-, Protofibrillen-, Mikrofibrillen-, Kollagenfibrillen-, kollagene Fasern. Sie erfüllen vorwiegend mechanische Aufgaben und sind nahezu undehnbar. Begrenzte Dehnungsmöglichkeit in der Gesamtstruktur: Faserbündel im Ruhezustand leicht gewellt, Scherengitteranordnung.
Es existieren verschiedene Kollagen-Typen. Besonders wichtig:
Typ I: Knochen, Sehnen Dentin, Haut Faserknorpel
Typ II: Hyaliner Knorpel Nucleus pulposus, Corpus vitreum
Typ III: Retikuläre Fasern: Feine Stützgerüste in vielen Organen
Typ IV: Basalmembranen

Elastische Fasern. Reversibel dehnbar bis zu 150% der Ausgangslänge; verzweigte Fasern. Sie bilden Netze und

gefensterte Membranen in Blutgefäßwänden, kommen auch in Organkapseln, im elastischen Knorpel oder als elastische Bänder vor.

Grundsubstanz. Mikroskopisch homogen, visköse (sol- oder gelartig) Beschaffenheit; Gemisch von Proteoglykanen; wichtig für Stoffaustausch (Diffusionsstrecke) und Flüssigkeitsbindung (Gewebsspannung, Wasserhaushalt).

■ Formen der Binde- und Stützgewebe

Embryonales Bindegewebe
Mesenchym. Lockeres Gewebe aus basophilen Zellen, von dem alle Binde- und Stützgewebe abstammen, undifferenzierte Interzellularsubstanz, zahlreiche Mitosen.
Gallertiges Bindegewebe. In Nabelschnur und Chorionplatte (Wharton-Sulze), Kollagengeflechte und gallertige Grundsubstanz, locker liegende Zellen.

Retikuläres Bindegewebe
Verzweigte Retikulumzellen mit großen, rundlich-ovalen hellen Kernen, Fähigkeit zur Phagozytose; Vorkommen: Knochenmark, Milz, Lymphknoten, Lamina propria des Darmes, Tonsillen.

Fettgewebe
Weißes Fettgewebe (univakuolär). Polygonale oder kugelige Zellen, schmaler Zytoplasmasaum, randständige Kerne, zentral ein großer Fetttropfen (Paraplasma), Basalmembran, einzelne Fettzellen sind überall im lockeren Bindegewebe zu finden, größere Gruppen von Fettzellen sind in Läppchen gegliedert. Speicherfett (Depotfett) v. a. subkutan, Strukturfett (Baufett), z. B. Nierenfettkapsel, Fettkörper in der Augenhöhle.
Braunes Fettgewebe. Stets mehrere

Fettvakuolen im Zytoplasma, Kern liegt zentral, zahlreiche vegetative Nervenfasern; Vorkommen v. a. beim Neugeborenen: Wärmeproduktion.

Lockeres faseriges Bindegewebe
Keine darstellbare Eigenform, verbreitet im Organismus, weiträumige Maschengeflechte aus kollagenen, retikulären und elastischen Fasern, Umhüllung von Gefäßen und Nerven, als submuköse Verschiebeschicht in der Wand von Hohlorganen, im Stroma parenchymatöser Organe, Füllgewebe zwischen Organen und Organteilen.

Straffes faseriges Bindegewebe
Eng beisammenliegende faserige Elemente, Zellen und Grundsubstanz treten zurück.
Geflechtartiges straffes Bindegewebe. Dicke, sich kreuzende Kollagenfaserbündel, wenige flache Zellen; Vorkommen: Organkapsel, Gelenkkapsel, harte Hirnhaut, Faszien, Aponeurosen, Periost, Perichondrium; Sonderform: Cornea.
Parallelfaseriges straffes Bindegewebe. Sehnen, Bänder. Durch Querbrücken vernetzte Kollagenfibrillen sind parallel und schraubenförmig angeordnet: Sehnenfasern. Zwischen ihnen liegen flache Tendinozyten (Flügelzellen). Mehrere Sehnenfasern bilden ein Primärbündel, das von lockerem Bindegewebe (Peritendineum internum) umhüllt wird. Die Sehne besteht aus mehreren Primärbündeln und ist von Peritendineum externum und Paratendineum umgeben. Sehnenscheiden an Stellen starker Beanspruchung.
Elastische Bänder. Dicht gelagerte, verzweigte elastische Fasern mit Gitterwerken aus kollagenen und retikulären Fasern; Vorkommen: Nackenband, Ligamenta flava zwischen den Wirbelbögen, Stimmband.

Knorpel
Gefäßlos, trägt eine Knorpelhaut (Perichondrium) aus kollagenen und elastischen Fasern, welche Gefäße und Nerven führt.
Hyaliner Knorpel. Bläulich durchscheinend, Chondrone (Knorpelzellgruppen), Chondrozyten in Lakunen, die durch eine Knorpelkapsel begrenzt werden. Letztere geht in einen Zellhof über, der alle Zellen eines Chondrons umschließt. Zwischen den Chondronen liegt die Interterritorialsubstanz. Sie enthält vor allem große Proteoglykan-Aggregate und kollagene Mikrofibrillen, welche nur im Elektonenmikroskop sichtbar sind. Vorkommen: Embryonales Skelett, Nasenknorpel, Rippenknorpel, Schild- und Ringknorpel des Kehlkopfes, Knorpelspangen und -stücke in Luftröhre und größeren Bronchien, Gelenkknorpel (trägt kein Perichondrium).
Elastischer Knorpel. Gelblich, leicht trüb, weich und biegsam, starke elastische Fasernetze in der Interterritorialsubstanz, daneben wenige „maskierte" Kollagenfasern, weniger Grundsubstanz als beim hyalinen Knorpel. Chondrozyten kommen meist einzeln vor, mehrzellige Chondrone sind selten. Vorkommen: Kehlkopf (z. B. Epiglottis), Ohrknorpel, Knorpelstückchen in der Wand der kleinsten Bronchien.
Faserknorpel (kollagenfaseriger Knorpel). Nur wenige, einzeln liegende Chondrozyten, stark verflochtene Kollagenfaserbündel, sehr wenig Grundsubstanz, daher Maskierung nur am Rande der Lakunen, der Knorpel ist sehr widerstandsfähig. Vorkommen: Symphyse, Bandscheiben, Gelenkknorpel des Kiefergelenks und der Schlüsselbeingelenke, Gelenkscheiben (die Zellen produzieren kein Chondroitinsulfat).

Knochen

Stützgerüst des Körpers, Mineralspeicher.

Zellen. Osteoblasten produzieren Knochengrundsubstanz; Osteozyten: Verzweigte Zellen in Knochenhöhlen, ihre Fortsätze liegen in Canaliculi, durch welche benachbarte Lakunen in Verbindung stehen. Osteoklasten: Mehrkernige Zellen, welche Knochensubstanz abbauen. Sie liegen in Howship-Resorptionslakunen.

Interzellularsubstanz. Grundsubstanz mit Kollagengeflechten, durch Einlagerung von Kalksalzen (Hydroxylapatitkristalle) verfestigt. Im Faserknochen (Geflechtknochen) sind die Kollagenfasern zu Geflechten, im Lamellenknochen zu lamellären Systemen orientiert. Mit bloßem Auge unterscheidet man am Knochen eine homogen erscheinende Randschicht, die Substantia compacta (Corticalis), und ein aus Knochenbälkchen bestehendes Schwammwerk (Substantia spongiosa).

Struktur der Substantia compacta eines Röhrenknochens (Schichtenfolgen von außen nach innen):
- Periost (Knochenhaut): Gefäß- und nervenführendes Bindegewebe, mit dem Knochen durch Sharpey-Fasern verbunden
- Äußere Grundlamellen: Parallel zum Periost verlaufend
- Havers-Lamellen (Speziallamellen): Etwa 15–20 Lamellen umgeben einen zentralen, Gefäß führenden Havers-Kanal, bilden als Osteon die strukturelle Grundeinheit des Lamellenknochens. Volkmann-Kanäle verlaufen als lamellenlose Querverbindungen zwischen den Havers-Kanälen und zwischen diesen und dem Periost. Zwischen den Lamellen liegen Osteozyten. Nach außen sind die Osteone durch Kittlinien begrenzt.
- Schaltlamellen: Sie liegen in den Zwickelräumen zwischen den Osteonen; Reste älterer, zum großen Teil abgebauter Osteone.
- Innere Grundlamellen: Verlauf parallel zur inneren Begrenzung der Markhöhle und zu den äußeren Grundlamellen.

Knochenbildung (Osteogenese). Bei der direkten oder desmalen Osteogenese entsteht der Knochen direkt aus dem Bindegewebe. Mesenchymzellen wandeln sich zu Osteoblasten und beginnen mit der Bildung von Grundsubstanz. Auf diese Weise entstehen die platten Schädelknochen, die meisten Gesichtsknochen und z. T. die Schulterblätter und die Schlüsselbeine.

Die chondrale Osteogenese ist Knochenbildung auf knorpeliger Grundlage:
- Perichondrale Osteogenese: Anbau einer Knochenmanschette um den aus hyalinem Knorpel vorgebildeten Knochen zwingt die Knorpelzellen zu längs orientiertem Wachstum und sorgt auch für die Dickenzunahme des Knochens.
- Die Umwandlung der Knorpelvorstufe in Knochen bezeichnet man als enchondrale Osteogenese:
- Rasche Teilung der Knorpelzellen, säulenförmige Anordnung, Umwandlung der Chondrozyten in blasige Zellen
- Einwanderung von Gefäßen und Osteoklasten, vom Periost ausgehend
- Abbau des Knorpels
- Osteoblasten bilden Knochengrundsubstanz und lagern sie an die nicht abgebauten Reste der verkalkten Knorpelgrundsubstanz an.

Zahnhartgewebe

Schmelz (Enamelum dentis). Vor dem Durchbruch der Zähne durch Ameloblasten gebildet, die härteste Substanz im Körper. Bestandteile: 95 % Mineral (Hydroxylapatitkristalle), 1 % organische Substanz, 4 % Wasser; strukturelle Grundeinheit: Schmelzprismen, Wachstumslinien: Retzius-Streifen.

Dentin (Zahnbein, Substantia eburnea). Umgibt als Hauptmasse des Zahnes die Pulpahöhle; wird von Odontoblasten gebildet, welche an der inneren Dentinoberfläche liegen; die Fortsätze dieser Zellen befinden sich in Dentinkanälchen, die das Dentin bis zu seiner äußeren Oberfläche (Schmelz-Dentin-Grenze oder Dentin-Zement-Grenze) durchziehen. Das um die Kanälchen angeordnete peritubuläre Dentin ist stärker mineralisiert als das zwischen den Kanälchen gelegene intertubuläre Dentin. Das Manteldentin ist eine schmale Schicht an der äußeren Dentinoberfläche, es ist gleichzeitig das älteste Dentin, die Kanälchen sind hier besonders verzweigt. Das Prädentin befindet sich dagegen in Odontoblastennähe und ist noch nicht oder nur unvollständig verkalkt. Zwischen beiden Schichten liegt das zirkumpulpale Dentin. Wachstumslinien im Dentin: von-Ebner-Linien. Dentinbestandteile: 70 % anorganische Substanz, 20 % organische Substanz, 10 % Wasser.

Zement. Bedeckt die Oberfläche der Zahnwurzel, wird von Zementoblasten gebildet, dient zur Befestigung des Zahnes in der Alveole, desmodontale Faserbündel (Kollagen) spannen sich zwischen dem Wurzelzement und dem Alveolarknochen aus. In beiden Strukturen sind sie als Sharpey-Fasern verankert. Das Zement ist in Zusammensetzung und Struktur die knochenähnlichste der drei Zahnhartsubstanzen.

5
Muskelgewebe

Bewegung, die Fähigkeit des Zytoplasmas zur Kontraktion (lat. contrahere: zusammenziehen), ist eine Grundeigenschaft lebender Zellen. In den Muskelzellen ist diese Eigenschaft besonders ausgeprägt. Sie sind Träger aller Bewegungsvorgänge in vielzelligen Organismen. Dieser Funktion entspricht ihr hoher Gehalt an den kontraktilen Proteinen Aktin und Myosin. Dies sind Strukturen des Zytoskeletts, welches in den Muskelzellen besonders ausgeprägt ist.

Nach histologischen und funktionellen Merkmalen unterscheidet man drei Arten des Muskelgewebes:

5.1
Glatte Muskulatur

Das glatte Muskelgewebe besteht aus länglichen, vorwiegend spindelförmigen Zellen (Abb. 5-1). Beim Menschen sind sie im Allgemeinen 50–200 µm lang (in Blutgefäßen nur 15–25 µm) und 5–10 µm breit. Ihre Länge kann aber beträchtlich größer sein: Im schwangeren Uterus werden sie bis zu 800 µm lang.

Der Ausdruck „glatte Muskulatur" bedeutet, daß die Zellen dieses Gewebes keine Querstreifung zeigen, also glatt sind. Es fehlt ihnen nämlich die für die Skelettmuskulatur typische, streng parallele und regelmäßige Anordnung der Myofibrillen.

Die stäbchenförmigen, fein strukturierten Zellkerne haben stumpfe Enden. Stellenweise zeigen sie Einkerbungen. Der Nucleolus ist immer deutlich zu sehen. Jede Muskelzelle hat nur einen Zellkern in der Mitte der Zelle. Wenn die Muskelzelle sich stark kontrahiert, nimmt der Kern eine geschlängelte oder sogar eine schraubig gewundene Gestalt an. Die Kerne haben eine Länge von etwa 10–25 µm. An

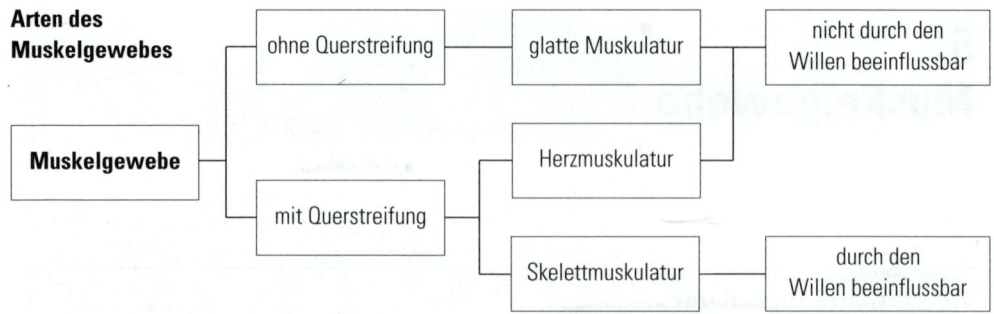

den Polen des Kernes befindet sich eine dreieckige Zone, die von Myofilamenten frei ist, das sog. *Endoplasma.* Hier liegen die Zellorganellen (Mitochondrien, Golgi-Felder, endoplasmatisches Reticulum, Lysosomen) besonders dicht.

Unmittelbar unter der Zellmembran *(Sarcolemma,* griech. σαρξ: Muskelfleisch) befindet sich ein dünner Zytoplasmasaum, in dem vor allem Ribosomen, abgeplattete glattwandige Säckchen des endoplasmatischen Retikulums und viele sog. Caveolae liegen, welche an mikropinozytotische Vesikel erinnern und an den Enden der spindelförmigen Zellen besonders zahlreich vorhanden sind. Sie haben einen elektronendichten Inhalt und sind möglicherweise Ca-Speicher.

Im Zytoplasma findet man längs orientierte *Myofilamente.* An der Innenseite der Zellmembran wie auch im Zellinneren liegen fein granulierte Verdichtungszonen, die das Protein Actinin enthalten. Zwischen ihnen sind ebenfalls Myofilamente ausgespannt. Diese *Befestigungsplatten* (Anheftungsplatten; dense bodies) liegen relativ weit auseinander. Während der Kontraktion nähern sie sich einander, dabei wird die Zelle verkürzt.

Die Muskelzellen sind von einer *Basallamina* umgeben. Sie lagern sich im Gewebsverband im Allgemeinen so aneinander, dass ihre breiteren kernhaltigen Mittelabschnitte zwischen den spitz zulaufenden Enden der Nachbarzellen zu liegen kommen. In seltenen Fällen sind glatte Muskelzellen an ihren Enden verzweigt.

Außerhalb der Zelle, im Extrazellulärraum, liegen kollagene, retikuläre und elastische Fasern. Glatte Muskelzellen haben die Eigenschaft, vor allem elastische Faserelemente zu produzieren. In der Lamina basalis verankern sich retikuläre Mikrofibrillen, welche die Muskelzelle mit elastischen und kollagenen Fasern verbinden und so die Kontraktionskräfte der Muskelzellen auf die Fasernetze übertragen. Glatte Muskelzellen sind in sehr beschränktem Umfang regenerationsfähig. Bei Belastungssteigerungen neigen sie eher zur Hypertrophie.

Die Zellen können mit ihrer gesamten Oberfläche Reize aufnehmen. Die Muskelzellen eines Zellverbandes sind untereinander durch Nexus verbunden. Im Nexusbereich fehlt die Basallamina. Die Nexus entsprechen elektrischen Synapsen. Die bioelektrischen Kontraktionsimpulse können so in relativ kurzer Zeit an alle durch Nexus verbundenen Muskelzellen weitergegeben werden, sodass sich alle diese Zellen synchron kontrahieren.

Die glatte Muskulatur wird vom vegetativen Nervensystem innerviert. Man findet im Gewebe zwei verschiedene Arten von Nervenendigungen:

- Frei im Interstitium endigende Nerven ohne Kontakt zu den Muskelzellen. Sie sind sehr zahlreich.
- Nervenendigungen, welche die Zellmembran berühren und dabei die Basallamina durchdringen, ohne aber Kontakte nach Art einer Synapse zu bilden. Sie kommen seltener vor.

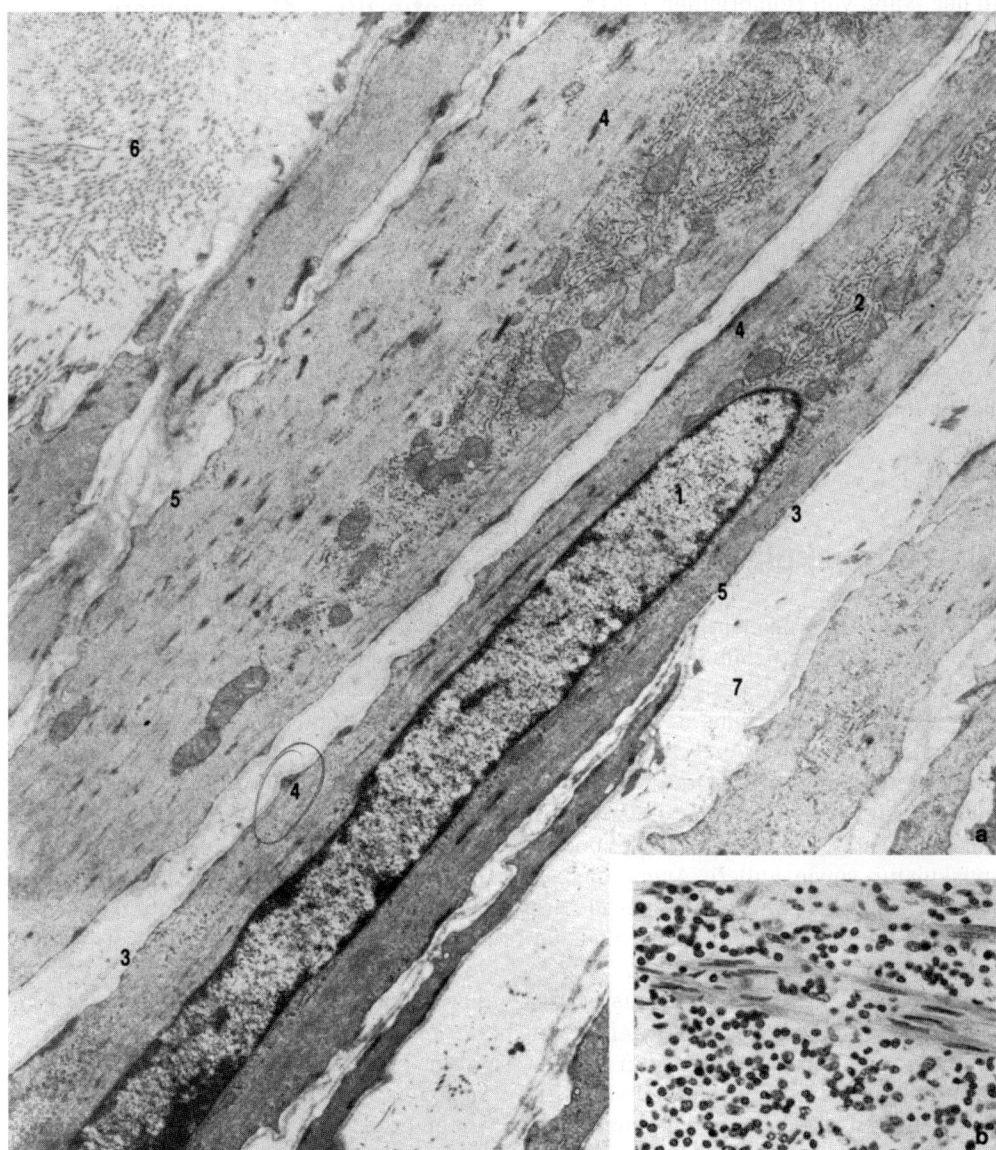

Abb. 5-1: Glatte Muskulatur.
a) Muskelzellen, elektronenmikroskopische Aufnahme (Vergr. 10.000x);
b) Muskelzellen im Gewebe (Vergr. 350x).
1 Zellkern; 2 Endoplasma; 3 Basalmembran; 4 Befestigungsplatten; 5 Sarkolemma; 6 Kollagenfasern; 7 Interzellularräume

Glatte Muskelzellen findet man vor allem in der Wand von Hohlorganen, deren lichte Weite verändert (reguliert) werden muss oder deren Inhalt durch rhythmische Kontraktionen der Wand (Peristaltik) weiterbefördert werden soll.

Glatte Muskulatur kommt vor: Speiseröhre (unterer Teil), Magen- und Darmwand, Blut- und Lymphgefäße, Gallenblase, Harnleiter, Harnblase, Ductus deferens, Penis, Nebenhodengang, Vagina, Uterus, Eileiter, Haut (Musculi erectores pilorum zur Aufrichtung der Haarbälge). Außerdem in der Iris zur Regulierung der Pupillenweite.

5.2
Skelettmuskulatur

Die quergestreifte Skelettmuskulatur stellt mengenmäßig den größten Teil des Muskelgewebes dar. Sie bildet den aktiven Bewegungsapparat (Extremitäten- und Körperwandmuskulatur). Auch die mimische Muskulatur des Gesichtes und des Halses, die Zungen-, Schlund- und Kehlkopfmuskulatur, das Zwerchfell, die Beckenbodenmuskulatur sowie äußere Augenmuskeln und die Mittelohrmuskeln gehören zum Typ der quergestreiften Skelettmuskulatur.

Das Muskelgewebe besteht aus langen schlauchförmig-zylindrischen Zellen mit stumpf zulaufenden Enden (im Längsschnitt bandartig). Sie sind 10–100 μm breit. Ihre Länge kann, je nach dem Muskel, in dem sie vorkommen, bis zu 20 Zentimeter betragen. Jede Muskelzelle (Muskelfaser) enthält viele Hunderte von Zellkernen, die alle randständig liegen, d. h. dicht unter der Zellmembran. Die Kerne sind 8–10 μm lang, elliptisch, etwas abgeplattet und eingekerbt. Sie ordnen sich parallel zur Faserlängsachse an. Die Kerne enthalten relativ wenig Heterochromatin sowie 1–2 deutlich sichtbare Nucleoli.

5.2.1
Myofibrillen, Myofilamente

Die Myofibrillen als kontraktile Elemente der Skelettmuskulatur durchziehen die gesamte Länge der Zelle. Ihnen entspricht die auf Querschnitten durch die Skelettmuskelzelle sichtbare Felderzeichnung (Cohnheim-Felderung). Alle Strukturelemente der Myofibrillen liegen jeweils auf gleicher Höhe. Da sie unterschiedlich anfärbbar sind, ergibt sich so die Querstreifung, das auffallendste Merkmal der Skelettmuskelzelle. Jede der 0,5–2 μm dicken Myofibrillen besteht aus zahlreichen Myofilamenten.

Im Querstreifungsmuster entsprechen die stark angefärbten A-Segmente (stärker doppelbrechende, d. h. anisotrope Segmente) den nebeneinander liegenden, etwa 10 nm dicken Myosinfilamenten. Zwischen zwei A-Segmenten liegt jeweils ein schwach gefärbtes I-Segment (schwächer doppelbrechendes, isotropes Segment), das aus 5–7 nm dicken Aktinfilamenten besteht.

Die Myosin- und Aktinfilamentbündel werden jeweils durch Stützstrukturen verbunden: In der Mitte des I-Segments liegt der feine Z-Streifen (Telophragma), welcher den Befestigungsplatten der glatten Muskelzelle entspricht. Gleichermaßen liegt in der Mitte des A-Segments der zarte, dunklere M-Streifen (Mesophragma).

An beiden Enden der Myosinbündel (also der A-Segmente) ragen die Aktinfilamente zwischen die dickeren Myosinfilamente hinein. So ergibt sich eine stärkere Anfärbbarkeit in den beiden Randzonen des A-Segments (d. h. in den Überlappungsbereichen von Aktin- und Myosinfilamenten), während in der Mitte, also links und rechts vom M-Streifen, ein etwas hellerer Bereich zu sehen ist, die H-Zone (Hensen-Zone). Die dunkler gefärbten Übergangszonen begrenzen also die innerhalb des A-Segments gelegene H-Zone, welche frei von Aktinfilamenten ist.

Die beschriebene Aufeinanderfolge von Aktin- und Myosinbündeln wiederholt sich über die gesamte Länge der Myofibrillen in der Muskelzelle. Die zwischen zwei Z-Streifen liegende Strecke wird als *Sarkomer* bezeichnet. Man versteht darunter die kleinste kontraktile Einheit der Skelettmuskelzelle. Innerhalb eines Sarkomers folgen somit aufeinander: die Zonen bzw. Streifen Z-I-A-H-M-H-A-I-Z. Die Abfolge ist symmetrisch und verhält sich spiegelbildlich zum M-Streifen (Abb. 5-2).

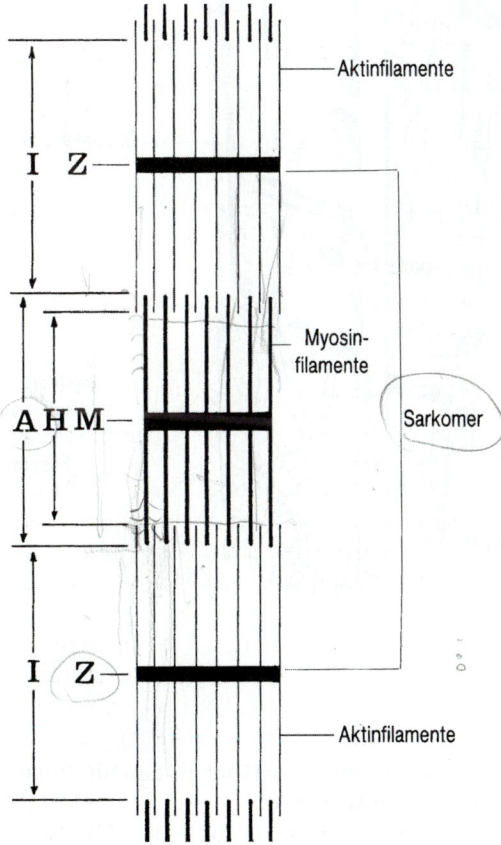

Abb. 5-2: Anordnung der kontraktilen Proteine in quergestreiften Muskelzellen.

5.2.2 Kontraktion

Kontraktion und Erschlaffung der Muskelzellen erklärt man als Gleitvorgang. Bei der Kontraktion werden die Aktinfilamente zwischen die Myosinfilamente hineingezogen. Dabei kommt es zu vorübergehenden Bindungen zwischen den Aktinfilamenten und den Seitenarmen der Myosinfilamente. Diese Bindungen lösen sich nach kurzer Zeit, um sich an nachfolgenden Bindungsstellen erneut zu bilden. Der Prozess hat eine gewisse Ähnlichkeit mit dem Seilziehen, wenn immer wieder nachgefasst werden muss, um das Seil näher an sich heranzuziehen.

Der Kontraktionsvorgang ist energieabhängig, außerdem sind Ca^{2+}-Ionen erforderlich (Einzelheiten s. Lehrbücher der Biochemie und der Physiologie).

Wenn die Muskelzelle erschlafft, bewegen sich die Aktinfilamente wieder zurück, wobei sie aber nie völlig zwischen den Myosinfilamenten herausgleiten.

Bei diesen Vorgängen wird das Querstreifungsmuster verändert. Wenn sich die Muskelzelle kontrahiert, werden das I-Segment und die H-Zone schmäler, gleichzeitig verbreitert sich die Überlappungszone zwischen Aktin- und Myosinfilamenten (der dunklere Rand des A-Segments), während das A-Segment als Ganzes nicht verändert wird. Die Z-Streifen nähern sich einander, d. h. die Sarkomerlänge ist kürzer geworden.

5.2.3 L-System

Jede Myofibrille ist in Höhe des A- und I-Segments von einem Röhrchensystem umgeben. Die Tubuli stehen untereinander in Verbindung und sind längs (longitudinal) zur Myofibrille orientiert. An der Grenze zwischen A- und I-Segment münden sie als Röhrchen in sog. *Terminalzisternen* ein, ringförmige Hohlräume, die einen größe-

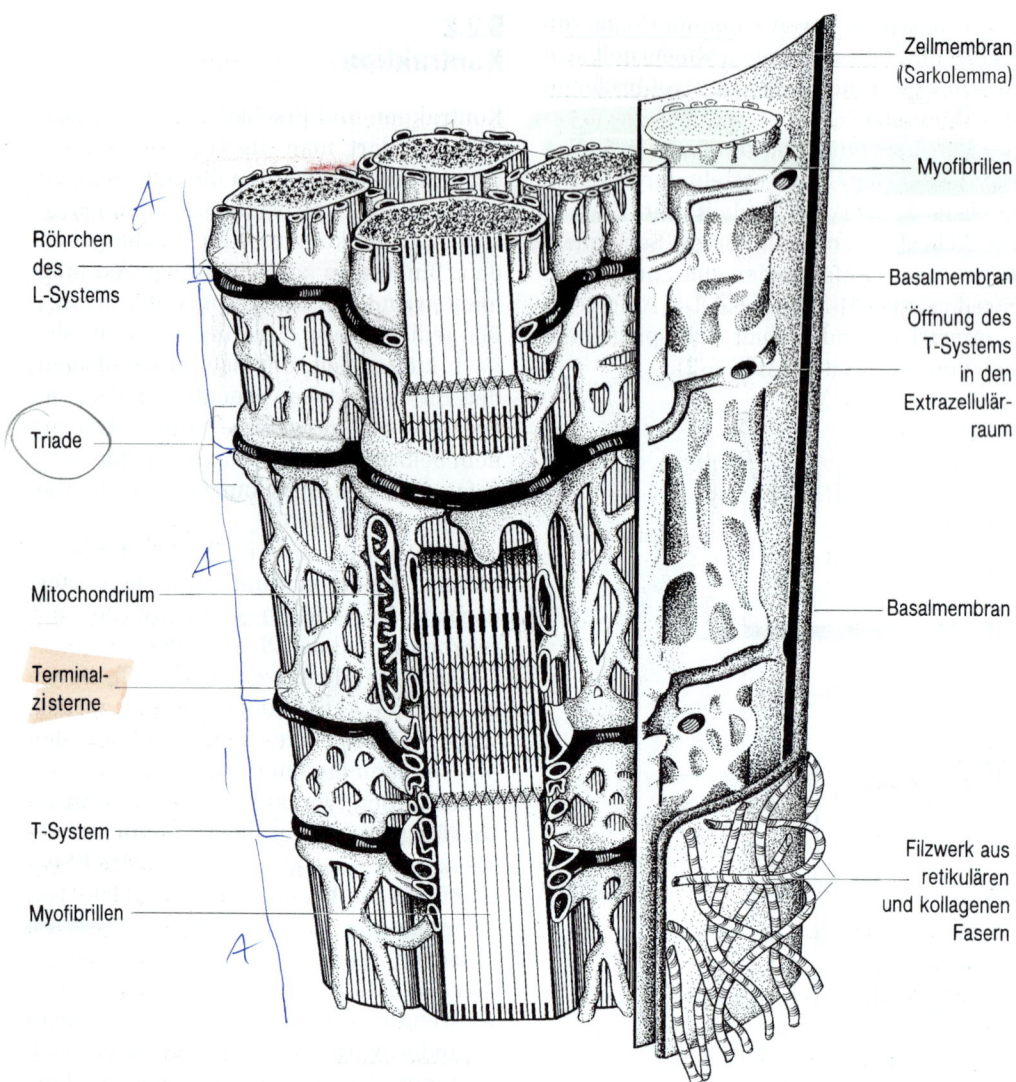

Abb. 5-3: Skelettmuskelzelle (Strukturschema).

ren Durchmesser besitzen als die längs verlaufenden Tubuli und rechtwinklig zur Myofibrille verlaufen. Das L-System ist eine besondere Form des glatten endoplasmatischen Retikulums. Es wird auch als *sarkoplasmatisches Retikulum (SR)* bezeichnet. Das L-System dient als Calciumspeicher. Während der Kontraktion verlassen die Calciumionen die membranumhüllten Hohlräume. In der Erschlaffungs-

phase werden sie wieder in das SR aufgenommen (Abb. 5-3).

5.2.4
T-System

Zwei benachbarte Terminalzisternen des L-Systems berühren einander nicht. Zwischen ihnen liegen immer die Röhrchen des T-Systems (Durchmesser ca. 50 nm), die transversal zu den Myofibrillen angeordnet sind. Die Tubuli des T-Systems sind Einstülpungen der Zellmembran (Sarkolemma), ihr Inhalt besteht aus Extrazellulärflüssigkeit, also nicht aus Zytoplasma der Muskelzelle. Zwei Terminalzisternen mit dem dazwischen liegenden T-Tubulus werden als *Triade* bezeichnet (Abb. 5-3).

Das T-System dient der Erregungsleitung. Bioelektrische Impulse breiten sich rascher über die Membran aus als über das Zytoplasma. Um daher eine möglichst synchrone Kontraktion aller Myosinfilamente einer Zelle zu erreichen, sorgt das T-System für eine gleichzeitige Ausbreitung der Membranerregung auch zu den zentral in der Zelle liegenden Myofibrillen, die sich sonst später kontrahieren würden als die dicht an der Zellmembran gelegenen.

5.2.5
Sarkoplasma

Gegenüber den Myofibrillen tritt das Sarkoplasma (Zytoplasma der Muskelzelle) mengenmäßig zurück. Das Grundzytoplasma und die Organellen sind hauptsächlich in Kernnähe und zwischen den Myofibrillen angeordnet. In Nachbarschaft der Kerne liegen kleinere Golgi-Felder, Mitochondrien (Sarkosomen), wenig granuläres ER und einige freie Ribosomen. Zentriolen sind nicht vorhanden. Außer im Kernbereich und in Nähe der Zellmembran sind zahlreiche Mitochondrien reihenartig zwischen den Myofibrillen angeordnet. Im solartigen Grundplasma sind Glykogenkörnchen als leicht mobilisierbare Energievorräte und Myoglobin vorhanden. Letzteres dient als O_2-Speicher und bedingt neben dem Hämoglobin des Kapillarblutes die rote Eigenfarbe der Muskulatur. Das Myoglobin ist strukturell dem Hämoglobin verwandt.

5.2.6
Sarkolemma (Myolemma)

Die Zellmembran steht über ihre Glykokalix mit der Basallamina in Verbindung, welche die gesamte Muskelzelle einhüllt. An ihrer Außenseite ist die Lamina basalis von einem Filzwerk aus retikulären und kollagenen Fasern gleich einem Strumpf umgeben (Abb. 5-3). Wie bei glatten Muskelzellen findet man auch unterhalb der Zellmembran von Skelettmuskelzellen zahlreiche mikropinozytotische Bläschen.

5.2.7
Rote und weiße Muskelfasern

Zwischen den Zellen verschiedener Muskeln können Unterschiede hinsichtlich des Mengenverhältnisses der Zellbestandteile (Gehalt an Myofibrillen und Organellen) bestehen, die ihrerseits auch funktionelle Verschiedenheiten bedingen (Tab. 5-1).

Man unterscheidet sog. „weiße" und „rote" Muskeln. Auch innerhalb desselben Muskels kommen rote und weiße Fasern vor. Ihre Verteilung ist genetisch bestimmt. In histologischen Präparaten lassen sich die beiden Faserarten nur mit Spezialfärbungen differenzieren. Es bestehen auch kaum ultrastrukturelle Unterschiede.

Weiße Muskelfasern kontrahieren sich rascher, ermüden aber auch früher als rote, da ihre Energievorräte und Oxidationsmöglichkeiten geringer sind. Rote Muskelfasern sind dagegen für Dauerkontraktionen eingerichtet.

5.2.8
Satellitenzellen, Regeneration

Den Skelettmuskelfasern liegen seitlich Satellitenzellen so eng an, dass sich die Muskelzellmembran nach innen vorwölbt. Die Kerne der Satellitenzellen sind reicher an Heterochromatin als die Kerne der Mus-

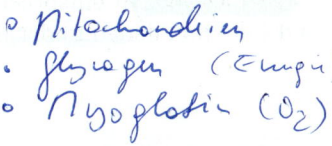

Tabelle 5-1: Unterschiede zwischen weißen und roten Muskelfasern

Parameter	Weiße Muskelfaser	Rote Muskelfaser
Durchmesser	größer	kleiner
Oberfläche	glatt	mit Vorwölbungen (durch Organellenanhäufung unter der Zellmembran bedingt)
Myofibrillen	mehr	weniger
Sarkoplasma	weniger	mehr
Mitochondrien	weniger	wesentlich mehr und cristareichere Mitochondrien
Myoglobin	weniger	mehr (größere O_2-Reserve)
Kapillardichte um die Muskelzelle	geringer	größer
Kontraktionsgeschwindigkeit	größer	geringer
Kontraktionsdauer	kürzer, raschere Ermüdung, schnellere Erschlaffung	länger

kelzellen. Die Satellitenzellen besitzen Zentriolen, sie sind zur DNA-Synthese und zur Mitose fähig. Zusammen mit der Muskelzelle, der sie zugeordnet sind, liegen sie unter einer gemeinsamen Basallamina.

Trotz ihres hohen Differenzierungsgrades besitzen die Skelettmuskelzellen die Fähigkeit zur Regeneration. Makrophagen dringen durch die Basallamina vor und phagozytieren die Trümmer im zerstörten Bereich der Muskelzelle. Einige Tage später wandern entweder unbeschädigte Kerne aus dem nichtverletzten Teil der Zelle in den zerstörten Teil ein und bilden dort zunächst eine zentrale Kernreihe, oder aber die Satellitenzellen beginnen sich zu teilen und überbrücken den Defekt. Danach beginnt die Synthese neuer Myofibrillen. Nach deren Abschluss wandern die Kerne wieder in ihre periphere Lage.

5.3
Herzmuskulatur

5.3.1
Arbeitsmuskulatur

Die Myokardschicht des Herzens besteht aus Herzmuskelgewebe. Die Zellen (Abb. 5-4) haben einerseits Gemeinsamkeiten mit der glatten Muskulatur (Zahl und Lage der Kerne) und andererseits mit der Skelettmuskulatur (Querstreifung, T- und L-System).

Der rundlich-ovale (linsenförmige) Kern liegt im Zentrum der Zelle. Er ist etwa 12 mm lang, relativ blass und besitzt auffallende Kernporen. An seinen Polen werden die Myofibrillen auseinander gedrängt. In den so entstandenen Zwischenräumen von dreieckiger Gestalt herrscht eine große Plasma- und Organellendichte *(Endoplasma):* Mitochondrien, Golgi-Felder, ER, Ribosomen, Glykogen, Lipidgranula. In den Herzmuskelzellen der Vorhöfe findet man hier zusätzlich sog. *Atrialgranula,* membranumhüllende Partikel von ca. 40 nm Durchmesser; Funktion und Zusammensetzung sind unbekannt. Die Mitochondriendichte ist in Herzmuskelzellen größer als in Skelettmuskelzellen. Es kommen auch zweikernige Herzmuskelzellen vor.

Die Myofibrillen entsprechen in Aufbau und Funktion denen in der Skelettmuskel-

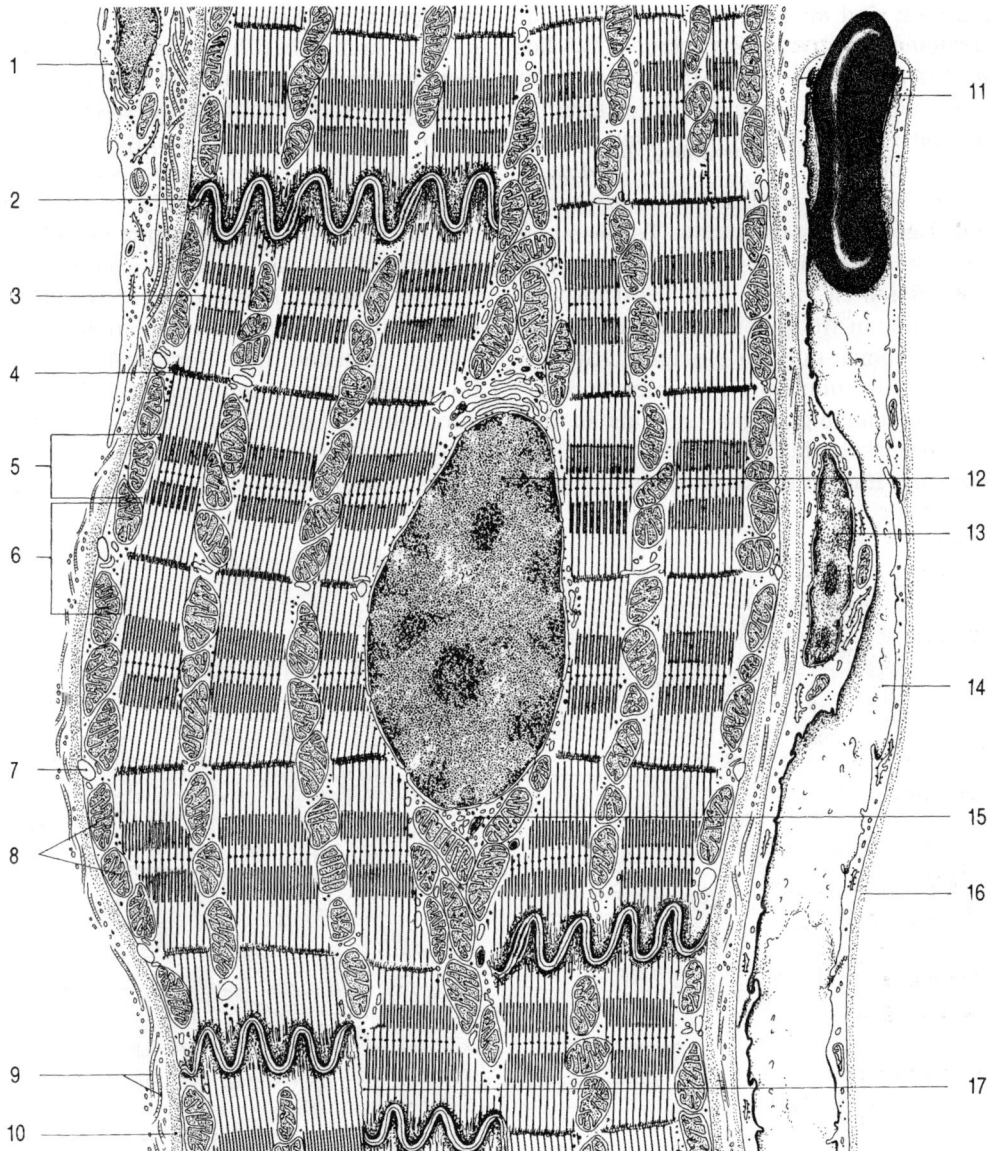

Abb. 5-4: Herzmuskelzellen (Strukturschema).
1 Bindegewebszelle im Interstitium; 2 Glanzstreifen; 3 M-Streifen; 4 Z-Streifen; 5 I-Zone; 6 A-Zone; 7 Tubulus des T-Systems (Querschnitt); 8 Mitochondrien; 9 Kollagenfasern im Interstitium; 10 Lamina basalis der Herzmuskelzelle; 11 Erythrozyt im Kapillarlumen; 12 Kern der Herzmuskelzelle; 13 Endothelzelle; 14 Kapillarlumen; 15 Endoplasma; 16 Lamina basalis der Kapillare; 17 Nexus.

zelle, sie sind aber weniger deutlich voneinander abgegrenzt. Zwischen ihnen liegen ebenfalls zahlreiche Mitochondrien in
straßenförmiger Anordnung. In den interfib-
rillären Räumen findet man viele Glykogengranula.

Das T- und L-System ist auch in der
Herzmuskelzelle vorhanden. Es bestehen
aber Unterschiede: Der Durchmesser der
T-Röhrchen ist größer (100 – 200 nm), sie
liegen nur in Höhe der Z-Streifen, sodass
pro Sarkomer nur ein einziges L-System
besteht. Die Tubuli des L-Systems sind weniger regelmäßig angeordnet als in der
Skelettmuskelzelle. Terminalzisternen fehlen. Die Enden der L-Röhrchen haben

sackförmige Erweiterungen, mit denen sie
die T-Röhrchen berühren; dabei entstehen
weniger häufig triadenartige Kontakte.

Herzmuskelzellen sind verzweigt und
durch diese Verzweigungen untereinander
in spitzem Winkel verbunden, sodass ein
muskuläres Netzwerk entsteht. Als Besonderheit fallen die *Glanzstreifen (Disci in-
tercalares)* auf. Sie liegen stets am Ort eines Z-Streifens, also an einem Sarkomer-
ende. Häufig befinden sie sich an den Ver-
zweigungsstellen der Herzmuskelfasern.
Im ungefärbten Zupfpräparat fallen sie
durch ihren starken Glanz auf, im gefärbten Präparat durch ihre stärkere Anfärbbarkeit (besonders bei Eisenhämatoxylin).

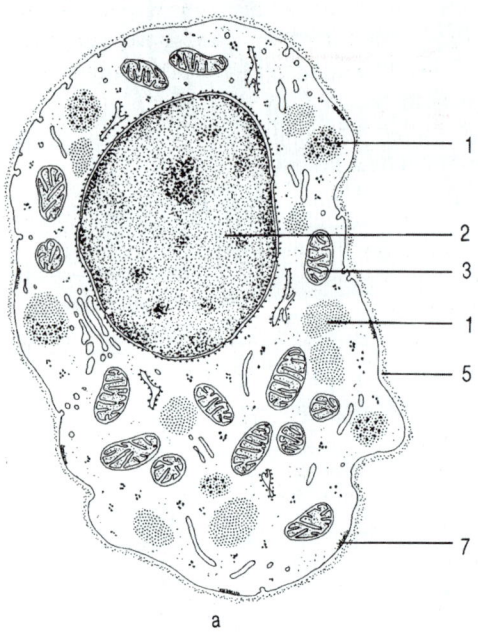

a

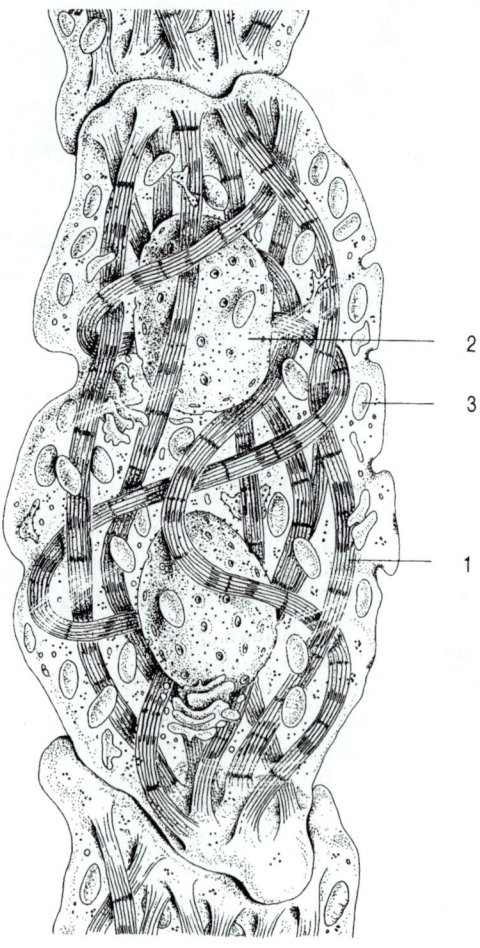

b

Abb. 5-5: Spezifische Zellen des Impulsleitungs-
Systems.
a) Schrittmacherzelle (nodal cell).
b) Übergangszelle (transitional cell).

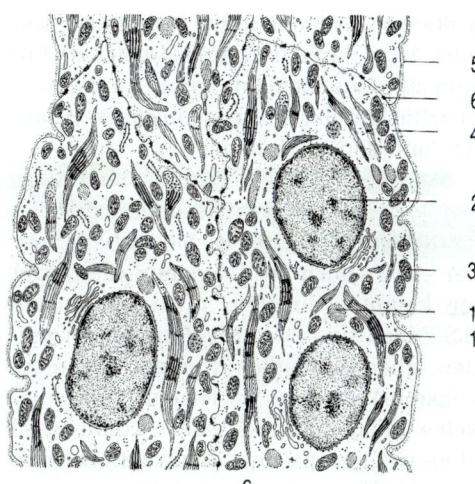

5
6
4

2

3

1
1

Abb. 5-5 (Fortsetzung): Spezifische Zellen des Impuls-
leitungs-Systems
c) Purkinje-Zelle.
1 Myofibrillen; 2 Zellkern; 3 Mitochondrien; 4 Zellmembran; 5 Lamina basalis; 6 Interzellularverbindungen
(Desmosomen, Nexus und Fasciae adhaerentes);
7 Zonula adhaerens.

Die Glanzstreifen sind interzelluläre
Grenzlinien. Die dazwischen liegenden In-
terzellulärräume sind 20–30 nm breit. Sie
enthalten eine glykoproteidreiche Kittsubstanz. Selten verlaufen die Glanzstreifen
geradlinig durch die Muskulatur, meist
sind sie treppenartig abgestuft, wobei der
quer verlaufende Abschnitt stark verzahnt
ist und desmosomale Kontaktzonen enthält, während der andere, längs gerichtete
Teil glatt ist. An den quer verlaufenden
Teilen des Glanzstreifens finden sich in
den beiden angrenzenden Zellen Zytoplasmaverdichtungen, die *Fasciae adhaerentes,* an denen die Aktinfilamente verankert
sind. Die längs gerichteten Zellgrenzen
sind als Nexus ausgebildet: etwa 2 nm
breite Spalträume. Sie dienen der schnellen Überleitung der Kontraktionsimpulse
von einer Muskelzelle auf die andere. Die
Basallamina der Herzmuskelzellen ist etwas schwächer entwickelt als bei den Skelettmuskelzellen.

Tabelle 5-2: Merkmale der Zelltypen des Impulsleitungssystems des Herzens

Merkmal	Schrittmacherzellen	Übergangszellen	Purkinje-Zellen
Vorkommen	Sinusknoten AV-Knoten große Leitungsbündel	Sinusknoten AV-Knoten große Leitungsbündel (besonders an den Endverzwei- gungen dieser Bündel zwischen Purkinje-Fasern und Arbeits- muskelzellen)	Purkinje-Fasern
Abmessungen	25 μm lang 10 μm breit	15–20 μm lang 10 μm breit	100 μm lang 50 μm breit
Kerne	kugelförmig oder länglich; auffällige Nucleoli	Länglich, reich an Heterochromatin	rundlich; häufig 2 Kerne
Zytoplasma	hell; große Mitochondrien; sehr viel Glykogen; zahlreiche Vesikel dicht unter der Zellmembran	Zahlreiche kleine Mitochondrien; wenig Glykogen	hell; kleine Mitochondrien; große Glykogenvorräte
Myofibrillen	wenig	Zahlreiche, längs und spiralig verlaufende Bündel	längsorientiert, besonders an der Zellperipherie

Die Herzmuskelfasern sind verhältnismäßig locker angeordnet. In den Maschen des netzartigen Verbandes liegen zahlreiche Blut- und Lymphkapillaren und das reichlich entwickelte *Endomysium,* ein lockeres, relativ faserreiches Bindegewebe. Jede Muskelzelle hat zu mindestens einer Kapillare Kontakt.

5.3.2
Impulsleitungssystem (ILS)

Eine Besonderheit der Herzmuskulatur ist das Impulsleitungssystem, auch als *Erregungsbildungs- und -leitungssystem (ERLS)* bezeichnet. In der Literatur taucht immer noch der Name „Reizleitungssystem" auf, der allerdings vermieden werden

sollte: Es werden nämlich nicht Reize, sondern bioelektrische Impulse geleitet! Einzelheiten zu Struktur und Funktion s. Lehrbücher der makroskopischen Anatomie und der Physiologie.

Die Zellen dieses Systems sind keine Nervenzellen, sondern besonders differenzierte Herzmuskelzellen. Sie enthalten weder ein T- noch ein L-System. Glanzstreifen kommen ebenfalls nicht vor. In den ILS-Zellen sind zwar Myofibrillen vorhanden, aber wesentlich weniger als in Arbeitsmuskelzellen. Sie leisten damit zwar keine nennenswerte Arbeit, können sich aber wenigstens dem Kontraktionsrhythmus des Herzens anpassen.

Man unterscheidet drei Zelltypen (Abb. 5-5), deren Merkmale in Tabelle 5-2 zusammengestellt sind.

Zusammenfassung

Muskelzellen sind die Träger aller Bewegungsvorgänge in vielzelligen Organismen. Ihr hoher Gehalt an den kontraktilen Proteinen Actin und Myosin befähigt sie zu dieser Aufgabe. Eine sinnvolle Muskelaktion setzt eine koordinierte und abgestufte Kontraktion der

Muskulatur voraus. Muskelzellen werden durch bioelektrische Impulse veranlasst, sich zu kontrahieren.

Man unterscheidet 3 Arten des Muskelgewebes: Glatte Muskulatur, Skelettmuskulatur und Herzmuskulatur. Tab. 5-3 enthält die wesentlichen Unterschiede dieser Muskelarten.

Tabelle 5-3: Unterschiede zwischen glatter Muskulatur, Skelettmuskulatur und Herzmuskulatur

Parameter	Glatte Muskulatur	Skelettmuskulatur	Herzmuskulatur
Form der Zellen	spindelförmig	schlauchförmig	verzweigt oder treppenartig abgestuft
Abmessungen	50–22 µm lang 5–10 µm breit	mehrere cm lang (durchschnittlich 10 cm) 10–100 µm breit	50–150 µm lang, 10–30 µm breit
Anzahl der Kerne pro Zelle	ein Kern	je nach Länge bis zu vielen Hunderten	ein Kern
Lage der Kerne in der Zelle	zentral	randständig	zentral
Querstreifung	nein	ja	ja
T-System	fehlt	dünnere Tubuli in Höhe der Grenze zwischen A- und I-Segment	dickere Tubuli in Höhe der Z-Streifen
L-System	fehlt	ein System in jedem A- und I-Segment, mit Terminalzisternen	ein System pro Sarkomer, ohne Terminalzisternen
Besonderheiten	Befestigungsplatten	Satellitenzellen	Glanzstreifen (Disci intercalares)
Innervation	vegetatives Nervensystem	motorisches Nervensystem	autonome Bildung und Leitung von Impulsen (ILS); von Kontraktionsimpulsen durch das herzeigene ILS, vegetative Beeinflussung
Erregungsübertragung Neuromuskulärer Kontakt	kontaktfreie Nervenendigungen zwischen den Muskelzellen, seltener direkte Kontakte zur Muskelzellmembran; Nexus	motorische Endplatten (synaptischer Kontakt)	Nexus zwischen den ILS-Zellen, zwischen diesen Zellen und der Arbeitsmuskulatur und zwischen den Arbeitsmuskelzellen
Vorkommen	Muskelschicht in der Wand von Hohlorganen Iris; Aufrichtemuskeln der Haare	aktiver Bewegungsapparat	Herz (Myokard)
Regenerationsfähigkeit	ja, aber nicht sehr ausgeprägt	ja, unter Beteiligung der Satellitenzellen	keine

6
Nervengewebe

6.1
Allgemeines

Erregbarkeit ist eine der Grundeigenschaften lebender Zellen. Im hoch differenzierten Nervengewebe der vielzelligen Organismen sind die Fähigkeiten der Erregungsbildung, der Weiterleitung bioelektrischer Impulse und der Informationsverarbeitung besonders ausgeprägt.

Das Nervensystem nimmt daher auch im menschlichen Organismus eine besondere Stellung ein, da es die Grundlage des bewussten Erlebens, des Gedächtnisses, des Denkens, der Phantasie, der Kreativität und der Intelligenz darstellt, um nur die wichtigsten Funktionen zu nennen, die den Menschen zu dem machen, was er ist, in positivem wie in negativem Sinne.

Das Nervensystem kann Informationen aufnehmen, speichern und verarbeiten. Damit greift es regelnd und steuernd in die Funktionen anderer Organe ein, fasst den Organismus zu einem sinnvollen Ganzen zusammen und setzt ihn in vielfache Beziehungen zu seiner Umwelt.

Man unterscheidet das *sensomotorische (somatische) System,* dessen Leistungen zum größten Teil auf der Ebene des Bewusstseins geschehen, vom *vegetativen (autonomen)* Nervensystem. Letzteres regelt vorwiegend die Funktionen der inneren Organe, ohne dass seine Tätigkeit dem Menschen im Einzelnen bewusst würde. Es kann auch vom Individuum nicht willentlich beeinflusst werden.

Zwischen beiden Systemen bestehen aber intensive Verbindungen. Vieles beeinflusst und bedingt sich gegenseitig.

Dazu kommt noch das endokrine System als eine weitere Möglichkeit der Steuerung von Körperfunktionen, Stoffwechselschritten und Wachstumsprozessen. Das endokrine System wird besonders vom Vegetativum entscheidend beeinflusst. Seine Informationsträger sind die Hormone, chemische Botenstoffe, welche von endokrinen Drüsenzellen produziert und auf dem Blutweg zu den Zielorganen gebracht werden, wo sie die entsprechenden Wirkungen auslösen.

Dieser mehr funktionellen Gliederung des Nervensystems steht eine andere ge-

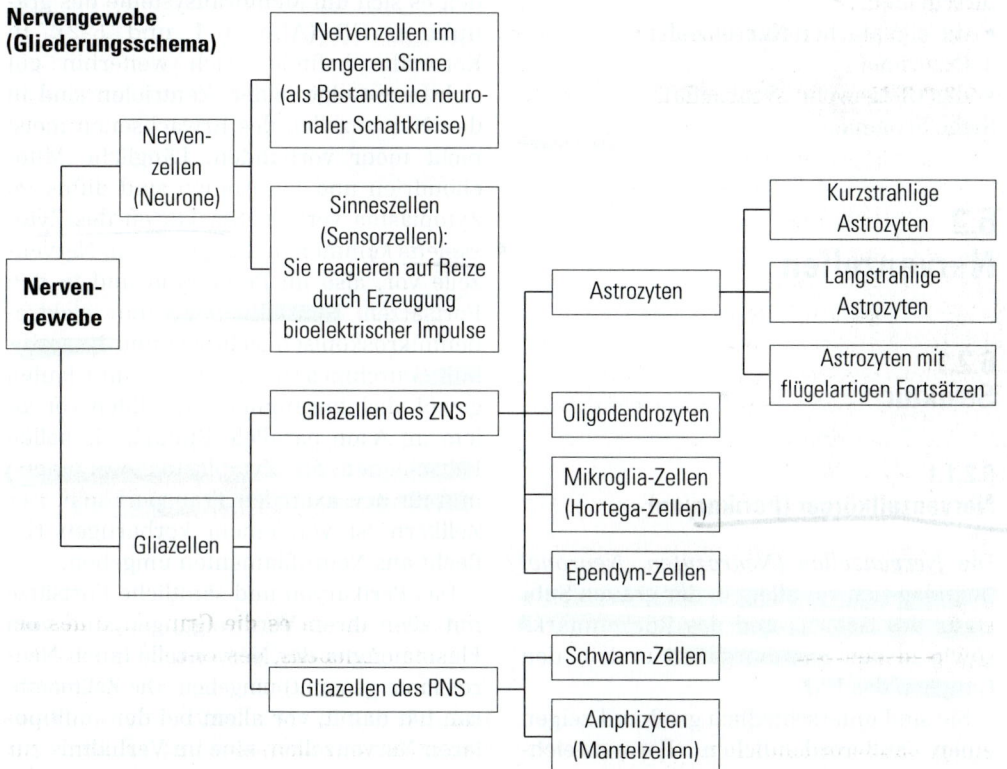

Nervengewebe (Gliederungsschema)

Anmerkung: Die Verknüpfung von Nervenzellen zu größeren Verbänden muss man grundsätzlich von anderen Zellverbänden unterscheiden. Dort sind (etwa in der Niere) strukturell und funktionell identische Grundeinheiten vorhanden (Beispiel: Nephron). Wenn man die Leistung einer Grundeinheit mit der Zahl dieser Grundeinheiten multipliziert, erhält man die Gesamtleistung des Organs. *Anders im Nervensystem: Hier bilden die Neurone eine Vielzahl von unterschiedlichen Systemen (Neuronenketten, Schaltkreise, Zellvernetzungen), die einander gleich- oder untergeordnet sind, also strukturell und funktionell durchaus verschieden sein können. Das ist der Hauptgrund, warum der Versuch, die Neurone in Unterklassen aufzuteilen, auf Schwierigkeiten stößt, die auch heute noch unüberwindlich sind, weil eine befriedigende Einteilung die wichtigsten strukturellen und funktionellen Merkmale in Übereinstimmung bringen müsste.*

genüber, bei welcher topographische Gesichtspunkte im Vordergrund stehen:

Man unterscheidet das *zentrale Nervensystem (ZNS)*, zu dem Gehirn und Rückenmark zählen, vom *peripheren Nervensystem (PNS)*. Dieses umfasst die Spinalganglien, die peripheren Nerven (Spinal- und Hirnnerven), afferente und efferente Nervenendigungen sowie vegetative Ganglien (Nervenzellanhäufungen außerhalb des ZNS).

Jedes der oben erwähnten funktionellen Systeme besitzt zentrale und periphere Anteile.

Histologisch und funktionell kann man im Nervengewebe zwei Hauptgruppen unterscheiden:

- die eigentlichen Nervenzellen (Neurone)
- das Gliagewebe (Neuroglia).

Siehe Schema.

6.2
Nervenzellen

6.2.1
Struktur

6.2.1.1
Nervenzellkörper (Perikaryon)

Die *Nervenzellen (Neurozyten, Neurone)* befinden sich vor allem in der grauen Substanz des Gehirns und des Rückenmarks sowie in den Sinnesorganen und in den Ganglien des PNS.

Sie sind unterschiedlich groß und zeigen einen außerordentlichen Formenreichtum. Nahezu jedes Neuron besitzt einen oder mehrere Fortsätze. Diese gehen vom kernhaltigen Teil der Nervenzelle aus, den man auch als *Perikaryon* oder *Soma* bezeichnet. Es ist das Stoffwechselzentrum der Nervenzelle. Seine irreversible Schädigung ist mit dem Tod der Zelle gleichbe-

deutend. Der Durchmesser der Perikaryen reicht von 4 bis 150 µm.

Nervenzellen besitzen in den meisten Fällen einen großen, kugelförmigen oder ovoiden Kern, der relativ arm an Heterochromatin ist. Der Nucleolus ist deutlich zu sehen. Nervenzellen enthalten bis zu 3 Nucleoli. Ihr Durchmesser ist mit 1–3 µm ziemlich groß. Mehrkernigkeit ist bei Nervenzellen selten. Das Kernvolumen ist im Vergleich zum Zellvolumen relativ groß.

Der Kern liegt meist zentral im Perikaryon, bei vegetativen Neuronen aber häufig auch exzentrisch. Im Perikaryon ist um den Zellkern die basophile *Nissl-Substanz (Tigroid)* schollig verteilt. Dabei handelt es sich um Membransysteme des granulären ER (Abb. 6-1 und 6-2). In Kernnähe befinden sich weiterhin gut sichtbare Golgi-Felder. Zentriolen sind in den Nervenzellen des Erwachsenen meist nicht mehr vorhanden. Längliche Mitochondrien und Lysosomen sind diffus im Zytoplasma verteilt. Strukturen des Zytoskeletts kommen in der gesamtem Nervenzelle vor, also im Perikaryon und in den Fortsätzen. Neurofilamente (nur elektronenmikroskopisch sichtbar) und Neurotubuli (Durchmesser ca. 20–25 nm) laufen gewöhnlich zusammen und bilden vor allem im Axon parallele Bündel. Sie sollen Leitschienen für Zytoplasmabewegungen und für den axonalen Transport sein. Der Zellkern ist von einem korbartigen Geflecht aus Neurofilamenten umgeben.

Das Perikaryon und sämtliche Fortsätze mit allen ihren Verzweigungen sind vom Plasmalemma der Nervenzelle (auch Neurolemma genannt) umgeben. Die Zellmembran hat damit, vor allem bei den multipolaren Nervenzellen, eine im Verhältnis zur Plasmamasse sehr große Oberfläche.

In vielen Nervenzellen sind Pigmente nachweisbar. Melanin, Eisen, Lipofuszin. Die funktionelle Bedeutung dieser Pigmente ist nicht bekannt. An bestimmten Stellen des Hirnstammes ist die Pigmentierung so stark ausgeprägt, dass sie schon makro-

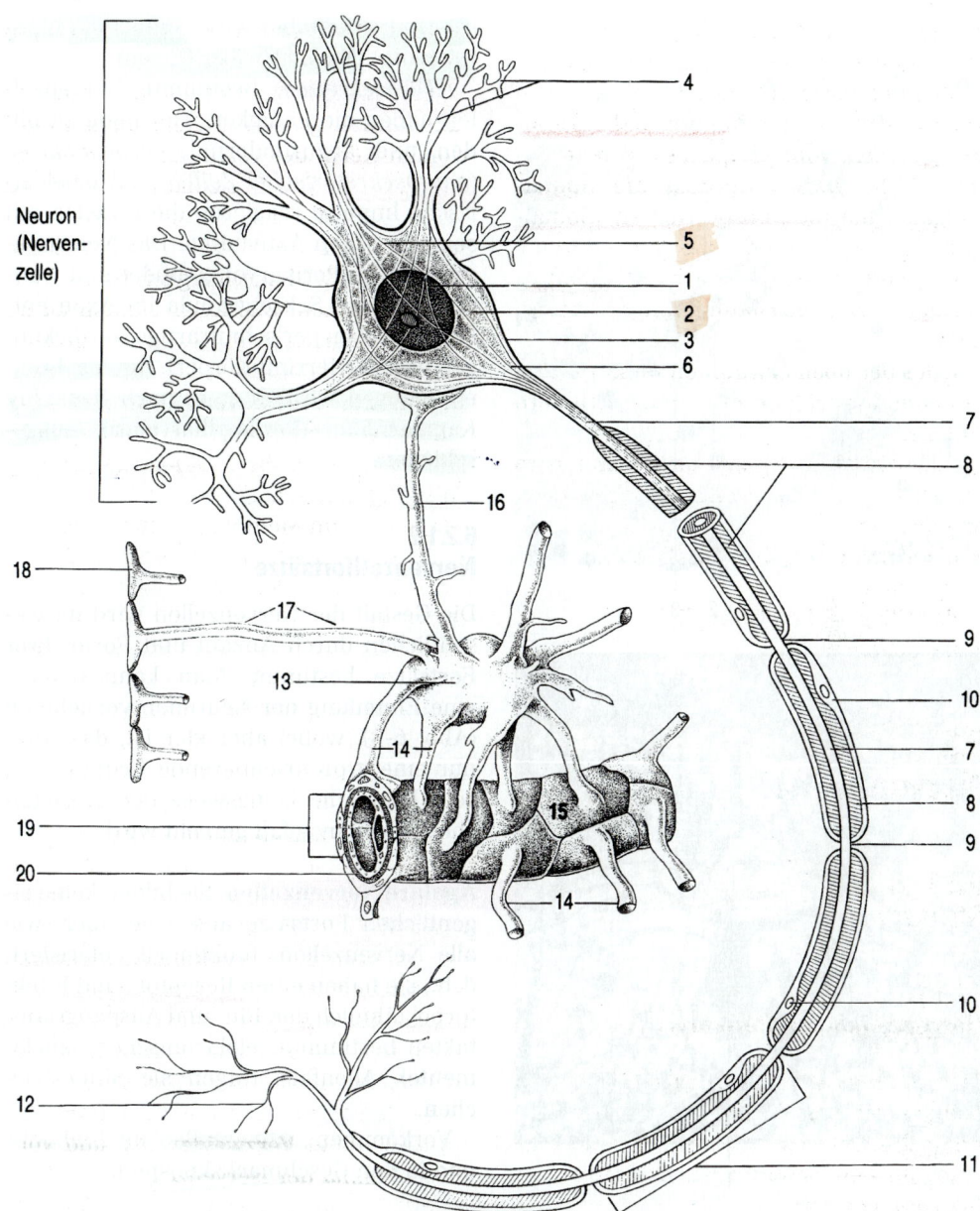

Abb. 6-1: Multipolare Nervenzelle und Astrozyten (Schemazeichnung).
1 Zellkern der Nervenzelle; 2 Perikaryon; 3 Zellmembran; 4 Dendriten; 5 Neurofibrillen; 6 Axonhügel (Ursprungskegel), 7 Axon; 8 Markscheide (Myelinschicht); 9 Ranvier-Schnürring (Nodium); 10 Schwann-Zelle; 11 Internodium; 12 Endausbreitung des Axons; 13 Astrozyt; 14 Astrozytenfortsätze, die zu Blutgefäßen ziehen; 15 plattenförmig verbreiterte Enden der Astrozytenfortsätze bilden die Membrana limitans gliae perivascularis; 16 Astrozytenfortsätze, die eine Nervenzelle berühren; 17 Astrozytenfortsätze, die zur Oberfläche des ZNS ziehen; 18 die plattenförmigen Enden der Astrozytenfortsätze bilden an der Oberfläche des ZNS (unterhalb der Pia mater) die Membrana limitans gliae superficialis; 19 Kapillare; 20 Basallamina.

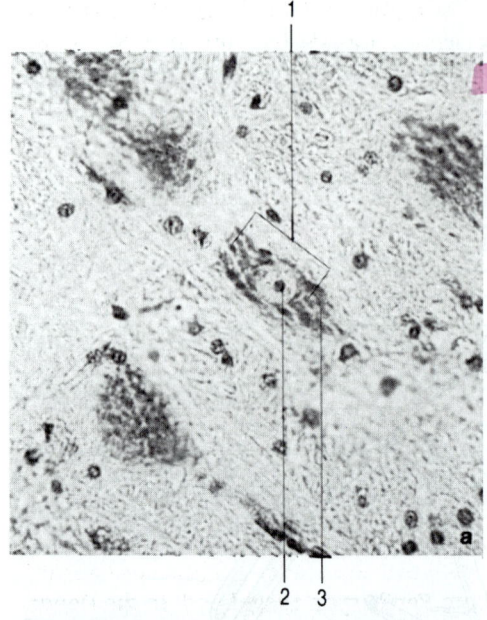

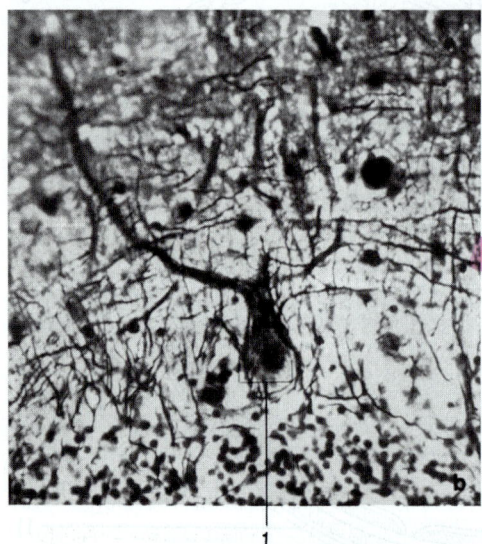

Abb. 6-2: Nervenzellen (Neurone) (Vergr. ca. 350x).
a) Neuron aus dem Hirnstamm: Dargestellt ist vor allem das Perikaryon.
b) Purkinje-Zelle (Kleinhirn): Dargestellt sind vor allem die Nervenzellfortsätze.
1 Perikaryon; 2 Zellkern mit Nucleolus; 3 Nissl-Schollen.

skopisch erkennbar wird: Substantia nigra (Melanin), Nucleus ruber (Eisen).

Neurosekretion: Bestimmte Nervenzellen haben die Fähigkeit, Hormone zu bilden und abzusondern: *Neuroendokrine (neurosekretorische) Zellen.* Auf bioelektrische Impulse reagieren diese Zellen mit sekretorischen Aktivitäten. Das Neurosekret wird im Perikaryon gebildet und wandert dann in Sekretgranula im Axon entlang, welches perlschnurartige Verdickungen besitzt (Herring-Körper). An den Axonendigungen wird es dann nach Bedarf in Kapillarnähe (Perikapillarraum) ausgeschieden.

6.2.1.2
Nervenzellfortsätze

Die Gestalt der Nervenzellen wird im wesentlichen durch Anzahl und Form ihrer Fortsätze bestimmt. Man kann danach eine Einteilung der Neuronen vornehmen (Abb. 6-3), wobei aber klar ist, dass dies nur eine grob orientierende Gruppierung sein kann, die keineswegs der tatsächlichen Formenvielfalt gerecht wird:

Apolare Nervenzellen. Sie bilden keine eigentlichen Fortsätze aus, sind aber, wie alle Nervenzellen, funktionell polarisiert, d. h., sie haben einen Rezeptor- und Effektorpol (ähnlich den Ein- und Ausgangskontakten bestimmter elektronischer Bauelemente). Allenfalls tragen sie Sinneshärchen.

Vorkommen: Sinneszellen im Innenohr und in den Geschmacksknospen.

Unipolare Nervenzellen (Abb. 6-3a) mit einem Fortsatz, der als Neurit (siehe unten) anzusehen ist.

Vorkommen: Sinneszellen der Retina (Netzhaut), Riechzellen in der Regio olfactoria der Nasenschleimhaut.

Bipolare Nervenzellen. Diese Zellen (Abb. 6-3b) haben zwei Fortsätze, die das Perikaryon an gegenüberliegenden Seiten verlassen und die sich nur funktionell (Axon und Dendrit), nicht aber histologisch unterscheiden.

Vorkommen: Netzhaut, Innenohr.

Pseudounipolare Nervenzellen (Abb. 6-3c). Ein Fortsatz verlässt die Zelle und gabelt sich nach kurzem Verlauf in zwei Äste. Die Zellen entwickeln sich aus bipolaren Nervenzellen in der Form, dass beide Fortsätze durch asymmetrisches Wachstum in ihrem Anfangsteil vereint werden. Die Unipolarität ist also nur vorgetäuscht. Das Perikaryon liegt seitlich im Nebenschluss. Der meist sehr lange periphere Fortsatz geht unmittelbar in den kürzeren zentralen Fortsatz über.

Vorkommen: Vorwiegend Spinalganglienzellen und Ganglienzellen der Hirnnerven.

Multipolare Nervenzellen (Abb. 6-1, 6-2, 6-3d–g). Die Zellen besitzen mehr als zwei, meist aber zahlreiche Fortsätze, die sich auch histologisch in zwei Typen unterscheiden lassen: Axon und Dendrit. Die große Masse der Nervenzellen gehört dieser Gruppe an.

Vorkommen: Im ZNS sind alle Neurone multipolar.

Funktionell und morphologisch kann man also bei dem Bauelement „Zellfortsatz" einer Nervenzelle zwei Arten unterscheiden:

Dendriten (griech. δενδρον: Baum). Bei den multipolaren Nervenzellen beobachtet man mehrere bzw. viele kürzere Fortsätze, die breitbasig aus dem Perikaryon entspringen und sich in dessen Umgebung baumartig ausbreiten. Die Dendriten verzweigen sich und werden dabei immer dünner. Dadurch ergibt sich eine starke Vergrößerung der Oberfläche des Neurons, sodass ein großes Rezeptorareal für synaptische Kontakte entsteht (Abb. 6-1). Aus der Oberfläche der Dendriten können zahlreiche *dendritische Dorne (Spinae)* hervorgehen, die etwa 0,2 μm lang sind

und mit einer Verdickung enden. Den Bereich um das Perikaryon einer Nervenzelle, in welchem sich ihre Dendriten ausbreiten, nennt man *dendritisches Feld*. Seine Form kann sehr unterschiedlich sein (z. B. kugel-, kegel- oder blattförmig).

Dendriten haben grundsätzlich die gleiche Organellenausstattung wie das Perikaryon, mit Ausnahme des Golgi-Apparates und der Lysosomen. In den feineren Verzweigungen der Dendriten fehlt dann auch das raue ER, und die Neurofibrillen treten zurück. Dendriten leiten zentripetal, d. h. auf das Zentrum der Nervenzelle zu. Ähnlich wie im Axon (s. u.) gibt es auch in den Dendriten einen schnellen Transport (Geschwindigkeit 3 mm/h). Verschiedene Substanzen, etwa Enzyme oder andere Proteine, aber auch Organellen werden, vom Perikaryon ausgehend, in die Dendriten verschoben.

Axon oder Neurit (griech. άξον: Achse). Ein Fortsatz der Nervenzelle, das Axon, ist meist durch seine Länge besonders ausgezeichnet. Es entspringt vom Perikaryon am *Ursprungskegel (Axonhügel)*. Das Grundzytoplasma der Nervenzelle geht hier in das *Axoplasma* über. In diesem befinden sich Mitochondrien, Lysosomen, glattes ER und Vesikel, deren Inhalt optisch leer oder granulär erscheint. Weiterhin enthält das Axon Neurofilamente und besonders Neurotubuli. Im Bereich des Axons wird die Zellmembran der Nervenzelle als *Axolemma* bezeichnet (Abb. 6-1). Das Axon kann *Seitenäste (Kollateralen)* abgeben, die manchmal rechtwinklig zu ihm verlaufen, und es kann in mehrere, oft sehr viele Endäste auslaufen, welche das sog. *Telodendron* bilden. Die Endäste verlassen den Hauptstamm oft in spitzem Winkel. Kollateralen und Telodendron dienen der Impulsvervielfachung, da ein vom Initialsegment ausgehendes Aktionspotential durch diese Einrichtungen gleichzeitig auf mehrere nachgeschaltete Neurone übertragen wird. Mit Ausnahme des *Initialsegments*, einer kurzen Strecke, die sich an den

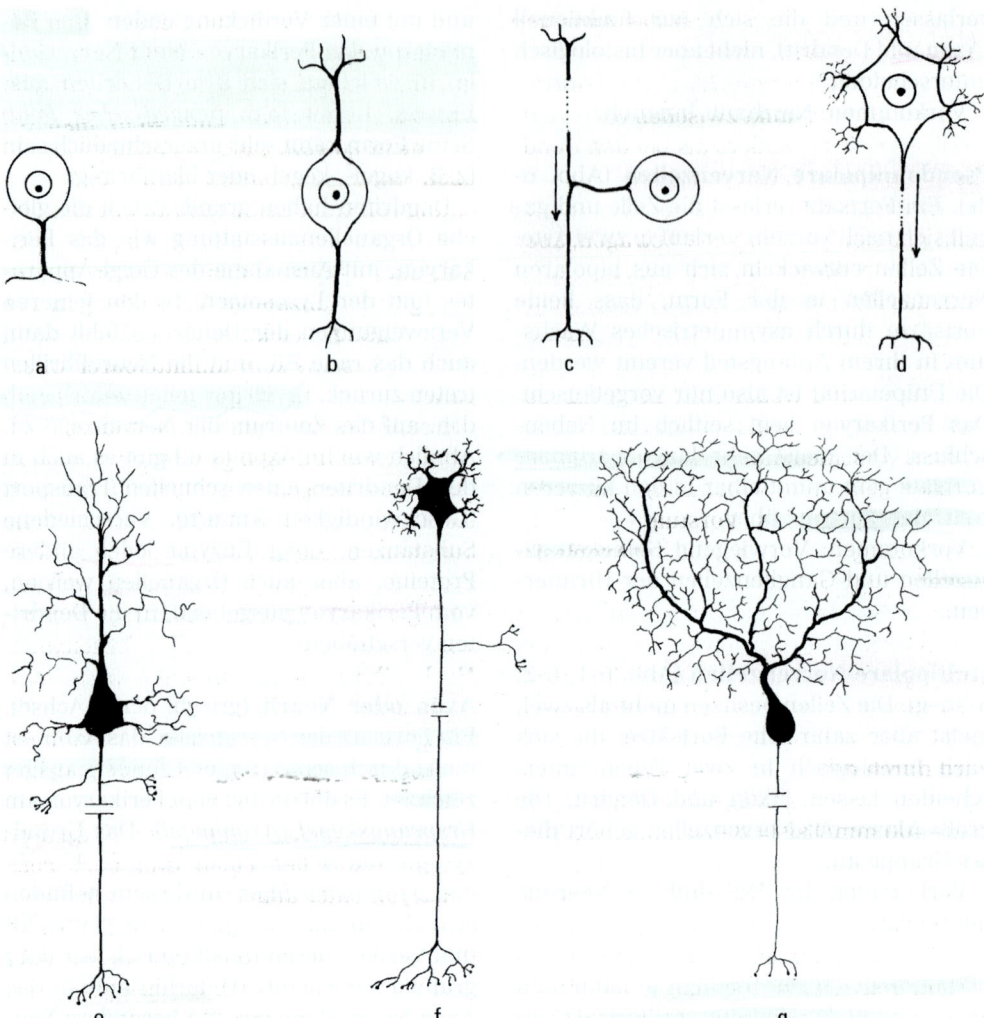

Abbildung 6-3: Nervenzellformen.
a) Unipolare Nervenzelle mit Verzweigung des Axons;
b) Bipolare Nervenzelle;
c) Pseudounipolare Nervenzelle (der Pfeil bezeichnet die Ausbreitungsrichtung des bioelektrischen Impulses;
d-g) multipolare Nervenzellen;
d) Schema einer multipolaren Nervenzelle;
e) Pyramidenzelle aus der Großhirnrinde;
f) Ganglienzellen des sympathischen Systems;
g) Purkinje-Zelle der Kleinhirnrinde.

Axonhügel anschließt, wird das Axon von Gliazellen umhüllt.

Es gibt Axone unterschiedlichen Durchmessers; er schwankt zwischen 0,5 und 20 µm, bleibt aber – anders als bei den Dendriten – bis zur Endverzweigung im Wesentlichen gleich. Die Länge des Axons kann nur wenige Millimeter betragen, aber auch einen Meter überschreiten. Daher kann das Plasmavolumen des Axons dasjenige des Perikaryons um ein Vielfaches übertreffen.

Im Axon sind weder RER noch Ribosomen oder Golgi-Felder vorhanden. Daher müssen verschiedene Stoffe (Proteine oder zytoplasmatische Strukturen) entweder vollständig oder als Vorstufen im Perikaryon hergestellt und in das Axoplasma weitergeleitet werden.

Wir unterscheiden hierbei einen langsamen und einen schnellen axonalen Transport. Ersterer ist ein langsamer Zytoplasmastrom (1–3 mm/Tag), der rhythmisch in 3–4 Schüben je Stunde geschieht. Er wird durch den schnellen Transport überlagert, der mit einer Geschwindigkeit von 200–400 mm/Tag (= 8–16 mm/h) abläuft. Mit ihm werden vor allem Enzyme und Transmittersubstanzen vom Syntheseort (Perikaryon) bis zum Axonende transportiert. Es gibt auch einen schnellen Transport in retrograder Richtung (vom Axonende zum Perikaryon). Der Mechanismus dieser schnellen Transporteinrichtungen ist noch nicht aufgeklärt; sicher ist aber, dass Neurotubuli daran beteiligt sind.

Das Axon ist der zentrifugal leitende Fortsatz der Nervenzelle. Die Erregung geht vom Ursprungskegel und vom Initialsegment aus. Die Art der Umhüllung des Axons und seine Dicke beeinflussen wesentlich die Leitungsgeschwindigkeit.

6.2.2 Synapsen

Vor der elektronenmikroskopischen Ära waren verschiedene Anatomen der An-

sicht, alle Nervenzellen hingen untereinander zusammen, sie bildeten ein „Synzytium", es gäbe also keine Zellgrenzen zwischen ihnen. Heute weiß man, dass dies nicht zutrifft. Jede Nervenzelle ist mit allen ihren Fortsätzen ohne Unterbrechung von einer Zellmembran umhüllt und stellt somit eine separate biologische Einheit dar. Zwischen den einzelnen Neuronen gibt es unzählige Verbindungen zur Übertragung elektrischer Erregungen, aber es besteht kein unmittelbarer Übergang, also kein direkter Zytoplasmastrom von einer Nervenzelle in eine andere.

Die Endaufzweigungen der Axone besitzen Verdickungen, mit denen sie der Zellmembran anderer Neurone sehr nahe kommen. Diese Kontaktstellen zur interzellulären Erregungsübertragung werden als *Synapsen* (griech. συνάπτος: verbunden, zusammenhängend) bezeichnet. Nach ihrer Lage unterscheidet man (Abb. 6-4):

- *Axodendritische Synapsen:* Zwischen dem Axon der einen und dem Dendriten einer anderen Nervenzelle.
- *Axosomatische Synapsen:* Zwischen dem Axon der einen und dem Perikaryon einer anderen Nervenzelle.
- *Axoaxonische Synapsen:* Zwischen dem Axon der einen und dem Axon, dem Axonhügel oder dem Initialsegment am Axon einer anderen Nervenzelle.
- *Somasomatische Synapsen:* Zwischen den Zellkörpern zweier Nervenzellen.

Neben diesen interneuronalen Synapsen gibt es synaptische bzw. synapsenähnliche Kontakte zwischen efferenten Axonen und

- Skelettmuskelzellen: Motorische Endplatten
- glatten Muskelzellen (s. Abschn. 5.1)
- Drüsenzellen: Neuroglanduläre Synapsen.

Bei allen genannten Synapsen dient eine chemische *Überträgersubstanz (Transmitter)* als funktionelles Bindeglied zwischen den an der Synapse beteiligten Nervenzellen. Diesen *chemischen Synapsen* werden die *elektrischen Synapsen* gegenübergestellt. Letztere bewirken als *Nexus* die elektrische Kopplung benachbarter Zellen. Die elektrische Erregung kann in beiden Richtungen verzögerungsfrei von einer Zelle auf die andere übergehen. Solche Nexus finden sich besonders in der glatten Muskulatur und in der Herzmuskulatur, im Nervensystem aber wesentlich seltener.

6.2.2.1
Bauplan einer chemischen Synapse (Abb. 6-4)

Das kolbig aufgetriebene *Axonende (Endknöpfchen, bouton)* einer Nervenzelle legt sich dicht dem Perikaryon, dem Axon oder einem Dendriten einer anderen Nervenzelle an, wobei sich dann die *präsynaptische*

Membran des Endknöpfchens und die *postsynaptische Membran* der Empfängerzelle gegenüberstehen. Zwischen beiden Membranen liegt der *synaptische Spalt,* der eine Breite von 10–30 nm hat und somit oft schmäler, aber auch breiter ist, als der ca. 20 nm breite normale Interzellularspalt zwischen zwei Zellen. Die Kontaktfläche im Bereich einer Synapse kann ca. 1 μm^2 betragen. Der synaptische Spalt ist mit mäßig dichtem, oft sogar filamentösem Material ausgefüllt, in welchem Glykosaminoglykane und Glykoproteine vorkommen. Diese Material dient möglicherweise zur Unterstützung des transneuronalen Transportes, verstärkt aber auch als Kittsubstanz die Adhäsion der Synapsenbestandteile. Elektronenmikro-

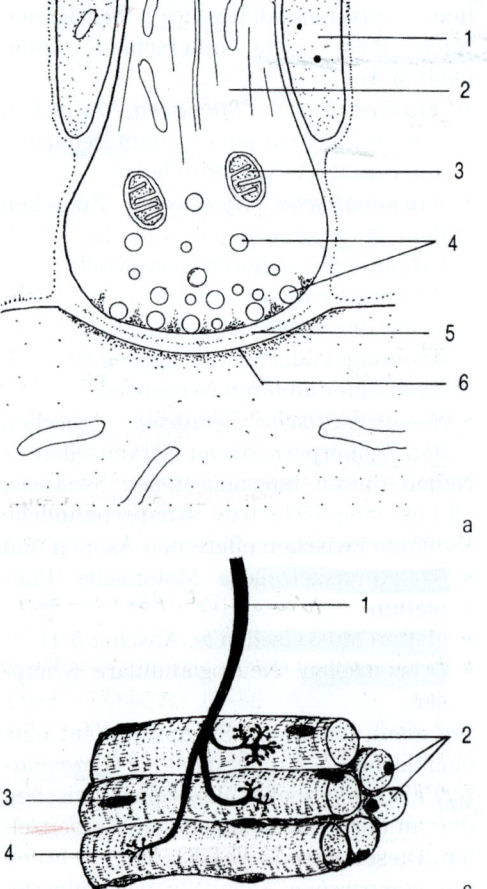

a

c

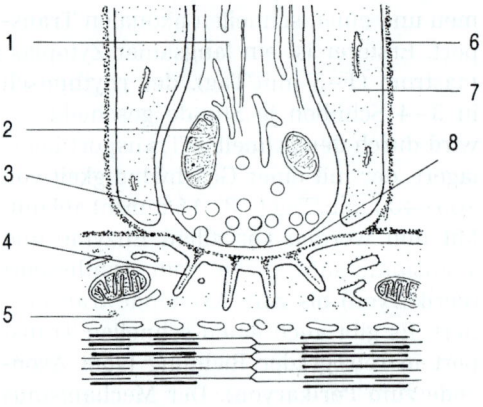

b

Abb. 6-4: Synapsen (Baupläne).
a) Interneuronale Synapse.
1 Myelinscheide; 2 Axoplasma; 3 Mitochondrium im Endknöpfchen; 4 synaptische Bläschen, zum Teil der präsynaptischen Membran angelagert; 5 synaptischer Spalt; 6 postsynaptische Membran.
b) Neuromuskuläre Synapse.
1 Axoplasma; 2 Mitochondrium; 3 synaptische Bläschen; 4 synaptische Falten; 5 Sarkoplasma der Skelettmuskelzelle; 6 Basallamina des Neurons (geht in die Basallamina der Muskelzelle über); 7 Myelinscheide; 8 synaptischer Spalt mit subneuralem Apparat.
c) Telodendron.
1 Axon eines α-Motoneurons; 2 Skelettmuskelzellen; 3 Kerne der Skelettmuskelzellen; 4 motorische Endplatten.

Abb. 6-5: Verschiedene Synapsenarten.
1 Zellkern der Neurone;
2 Golgi-Apparat; 3 Mitochondrium; 4 raues endoplasmatisches Retikulum (Nissl-Schollen im Zytoplasma des Perikaryon;
5 somasomatische Synapse; 6 axosomatische Synapse als invaginierte Synapse; 7 axoaxonale Synapse; 8 axodendritische Synapse; 9 Dendrit mit Verzweigungen;
10 komplexe Synapse (verzweigte Dornsynapse); 11 reziproke Synapse; 12 glomerulumähnlicher Synapsenkomplex.

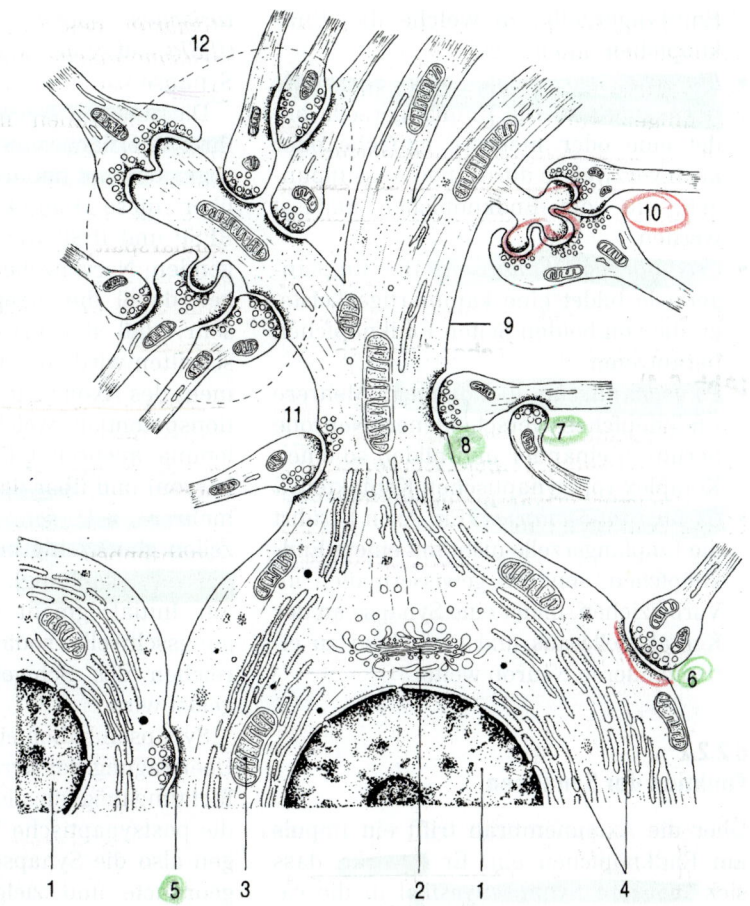

skopisch ist zu erkennen, dass die prä- und postsynaptischen Membranabschnitte verdickt sind und dass diesen Verdickungen auch intrazelläre Zytoplasmaverdichtungen entsprechen. Wenn diese Verdichtungen an beiden Membranen gleichartig sind, spricht man von *symmetrischen Synapsen*, wenn sie unterschiedlich ausgeprägt sind, von *asymmetrischen Synapsen*. Das Endknöpfchen enthält mehrere kugelige oder ovale *synaptische Vesikel* unterschiedlicher Größe, in welchen die Transmittersubstanz gespeichert ist. Die Vesikel sind möglicherweise Abspaltungen des glatten ER. Die präsynaptische Membran trägt auf ihrer Innenseite eine Gitterstruktur mit annähernd sechseckigen Maschen, in welche sich die synaptischen Ve-

sikel einlagern können. Häufig befindet sich an der postsynaptischen Membran eine Verdickung durch Substanzanlagerung. In anderen Fällen beobachtet man unter der normal ausgebildeten postsynaptischen Membran eine menbranumhüllte, flache Vakuole, die *synaptische Zisterne*.

Nach ihrer **Gestalt** unterscheidet man verschiedene Formen der Synapsen (Abb. 6-5):
- *Einfache Synapsen:* Das Endknöpfchen berührt eine glatte postsynaptische Membran ohne besondere Differenzierungen.
- *Invaginierte Synapsen:* Im Bereich der postsynaptischen Membran besteht eine Einsenkung in das Zytoplasma der

Empfängerzelle, in welche das Endknöpfchen hineinragt.

- *Einfache, verzweigte oder verzahnte
  Dornsynapsen:* Die Empfängerzelle bildet eine oder mehrere einfache oder
  auch verzweigte dornartige Ausstülpungen, die vom Endknöpfchen umfasst
  werden.

- *Cristaförmige Synapsen:* Die Empfängerzelle bildet eine kammartige Leiste,
  an die von beiden Seiten Endknöpfchen
  herantreten.

- *Polysynaptische Endigungen:* Mehrere
  Endknöpfchen verschiedener Neurone
  berühren einander und bilden so einen
  Komplex von synaptischen Kontakten.

- *En-passant-Synapsen:* Ein Axon berührt
  die Empfängerzelle nicht mit einem Endknöpfchen, sondern gewissermaßen im
  Vorbeiziehen, bildet eine Synapse an der
  Kontaktstelle aus und läuft dann zu einem anderen Neuron weiter.

6.2.2.2
Funktion der Synapsen

Über die Axonmembran trifft ein Impuls
am Endknöpfchen ein. Er bewirkt, dass
sich mehrere Synapsenvesikel in die ca.
50 nm breiten Maschen des präsynaptischen Gitters einlagern. Sie kommen dabei
in direkten Kontakt zur präsynaptischen
Membran. Durch feine Diffusionskanäl-
chen schütten sie ihren Inhalt, die Transmittersubstanz, in den synaptischen Spalt
aus. Die Moleküle diffundieren durch diesen Spaltraum zur postsynaptischen Membran, wo sie sich an spezifische Rezeptoren
anheften (Schlüssel-Schloss-Prinzip). Dadurch wird die Ionenpermeabilität der
postsynaptischen Membran lokal verändert. Besteht die Transmitterwirkung in einer Depolarisation der postsynaptischen
Membran, so ergibt sich ein *exzitatori-
sches postsynaptisches Potential (EPSP),*
man spricht dann von einer erregenden
Synapse. Verursacht der Neurotransmitter
dagegen eine Hyperpolarisation der postsynaptischen Membran, so tritt ein *inhibi-*

*torisches postsynaptisches Potential
(IPSP)* auf und es liegt eine hemmende
Synapse vor.

Die meisten Nervenzellen besitzen auf
ihrer Oberfläche eine große Anzahl von erregenden und hemmenden Synapsen. Alle
über diese Kontaktstellen einlaufenden
EPSP und IPSP werden von der empfan-
genden Nervenzelle integriert. Überwiegen dabei die erregenden Potentiale so
sehr, daß die Erregungsschwelle überschritten wird so kommt es am Initialsegment des Axons zur Entstehung eines Ak-
tionspotentials, welches sich über das Axolemma ausbreitet (zentrifugal zum Perikaryon) und über die Axonverzweigungen
mehrere, u. U. sehr viele andere Nervenzellen gleichzeitig beeinflussen kann (Impulsvervielfachung). Das Neurolemma hat
am Initialsegment die niedrigste Erregungsschwelle, sodass der Impuls bei Erreichen des Schwellenwertes hier ausgelöst wird.

Synapsen haben eine Ventilwirkung: Die
Übertragung der Erregung ist nur in einer
Richtung möglich, also nur von der prä- auf
die postsynaptische Membran. Damit sorgen also die Synapsen vor allem für eine
geordnete und zielgerichtete Impulsaus-
breitung. Unerwünschte Rückströme sind
dadurch von vornherein ausgeschlossen.
Außerdem bewirken die Synapsen eine gewisse Verzögerung (Latenzzeit) von etwa
0,5 – 0,8 ms bei der Signalübertragung von
der prä- auf die postsynaptische Membran:
Diese Zeit wird nämlich für die Freigabe
des Neurotransmitters und seine Diffusion
durch den synaptischen Spalt benötigt.

Es gibt allerdings den seltenen Typ der
reziproken Synapsen: Hier können die Impulse in beiden Richtungen fließen, d. h.,
es sind zwei entgegengesetzt gerichtete
Synapsen in ein- und derselben morphologischen Einheit zusammengefaßt (Abb. 6-
5). Die eine Synapse hat dann wohl erregende, die andere hemmende Wirkung.

Die Wirkung der Transmittersubstanzen
an den Rezeptoren der postsynaptischen
Membran ist zeitlich begrenzt.

Produktion, Speicherung, Freisetzung und Wiederverwendung der Neurotransmitter können durch Pharmaka beeinflusst bzw. durch Nervengifte blockiert werden.

Man unterscheidet zwei Hauptgruppen von Transmittersubstanzen:

- *Klassische Transmitter:* Azetylcholin; Katecholamine (Adrenalin, Noradrenalin), Indolamine (Serotonin, Histamin), Aminosäuren (Gamma-Aminobuttersäure: GABA; Glycin, Aspartat, Glutamat). Die klassischen Transmitter sind kleinmolekular. Sie bewirken eine schnelle und kurz dauernde Impulsübertragung, weil sie nach Freisetzung sehr rasch inaktiviert werden.

- *Neuropeptide:* Sie bestehen aus 3 – 44 Aminosäuren und kommen in auffallend geringerer Konzentration vor als die klassischen Transmitter. Sie wirken langsam und für längere Zeit (bis zu mehreren Minuten). Sie können auch in einer präsynaptischen Endung zusammen mit klassischen Transmittern auftreten und modulierend auf die Signalübertragung einwirken. Nach ihrer Freisetzung werden sie nicht wieder in das Endknöpfchen aufgenommen, sondern durch Gliazellen phagozytiert. Bis heute sind schon zahlreiche Neuropeptide bekannt, es werden auch immer wieder neue entdeckt: Beispiele: Dynorphin A und B, Neoendorphin, Met- und Leu-enkephalin, Endorphin, Neurokinin A und B, Substanz P.

Ihr weiteres Schicksal nach beendeter Impulsübertragung ist unterschiedlich:

- Der Transmitter wird unverändert wieder in das Endknöpfchen aufgenommen, um erneut verwendet zu werden (z. B. Noradrenalin).

- Der Transmitter wird enzymatisch gespalten, die Bruchstücke in das Endknöpfchen zurücktransportiert, dort wieder zusammengesetzt und zur Wiederverwendung erneut in synaptischen Vesikeln gespeichert (z. B. Azetylcholin).

- Der Transmitter wird endgültig zerstört, was bedeutet, dass im Neuron ständig neue Transmittermoleküle nachproduziert werden müssen.

Ob eine bestimmte Synapse auf das Membranpotential der nachgeschalteten Zelle eine lokal erregende oder hemmende Wirkung besitzt, hängt im Wesentlichen von der Art des freigesetzten Transmitters ab. Weil aber manche Neurotransmitter an bestimmten postsynaptischen Membranen erregend, an anderen aber hemmend wirken, hängt es sicher auch von den postsynaptischen Rezeptoren bzw. von bestimmten Eigenschaften der postsynaptischen Membran ab, ob eine Synapse hemmend (inhibitorisch) oder erregend (exzitatorisch) ist. Die Größe der postsynapitischen Potentialänderung hängt von der freigesetzten Transmittermenge und der Wirksamkeit der Moleküle an den Rezeptoren ab.

Verschiedene Neurone können gleichzeitig klassische Transmitter und auch Neuropeptide herstellen. Im Regelfall überwiegt aber in einem neuronalen System ein bestimmter Transmitter.

6.2.2.3
Neuromuskuläre Synapsen (Motorische Endplatten)

Sie übertragen Kontraktionsimpulse auf quergestreifte Skelettmuskelzellen. Das Axon eines α-Motoneurons (dessen Perikaryon in der Vordersäule des Rückenmarks bzw. in den motorischen Kerngebieten der Hirnnerven liegt) endet mit einer großen, kolbenförmigen Verdickung, welche sich in eine entsprechende Vertiefung der Muskelzelloberfläche einlagert (Abb. 6-4b). Dabei setzt sich die Basallamina des Axons kontinuierlich in die der Skelettmuskelzelle fort. Beide zusammen dringen auch in den synaptischen Spalt ein und in die von diesem abzweigenden, etwa 2 μm tiefen synaptischen Falten. Diese Strukturen bilden den subneuralen Apparat. Die endständige Axonverdickung wird von einem Ausläufer der Schwann-Zelle bedeckt. Die synaptischen Bläschen enthalten den Transmitter Azetylcholin. Daneben finden sich zahlreiche Ribosomen und einige größere Bläschen mit osmiophilem Inhalt. Die präsynaptische Membran trägt sog. aktive Zonen. Diese bestehen aus paarweise in Reihen liegenden etwa 9 nm dicken Partikelchen, welche gegenüber den synaptischen Falten liegen. (Abb. 6-4c) zeigt das *Telodendron* eines α-Motoneurons. Jeder Ast dieser terminalen Axonverzweigung bildet mit einer Skelettmuskelzelle eine motorische Endplatte. Die Gesamtheit der Skelettmuskelzellen, die durch ein Axon gleichzeitig erregt werden, bezeichnet man als *Motorische Einheit*.

6.2.3
Nervenfaserbündel

Im peripheren Nervensystem laufen die Axone nicht einzeln durch das Gewebe, sie sind vielmehr in unterschiedlicher Zahl zu Nervenfaserbündeln zusammengefasst. Ein solches Bündel wird vom *Perineurium* umhüllt. Es besteht aus 3–15 konzentrischen Lagen von sehr flachen Epithelzell-Lamellen von je 0,1–0,3 μm Dicke. An ihren schrägen Überlappungsflächen sind die einzelnen Epithelzellen dieser Lamellen durch ca. 5 Zonulae occludentes verbunden. Jede Lamelle trägt auf beiden Seiten eine Basallamina. Zwischen den ein-

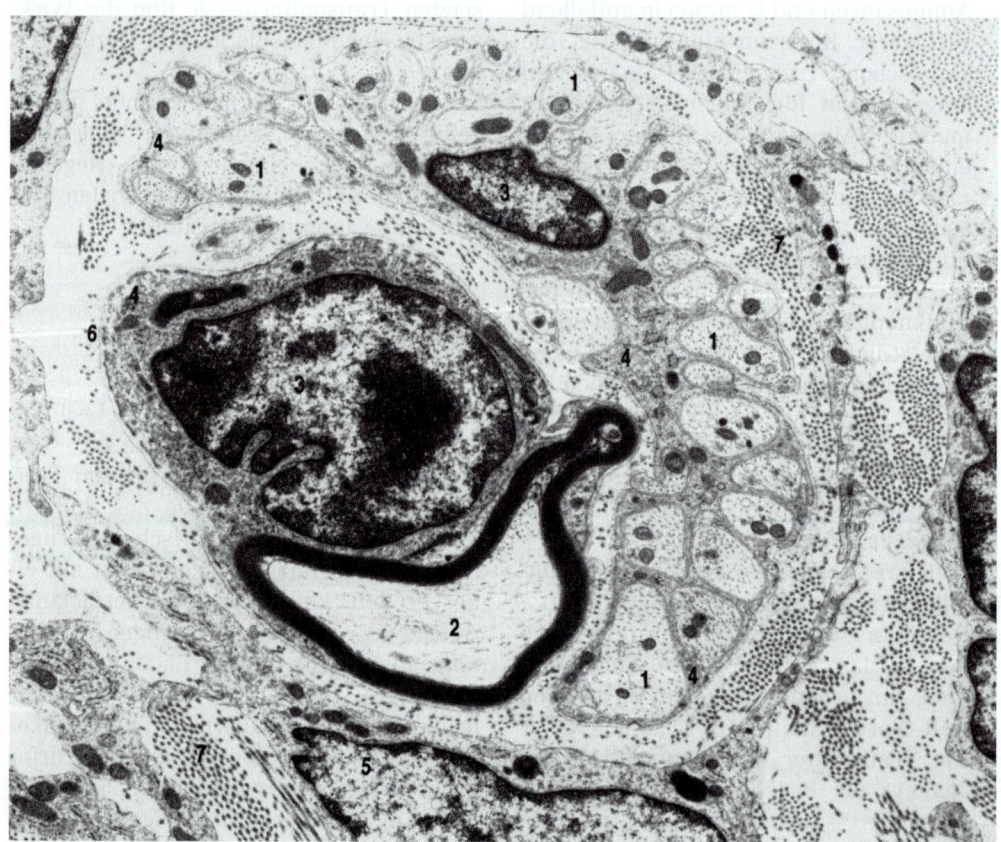

Abb. 6-6: Axone innerhalb des Perineuriums (elektronenmikroskopische Aufnahme, (Vergr. 10000 x).
1 Nicht myelinisierte Axone; 2 myelinisiertes Axon; 3 Zellkern der Schwann-Zelle; 4 Zytoplasma der Schwann-Zelle; 5 Bindegewebszelle des Endoneuriums; 6 Basalmembran; 7 kollagene Fibrillen

zelnen Schichten liegen kollagene Mikrofibrillen in längs gerichteter Anordnung. Die
Epithelzellen enthalten außerordentlich
viele mikropinozytotische Vesikel, nur wenige Organellen und einen sehr flachen
Zellkern, der reich an Heterochromatin ist.
Die perineuralen Epithellamellen bilden
eine Diffusionsbarriere zwischen den Nervenfasern und dem umgebenden Bindegewebe. Man bezeichnet sie neuerdings auch
als *Blut-Nerven-Schranke.*

Innerhalb des Perineuriums befinden
sich die einzelnen Axone in leicht gewell-
tem Verlauf, begleitet von ihren Schwann-
Zellen und eingebettet in ein zartfaseriges
Bindegewebe, das *Endoneurium* (Abb. 6-6).
Mehrere solcher Faserbündel (Primärbün-

del) werden durch das *Epineurium* zu einem peripheren Nerven (Spinal- oder
Hirnnerven) zusammengefaßt, wie er aus
der makroskopischen Anatomie bekannt
ist.

Das Epineurium bildet einerseits eine
äußere Hülle aus kollagenen Fasern, die
ebenfalls längs orientiert und leicht gewellt
verlaufen. Andererseits füllt es als lockeres
Bindegewebe, das Fettzellen und Blutgefäße enthält, den Raum zwischen den einzelnen Primärbündeln aus. Nach außen
wird der Nerv schließlich noch vom *Paraneurium* umhüllt, einem lockeren faserigen Bindegewebe, das als Verschiebeschicht dient und den Nerven in das allgemeine Körperbindegewebe einfügt.

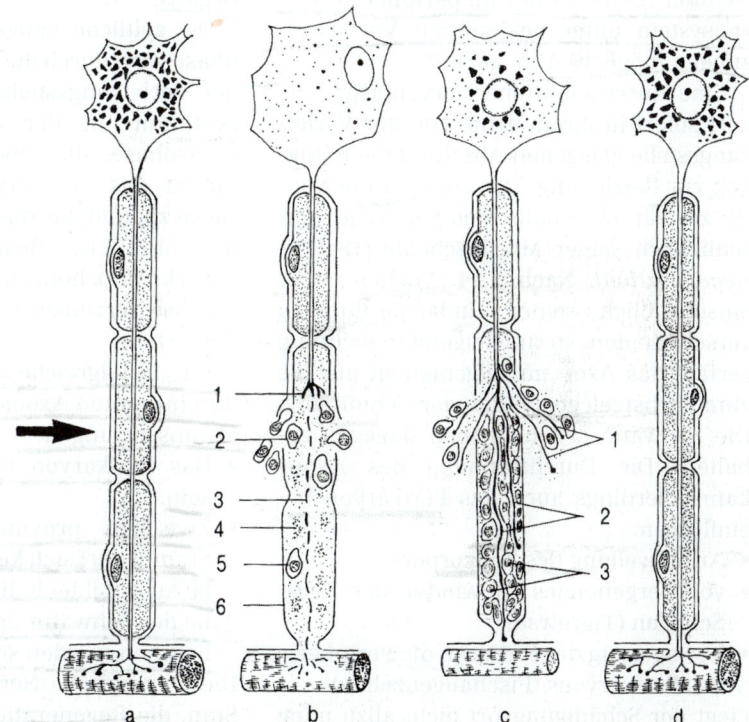

Abb. 6-7: Regeneration
eines durchtrennten
Axons im peripheren Ner-
vensystem.
a) Durchtrennung des
Axons (Pfeil).
b) Zerfall des distalen
Axonabschnittes und der
Myelinscheide; Tigrolyse
und Fischaugenzelle.
1 proximales Axonende
mit beginnender Aus-
sprossung; 2 Schwann-
Zellen, die sich teilen;
3 zerfallendes Axon;
4 Reste der Myelinschei-
den (Markballen); 5 Mak-
rophagen; 6 Basallamina.
c) Axon-Regeneration.
1 Mehrere abgeirrte Aus-
sprossungen (verschwin-
den nach einiger Zeit);
2 Eine Aussprossung des
proximalen Axonstump-
fes findet den Weg zum
Erfolgsorgan anhand der
3 Gliastreifen.

d) Abschluss der Regeneration; Bildung neuer Myelinscheiden; die Inaktivitätsatrophie des Erfolgsorgans während der Regeneration ist rückgängig gemacht.

6.2.4
Regeneration

Infolge ihres hohen Differenzierungsgrades haben die Neurone die Fähigkeit verloren, sich zu teilen. Nach der Geburt reift das Nervengewebe zwar noch weiter aus (Größenzunahme der Nervenzellen, zunehmende Verzweigung der Dendriten und Axone, Ausbildung von Synapsen, Markscheidenbildung), neue Nervenzellen entstehen aber nicht mehr.

Nervenzellen leben günstigenfalls so lange wie der Gesamtorganismus. Durch irreversible Schäden ausgefallene Neurone können nicht mehr ersetzt werden. Wenn auch die Nervenzelle als ganze nicht regenerieren kann, eine Regeneration durchtrennter Axone ist nur im peripheren Nervensystem unter bestimmten Voraussetzungen möglich (Abb. 6-7).

Eine durchschnittene Nervenfaser verliert sofort in ihrem distal von der Verletzungsstelle gelegenen Abschnitt die Fähigkeit zur Reizleitung. Der abgetrennte Neurit zerfällt innerhalb weniger Tage einschließlich seiner Myelinscheide *(Waller-Degeneration)*. Nach 3–4 Wochen ist er einschließlich seiner Endausbreitungen verschwunden. In aufsteigender Richtung zerfällt das Axon im Allgemeinen nur bis zum nächstgelegenen Ranvier-Schnürring. Die Schwann-Zellen bleiben dagegen erhalten. Die Durchtrennung des Axons kann allerdings auch das Perikaryon beeinflussen:

- Anschwellung des Zellkörpers
- vorübergehendes Schwinden der Nissl-Schollen (Tigrolyse)
- Verlagerung des Kerns an die Peripherie des Perikaryons (Fischaugenzellen).

Liegt der Schädigungsort nicht allzu nahe am Perikaryon, so erholt sich die Zelle meist sehr rasch.

Die Zerfallsprodukte des degenerierten Axons werden von den Bindegewebszellen des Endoneuriums etwa innerhalb von zwei Monaten vollständig phagozytiert.

Bereits in der ersten Woche nach der Schädigung beginnen sich die Schwann-Zellen am proximalen und am distalen Stumpf zu teilen. Sie nähern sich einander und überbrücken als *Zellbänder (Bünger-Bänder)* die Verletzungsstelle. Vom proximalen Stumpf ausgehend, wächst das Axon nach distal vor. Es benutzt dabei die erhalten gebliebenen Gliazellen als Leitschiene, um seinen Weg zum Erfolgsorgan zu finden. Pro Tag rückt das Axon um 1–2 mm vor, wobei sich gleichzeitig auch neue Markscheiden ausbilden.

Während der Regenerationsphase, also vom Zeitpunkt der Verletzung bis zur erneuten Kontaktaufnahme des Axons mit seinem Erfolgsorgan (z. B. Skelettmuskel), kommt es zur *Inaktivitätsatrophie* dieses Organs.

Die zeitliche Länge der Regenerationsphase wird durch die Entfernung zwischen der Verletzungsstelle und dem Endorgan bestimmt. In der anschließenden Reifungsphase, die etwa 6 Monate dauert, nimmt das neu ausgesprosste Axon an Dicke zu, und die Markscheide erlangt ihre ursprüngliche Beschaffenheit wieder zurück. Mitochondrienzahl und Stoffwechsel der Nervenzelle sind während dieser Zeit erhöht.

Die erfolgreiche Regeneration eines durchtrennten Axons hat zwei wesentliche Voraussetzungen:

- Das Perikaryon muß intakt geblieben sein.
- Zwischen proximalem und distalem Stumpf darf sich keine Bindegewebsnarbe ausgebildet haben, also die Leitschiene der Schwann-Zellen darf nicht unterbrochen worden sein.

Die chirurgische Nervennaht hat nur den Sinn, die Regeneration der durchtrennten Axone zu erleichtern, d. h., sie zu unterstützen, den richtigen Weg zu ihren Erfolgsorganen zu finden.

Wenn z. B. nach einer Amputation kein Endorgan und keine Glia-Leitschiene mehr vorhanden sind, so bilden sich an der Amputationsstelle durch die vergeblichen

Regenerationsversuche der proximalen Axonstümpfe sog. *Amputationsneurome* aus. Diese bestehen aus Gliawucherungen und aussprossenden, sich durchflechtenden Nervenzellfortsätzen. Eine Regeneration durchtrennter Axone im ZNS ist nicht möglich.

6.3 Neuroglia

Als hoch spezialisiertes Gewebe ist das Nervengewebe nicht in das allgemeine Körperbindegewebe eingebettet. Es besitzt ein eigenes Bindegewebe, die Neuroglia. (γλία: Kittsubstanz). Sie bildet Stützgerüste und begleitet die Nervenfasern als isolierende Hülle. Für den Stoffwechsel des Nervengewebes hat die Glia eine wichtige Bedeutung: Zwischen Kapillaren und Neuronen sind immer Gliazellen eingeschoben. Außerdem hat die Glia wichtige Aufgaben bei pathologischen Veränderungen im Nervengewebe: Phagozytose, Regeneration, Narbenbildung.

Man unterscheidet zwischen dem Gliagewebe des ZNS und der peripheren Glia. Im Nervensystem kommen nach Schätzungen im Vergleich zu Nervenzellen etwa zehnmal mehr Gliazellen vor. Sie sind aber meistens kleiner als Nervenzellen. Weil sie im Vergleich zu Nervenzellen wesentlich weniger differenziert sind, behalten sie auch ihre Fähigkeit zur mitotischen Teilung bei. Hirntumoren sind daher in den meisten Fällen Gliazelltumoren.

6.3.1 Glia des ZNS

Im ZNS sind Nerven- und Gliazellen sehr dicht gelagert. Zwischen den einzelnen Zellen bleiben nur schmale Interzellularräume (ca. 20 nm).

Man unterscheidet (Abb. 6-8):

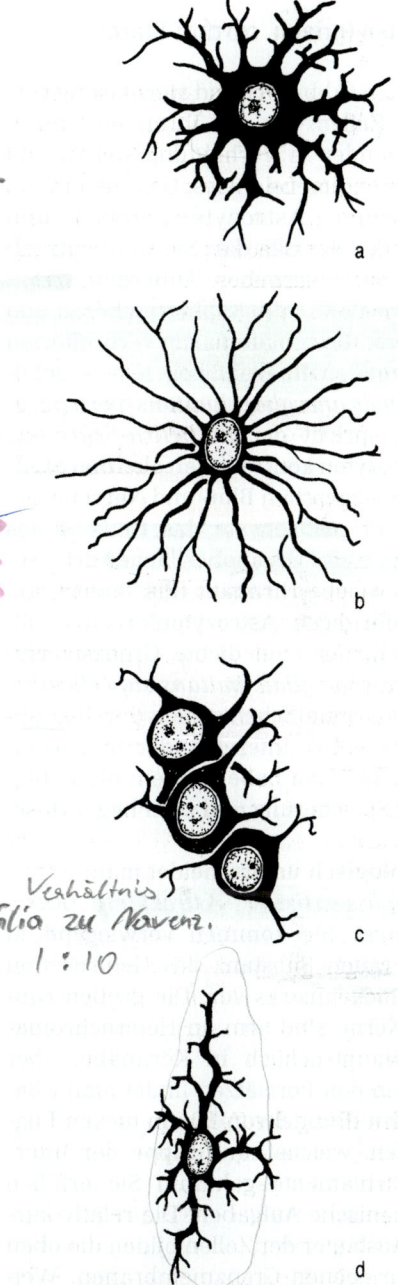

Abb. 6-8: Gliazellen im zentralen Nervensystem (Darstellung durch Metallimprägnation).
a) Protoplasmatischer Astrozyt.
b) Fibrillärer Astrozyt.
c) Oligodendrozyt.
d) Mesogliazelle (Hortega-Zelle).

6.3.1.1
Astrozyten (griech. αστήρ: Stern)

Astrozyten (Abb. 6-1) sind sternförmig verzweigte Zellen, die mit ihren Fortsätzen untereinander in Verbindung stehen und so ein dreidimensionales Gerüstwerk im ZNS bilden. Astrozyten stellen den Hauptanteil der Glia dar. Sie sind Stützzellen des Nervengewebes. Außerdem treten ihre Fortsätze an die Kapillaren heran und hüllen mit ihren plattenartig verbreiterten Fortsatzenden die Gefäße ein. Die so gebildete *Membrana gliae limitans perivascularis* entspricht der *Blut-Hirn-Schranke.* Die Astrozyten kontrollieren also den Stoffaustausch zwischen Blut- und Nervenzelle. Außerdem grenzen sie das Gewebe des ZNS gegen die Organoberfläche, d. h. gegen die weiche Hirnhaut (Pia mater), ab. Die fußförmigen Astrozytenfortsätze bilden auch hier eine dichte Grenzschicht, die *Membrana gliae limitans superficialis.* Die Astrozytenfüßchen stehen durch Zonulae occludentes untereinander in Verbindung. Astrozyten haben zudem die Fähigkeit zur Speicherung und zur Phagozytose.

Morphologisch unterscheidet man:
- *Protoplasmatische Astrozyten (Kurzstrahler).* Sie kommen vorwiegend in der grauen Substanz des Gehirns und des Rückenmarks vor. Die großen runden Kerne sind arm an Heterochromatin. Hauptsächlich in Kernnähe, aber auch in den Fortsätzen findet man Gliafibrillen (Bündel von 10 nm dicken Filamenten, welche zur Gruppe der Intermediärfilamente gehören) Sie erfüllen mechanische Aufgaben. Die relativ kurzen Ausläufer der Zellen bilden die oben beschriebenen Grenzmembranen. Weiterhin fallen im Zytoplasma Ansammlungen von Glykogengranula auf. Die Organellenausstattung der Zellen ist eher mäßig.
- *Faserige oder fibrilläre Astrozyten (Langstrahler).* Dieser Astrozytentyp kommt vorwiegend in der weißen Sub-

stanz des ZNS vor. Die Zellen besitzen etwa 20–40 längere und kürzere Ausläufer, die auch verzweigt sein können. Die Fortsätze schieben sich zwischen die Axone der weißen Substanz ein, kürzere Querfortsätze erreichen Kapillaren. Die Zellkerne sind extrem arm an Heterochromatin. Auch bei den faserigen Astrozyten kommen Gliafibrillen und Glykogenansammlungen vor sowie einige Lysosomen.
- *Flügelartige Astrozyten.* Sie kommen in der Körnerschicht des Kleinhirns vor. Ihre Fortsätze sind nicht rund wie bei den anderen Astrozyten, sondern flügel- oder blattähnlich. Mit diesen umhüllen sie Nervenzellen und Kapillaren sowie auch größere Synapsenkomplexe, die sie möglicherweise mit Energie versorgen.

Neben ihren Stütz- und Abgrenzungsfunktionen haben die Astrozyten noch weitere Aufgaben: Sie kontrollieren den Stofftransport zwischen Kapillarblut und Nervenzellen, regulieren die Ionenverteilung im Interzellularraum, überwachen die synaptischen Spalträume (indem sie freie Transmittersubstanzen aufnehmen und sie an unerwünschter Verbreitung hindern). Bei degenerativen Vorgängen nehmen sie Abbauprodukte (Pigmente und Lipide) auf und wandeln sich zu sog. Körnchenzellen. Bei Nekrosen von Nervenzellen werden die entstandenen Defekte durch faserreiche Glia-Narben ausgefüllt.

6.3.1.2
Oligodendrozyten

Die meist ovalen Zellen besitzen einen großen Kern, der reich an Heterochromatin ist. Raues ER, Ribosomen und Golgi-Felder sind zahlreich vorhanden. Das Zytoplasma erscheint daher wesentlich dunkler als das der Astrozyten. Oligodendrozyten besitzen nur wenige kegel- oder plattenförmige Ausläufer, mit denen sie die Myelinscheiden der Axone im ZNS bilden. Ein Oligodendrozyt kann – im Gegensatz zur Schwann-Zelle – immer für mehrere Axone die Markscheiden liefern. Diese Oligodendrozyten liegen in der Substantia alba des ZNS und werden auch *interfaszikuläre Oligodendrozyten* genannt. Zwei andere Typen kommen zusätzlich vor: *Perineurale Oligodendrozyten* in der Substantia grisea des ZNS, angelagert an Perikaryen oder Fortsätze von Nervenzellen (Funktion unbekannt) und *Perivaskuläre Oligodendrozyten*. Sie liegen entlang von Kapillaren und haben möglicherweise Speicherungsfunktionen.

6.3.1.3 Mesogliazellen

Überall im ZNS, aber vorwiegend in der Umgebung der Kapillaren treten diese Zellen auf, die nach dem spanischen Histologen Pio del Rio Hortega (1892–1945) benannt worden sind. Sie haben eine variable, meist lang gestreckte Gestalt und einen ellipsoidalen Kern, der wenig Heterochromatin enthält. Hortega-Zellen besitzen ungleichmäßig gestaltete, manchmal büschelähnliche Fortsätze. Charakteristisch ist das Vorhandensein von peripheren Vakuolen, Lysosomen, Phagolysosomen und Restkörperchen.

Die Mesogliazellen sind amöboid beweglich. Beim Untergang von Nervenzellen phagozytieren sie die Zelltrümmer. Sie können Lipide, Eisen und Pigmente speichern.

Ihre Herkunft ist nicht geklärt. Man diskutiert die Abstammung von Perizyten der Kapillaren oder von Monozyten.

6.3.1.4 Ependymzellen

Die *zylindrischen Ependymzellen* (griech. επενδυμα: Überzug) bilden als einschichtige Lage iso- bis hochprismatischer Zellen die epitheliale Auskleidung der Liquorräume (Ventrikel) des Gehirns und des Zentralkanals im Rückenmark (Abb. 6-9). Der

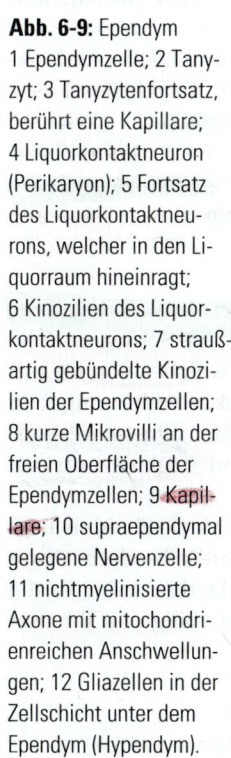

Abb. 6-9: Ependym
1 Ependymzelle; 2 Tanyzyt; 3 Tanyzytenfortsatz, berührt eine Kapillare; 4 Liquorkontaktneuron (Perikaryon); 5 Fortsatz des Liquorkontaktneurons, welcher in den Liquorraum hineinragt; 6 Kinozilien des Liquorkontaktneurons; 7 straußartig gebündelte Kinozilien der Ependymzellen; 8 kurze Mikrovilli an der freien Oberfläche der Ependymzellen; 9 Kapillare; 10 supraependymal gelegene Nervenzelle; 11 nichtmyelinisierte Axone mit mitochondrienreichen Anschwellungen; 12 Gliazellen in der Zellschicht unter dem Ependym (Hypendym).

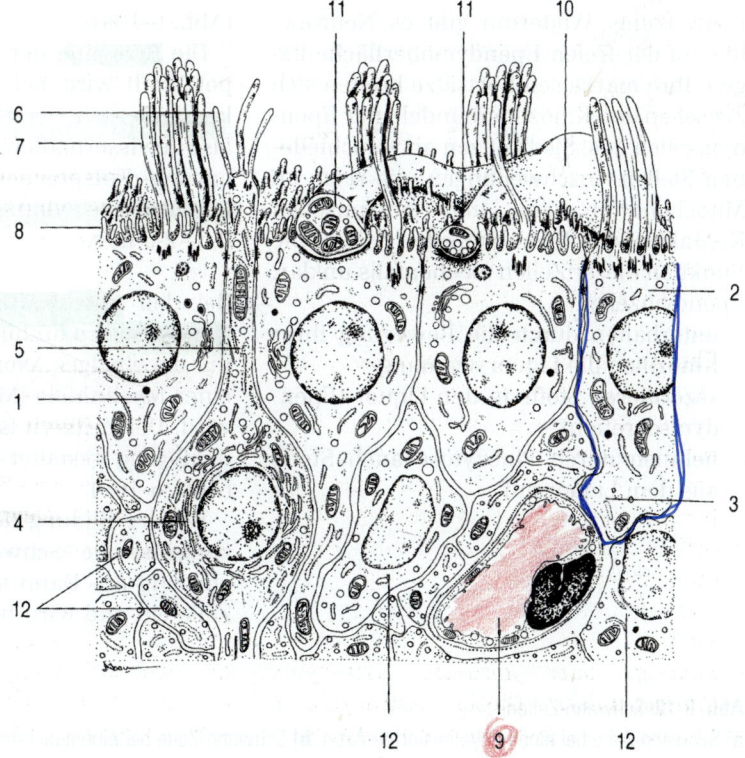

runde Kern der Ependymzellen liegt zentral oder basal. An der Oberfläche der Zellen befinden sich Mikrovilli und büschelartig angeordnete Kinozilien. Manche Ependymzellen berühren mit einem langen, wenig verzweigten Fortsatz die tiefer im Gewebe liegenden Kapillaren, man nennt sie *Tanyzyten*. Andere (basale Astrozyten) haben einen mehrfach verzweigten basalen Ausläufer. Die lateralen Zellmembranen sind miteinander verzahnt und stehen nahe dem apikalen Pol durch Desmosomen und Zonula adhaerentes in Verbindung. Das Ependym bedeckt also die Nervenzellen, die mit dem Liquor cerebrospinalis nicht in Berührung kommen. Einige Nervenzellen besitzen aber knopfartige, mitochondrienreiche Ausläufer, die mit Kinozilien versehen sind und die sich zwischen den Ependymzellen nach oben schieben, sodass sie in den Liquorraum hineinragen: *Liquorkontaktneurone*. Ihre Funktion ist noch unbekannt. Möglicherweise handelt es sich um Sensoren zur Messung von Liquordruck oder -zusammensetzung. Weiterhin gibt es Neurone, die auf der freien Ependymoberfläche liegen. Ihre marklosen Fortsätze breiten sich zwischen den Kinozilienbündeln der Ependymzellen aus. Sie besitzen an verschiedenen Stellen Anschwellungen, die reich an Mitochondrien sind und synaptischen Kontakt zu den Ependymzellen haben. Die Funktion dieser Zellen ist ebenfalls unklar. Ependymzellen

– unterhalten durch die Bewegung ihrer Kinozilien die Liquorströmung
– sezernieren Stoffe in den Liquor (Ependymsekretion)
– nehmen durch Pinozytose auch Stoffe aus dem Liquor auf

6.3.2
Glia des peripheren Nervensystems

6.3.2.1
Schwann-Zellen

Diese Zellen umhüllen die Axone der peripheren Nerven und grenzen sie mit einer Basalmembran vom gefäßführenden Endoneurium ab (s. Abschn. 6.2.3, S. 152). **Marklose (nichtmyelinisierte) Fasern** senken sich in das Zytoplasma einer Schwann-Zelle ein und werden von ihm gänzlich oder zum größten Teil umschlossen. Die Axone liegen allerdings in Bezug auf die Schwann-Zelle nicht intrazellulär, sondern sind vom Plasmalemma der Schwann-Zelle umhüllt, welches entsprechende Einstülpungen bildet. Jede der linear aneinander gereihten Zellen kann 6–12 Axone aufnehmen. Der runde Kern der Schwann-Zelle liegt zentral, die Organellenausstattung ist relativ bescheiden (Abb. 6-10a).

Die Erregung der Nervenzelle (Aktionspotential) wird bei der marklosen Faser kontinuierlich weitergeleitet, „kriecht" also gewissermaßen an der Axonmembran entlang. Entsprechend gering ist auch die Leitungsgeschwindigkeit dieser Faserart: 0,5–2,5 m/s.

Bei den **markhaltigen (myelinisierten) Nervenfasern** umhüllt jede Schwann-Zelle nur ein einziges Axon, welches von ihr mit einer Myelinhülle (Markscheide) umgeben wird. Der Zellkern ist hier ellipsoidal-bohnenförmig gestaltet und liegt exzentrisch (Abb. 6-10b).

Bei der Bildung der Markscheiden liegt zunächst die Schwann-Zelle dem Axon einseitig an. Dann sinkt das Axon in die Zelle ein und wird bald völlig von ihr um-

Abb. 6-10: Schwann-Zellen.
a) Schwann-Zelle bei einem myelinisierten Axon; **b)** Schwann-Zelle bei einem nichtmyelinisierten Axon

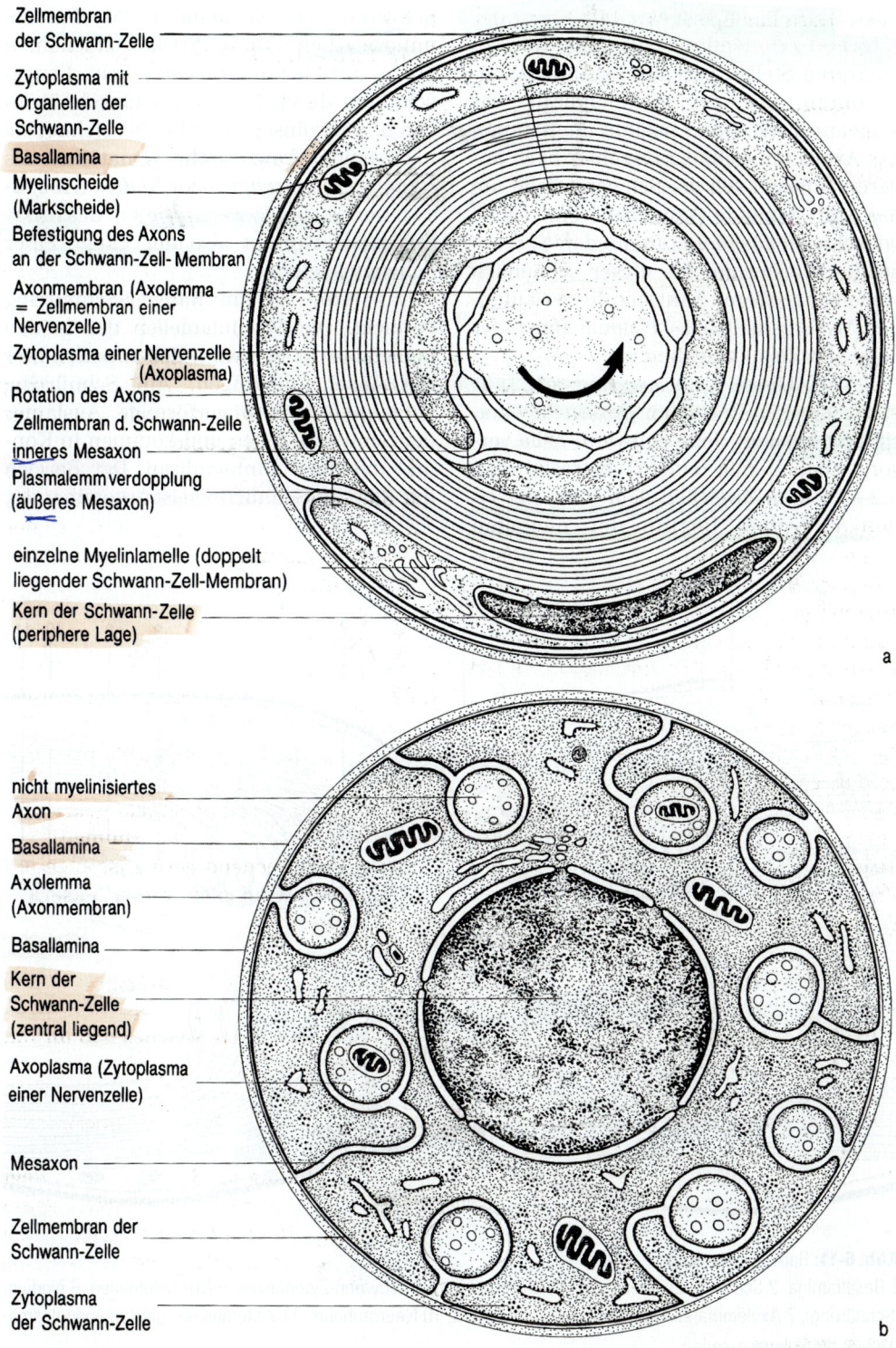

Zellmembran
der Schwann-Zelle

Zytoplasma mit
Organellen der
Schwann-Zelle

Basallamina

Myelinscheide
(Markscheide)

Befestigung des Axons
an der Schwann-Zell- Membran

Axonmembran (Axolemma
= Zellmembran einer
Nervenzelle)

Zytoplasma einer Nervenzelle
(Axoplasma)

Rotation des Axons

Zellmembran d. Schwann-Zelle

inneres Mesaxon

Plasmalemm verdopplung
(äußeres Mesaxon)

einzelne Myelinlamelle (doppelt
liegender Schwann-Zell-Membran)

Kern der Schwann-Zelle
(periphere Lage)

a

nicht myelinisiertes
Axon

Basallamina

Axolemma
(Axonmembran)

Basallamina

Kern der
Schwann-Zelle
(zentral liegend)

Axoplasma (Zytoplasma
einer Nervenzelle)

Mesaxon

Zellmembran der
Schwann-Zelle

Zytoplasma
der Schwann-Zelle

b

hüllt. Dabei bildet sich eine Duplikatur der Schwann-Zellmembran, das *Mesaxon*. An mehreren Stellen verklebt jetzt die Axonmembran mit der Zellmembran der Schwann-Zelle. Dann beginnt die Rotation des Axons um seine Längsachse (nach anderen Autoren soll die Schwann-Zelle um das still stehende Axon rotieren). Dabei wickelt sich das Mesaxon um den Nervenzellfortsatz herum, bis dieser schließlich von einer größeren Zahl spiralig verlaufender Myelinlamellen (= Plasmalemma der Schwann-Zelle) umgeben ist.

Je nach Länge des Axons sind u. U. sehr viele Schwann-Zellen an dessen Myelinisierung beteiligt. Jede Schwann-Zelle versorgt dabei nur eine Teilstrecke von 0,2–1,5 mm. Zwischen dem Ende der einen und dem Beginn der nächsten

Schwann-Zelle ist somit die Myelinhülle unterbrochen. Diese Stellen erscheinen auch auf lichtmikroskopischen Längsschnitten durch Nerven als Einschnürungen der Myelinschicht. Man bezeichnet sie nach einem französischen Anatomen als *Ranvier-Schnürringe* oder *Nodien* (Abb. 6-11). Der Abstand zweier Nodien, das *Internodium* entspricht also der Länge einer Schwann-Zelle.

Das Axon ist am Ranvier-Schnürring verdickt. Die Myelinlamellen der beiden benachbarten Schwann-Zellen enden hier mit Taschenbildungen. Am Schnürring verzahnen sich fingerförmige Ausläufer der Schwann-Zellen und kommen in Kontakt mit der Axonmembran. Der Bereich der Ranvier-Schnürringe ist gegenüber der

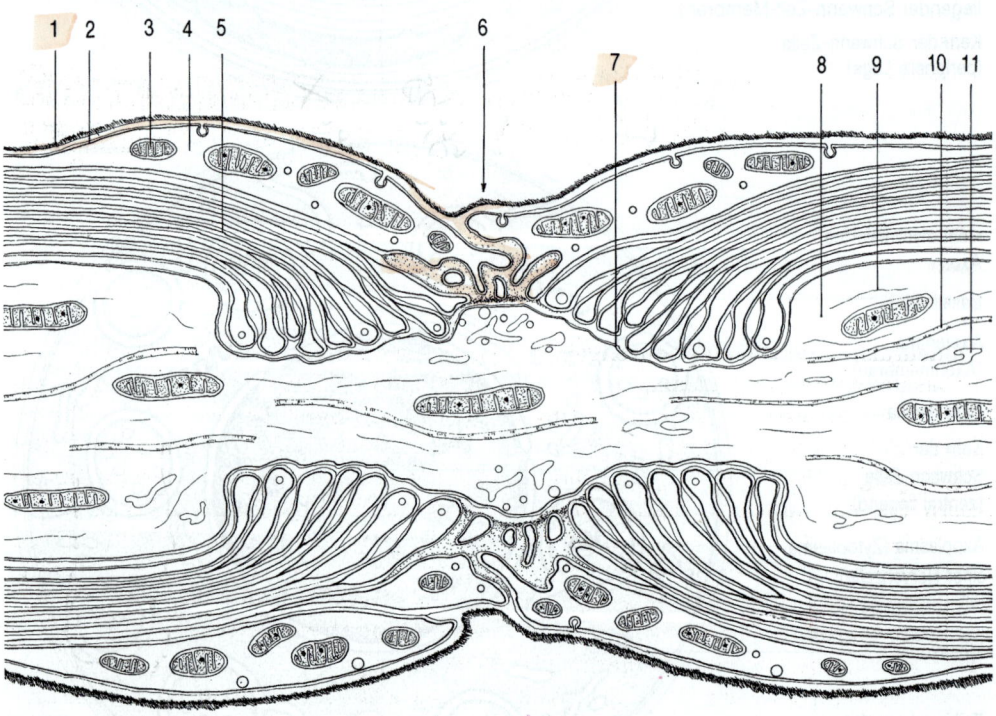

Abb. 6-11: Ranvier-Schnürring.
1 Basallamina; 2 Schwann-Zellmembran; 3 Mitochondrium; 4 Schwann-Zytoplasma; 5 Myelinlamellen; 6 Nodium (Schnürring); 7 Axolemma; 8 Axoplasma; 9 Neurofibrillen; 10 Neurotubulus; 11 Zisternen des glatten endoplasmatischen Retikulums.

Abb. 6-12: Schmidt-Lantermann-Einkerbung.
a) Lichtmikroskopische Darstellung.
1 Myelinscheide;
2 Schwann-Zelle;
3 Ranvier-Schnürring;
4 Axon; 5 Kern der Schwann-Zelle;
6 Schmidt-Lantermann-Einkerbung.
b) Elektronenmikroskopische Darstellung.
1 Zellmembran der Schwann-Zelle; 2 Zytoplasma der Schwann-Zelle; 3 Myelinlamellen;
4 Axolemma; 5 Schwann-Zytoplasma zwischen den auseinander gewichenen Myelinlamellen; 7 Axoplasma.

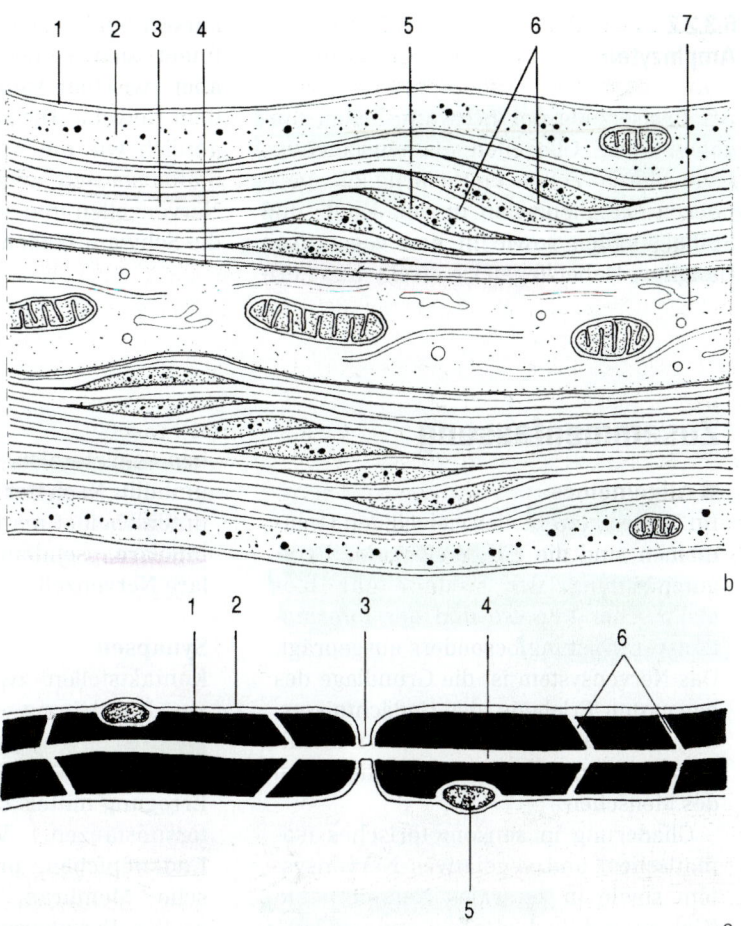

Endoneuralscheide von einer durchgehenden Basalmembran abgegrenzt.

Die energieabhängigen Depolarisations- und Repolarisations-Prozesse der Erregungsleitung sind bei den myelinisierten Fasern auf die Ranvier-Schnürringe beschränkt. Das Aktionspotential springt gewissermaßen von einem Schnürring zum nächsten: *Saltatorische Erregungsleitung* (lat. saltus: Sprung).

Die Leitungsgeschwindigkeit markhaltiger Axone hängt neben der Dicke der Myelinschicht auch von der Länge der Internodien und vom Durchmesser des Axons ab. Am schnellsten leiten myelinreiche dicke Axone mit langen Internodien: Es werden Geschwindigkeiten bis zu 120 m/s erreicht. Bei den markarmen Fasern liegen die Leitungsgeschwindigkeiten zwischen 3 und 15 m/s, bei marklosen Fasern beträgt sie nur ca. 1 m/s.

Innerhalb der Schwann-Zellen sind lichtmikroskopisch die *Schmidt-Lantermann-Einkerbungen* (Abb. 6-12) als schräge „Einschnitte" in der Myelinschicht zu sehen. Es handelt sich dabei um Stellen, wo die Myelinlamellen getrennt voneinander verlaufen, sodass sich zwischen ihnen Zytoplasma der Schwann-Zelle befindet. Es ist vorstellbar, dass auf diese Weise Biegebeanspruchungen des Nerven ohne Beeinträchtigung der Axone abgefangen werden können. Im ZNS, wo keine mechanischen Beanspruchungen der Axone auftreten, fehlen diese Strukturen.

6.3.2.2
Amphizyten

Als Fortsetzung der Schwann-Zellen umgeben diese Gliazellen als einschichtige Lage platter Zellen epithelartig die peripheren Ganglienzellen in den Kopf- und Spinalganglien sowie in den vegetativen Ganglien. Dabei liegen sie direkt dem Perikaryon an. Zwischen beiden Zellarten befindet sich keine Basalmembran, wohl aber zwischen Amphizyten und umgebendem Gewebe. Die Amphizyten vermitteln, ähnlich wie die Astrozyten im ZNS, den Stoffaustausch zwischen Kapillaren und Nervenzellen und schließen sich direkt an die Schwann-Zellen des Axons an.

Zusammenfassung

■ **Allgemeines**

Im Nervengewebe der vielzelligen Organismen sind die Fähigkeiten der Erregungsbildung, der Weiterleitung bioelektrischer Impulse und der Informationsverarbeitung besonders ausgeprägt. Das Nervensystem ist die Grundlage des bewussten Erlebens, des Gedächtnisses, des Denkens, der Phantasie, der Intelligenz und der schöpferischen Fähigkeiten des Menschen.

Gliederung in sensomotorisches (somatisches) und vegetatives Nervensystem sowie in zentrales Nervensystem (Gehirn und Rückenmark) und peripheres Nervensystem.

■ **Nervenzellen (Neurone)**

Struktur

Perikaryon (Stoffwechselzentrum), Nissl-Substanz (raues ER), Neurofibrillen, Pigmente;

Fortsätze **(Dendriten)** bilden ein großes Rezeptorareal, sie leiten zentripetal, sie entspringen breitbasig aus dem Perikaryon und sind meist stark verzweigt;

Axon (Neurit). Länge bis zu 1 m und mehr, Durchmesser bleibt konstant, entspringt am Axonhügel (Ursprungskegel), Axonplasmaströmungen, Axone leiten zentrifugal, können Seitenäste haben (Kollateralen), von Schwann-Zellen umhüllt. Nach der Anzahl der Fortsätze unterscheidet man: Apolare, unipolare, bipolare, pseudounipolare und multipolare Nervenzellen.

Synapsen

Kontaktstellen zwischen Nervenzellen zur Überleitung elektrischer Impulse. Elektrische Synapsen (Nexus). **Chemische Synapsen.** Übertragung der Erregung mittels chemischer Transmittersubstanzen, Ventilfunktion: Bau: Endknöpfchen, prä- und postsynaptische Membran, synaptischer Spalt; großer Formenreichtum: Einfache, invaginierte, verzweigte, verzahnte oder cristaförmige Synapsen, polysynaptische Komplexe und En-passant-Synapsen.

Nervenfaserbündel

Primärbündel. Verschiedene Axone werden zu Leitungsbündeln zusammengefasst und vom **Perineurium** umhüllt (3–15 konzentrische Lagen von flachen Epithelzell-Lamellen = Blut-Nerven-Schranke).

Endoneurium. Zartes Bindegewebe umgibt innerhalb des Perineuriums die einzelnen Axone mit ihren Schwann-Zellen.

Das **Epineurium** (faseriges Bindegewebe) fasst mehrere Primärbündel zu einem peripheren Nerven zusammen und bildet auch dessen Hülle, es ist gefäßführend.

Der Nerv wird nach außen noch vom **Paraneurium** umhüllt.

Regeneration

Neurone verlieren postnatal ihre Teilungsfähigkeit, können also auch nicht regenerieren. Es besteht aber eine beschränkte Regenerationsfähigkeit für durchtrennte Axone, wenn das Perikaryon unverletzt geblieben ist und zwischen proximalem und distalem Stumpf keine Bindegewebsnarbe entstanden ist. Der proximale Axonstumpf sprosst aus und sucht Kontakte zum Erfolgsorgan, wobei die erhalten gebliebene Reihe der Schwann-Zellen als Leitschiene dient. Während der Regenerationsphase: Inaktivitätsatrophie des Erfolgsorgans.

■ Gliagewebe

Die Neuroglia ist ein spezifisches Bindegewebe des Nervensystems. Sie bildet Stützgerüste und umhüllt Nervenzellen und deren Fortsätze. Außerdem hat sie wichtige Funktionen im Stoffwechsel des Nervengewebes und bei pathologischen Veränderungen: Phagozytose, Regeneration, Narbenbildung.

Glia des ZNS

Astrozyten. Sternförmig verzweigte Zellen bilden ein dreidimensionales Gerüstwerk, umhüllen mit ihren Fortsätzen Kapillaren (Blut-Hirn-Schranke) und grenzen das ZNS gegen die Hirnhäute ab. Man unterscheidet protoplasmatische Astrozyten (Kurzstrahler, vorwiegend in der grauen Substanz) von faserigen Astrozyten (Lang-

strahler, vorwiegend in der weißen Substanz) und flügelartigen Astrozyten (im Kleinhirn).

Oligodendrogliazyten. Die Zellen haben wenige Ausläufer, sie bilden die Myelinscheiden im ZNS.

Mesogliazellen (Hortega-Zellen). Vielgestaltige Zellen mit Fortsätzen, beweglich, sie können phagozytieren und speichern.

Ependymzellen. Einschichtige Lage hochprismatischer Zellen, epitheliale Auskleidung der Liquorräume des ZNS; manche Ependymzellen berühren mit einem Fortsatz tiefer liegende Kapillaren: Tanyzyten. Liquorkontaktneurone ragen zwischen den Ependymzellen in die Liquorräume hinein.

Glia des PNS

Schwann-Zellen. Sie umhüllen die Axone peripherer Nerven; marklose (nicht myelinisierte) Fasern senken sich in das Zytoplasma einer Schwann-Zelle ein und werden von ihm umhüllt, kontinuierliche Impulsleitung, geringe Leitungsgeschwindigkeit. Bei markhaltigen (myelinisierten) Fasern umhüllt die Schwann-Zelle nur ein einzelnes Axon. Zahlreiche Lagen von Zellmembranmaterial Schwann-Zelle bilden die Myelinscheide. An der Grenze zwischen zwei Schwann-Zellen: Ranvier-Schnürringe; saltatorische Erregungsleitung, hohe Leitungsgeschwindigkeiten.

Amphizyten. Sie umgeben als einschichtige Lage platter Zellen epithelartig die Zellkörper der peripheren Ganglienzellen.

Histologie der Organe, Apparate und Systeme

7
Kreislaufsystem

7.1
Herz

Die Herzwand ist aus drei Schichten aufgebaut:

- Endokard (Innenschicht)
- Myokard (Muskelschicht)
- Epikard (Außenschicht)

7.1.1
Endokard

Die Hohlräume des Herzens werden vom Endokard ausgekleidet. Es erstreckt sich über die gesamte innere Oberfläche des Herzens und geht kontinuierlich in das Endothel der Blutgefäße über.

Das Endokard zeigt einen geschichteten Aufbau:

- *Endothel* aus flachen, polygonalen Zellen
- *Stratum subendotheliale:* Eine dünne Schicht aus feinfaserigem Bindegewebe
- *Stratum myoelasticum:* Dickere Schicht aus kollagenen und vielen elastischen Fasern, die auch glatte Muskelzellen enthält
- *Tela subendocardialis:* Lockeres Bindegewebe, welches Endokard und Myokard verbindet, es enthält Blutgefäße und Purkinjefasern (Bestandteile des

Impulsleitungssystems. Das übrige Endokard ist gefäßfrei.

Die drei letzten Schichten werden auch als *Lamina propria* zusammengefasst.

Das Endokard der Vorhöfe ist dicker als im Kammerbereich. Am dicksten ist es dort, wo Blutgefäße einmünden. Die Klappen des Herzens bestehen aus einem derbsehnigen Fasergewebe (Klappenskelett), das ihnen Festigkeit verleiht. Auf beiden Seiten sind sie von Endokard überzogen, welches fest mit dem Bindegewebe verbunden ist. Normale Herzklappen sind weitgehend gefäßfrei. Da sie nur passiv durch den Blutstrom bewegt werden (Druckunterschiede), enthalten sie keine Muskulatur und sind folglich auch nicht innerviert.

Die Sehnenfäden (Chordae tendineae), welche die freien Ränder der Segelklappen mit den Papillarmuskeln verbinden, sind von Endokard überzogen.

7.1.2
Myokard

Die Muskelschicht des Herzens besteht aus quergestreiften Herzmuskelzellen (vgl. Abschn. 5.3 und Abb. 5-3). Sie stellt die Hauptmasse des Organs dar. Zwischen den Muskelfasern befindet sich zartes kollagen-elastisches Bindegewebe (Endomysium) mit zahlreichen Blut- und Lymphgefäßen. Die Kammermuskulatur ist rechts 2–4 mm, links 9–12 mm dick. Entsprechend der geringeren Pumpleistung ist auch das Vorhofmyokard wesentlich dünner als das Kammermyokard. Beide Muskelbereiche sind durch das straffe bindegewebige und elektrisch nicht leitende „Herzskelett" voneinander getrennt. Man versteht hierunter die kollagenfaserige Ventilebene des Herzens, welche die Klappenansatzringe (Anuli fibrosi) enthält und an der auch die Myokardfasern mit kurzen Sehnen befestigt sind.

Die Muskulatur verläuft, vom Herzskelett ausgehend, in vorwiegend schrägen Außenzügen zur Herzspitze, bildet dort einen Wirbel (Vortex cordis) und geht dann in mittlere Ringzüge über, die sich in äußeren Längszügen fortsetzen.

Von den Herzmuskelzellen (Arbeitsmyokard) ist das Gewebe des Impulsleitungssystems (ILS) zu unterscheiden (vgl. Abschn. 5.3.2). Zum ILS gehören:

- Sinusknoten (als Taktgeber des Herzrhythmus)
- Sinuatriale Leitungsbündel (zur Erregungsausbreitung in den Vorhöfen)
- Atrioventrikularknoten (Verzögerung der Erregung, damit die Vorhofkontraktion zeitlich vor der Kammerkontraktion ablaufen kann)
- Tawara-Schenkel (zwei Leitungsbündel, welche die Myokarderregung vom AV-Knoten in die beiden Kammern leiten)
- Purkinje-Fasern (als Endstrecken des Systems).

Die Leitungsbündel des ILS liegen vorwiegend in subendokardialer Position.

7.1.3
Epikard, Perikard

Die Außenfläche des Myokards wird vom glatten Epikard, dem viszeralen Blatt des Herzbeutels, überzogen. Es besteht aus einer serösen Haut, die sich aus einem einschichtigen, je nach Dehnungszustand platten bis isoprismatischen Epithel und einer darunter liegenden Lamina propria aus kollagenen Faserbündeln und elastischen Netzen zusammensetzt. Vom Myokard ist das Epikard durch das subepikardiale Bindegewebe getrennt. Dieses enthält vegetative Nervenfasern, Blut- und Lymphgefäße sowie Fettgewebe. Das Epikard im Bereich der Vorhöfe ist dicker als das der Herzkammern.

Das Epikard geht etwa an der Eintrittsstelle der großen Gefäße in das Perikard (das parietale Blatt des Herzbeutels) über, sodass zwischen beiden Blättern ein kapillärer Spaltraum, die *Cavitas pericardii*, entsteht, welcher den *Liquor pericardii* enthält, 10–20 ml einer klaren, gelblichen serösen Flüssigkeit.

Das Perikard besteht aus einer Tunica serosa (einschichtiges Plattenepithel, wie das Epikard) und einer Tunica fibrosa (straffes, faseriges Bindegewebe).

Perikard und Epikard bestimmen die Größe der Dehnbarkeit des Herzens während der Diastole, der Entspannungsphase des Organs.

7.2 Blutgefäße

7.2.1 Gemeinsamer Bauplan

Die Wand von Blutgefäßen ist je nach ihrer Beanspruchung durch den im Gefäß herrschenden Druck und nach funktionellen Besonderheiten in den verschiedenen Organen unterschiedlich gestaltet. Dennoch gibt es aber Gemeinsamkeiten. So haben Arterien und Venen einen dreischichtigen Aufbau der Gefäßwand (Abb. 7-1):

Abb. 7-1: Bauplan der Blutgefäße (Schemazeichnung).

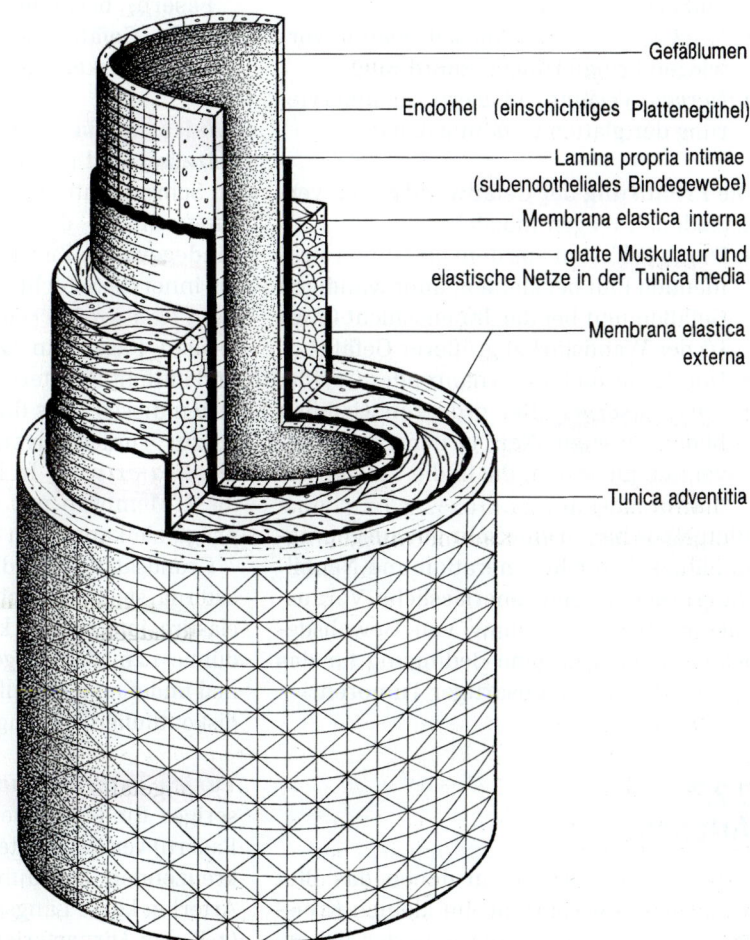

- Gefäßlumen
- Endothel (einschichtiges Plattenepithel)
- Lamina propria intimae (subendotheliales Bindegewebe)
- Membrana elastica interna
- glatte Muskulatur und elastische Netze in der Tunica media
- Membrana elastica externa
- Tunica adventitia

- *Tunica intima:* Glattwandige Innenauskleidung
- *Tunica media (Muskelschicht):* Sie wirkt der Dehnung des Gefäßes durch den Blutdruck entgegen und kann die Lumenweite aktiv verändern.
- *Tunica externa (Tunica adventitia):* Sie dient dem Einbau des Gefäßes in das umgebende Gewebe und schützt vor äußeren Einwirkungen, insbesondere bei Längsdehnungen.

Bauelemente von Blutgefäßen:
- *Epithel:* Auskleidung der Gefäße als *Endothel*
- *Bindegewebe:* Kollagenfasern in Scherengitteranordnung, elastische Fasern und elastische Netze
- *Muskulatur:* Glatte Muskelzellen in vorwiegend ringförmiger Anordnung
- *Nerven:* Vegetative Fasern zur Innervierung der glatten Gefäßmuskulatur

Die **Ernährung** der Gefäßwand ist auf verschiedenen Wegen möglich:
- Durch Diffusion aus dem im Lumen strömenden Blut bei kleinen, dünnwandigen Gefäßen und bei der Innenschicht (etwa $1/3$ der Wandstärke) größerer Gefäße.
- Durch besonders ernährende Gefäße: *Vasa vasorum.* Bei größeren Gefäßen bilden diese ein Netz in der Tunica adventitia mit Ästen, die in die Tunica media vordringen.

Blutgefäße haben eine sehr gut ausgeprägte Fähigkeit zur Regeneration und Neubildung. Dies ist eine unerlässliche Voraussetzung bei der Heilung von Gewebsdefekten, aber auch eine Bedingung für das rasche Wachstum bösartiger Tumoren.

7.2.2
Arterien

Arterien sind Gefäße, in denen das Blut vom Herzen wegströmt. Im kleinen Kreislauf enthalten sie desoxygeniertes (O_2-armes) Blut, im großen Kreislauf oxygenier-

tes (O_2-reiches) Blut. Die Arterien gehören zum Hochdruckteil des Kreislaufes. Der normale arterielle Mitteldruck beträgt ca. 100 mm Hg.

7.2.2.1
Arterien vom muskulären Bautyp

Mittlere und kleinere Arterien des großen Kreislaufes zeigen einen klaren Schichtenbau (Abb. 7-1 und 7-2):

Tunica intima
- *Endothel:* Einschichtiges Plattenepithel
- *Lamina propria intimae:* Zartes Bindegewebe mit häufig längs orientierten retikulären, kollagenen und elastischen Fasern; besonders an Verzweigungen und Gefäßabgängen können auch Längsmuskelzüge vorhanden sein.

Tunica media. Eng liegende glatte Muskelzellen sind ringförmig angeordnet oder in Schraubentouren mit kleinem Steigerungswinkel, dazwischen relativ wenig Bindegewebe. Zur Tunica intima hin liegt als innerste Schicht die auffallende *Membrana elastica interna.* Sie besteht aus elastischen Fasern in lamellärer Anordnung und enthält Fensterungen. In größeren Arterien dieses Typs findet sich an der Grenze zur Tunica adventitia eine *Membrana elastica externa.* In kleineren Arterien ist diese Membran nur sehr schwach ausgeprägt; sie kann auch fehlen.

Grundsätzlich ist die Membrana elastica externa stets schwächer als die Membrana elastica interna; sie kann auch in mehrere dünne Lamellen aufgespalten sein. Manchmal findet man sie auf Querschnitten nur als diskontinuierliche fragmentarische Struktur.

Tunica externa (Tunica adventitia). Faseriges Bindegewebe (Kollagen, elastische Fasern) verläuft in steilen, sich spitzwinklig kreuzenden Schraubentouren. Wenn bei Arterien keine Längsspannungen auftreten (z. B. bei Hirnarterien), ist die Tunica adventitia nur sehr schwach ausgebildet.

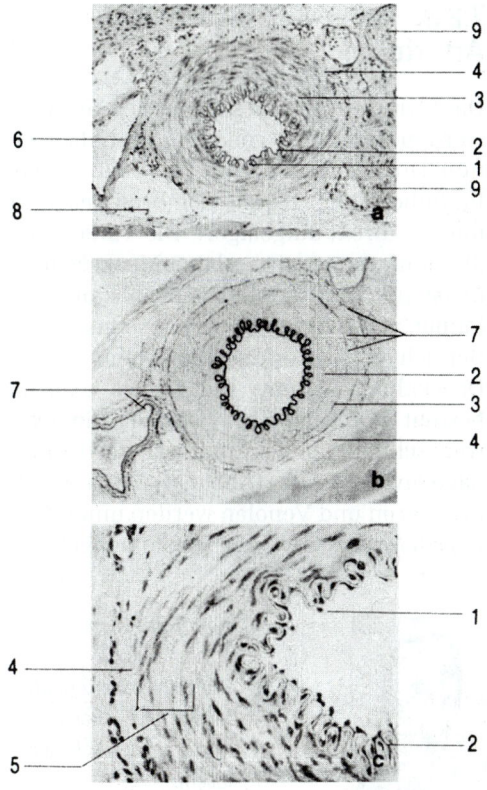

Abb. 7-2: Aufbau der Arterien.
a) Arterie vom muskulären Typ (Vergr. ca. 140x).
b) Darstellung der elastischen Elemente in der Gefäßwand mit Resorcin-Fuchsin (Vergr. ca. 140x).
c) Glatte Muskelzellen in der Tunica media einer Arterie (Vergr. ca. 350x).
1 Kerne von Endothelzellen; 2 Membrana elastica interna; 3 Tunica media; 4 Tunica adventitia; 5 Kerne von glatten Muskelzellen in der Media; 6 begleitende Vene. Das Lumen der Vene entspricht in seiner Größe etwa dem der Arterie, aber die Gefäßwand der Vene ist wesentlich schwächer gebaut; 7 elastische Elemente (Fasernetze) in Tunica media und adventitia von Arterie und Vene; 8 Fettgewebe; 9 Nervenfaserbündel in Gefäßnähe.

7.2.2.2
Arterien vom elastischen Bautyp

Diese Form findet man besonders in der Aorta, den von ihr abzweigenden großen Arterien sowie in den Lungenarterien. Arterien vom elastischen Typ wirken als Energiespeicher, um den schubweisen Blut-einstrom in die großen Gefäße während der Systole des Herzens in eine kontinuierliche Strömung umzuwandeln. Bei dem hohen systolischen Blutdruck wird die Aorta stark ausgeweitet. Während der Diastole herrscht ein niedrigerer Druck, das Gefäß nimmt infolge der hohen Wandelastizität seinen normalen Durchmesser wieder ein und gibt die Dehnungsenergie als Bewegungsenergie an das Blut weiter (Windkesselwirkung). Schichtenbau der Arterienwand:

Tunica intima. Sie entspricht den Arterien vom muskulären Bautyp.

Tunica media. Sie ist gegen die benachbarten Schichten nicht scharf abgegrenzt. Es ist reichlich Grundsubstanz vorhanden. Elastische Fasern sind in 50–70 fenestrierten lamellären Membranen angeordnet, die durch Verzweigungen miteinander in Verbindung stehen. Dazwischen liegen glatte Muskelzellen, welche die Spannung des elastischen Netzwerkes regulieren und einen spiraligen, schichtenweise wechselnden Verlauf haben.

Tunica externa. Diese Schicht ist sehr schmal. Sie besteht aus Kollagenfasern, die in steilen Schraubentouren verlaufen, und steht zum angrenzenden Bindegewebe nur in lockerem Kontakt. In der Tunica externa kommen außerdem vegetative Nervenfasern und Vasa vasorum vor.

7.2.2.3
Chemo- und Pressosensoren

In der Wand bestimmter Arterien kommen Gruppen von epithelartigen, dicht liegenden und organellenreichen Zellen vor, die man als sog. Paraganglien bezeichnet (z. B. Glomus caroticum an der Aufzweigungsstelle der Arteria carotis communis). Sie messen die Blutgasspannung, sodass aufgrund der Messwerte dieser Sensoren das Atemzentrum den O_2- und CO_2-Partialdruck regulieren kann.

Endigungen afferenter Nerven (häufig kolbenförmig ausgebildet) in der Gefäßwand registrieren den Blutdruck in bestimmten Gefäßen (z. B. Aortenbogen, Arteria carotis interna). Die Erregungen werden zum Kreislaufzentrum in der Medulla oblongata geleitet, welches dann über eine Änderung der Herzfrequenz oder der Vasomotorik auf den Blutdruck einwirken kann.

7.2.3
Arteriolen

Die kleinsten Äste des arteriellen Systems werden Arteriolen genannt. Sie haben einen Durchmesser von $15 - 60\,\mu m$. Das Endothel ist der feinen Membrana elastica interna direkt aufgelagert. Die Tunica media umfasst wenige glatte Muskelzellen, meist nur eine Lage. Dennoch kann das Lumen stark verengt werden, sodass es im Bereich der Arteriolen zu einem steilen Druckabfall kommt. Die Tunica externa besteht nur aus einer dünnen Bindegewebsschicht, die lichtmikroskopisch kaum nachzuweisen ist (Abb. 7-3). Arteriolen, Kapillaren und Venolen werden unter dem Begriff *Mikrostrombahn* zusammengefasst.

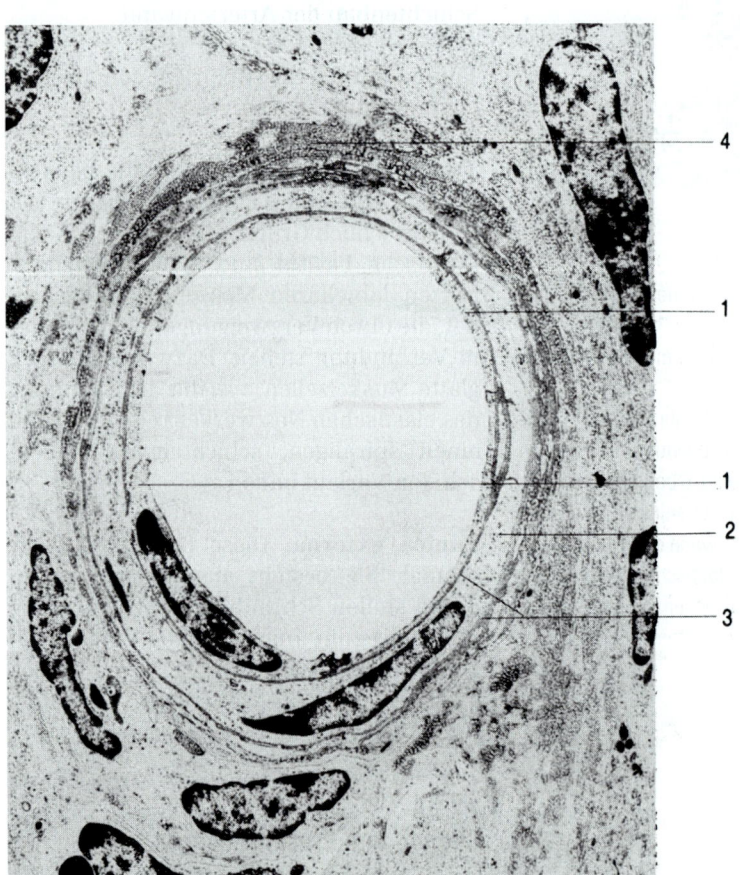

Abb. 7-3: Arteriole (Vergr. ca. 7.000 x).
1 Endothelzelle; 2 glatte Muskelzelle; 3 Basalmembranen; 4 Kollagenfasern.

7.2.4
Kapillaren

Diese kleinsten Gefäße bilden ein reich verzweigtes Maschenwerk (terminale Strombahn). Hier erfüllt sich der biologische Sinn des Kreislaufes: Stoffaustausch.

Die Arteriolen gehen unter Verlust ihrer Wandmuskulatur in Kapillaren über. Die kleinsten Kapillaren haben einen Durchmesser von ca. 6 μm, sodass die Erythrozyten nur in verformten Zustand passieren können. Das Lumen der größeren Kapillaren beträgt 20–30 μm.

Kapillaren anastomosieren miteinander. Der Vernetzungsgrad eines Kapillargebietes entspricht der Stoffwechselintensität des betreffenden Gewebes.

Nahezu überall im Körper befinden sich Kapillargebiete. Normalerweise fehlen aber Kapillaren in:
• Epithelien
• Zahnschmelz, Dentin und Wurzelzement

• Knorpel (ausgenommen die Knorpelhaut)
• Hornhaut (Cornea), Glaskörper und Linse des Auges
• Herzklappen.

Der Gesamtquerschnitt ist im Kapillargebiet wesentlich größer als im arteriellen Bereich. Daher sinken Blutdruck (auf 15–30 mm Hg) und Strömungsgeschwindigkeit (auf 0,05 cm/s), sodass genügend Zeit für den Stoffaustausch bleibt. Die gesamte Austauschfläche (Kapillaroberfläche) wird beim Menschen auf 6.000 m^2 geschätzt.

Kapillaren besitzen eine Endothelauskleidung, die einer feinen elastischen Basallamina aufsitzt. Diese ist von retikulären Gitterfasergeflechten umsponnen. Meist findet man, ebenfalls von einer Basallamina umhüllt, *Perizyten (Rouget-Zellen),* die mit plattem Zellleib und weit verzweigten Ausläufern teilweise die äußere Kapillaroberfläche bedecken. Möglicherweise handelt es sich dabei um Zellen des retikulären Bindegewebes (Abb. 7-4).

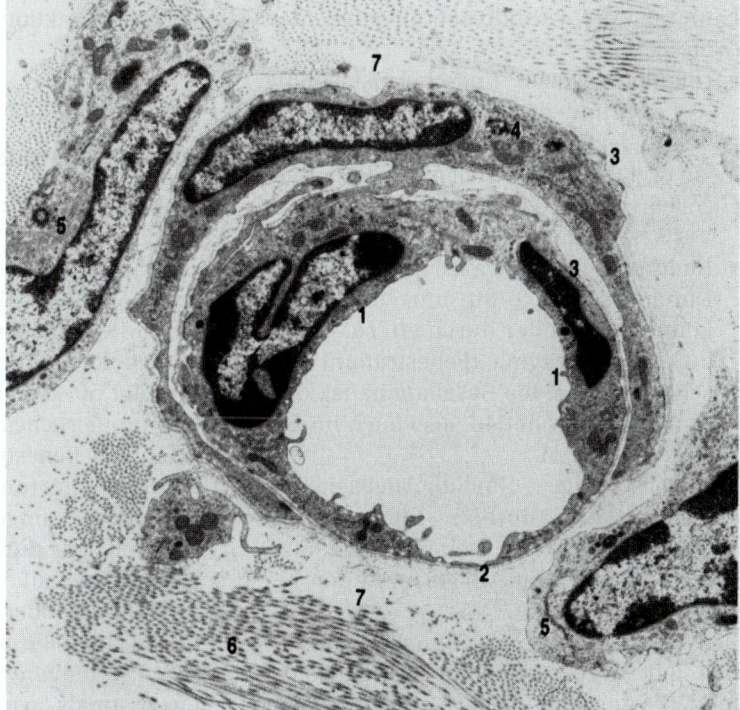

Abb. 7-4: Kapillare (Vergr. 10.000x). 1 Endothelzelle; 2 Fenestrationen; 3 Basalmembran; 4 Perizyt; 5 Fibrozyt; 6 Kollagenfasern; 7 Interzellularraum.

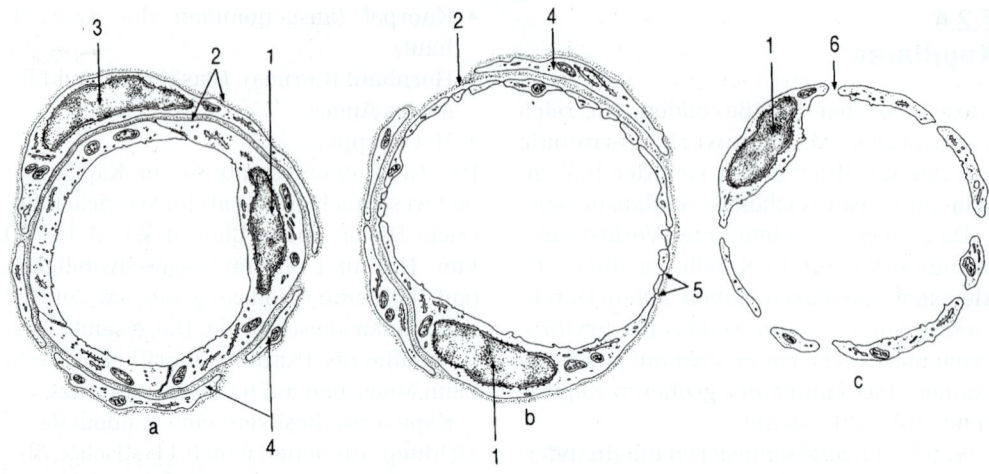

Abb. 7-5: Kapillartypen (Ultrastruktur)
a) Kapillare mit kontinuierlicher Endothelauskleidung und vollständiger Basallamina
b) Kapillare mit Endothelporen (Fenestrationen) und vollständiger Basallamina
c) Kapillare mit unterbrochener Endothelauskleidung und großen Lücken zwischen den Endothelzellen, Basallamina fehlt.
1 Endothelzelle; 2 Lamina basalis; 3 Perizyt; 4 Perizytenfortsatz; 5 intrazelluläre Pore (Fenestration) mit Diaphragma; 6 weite Endothelporen (ohne Diaphragma).

In der Ultrastruktur der Kapillarwand kann man drei Grundtypen unterscheiden (Abb. 7-5):

• Ununterbrochene Endothelauskleidung (0,1 – 0,2 µm dick), Überlappung der Zellränder an den Kontaktstellen, Zonulae occludentes zwischen den Endothelzellen; zahlreiche mikropinozytotische Vesikel im Endothel.

• Endothel mit intrazellulären Poren: Durchmesser 70 – 80 nm; die Poren können offen oder durch ein ca. 40 µm dickes Diaphragma (Fenestration) verschlossen sein; die Basallamina ist kontinuierlich vorhanden, also auch im Bereich der Poren.

• Unvollständige Endothelauskleidung: Dünneres Endothel; Lücken von 0,1 – 0,5 µm Weite; keine Basallamina; dieser Typ kommt vor allem in den Lebersinusoiden vor.

Zwischen den hier erwähnten Kapillartypen gibt es verschiedene Übergangsformen. Die Basallamina der Kapillaren ist im Allgemeinen zwischen 30 und 50 nm dick, sie hat die Funktion eines Filters.

7.2.5
Venolen (Venulen)

Man kennt zwei Arten: Als *postkapilläre Venulen* bezeichnet man jene kleinsten Venen, in denen sich das aus den Kapillarnetzen kommende Blut sammelt. Von Letzteren unterscheiden sie sich durch ihr größeres Lumen (bis zu 30 µm). Ihre Länge beträgt 50 – 700 µm. Sie besitzen meist ein kontinuierliches Endothel, zeigen aber gelegentlich Fenestrationen und sind von dichter gelagerten Fibrozyten („Fibrozytenscheide") umgeben. Postkapilläre Venulen sind sehr durchlässig und reagieren sehr sensibel auf vasoaktive Substanzen (z. B. Histamin oder Serotonin).

Die postkapillären Venulen münden in *muskuläre Venulen* ein. Bei diesen tauchen erstmals wieder Muskelzellen als

Bauelement der Gefäßwand auf (1 – 2 Lagen). Es ist nur wenig subendotheliales
Bindegewebe vorhanden. Zwischen Endo-
thel- und Muskelzellen bestehen myoendo-
theliale Kontakte. Die Lumenweite beträgt
ca. 100 μm.

7.2.6
Venen

Venen sind Gefäße, in denen das Blut zum
Herzen strömt. Die Venen des großen
Kreislaufs enthalten desoxygeniertes, die
des kleinen Kreislaufs oxygeniertes Blut.
Nach dem Durchströmen der Kapillargebiete steht das Blut nur noch unter einem
geringen Druck. Pulsationen der Wand
sind nicht mehr vorhanden. Die Venen bilden den Hauptteil des Niederdrucksystems
im Kreislauf.

Die Gliederung der Venenwand in drei
Schichten ist im Vergleich zu den Arterien
relativ undeutlich ausgeprägt (Abb. 7-6):

Tunica intima. Sie umfasst bei kleineren
Venen nur das Endothel, bei größeren Venen ist sie immer schwächer als bei vergleichbaren Arterien. Sie kann auch bei
ein und demselben Gefäß an verschiedenen Stellen unterschiedlich dick sein. Können auf eine Vene keine äußeren Kräfte
einwirken, so besteht die Venenwand lediglich aus einer Intima (z. B. Milzvenen,
Sinus durae matris). In größeren Venen
kann die Intima längs verlaufende Muskelfaserbündel enthalten.

Tunica media. Zwischen den ringförmig
angeordneten Muskelfasergruppen befinden sich kollagene Faserbündel und elastische Netze, die beide hauptsächlich längs
orientiert sind. Am stärksten ist die Muskelschicht in den Venen der unteren Extremitäten ausgebildet, am schwächsten in
den Hals- und Kopfvenen: Abhängigkeit
vom hydrostatischen Druck. Eine schwache Membrana elastica interna kommt gelegentlich auch bei Venen vor.

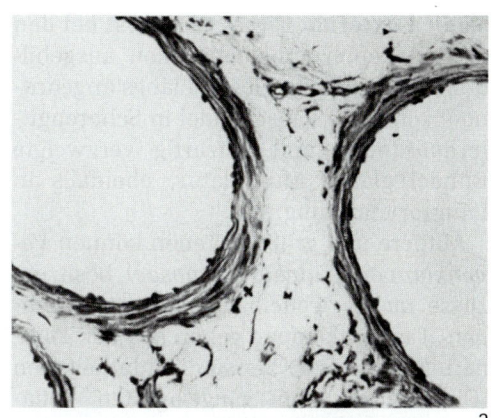

a

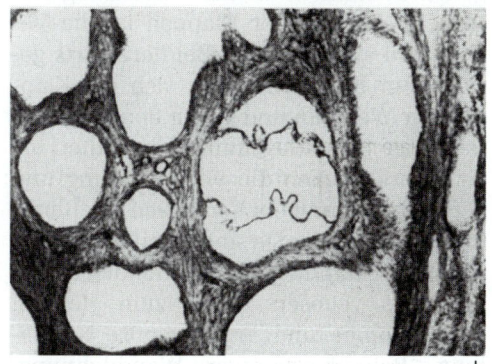

b

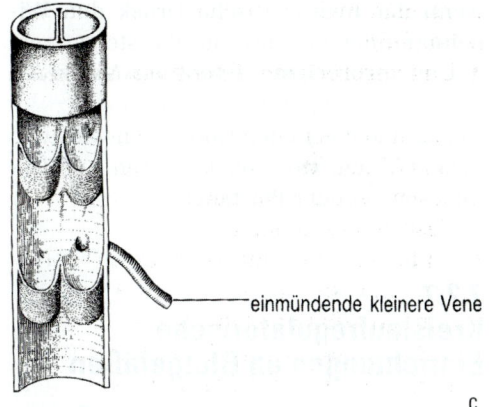

einmündende kleinere Vene

c

Abb. 7-6: Venen.
a) Venenwände (Vergr. ca. 280 x).
b) Venenklappen, Dickschnitt 50μm (Vergr. ca. 140 x).
c) Venenklappen (Schema). Die gestrichelten Linien
bezeichnen den Faserverlauf in der Tunica media.

Tunica externa. Diese Schicht ist bei den großen Venen am deutlichsten ausgebildet. Sie enthält vorwiegend längs angeordnete kollagene Faserbündel in Scherengitteranordnung und netzartig verzweigte Bündel glatter Muskulatur, ebenfalls in Längsorientierung.

Mittlere und größere Venen können *Venenklappen (Valvulae venosae)* besitzen. Diese meist zweiteiligen (selten dreiteiligen) Taschenklappen gehen aus der Tunica intima hervor. Sie sind Endothelfalten (Duplikaturen) mit eingelagerten kollagenen Geflechten, die zur Versteifung dienen. Im Bereich der Klappen ist die Venenwand ausgebuchtet. Bei herzwärts gerichtetem Blutstrom legen sich die Klappen der Wand an und geben den Weg frei. Bei einer Strömungsumkehr entfalten sie sich, verschließen die Venenlichtung und verhindern damit ein Versacken des Blutes in der Peripherie. Sie sind somit besonders wichtig im Rahmen der Rückholmechanismen des venösen Blutes zum Herzen: Muskelpumpe und arteriovenöse Koppelung. Bei übermäßiger Wanddehnung, wenn der hydrostatische Druck den Widerstand der Venenwand übersteigt, werden sie insuffizient: Bildung von Varizen.

Klappen fehlen in den Hohlvenen wie auch in den Venen von Leber, Nieren und Gehirn sowie in der Pfortader.

7.2.7
Kreislaufregulatorische Einrichtungen an Blutgefäßen

Im Bereich kleinerer Blutgefäße, besonders an Verzweigungen, Einmündungen sowie auch im prä- und postkapillären Stromgebiet findet man Strukturbesonderheiten, die zur Regulation des Kreislaufes (Blutdruck, Durchflussmenge) dienen.

Sperrarterien (Polsterarterien) besitzen in ihrer Tunica intima längs gerichtete Bündel aus glatten Muskelzellen, die sich teilweise oder ganz über den Gefäßquerschnitt erstrecken. Zwischen ihnen und der Mediamuskulatur liegt eine Membrana elastica interna. Durch Sperrarterien wird eine maximale Verengung des Gefäßquerschnittes erreicht.

Drosselvenen sind durch zusätzliche zirkulär oder spiralig in der Venenwand verlaufende Muskelbündel gekennzeichnet, die in regelmäßigen Abständen auftreten. Daneben kommen längs orientierte glatte Muskelzellen in der Intima vor, welche die Form von Leisten, Wülsten oder Pfeilern haben. Drosselvenen verursachen eine Reduktion der Strömungsgeschwindigkeit und eine Erhöhung des Blutdruckes im vorgeschalteten Gefäßgebiet.

Die Intimapolster bestehen verschiedentlich aus epitheloiden Zellen, deren Herkunft und funktionelle Bedeutung noch umstritten sind. Diese Epitheloidzellen haben ein helles Zytoplasma und eine polygonale Gestalt. Sie liegen vor allem subendothelial und können Sekretgranula und Myofilamente enthalten. Möglicherweise greifen sie durch Quellung/Entquellung, Kontraktion und/oder Abgabe vasoaktiver Substanzen in die Kreislaufregulation ein. Sie sind von zarten elastischen und argyrophilen Fasernetzen umgeben. In ihrer Nachbarschaft findet man feine, nicht-myelinisierte Nervenfasern.

Arteriovenöse Anastomosen sind kurzschlussartige Direktverbindungen zwischen kleinen Arterien und Venen unter Umgehung eines Kapillarnetzes. Durch sie kann die Blutversorgung eines Kapillargebietes den momentanen Anforderungen angepasst werden. Man findet sie vor allem in der Wand des Herzens und des Verdauungskanals sowie in Speicheldrüsen, Nasenschleimhaut und Lungen, aber auch in der Haut und in endokrinen Organen, im Penis, Ovar, Uterus und Plazenta. Man unterscheidet zwei Formen:

- Brückenanastomosen: Die Verbindungsgefäße verlaufen steg- oder bogenförmig.

- Knäuelanastomosen: Die Verbindungsgefäße sind mehr oder minder stark gewunden oder auch verzweigt.

Das Lumen der verbindenden Gefäße ist meist sehr eng (10–13 μm), bei einer relativ großen Wandstärke (40–60 μm); ihre Länge beträgt durchschnittlich 0,1–0,3 mm. Die Anastomosengefäße zeigen häufig morphologische Besonderheiten, wie wir sie bei Sperrarterien oder Drosselvenen finden. Außerdem gibt es zahlreiche organspezifische Varianten.

7.3
Lymphgefäße

Das Lymphgefäßsystem ist ein Drainagesystem für den interstitiellen Raum. Es verläuft weitgehend venenparallel. Die Lymphe mündet über Sammelgefäße in die Venen des großen Kreislaufes ein.

Lymphgefäße sind fast in allen Geweben des Körpers vorhanden. Keine Lymphgefäße besitzen:
- Epithelien
- Knorpel
- Knochen und Knochenmark
- Zahnhartsubstanzen
- Nervengewebe
- Placenta.

7.3.1
Lymphkapillaren

Als Lymphkapillaren bezeichnet man die blind im Gewebe beginnenden Anfangsstrecken des Lymphgefäßsystems mit ausgeprägten Anastomosen. Ihre Wand ist im allgemeinen dünner als die Wand der Blutkapillaren. Die klappenlosen Gefäße haben ein stark wechselndes Kaliber und zahlreiche Ausbuchtungen. Die Lymphkapillaren bestehen aus einer geschlossenen Lage nicht gefensterter Endothelzellen, die von einem feinen gitterartigen Fasergeflecht umhüllt ist. Angrenzende Endothelzellen

überlappen sich. Perizyten sind nicht vorhanden. In histologischen Routinepräparaten werden die Lymphkapillaren meist nicht erkannt, weil sie kollabiert sind, d. h., es ist kein Lumen zu sehen. Feine Verankerungsfilamente (Ankerfasern), von perivaskulären Kollagenfaserbündeln ausgehend, sind an der äußeren, dem Bindegewebe zugewandten Endotheloberfläche befestigt. Wenn der Flüssigkeitsgehalt des Interstitiums erhöht ist, verschieben sich durch den gesteigerten Quellungsdruck die Faserbündel. Dabei ziehen die Ankerfasern die Endothelzellen der Lymphkapillaren auseinander, sodass der Flüssigkeitsüberschuss durch die so entstandenen Lücken zwischen den Endothelzellen in das Lymphgefäß einströmen und abfließen kann. Lymphkapillaren besitzen entweder keine Basallamina oder nur ein stellenweise schwach ausgeprägtes Basallamina-Äquivalent. Die Lymphkapillaren der Darmzotten besitzen ständig kleine Poren zwischen den Endothelzellen.

7.3.2
Größere Lymphgefäße

Die Lymphkapillaren münden in größere Sammelgefäße ein: *Kollektoren.* Diese haben eine Strukturähnlichkeit mit Venen; freilich sind die Wandschichten nicht deutlich abgrenzbar. Eine Basallamina ist stets vorhanden.

Bei größeren Lymphgefäßen ist die strukturelle Ähnlichkeit mit kleinen Venen noch deutlicher ausgeprägt. In das subendotheliale Bindegewebe sind ein oder zwei Lagen glatter Muskelzellen eingebaut, die zirkulär, spiralig oder parallel zur Längsachse des Gefäßes angeordnet sind.

Um einen zentripetalen Lymphstrom aufrechtzuerhalten, besitzen die größeren Lymphgefäße Klappen (Valvulae lymphaticae), die ähnlich wie Venenklappen gebaut und meist zweiteilig sind. Lymphklappen folgen in dichterer Reihe aufeinander als Venenklappen. Im Gegensatz zu Venenklappen können die Lymphklappen glatte Muskelzellen enthalten; möglicherweise sind sie dadurch aktiv am Lymphtransport beteiligt. Zwischen den Klappen sind die Gefäße erweitert: perlschnurartiges Aussehen eines isolierten Lymphgefäßes.

Beim größten Lymphgefäß, dem *Ductus thoracicus,* ist der dreischichtige Wandaufbau (Tunica intima, media und adventitia) deutlich erkennbar. Eine Membrana elastica interna kann vorhanden sein; myoelastische Systeme in variabler Anordnung bilden die Tunica media, eine Membrana elastica externa fehlt. Die Adventitia ist relativ schwach entwickelt. In den großen Lymphgefäßen sind die Zwischenklappenabschnitte länger.

Zusammenfassung

■ Herz

Endokard. Einschichtiges Plattenepithel und Lamina propria (kollagene und elastische Fasern, glatte Muskelzellen).
Myokard. Quergestreiftes Herzmuskelgewebe, netzartiger Verband, Zellen des ILS, reiche Kapillarentwicklung.
Epikard (viszerales Blatt). Einschichtiges Plattenepithel mit Lamina propria (kollagenes und elastisches Bindegewebe, reiche Versorgung mit Gefäßen und Nerven, Fettgewebe).
Perikard (parietales Blatt). Einschichtiges Plattenepithel mit straffer bindegewebiger Tunica fibrosa.

■ Blutgefäße

Grundbauplan. Tunica intima: Endothel, Lamina propria. Tunica media: Glatte Muskulatur in vorwiegend zirkulärer Anordnung, elastische Fasern. Tunica adventitia: Kollagenes und elastisches Bindegewebe, Vasa vasorum, vasomotorische vegetative Nerven.

Ernährung großer Gefäße. Innenschicht durch Diffusion aus dem strömenden Blut; Außenschicht durch besondere kleine Gefäße (Vasa vasorum).

Gefäßtypen
Arterien vom elastischen Typ (Aorta, große Arterien des Körpers). Ausgeprägte elastische Netze in der Tunica media.
Arterien vom muskulären Typ (Kleinere Arterien). Deutliche Membrana elastica interna zwischen Intima und Media, oft auch eine Membrana elastica externa zwischen Media und Adventitia.
Arteriolen. Durchmesser 15–60 µm, feine Membrana elastica interna, nur eine Lage glatter Muskelzellen, starker Blutdruckabfall.
Kapillaren. Durchmesser 6–10 µm, die Wand besteht nur aus geschlossenem oder gefenstertem Endothel und einer Lamina basalis; es sind auch Perizyten vorhanden, die aber keine geschlossene Zelllage bilden; große verzweigte Netze, Stoffaustausch. Spezialfall: Leber- und Milzkapillaren. Arteriovenöse Anastomosen zur Umgehung von Kapillargebieten. Kapillarfreie Gewebe: Epithel, Zahnhartsubstanzen, Knorpel, Hornhaut, Herzklappen.

Venolen. Durchmesser 50–100 µm; kleine Venen, die das aus den Kapillaren kommende Blut sammeln; Endothel, Bindegewebe, Auftreten glatter Muskelzellen.

Venen. Grundsätzlich gleicher Wandbau wie Arterien, aber (blutdruckbedingt) geringere Wandstärke und lockerer Wandbau, Vorkommen von Klappen.

■ Lymphgefäße

Lymphkapillaren. Beginnen blind im Gewebe, stark wechselndes Kaliber, sehr dünne Wand: Endothel und Fasergeflecht, klappenlos, keine Basalmembran.

Größere Lymphgefäße. Ähnlicher Bau wie dünne Venen, weites Lumen, Klappen.

Große Lymphgefäße. Dreischichtiger Wandbau wie Venen.

8
Blut, Knochenmark und lymphatisches System

8.1
Aufgaben des Blutes

Das Blut kann als flüssiges Gewebe aufgefasst werden, das die verschiedenen Teile des Körpers verbindet. Seine Menge macht etwa 6–8 % des Körpergewichts aus. Beim Mann sind daher durchschnittlich etwa 5 l und bei der Frau 4,5 l Blut anzunehmen.

Das Blut besteht aus einem flüssigen Anteil, dem Blutplasma, und den darin suspendierten Zellen, den Blutkörperchen. Normalerweise beträgt der Anteil des Plasmas ca. 55 % und der der Blutkörperchen 45 % des gesamten Volumens. Das Blutplasma besteht zu 90 % aus Wasser. Sein Gesamteiweißgehalt beträgt 7–8 %, wobei über 200 verschiedene Proteinarten unterschieden werden können.

Zusammensetzung des Blutes

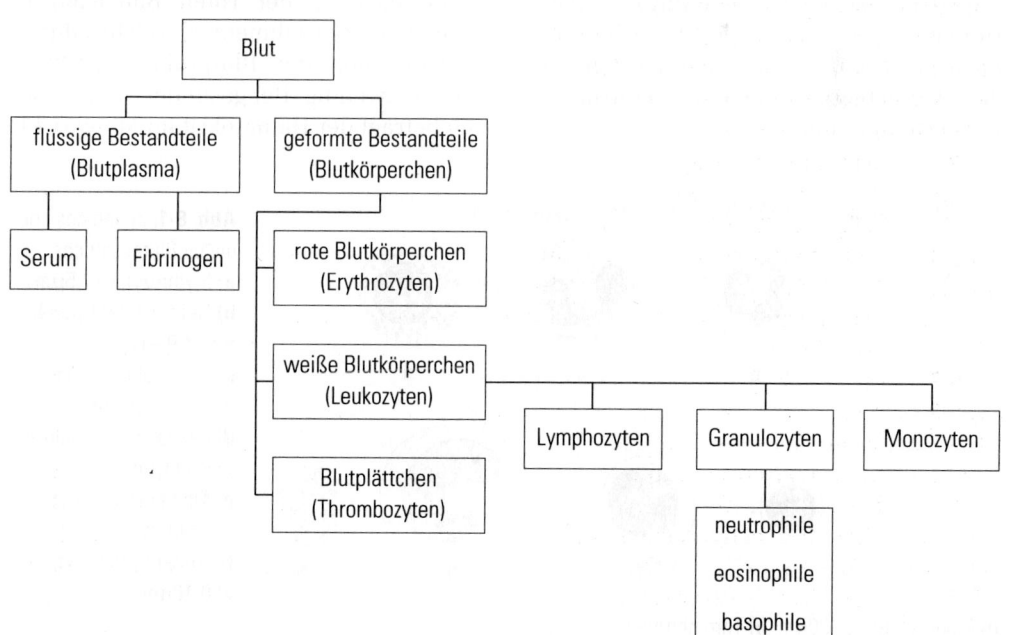

Den Hauptanteil der Plasmaproteine bilden mit 60% die Albumine. Sie spielen eine wichtige Rolle als Transportproteine. Hinzu kommen α-, β- und γ-Globuline (γ-Globuline als Antikörper des Blutes) sowie Fibrinogen, die Vorstufe des Fibrins bei der Blutgerinnung. Bei der Gerinnung wird das Fibrinogen durch Proteolyse in Fibrin umgewandelt. Den nichtgerinnenden Anteil des Blutplasmas, der als klare gelbe Flüssigkeit bei der Gerinnung von Fibrin und den eingeschlossenen Blutzellen (Blutkuchen) abgepresst wird, nennt man Serum.

Die Aufgaben des Blutes sind außerordentlich vielseitig und können hier nur kurz angedeutet werden: Blut vermittelt den Transport von Atemgasen (Sauerstoff, Kohlendioxid), Nährstoffen, Stoffwechselprodukten, Hormonen, Vitaminen, Mineralstoffen, Wasser usw. Es dient der Regulation des Ionenhaushaltes und damit der Aufrechterhaltung des Säure-Basen-Gleichgewichts im Körper. Durch Abwehrstoffe (Antikörper = Immunglobuline = IgG) und durch die auf verschiedene Aufgaben spezialisierten Blutzellen ist es an den Abwehrprozessen des Körpers entscheidend beteiligt. Seine Fähigkeit zu gerinnen dient als Schutz gegen Verblutung. Ferner spielt Blut eine wichtige Rolle bei der Aufrechterhaltung einer konstanten Körpertemperatur.

Im Rahmen dieses Histologiebuches sollen nur die zellulären Bestandteile des Blutes kurz besprochen werden.

8.2
Zelluläre Bestandteile des Blutes

Die Blutzellen (Abb. 8-1) lassen sich unterteilen in
* rote Blutzellen (rote Blutkörperchen, Erythrozyten),
* weiße Blutzellen (weiße Blutkörperchen, Leukozyten),
* Blutplättchen (Thrombozyten).

8.2.1
Rote Blutzellen (Erythrozyten)

Die Zahl der roten Blutzellen beträgt bei der Frau ca. 4,5 Millionen/mm^3, beim Mann 5 Millionen/mm^3. Der relative Anteil der Erythrozyten am Vollblut wird als Hämatokrit (Packed Cell Volume, PCV) bezeichnet. Für seine Bestimmung ist eine dichte Packung der roten Blutzellen in Form eines Zellsedimentes, welches durch Zentrifugation der Blutprobe hergestellt wird, notwendig. Bei gesunden Erwachsenen beträgt der Hämatokrit im Mittel 0,44.

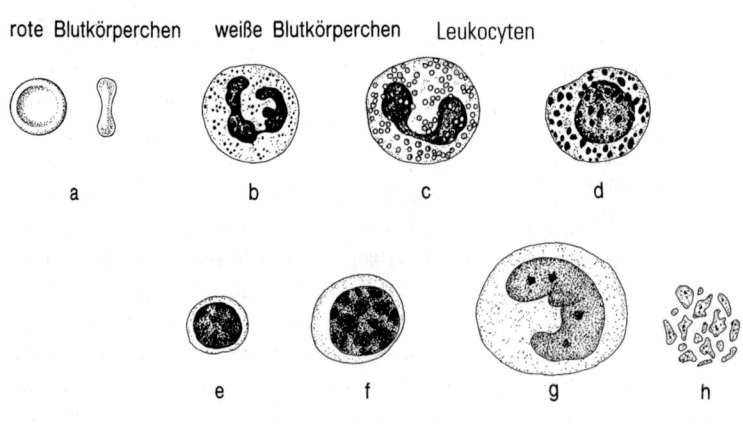

rote Blutkörperchen   weiße Blutkörperchen   Leukocyten

a   b   c   d

e   f   g   h

Abb. 8-1: Zellen des normalen Blutausstrichs.
a) Erythrozyt, ⌀ 7,5µm.
b) Neutrophiler Granulozyt, ⌀ 9–12µm.
c) Eosinophiler Granulozyt, ⌀ 11–14µm.
d) Basophiler Granulozyt, ⌀ 8–11µm;
e) Kleiner Lymphozyt, ⌀ 7–8µm.
f) Großer Lymphozyt, ⌀ 8-10µm.

g) Monozyt, ⌀ 12–20µm; **h)** Thrombozyten, ⌀ 1–4µm.

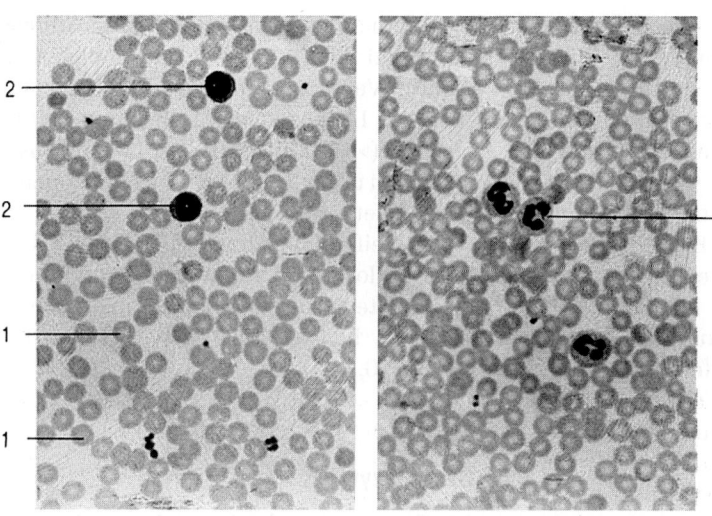

Abb. 8-2: Blutausstrich.
1 Erythrozyten;
2 Lymphozyten;
3 Neutrophile Granulo-
zyten.

Das entspricht einem Anteil am Gesamtvolumen von 44 %. Die Erythrozytenzahl hängt wesentlich vom Sauerstoffbedarf des Körpers und vom Sauerstoffangebot ab. Längerer Aufenthalt in höheren Regionen oder gesteigerte körperliche Beanspruchung führen zur Erhöhung der Erythrozytenzahl.

Die Erythrozyten (Abb. 8-2) sind kernlose, bikonkave Scheibchen mit einem mittleren Durchmesser (Mean Corpuscular Diameter, MCD) von 7,5 µm. Erythrozyten mit einem Durchmesser von 8 – 9 µm werden Makrozyten, solche mit einem Durchmesser von 5,5 – 6,5 µm Mikrozyten genannt. Sie enthalten in hoher Konzentration den roten Blutfarbstoff Hämoglobin, dem die wesentliche Rolle beim Transport von Sauerstoff und Kohlendioxid durch das Blut zukommt und der die rote Farbe des Blutes bedingt. Die mittlere Hämoglobinkonzentration (Mean Corpuscular Hemoglobin Concentration, MCHC) der Erythrozyten beträgt 35 %. Ein einzelner Erythrozyt enthält daher ca. 32 pg Hämoglobin.

Die elektronenmikroskopische Untersuchung verdeutlicht den spezialisierten Aufbau der Erythrozyten. Ihre 7,5 nm dicke Zellmembran verläuft glatt und umschließt einen leicht viskösen Inhalt, der aus 33 – 37 % Hämoglobin, etwa 1 % Enzymen und ca. 65 % Wasser besteht. Außer dem Zellkern fehlen auch alle zytoplasmatischen Zellorganellen. Der reife Erythrozyt kann sich nicht mehr teilen und ist nicht mehr zur Proteinsynthese fähig. Die Zellmembran trägt Rezeptoren, deren Kohlehydratreste die Blutgruppenmerkmale (A, B, O, M, N, Rh u.a.) bestimmen.

Die Beobachtung von Erythrozyten in Kapillaren macht deutlich, dass sie sich während der Passage der Gefäße stark verformen können. Sie können Napfformen bilden, wodurch wahrscheinlich auch die Sauerstoffabgabe in den Kapillaren begünstigt wird. Deformierte rote Blutzellen nehmen in Ruhe ihre bikonkave Form rasch wieder an. Diese Formelastizität ist auf ein Netzwerk von Proteinen an der inneren Seite der Zellmembran zurückzuführen, das als Membranskelett bezeichnet wird. In hypertonischer Lösung schrumpfen die Erythrozyten durch Wasserentzug und nehmen dabei „Stechapfelform" (Echinozyten) an. In hypotoner Lösung schwellen die roten Blutzellen. Sie platzen (Hämolyse) und geben den Blutfarbstoff Hämoglobin ab. Dadurch erscheint das Blut lackfarben. Die Erythrozyten selbst verlieren ihre Farbe und werden zu „Blutschatten".

Die Erythrozyten des Menschen werden durchschnittlich 3–4 Monate alt. Mit zunehmendem Alter werden durch Strukturänderungen der Zellmembran zunehmend IgG-Rezeptoren demaskiert und autologes IgG_1 und IgG_3 gebunden. Nach Überschreiten einer bestimmten Menge an IgG werden diese „alten" Erythrozyten von Makrophagen des Knochenmarks, und im geringeren Maße in der Milz und Leber, phagozytiert und abgebaut. Das frei werdende Eisen wird an Apoferritin gebunden und als Ferritin bis zur Weiterverwendung in Siderosomen gespeichert und dann der Erythropoese zugeführt. Die eisenfreien Hämoglobinbruchstücke werden zu Gallenfarbstoffen abgebaut.

Unter den Erythrozyten finden sich ca. 1 % Zellen, die netzförmig angeordnete, mit Brillantkresylblau färbbare Granula (Substantia granulofilamentosa) enthalten. Diese Zellen werden Retikulozyten genannt und stellen nicht voll ausgereifte Erythrozyten dar. Ihre Granula bestehen aus Resten von Polyribosomen und Mitochondrien. Ein vermehrtes Auftreten von Retikulozyten zeigt einen Ausstoß unreifer Zellen an, wie er etwa bei Notfallsituation (z.B. Unfällen mit Blutverlust) aber auch bei der Regeneration vorkommt.

8.2.2
Weiße Blutzellen (weiße Blutkörperchen, Leukozyten)

Die Leukozyten sind kernhaltige Zellen. Sie sind farblos und kugelförmig. Ihre Zahl ist viel geringer als die der Erythrozyten, normalerweise $5.000–9.000/mm^3$ Blut. Damit zirkuliert nur ein kleiner Teil der im Körper vorhandenen Leukozyten im Blut. Der weitaus größere Teil dieser Zellen befindet sich in den lymphatischen Organen und im Bindegewebe, wo sie gleichfalls ihre spezifischen Funktionen entfalten. Sie können die Blutbahn verlassen, indem sie durch die Wand der Kapillaren und der postkapillaren Venulen treten. Ein deutlicher Anstieg der Leukozytenzahl über den Normbereich (> 10.000) wird als Leukozytose, ein Abfall unter $4.000/mm^3$ als Leukopenie bezeichnet.

Die weißen Blutkörperchen lassen sich in Granulozyten, Lymphozyten und Monozyten unterteilen. Das Verhältnis der drei Zellarten beträgt beim Erwachsenen ca. $60:30:10$.

8.2.2.1
Granulozyten

Die Granulozyten besitzen einen gelappten Kern und im Zytoplasma lokalisierte Granula. An gefärbten (Pappenheim, Giemsa) Blutausstrichen können drei Arten von Granulozyten aufgrund der unterschiedlichen Anfärbung ihrer Granula unterschieden werden, neutrophile, eosinophile und basophile Granulozyten. Alle Granulozyten geben eine positive Peroxidase-Reaktion und können im Zweifelsfall dadurch von den bei dieser Reaktion stets negativen Lymphozyten unterschieden werden. Die Bildung der Granulozyten erfolgt im Knochenmark.

Neutrophile Granulozyten. Die neutrophilen Granulozyten (Abb. 8-2b) bilden mit $55–70\%$ der weißen Blutkörperchen die relativ größte Fraktion der Leukozyten. Ihr Durchmesser beträgt $9–12$ μm. Im Zytoplasma liegen zahlreiche, feine, neutrophile Granula (spezifische Granula), die im Lichtmikroskop gerade noch erkennbar sind. Sie färben sich weder mit basischen noch mit sauren Farbstoffen stärker an. Diese spezifischen Granula enthalten Lysozym, Lactoferrin, Cobalophilin (ein Vitamin-B_{12}-bindendes Protein), alkalische Phosphatase sowie verschiedene saure Proteine. Neben den spezifischen Granula kommen im Zytoplasma auch eine kleinere Zahl von größeren (Durchmesser ca. $0,4$ μm) Granula vor, die sich azurophil

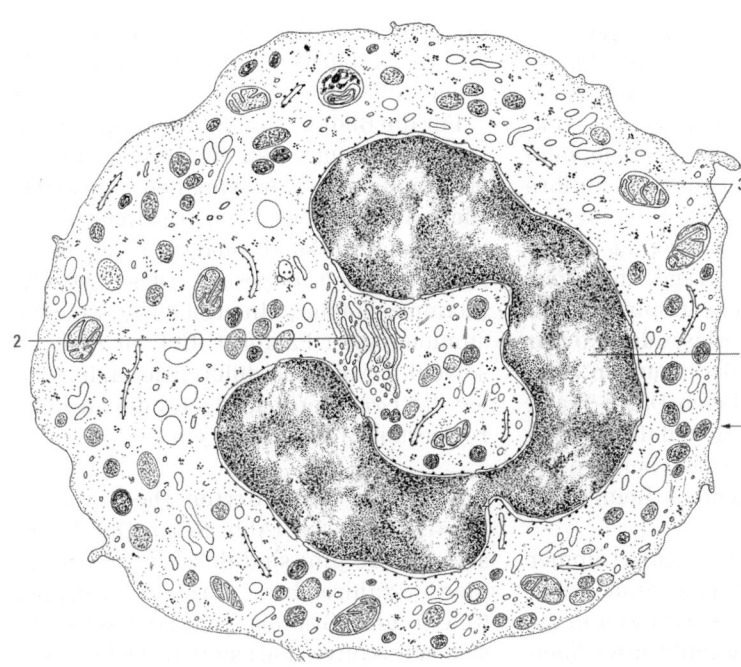

Abb. 8-3: Ultrastruktur eines neutrophilen Granulozyten.
1 segmentierter Zellkern; 2 Golgi-Apparat; 3 Mitochondrien; Pfeil: spezifische neutrophile Granula.

verhalten. Sie entsprechen primären Lysosomen und weisen viele verschiedene saure Hydrolasen, basische Proteine und saure Glykosaminoglykane auf (Abb. 8-3).

Die Form des Zellkerns ist für die Diagnose der Leukozyten besonders wichtig. Bei den neutrophilen Granulozyten ist er stark gelappt und besteht meist aus 3, weniger häufig aus 2 oder 4 Segmenten, die durch feine Chromatinbrücken verbunden sind (segmentkernige neutrophile Granulozyten). Neben den segmentkernigen kommen schon unter normalen Verhältnissen bis zu 5 % stabkernige Granulozyten vor, die als Jugendformen betrachtet werden. Verschiebt sich das Verhältnis der Zahl der segmentkernigen gegenüber den stabkernigen oder übersegmentierten Granulozyten, so spricht man von einer „Links- bzw. Rechtsverschiebung". Bei einer Linksverschiebung treten vermehrt stabkernige Granulozyten, d. h. Jugendformen, im Blut auf. Dies ist z. B. bei infektiösen Prozessen im Körper zu beobachten, bei denen infolge des erhöhten Bedarfs noch nicht voll ausgereifte Granulozyten

aus dem Knochenmark überstürzt freigesetzt werden.

Die neutrophilen Granulozyten nehmen einen wichtigen Platz im Abwehrsystem des Körpers ein. Sie sind amöboid beweglich und können auf bestimmte Reize hin (Chemotaxis), z. B. Bakterien oder deren Zerfallsprodukte, die Blutkapillaren und die postkapillären Venolen durchwandern (Diapedese) und in das Gewebe austreten. Sie können Bakterien und kleine Fremdpartikel phagozytieren (Mikrophagen) und sie mittels ihrer lysosomalen Enzyme abbauen. Ferner können sie bei Kontakt mit phagozytosefähigem Material auch ihre Granula nach außen abgeben und dieses dadurch extrazellulär verdauen. Neutrophile Granulozyten sind also nicht nur Mikrophagen, sondern auch sekretorisch aktive Zellen.

Die molekularen Mechanismen der Keim tötenden Wirkung der Inhaltsstoffe der Granula sind sehr verschieden. So können zum Beispiel die Hydrolasen der Lysosomen und Lysozyme in Zusammenarbeit nahezu alle biologischen Verbindungen abbauen. Die Myeloperoxidase produziert Keim tötendes H_2O_2. Durch Lactoferrin wird Eisen, das für das Wachstum vieler Keime notwendig ist, gebunden. Das Vitamin-B_{12}-bindende Protein Cobalophilin entzieht den Mikroorganismen das für ihre DNA-Replikation notwendige Vitamin B_{12}.

Die Lebensdauer der neutrophilen Granulozyten beträgt ca. 8 Tage, ihre Verweildauer im Blut etwa 7–9 Stunden. Ein großer Teil der Zellen verlässt den Körper unter physiologischen Bedingungen über die Mundhöhle, den Magen-Darm-Trakt, die ableitenden Harnwege und die serösen Häute. Sie tragen ständig dazu bei, den Organismus vor eindringenden Keimen zu schützen.

Im roten Knochenmark existiert immer ein Pool reifer neutrophiler Granulozyten. Sie können bei Bedarf in kurzer Zeit in die Blutbahn abgegeben werden. Dieser *Speicherpool* kann die Peripherie über 4–8 Tage mit reifen neutrophilen Granulozyten versorgen. In der Blutbahn kann man einen *zirkulierenden Pool,* der ca. 40 % der Granulozyten des Blutes ausmacht und einen *Marginalpool* mit ca. 60 % unterscheiden. Letzter umfasst Zellen, die am Endothel von Kapillaren und postkapillären Venulen adhärieren.

Für die Bildung und Reifung von neutrophilen Granulozyten im Knochenmark sind eine Reihe von Zytokinen notwendig. Diese werden sowohl von ortständigen Fibroblasten und Makrophagen als auch von mobilen Zellen freigesetzt. Diese Zytokine (Stammzellfaktor, Interleukine, Koloniestimulierender Faktor, G-CSF etc.) wirken sowohl auf die sich differenzierenden Zellen der Granulopoese als auf die ausdifferenzierten Granulozyten ein.

Eosinophile Granulozyten. Die eosinophilen Granulozyten (Abb. 8-1c) (Durchmesser: 11 – 16 µm) sind durch das Vorkommen zahlreicher, relativ großer (0,5 – 1 µm) Granula charakterisiert, die sich mit sauren Farbstoffen, (z. B. Eosin) intensiv anfärben. Der hufeisen- oder hantelförmige Kern wird durch die eosinophile Granula oft weitgehend bedeckt. Elektronenmikroskopisch lässt sich an den Granula eine homogene Matrix (Externum) von einer kristalloiden Innenstruktur (In-

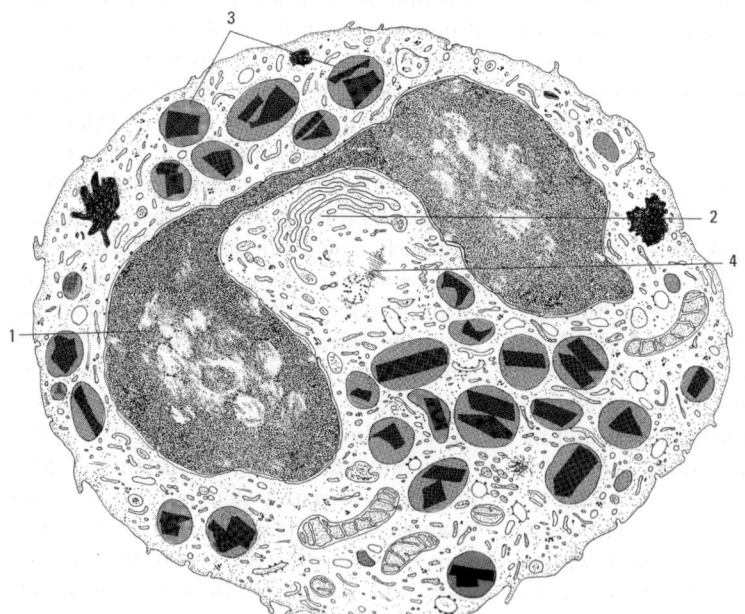

Abb. 8-4: Ultrastruktur eines eosinophilen Granulozyten. 1 Zellkern; 2 Golgi-Apparat; 3 spezifische eosinophile Granula. Wie im Elektronenmikroskop erkennbar ist, enthalten diese membranbegrenzten, bis zu 1,5 µm großen Granula jeweils ein bis zwei, in eine osmiophile, elektronendichte Matrix eingebettete Eiweißkristalle. 4 Zentriol.

ternum) unterscheiden. Das Internum enthält eine Esterase und das argininreiche basische Hauptprotein. Im Externum finden sich Peroxidase, Katalase, die sog. kationischen Eosinophilenproteine und Enzyme des Fettabbaues. (Abb.8-4)

Im normalen Blut sind ca. 1–4 % der weißen Blutkörperchen eosinophile Granulozyten. Im Unterschied zu den neutrophilen Granulozyten spielen sie bei der Phagozytose von Bakterien keine wesentliche Rolle. Sie nehmen bevorzugt Antigen-Antikörper-Komplexe auf. Bei allergischen Erkrankungen, wie beim Asthma bronchiale, ist die Zahl eosinophiler Granulozyten im Blut deutlich erhöht (Eosinophilie). Sie wirken außerdem dämpfend auf entzündliche Reaktionen ein, indem sie die stark entzündlich wirkenden Produkte der Mastzellen, das Histamin und das Leukotrien C enzymatisch inaktivieren. Ferner hemmen sie mit Prostaglandin E_1 und E_2 die Freisetzung von Mastzellgranula bzw. phagozytieren bereits ausgeschleuste Granula. Auch bei Anwesenheit von Parasiten im Körper kommt es zur Vermehrung der eosinophilen Granulozyten. Man nimmt an, dass das basische Hauptprotein gegenüber Parasiten, vor allem gegen Würmer, wirksam ist. Die eosinophilen Granulozyten haben eine Lebensdauer von 8–12 Tagen. Ihre intravasale Verweildauer liegt bei 4–12 Stunden.

Basophile Granulozyten. Basophile Granulozyten (Abb. 8-1d) sind die seltenste Form (0,3–1 %) der Granulozyten. Ihre Größe beträgt ca. 10 µm. Sie enthalten in großer Zahl basophile, blauschwarze Granula (⌀ 0,5 µm) die oft den gelappten Zellkern weitgehend überdecken können. In den Granula sind Heparin (hemmt die Blutgerinnung), Histamin und zinkhaltige Proteine enthalten. Man nennt diese Zellen daher auch Blutmastzellen.

Die basophilen Granulozyten besitzen membranständige Rezeptoren für Immunglobulin E (IgE). Seine Anwesenheit, z.B. bei allergischen Erkrankungen, führt nach Bindung an die IgE-Rezeptoren zur massiven Freisetzung der Granula. Durch die Wirkung des darin gespeicherten Histamins kommt es zur Quaddelbildung und zum Juckreiz. Die Zellen phagozytieren kaum. Ihre Verweildauer im Blut ist kurz und beträgt weniger als 6 Stunden. Im Gewebe halten sie sich ca. 24 Stunden auf.

Wie andere Granulozyten sind die basophilen Granulozyten amöboid beweglich. Ihre Hauptaufgabe dürfte die Bereitstellung von Leukotrienen sein. Diese wirken bereits in geringsten Konzentrationen als Mediatoren (Vermittlerstoffe) bei Entzündungsprozessen und bei allergischen Reaktionen. Bei einigen Entzündungsformen, z.B. bei allergischen Reaktionen der Haut und der Schleimhäute der Atemwege sind die basophilen Granulozyten die wichtigste Gruppe unter den Granulozyten.

8.2.2.2
Lymphozyten

Im Blut des Menschen sind etwa 20–35 % der weißen Blutkörperchen Lymphozyten (Abb. 8-1e). Das Gesamtgewicht aller Lymphozyten eines Erwachsenen wird auf etwa 1.500 g geschätzt. Nur ein kleiner Teil davon, nämlich ca. 3 g, sind jeweils im Blut suspendiert. Die übrigen befinden sich in den lymphatischen Organen, im Knochenmark oder als freie Zellen im lockeren Bindegewebe. Lymphozyten besitzen eine geringe amöboide Beweglichkeit. Sie phagozytieren nicht und besitzen kaum Lysosomen. Lymphozyten sind keine „Endzellen", sie können nach Stimulation weiter transformiert werden. Morphologisch können nach der Größe zwei Gruppen von Lymphozyten unterschieden werden.

Die exakte Unterscheidung von Lymphozyten ist durch immunzytochemische Methoden möglich, mit denen die Oberflächenstrukturen der Zellmembran, vor allem die CD-Antigene (CD = Cluster of Differentiation) bestimmt werden. So tragen die T-Helferzellen das CD-4 Antigen, T-

Suppressor- und T-Killerzellen das CD-8 Antigen.

Kleine Lymphozyten. Kleine Lymphozyten besitzen eine Größe von 6,5 – 9 µm. Sie sind die weitaus überwiegende Lymphozytenform (80 – 90 %) im Blut. Ihr runder, chromatinreicher Kern enthält stark kondensiertes Chromatin, das die Nucleolen maskiert. Er wird von einem schmalen, lichtmikroskopisch oft kaum wahrnehmbaren, basophilen Zytoplasmasaum umgeben. Dieses Zytoplasma enthält zahlreiche Ribosomen, vereinzelte Stränge von rauem endoplasmatischen Retikulum und einige Mitochondrien. Hinter dem morphologisch einförmigen Bild der kleinen Lymphozyten verstecken sich funktionell unterschiedliche Zellen des Immunsystems, die mit weiterführenden immunologischen und immunzytochemischen Methoden differenziert werden können. Zu den kleinen Lymphozyten mit annähernd gleichem Aussehen gehören unter anderem noch nicht immunkompetente Lymphozyten aus dem Knochenmark, immunologisch kompetente T-Lymphozyten und B-Lymphozyten.

Große Lymphozyten. Ihre Größe beträgt 10 – 16 µm. Der Kern ist weniger kompakt als bei den kleinen Lymphozyten, rund oder etwas eingebuchtet. Im Zytoplasma finden sich oft einzelne Azurgranula. Aufgrund ihres größeren Gehaltes an Zytoplasma können sie mit Monozyten verwechselt werden.

8.2.2.3 Monozyten

Die Monozyten machen ca. 2 – 6 % aller Leukozyten aus. Sie sind die größten weißen Blutzellen (12 – 20 µm). Der Kern ist deutlich eingebuchtet und liegt gewöhnlich exzentrisch in der Zelle. Das Zytoplasma ist mäßig basophil und erscheint nach

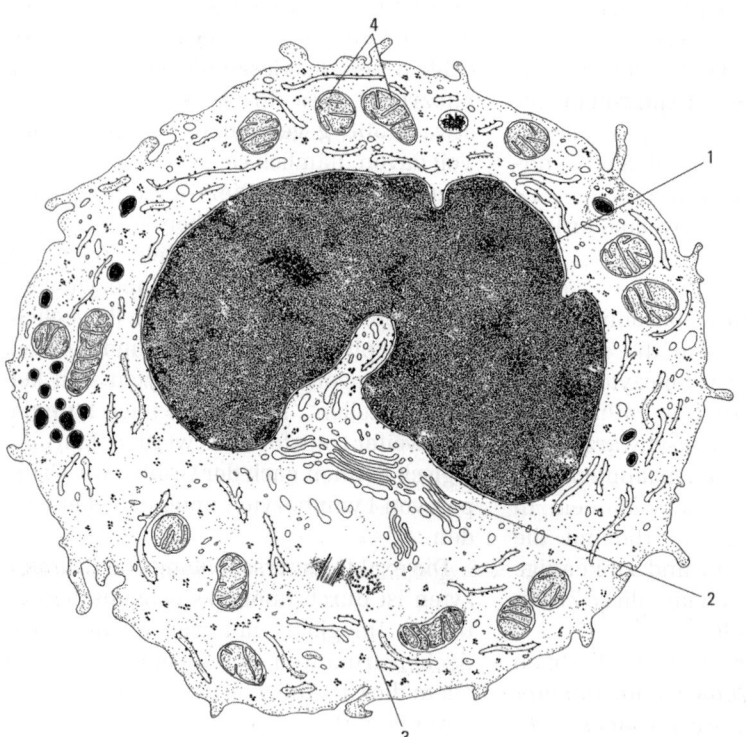

Abb. 8 - 5: Ultrastruktur eines Monozyten. Die Monozyten sind ca. 12-20 µm große, kugelige Zellen. Die äußere Oberfläche erscheint bei inaktiven Monozyten glatt. Bei Phagozytose bildet das Plasmalemm zahlreiche kugelige und fingerförmige Ausstülpungen aus.
1 nierenförmiger Kern; 2 Golgi-Apparat; 3 Zentriol; 4 Mitochondrien.

Pappenheim-Färbung blaugrau. Es enthält bei jungen Monozyten viele feine Azurgranula, deren Zahl mit zunehmendem Alter deutlich abnimmt. Die Monozyten weisen eine gute amöboide Beweglichkeit auf. Im Blut halten sie sich 1–2 Tage auf, um dann im Bereich der postkapillären Venolen in das Bindegewebe auszuwandern. Dort differenzieren sie sich zu Makrophagen und können mehrere Monate, vielleicht auch Jahre, aktiv bleiben. Die Monozyten des Blutes sind also, ähnlich wie die Lymphozyten, keine Endstufen ihrer Differenzierungsreihe. Sie können als prospektive Makrophagen angesehen werden, die unter dem Einfluss spezifischer Milieubedingungen in andere Zellen des mononukleären Phagozytensystems (MPS) transformiert werden können. (Abb. 8-5)

Zum MPS werden folgende Zellen gerechnet:
- Monozyten des Blutes
- Monozytenvorstufen im Knochenmark
- Makrophagen im Gewebe, wie Alveolar-Pleura- und Peritonealmakrophagen
- Weiter verschiedene Zelltypen, die sich von Monozyten ableiten, wie die Kupffer Sternzellen in der Leber, die Osteoklasten und die Mikrogliazellen im Zentralnervensystem.

Gemeinsam ist diesen Zellen die Fähigkeit zur Phagozytose großer Partikel und das Vorhandensein von Rezeptoren für Immunglobuline und Komponenten des Komplementsystems in ihrer Zellmembran. Man nimmt an, dass die genannten Zellen des MPS sich von den Monozyten ableiten und unter spezifischen lokalen Einflüssen in den verschiedenen Geweben zu spezifischen Zellen differenzieren.

8.2.3
Thrombozyten (Blutplättchen)

Blutplättchen (Abb. 8-6) sind farblose, meist spindelförmige Gebilde von 1–4 µm Länge. Sie besitzen keinen Zellkern. Im Blut kommen 200.000–300.000/mm³ vor.

Sie entstehen durch Abschnürung aus Megakaryozyten (Knochenmarkriesenzellen). Die Lebensdauer beträgt 1–2 Wochen. Gealterte Blutplättchen werden dann vor allem in der Milz phagozytiert und abgebaut.

Im Blutausstrich erkennt man an den Thrombozyten eine zentrale Zone, die basophile Körnchen enthält (Granulomer) und die von einer hellen Zone (Hyalomer) umgeben wird. Elektronenmikroskopisch lässt sich erkennen, dass im Hyalomer unter der Plasmamembran ein Ring von 10–15 Mikrotubuli und kontraktilen Filamenten (aus Thrombosthenin, einem aktomyosinähnlichen Molekül) verläuft, der den bikonkaven Zellfragmenten eine gewisse Stabilität verleiht. Von der Plasmamembran, die eine gut ausgebildete Glykokalix aufweist, senken sich Invaginationen (kanalikuläres System) in das Innere der Blutplättchen, deren Oberfläche dadurch erheblich vergrößert wird. Im Bereich des Granulomers liegen Mitochondrien, Lysosomen, Peroxisomen, serotoninhaltige Granula und sogenannte α-Granula, die Gerinnungsproteine (Fibrinogen, Fibronektin und β-Thromboglobulin) enthalten. Außerdem finden sich Glykogen und bei jungen Thrombozyten eine kleinere Zahl von Ribosomen.

Die Thrombozyten dienen der Blutgerinnung. Bei Verletzungen des Endothels stülpen sie Fortsätze (Pseudopodien) aus, haften im veränderten Bereich an und agglutinieren (Bildung von Blutplättchenthromben). Beim Zerfall der Thrombozyten wird unter anderem Thrombokinase freigesetzt, wodurch die Blutgerinnung eingeleitet wird. Das Serotonin der Thrombozyten wirkt lokal vasokonstriktorisch und unterstützt die Aggregation der Blutplättchen. Durch die Abgabe bestimmter Wachstumsfaktoren sollen sie ferner die Proliferation der Endothelzellen anregen und damit die Reparatur des Gefäßschadens begünstigen.

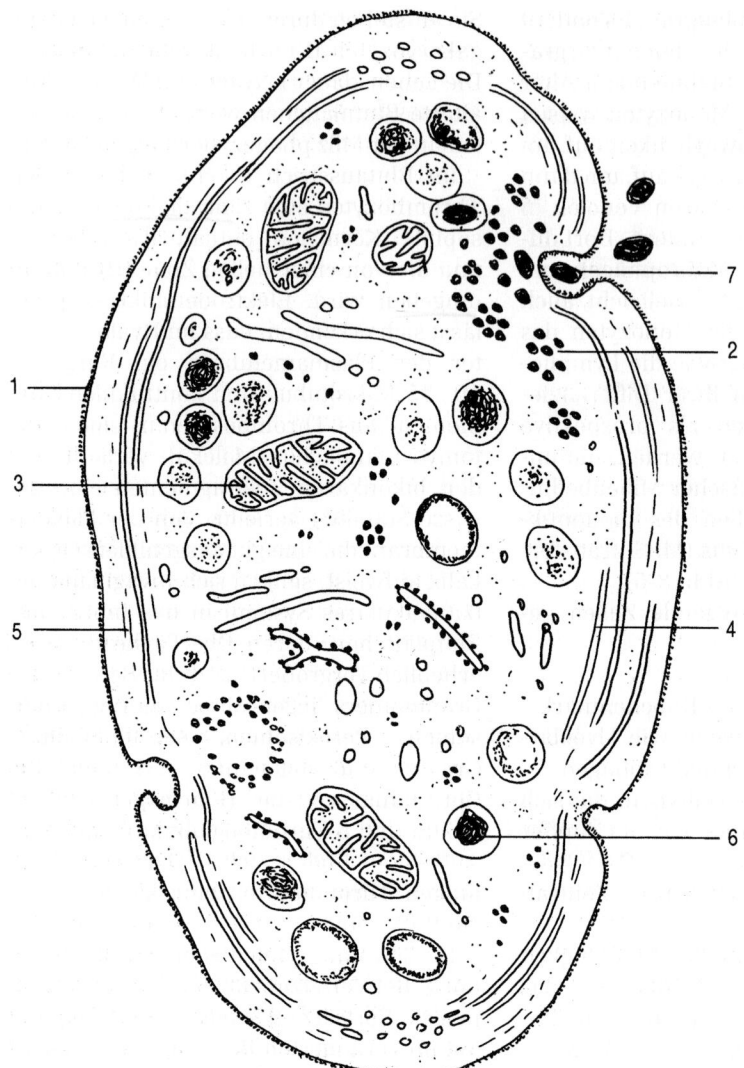

Abb. 8-6: Feinbau eines Blutplättchens (nach Constantinides). 1 Zellmembran mit Glykokalyx; 2 Glykogen; 3 Mitochondrien; 4 Mikrotubuli; 5 Aktinfilamente; 6 Serotoningranula; 7 Membraneinstülpung.

8.3
Blut bildende Organe

8.3.1
Grundlagen der Hämopoese

Das hämopoetische System ist ein überaus effektives und komplex strukturiertes Gewebe. 400 Milliarden Zellen im Knochenmark eines erwachsenen Menschen produzieren Ersatz für die in ihrer Lebensdauer begrenzten Blutzellen. Ein kompliziertes Netzwerk humoraler und zellulärer Elemente erfüllt diese Aufgabe.

Grobschematisch lassen sich die Zellen des hämopoetischen Systems entsprechend ihrer funktionellen und antigenen Eigenschaften in drei Kompartimente unterteilen. Sie fügen sich dabei in ein hierarchisch strukturiertes System ein, an dessen Spitze (Stammzellkompartiment) die pluripotententen Stammzellen stehen. Diese sind nicht nur zur Selbsterneuerung fähig, sondern sie bilden auch die verschiedenen uni-, bi- oder oligopotenten Vorläuferzellen (Progenitoren). Letztere stellen das zweite Kompartiment dar. Die Progenitoren sind nur in sehr begrenztem Maß zur Selbsterneuerung befähigt. Im Unterschied zu den Stammzellen ist ihr Differenzierungsprogramm schon auf eine bestimmte Richtung der Hämopoese (z. B. Erythropoese) festgelegt. Die Proliferation und Differenzierung von Progenitoren führt zur Bildung von Zellen, die morphologisch bestimmten hämopoetischen Zellreihen zugeordnet werden können (z. B. Erythroblasten; Myeloblasten etc.). Die Differenzierung dieser Zellen führt zu reifen Zellen (Effektorzellen), welche spezifische Aufgaben im Organismus ausführen und insgesamt das dritte Kompartiment bilden. Sie haben die Fähigkeit zu proliferieren verloren und besitzen nur eine begrenzte Lebenszeit.

Nicht alle hämopoetischen Zellen lassen sich eindeutig in die erwähnten drei Kompartimente einordnen. Zwischen den einzelnen Kompartimenten wurden teilweise fließende Übergänge beobachtet. Ferner besitzen wahrscheinlich nicht nur die Stammzellen, sondern auch oligopotente Progenitorzellen ein (wenn auch eingeschränktes) Potential zur Selbsterneuerung.

8.3.1.1
Pränatale Blutbildung

Während der pränatalen Entwicklung lassen sich folgende Perioden der Blutbildung unterscheiden:
- megaloblastische Periode
- hepatolienale Periode
- medulläre Periode.

Megaloblastische Periode. Eine erste Bildung von Blutzellen lässt sich 2 Wochen nach der Befruchtung extraembryonal im Mesenchym des Dottersacks beobachten. Die zunächst soliden Blutinseln differen-

zieren sich zu Angioblasten, die Gefäßanlagen darstellen, und zu Blutstammzellen (Hämatozytoblasten). Am Ende der 3. Woche gewinnen die extraembryonalen Blutgefäße Anschluss an das Blutgefäßsystem des Keimes. Die Erythrozyten sind zu diesem Zeitpunkt noch groß (15 – 18 µm) und kernhaltig. Sie werden Megaloblasten genannt und geben dieser Periode der Blutbildung, die bis zum Ende des 3. Fetalmonats dauert, den Namen.

Hepatolienale Periode. In der hepatolienalen Phase sind die Leber (ab dem 2. Entwicklungsmonat), die Milz (ab dem 4. Entwicklungsmonat) und etwas später auch in geringem Umfang die Lymphknoten und der Thymus an der Bildung der Blutzellen beteiligt. Im Mesenchym der Leber treten Erythroblasten sowie Vorläuferzellen von Granulozyten, Megakaryozyten und vereinzelte Lymphozyten auf. Die Intensität der Blutbildung in der Leber nimmt ab dem 5. Fetalmonat deutlich ab. Sie läuft in geringem Umfang bis zum Ende der Schwangerschaft und sogar noch in den ersten Wochen nach der Geburt weiter. Ab dann findet in der Leber keine Blutbildung mehr statt.

In der Milz werden bis zum Ende des 7. Entwicklungsmonats vor allem Zellen der roten Blutzellreihe und in geringem Umfang Granulozyten und Blutplättchen gebildet. Unmittelbar vor der Geburt nimmt die Intensität der Lymphopoese in der Milz stark zu und bleibt während des gesamten Lebens erhalten. Im Thymus und in den Lymphknoten werden ab dem 6. Entwicklungsmonat nahezu ausschließlich Lymphozyten produziert. Sie gehen aus Stammzellen hervor, die aus dem Knochenmark eingewandert sind. Auch nach der Geburt wandern Lymphozyten aus dem Knochenmark in die lymphatischen Organe ein.

Medulläre Periode. Zwischen dem 2. und 3. Entwicklungsmonat beginnt die Blutbildung im Knochenmark des Schlüsselbeins.

Bald wird auch das Mark anderer Knochen tätig und ab dem 5. Monat ist im gesamten Knochenmark Blutbildung zu beobachten. Dabei werden vor allem Erythrozyten, Granulozyten, Monozyten und Megakaryozyten gebildet. Eine Lymphopoese findet nur in einem geringen Umfang statt.

8.3.1.2
Postnatale Blutbildung

Nach der Geburt entstehen Granulozyten und Erythrozyten nur noch im roten Knochenmark. Dagegen entstehen die Lymphozyten nur zum geringen Teil im Knochenmark. Hauptsächlich vermehren sie sich in den lymphatischen Organen (Thymus, Milz, Lymphknoten). Die lymphatischen Organe erreichen um das 6. Lebensjahr eine Größe, die der eines Erwachsenen gleicht. Ein weiterer Wachstumsschub zwischen dem 10. und 12. Lebensjahr führt fast zur Verdoppelung ihrer Größe. Mit der Pubertät kommt es dann zum Rückgang auf die endgültige Größe, die mit dem 20. Lebensjahr erreicht wird. Im Alter nimmt das lymphatische Gewebe dann stark ab.

Die normale Blutbildung nimmt von frühen undifferenzierten Zellen, den sog. pluripotenten Stammzellen ihren Ausgang. Sie haben die Fähigkeit, sich in alle nachfolgenden Zellreihen der Hämatopoese weiter zu differenzieren, sodass letztendlich die zirkulierenden Zellen des Blutes wie Erythrozyten, Granulozyten, Monozyten, Thrombozyten und Lymphozyten entstehen. Die Differenzierung von pluripotenten Stammzellen zu reifen funktionstüchtigen Effektorzellen wird durch wenige Schlüs-

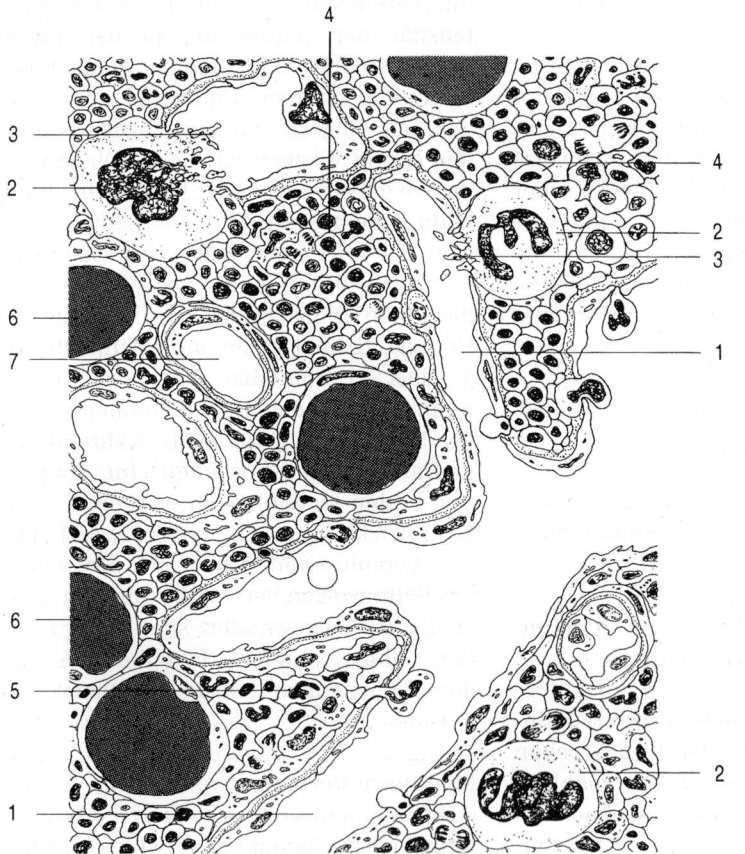

Abb. 8-7: Schematische Darstellung des Knochenmarks.
1 Sinusoide;
2 Megakaryozyt;
3 Thrombozyten;
4 Erythroblasten;
5 Granulozyt;
6 Fettzelle;
7 Arteriole.

selgene reguliert. So bewirkt z. B. die Aktivierung von GATA 1 die Ausbildung der Erythrozyten, während die Transkriptionsfaktoren PU.1 und C/EBPα pluripotente Stammzellen zur Entwicklung von Granulozyten bzw. Monozyten veranlassen.

8.3.2
Knochenmark

Das Knochenmark (Abb. 8-7) füllt die Markhöhlen der Röhrenknochen und die Lücken zwischen den Spongiosabälkchen. Schon makroskopisch kann man nach der Farbe rotes und gelbes Knochenmark unterscheiden. In den ersten Lebensjahren findet man ausschließlich rotes, d. h. Blut bildendes Knochenmark. Mit zunehmendem Lebensalter wird dieses vor allem in der Markhöhle der Röhrenknochen in gelbes Knochenmark (Fettmark) umgewandelt. Beim Erwachsenen findet man daher rotes Knochenmark nur mehr in den Epiphysen der Röhrenknochen sowie in den spongiösen Knochen des Rumpfes (Wirbel, Rippen, Brustbein, Becken) und in den Schädelknochen.

Die Gesamtmasse des Knochenmarks beträgt im Mittel 3,5 % des Körpergewichts, beim Erwachsenen also ca. 2.600 g. Dabei entfallen auf die Blut bildenden Zellen insgesamt etwa 400 g (180 g Zellen der Erythropoese, 180 g Zellen der Leukopoese und 40 g Zellen der Thrombopoese). Normalerweise ist ab dem 10. Lebensjahr gleich viel rotes und gelbes Knochenmark vorhanden. Im Bedarfsfall, z. B. bei schweren Blutverlusten, kann das Fettmark wieder in Blut bildendes Knochenmark umgewandelt werden.

Für die klinische Untersuchung kann man Knochenmark durch Aspiration (vor allem aus dem Brustbein) erhalten. Dazu wird unter Lokalanästhesie eine spezielle großlumige Nadel durch den Knochen geführt und eine kleine Menge an Knochenmark angesaugt. Die erhaltene Probe kann dann in Art eines Blutausstrichs weiter verarbeitet und gefärbt werden.

8.3.2.1
Rotes Knochenmark
(Medulla ossea rubra)

Das Grundgewebe des roten Knochenmarks (Abb. 8-8) wird von retikulärem Bindegewebe, das viele Fettzellen enthält, gebildet. In diesem Maschenwerk liegen die Zellen der Granulo-, Erythro-, und Thrombopoese und im kleinen Ausmaß der Lymphopoese. Außerdem kommen reife Blutzellen und Makrophagen vor. Das Knochenmark wird von einem gut ausgebildeten Netz aus sinusoidalen Kapillaren (Durchmesser 25 – 40 μm) durchzogen, das von den Arteriae nutriciae, die in den Knochen eindringen, gespeist wird. Die Sinus werden von einem fenestrierten Endothel ausgekleidet. Die Blutzellen, die im Maschenwerk des retikulären Bindegewebes gebildet werden, müssen die Wand der Sinus durchqueren, um in die Blutbahn zu gelangen. Im Knochenmark sind keine Lymphgefäße vorhanden. Eine Unterscheidung hämopoetischer Zellen aufgrund ihrer Morphologie wird umso schwieriger, je undifferenzierter die Zellen sind. Die pluripotente Stammzelle und die primitive Progenitorzelle sind morphologisch nicht eindeutig voneinander abgrenzbar.

Pluripotente Stammzelle (Hämozytoblast). Die verschiedenen Arten von Blutzellen gehen alle auf eine gemeinsame pluripotente Stammzelle, den Hämozytoblasten, zurück. Unter den Bedingungen der Homöostase wird bei jeder Teilung eine der Tochterzellen wieder zur Stammzelle, während die andere Zelle den untergeordneten Kompartimenten zugeführt wird.

Stammzellen sind pluripotent, d. h. sie sind in der Lage, sämtliche Zelltypen des lymphohämopoetischen Systems hervorzubringen. Diese Eigenschaft ermöglicht bei einer Knochenmarkübertragung die

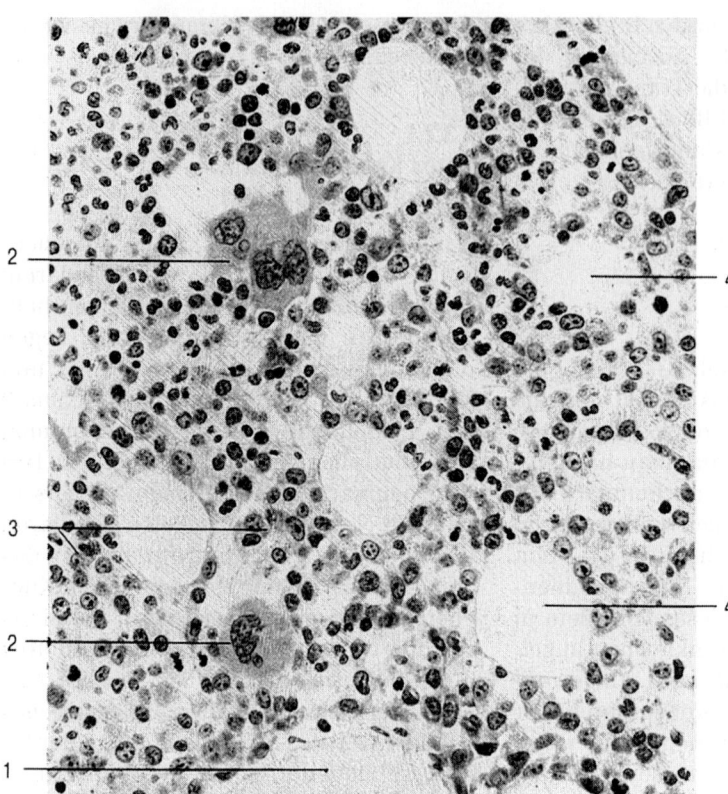

Abb. 8-8: Lichtmikroskopische Aufnahme des menschlichen Knochenmarks.
1 Knochenbälkchen;
2 Megakaryozyt;
3 Erythroblasten;
4 Fettzellen.

Repopulation des hämopoetischen Systems des Empfängerorganismus.

Die meisten Stammzellen befinden sich während des gesamten Lebens in einem Ruhestadium (G_0-Phase), sodass die Hämopoese nur von einer limitierten Anzahl von Stammzellen aufrechterhalten wird. Der relative Anteil von Stammzellen im Knochenmark ist im Vergleich zu jener von anderen Zellen gering. So ist nur eine Zelle von 1.000 Knochenmarkzellen eine hämopoetische Stammzelle.

Morphologisch ist die Stammzelle (Hämozytoblast) durch einen dichten, runden Kern und ein schmales, basophiles Zytoplasma charakterisiert und zeigt in ihrem Aussehen damit Ähnlichkeiten zu kleinen Lymphozyten. Elektronenmikroskopisch lassen sich im Chromatingerüst des Zellkerns 1–2 große Nucleolen nachweisen. Golgi-Apparat, endoplasmatisches Reticulum und Lysosomen fehlen in den Stammzellen. Sie enthalten aber eine größere Zahl von Mitochondrien. Die Hämozytoblasten treten schon sehr früh in der Keimentwicklung auf. Beim Erwachsenen kommen Hämozytoblasten außer im Knochenmark auch vereinzelt im Blut vor (4 Hämozytoblasten auf 10^5 Leukozyten).

Die Pluripotenz hämopoetischer Stammzellen, d. h. die Fähigkeit das gesamte lympho-hämopoetische System zu regenerieren, konnte mit Hilfe von genetischen Markern gezeigt werden. Hämopoetische Stammzellen (die daher auch als „colony forming units in the spleen", CFU-S, bezeichnet wurden) können durch ihre Fähigkeit identifiziert werden, in der Milz von letal bestrahlten Mäusen hämopoetische Zellkolonien zu bilden. Durch Verwendung chromosomaler Marker konnte die Klonalität der entstandenen Kolonien bewiesen werden. Die Zahl der entstandenen Knötchen in der Milz der Empfängermaus kann als Maß für die Zahl der injizierten Stammzellen genommen werden. CFU-S-Zellen können bereits in geringsten Konzentrationen verabreicht, das gesamte lymphohämopoetische System einer letal bestrahlten Maus wiederherstellen. Weiter wurde gezeigt, dass auch die Mastzellen Abkömmlinge von CFU-S sind.

Determinierte hämopoetische Vorläuferzellen (Progenitoren). Das Kompartiment pluripotenter Stammzellen steht funktionell in enger Beziehung zum nachgeordneten Kompartiment der hämopoetischen Progenitoren. Die pluripotenten Stammzellen (Hämozytoblasten) können sich durch differentielle Zellteilung und Differenzierung zu den Vorläuferzellen der einzelnen Bildungsreihen (erythropoetisch, myeloisch und mekaryoblastisch determinierte Vorläuferzelle) entwickeln. Diese Zellen sind meist nur mehr uni- oder bipotent, d. h. sie sind auf eine oder zwei Differenzierungsrichtungen determiniert und haben die Fähigkeit zur extensiven Selbsterneuerung weitgehend verloren. Eine derartige Vorläuferzelle entsteht somit am Anfang der später kurz dargestellten Entwicklungsreihen. Die Vorläuferzellen der verschiedenen Entwicklungsreihen sehen morphologisch gleich aus und sind als relativ kleine, basophile Zellen von den Hämozytoblasten kaum zu unterscheiden. Durch die Wirkung spezifischer Differenzierungsfaktoren, den Poetinen, werden sie nun in in die speziellen, morphologisch unterscheidbaren Blasten umgewandelt. Die weitere Entwicklung führt dann über mehrere Teilungsschritte und unter fortschreitender Differenzierung (Rückgang der Basophilie durch Abnahme des rauen endoplasmatischen Reticulums; Auftreten zellspezifischer Organellen und Proteine) zu den ausgereiften Blutzellen.

Seit der Einführung von semisoliden Kulturmedien wie Agar und Methylzellulose ist man in der Lage, Progenitoren in vitro zur Proliferation und Differenzierung anzuregen, und sie so quantitativ und qualitativ zu erfassen. Durch Zugabe von wachstumsstimulierenden Faktoren entwickeln sich aus einer Progenitorzelle Tochterzellen, welche ausdifferenzieren und im Mikroskop identifiziert werden können. Dabei kann zwischen Cluster (< 50 Zellen), Kolonie (> 50 Zellen) und Burst (Kolonie mit mehreren Zentren) unterschieden werden. Diese klonogenen Zellen werden deshalb auch als burst-forming-unit (BFU), colony-forming-unit (CFU) oder colony-forming cell (CFC) bezeichnet. Durch Prä- oder Postfix wird angegeben, zu welchem Zelltyp die Progenitoren ausdifferenzieren (E: Erythrozyten; Eo: Eosinophile Granulozyten; Mast: Mastzellen; Mix oder Muli: gemischte Kolonien). So wird z. B. eine „Colony-Forming-Cell", die sich zu Megakaryozyten entwickelt, mit „Meg-CFC", eine die sich zu eosinophilen Granulozyten differenziert mit Eo-CFC bezeichnet.

Regulation der Hämopoese. Die Entwicklung der reifen Endzellen aus den Stammzellen wird durch humorale Wachstumsfaktoren (Hämopoetine) gesteuert. Viele Hämopoetine können dabei die Zellen aus mehreren unterschiedlichen Zellreihen beeinflussen (Pleiotropie). Eine Ausnahme stellt nur das Erythropoetin dar, das nur eine einzige Zellreihe stimuliert. Zudem kann im Allgemeinen ein Wachstumsfaktor auch in Abhängigkeit vom genetischen Programm einer Zelle mehrere Aufgaben erfüllen.

Die Hämopoetine entfalten ihre biologische Aktivität in sehr geringen Konzentrationen (10^{-10} bis 10^{-12} M). Sie können autokrin (Faktor stimuliert die Zelle selbst), parakrin (lokal im Gewebe) und, in einigen wenigen Fällen, auch systemisch (endokrin) wirken. Die Antwort auf die Bindung eines Hämopoetins an seinen hochspezifischen Rezeptor ist u.a. abhängig vom Reifungsgrad der Zelle. So lässt GM-CSF in vitro Progenitoren proliferieren, unter-

Tabelle 8-1: Übersicht über die geformten Bestandteile des Blutes

Blutkörperchen	Zahl (Mittelwert)	Durchmesser im Ausstrich in µm	Zellkern	Zellleib	Amöboide Beweglichkeit	Phagozytose	Lebensdauer Halbwertszeit im Blut
Rote Blutkörperchen: Erythrozyten	$4,3–5,9° \cdot 10^6$ im µl	7,5	–	azidophil homogen	–	–	120 Tage
Weiße Blutkörperchen: Leukozyten Granulozyten	4.000–10.000 im µl (7.000)						
neutrophile davon: segmentkernige stabkernige	50–75% (53,0) (40,5) (9,5)	9–12	gelappt stark segmentiert 2–5 Segmente	schwach azidophil granuliert feine neutrophile Granulationen	+++	++ Mikrophagen	8 Tage 6–7 Stunden
eosinophile	1–4% (3,2)	11–14	2(–3) Segmente „Hantelkern"	grobe, azidophile Granulationen	++	+	12 Tage 8 Stunden
basophile	0–1% (0,6)	8–11	wenig gelappt bis kugelig	grobe, basophile Granulationen	+	–	5–6 Stunden
Lymphozyten	20–40% (36,1)	7–10	kugelig dunkel gefärbt	schwach basophil nichtgranuliert schmaler Saum	+	–	wenige Tage bzw. 18 Monate bis 20 Jahre
Monozyten	2–8% (7,1)	12–20	eingekerbt („nierenförmig") exzentrisch	schwach basophil nichtgranuliert groß	++	+ +++ als Makrophagen	Monate–Jahre 8–9 Stunden
Blutplättchen: Thrombozyten	150.000–350.000 im µl (250.000)	1–4	–	schwach basophil oft granuliert	–	+	9–12 Tage 5–6 Tage

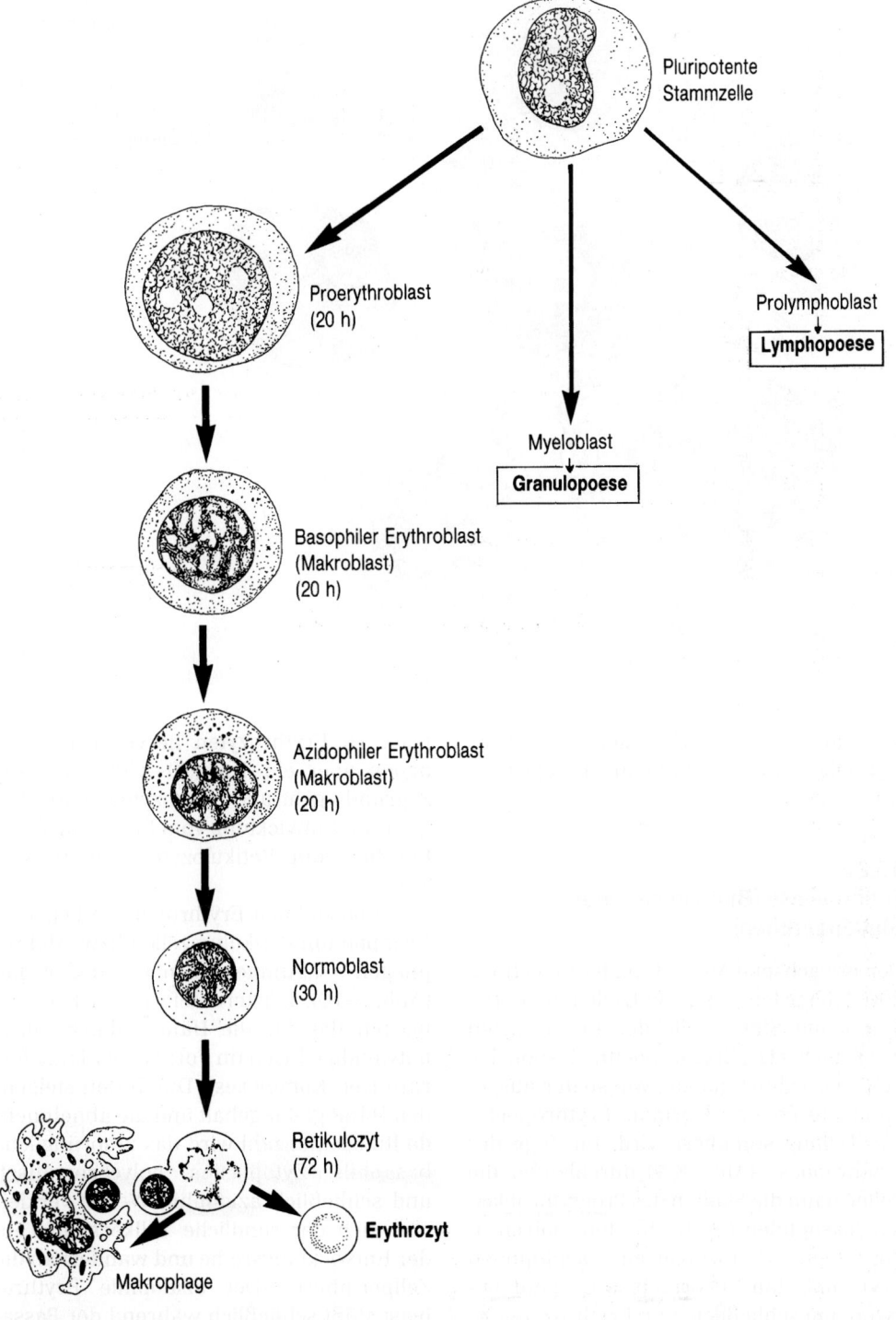

Pluripotente
Stammzelle

Proerythroblast
(20 h)

Prolymphoblast

Lymphopoese

Myeloblast

Granulopoese

Basophiler Erythroblast
(Makroblast)
(20 h)

Azidophiler Erythroblast
(Makroblast)
(20 h)

Normoblast
(30 h)

Retikulozyt
(72 h)

Erythrozyt

Makrophage

Abb. 8-9: Schema der Erythropoese im Knochenmark.

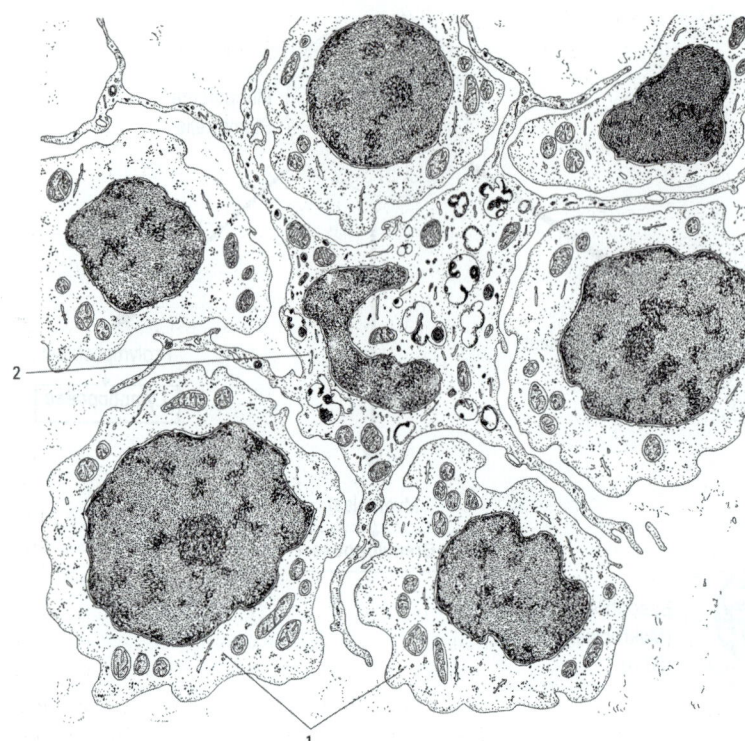

Abb. 8-10: Erythroblasteninsel aus dem Knochenmark.
1 Erythroblasten mit kondensiertem Zellkern;
2 Makrophage.

stützt aber bei reifen Granulozyten nur das Überleben und die Funktion (Phagozytose).

8.3.2.2
Erythropoese (Bildung der roten Blutkörperchen)

Der erwachsene Mensch bildet täglich ca. 200 Milliarden roter Blutzellen neu. Die unipotente Stammzelle der Erythrozyten wird auch als „Erythropoetin Responsive Cell" bezeichnet, da sie, wie später ausgeführt, durch das Hormon Erythropoetin zur Teilung stimuliert wird. Im Zuge der Erythropoese (Abb. 8-9) durchlaufen die Zellen dann die Stadien des Proerythroblasten, basophilen Erythroblasten, polychromatischen Erythroblasten, azidophilen Erythroblasten (Normoblast), Retikulozyten, um schließlich zum Erythrozyten zu werden. Auf jede Erythroblastenstufe folgt eine Mitose, sodass ein einzelner Erythro-

blast 16 Erythrozyten hervorbringt, von denen aber ein Teil (10–15%) vorzeitig zugrunde geht und phagozytiert wird. Die gesamte Entwicklung vom Proerythroblasten bis zum Retikulozyten dauert 4–5 Tage.

Die basophilen Erythroblasten liegen in Gruppen um Retikulumzellen bzw. Makrophagen („Ammenzellen") angeordnet (Abb. 8-10). Letztere liefern den Erythroblasten das für die Hämoglobinsynthese notwendige Eisen (in Form eines Transferrin-Eisen-Komplexes). Durch den steigenden Hämoglobingehalt und die abnehmende Ribosomenzahl wird das ursprüngliche basophile Zytoplasma polychromatisch und schließlich azidophil. Weiter verkleinert sich der rundliche Zellkern im Lauf der Entwicklungsreihe und wandert an die Zellperipherie. Der azidophile Erythroblast stößt schließlich während der Passage des Sinusendothels den pyknotisch gewordenen Zellkern aus und wird zum Retikulozyten. Die Bezeichnung bezieht sich auf das Vorkommen von netzförmig angeordneten Resten von RNS (Substantia granulo-filamentosa) im Zytoplasma des Retikulozyten. Ein kleiner Teil dieser jugendlichen Erythrozyten (< 1 %) verlässt das Knochenmark vor der endgültigen Ausreifung. Eine Zunahme der Retikulozyten im Blut deutet, solange die Zahl der Retikulozyten im Knochenmark nicht abnimmt, auf eine vermehrte Neubildung von Erythrozyten hin. Eine starke Zunahme der Erythrozyten im Blut (Polyglobulie) bei gleichzeitiger Verminderung der Retikulozyten im Knochenmark, ist ein Hinweis für eine beschleunigte Freisetzung dieser Zellen in die Zirkulation ohne entsprechende Neubildung im Knochenmark.

Die Erythropoese im Knochenmark unterliegt einer fein abgestimmten Regulierung. Blutverlust hat eine verstärkte Neubildung von Erythrozyten zur Folge. Auch ein längerer Aufenthalt im Gebirge führt zur Stimulierung der Erythrozytenneubildung, da der Organismus einen verminderten Sauerstoffpartialdruck durch eine Vermehrung der zirkulierenden Erythrozyten ausgleicht. Eine schlechte Sauerstoffversorgung der Gewebe führt zur vermehrten Abgabe von Erythropoetin aus der Niere. Die Vermutung, dass von den intraglomerulären Mesangialzellen Erythropoetin gebildet wird, hat sich nicht bestätigen lassen. Man nimmt zur Zeit an, dass dieses Hormon von Fibroblasten oder Endothelzellen der peritubulären Kapillaren im Bereich der Nierenrinde produziert wird. Es regt die Erythropoese an, indem es die Erythropoetin-sensitiven Stammzellen (ERC) zur Steigerung ihrer Mitoserate und zur Differenzierung in Erythroblasten veranlasst. Ist die Erythropoetinproduktion vermindert, wie dies z. B. bei bestimmten Nierenerkrankungen vorkommt, kommt es durch Herabsetzung der Neubildung roter Blutzellen zu einer Anämie.

8.3.2.3
Granulopoese (Bildung der Granulozyten)

Bei einem Menschen von 70 kg Körpergewicht werden täglich 150×10^9 Granulozyten gebildet und etwa ebenso viele abgebaut. Die auffallendsten morphologischen Veränderungen an den verschiedenen Reifungsstadien der Zellen der Granulopoese sind eine zunehmende Segmentierung der Zellkerne und das Auftreten von charakteristischen zytoplasmatischen Granula (Abb. 8-11).

Die gemeinsame Stammform aller Granulozyten ist der Myeloblast. Diese etwa 10 – 15 μm große Zelle weist einen großen, ovalen, hellen Zellkern mit zwei oder mehreren Nucleoli auf. Im spärlich ausgebildeten, basophilen Zytoplasma finden sich Azurgranula (unspezifische oder primäre Granula), die lysosomale Enzyme enthalten. Aus den Myeloblasten gehen die Promyelozyten hervor. Dies sind große (20 μm) basophile Zellen. Sie enthalten noch unspezifische Granula. Die nächste Reifungsstufe sind die Myelozyten. Sie sind die letzten Zellen der Granulozytenreihe, die sich noch mitotisch teilen. Ihr anfangs basophiles Zytoplasma wird durch den Verlust von Ribosomen zunehmend azidophil. Gleichzeitig bilden sich die spezifischen, neutrophilen, eosinophilen oder basophilen Granula, die für die verschiedenen reifen Granulozytenformen charakteristisch sind, aus. Parallel dazu verkleinert sich der Zellkern und erscheint zunehmend abgeflacht. Schließlich wird er nierenförmig oder stabförmig gebogen. Die Zelle wird dann als Metamyelozyt klassifiziert. Dieser leitet zu den jungen stabkernigen Granulozyten über. Während der weiteren Entwicklung wird der Kern durch Einschnürungen untergliedert (segmentkerniger Granulozyt). Erst die reifen Granulozyten sind amöboid beweglich. Die Entwicklung vom Promyelozyten bis zum (neutrophilen) Myelozyten dauert 4 – 7

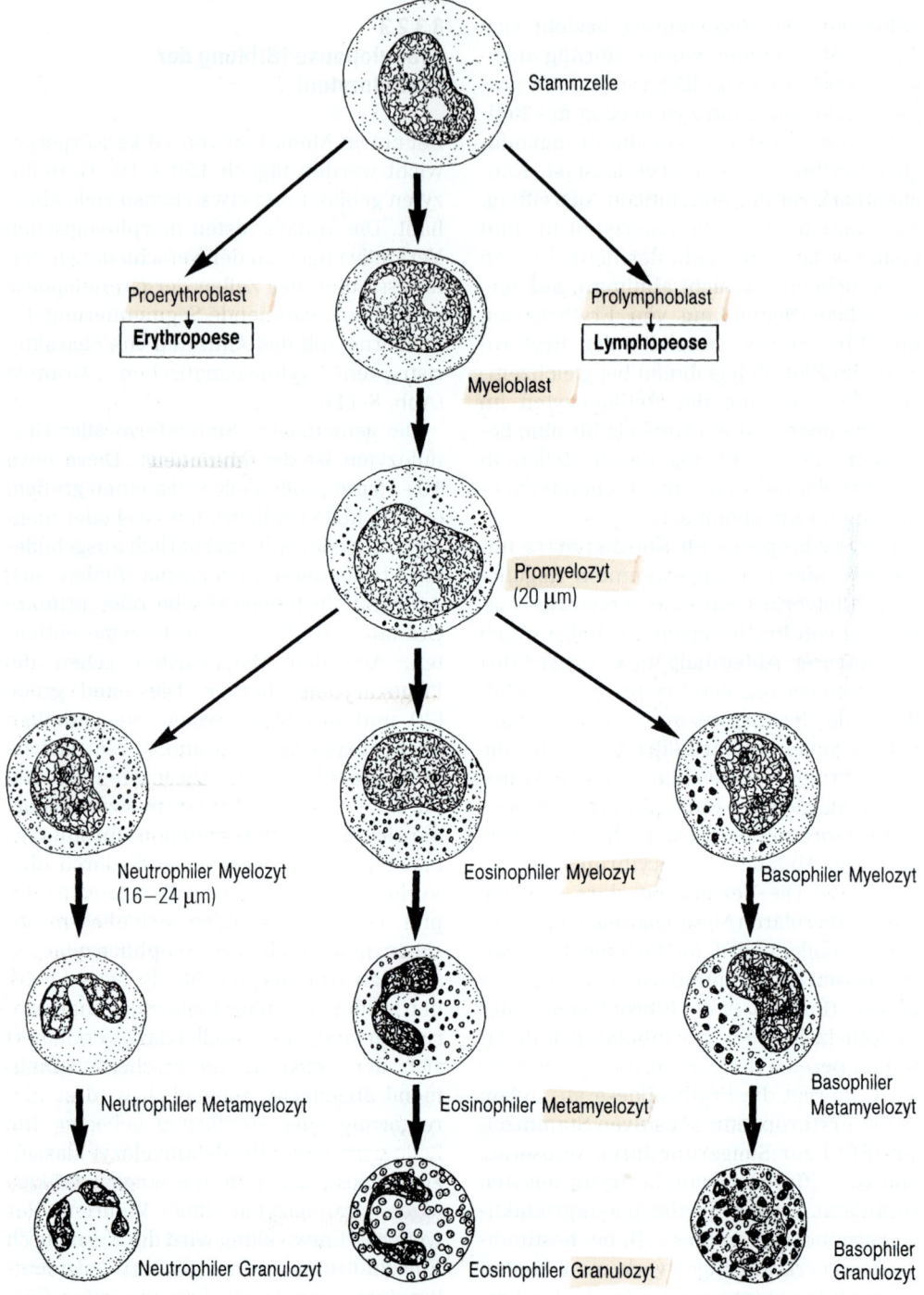

Abb. 8-11: Schema der Granulopoese (Myelopoese) im Knochenmark.

Tage, die weitere Reifung nochmals 4–6 Tage.

Die Faktoren, die die Granulopoese regulieren, sind noch wenig bekannt. Möglicherweise spielt ein humoraler Faktor, das „Leukopoetin", dabei eine ähnliche Rolle, wie das Erythropoetin bei der Erythropoese.

Die Anzahl von Granulozyten im Knochenmark übertrifft die der im Blutkreislauf zirkulierenden bei weitem (Faktor 15–40). Dies hängt u. a damit zusammen, dass die Reifung der Granulozyten in der Regel im Knochenmark vollständig zu Ende geführt wird. Von kleinen Schwankungen abgesehen, bleibt die Granulozytenzahl im Blutkreislauf normalerweise konstant. Kommt es aber zu einer bakteriellen Infektion, steigt die Zahl der zirkulierenden Leukozyten, vor allem der neutrophilen Granulozyten, rapide an. Dies wird als Leukozytose bezeichnet. Im Blut findet man dann auch vermehrt Metamyelozyten. In der Klinik wird dies als „Linksverschiebung" bezeichnet. Dies deutet auf eine gesteigerte Granulopoese hin.

Eine Vermehrung der Zahl von übersegmentierten Granulozyten, wie sie etwa bei der perniziösen Anämie beobachtet wird, nennt man „Rechtsverschiebung".

Granulozyten bleiben nur kurze Zeit im Blut. Sie wandern dann ins Bindegewebe aus, wo sie ihre restliche Lebenszeit von ca. einer Woche verbringen.

8.3.2.4
Bildung der Monozyten

Bei der Entwicklung der Monozyten lassen sich nacheinander die Stadien der Promonozyten, Monozyten und Makrophagen unterscheiden. Die Promonozyten sind etwas größer als die Monozyten, ansonsten aber von diesen kaum abgrenzbar. Nach kurzer Zeit differenzieren sie sich zu Monozyten und treten in die Blutbahn ein, wo sie ca. 10 Stunden verweilen. Die Entwicklung ist mit der Ausschleusung aus dem Knochenmark noch nicht beendet. Die Mo-

nozyten können sich zu Makrophagen bzw. zu verschiedenen anderen Zelltypen des mononukleären phagozytierenden Systems (MPS), wie z. B. Osteoklasten, weiter differenzieren.

8.3.2.5
Thrombopoese (Bildung von Blutplättchen)

Die Bildung der Blutplättchen (Abb. 8-12) erfolgt durch die Knochenmarkriesenzellen, die Megakaryozyten. Infolge ihrer Größe (Durchmesser 50–100 μm) sind sie im Knochenmark leicht zu identifizieren. Meist liegen sie in unmittelbarer Nähe zu Gefäßen. Gelegentlich werden sie auch im Blut selbst beobachtet. Sie haben einen gelappten, hochpolyploiden (bis zu 64n) Kern. Das ausgedehnte, schwach eosinophile Zytoplasma enthält zahlreiche Azurgranula.

Megakaryozyten entwickeln sich aus Megakaryoblasten, die über eine Vorläuferzelle aus Hämozytoblasten entstehen. Die Megakaryoblasten sind dabei die erste morphologisch identifizierbare Stufe der Thrombozytenentwicklungsreihe. Sie haben einen Durchmesser von 15–50 μm. Ihr Zellkern ist groß, oval oder nierenförmig und weist zahlreiche Nukleolen auf. Das Zytoplasma enthält viele freie Ribosomen und erscheint deswegen basophil.

Blutplättchen entstehen dadurch, dass die Plasmamembran der Megakaryozyten zisternenartige Einstülpungen („Demarkationsmembranen") ausbildet. Diese grenzen zylinderförmige Territorien voneinander ab, die dann weiter in etwa 3 μm große Fragmente, die Blutplättchen, zerlegt werden. Nach dem Zerfall des Zytoplasmas in zahlreiche Thrombozyten geht auch der Kern des Megakaryozyten zugrunde und wird von Makrophagen und Retikulumzellen des Knochenmarks phagozytiert. Der gesamte Vorgang der Thrombopoese – vom Erscheinen des Megakaryoblasten bis zur Bildung der Blutplättchen – dauert circa 10 Tage. Neuere Untersuchungen spre-

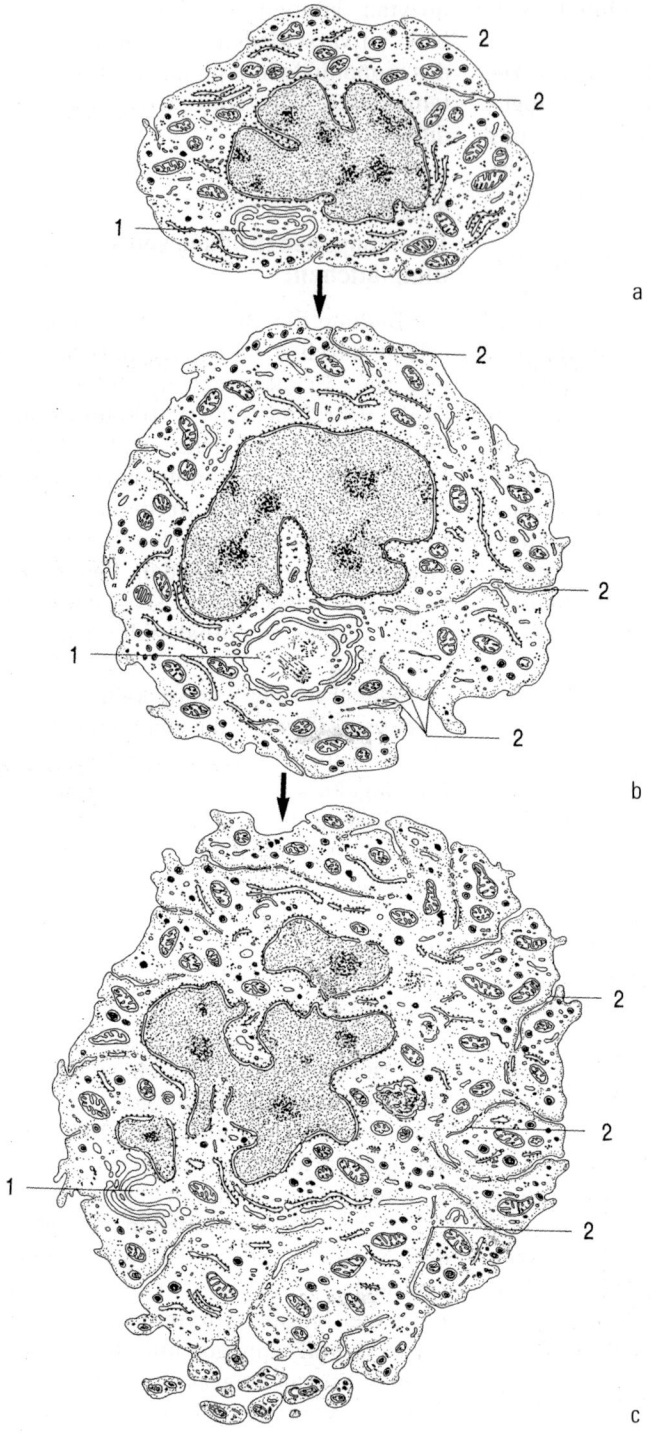

Abb. 8-12: Schematische Darstellung der Megakaryozytenreifung (nach BENTFELD-BARKER und BAINTON).
a) unausgereifter Megakaryozyt.
b) reifender Megakaryozyt.
c) Plättchen bildender Megakaryozyt.
1 Golgi-Feld; 2 Demarkationsmembran.

a

b

c

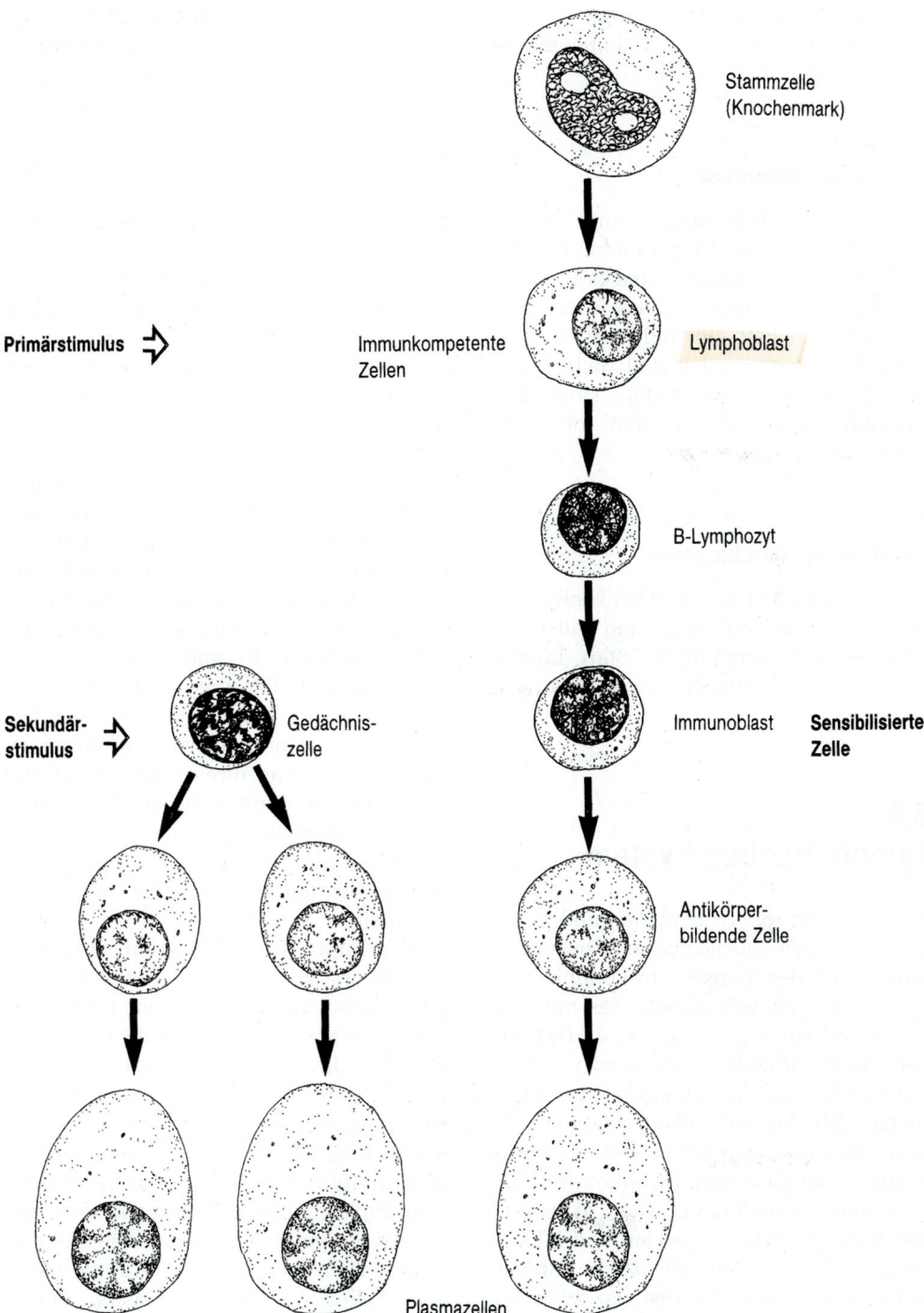

Abb. 8-13: Schema der Lymphopoese.

chen dafür, dass die Thrombopoese durch ein Hormon, das sog. Thrombopoetin, gefördert und gesteuert wird.

8.3.2.6
Gelbes Knochenmark

Mit zunehmendem Alter kommt es, wie schon erwähnt, zur Umwandlung des Blut bildenden, roten Knochenmarks in gelbes Knochenmark (Fettmark). Die Retikulumzellen lagern Fett ein und werden so in Fettzellen umgewandelt. Bei Bedarf, z. B. bei größeren Blutverlusten, kann eine Rückdifferenzierung in Blut bildendes Mark erfolgen.

8.3.2.7
Gelatinöses Knochenmark

Als Alterserscheinung und bei verschiedenen auszehrenden Krankheiten findet man gelatinöses Knochenmark. Statt Lipiden enthalten die Fettzellen eine gelatinöse Substanz.

8.4
Lymphatisches System

Neben einem relativ einfachen und phylogenetisch alten, unspezifischen Abwehrsystem besitzt der Mensch ein kompliziertes spezifisches Abwehrsystem, das auch als Immunsystem bezeichnet wird. Das unspezifische Abwehrsystem wird von Granulozyten, Monozyten und Gewebsmakrophagen (Histiozyten) gebildet. Das spezifische Abwehrsystem beruht auf den spezifischen Aktionen von Lymphozyten, die aber mit Unterstützung von „akzessorischen Zellen" wie Monozyten und Makrophagen ablaufen. Mit Hilfe des Immunsystems kann der Organismus zwischen „selbst" und „fremd" unterscheiden und seine biologische Identität wahren.

Substanzen, die eine spezifische Immunantwort auslösen können, werden als Antigene bezeichnet. Bei den meisten Antigenen handelt es sich um Makromoleküle, deren Molekulargewicht über 3.000 liegt (z. B. körperfremde Proteine, Polysaccharide und Lipoproteine von Bakterien, etc.). Niedermolekulare Verbindungen können durch Kopplung an ein Trägerprotein antigene Wirkung bekommen (Haptene). Neben körperfremdem Antigen kann unter bestimmten Umständen auch körpereigenes Material eine Immunantwort bewirken (Autoimmunkrankheiten).

Träger der Immunantwort sind die immunologisch kompetenten T- und B-Lymphozyten und ihre Folgestadien (Abb. 8-13). Sie können zwischen körpereigenen und fremden Substanzen unterscheiden und sind damit „immunkompetent". Beiden Lymphozytenpopulationen ist gemeinsam, dass sie an ihrer Zelloberfläche Rezeptorprotein tragen, mit denen sie ganz spezifisch Antigene erkennen und binden können. B- und T-Lymphozyten unterscheiden sich aber in der Art ihrer Immunantwort, sodass man zwischen humoraler Immunität (vermittelt durch B-Lymphozyten und ihre Folgestadien) und zellulärer Immunität (über T-Lymphozyten) unterscheiden kann.

Die Immunantwort läuft bei beiden Formen zweistufig ab. Zunächst wird beim erstmaligen Kontakt mit einem Antigen eine primäre Immunreaktion ausgelöst. Sie tritt erst nach einer gewissen Zeit ein. Ihr wesentliches Ergebnis ist neben der Bildung einer begrenzten Zahl von Effektorzellen das Entstehen von Gedächtniszellen (Memory Cells), die sich auch noch nach langer Zeit an dieses bestimmte Antigen „erinnern" können. Sie lösen beim erneuten Auftreten dieses Antigens die sekundäre Immunreaktion aus. Diese erfolgt in zwei Stufen. Zuerst werden die antigenstimulierten Lymphozyten in große basophile Zellen, sog. Immunoblasten, umgewandelt. Diese Zellen machen dann eine klonale Proliferation durch, d. h. aus jedem Immunoblasten geht durch wiederholte mitotische Teilung eine Kolonie (Klon)

Abb. 8-14: Schema der Bildung der immunkompetenten B- und T-Lymphozyten (aus JELKMANN und SINOWATZ, 1996).

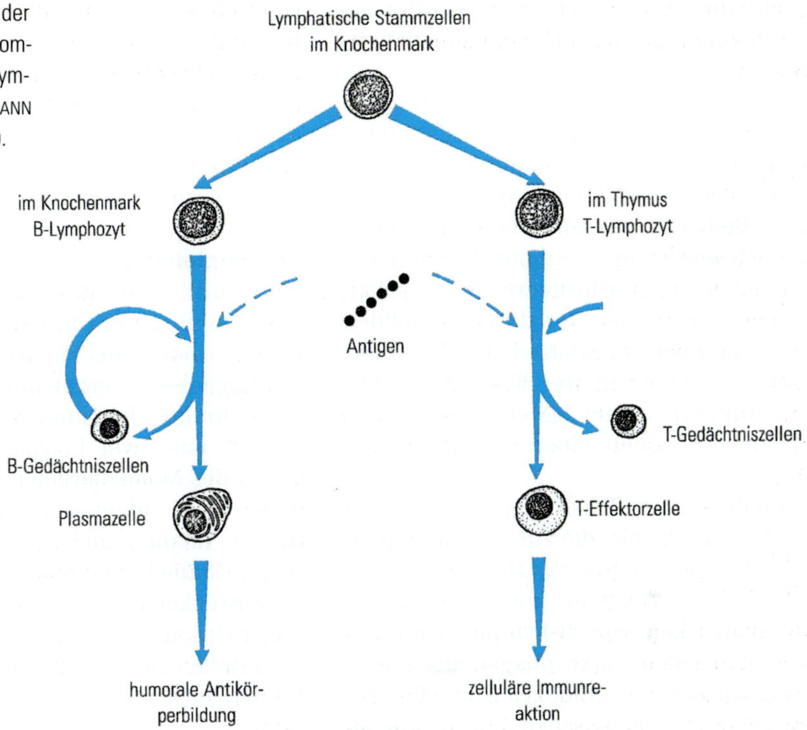

8.4.1
Humorale Immunität

identischer Zellen hervor. Damit entsteht sehr schnell eine große Zahl antigendeterminierter Lymphozyten. Durch die klonale Zellvermehrung werden Lymphozyten produziert, die selektiv mit nur einem Antigen reagieren („Clonal selection").

Die Unterscheidung der T-Lymphozyten (bzw. auch der verschiedenen T-Zellformen) und der B-Lymphozyten ist nur mit immunologischen Methoden möglich. Die einzelnen Subpopulationen der T-Lymphozyten besitzen in ihrer Zellmembran unterschiedliche Antigene. Mit markierten monoklonalen Antikörpern gegen diese Membranantigene können sie differenziert werden. Ferner besitzen T-Lymphozyten die Fähigkeit, sich mit ihren Oberflächenrezeptoren an Schaferythrozyten zu binden. Dabei bilden die Lymphozyten mit den Erythrozyten rosettenförmige Aggregate.

Die B-Lymphozyten (Bone-Marrow-Lymphozyten) sind Vorläufer der Plasmazellen, die Antikörper sezernieren. Plasmazellen sind die Endzellen der B-Lymphozyten-Reihe. Sie besitzen ein stark entwickeltes raues endoplasmatisches Reticulum und einen Zellkern, dessen Chromatin eine „radspeichenartige" Anordnung aufweist. Die Plasmazellen produzieren spezifische Antikörper, die in Gewebe und Blut gelangen (humorale Immunität) und dort die Antigene in Form von Antigen-Antikörper-Komplexen binden und unschädlich machen. Diese Komplexe werden dann von phagozytierenden Zellen (Makrophagen, eosinophilen Granulozyten) abgebaut.

Voraussetzung einer Aktivierung von B-Zellen ist eine Interaktion mit T-Helferzellen oder die Bindung von Wachstums -und Differenzierungsfaktoren aus T-Lymphozyten. Ohne diese Stimulierung werden die B-Zellen durch Bindung von Antigenen inaktiviert.

Die Immunreaktion der B-Lymphozyten erfolgt vorwiegend in den B-Zell-Arealen (Lymphfollikel der Lymphknoten; Milzfollikel etc.) der peripheren lymphatischen Organe. Beim erstmaligen Kontakt mit einem Antigen werden die Lymphozyten zu B-Immunoblasten transformiert. Sie machen eine klonale Proliferation durch und bilden als lymphoide Plasmazellen Antikörper vom IgM-Typ (primäre Plasmazellreaktion). Antikörper vom IgM-Typ treten also als erstes Zeichen einer Immunreaktion auf.

Auf diese erste Phase folgt eine Reaktion des Lymphfollikels, die zur Ausbildung eines Reaktionszentrums (Keimzentrums) führt. Diese erfolgt im konzertierten Zusammenwirken von B-Lymphozyten mit Retikulumzellen, Makrophagen und T-Helferzellen. Die B-Lymphozyten werden dabei zu großen blastischen Zellen, die im Keimzentrum liegen (Zentroblasten), transformiert. Durch klonale Proliferation entsteht aus dem Zentroblasten eine große Zahl kleiner Zentrozyten. Nach Verlassen des Keimzentrums übernehmen sie als determinierte Lymphozyten u. a. die Rolle von Gedächtniszellen. Beim erneuten Kontakt mit dem gleichen Antigen kommt es dann zur sekundären Immunreaktion des B-Zell-Systems (sekundäre Plasmazellreaktion). Sie führt zur Bildung der typischen Plasmazellen, die Antikörper vom IgG-Typ sezernieren.

Immunglobuline. Die von den Plasmazellen sezernierten Antikörper sind Proteine, die im Blut in der Gammaglobulinfraktion nachweisbar sind. Sie werden daher als Immunglobuline bezeichnet.

Ein Immunglobulinmolekül (Abb. 8-15) besteht aus zwei Polypeptidketten. Aufgrund des Molekulargewichtes lassen sich dabei zwei identische schwere Ketten (Heavy Chains) und zwei leichte Ketten (Light Chains) unterscheiden, die über Disulfidbrücken zu einem Molekül von Y-förmiger Gestalt verbunden werden. Die Bindungsstellen für die Antigene sind an den Enden der beiden paarigen Schenkel lokalisiert.

Wird ein Immunglobulin mittels des Enzyms Papain gespalten, so erhält man drei Fragmente (2 F_{ab} und ein F_c). F_{ab} (Fragment Antigen Binding) bedeutet, dass dieses Fragment jenen Bereich des Antikörpers enthält, der ein Antigen binden kann.

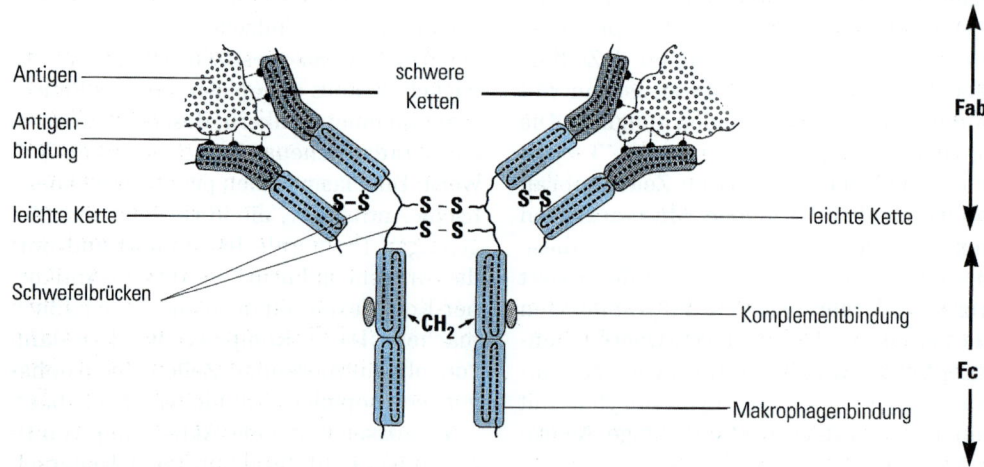

Abb. 8-15: Schematische Darstellung eines Immunglobulinmoleküls (IgG) (aus JELKMANN und SINOWATZ, 1996).

Fc steht für „Fragment Crystallizable", d.h., unter Laborbedingungen ist dieser Teilbereich eines Antikörpers kristallisierbar.

Beim Menschen lassen sich 5 Haupttypen von Immunglobulinen unterscheiden: IgG, IgA, IgM, IgD und IgE.

IgG besitzt ein Molekulargewicht von ca. 150.000 und ist der am häufigsten vorkommende Antikörpertyp. Er macht etwa 75 % der gesamten Serumimmunglobuline aus. IgG ist zudem der einzige Antikörpertyp, der die Plazentaschranke passieren und vom mütterlichen Blut in den kindlichen Kreislauf gelangen kann. Es gewährt daher Säuglingen während der ersten Lebenswochen, in denen ihr eigenes Immunsystem erst allmählich funktionsfähig wird, einen Schutz gegen verschiedene Infektionen.

IgA (Molekulargewicht 150.000) findet sich auf Schleimhäuten und hilft das Eindringen von Mikroorganismen und Parasiten in den Körper abzuwehren. IgA wird von Plasmazellen, die im oder unmittelbar unter dem Epithel der Schleimhäute liegen, sezerniert. Auch in Tränen, Speichel und in den Sekreten von Nase, Bronchien, den Harnwegen und den abführenden Geschlechtswegen lassen sich Immunglobuline vom IgA-Typ nachweisen. Im Blutplasma ist ihre Konzentration dagegen nur gering.

IgM macht ca. 10 % der Serumimmunglobuline aus. Mit einem Molekulargewicht von 900.000 ist es das größte Immunglobulin. IgM ist das erste Immunglobulin, das bei Eindringen eines Antigens gebildet wird.

IgD kommt nur in geringen Mengen vor. Über seine Eigenschaften und Aufgaben ist noch wenig bekannt.

IgE bindet sich an spezielle Rezeptoren in der Zellmembran von Mastzellen und basophilen Granulozyten. Dabei bleibt die Bindungsstelle für das spezifische Antigen zunächst frei. Bei Antigenkontakt kommt es unter Vermittlung der angelagerten IgE-Moleküle zur Degranulation der Mastzellen und damit zur Freisetzung von Histamin und Heparin.

8.4.2
Zellgebundene Immunität

Der Thymus nimmt wesentlichen Anteil bei der Ausbildung der zellulären Immunreaktivität. Lymphozyten, die sich vorübergehend im Thymus aufgehalten haben, bekommen dort eine spezifische Prägung. Sie verlassen das Organ als T-Lymphozyten, die dann bestimmte Bereiche der Lymphknoten (Paracortex) und der Milz (periarterielle Lymphscheiden) besiedeln.

Im Blut überwiegen die T-Lymphozyten gegenüber den B-Lymphozyten bei weitem. Im Unterschied zu den B-Lymphozyten sind die T-Lymphozyten in ständiger Bewegung und zirkulieren zwischen dem Blut und den lymphatischen Organen bzw. dem Bindegewebe. Durch ihre häufige Rezirkulation können sie schnell an den Ort ihrer Wirkung herangeführt werden. Durch Kontakt mit dem Antigen, das entweder von Makrophagen präsentiert wird oder als Gewebstransplantat oder Tumor vorliegt, wird die zelluläre Immunreaktion ausgelöst.

Jeder T-Lymphozyt (genauer gesagt: T-Lymphozyten-Klon) besitzt einen besonderen Typ von Oberflächenrezeptor (T-Zell-Rezeptor), mit dem er ein ganz bestimmtes Antigen erkennen kann. Die Gene für diese antigenspezifischen Rezeptoren werden in jedem T-Lymphozyten-Klon durch Kombination verschiedener vererbter Genelemente neu erzeugt („somatische Rekombination"). Auf diese Weise kann aus einer relativ geringen Zahl von vererbten Genelementen die außerordentliche Vielfalt von mindestens 10 Milliarden verschiedenen antigenspezifischen Rezeptoren der verschiedenen T-Lymphozyten-Klone gebildet werden.

Dabei übernehmen verschiedene Subpopulationen von T-Lymphozyten bestimmte Aufgaben.

Die zytotoxischen T-Lymphozyten sind die Effektorzellen der zellulären Immunantwort. Sie können Zielzellen (z. B. Zellen eines Transplantates; Tumorzellen), die für sie spezifische Antigene besitzen, auflösen. Die angegriffenen Zellen werden dabei in mehreren Schritten über direkten Kontakt mit den Effektorzellen abgetötet.

Die T-Helferzellen stimulieren B-Lymphozyten in den Reaktionszentren zur Proliferation und fördern deren Differenzierung zu Antikörper-bildenden Plasmazellen. Die humorale Immunantwort auf die meisten Antigene hängt von dieser Unterstützung durch T-Helferzellen ab. Dabei können die T-Helferzellen mit den B-Zellen in direkten Kontakt treten. Offensichtlich erkennen die T-Lymphozyten bestimmte Determinanten von antigenen Molekülen, die an die B-Zelle gebunden sind. Außerdem können die T-Helferzellen lösliche Faktoren, die Lymphokine, produzieren, von denen einige die B-Zelldifferenzierung fördern.

T-Suppressorzellen unterdrücken eine überschießende Immunreaktion. Die suppressive Wirkung dieser Lymphozyten richtet sich sowohl gegen die B-Zellen als auch auf andere Populationen von T-Lymphozyten, wie T-Helferzellen und zytotoxische Effektorzellen.

Ein Teil der T-Zellklone fungiert als Gedächtniszellen (T-Memory Cells). Sie können auch noch nach langer Zeit das auslösende Antigen wieder erkennen und mit ihm reagieren. Die Reaktion erfolgt, verglichen mit den B-Gedächtniszellen, mit einiger zeitlicher Verzögerung.

8.4.3
Immunisierung und Immunität

Aktive Immunisierung. Bildet der Organismus bei der Auseinandersetzung mit einem Antigen die Antikörper selbst, so bezeichnet man dies als aktive Immunisierung. Sie kann dadurch erzeugt werden, dass man in den Organismus entweder abgeschwächte, aber noch vermehrungsfähige Keime (Lebendimpfstoffe, z. B. bei Pocken, Masern, Röteln, Kinderlähmung = Sabin Impfstoff) einbringt, oder aber abgetötete Keime (Totimpfstoffe, wie z. B. bei Keuchhusten, Cholera, Kinderlähmung = Salk Impfstoff) bzw. ihre inaktivierten Toxine (bei Diphterie, Tetanus, Botulismus) als Antigene bei der Impfung verwendet.

Passive Immunisierung. Werden dem Organismus „fertige", d. h. durch aktive Immunisierung eines anderen Individuums gewonnene Antikörper zugeführt, spricht man von einer passiven Immunisierung. Der Schutz einer passiven Immunisierung setzt rasch ein. Er hält aber nur wenige Wochen an, da die zugeführten Antikörper vom Wirtsorganismus abgebaut werden.

Immunologische Toleranz. Immunologische Toleranz ist die spezifische Reaktionsunfähigkeit eines Individuums gegenüber einem bestimmten Antigen, gegen das es normalerweise mit einer Immunantwort reagieren würde. Immunantworten gegen andere Antigene werden dabei nicht beeinträchtigt.

Während der Fetal- und frühen postnatalen Entwicklung bildet sich im Körper eine Immuntoleranz gegen die eigenen Proteine aus. Die Immuntoleranz ist die Erklärung dafür, warum ein Individuum normalerweise keine Immunreaktion gegen sein eigenes antigenes Material zeigt, obwohl diese Makromoleküle für andere Individuen immunogen sind.

Transplantationsimmunität. Jedes Individuum besitzt in seinen Zellen eine streng spezifische, genetisch bestimmte Antigenzusammensetzung, gegen die es selbst tolerant ist, die jedoch von einem anderen Organismus als „fremd" empfunden wird. Besonders wichtig sind in diesem Zusammenhang die Membranproteine des

Hauptgewebeverträglichkeitskomplexes (Major Histocompatibility Complex, MHC). Mit diesen Molekülen weisen sich die Zellen als körpereigen aus. MHC Proteine der Klasse I kommen dabei bei allen Zellen vor. Zellen, die als akzessorische Zellen des Immunsystems (z. B. die Makrophagen) wirken, besitzen zudem MHC-Proteine der Klasse II.

Das Einbringen von fremden Zellen, Geweben oder Organen in einen Organismus (Transplantation) hat immunologische Abwehrreaktionen des Empfängers zur Folge. Die Transplantatabstoßung wird in erster Linie durch zellgebundene Immunprozesse hervorgerufen. Immunkompetente T-Lymphozyten wandern in das Transplantat ein. Sie führen entweder durch einen direkten Kontakt oder durch Bildung zytotoxischer Faktoren zur Zerstörung und Abstoßung des Transplantats. Bei Organtransplantationen muss daher durch entsprechende immunsuppressive Maßnahmen (Antilymphozytenserum, Glukokortikoide, etc.) die Transplantationsabwehr des Empfängers unterdrückt werden.

8.4.4
Allgemeiner Aufbau der lymphatischen Organe

Die lymphatischen Organe (Abb. 8-16) sind die Bildungsstätten für die Lymphozyten. Sie spielen damit eine entscheidende Rolle bei den Abwehrprozessen des Körpers. Mit Hilfe seines Immunsystems kann der Organismus körperfremde Makromoleküle erkennen und spezifisch auf sie reagieren. Diese Aufgabe wird durch die Lymphozyten in Zusammenarbeit mit anderen Zelltypen wie Makrophagen und Retikulumzellen durchgeführt.

Die lymphatischen Organe lassen sich in primäre (zentrale) und sekundäre (periphere) unterteilen. Zu den primären lymphatischen Organen zählen der Thymus und bei den Vögeln die Bursa fabricii, die im dorsalen Bereich der Kloake gelegen

ist. Die Funktion der Bursa wird beim Säuger wahrscheinlich von lymphatischem Gewebe im Knochenmark übernommen. In den primären lymphatischen Organen erfolgt eine genetisch festgelegte Prägung der Lymphozyten in T-Lymphozyten (im Thymus) bzw. B-Lymphozyten (in der Bursa, bzw. im Knochenmark). Sie läuft ohne das Einwirken von Antigenen ab.

Während der pränatalen Entwicklung gelangen lymphatische Stammzellen aus dem hämatopoetisch aktiven Mesenchym des Dottersacks, aus Leber und Milz und später aus dem Knochenmark in die Rinde des Thymus und in die Bursa. Nach der Geburt ist das Knochenmark die ausschließliche Quelle der Stammzellen. Die in die Thymusrinde eingewanderten Stammzellen differenzieren sich dort zu

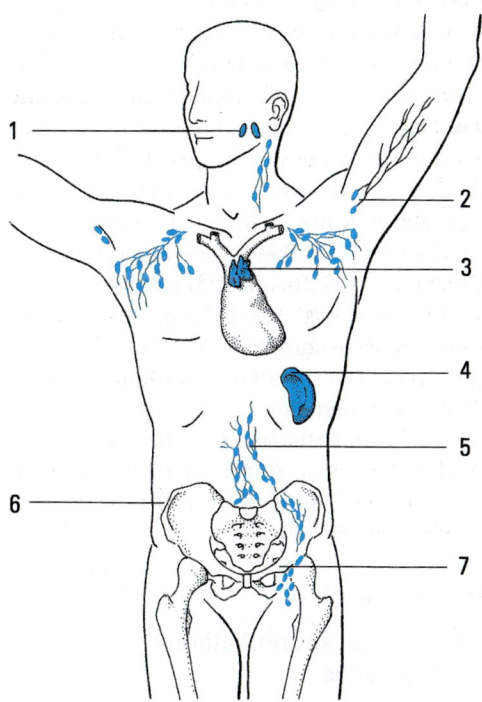

Abb. 8-16: Lymphatische Organe (aus Jelkmann und Sinowatz, 1996).
1 Tonsillen; 2 Achsellymphknoten; 3 Thymus; 4 Milz; 5 Bauchlymphknoten; 6 Knochenmark; 7 Leistenlymphknoten.

großen Lymphoblasten, die sich rasch mitotisch vermehren. So entstehen mehrere Generationen kleiner Lymphozyten, von denen ein großer Teil (70 %) innerhalb weniger Tage zugrunde geht und phagozytiert wird, während der kleinere Teil in das Mark wandert. Verschiedene Untersuchungen der letzten Jahre ergaben, dass die kleinen Lymphozyten der Rinde noch keine immunologische Reaktivität erkennen lassen. Erst auf dem Weg ins Mark oder im Mark selbst werden die Lymphozyten geprägt, das heißt sie bekommen die Fähigkeit, mit ihren Oberflächenrezeptoren auf ein bestimmtes Antigen zu reagieren. Vom Thymus ausgehend verteilen sich die T-Lymphozyten über den Blutweg im gesamten Körper und besiedeln die T-Regionen von Lymphknoten, Milz und anderen lymphatischen Geweben. Die B-Regionen werden von Lymphozyten besiedelt, die im Knochenmark geprägt wurden.

Zu den peripheren lymphatischen Organen gehören die Lymphknoten, die Milz, die Tonsillen sowie lymphatisches Gewebe in den Schleimhäuten des Verdauungstraktes (GALT = Gut Associated Lymphoid Tissues, wie die Peyer-Plaques im Dünndarm, Lymphfollikel in der Appendix vermiformis), des Respirationstraktes (BALT = Bronchus Associated Lymphoid Tissue) und des Urogenitaltraktes (UTALT = Urinary Tract Associated Lymphoid Tissue). Zum Zeitpunkt der Geburt sind die peripheren lymphatischen Organe noch wenig entwickelt. Erst durch den postnatalen Kontakt mit Antigenen erfahren sie ihre weitere Ausgestaltung.

8.4.4.1
Grundgerüst aus retikulärem Bindegewebe

Das Grundgerüst der lymphatischen Organe wird von einem retikulären Bindegewebe gebildet. Nur beim Thymus ist das Grundgewebe epithelialer Herkunft und leitet sich von der 3. und 4. Schlundtasche des Embryos ab. Die fixen Zellen des reti-

kulären Bindegewebes, die Retikulumzellen, bilden mit ihren Fortsätzen ein dreidimensionales Maschenwerk, das (mit Ausnahme des Thymus) durch Retikulinfasern ausgesteift wird und in das eine große Zahl von freien Zellen, hauptsächlich Lymphozyten, eingelagert ist. Dieses Geflecht ist für den Ablauf der Immunreaktionen wichtig, da es Antigene und immunkompetente Zellen aus Lymphe und Blut zurückhält und in Kontakt bringt.

Die Zellkerne der Retikulumzellen sind groß, hell (euchromatinreich) und von ovaler Form. Das Zytoplasma färbt sich bei histologischen Routinefärbungen nur schwach an und lässt sich damit nur schwer abgrenzen. Die Organellenausstattung der Retikulumzellen entspricht der von Protein bildenden Zellen. Eine ihrer wesentlichen Aufgaben dürfte die Bildung von Retikulinfasern sein. Die Retikulinfasern können durch Silberimprägnation (schwarz) und durch die PAS-Reaktion (rote Anfärbung) gut dargestellt werden. Sie bestehen aus Kollagen III und zeigen bei diesen Reaktionen deutlich Ähnlichkeiten zur Basalmembran, die ähnliche Grundbausteine (Kollagen IV) enthält. Retikulumzellen können auch Fremdpartikel phagozytieren und speichern bzw. mit Hilfe ihrer lysosomalen Enzyme abbauen. Vieles spricht auch dafür, dass sich die Retikulumzellen auf bestimmte Reize hin aus dem Zellverband lösen können und dann amöboid beweglich sind. Hier ist aber die Abgrenzung von aktiv beweglichen Makrophagen schwierig, die sich in den Maschen des Reticulum befinden.

8.4.4.2
Freie Zellen

Die weitaus überwiegende Zahl der freien Zellen sind Lymphozyten. Sie sind stellenweise so dicht gelagert, dass sie die Retikulumzellen weitgehend verdecken. Weiter können an freien Zellen Makrophagen und Plasmazellen beobachtet werden. Unter den Lymphozyten herrschen die kleinen Lymphozyten, die durch einen kleinen dunklen Zellkern und einen schmalen Zytoplasmasaum gekennzeichnet sind, vor. Die in geringer Anzahl vorhandenen großen Lymphozyten besitzen mehr basophiles Zytoplasma und zeigen nicht selten Mitosen.

Die lymphatischen Organe enthalten (mit Ausnahme des Thymus, der nur T-Lymphozyten aufweist) sowohl B-Lymphozyten, die im Knochenmark (Bone-marrow) geprägt wurden, als auch T-Lymphozyten, die im Thymus ihre immunologische Kompetenz erhielten. Die Lymphozyten ordnen sich dabei oft in Form von kugeligen Ansammlungen (Lymphfollikel) oder Strängen an.

B- und T-Lymphozyten sind in den lymphatischen Organen oft in unterschiedlicher Lokalisation angesiedelt. Die Lymphfollikel (Primär- und Sekundärfollikel) enthalten vor allem B-Lymphozyten (B-Region), doch kommen in den Keimzentren der Sekundärfollikel auch bis zu 20% T-Lymphozyten und Helferzellen vor. Die T-Lymphozyten kommen dagegen in für die einzelnen Organe ganz spezifischen Bereichen (T-Region) vor. Solche thymusabhängigen Zonen sind der Paracortex (tiefe Rinde) der Lymphknoten und die periarteriellen Lymphscheiden in der Milz.

8.4.5
Lymphfollikel
(Folliculus lymphaticus)

Wie erwähnt ist das lymphoretikuläre Gewebe häufig in Form von kugeligen Knötchen (Folliculi lymphatici) angeordnet. Lymphfollikel können als Einzelgebilde (Solitärfollikel) auftreten, wie z. B. in den Schleimhäuten des Magen-Darm-Kanals und des Atmungstrakts. Sie können aber auch gehäuft und dicht zusammenliegen (Folliculi lymphatici aggregati), z. B. als Peyer-Plaques im Dünndarm (Ileum) oder im Wurmfortsatz.

8.4.5.1
Primärfollikel

Liegen die kleinen Lymphozyten im Lymphfollikel gleichmäßig dicht verteilt, so spricht man von einem Primärfollikel. Die Follikel liegen als Primärfollikel vor, wenn ein Organismus noch nicht mit einem Antigen in Kontakt gekommen ist. Sie kommen daher bei Feten und Neugeborenen sowie bei steril aufgezogenen Tieren vor.

8.4.5.2
Sekundärfollikel

Zeigen die Lymphfollikel eine zentrale Aufhellung (Reaktionszentrum), das von einem dichten Wall von kleinen und mittelgroßen Lymphozyten umgeben wird, so bezeichnet man sie als Sekundärfollikel. Das hellere Zentrum wird als morphologisches Anzeichen für eine Abwehrreaktion gegen ein Antigen gedeutet. Da in diesem zentralen Bereich eine lebhafte Bildung von Lymphozyten stattfindet, wird er auch „Keimzentrum" genannt. Im Reaktions- oder Keimzentrum liegen neben großen basophilen Lymphoblasten, die eine rege mitotische Aktivität erkennen lassen, des weiteren noch Makrophagen und Vorstufen von Plasmazellen. Da die Zellen locker gepackt vorliegen, sind die dendritischen Retikulumzellen hier deutlicher als im dunklen Lymphozytenwall zu erkennen.

8.4.5.3
Lymphozytenrezirkulation

Alle Teile des Immunsystems stehen miteinander über die organisierten Lymphozytenbewegungen innerhalb des Blut- und Lymphgefäßsystems in funktioneller Verbindung. Die Lymphozyten verweilen in der Regel weniger als einen Tag im zirkulierenden Blut. Sie treten (hauptsächlich die T-Lymphozyten) im Bereich der postkapillären Venulen der lymphatischen Gewebe zwischen den Endothelzellen hindurch aus dem Blut in das retikuläre Bindegewebe ein. Das Endothel der postkapillären Venulen ist isoprismatisch und besitzt spezielle Rezeptoren, die von bestimmten Molekülen in der Zellmembran der Lymphozyten erkannt werden. Die Rezeptoren der postkapillären Venulen bestimmen Ort und Ausmaß der Lymphozytenrückkehr (Lymphocyte Homing) entscheidend. Lymphozyten aus Lymphknoten kehren so in der Regel in Lymphknoten zurück und Lymphozyten aus der Darmschleimhaut kehren in diese zurück.

8.4.6
Thymus (Bries)

8.4.6.1
Altersabhängige Ausbildung

Der Thymus, der beim Aufbau des Immunsystems eine zentrale Stellung einnimmt, ist nur während der Kindheit voll ausgebildet. Das Organ liegt hinter dem Brustbein und den oberen vier Rippenknorpeln im Bereich des vorderen Mediastinums. Der Thymus besteht aus zwei Lappen, die entlang der Mittellinie bindegewebig verbunden sind. Zur Zeit der Geburt wiegt der Thymus etwa 10 g. Seine größte Ausbildung (durchschnittlich 30–40 g) erreicht er zur Zeit der Pubertät. Unter dem Einfluss der Geschlechtshormone kommt es dann zur Rückbildung des Parenchyms und zur vermehrten Einlagerung von Fettzellen (retrosternaler Fettkörper). Bei einem Menschen mittleren Alters beträgt sein Gewicht ca. 10 g. Reste von aktivem Thymusgewebe bleiben während des gesamten Lebens erhalten (Abb. 8-19).

8.4.6.2
Mikroskopischer Aufbau

Der Thymus weist eine dünne Bindegewebskapsel auf, von der zahlreiche Trabekel und Septen nach innen ziehen. Der kindliche Thymus zeigt am histologischen

Schnitt (Abb. 8-17) einen Läppchenbau, bei dem sich eine lymphozytenreichere und daher dunkle Rinde von dem relativ lymphozytenärmeren Mark deutlich abhebt. Die Läppchen sind vielflächig und etwa 0,5–2 mm groß. Bei einer dreidimensionalen Rekonstruktion zeigt sich, dass die Untergliederung in Läppchen unvollständig ist und alle eine Verbindung mit einem zentralen Markstrang aufweisen. Man spricht daher im Thymus auch von „Pseudoläppchen".

Das Grundgerüst des Thymus wird von netzartig miteinander in Verbindung stehenden Retikulumzellen gebildet. Sie sind durch ihre hellen, großen, rundovalen Kerne relativ leicht von den Lymphozyten abgrenzbar. Da die Retikulumzellen des Thymus vom Entoderm der 3. und 4. Schlundtasche während der Embryonalentwicklung hervorgehen, werden sie auch als „epitheliale Retikulumzellen" bezeichnet. Ihre epitheliale Abstammung zeigt sich auch daran, dass die Retikulumzellen des Thymus durch Desmosomen verbunden sind. Weiter fehlen (im Unterschied zu Lymphknoten und Milz) die Retikulinfasern.

Elektronenmikroskopisch lassen sich im Zytoplasma einiger Retikulumzellen kleine, membranbegrenzte Granula beobachten. In ihnen sind sog. „Thymushormone" gestapelt. Dabei handelt es sich um verschiedene Oligo- und Polypeptide, die für die Ausdifferenzierung der Lymphozyten wichtig sind. Am besten charakterisiert ist das Thymosin $\alpha 1$, das zur einer Gruppe von Polypeptiden gehört, die unter der Bezeichnung „Thmyosin" zusammengefasst werden. Es fördert bei frühen Stadien der T-Lymphozyten die Ausprägung von T-zellspezifischen Oberflächenrezeptoren. Weitere hormonwirksame Peptide sind das Thymopoetin und das Thymostimulin. Ihre Wirkung ist noch unvollständig analysiert, doch dürften sie ähnliche Effekte wie Thymosin haben.

Im dreidimensionalen Maschenwerk der Retikulumzellen liegen viele kleine Lym-

Abb. 8-17: Histologischer Schnitt aus dem Thymus eines Kindes.
1 Rinde; 2 Mark;
3 Hassall-Körperchen.

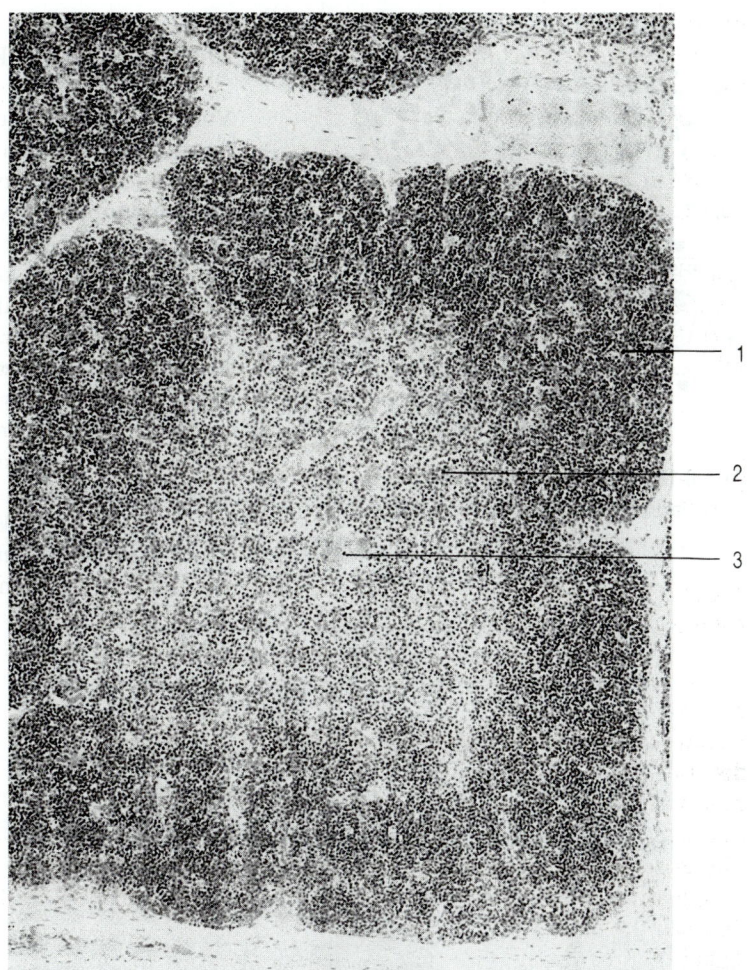

phozyten (Thymozyten) und eine kleinere Zahl von Makrophagen. In den bindegewebigen Septen kommen einige Plasmazellen und Mastzellen vor. Weiter erscheinen mit zunehmendem Alter vermehrt Fettzellen.

Die kleinen Lymphozyten sind, wie schon erwähnt, besonders dicht in der dadurch dunkler erscheinenden Rinde gelagert. Sie überdecken zum Teil die Fortsätze der Retikulumzellen, von denen dadurch nur der Zellkern und ein schmaler Zytoplasmasaum sichtbar bleiben. Im Unterschied zu Lymphknoten und Milz werden im Thymus keine Lymphfollikel ausgebildet.

Das Mark (Abb. 8-17) enthält deutlich weniger Lymphozyten als die Rinde. Dadurch sind die Retikulumzellen und ihre Ausläufer wesentlich besser erkennbar. Im Mark treten charakteristisch aufgebaute Körperchen, die sog. Hassall-Körperchen (Abb. 8-18), auf. Sie bestehen aus abgeflachten, scheibenförmig zusammengelagerten Retikulumzellen. Im Zentrum der Hassall-Körperchen (Abb. 8-18) sind häufig degenerative Veränderungen wie Kernpyknose und Karyorrhexis zu erkennen. Die Funktion der Hassall-Körperchen ist noch nicht bekannt.

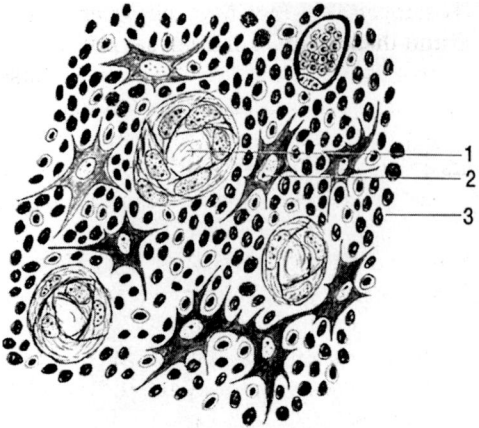

Abb. 8-18: Ausschnitt aus dem Mark des Thymus (Schemazeichnung).1 Hassall-Körperchen; 2 Reticulumzellen; 3 Lymphozyten.

8.4.6.3
Blut-Thymusschranke

Von der Kapsel ziehen kleine Arterien und Arteriolen über bindegewebige Septen in die Läppchen und entsenden Kapillaren in das Rindenparenchym. Diese bilden dort ein vielfältiges Geflecht und wenden sich in Richtung Mark. Viele vereinigen sich zu etwas größeren Kapillaren, die im Bereich der Mark-Rinden-Grenzen und des Marks in die postkapillären Venulen übergehen. Der venöse Abfluss erfolgt über interlobuläre Venen, von denen die meisten dann in eine einzige größere Thymusvene münden. Die Kapillaren und Venulen weisen ein ungefenstertes Endothel auf. An ihre dicke Basalmembran legt sich eine Schicht von Retikulumzellen an. Im Bereich der

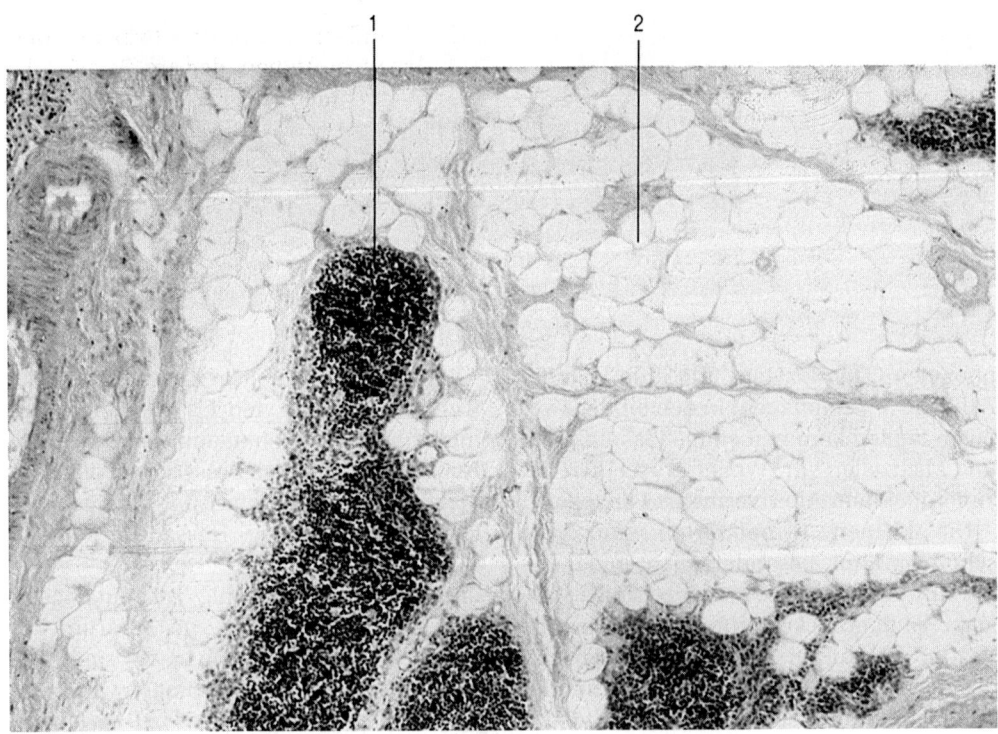

Abb. 8-19: Thymus beim Erwachsenen. Nur Reste des lymphatischen Gewebes (1) liegen im stark ausgebildeten Fettgewebe (2).

Thymusrinde sind die Gefäße für Antigene praktisch unpassierbar. Man spricht daher von einer Blut-Thymus-Schranke. Sie soll wahrscheinlich das Aufeinandertreffen von sich teilenden und reifenden Lymphozyten mit Antigenen unterbinden. Das Endothel der Blutgefäße im Thymusmark ist dagegen für Makromoleküle und Zellen durchlässig. Antigene können dort mit den Thymozyten in Kontakt treten.

Der Thymus besitzt keine zuführenden Lymphgefäße. Sie fehlen auch im Parenchym. Ableitende Lymphgefäße ziehen in den bindegewebigen Septen zur Organkapsel und entleeren sich in die Lymphknoten des Mediastinums.

8.4.7
Mandeln (Tonsillae)

8.4.7.1
Lage der Tonsillen

Die Tonsillen sind am Übergang des Mund- und Nasenraumes in den Rachen in Form des lymphatischen Rachenringes (Waldeyer-Schlundring) lokalisiert. Aufgrund dieser Lage kommen sie mit Krankheitserregern, die über Mund und Nase eindringen, unmittelbar in Kontakt, wodurch frühzeitig die spezifischen Abwehrmechanismen aktiviert werden. Folgende großen Tonsillen können unterschieden werden:

- die paarigen Gaumenmandeln (Tonsillae palatinae), die beiderseits zwischen den Gaumenbögen liegen,
- die unpaarige Rachenmandel (Tonsilla pharyngealis), die am Rachendach lokalisiert ist,
- die Zungenmandeln (Tonsillae linguales), beidseits am Zungengrund, und
- die Tonsillae tubariae, die am Eingang in die Tuba auditiva gelegen sind.

8.4.7.2
Mikroskopischer Aufbau

Alle Mandeln zeigen im Prinzip einen gleichartigen Aufbau, der am Beispiel der Gaumenmandel kurz dargestellt werden soll (Abb. 8-20): Unmittelbar unter dem Epithel der Schleimhaut liegt eine mehr oder weniger deutlich ausgeprägte An-

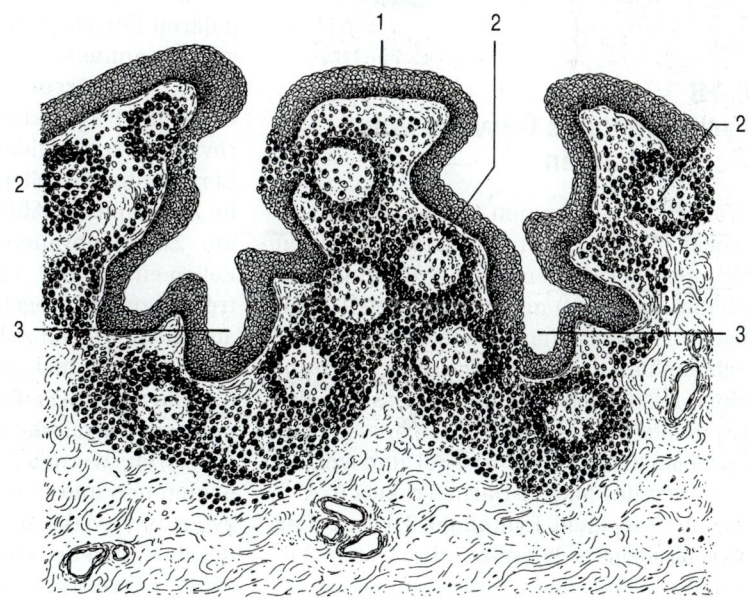

Abb. 8-20: Mikroskopischer Aufbau der Gaumenmandel (Tonsilla palatina). 1 Mehrschichtiges unverhorntes Plattenepithel; 2 Sekundärfollikel; 3 Krypten.

sammlung von lymphatischem Gewebe mit deutlich erkennbaren Sekundärknötchen. Gegen die Umgebung wird die Tonsille durch ein faserreiches, kapselartiges Bindegewebe abgegrenzt. Bei Operationen (wenn durch eine vergrößerte Tonsilla pharyngea die Choanen verschlossen und die Atmung behindert wird) kann sie aus dieser Kapsel ausgeschält werden. Das Oberflächenepithel dringt in Form von blind endenden Einstülpungen (Krypten) zwischen das lymphatische Gewebe vor. Im histologischen Schnittpräparat ist das die Krypten auskleidende mehrschichtige Plattenepithel oft so dicht mit Lymphozyten durchsetzt, dass es kaum noch als Epithel identifiziert werden kann. Aufgrund der engen Verbindung von Lymphozyten und benachbartem Epithel werden die Mandeln auch als „lymphoepitheliale Organe" bezeichnet. In den Krypten liegen oft Ansammlungen von abgestoßenen Epithelzellen, Lymphozyten und Granulozyten (Detrituspfröpfe). Von den Mandeln ziehen efferente Lymphbahnen zu den regionären Lymphknoten am Hals, die daher bei Erkrankungen der Tonsillen schmerzhaft anschwellen. Afferente Lymphgefäße finden sich bei den Tonsillen im Unterschied zu den Lymphknoten nicht.

8.4.8
Lymphatisches Gewebe von Schleimhäuten

Wie erwähnt, kommen Lymphfollikel vereinzelt (Noduli lymphatici solitarii) oder in Gruppen zusammengelagert (Noduli lymphatici aggregati) nicht nur in den Tonsillen vor, sondern man findet sie auch in der Schleimhaut der Atemwege (BALT = Bronchus Associated Lymphoid Tissue), des Urogenitaltraktes (UTALT = Urinary Tract Associated Lymphoid Tissue) und vor allem auch des Magen-Darm-Traktes (GALT = Gut Associated Lymphoid Tissue). Das darmassoziierte lymphatische System bildet insgesamt einen selbstständigen lym-

phatischen Organkomplex, der der Abwehr von Mikroorganismen, Parasiten und Antigenen aus der Nahrung dient. Es umfasst neben den Noduli lymphatici aggregati der Dünndarmschleimhaut und des Wurmfortsatzes auch die diffus in der Lamina propria gelegenen Lymphozyten und Plasmazellen sowie die intraepithelialen Lymphozyten.

Intraepitheliale Lymphozyten finden sich zwischen den Enterozyten (ca. 15 – 20 Lymphozyten auf 100 Enterozyten). Insgesamt beträgt ihre Zahl das 5-fache der Blutlymphozyten. 70 % davon werden nach ihrem immunologischen Verhalten den Suppressorzellen zugerechnet.

Die diffus in der Lamina propria gelegenen Plasmazellen produzieren vor allem IgA und im kleineren Ausmaß IgM; IgG wird dagegen von ihnen kaum gebildet. Bei den T-Lymphozyten in der Lamina propria handelt es sich zum überwiegenden Teil um T-Helferzellen.

Im gesamten Magen-Darmkanal gibt es einzelne Lymphknötchen. Im Duodenum und im Jejunum liegen sie gewöhnlich innerhalb der Lamina propria. In der darüber gelegenen Schleimhaut erscheinen die Zotten und Krypten verkürzt bzw. fehlen völlig. Dafür sind im Epithel zwischen regulären Enterozyten besondere Zellen, die so genannten M-Zellen (Membranous Cells), eingestreut. Sie erscheinen abgeflacht und tragen lumenwärts statt der Mikrovilli gut ausgebildete Membranfalten. Im Bereich der M-Zellen liegen Lymphozyten im Darmepithel (Abb. 8-21). Sie sind tief in die Zellmembraneinbuchtungen der M-Zellen eingelagert. Unterhalb der M-Zellen treten zudem regelmäßig Makrophagen auf, die mit ihren Zellfortsätzen die in diesem Bereich lückenhafte Basalmembran des Darmepithels durchbrechen. Antigene aus dem Darmlumen, die das Darmepithel passieren, werden von den M-Zellen aufgenommen und den assoziierten Lymphozyten und Makrophagen präsentiert. Die durch Antigene stimulierten B-Lymphozyten differenzieren sich nicht unmittelbar

Abb. 8-21: Ausschnitt aus dem Darmepithel. 1 M-Zelle des Darmepithels. 2 Pinozytose von antigenem Material; 3 Abgabe des antigenen Materials an den extrazellulären Raum. 4 Aufnahme des antigenen Materials durch intraepitheliale Lymphozyten (5). 6 resorptive Darmepithelzelle.

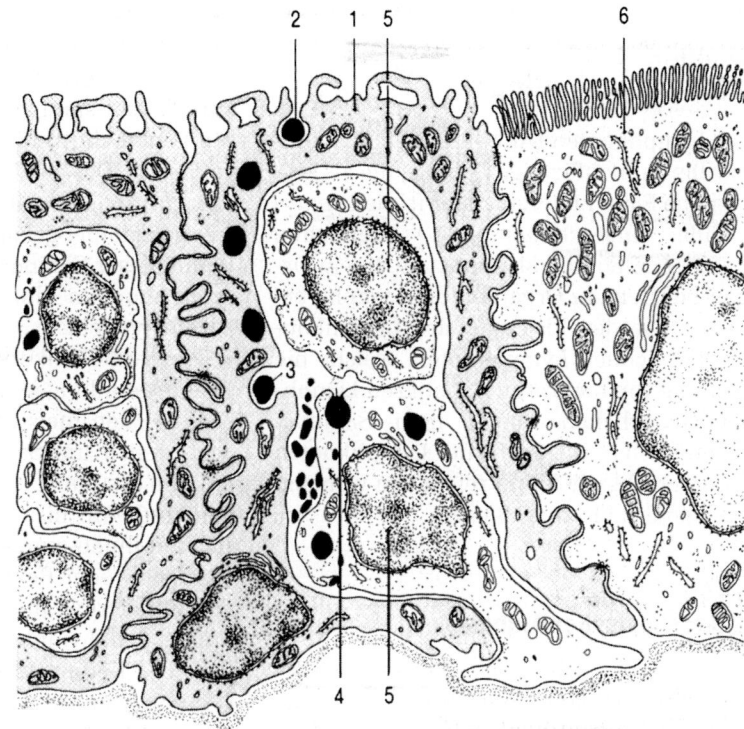

zu Plasmazellen, sondern wandern zu den mesenterialen Lymphknoten, wo ihre weitere Reifung und Vermehrung erfolgt. Sie gelangen von dort in die Blutzirkulation und kehren über diese in die ursprünglichen Darmbereiche zurück. In der Lamina propria differenzieren sie sich zu Plasmazellen, die IgA sezernieren. Das IgA wird von Enterozyten aufgenommen, an ein sekretorisches Protein der Epithelzellen gebunden und zusammen mit diesem in das Darmlumen abgegeben. Die Kopplung an dieses Sekretprotein schützt das IgA vor dem lysosomalen Abbau in der Zelle und vor enzymatischer Zerstörung im Darmlumen.

Noduli lymphatici aggregati kommen vor allem im Ileum (Peyer-Plaques) und im Wurmfortsatz vor. Im Ileum liegen sie mit ihrem Längsdurchmesser parallel zur Darmachse, und zwar in der Regel auf der dem Mesenterialansatz gegenüberliegenden Seite. Sie bestehen aus vielen (oft einigen Hunderten) von dicht gelagerten Lymphfollikeln, die neben der Lamina propria mucosae auch in die Tela submucosa reichen. Die Follikel enthalten B-Lymphozyten. In der interfollikulären Zone befinden sich dagegen hauptsächlich T-Lymphozyten, die aus den postkapillären Venolen in das Stroma rezirkulieren. Wie die Tonsillen besitzen die Follikelansammlungen keine afferenten Lymphgefäße. Antigene erhalten sie direkt über die Darmoberfläche. Im Bereich der Follikelplatten sind keine Zotten und Krypten ausgebildet. Über den Gruppen der Sekundärfollikel wölbt sich die Lamina propria kuppelförmig vor. Im darüber gelegenen Epithel finden sich membranöse Zellen (M-Zellen) zwischen die Enterozyten eingestreut.

8.4.9
Lymphknoten
(Nodus lymphaticus)

Die Lymphknoten (Abb. 8-22) sind rundliche bis bohnenförmige Gebilde, die als biologische Filter hintereinander in die Lymphgefäße eingeschaltet sind. Organnahe Lymphknoten, die als erste von einem Organ oder einem Organteil die Lymphe erhalten, werden als regionäre Lymphknoten bezeichnet. Lymphknoten, welche die Lymphe von mehreren regionären Lymphknoten erhalten, nennt man Sammellymphknoten. Die Größe der Lymphknoten ist unterschiedlich und reicht von wenigen Millimetern bis zu 2–3 cm.

8.4.9.1
Mikroskopischer Aufbau

Der Lymphknoten weist außen eine Bindegewebskapsel auf, in der auch einzelne glatte Muskelzellen eingelagert sind. Von dieser Kapsel ziehen Bindegewebsstränge (Balken oder Trabekel) in das Innere.

Das Grundgewebe des Lymphknotens wird von retikulärem Bindegewebe gebildet, in dessen Maschen zahlreiche Lymphozyten, Plasmazellen und auch Makrophagen liegen. An einem Schnitt durch einen Lymphknoten lassen sich eine peripher gelegene Rinde (Substantia corticalis), in der Primär- und Sekundärknötchen (Primär- und Sekundärfollikel) liegen, und ein zentral gelegenes Mark unterscheiden. Zwischen den Knötchen und in den tieferen Rindenbereichen erstreckt sich diffuses lymphatisches Gewebe, der Paracortex. Er enthält vor allem vom Thymus geprägte Lymphozyten, sog. T-Lymphozyten. Der Hilus ist Ein- und Austrittspforte der Blutgefäße. Wie später dargestellt wird, verlassen am Hilus auch die efferenten Lymphgefäße den Lymphknoten. Die eintretenden Blutgefäße verzweigen sich in den Trabekeln und ziehen schließlich, vom lymphatischen Gewebe der Markstränge umgeben, in die Rinde. Dort versorgen sie

mit zirkulär verlaufenden Gefäßen die Rindenfollikel. Postkapilläre Venulen kehren durch den Paracortex in die Markstränge zurück und sammeln sich dort zu kleineren Venen, die am Hilus den Lymphknoten verlassen. Die postkapillären Venulen des Paracortex sind durch ein isoprismatisches Endothel gekennzeichnet. Durch die Wand dieser Gefäße wandern die Lymphozyten aus dem Blut in das Lymphknotenparenchym ein.

Die Lymphfollikel der Rinde sind kugelige Ansammlungen lymphatischen Gewebes. Bei den meisten dieser Follikel handelt es sich um Sekundärfollikel (B-Region), die erst nach Antigenkontakt entstanden sind. Am histologischen Schnitt lässt sich bei ihnen eine rund-ovale helle Zone, das Keim- oder Reaktionszentrum, von einer dunkleren, meist halbmondförmigen Kappe, dem Lymphozytenwall, unterscheiden. Die Keimzentren, die neben großen Lymphozyten und Lymphoblasten auch Makrophagen enthalten, werden als eine Produktionsstätte für Plasmazellen angesehen. B-Lymphozyten können sich auf einen antigenen Stimulus hin zu Plasmablasten und weiter zu Plasmazellen differenzieren, die humorale Antikörper (Immunglobuline) produzieren. Reife Plasmazellen werden allerdings in den Keimzentren nur selten angetroffen. Für die Keimzentren sind auch besondere Retikulumzellen (dendritische Retikulumzellen) typisch. Diese besitzen lange Fortsätze, die mit den benachbarten Retikulumzellen mittels Desmosomen verknüpft sind. Der dunkle Lymphozytenwall enthält dicht gepackt kleine Lymphozyten.

Im Paracortex liegen vorwiegend T-Lymphozyten. Diese besitzen membranständige Rezeptoren und sind für Immunreaktionen vom „verzögerten Typ", wie z. B. die Transplantatabstoßung, verantwortlich. Die Retikulumzellen des Paracortex sind fingerartig miteinander verzahnt und werden daher „interdigitierende Retikulumzellen" genannt.

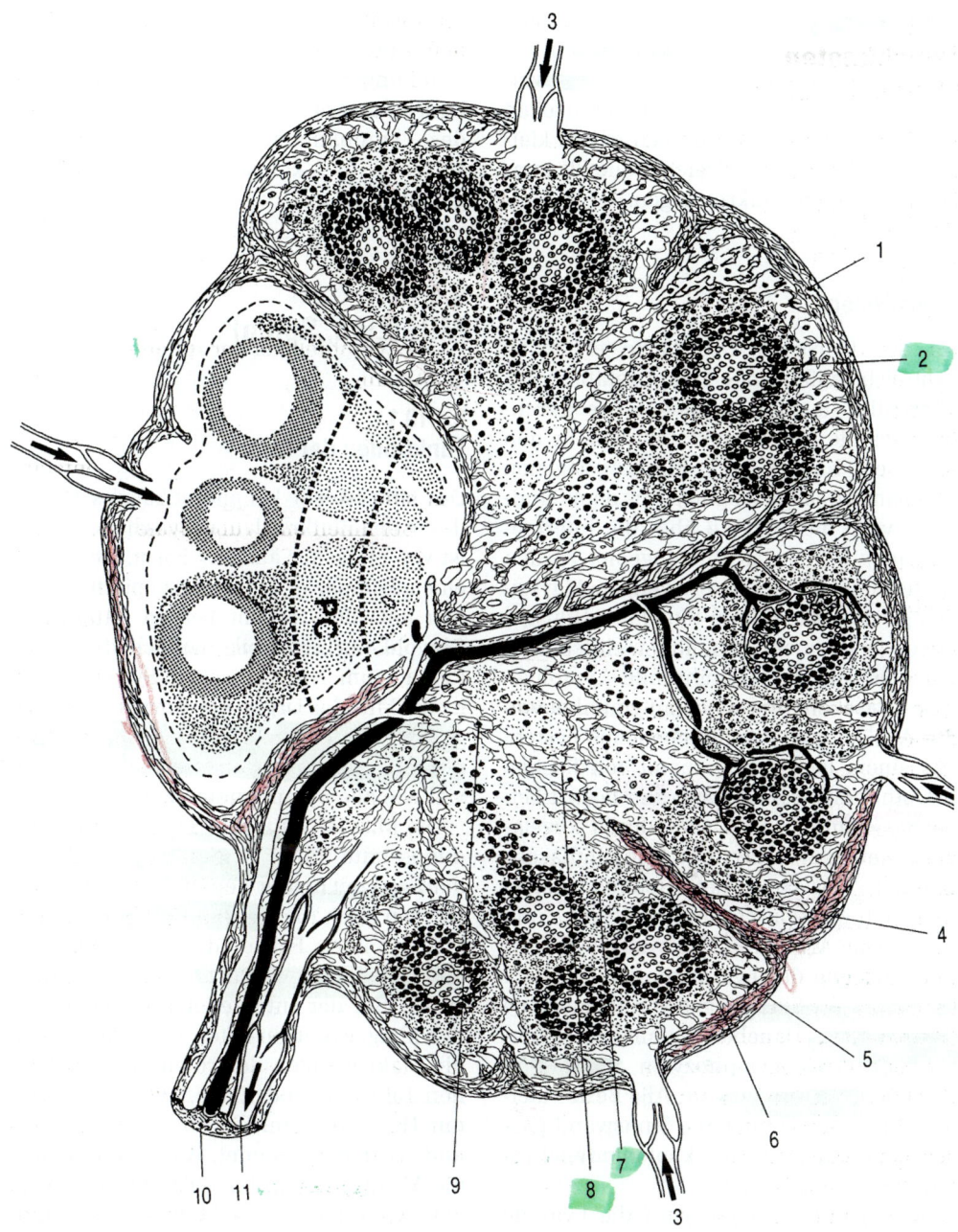

Abb. 8-22: Schematische Darstellung des mikroskopischen Aufbaus eines Lymphknotens.
1 Bindegewebskapsel; 2 Rinde mit Sekundärfollikel; 3 Vas afferens; 4 Trabekel; 5 Randsinus; 6 Intermediärsinus; 7 parakortikale Zone; 8 Mark; 9 Marksinus; 10 Vas efferens; PC = Paracortex.

Das Mark des Lymphknotens setzt sich aus vielfach verzweigten Marksträngen zusammen, die durch ausgedehnte Lymphsinus getrennt werden. Die Retikulumzellen der Markstränge beherbergen neben kleinen Lymphozyten zahlreiche reife Plasmazellen und auch Makrophagen.

8.4.9.2
Sinussystem

An der konvexen Oberfläche erreichen zahlreiche zuführende Lymphgefäße (Vasa afferentia) den Lymphknoten. Sie durchbrechen die Kapsel und münden in den zwischen Kapsel und Rinde gelegenen Randsinus (Marginalsinus). Aus dem Randsinus wird die Lymphe über die Intermediärsinus durch das Rindengebiet zu den weiten und reichlich verzweigten Marksinus geleitet. Die in den Sinus des Hilusgebietes gesammelte Lymphe verlässt über ein oder mehrere abführende Lymphgefäße (Vasa efferentia) den Lymphknoten. Die Auskleidung des Sinussystems besteht aus einem lockeren Verband von flachen Endothelzellen. Die Sinuswand besitzt keine Basallamina, wird aber durch angelagerte Retikulumzellen und Retikulinfasern gestützt. Fortsätze der Retikulumzellen verlaufen quer durch die Lymphsinus und bilden eine Art von Reusensystem, das zur Filterwirkung des Lymphknotens beiträgt. Im Lumen der Sinus liegen vor allem kleine Lymphozyten. Daneben kommen in kleinerer Zahl große Lymphozyten, Makrophagen und Granulozyten vor. Alle Bestandteile der Lymphe können die Sinuswand passieren und in das Lymphknotenparenchym eintreten.

In den Lymphknoten wird die Lymphe gefiltert und mit Lymphozyten angereichert. Fremdpartikel, Infektionserreger, aber auch Tumorzellen werden vom Sinusendothel und den Retikulumzellen zurückgehalten und phagozytiert. Fest gehaltene Krebszellen, die nicht vernichtet werden können, bilden dann in den Lymphknoten Tochtergeschwülste (Metastasen). Die Filt-

rationstätigkeit der Lymphknoten führt bei Infektionskrankheiten und Tumorerkrankungen zu ihrer Vergrößerung. Die Beurteilung der Größe und der Konsistenz der Lymphknoten ist ein wichtiger Bestandteil des klinischen Untersuchungsganges.

8.4.10
Milz (Lien, Splen)

8.4.10.1
Funktionen der Milz

Die Milz ist ein lymphoretikuläres Organ, das in den Blutkreislauf eingeschaltet ist. Sie ist von einfacher äußerer Form, weist aber einen komplizierten mikroskopischen Aufbau auf. Ihr Gewicht beträgt 110–160 g. Obwohl nur ein Teil, nämlich die weiße Pulpa, zum lymphatischen System zählt, ist die Milz das Organ des Körpers, das insgesamt die größte Ansammlung an lymphoretikulärem Gewebe enthält, – etwa soviel wie alle Lymphknoten zusammen.

Die Milz ist zeitlebens eine wichtige Bildungsstätte für Lymphozyten. Während der Fetalzeit (in der hepato-lienalen Phase) werden auch die übrigen Blutzellen in der Milz gebildet. Ferner dient die Milz dem Abbau alter Erythrozyten und Thrombozyten. Bei der intrazellulären Verdauung der phagozytierten roten Blutzellen durch die Makrophagen der roten Pulpa entstehen Bilirubin und Eisen. Das Eisen wird mit Hilfe von Transferrin abtransportiert und wieder verwendet. Außerdem dienen die Makrophagen der Milz ebenso wie in den Lymphknoten der Abwehr von Fremdstoffen. Die Phagozytose wird durch den intensiven Kontakt begünstigt, der zwischen den durchsickernden Blutzellen und dem Retikulum der roten Pulpa stattfindet. Bei einigen Tierarten (Hund, Katze, Pferd) dient die Milz auch als temporärer Blutspeicher („Speichermilz"). Beim Menschen ist diese Funktion nur wenig ausge-

Abb. 8-23: Milz.

a) Histologischer Schnitt aus der Milz des Menschen.
1 Milzfollikel mit Reaktionszentrum (2); 3 Follikelarterie (Zentralarterie); 4 periarterielle lymphoretikuläre Scheide (PALS); 5 Pinselarteriolen; 6 Hülsenkapillaren; 7 retikuläres Bindegewebe der roten Pulpa (nach Entfernung der Erythrozyten); 8 Milzsinus; 9 Pulpavene;

b) Blutweg durch die Milz (Schema).
1 Trabekel mit Gefäßen; 2 Trabekelarterie; 3 Pulpaarterie mit periarterieller lymphoretikulärer Scheide; 4 Follikelarterie; 5 Pinselarteriolen; 6 Hülsenkapillaren; 7 Milzsinus; 8 Pulpavene; 9 Trabekelvene.

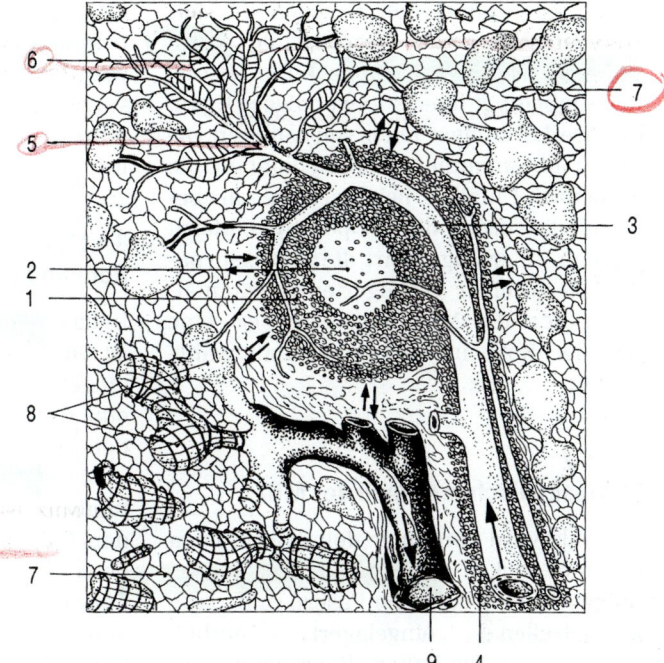

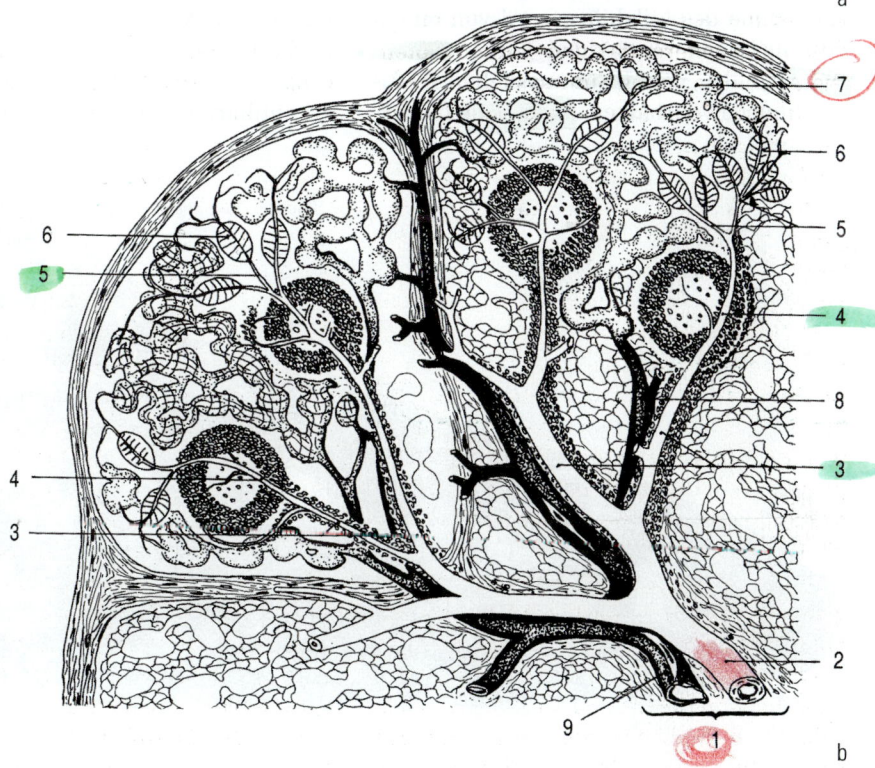

prägt. Bei ihm stehen dagegen die Abwehrfunktionen im Vordergrund („Abwehr- und Stoffwechselmilz"). Die Milz ist kein unbedingt lebensnotwendiges Organ, da ihre Leistungen auch von anderen Organen übernommen werden können. So kann nach Unfällen, bei denen die Milz beschädigt wurde, diese operativ entfernt werden. Allerdings führt die Milzexstirpation oft zu einer gesteigerten Infektanfälligkeit, da die Milz normalerweise eine wichtige Rolle im Immunhaushalt wahrnimmt.

8.4.10.2
Mikroskopischer Aufbau der Milz

Die Milz wird von einer dehnbaren, etwa 0,1 mm dicken, bindegewebigen Kapsel umgeben, die elastische Fasern und glatte Muskelzellen eingelagert enthält (Abb. 8-23b). Die äußere Begrenzung (mit Ausnahme des Milzhilus) wird von einem einschichtigen Peritonealepithel (Mesothel) gebildet. Vom Hilus aus ziehen kräftige Bindegewebsbalken (Trabekel) fächer-

artig in das Innere des Organs. Diese Trabekel, in denen zunächst die größeren Äste der Milzgefäße (A. und V. splenica) liegen, verzweigen sich und werden dabei immer dünner. Die kleinen Trabekel sind gefäßlos.

8.4.10.3
Rote und weiße Milzpulpa

In das bindegewebige Gerüstwerk der Milz ist eine weiche Zellmasse, die Milzpulpa, eingelagert. An der Milzpulpa kann man eine weiße und eine rote Pulpa unterscheiden (Abb. 8-24).

Die weiße Pulpa umfasst das lymphoretikuläre Gewebe der Milz. Sie besteht aus den Milzknötchen (= Milzfollikel, Folliculi lienales, Malpighi-Körperchen; Abb. 8-25) und den strangförmigen, lymphatischen Mänteln um die Arterien (periarterielle lymphoretikuläre Scheide, PALS) der Pulpa. Die Milzknötchen sind an der Schnittfläche der Milz schon mit freiem Auge als erhabene, stecknadelkopfgroße Knötchen erkennbar. Sie gleichen in ihrem Aufbau

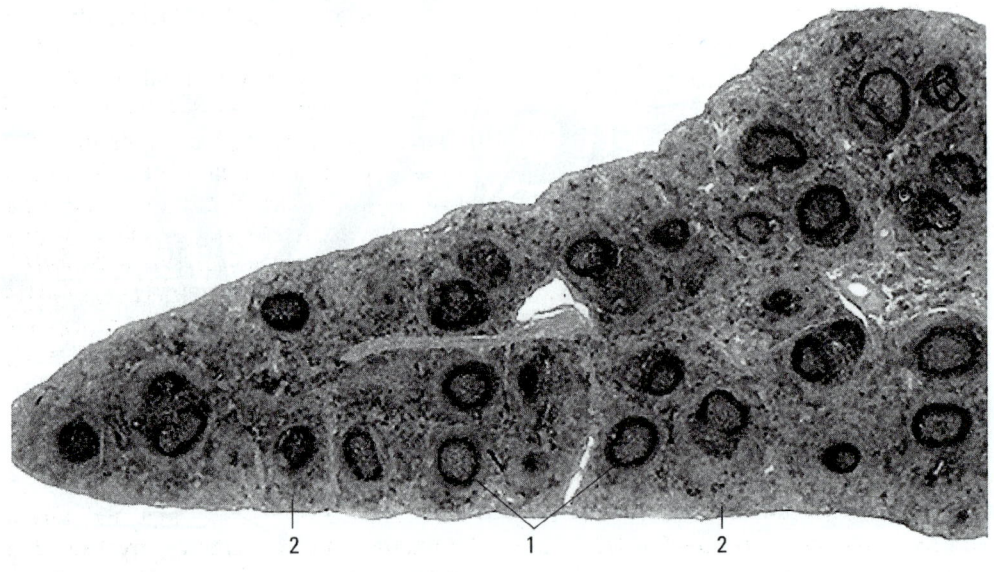

Abb. 8-24: Milz, Katze. Die Milzknötchen (1) bilden zusammen mit den periarteriellen Lymphscheiden die weiße Milzpulpa; 2 rote Milzpulpa.

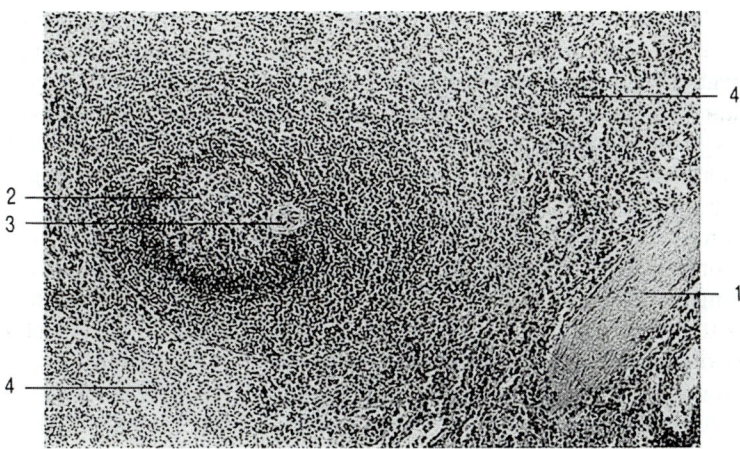

Abb. 8-25: Ausschnitt aus der Milz eines Kindes. 1 Trabekel; 2 Milzfollikel mit Reaktionszentrum; 3 Follikelarterie; 4 rote Pulpa.

den Primär- bzw. Sekundärknötchen anderer lymphatischer Organe und enthalten vorwiegend B-Lymphozyten. Die periarteriellen Scheiden um die Pulpaarterien, in denen die T-Lymphozyten überwiegen, umfassen die kugeligen Milzfollikel.

Die rote Pulpa füllt die verbleibenden Räume zwischen den Trabekeln und der weißen Milzpulpa und macht etwa 80 % der Gesamtmasse der Milz aus. Sie besteht aus den Milzsinus und dem intersinuösen retikulären Maschenwerk mit den eingelagerten Zellen. Bei letzteren handelt es sich vor allem um Erythrozyten.

8.4.10.4
Blutgefäßsystem der Milz

Die Milz ist, wie schon erwähnt, in den Blutstrom eingeschaltet. Schon vor dem Milzhilus zweigt sich die Milzarterie (Arteria lienalis) in mehrere große Äste auf, die dann in der Milz innerhalb von großen Bindegewebsbalken ziehen und deshalb auch als Trabekelarterien bezeichnet werden. Aus dem Balken gelangen sie als Pulpaarterien in das Milzparenchym. Hier werden die Arterien von lymphatischem Gewebe, das strangförmig (periarterielle lymphatische Scheiden) oder follikulär (Lymphfollikel) angeordnet ist, umhüllt. Die Gefäßstrecke innerhalb des Milzfolli-

kels heißt Follikelarterie. Die Follikelarterien werden auch manchmal als Zentralarterien bezeichnet, obwohl sie eher selten durch die Mitte eines Follikels ziehen.

Am Rand des Follikels teilt sich die Follikelarterie pinselförmig in lange Arteriolen (Pinselarteriolen) auf, die in der roten Pulpa verlaufen und unter weiterer Aufteilung in Kapillaren übergehen. Die Kapillaren enthalten eine dichte Hülle aus Retikulumzellen und Makrophagen (Hülsenkapillaren). Diese Hülsenkapillaren sind in Präparaten menschlicher Milzen (im Unterschied zur Milz verschiedener Tierarten, wie der Katze oder des Schweins) nur schwer lichtmikroskopisch erkennbar. Die Hülsenkapillaren münden entweder in das Maschenwerk der Retikulumzellen und dann erst in die Milzsinus (offener Kreislauf) oder seltener direkt in die Sinus (geschlossener Kreislauf). Der weitaus größte Teil des durch die Milz strömenden Blutes (90 %) gelangt über das Kapillarbett direkt in die Sinus. Nur etwa 10 % fließen langsam durch das ausgedehnte Milzretikulum.

Die verzweigten Milzsinus besitzen in Abhängigkeit von ihrer Lage und ihrem Funktionszustand einen wechselnden Durchmesser (10–50 μm). Die Wand der Sinus wird von langgestreckten, verzweigten Endothelzellen (Uferzellen) gebildet.

Außen legen sich quer verlaufende, etwa 1–2 µm dicke Fasern (Ringfasern) an das Endothel, die aus einem basallaminaartigen Material bestehen. Zwischen den netzartig miteinander in Verbindung stehenden Endothelzellen bleiben schlitzförmige Lücken (Stomata) frei, die den Durchtritt von Blutzellen in beiden Richtungen (vom Sinus in das retikuläre Bindegewebe und umgekehrt) zulassen. Die Endothelzellen enthalten kontraktile Mikrofilamente (Aktinfilamente), mit deren Hilfe die Weite der Stomata und der Sinus den funktionellen Erfordernissen angepasst werden kann. Die Blutzellen können dann unter deutlicher Verformung in das Retikulum durchtreten. Alte Erythrozyten, deren elastische Verformbarkeit nicht mehr voll erhalten ist, können aus dem Maschenwerk des Retikulums nicht mehr in die Sinus zurückkehren. Sie werden, wie auch andere gealterte Blutzellen, von den Makrophagen des Retikulums phagozytiert und abgebaut (Blutmauserung).

Das Blut aus den Sinus sammelt sich in Pulpavenen, die es dann in die größeren Trabekelvenen ableiten. Diese münden am Hilus in die V. lienalis. Lymphgefäße kommen in der Milz des Menschen relativ spärlich vor. Sie liegen vor allem in den größeren Trabekeln. Marklose Nervenfasern lassen sich sowohl im Stroma als auch in der Pulpa nachweisen.

Zusammenfassung

■ Blut
Menge: 6–8 % des Körpergewichts
Geformter Anteil: Blutkörperchen
40–55 Vol.-%
Flüssiger Anteil: Blutplasma
55–60 Vol.-%

Zelluläre Bestandteile des Blutes
Rote Blutzellen (Erythrozyten)
7,5 µm große, kernlose, bikonkave Scheibchen; enthalten den roten Blutfarbstoff Hämoglobin, der für den Gastransport verantwortlich ist; Lebensdauer: etwa 120 Tage; Bildung der Erythrozyten erfolgt nach der Geburt im Knochenmark; Abbau: vor allem durch Makrophagen in der Milz.

Weiße Blutkörperchen (Leukozyten)
Granulozyten
Zahl: 5.000–9.000 mm^3/Blut neutrophile Granulozyten: Durchmesser ca. 9–12 µm; Kern der reifen neutrophilen Granulozyten ist segmentiert, derjenige der jugendlichen ist stabförmig. Im Zytoplasma liegen feine neutrophile Granula; ihre Bildung erfolgt im Knochenmark, ihre Lebensdauer im Blut beträgt nur einige Tage. Sie sind amöboid beweglich und können kleine Fremdpartikel phagozytieren: Mikrophagen; sie sind wichtig bei der Infektionsabwehr; nach ihrem Zugrundegehen werden sie in Eiterkörperchen umgewandelt.
Eosinophile Granulozyten: Durchmesser 11–16 µm; Kern hufeisenförmig, wird häufig von den dichten, groben, eosinophilen Granula teilweise überlagert. Sie phagozytieren Antigen-Antikörper-Komplexe; kommen vermehrt bei allergischen Entzündungen und bei Parasitenbefall vor.
Basophile Granulozyten: Durchmesser 10 µm; Kern ist gelappt; besitzen im Zytoplasma zahlreiche, grobe, basophile-Granula, in denen Heparin und Histamin enthalten sind; weisen membranständige Rezeptoren für IgE auf.

Lymphozyten

Nur ein kleiner Teil der Lymphozyten befindet sich jeweils im Blut; der überwiegende Anteil liegt in den lymphatischen Organen. Funktionelle Unterscheidung in:

- T-Lymphozyten: Bilden zellständige Antikörper
- B-Lymphozyten: Nach Antigenkontakt differenzieren sie sich zu Plasmazellen, die humorale Antikörper bilden.

Morphologische Unterscheidung in:

- Kleine Lymphozyten: Durchmesser: 6–9 µm; kugeliger, chromatinreicher Kern; schmaler basophiler Zytoplasmasaum
- Große Lymphozyten: Durchmesser: 10–15 µm; Kern kugelig oder eingebuchtet, wesentlich weniger kompakt als bei den kleinen Lymphozyten; breiterer basophiler Zytoplasmasaum

Monozyten

Durchmesser: 12–20 µm; größte Zellen des Blutes
Kern: Bohnen- oder nierenförmig, liegt exzentrisch
Zytoplasma: Basophil, mit feinsten Granula
Monozyten können durch Diapedese die Blutgefäße verlassen, sind gut amöboid beweglich, phagozytieren (Makrophagen).

Thrombozyten (Blutplättchen)

Durchmesser: 1–4 µm; farblose, spindelförmige Körperchen; entstehen durch Abschnürung aus den Knochenmarkriesenzellen (Megakaryozyten).
Aufbau: zentral liegt eine basophile Zone mit Körnchen = Granulomer; außen: helle Zone = Hyalomer.
Funktion: Wichtig für Blutgerinnung
Bei Verletzungen des Endothels: Bildung von Blutplättchenthromben.

Grundlagen der Hämopoese

Drei Kompartimente:

- Stammzellenkompartiment: multipotente Hämozytoblasten
- uni-, bi- oder oligopotente Vorläuferzellen (Progenitoren)
- Effektorzellen

Pränatale Blutbildung

- Megaloblastische Periode im Mesenchym des Dottersacks
- Hepatolienale Periode
- Medulläre Periode

Postnatale Blutbildung

Nach der Geburt entstehen Granulozyten und Erythrozyten nur noch im Knochenmark. Lymphozyten werden hauptsächlich in den lymphatischen Organen gebildet.

■ Knochenmark

Rotes Knochenmark. Grundgewebe: Retikuläres Bindegewebe, in dessen Maschenwerk die Zellen der

- Granulopoese (Bildung der Granulozyten)
- Erythropoese (Bildung der Erythrozyten)
- Thrombopoese (Bildung von Blutplättchen) und der
- Lymphopoese (Bildung von Lymphozyten)

eingelagert sind. Gemeinsame Stammzelle aller roten und weißen Blutzellen ist der Hämozytoblast.
Die weiten Sinus des Knochenmarks werden von einem fenestrierten Endothel ausgekleidet. Im Knochenmark sind keine Lymphgefäße vorhanden.

Gelbes Knochenmark. Mit zunehmendem Alter lagern die Zellen des retikulären Bindegewebes vermehrt Fett ein und werden in Fettzellen umgewandelt. Bei Bedarf (z. B. hohen Blutverlusten) kann das gelbe Mark wieder in Blutbildendes Knochenmark umgewandelt werden.

■ Lymphatisches System

Humorale Immunität. B-Lymphozyten sind Vorstufen der Plasmazellen. Letztere sezernieren humorale Antikörper. Voraussetzung für eine Aktivierung von B-Zellen ist eine Interaktion mit T-Helferzellen oder das Binden von Wachstumsfaktoren aus T-Lymphozyten: B-Zell-Areale (z.B. Lymphfollikel, Milzfollikel)
Immunglobuline: IgG, IgM, IgA, IgD, IgE.

Zellgebundene Immunität
Prägung der T-Lymphozyten im Thymus; im Blut sind überwiegend T-Lymphozyten vorhanden; häufige Rezirkulation; T-Lymphozyten sind die Effektorzellen der zellulären Immunantwort.

Immunisierung
Aktive Immunisierung: Organismus bildet bei der Auseinandersetzung mit einem Antigen die Antikörper selbst.
Passive Immunisierung: Verabreichung von Antikörpern, die aus einem anderen Individuum gewonnen wurden.

Immuntoleranz
Spezifische Reaktionsunfähigkeit eines Individuums gegenüber einem bestimmten Antigen, gegen das es normalerweise mit einer Immunantwort reagieren würde.

Lymphfollikel (Folliculus lymphaticus)
Kugelförmige Ansammlung von lymphatischem Gewebe in den Schleimhäuten des Magen-Darm-Traktes, Atmungstraktes etc.
Primärfollikel: Vor Antigenkontakt sind Lymphozyten gleichförmig verteilt.

Sekundärfollikel: Entstehen als Reaktion auf einen Antigenkontakt: besitzen helles Zentrum (Reaktions- oder Keimzentrum), das außen von einem dichten Lymphozytenwall umgeben wird.

Lymphatisches Gewebe von Schleimhäuten
Bronchus Associated Lymphoid Tissue (BALT); Gut Associated Lymphoid Tissue (GALT); M-Zellen (Membraneous Cells) des Darmepithels nehmen Antigene aus dem Darmlumen auf und präsentieren sie den assoziierten Lymphozyten und Makrophagen.

Thymus (Bries)
Nimmt eine zentrale Stellung beim Aufbau des Immunsystems ein; ist nur während der Kindheit voll ausgebildet; während der Pubertät unter dem Einfluss der Geschlechtshormone: Rückbildung des Thymusparenchyms zum retrosternalen Fettkörper.
Mikroskopischer Aufbau:
Pseudolobuli; Grundgerüst: Retikulumzellen von epithelialer Herkunft.
An einem Pseudolobulus lassen sich unterscheiden:
- Eine lymphozytenreiche Rinde.
- Ein relativ lymphozytenärmeres Mark, in dem Hassall-Körperchen vorkommen.
- Der Thymus besitzt nur abführende Lymphgefäße.

Mandeln (Tonsillae)
- Gaumenmandeln (Tonsillae palatinae)
- Rachenmandel (Tonsilla pharyngealis)
- Zungenmandeln (Tonsillae linguales)
Prinzipiell gleichariger Aufbau: Unter Einsenkungen des Epithels liegen Ansammlungen lymphoretikulären Gewebes mit Sekundärfollikeln: Lympho-

zyten durchwandern in großer Zahl das darüber gelegene Epithel.

Lymphknoten (Nodus lymphaticus)

Bohnenförmige Organe von unterschiedlicher Größe (einige mm bis mehrere cm groß); außen Kapsel aus Bindegewebe. Bindegewebstrabekel unterteilen das Parenchym des Lymphknotens, das aus retikulärem Bindegewebe mit eingelagerten Lymphozyten besteht.

Am Schnitt durch einen Lymphknoten lassen sich unterscheiden:

- Rinde mit Primär- und Sekundärknötchen (B-Lymphozyten)
- Parakortikale Zone (Parakortex) zwischen Rinde und Mark, enthält T-Lymphozyten
- Mark: Besteht aus Marksträngen
- Sinussystem: Randsinus, in den die zuführenden Lymphgefäße (Vasa afferentia) münden; Zwischensinus (Intermediärsinus); Marksinus, geht im Hilusbereich in die abführenden Lymphgefäße Vasa efferentia über.

Im Lymphknoten wird die Lymphe gefiltert und mit Lymphozyten angereichert.

Milz (Lien; Splen)

Im Unterschied zu den Lymphknoten ist die Milz in den Blutkreislauf eingeschaltet; Milzkapsel; Milztrabekel.

Weiße Pulpa: Gesamtheit der Milzknötchen (B-Lymphozyten) und der periarteriellen Lymphscheiden (T-Lymphozyten).

Rote Pulpa: Zwischen weißer Milzpulpa und bindegewebigen Trabekeln gelegen; besteht aus einem blutreichen, retikulären Bindegewebe und den Milzsinus.

Blutgefäße der Milz: Arteria lienalis – Trabekelarterie – Pulpaarterie (mit periarterieller Scheide) – Follikelarterie (Zentralarterie) durch Milzkörperchen – Pinselarteriolen – Hülsenkapillaren- Milzsinus – Trabekelvenen – Vena lienalis = geschlossener Kreislauf.

Oder: Hülsenkapillaren – Milzretikulum – Milzsinus – Trabekelvenen – Vena lienalis = offener Kreislauf.

Funktionen der Milz:

- Bildung von Lymphozyten (Abwehrorgan)
- Abbau von Erythrozyten
- bei einigen Tierarten: Blutspeicher

9
Atmungsapparat

Der Atmungsapparat besteht aus den Gasaustauschräumen der Lunge (Alveolarsystem) und den Luftwegen, welche die Aufgabe der Leitung, Reinigung, Befeuchtung und Erwärmung der Atemluft haben.

Die Schleimhaut der Atemwege ist im Allgemeinen fest mit der Unterlage verbunden, eine besondere Verschiebeschicht fehlt. Nahezu die gesamten Luftwege sind mit einem mehrreihigen Kinozilien tragenden Epithel (Flimmerepithel, respiratorisches Epithel) ausgekleidet, das auch zahlreiche schleimproduzierende Becherzellen enthält. Das Epithel ist unter normalen Bedingungen von einer Schleimschicht bedeckt, an welche sich die mit dem Luftstrom eingedrungenen Fremdkörper binden. Die Schleimschicht wird durch die Flimmerbewegungen der Kinozilien ständig rachenwärts befördert.

9.1
Nasenhöhle und Nasenrachenraum

9.1.1
Vestibulum nasi

Der Vorhof der Nase ist noch von mehrschichtigem verhorntem Plattenepithel ausgekleidet (vgl. Abb. 3-6), welches dann über einen schmalen Streifen von geschichtetem hochprismatischem

Epithel in das respiratorische Epithel übergeht. Im vorderen Teil des Vestibulum nasi befinden sich viele kurze, aber starke Haare (Vibrissae), welche gröbere Partikel zurückhalten können. In der Haut des Vorhofes sind apokrine Schweißdrüsen (Glandulae vestibulares nasi) und Talgdrüsen vorhanden. Letztere kommen auch an der äußeren Haut der Nase besonders zahlreich vor. Die *Nasenflügel (Alae nasi)* enthalten hyalinen Knorpel und subkutan quergestreifte Muskelzellen (M. nasalis).

9.1.2
Regio respiratoria

Der größte Teil der Nasenhöhle ist mit respiratorischer Schleimhaut ausgekleidet, die auch viele Becherzellen und mehrzellige endoepitheliale Schleimdrüsen enthält. Die Basalmembran ist deutlich zu sehen. Bindegewebspapillen sind nicht mehr vorhanden. Die Flimmerbewegungen der Kinozilien sind gegen die Choanen (Öffnungen der Nasenhöhle zum Schlund) gerichtet.

Die Lamina propria (subepitheliales Bindegewebe) ist sehr zellreich; es sind auch viele freie Zellen, besonders Lymphozyten, vorhanden. An mehreren Stellen der Nasenschleimhaut findet man in der Lamina propria Geflechte von weitlumigen Venen (Schwellkörper), deren Wand relativ muskelstark ist. Sie speisen ein dichtes Kapillarnetz und dienen zusammen mit diesem zur Vorwärmung der Atemluft. Die Lamina propria enthält weiterhin verzweigte seromuköse Drüsen, die Glandulae nasales.

Die Schleimhaut der Nase ist 0,5–3 mm dick. Auch die Nebenhöhlen der Nase (Sinus paranasales) sind mit respiratorischer Schleimhaut ausgekleidet, die sich von der Schleimhaut der Nasenhöhle in einigen Punkten unterscheidet: Geringere Dicke, geringere Epithelhöhe, weniger Drüsen und Becherzellen, Venenplexus fehlen.

Der *Tränennasengang (Ductus nasolacrimalis),* der in den unteren Nasengang einmündet, ist von einem zweireihigen prismatischen Epithel ausgekleidet.

9.1.3
Regio olfactoria

Im Bereich der oberen Nasenmuschel und im obersten Teil der Nasenscheidewand ist ein kleiner Abschnitt als Riechschleimhaut (vgl. Abb. 16-8) ausgebildet. Das Sinnesepithel ist mehrreihig und etwas dicker (60 μm) als das respiratorische Epithel. Es trägt keine Kinozilien. Die Basalmembran ist nur undeutlich ausgeprägt. Die Gesamtfläche der Riechschleimhaut (beidseits des Septum nasi) beträgt ca. 500 mm^2.

Im Sinnesepithel unterscheidet man drei Zellarten:

- *Stützzellen:* Sie überwiegen zahlenmäßig und nehmen die ganze Epithelhöhle ein, wobei sie in ihrem basalen Teil schmäler sind. Das Zytoplasma enthält Tonofibrillen und braune Pigmenteinlagerungen; die kleinen ellipsoidalen Kerne liegen etwa in der Zellmitte.
- *Riechzellen:* Sie sind schmal, mit einem spindelförmig erweiterten Mittelteil. Die Kerne sind kugelförmig und hell und liegen in unterschiedlichen Höhen. Ihre apikalen Fortsätze sind sehr schmal und ragen zwischen dem Schlussleistensystem der Stützzellen an die Epitheloberfläche. Ihre kolbenförmigen Enden tragen etwa 2 μm lange Riechhärchen. Die basalen Zellfortsätze durchdringen die Basallamina, werden in der Lamina propria von Schwann-Zellen umgeben und vereinigen sich zu den unmyelinisierten Riechnerven (Nervi olfactorii).
- *Basalzellen:* Kleine, im Schnitt dreieckförmige Zellen, möglicherweise dienen sie als Ersatz für die Stützzellen.

In der gefäßreichen Lamina propria liegen *Glandulae olfactoriae (Bowman-Spüldrüsen),* verzweigte tubuloalveoläre Drüsen. Sie gleichen zwar serösen Speicheldrüsen, doch produzieren sie auch Schleimsubstanzen. Die Endstücke haben ein größeres Lumen als bei den Speicheldrüsen.

9.1.4
Nasenrachenraum

Der nasale Teil des Schlundes (Pharynx) wird als Nasenrachenraum bezeichnet. Er trägt in seinem oberen Teil, der sich beim Schluckakt nicht mit dem Gaumensegel berührt, ebenfalls respiratorische Schleimhaut. Lymphatisches Gewebe (Tonsillen) kommt in dieser Region häufig vor.

9.2
Larynx (Kehlkopf)

Der Kehlkopf ist zum größten Teil mit mehrreihigem Flimmerepithel ausgekleidet. Das Vestibulum laryngis, der Kehldeckel und die Stimmfalten sind mit mehrschichtigem Plattenepithel überzogen. Die Lamina propria ist sehr zellreich (bes. Lymphozyten); es kommen auch Lymphfollikel vor. Elastische Fasernetze bilden die *Membrana fibroelastica laryngis*. Lumenwärts davon befinden sich seromuköse Drüsen (Glandulae laryngeae). Unter den elastischen Membranen liegen quergestreifte Muskelfaserbündel und die Kehlkopfknorpel. Die größeren sind hyalin, die kleinen meist elastisch. Der Knorpel des Kehldeckels (Epiglottis) ist stets elastisch. Die hyalinen Kehlkopfknorpel beginnen nach dem 20. Lebensjahr enchondral zu verknöchern. Auch in den Knorpelspangen der Trachea (siehe unten) kann in fortgeschrittenem Alter Knochen auftreten. Dies ist allerdings im Kehldeckelknorpel und im knorpeligen Teil der Nase nie der Fall.

Grundlage des *Kehldeckels (Epiglottis)* ist elastischer Knorpel (Cartilago epiglottica). Auf seiner lingualen Seite trägt der Kehldeckel mehrschichtiges unverhorntes Plattenepithel; auf der laryngealen Seite kann Flimmerepithel vorkommen. In Einbuchtungen oder Lücken des Knorpels liegen seromuköse Drüsen. Auf beiden Seiten des Kehldeckels, besonders aber lingual, findet man Lymphfollikel.

An der *Stimmfalte (Plica vocalis)* ist das Plattenepithel unverschieblich an seiner Unterlage befestigt; Drüsen sind nicht vorhanden. In der Stimmfalte liegen das Stimmband (Ligamentum vocale: vorwiegend parallel angeordnete elastische Fasern) und der Musculus vocalis. Das elastische Gewebe der Stimmbänder setzt sich nach kaudal in die *Membrana fibroelastica laryngis* (Conus elasticus) fort, welche in das elastische Gerüst der Luftröhre übergeht. Mit Ausnahme der Plica vocalis ist die Kehlkopfschleimhaut sehr locker gebaut. Daher kann sie durch Flüssigkeitseinlagerung stark anschwellen (Glottisödem) und den Luftweg verschließen. Der Kehlkopf ist reich an Blut- und Lymphgefäßen sowie an Nerven. Zahlreiche Drüsen (Glandulae laryngeales) befeuchten Kehlkopfschleimhaut und Stimmfalten.

9.3
Trachea (Luftröhre)

Die Trachea (Abb. 9-1) ist ein elastisches Rohr. 16–20 hufeisenförmige Spangen aus hyalinem Knorpel (Cartilagines tracheales) halten es dauernd offen. Die Spangen werden durch straffes kollagenelastisches Bindegewebe (Ligamenta anularia) in Scherengitteranordnung so verbunden, dass Längsstreckungen des Trachealrohres möglich sind.

Dieser Teil der Luftröhrenwandung, die *Tunica conjunctivocartilaginea,* nimmt etwa $^2/_3$ bis $^3/_4$ des Umfanges ein. Nach dorsal, zur Speiseröhre hin, ist die Trachea knorpelfrei: *Paries membranaceus.* Sie besteht hier aus einer bindegewebigen Membran, in die hauptsächlich quer ver-

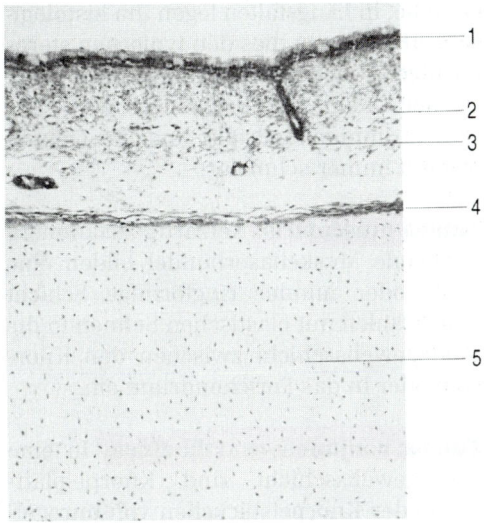

Abb. 9-1: Trachea (Vergr. ca. 140x).
1 Epithel (mehrreihiges Flimmerepithel); 2 subepitheliales Bindegewebe; 3 Glandula trachealis; 4 Perichondrium des Trachealknorpels; 5 Cartilago trachealis (hyaliner Knorpel).

9.4 Bronchialsystem

9.4.1 Bronchien

Die Luftröhre verzweigt sich an der Bifurkation in die beiden extrapulmonalen Hauptbronchien *(Bronchus principalis dexter* und *sinister)*, welche in ihrem Bau mit der Trachea übereinstimmen, lediglich ihr Durchmesser ist kleiner. Innerhalb der Lunge verzweigen sich die Bronchien meist durch Gabelung (dichotome Aufteilung), wobei aus jedem Bronchus zwei kleinere hervorgehen, die sich ihrerseits wieder gabeln, usw.
Besondere Namen tragen nur die größeren Bronchien:

* *Bronchus lobaris* (für einen Lungenlappen)
* *Bronchus segmentalis* (für ein Lungensegment)

Histologischer Aufbau. Die Schleimhautstruktur der Luftröhre und der Bronchien ist weitgehend gleich.
Die *Schleimhaut (Tunica mucosa)* trägt ein mehrreihiges hochprismatisches Flimmerepithel. Nach elektronenmikroskopischen Befunden lassen sich im Atemwegsepithel acht verschiedene Zelltypen unterscheiden:

* *Flimmerzellen:* Sie tragen einen dicht stehenden Kinozilienbesatz. Oberhalb des Zellkerns liegt ein Golgi-Apparat, man findet nur wenig RER.
* *Muköse Zellen (Becherzellen):* Sie gleichen den entsprechenden Zellen in der Darmschleimhaut. Die von ihnen produzierte Schleimschicht bedeckt die Kinozilien und wird von diesen larynxwärts transportiert.
* *Seröse Zellen:* Sie enthalten ein umfangreiches RER; elektronendichte Granula sammeln sich oberhalb des Kerns an.

laufende, glatte Muskelfaserbündel (Musculus trachealis) eingebettet sind. In Höhe der Knorpelspangen liegen sie besonders dicht und sind an deren hinteren Enden am Perichondrium und auch am Fasergewebe der Zwischenräume befestigt. Außerhalb der quer angeordneten Trachealmuskeln kommen auch noch Längsmuskelzüge vor.
Die Schleimhaut (Tunica mucosa) ist fest mit der Unterlage verbunden, unverschieblich und, mit Ausnahme der weicheren Hinterwand, nahezu faltenlos.
Das Trachealepithel ist ein mehrreihiges Flimmerepithel, dessen Basallamina sich färberisch besonders gut darstellt. Seromuköse *Glandulae tracheales* liegen im subepithelialen Bindegewebe. Sie sind häufiger in den bindegewebigen Zwischenräumen anzutreffen als im Bereich der Knorpelspangen. Besonders zahlreich liegen sie in der Paries membranaceus.

Ihr niedrigviskôses Sekret umgibt die Kinozilienbasis.

- *Bürstenzellen:* Sie tragen auf ihrer dem Lumen zugewandten Seite Mikrovilli (Bürstensaum). Einige dieser Zellen haben Kontakt zu sensiblen Axonen (Rezeptorfunktion?); gut entwickeltes RER, hoher Glykogengehalt; zahlreiche Pinozytosevesikel im lumennahen Zellteil (Resorptionsfunktion).
- *Intermediärzellen:* Sie tragen ebenfalls Mikrovilli. Die wenig differenzierten Zellen entwickeln sich möglicherweise zu Flimmerzellen oder sezernierenden Zellen im Rahmen der Epithelregeneration.
- *Basalzellen:* Ihre Kerne richten sich nahe der Basallamina in einer Reihe aus. Diese noch geringer differenzierten Zellen sind Vorstufen der meisten anderen Zelltypen in der Atemwegsschleimhaut.
- *CLARA-Zellen:* Diese zilienlosen Zellen wölben sich mit einer keulenartigen Ausbuchtung in das Lumen vor: Der lumennahe Zellteil enthält ein ausgedehntes GER und zahlreiche Sekretgranula, die sich exozytotisch zum Lumen öffnen. Ihr Sekret trägt zur Bildung des Surfactant bei.
- *Endokrine Zellen (Pa-Zellen, Kultschitzky-Zellen):* Sie enthalten basisnahe typische Sekretgranula (etwa 100 nm Durchmesser mit dichter Innenzone). Die Zellen sind argyrophil und enthalten Dopamin. Möglicherweise sind sie Teil des diffusen, endokrinen Systems (APUD).

Die Lamina propria besteht aus lockerem Bindegewebe mit einem großen Anteil an elastischen Fasern, die sich in der Tiefe zu einer elastischen Membran verdichten.

Diese liegt dem vorwiegend kollagenen Bindegewebe der *Tunica submucosa* auf. Die Schleimhaut ist in den großen Bronchien noch immer unverschieblich und weitgehend faltenlos. In den mittleren und kleinen Bronchien ist sie dagegen lockerer mit der Unterlage verbunden. Deshalb kann sie sich, vor allem bei entspanntem Gewebe, in Längsfalten legen. Im histologischen Bild ergibt dies den typischen sternförmigen Querschnitt kleiner Bronchien. In den kleineren Bronchien wird das Epithel immer niedriger und die Lamina propria immer schmäler.

Tunica muscularis. Netzartig zusammenhängende Muskelfaserbündel bilden eine mehr oder minder ringförmige Schicht und strahlen mit elastischen Sehnen in die Bindegewebsschicht zwischen den Knorpeln oder in das Perichondrium ein.

Tunica conjunctivocartilaginea. In eine Bindegewebsschicht sind Knorpelplättchen oder Knorpelstückchen von unregelmäßiger Form eingefügt. In den größeren Bronchien bestehen sie aus hyalinem Knorpel. In den kleineren Ästen des Bronchialbaumes werden sie dagegen allmählich durch elastische Knorpel ersetzt. Die Fasersysteme sind in dieser Schicht vorwiegend längs orientiert. Durch Austausch von Fasern stehen sie mit dem interlobulären Bindegewebe in Verbindung.

Besonders zwischen den Knorpelstückchen liegen seromuköse *Glandulae bronchiales.* Ihre Ausführungsgänge ziehen schräg zum Lumen, sind oft ampullär erweitert und von Flimmerepithel ausgekleidet.

Der Bronchialschleim dient zur Befeuchtung der Atemluft. Außerdem bindet er eingedrungene Staubpartikelchen. Durch den rachenwärts gerichteten Zilienschlag des Flimmerepithels wird er kontinuierlich nach oben befördert.

Zwischen der Muskel- und der Bindegewebsschicht liegen Venengeflechte, die zur Erwärmung der Atemluft und möglicherweise auch zur Regulierung der Lumenweite beitragen.

Abb. 9-2: Bronchiolus
(Vergr. ca. 140x).
1 Atemwegsepithel;
2 Ringmuskulatur;
3 begleitendes Gefäß (Ast
der Arteria pulmonalis);
4 Lungengewebe.

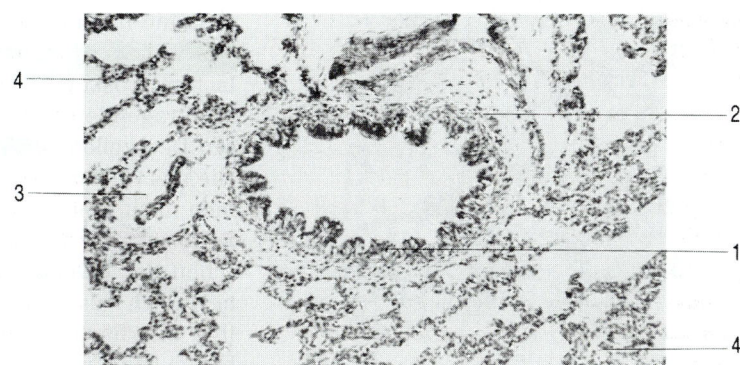

9.4.2 Bronchioli

Die kleinsten Äste des Bronchialsystems werden als *Bronchioli* bezeichnet (Abb. 9-2). Ihr Durchmesser beträgt weniger als 1 mm. Sie liegen bereits innerhalb der Lungenläppchen. Die Ringmuskulatur ist kräftig entwickelt. Bei ihrer Kontraktion entstehen Schleimhautfalten, die das Lumen fast ganz verschließen können. In der Wand der Bronchioli fehlen Knorpelstückchen und Drüsen. Das mehrreihige Epithel enthält vorwiegend Flimmerzellen und CLARA-Zellen. Es wandelt sich in den Bronchioli allmählich zu kubischem Flimmerepithel. In den terminalen Bronchioli ist dann nur noch ein einfaches kubisches Epithel vorhanden.

9.5 Lungengewebe

9.5.1 Struktur des Lungengewebes

Die Lunge zeigt einen wabigen Bau. Das histologische Bild ist gekennzeichnet durch die dünnwandigen *Lungenbläschen (Alveoli pulmonis)*, die sich in alle Richtungen des Raumes erstrecken (Abb. 9-3). Die morphologische Grundeinheit ist das *Lun-*

genläppchen, ein durch kollagen-elastisches Bindegewebe abgetrennter, formvariabler Bereich von Lungengewebe (Größe ca. 0,5–3 cm). Die Abtrennung der Läppchen ist an der Peripherie der Lunge deutlicher als im Zentrum des Organs. Der *Bronchiolus terminalis* teilt sich innerhalb eines Lungenläppchens in relativ weitlumige Äste, die *Bronchioli respiratorii (Bronchioli alveolares),* an denen schon vereinzelte Alveolen sitzen können. Die Bronchioli respiratorii münden in die Ductuli *alveolares:* Zentrale Zugangsräume zu den an sie anschließenden Alveolen. Ihre Wand besteht eigentlich nur aus den dicht aneinander liegenden, ringförmigen Zugängen zu den einzelnen Alveolen. In den sog. Basalringen, die jeden Alveoleneingang umfassen, kommen glatte Muskelzellen vor. Der Durchmesser einer Alveole beträgt 0,25–0,3 mm (Abb. 9-4).

Die Alveolarwand ist im Regelfall zwei benachbarten Alveolen gemeinsam. Ihr Grundgerüst wird von Fasernetzen gebildet, die vor allem aus elastischen, aber auch aus retikulären und kollagenen Fasern bestehen. Benachbarte Alveolen können durch Alveolarporen, feine Öffnungen von 10–15 mm Durchmesser, untereinander verbunden sein.

Jedes Lungenbläschen ist von einem feinen Netz aus den porenlosen Lungenkapillaren überzogen, sodass diese in den Alveolarsepten, also im Interstitium der Lunge, zu liegen kommen. Die Alveolen besit-

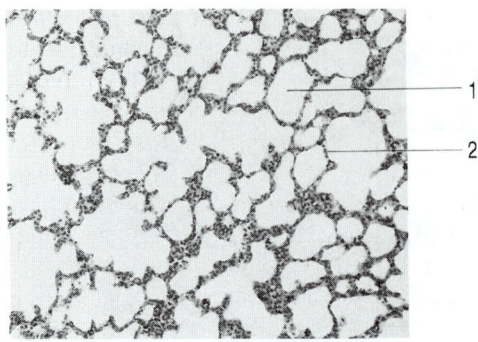

Abb. 9-3: Lungengewebe (Vergr. ca. 140x).
1 Alveolarlichtung; 2 Trennwand zwischen den einzelnen Alveolen (enthält Alveolarepithel, Interstitium und Lungenkapillaren).

zen eine Innenauskleidung von einschichtigem, extrem flachem Plattenepithel. Im Lichtmikroskop kann man von ihm nur die kerntragenden Bereiche sehen. Außer diesen Deckzellen *(Pneumozyten Typ I)*, welche das Gasaustauschepithel bilden, kommen noch große Alveolarzellen vor *(Pneumozyten Typ II)*. Sie liegen meist in Nischen der Alveolarwand und werden daher auch als Nischenzellen bezeichnet. Ihre Oberfläche trägt einige Mikrovilli. Sie haben eine reiche Organellenausstattung und enthalten rundlich-ovale, opake Körperchen mit lamellärer Struktur, die als Phospholipide identifiziert worden sind.

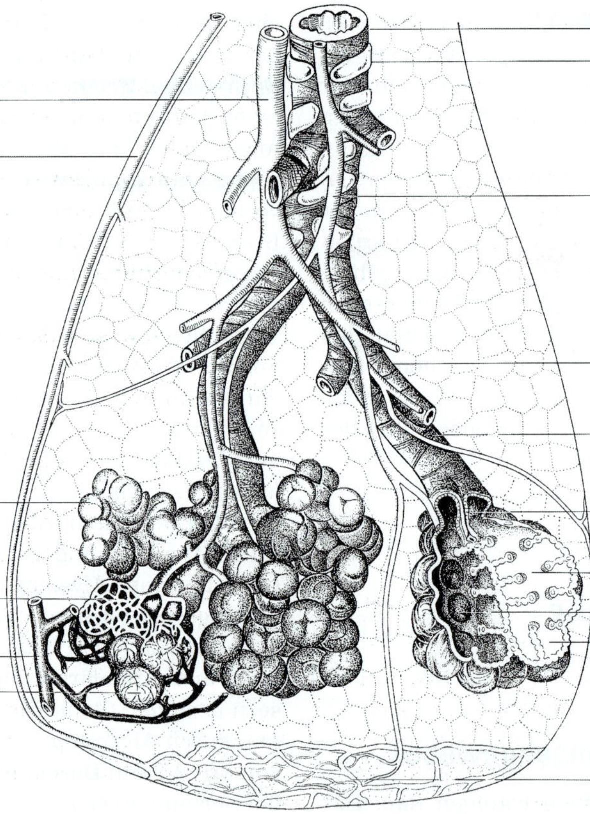

Abb. 9-4: Strukturzeichnung des Lungengewebes.

Bronchus
hyaliner Knorpel

Lungenarterie
Lymphgefäß

Bronchialarterie

Bronchiolus

Bronchiolus

Alveole

Bronchiolus respiratorius
Ductus alveolaris

Lungenkapillaren

Basalring
Alveole

Lungenvene
Alveole

Gefäßgeflecht im Pleurabereich

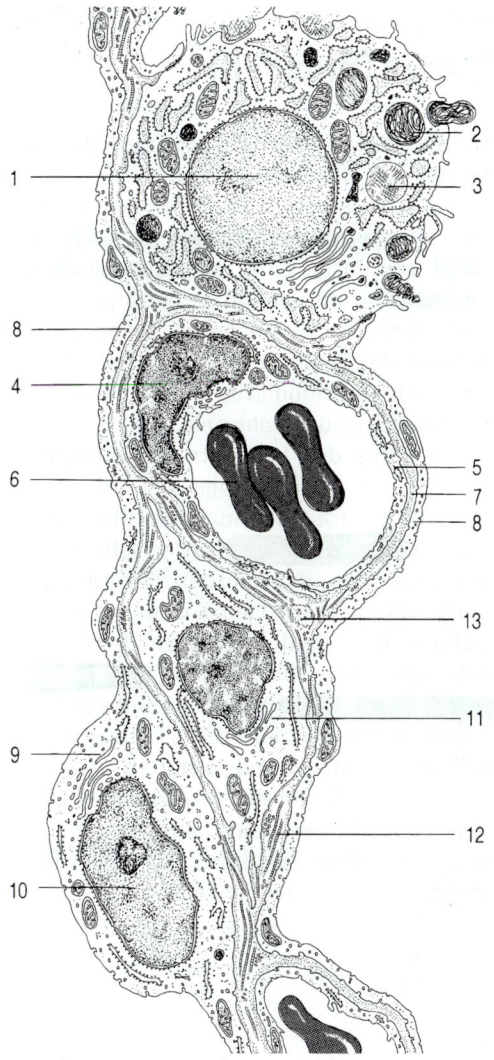

Abb. 9-5: Lungengewebe (Alveolarseptum und Interstitium).
1 Pneumozyt Typ II, Zellkern; 2 Granulum mit lamellärem Inhalt; 3 Granulum, dessen Inhalt an Fingerabdrücke erinnert; (der Inhalt beider Granulatypen bildet den Surfactant); 4 Endothelzelle einer Lungenkapillare; 5 Zytoplasma dieser Zelle; 6 Erythrozyten im Lumen der Kapillare; 7 gemeinsame Basallamina von Kapillarendothel und Alveolarepithel; 8 Pneumozyt Typ I (Alveolarepithelzelle); 5, 7 und 8 bilden die Blut-Luft-Schranke; 9 Pneumozyt Typ I, kerntragender Bereich; 10 Zellkern dieser Zelle; 11 Bindegewebszelle (Fibrozyt); 12 Kollagenfibrille im Interstitium; 13 elastische Fasern im Interstitium.

Die Zellen produzieren den *Surfactant (Surfactin),* einen oberflächenaktiven Phospholipidfilm, der das Alveolarepithel überzieht und so die Oberflächenspannung herabsetzt. Für die Dehnung der Lunge beim Einatmen ist daher weniger Muskelarbeit erforderlich, als beim Fehlen des Surfactant zu leisten wäre: Die Atemarbeit ist ökonomischer.

Die Pneumozyten Typ II können sich auch aus dem Zellverband lösen und zu Alveolarphagozyten werden. Es ist aber auch möglich, dass Histiozyten aus den interstitiellen Bindegewebsräumen oder Monozyten aus der Blutbahn in die Alveolen einwandern und sich hier zu Makrophagen wandeln.

Vom Interstitium her kommen die Kapillaren der Alveolarlichtung sehr nahe, sodass die Basallamina der Kapillaren mit der Basallamina des Alveolarepithels an diesen Stellen zu einer einzigen Lage verschmilzt.

Die Trennwand zwischen Gas- und Blutraum *(Blut-Luft-Schranke)* besteht daher im günstigsten Fall aus drei Schichten:
- Alveolarepithel mit aufgelagertem Surfactant
- gemeinsame Basallamina
- Kapillarendothel.

Der Gasaustausch (O_2 von der Alveole in die Kapillaren, CO_2 von der Kapillare in die Alveole) geschieht durch Diffusion. Nach dem Diffusionsgesetz ist die diffundierende Gasmenge bei bestehendem Druckunterschied umso größer, je größer die Austauschfläche und je dünner die Diffusionsbarriere ist. In der Lunge sind beide Voraussetzungen gegeben: Die gesamte alveoläre Gasaustauschfläche beträgt ca. 100 m^2. Die oben beschriebene Trennwand zwischen Gas- und Blutraum ist etwa 0,2–0,4 mm dick (Abb. 9-5).

9.5.2
Gefäße der Lunge

Man unterscheidet in der Lunge einen Arbeitskreislauf (Lungenarterien und Lungenvenen) und einen besonderen Ernährungskreislauf zur Versorgung des Lungengewebes (Bronchialarterien und Bronchialvenen).

Die **Lungenarterien** (Äste der Arteria pulmonalis) gehören dem elastischen Typ an. Sie verlaufen mit den entsprechenden Bronchien bis zum Lungenläppchen. Dort sind sie dann nach dem muskulären Typ gebaut und regulieren den Blutzufluss.

Nach dem Gasaustausch, also nach der Passage des Lungenkapillarnetzes, sammelt sich das Blut in kleinen, interlobulären Venen und schließlich in den Lungenvenen (Venae pulmonales), die an der Segment- bzw. Lappengrenze verlaufen. Erst die größeren Venenäste sind wieder in der Nähe der Bronchien und Pulmonalarterien zu finden.

Die **Bronchialarterien** sind nach dem muskulären Typ konstruiert. Sie entstammen direkt der Brustaorta. Ihre Tunica media ist relativ dick, da sie als einzige Lungengefäße dem Blutdruck des großen Kreislaufes (80–120 mm Hg) Widerstand leisten müssen. Zwischen Pulmonal- und Bronchialarterien bestehen direkte Querverbindungen (bronchopulmonale Anastomosen).

Die Lunge enthält viele Lymphgefäße. Diese begleiten die in den Bindegewebssepten liegenden Bronchien und Blutgefäße. In Bronchusnähe findet man vegetative Nervenfasern und vereinzelt auch Ganglienzellen.

9.6
Pleura (Brustfell)

Die Lungenoberfläche trägt einen glatten, faltenlosen Überzug durch die *Pleura pulmonalis,* eine seröse Haut. Sie besteht aus einem einschichtigen Plattenepithel (Mesothel), das durch eine subseröse Bindegewebsschicht an der Lunge befestigt ist. In der Subserosa liegen derbe Kollagenbündel und elastische Netze. Die Fasern strahlen in die interlobulären Bindegewebssepten des Lungengewebes ein.

Am Hilus der Lunge treten Bronchien und Gefäße in die Lunge ein. Dort setzt sich die Pleura pulmonalis kontinuierlich in die *Pleura parietalis* fort, welche die Innenwand des Brustkorbes (Thorax) bedeckt. Die parietale Pleura ist dicker als die pulmonale. Beide Pleurablätter umschließen die spaltförmige *Pleurahöhle (Cavum pleurae),* welche einerseits die Atemverschieblichkeit der Lunge gegen die Thoraxinnenwand gestattet, andererseits infolge der in ihr herrschenden Luftdruckverhältnisse das Zusammenfallen der gegen den elastischen Gewebswiderstand gedehnten Lunge verhindert.

Zusammenfassung

Der Atmungsapparat besteht aus den Gasaustauschräumen (Alveolarsystem) und den Atemwegen.

■ Atemwege

Funktionen: Leitung, Reinigung, Befeuchtung und Erwärmung der Atemluft.

Die Schleimhaut ist meist fest mit der Unterlage verbunden. Das mehrreihige Epithel trägt Kinozilien und enthält Schleim produzierende Becherzellen.

Zu den Atemwegen zählen:

- *Nasenhöhle und Nasenrachenraum* mit Vestibulum nasi, Regio respiratoria und Regio olfactoria (Riechepithel) mit Stütz-, Riech- und Basalzellen
- *Larynx* (Kehlkopf)
- *Trachea* (Luftröhre): Elastisches Rohr, Knorpelspangen (hyaliner Knorpel), Paries membranaceus, Glandulae tracheales
- *Bronchien.* Wandbau:
  Tunica mucosa (Schleimhaut): Mehrreihiges Flimmerepithel mit Becherzellen, Lamina propria
  Tunica muscularis: Netzartig zusammenhängende Muskelfaserbündel bilden eine mehr oder weniger ringförmige Schicht
  Tunica conjunctivocartilaginea: Bindegewebsschicht mit Knorpelplättchen aus hyalinem Knorpel, in den kleinsten Bronchien zunehmend aus elastischem Knorpel; Glandulae bronchiales
- *Bronchioli:* Durchmesser weniger als 1 mm, Lage innerhalb der Lungenläppchen, Schleimhautfalten können bei der Kontraktion das Lumen verschließen. Knorpelstückchen sind nicht mehr vorhanden, das mehrreihige Flimmerepithel geht über kubisches Flimmerepithel in einfaches kubisches Epithel über.

■ Lungengewebe

Morphologische Grundeinheit: Lungenläppchen. Die dünnwandigen Lungenbläschen kennzeichnen das histologische Bild. Der Bronchiolus terminalis teilt sich in Bronchioli respiratorii, welche in die Ductuli alveolares münden, an denen traubenähnlich die Alveolen sitzen. Jede Alveole ist von einem feinen Netz aus den porenlosen Lungenkapillaren überzogen. Die epitheliale Auskleidung der Alveolen besteht aus einem extrem flachen einschichtigen Plattenepithel (Pneumozyten Typ I), neben denen auch große Alveolarzellen (Pneumozyten Typ II) vorkommen, welche den Surfactant produzieren und die auch phagozytieren können.

Die Trennwand zwischen Gas- und Blutraum (Blut-Luft-Schranke) besteht im günstigsten Fall nur aus drei Schichten: Alveolarepithel, Gefäßendothel und eine dazwischenliegende gemeinsame Basalmembran. Ihre Dicke beträgt 0,2–0,4 mm.

■ Lungengefäße

Zwei Kreisläufe: Arbeitskreislauf (Lungenarterien vom elastischen Typ und Lungenvenen); Bronchialkreislauf zur Versorgung des Lungengewebes (Bronchialarterien vom muskulären Typ und Bronchialvenen). Die Lunge enthält zahlreiche Lymphgefäße.

■ Pleura (Brustfell)

Eine seröse Haut (Pleura pulmonalis: einschichtiges Plattenepithel) überzieht die Lungenoberfläche als viszerales Blatt und geht am Lungenhilus in das parietale Blatt (Pleura parietalis) über. Verbindung mit der Unterlage (Lungengewebe und Thoraxinnenwand) durch subseröses (kollagen-elastisches) Bindegewebe. Beide Blätter umschließen die Pleurahöhle.

10
Verdauungsapparat

10.1
Mundhöhle (Cavitas oris) und Schlund (Pharynx)

Die Mundhöhle besteht aus dem Vestibulum oris (Raum zwischen Wange, Lippen und Zähnen) und der eigentlichen Mundhöhle (Cavitas oris propria), die hinter der Zahnreihe liegt.

Die Mundhöhle ist mit einem mehrschichtigen unverhornten Plattenepithel ausgekleidet, das allerdings an bestimmten Stellen (Zahnfleisch, Zungenrücken) teilweise verhornen kann. Je nach seiner Beanspruchung ist das Mundhöhlenepithel unterschiedlich stark mit seiner bindegewebigen Unterlage (Lamina propria) verbunden. Diese ist reich an elastischen Fasern und geht kontinuierlich in eine Submukosa über, die aus grobfaserigem Bindegewebe besteht. In dieser Schicht liegen auch die zahlreichen kleinen Mundspeicheldrüsen, die zusammen mit den großen Speicheldrüsen die Mundschleimhaut ständig feucht halten.

10.1.1
Lippen und Wangen

Die *Lippen (Labia oris)* sind Weichteilfalten, die innen (Pars mucosa) von Mundschleimhaut und außen (Pars cutanea) von mehrschichtigem verhorntem Plattenepithel überzogen sind. In der Submukosa liegen die gemischten seromukösen *Glan-*dulae labiales. Die äußere Haut trägt Haare, Talg- und Schweißdrüsen.

Der Übergang zwischen beiden Bereichen wird vom Lippenrot gebildet. Die Hornschicht ist hier dünner, das Epithel wird transparent. Zahlreiche oberflächennahe Kapillaren in den Bindegewebspapillen bedingen die Rotfärbung der Lippen. Im Inneren der Lippe liegt der quergestreifte Musculus orbicularis oris, der zur Bewegung der Lippen dient.

Als Fortsetzung der Lippen sind die *Wangen (Buccae)* histologisch gleich aufgebaut. Ihre muskuläre Grundlage ist der quergestreifte Musculus buccinator, dem außen der Wangenfettpfropf aufliegt. Die Submukosa enthält die gemischten seromukösen *Glandulae buccales.*

10.1.2
Gaumen

Die Schleimhaut des *harten Gaumens (Palatum durum)* ist unverschieblich durch straffe Kollagenbündel mit dem Periost der knöchernen Unterlage verbunden. Im vorderen Teil des harten Gaumens finden sich Fettläppchen in der Submukosa, im hinteren Teil zahlreiche kleine muköse Speicheldrüsen *(Glandulae palatinae)*.

Der *weiche Gaumen (Palatum molle, Velum palatinum)* hat eine bindegewebig-muskulöse Grundplatte, er schließt sich nach hinten an den harten Gaumen an. Auf der oralen Seite befindet sich Mundhöhlenschleimhaut, die sich auch noch auf die pharyngeale Seite (Schlundseite) fortsetzen kann. In der oralen Submukosa liegen kleine muköse Speicheldrüsen. Die pharyngeale Seite des weichen Gaumens trägt wie die Atemwege ein mehrreihiges Flimmerepithel und gemischte Drüsen.

10.1.3
Zunge (Lingua)

Die Zunge ist ein aus quergestreifter Muskulatur bestehendes Organ. Die Muskelfaserbündel sind als dreidimensionales Fachwerk angeordnet, sie stehen im wesentlichen senkrecht zueinander. Das *Septum linguae* unterteilt die Zunge unvollständig in zwei Hälften. Zusammen mit der unter der Schleimhautoberfläche gelegenen *Aponeurosis linguae* bildet es das kollagenfaserige Grundgerüst der Zunge. In die Aponeurose strahlen von unten her Muskelfaserbündel ein. Die Zungenschleimhaut zeigt regionale Unterschiede. Auf der Oberseite ist sie unverschieblich mit der Aponeurose verbunden. An der Unterfläche der Zunge ist sie gegenüber der Unterlage verschieblich. Die Submukosa enthält Fettgewebe. Die Oberfläche des mäßig dicken Epithels ist glatt und nicht verhornt. Charakteristisch für den Zungenrücken sind die *Zungenpapillen (Papillae linguales)*. Hierbei bildet die Lamina propria einen bindegewebigen Grundstock, der evtl. mehrfach gegliedert ist und dem eine Epithelkappe aufsitzt. Man unterscheidet:

Fadenförmige Papillen (Papillae filiformes). Sie sind relativ klein, sehr zahlreich und vor allem über die vorderen zwei Drittel des Zungenrückens verteilt. Die verhornten, fadenförmigen Ausläufer sind rachenwärts gerichtet. Sie erschweren das Abgleiten der Nahrung von der sich bewegenden Zunge. Außerdem stehen sie mit sensiblen Rezeptoren und freien Nervenendigungen in Verbindung. Sie dienen so als Einrichtungen zum räumlichen Erkennen von Gegenständen in der Mundhöhle (hohes Auflösungsvermögen, Vergrößerungsfaktor 1,6).

Pilzförmige Papillen (Papillae fungiformes). Sie kommen ebenfalls im vorderen Bereich des Zungenrückens vor (besonders an Zungenrand und Zungenspitze), jedoch weitaus weniger zahlreich als die fadenförmigen Papillen. Sie sind etwa 0,5–1,5 mm hoch und an der Basis schmäler als an der Oberseite (pilzähnliches Aussehen). Ihre glatte Oberfläche ist von unverhorntem mehrschichtigem Plattenepithel bedeckt. Die Papillae fungiformes tragen Mechano- und Thermosensoren, bei Kindern und Jugendlichen auch noch Geschmacksknospen.

Umwallte Papillen (Papillae vallatae). 6–12 dieser Papillen mit einem Durchmesser von 1–3 mm sind vor dem Sulcus terminalis am hinteren Zungenende in Form eines nach vorne offenen Winkels angeordnet. Sie sind allseits von einem Graben umgeben, der sie von dem zirkulär umlaufenden Wall trennt, der ihnen den Namen gegeben hat. Am Grund dieses Grabens münden die Ausführungsgänge der rein serösen Spüldrüsen (von Ebner-Drüsen). Im Epithel beider Grabenwände liegen Geschmacksknospen.

Blattförmige Papillen (Papillae foliatae). Als blatt- oder faltenartige Papillen sind sie quer zum hinteren Seitenrand der Zunge orientiert. Sie tragen ebenfalls Geschmacksknospen (vgl. Abb. 16-22).

Beim Menschen sind die Papillae foliatae allerdings nicht so deutlich ausgeprägt wie bei mehreren Säugetieren, z. B. beim Kaninchen. Der Zungengrund selbst hat zwar eine höckerige Oberfläche, trägt aber keine Papillen mehr. Die Schleimhaut ist sehr reich an lymphatischem Gewebe (Folliculi linguales) sowie an mukösen Speicheldrüsen (Glandulae linguales posteriores). An der Zungenspitze findet sich eine paarige seromuköse Drüse beidseits des Septum linguae (Glandulae linguales anterior, Nuhn-Drüse).

10.1.4
Speicheldrüsen (Glandulae salivariae)

Kleine Speicheldrüsen sind an vielen Orten der Mundhöhle in der Submukosa der Mundschleimhaut anzutreffen. Daneben gibt es die paarig vorkommenden großen Speicheldrüsen:
- Glandula parotis
- Glandula submandibularis
- Glandula sublingualis.

Es sind zusammengesetzte Drüsen mit einem läppchenartigen Bau. Ihre Ausführungsgänge münden in die Mundhöhle. In der Nähe der Mündungsstellen findet man an den Zähnen besonders starke Ablagerungen von Zahnstein.

Pro Tag bilden die Speicheldrüsen der Mundhöhle 1 – 1,5 l Speichel (Saliva).

10.1.4.1
Glandula parotis (Ohrspeicheldrüse)

Diese Drüse ist rein serös. Sie besitzt ein gut entwickeltes Ausführungsgangsystem, lange verzweigte Schaltstücke und typische Streifenstücke. Der Ausführungsgang (Ductus parotideus) mündet in das Vestibulum oris in der Gegend der 2. oberen Molaren. Er besitzt ein zwei- bis mehrreihiges hochprismatisches Epithel mit Becherzellen.

Im interlobulären Bindegewebe der Drüse findet man Fettzellen. In der Glandula parotis, zwischen einem oberflächlichen und einem tiefer gelegenen Anteil der Drüse, zweigt sich der Nervus facialis in seine Endäste auf (Plexus parotideus).

10.1.4.2
Glandula submandibularis (Unterkieferspeicheldrüse)

Diese Speicheldrüse ist gemischt, enthält aber vorwiegend seröse Endstücke. Es kommen aber auch zahlreiche Endstücke mit serösen Halbmonden vor. Auch hier ist das Ausführungsgangsystem gut ausgeprägt. Die Schaltstücke sind aber kürzer als in der Glandula parotis. Die Drüse ist, wie auch die Glandula parotis, von einer gut darstellbaren Bindegewebskapsel umhüllt.

10.1.4.3
Glandula sublingualis (Unterzungenspeicheldrüse)

Die *Glandula sublingualis major* ist gemischt, aber vorwiegend mukös. Verschiedenen mukösen Endstücken sitzen seröse Halbmonde auf. Streifenstücke sind nicht vorhanden. Die Schaltstücke zeigen zum großen Teil eine starke Verschleimung. Die sich der Glandula sublingualis major in wechselnder Zahl anschließenden *Glandulae sublinguales minores* haben nur sehr kurze Ausführungsgänge, sie sind fast ausschließlich mukös.

10.1.5
Zähne

Die *Zähne (Dentes)* bestehen zum größten Teil aus *Dentin,* welches im Kronenbereich vom *Schmelz* und im Wurzelbereich vom *Zement* bedeckt ist. Schmelz und Zement bilden am Zahnhals die Schmelz-Zement-Grenze.

Die Histologie dieser Zahnhartgewebe ist bereits im Abschnitt 4.2.8 beschrieben worden (vgl. auch Abb. 4-13 – 4-15).

Im Dentin liegt die Pulpahöhle (Cavitas pulpae). Sie enthält die *Zahnpulpa,* ein lockeres, feinfaseriges Bindegewebe, dessen sternförmig verzweigte Zellen einen netzartigen Verband bilden. An der Pulpaoberfläche, also dem Dentin unmittelbar benachbart, liegt die Odontoblastenschicht. Das Pulpagewebe enthält zahlreiche Blutgefäße sowie viele myelinisierte (sensible) und nichtmyelinisierte (vasomotorische) Nervenfasern. Gefäße und Nerven erreichen die Pulpahöhle über den Wurzelkanal (Canalis radicis dentis).

Unter dem Begriff *Zahnhalteapparat (Parodontium)* werden folgende Hart- und Weichgewebe zusammengefasst:
- Wurzelzement (gleichzeitig Bestandteil des Zahns)
- Alveolarknochen
- Desmodont
- Gingiva (marginales Parodont).

Diese Gewebe sind strukturell und funktionell eine Einheit mit folgenden Funktionen:
- Verankerung der einzelnen Zähne in ihren Alveolen
- Zusammenfassung der Zähne eines Kiefers zu einem Zahnbogen
- Abdeckung des Bindegewebes gegen die Mundhöhle.

Jeder Zahn hat ein eigenes knöchernes *Zahnfach (Alveole),* welches bei mehrwurzeligen Zähnen für jede Wurzel noch einmal durch Trennwände unterteilt ist. In der Alveole ist der Zahn durch die desmodontalen Fasersysteme (Fibrae alveolodentales) verspannt, welche den Wurzelspalt überbrücken und dabei vorzugsweise so angeordnet sind, dass sie die auf den Zahn einwirkenden Druckkräfte in Zugspannungen umwandeln, die von den Kollagenbündeln besser toleriert werden. Die Fasern sind einerseits im Zement, andererseits im Alveolarknochen als *Sharpey-Fasern* verankert. Etwa 28.000 kollagene Faserbündel gehen von 1 mm^2 Zementoberfläche aus. Außerdem befindet sich im Wurzelspalt ein sehr reichlich entwickeltes Kapillarsystem, sodass der Zahn zusätzlich noch auf einem Flüssigkeitspolster ruht.

Die *Gingiva (marginales Parodont)* gehört zur Mundschleimhaut und ist gleichzeitig der abschließende Teil des Zahnhalteapparates. Sie bedeckt den Alveolarknochen und umschließt die Zahnhälse. Das gingivale Bindegewebe trägt in Form zahlreicher Kollagenfaserbündel, die im einzelnen sehr kompliziert angeordnet sind, zur Verankerung der Zähne im Al-

veolarknochen bei und vereinigt die einzelnen Zähne eines Kiefers zu einer geschlossenen Zahnreihe. Das *Saumepithel* umgibt am Zahnhals ringförmig den Schmelz. Es ist etwa 2 mm hoch, zweischichtig und erstreckt sich von der Schmelz-Zement-Grenze bis zum Boden des Sulcus gingivae. Zwischen Schmelz und Saumepithel befindet sich eine Basalmembran, an welche sich die Zellen mit Halbdesmosomen anheften (Epithelansatz). Dem Saumepithel schließt sich über eine Zwischenzone (orales Sulkusepithel) das *Gingivaepithel* an, welches der übrigen Mundschleimhaut entspricht, aber leichte Verhornungszeichen zeigen kann; ein kontinuierliches Stratum corneum ist allerdings nicht vorhanden.

10.1.6
Schlund (Pharynx)

Im Pharynx kreuzen sich der Nahrungs- und der Luftweg. Der größte Teil des Schlundes ist mit einem mehrschichtigen unverhornten Plattenepithel bedeckt. Die Lamina propria besitzt nur schwach entwickelte Papillen. Im mittleren und unteren Teil des Schlundes (Regio digestoria: Mesopharynx und Hypopharynx) finden sich fast rein muköse Drüsen: Glandulae pharyngeae. Der obere Teil des Pharynx (Regio respiratoria, Epipharynx) trägt ein mehrreihiges Flimmerepithel mit Becherzellen und seromuköse Drüsen wie in der Nasenhöhle. Der Pharynx besitzt keine Lamina muscularis mucosae (siehe Abschn. 10.2.1). Die Tunica muscularis besteht aus quergestreifter Muskulatur. Sie enthält innen vorwiegend längs verlaufende, außen aber hauptsächlich quer verlaufende Muskelzellen. Es besteht hier also eine genau umgekehrte Schichtung, wie sie im sonstigen Rumpfdarm zu finden ist. Eine Tunica adventitia aus lockerem Bindegewebe fügt den Schlund leicht verschieblich in die Umgebung ein.

10.2
Allgemeiner Bauplan des Rumpfdarmes

Man unterscheidet den *Kopfdarm* (Mundhöhle und Schlund) vom *Rumpfdarm*. Letzterer besteht aus Speiseröhre, Magen und Darm. Histologisch läßt sich für den Rumpfdarm ein einheitlicher Bauplan (Abb. 10-1) erkennen, der in den einzelnen Abschnitten allerdings durch gewisse Besonderheiten abgeändert ist.

Die Wand des Rumpfdarmes ist aus mehreren Schichten aufgebaut. Von innen nach außen sind dies:
- Tunica mucosa (Schleimhaut)
- Tunica submucosa
- Tunica muscularis (Muskelschicht)
- Tunica adventitia oder Tunica serosa.

10.2.1
Tunica mucosa (Schleimhaut)

Ihr innerster Abschnitt ist die **Lamina epithelialis,** sie grenzt unmittelbar an das Darmlumen. Mit Ausnahme der Speiseröhre ist der Rumpfdarm mit einem einschichtigen hochprismatischen Epithel ausgekleidet, dessen wichtigste Aufgaben Resorption und Sekretion sind. Das Epithel besitzt Mikrovilli als oberflächenvergrößernde Strukturen und trägt ständig einen schleimigen Überzug.

Die **Lamina propria mucosae** liegt unmittelbar unter dem Epithel und ist von ihm durch eine Basalmembran getrennt. Sie besteht aus einem feinfaserigen, hauptsächlich retikulären Bindegewebe, welches kleinere Blut- und Lymphgefäße sowie zahlreiche freie Zellen enthält.

Die Grenze zur Tunica submucosa bildet die **Lamina muscularis mucosae.** Diese Schicht ist nur im Rumpfdarm zu finden. Daher ist sie ein wichtiges Unterschei-

dungsmerkmal zwischen dem Rumpfdarm und anderen Hohlstrukturen, die ihm histologisch ähnlich sind. Sie besteht aus glatten Muskelzellen, welche schraubenförmig, teils linksläufig, teils rechtsläufig angeordnet sind; innen ist der Steigungswinkel flach, außen steil. Elastische Sehnen strahlen in das Bindegewebe der Lamina propria und der Tunica submucosa ein. Die Lamina muscularis mucosae gestattet der Schleimhaut eine gewisse Eigenbeweglichkeit und ermöglicht so, dass die Schleimhaut bei verschluckten spitzen Gegenständen ausweichen kann: Perforationen sind deshalb relativ selten.

10.2.2
Tunica submucosa

Zwischen der Schleimhaut und der Muskelschicht liegt die Tunica submucosa. Sie besteht aus locker gefügten kollagenen Faserbündeln und elastischen Netzen. Weiterhin finden sich hier Fettzellen in unterschiedlicher Menge, größere Gefäße und Nervenfaserbündel sowie kleinere Gruppen von vegetativen Ganglienzellen: *Plexus submucosus (Meißner-Plexus).*

10.2.3
Tunica muscularis

Die Muskelschicht des Rumpfdarmes besteht aus glatten Muskelzellen. Ausnahmen: Im oberen Drittel der Speiseröhre und am Anus ist quergestreifte Muskulatur vorhanden. Die glatte Muskulatur ist in zwei Schichten angeordnet, zwischen denen allerdings einzelne Muskelfasern ausgetauscht werden:
- *Stratum circulare:* Innere Ringmuskelschicht
- *Stratum longitudinale:* Äußere Längsmuskelschicht. Sie ist immer schwächer ausgebildet als die Ringmuskulatur.

Zwischen den beiden Muskelschichten liegt eine Bindegewebszone von unter-

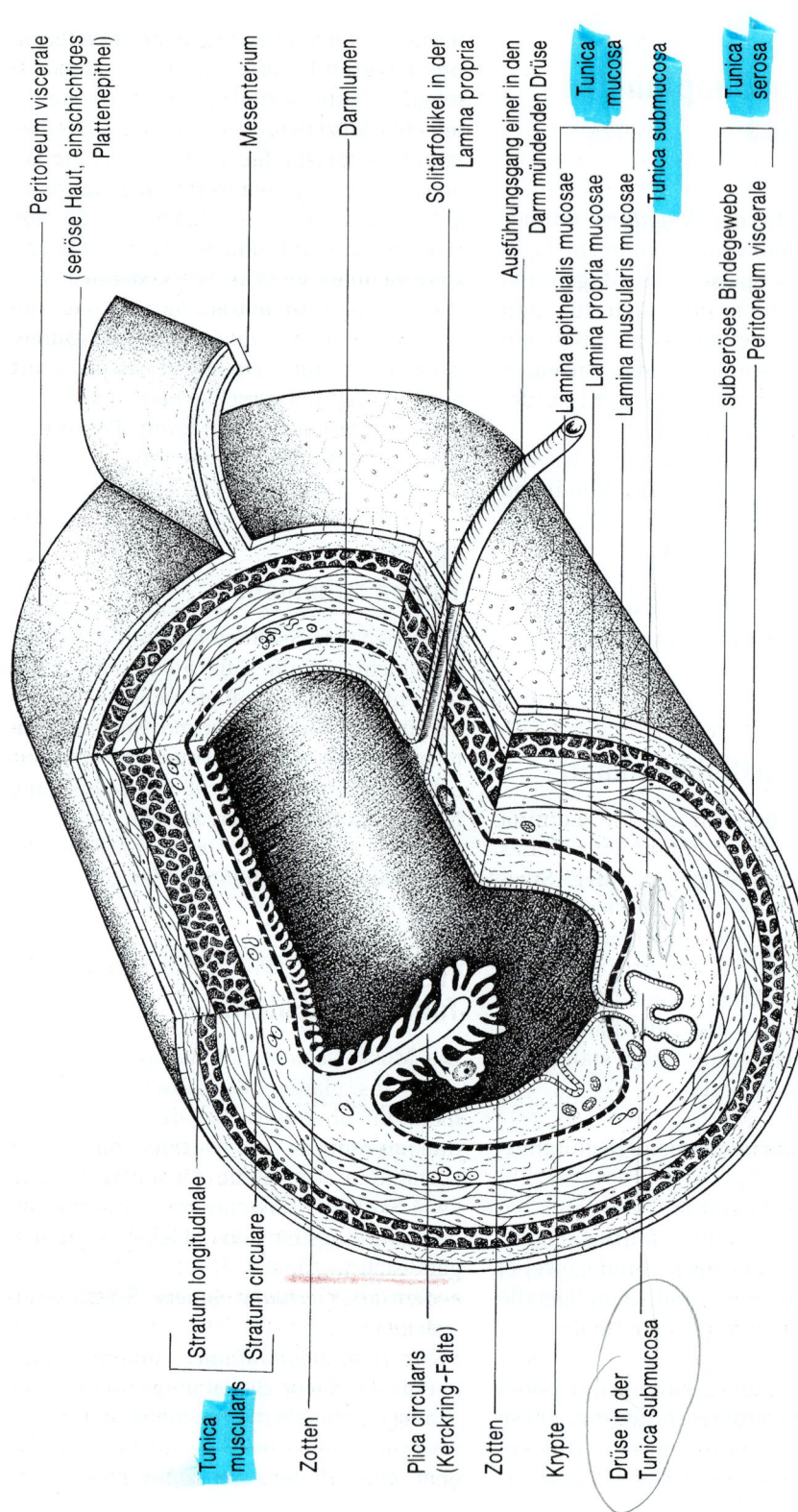

Peritoneum viscerale
(seröse Haut, einschichtiges Plattenepithel)

Mesenterium

Darmlumen

Solitärfollikel in der Lamina propria

Ausführungsgang einer in den Darm mündenden Drüse

Lamina epithelialis mucosae
Lamina propria mucosae
Lamina muscularis mucosae

Tunica mucosa

Tunica submucosa

Tunica serosa

subseröses Bindegewebe
Peritoneum viscerale

Tunica muscularis

Stratum longitudinale
Stratum circulare

Zotten

Plica circularis (Kerckring-Falte)

Zotten

Krypte

Drüse in der Tunica submucosa

Abb. 10-1: Allgemeiner Bauplan des Rumpfdarmes (Schemazeichnung in Anlehnung an KNOCHE)

schiedlicher Breite. Hier befindet sich der *Plexus myentericus (Auerbach-Plexus),* dessen Ganglienzellen im allgemeinen in histologischen Präparaten leichter zu finden sind als die des Meißner-Plexus. Er steuert die Motorik des Rumpfdarmes (Durchmischungsbewegungen, Peristaltik).

In Querschnitten durch das Darmrohr sind die inneren (zirkulären) Muskelzellen längs und die äußeren quer getroffen. In Längsschnittpräparaten ist es umgekehrt: Die inneren Muskelfasern sind quer, die äußeren längs geschnitten.

10.2.4
Tunica adventitia oder Tunica serosa

Je nach der topographischen Lage des jeweiligen Rumpfdarmabschnittes folgt nach außen auf die Muskelschicht entweder eine Tunica adventitia aus lockerem faserigem Bindegewebe, wenn kein Peritonealüberzug (Bauchfell) vorhanden ist, oder eine Tunica serosa, wenn der entsprechende Darmabschnitt außen von Peritoneum überzogen ist. Im letzteren Fall ist das einschichtige Plattenepithel (Peritoneum) durch subseröses Bindegewebe mit der Muskelschicht verbunden (vgl. Abschn. 10.12).

10.3
Speiseröhre (Ösophagus)

Durch den Ösophagus werden die zerkaute, eingespeichelte Nahrung und Flüssigkeiten in kleinen Portionen in den Magen transportiert (Schluckvorgang).

Die gut verschiebliche Schleimhaut (Tunica mucosa) bildet mehrere Längsfalten, die beim Durchgang der Nahrung verstreichen können. Auf Querschnitten sieht man daher ein sternförmiges Lumen. Der Ösophagus besitzt ein mehrschichtiges unver-

horntes Plattenepithel (größere Beanspruchung durch festere Nahrungsbestandteile). Die Lamina muscularis mucosae ist deutlich ausgebildet. Die Lamina propria enthält vereinzelt Lymphfollikel. In der Tunica submucosa liegen rein muköse Drüsen (Glandulae oesophageales). Im unteren Teil der Speiseröhre kommt ein gut ausgebildetes submuköses Venennetz vor. Diese Venen stehen in Verbindung mit dem Quellgebiet der Pfortader und können daher bei Pfortaderstauung stark erweitert sein (Ösophagusvarizen).

Im oberen Drittel der Speiseröhre enthält die Tunica muscularis ausschließlich quergestreifte Muskulatur, die im mittleren Drittel allmählich durch glatte Muskulatur abgelöst wird, während dann im unteren Drittel nur noch glatte Muskelzellen vorhanden sind. Der Schluckakt kann also willkürlich eingeleitet werden und läuft dann automatisch (reflektorisch) ab.

Der weitaus größte Teil des Ösophagus liegt im Thorax und ist dort durch eine Tunica adventitia in das umgebende Gewebe eingebaut. Der sehr kurze abdominale Teil trägt einen Serosaüberzug.

10.4
Magen (Ventriculus, Gaster)

10.4.1
Magenwand

Die Schleimhaut des Magens (Abb. 10-2) wird durch furchenartige Einsenkungen in kleine Felder *(Areae gastricae)* aufgeteilt. Über diese Felder sind als feine Pünktchen die Mündungen der *Magengrübchen (Foveolae gastricae)* verteilt, von deren Grund sich dann die Magendrüsen in die Lamina propria der Schleimhaut einsenken.

Die Oberfläche des Magens und die Foveolae gastricae sind von einem einschichtigen hochprismatischen Epithel überzogen, dessen Zellen basal liegende Kerne

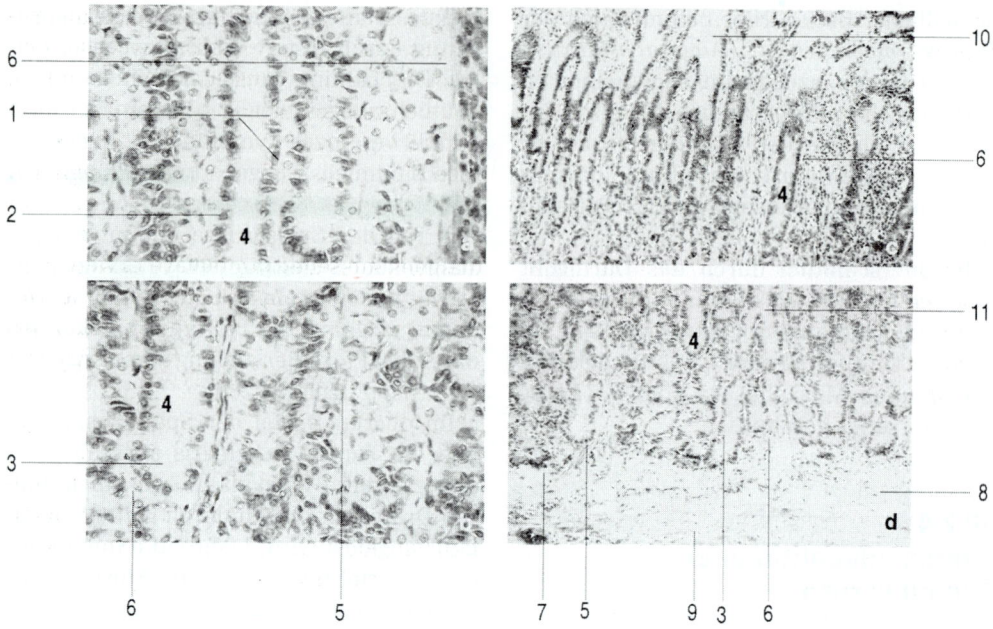

Abb. 10-2: Magenfundus (Drüsen).
a) Mittelteil der Drüsenschläuche (Vergr. ca. 350x); **b)** Drüsengrund (Vergr. ca. 350x); **c)** Halsteil der Magenfundusdrüsen (Vergr. ca. 140x); **d)** Drüsengrund (Vergr. ca. 140x).
1 Belegzelle; 2 Nebenzelle; 3 Hauptzelle; 4 Drüsenlumen; 5 glatte Muskelzellen zwischen den Drüsenschläuchen (Abspaltungen von der Lamina muscularis mucosae); 6 Bindegewebe der Lamina propria zwischen den Drüsenschläuchen; 7 Lamina muscularis mucosae; 8 Tunica submucosa; 9 Tunica muscularis; 10 Foveola gastrica, von deren Grund zwei Drüsenschläuche abzweigen; 11 Verzweigung eines Drüsenschlauches im unteren Teil

besitzen. Diese Zellen produzieren den Magenschleim, ein hochvisköses Sekret, das zum Schutz der Magenwand vor Selbstverdauung dient.

Die Lamina propria wird fast vollständig von Drüsen eingenommen. Sie besteht im wesentlichen nur aus den schmalen Bindegewebsräumen zwischen den Magendrüsen. Die Lamina propria enthält retikuläres Bindegewebe, Gefäße, vereinzelte Sekundärfollikel und viele freie Zellen sowie glatte Muskelzellen. Letztere sind rechtwinkelig orientierte Ausläufer von der relativ dünnen Lamina muscularis mucosae des Magens, die sich zwischen den Drüsenschläuchen in die Lamina propria hinein erstrecken. Die Tunica submucosa des Magens ist relativ breit.

Die Tunica muscularis entspricht nur am Mageneingang (Cardia) und am Magenausgang (Pylorus) dem allgemeinen Bauplan. Ansonsten ist ihr Aufbau sehr kompliziert, es können meist auch schräg verlaufende Fasern (Fibrae obliquae) erkannt werden. Am Magenausgang ist die Ringmuskelschicht beträchtlich verstärkt (Musculus sphincter pylori).

10.4.2
Magendrüsen (Glandulae gastricae)

Im Bereich des Corpus und Fundus ventriculi verlaufen die langen *Magendrüsen* ziemlich gestreckt. Sie liefern ein heterokrines Sekret. Die Magendrüsen sind wenig verzweigt und besonders am Drüsengrund gegabelt. Man unterscheidet hier drei Zelltypen:

Hauptzellen. Diese serösen Drüsenzellen bilden Pepsinogen, welches extrazellulär in das aktive Protein spaltende Enzym Pepsin übergeht. Wahrscheinlich sezernieren sie auch die Proteinase Kathepsin. Die Hauptzellen enthalten ein reich ausgebildetes raues ER und einen deutlichen Golgi-Apparat. Sie sezernieren merokrin. Hauptzellen kommen vorwiegend am Drüsengrund vor.

Nebenzellen sind den Zellen des Oberflächenepithels ähnlich und bilden wie diese ein mukoides Sekret. Die Zellen enthalten schleimige Sekretgranula, welche den Zellkern nach basal verschieben und sogar deformieren. Im Gegensatz zu den oberflächlichen Epithelzellen produzieren die Nebenzellen saure Polysaccharide. Sie überwiegen im oberen Teil der Drüsenschläuche.

Belegzellen. Diese Zellen, die ebenfalls im oberen Teil der Drüsenschläuche besonders zahlreich vorkommen, besitzen eine kegelförmige Gestalt. Sie scheinen von außen keilförmig in das Drüsenepithel eingefügt zu sein. Ihre Basis ragt nach außen vor, sodass sie wie ein Belag des Drüsenschlauches wirken. Sie scheiden die zur Bildung der Magensalzsäure notwendigen Bestandteile ab: Cl$^-$ durch aktiven Transport und H$^+$-Ionen im Austausch gegen K$^+$. Außerdem produzieren die Belegzellen den „intrinsic factor", welcher sich an das Vitamin B$_{12}$ bindet und dessen Resorption im Ileum ermöglicht.

Die Zellen sind mit intrazellulär gelegenen ausgedehnten Sekretkapillaren versehen. Sie besitzen häufig 2–3 Kerne, die durch Amitose entstehen. Es sind zahlreiche Mitochondrien vorhanden (großer Energiebedarf!) sowie viele kleine Vesikel, welche Chloridionen in hoher Konzentration enthalten und diese an die freie Zelloberfläche bzw. in die Sekretkapillaren abge-

ben können. Außerdem enthalten die Belegzellen das Enzym Carboanhydrase, welches H$^+$-Ionen freisetzt, die dann ebenfalls aus der Zelle ausgeschleust werden.

Am Mageneingang (Pars cardiaca) kommen die stark verzweigten weitlumigen *Kardiadrüsen (Glandulae cardiacae)* vor. Die Drüsenschläuche haben ein unregelmäßiges Aussehen (ampulläre Erweiterungen). Sie bilden ein mukoides Sekret. Die *Pylorusdrüsen (Glandulae pyloricae)* im Bereich des Magenausgangs (Pars pylorica) sind tubulös gebaut wie die Fundusdrüsen. Es handelt sich um kürzere, gewundene Drüsenschläuche mit verzweigten Endteilen und einem weiten Lumen. Sie produzieren ebenfalls Magenschleim. Das histologische Bild ist gleichmäßiger als in der Pars cardiaca.

10.5
Dünndarm (Intestinum tenue)

10.5.1
Allgemeines

Im Dünndarm werden die in Mundhöhle und Magen begonnenen Verdauungsprozesse weitergeführt, abgeschlossen und die Spaltprodukte durch die Darmschleimhaut resorbiert.

Für die letztere Aufgabe ist eine Vergrößerung der Schleimhautoberfläche wesentlich, damit die pro Zeiteinheit resorbierte Menge (Resorptionskapazität) möglichst groß ist.

Dieses Ziel wird auf drei Wegen erreicht:

- Mucosa und Submucosa bilden ortsständige ringförmige Querfalten, die bis zu 8 mm hoch sein können: *Plicae circulares (Kerckring-Falten).* Es sind etwa 650 solcher Falten vorhanden. In Richtung auf das Darmende nehmen sie an Dichte und Größe ab.
- Die Mucosa bildet mit ihrer Lamina propria blatt- oder fingerförmige *Zotten (Vil-*

li intestinales) mit einer Höhe von 0,5–1,5 mm. Ihre Gesamtzahl schätzt man auf ca. 10 Millionen.

- Die Epithelzellen der Schleimhaut tragen einen dichten Besatz an *Mikrovilli (Bürstensaum)*. Pro Zelle sind ca. 2.000 Mikrovilli vorhanden.

Insgesamt wird so eine Vergrößerung der resorbierenden Oberfläche im Darm um den Faktor 600 erreicht. Dies entspricht einer Fläche von 200 m^2.

Das Epithel des Dünndarms ist hochprismatisch. Die Zellen sind durch intensive Interzellularkontakte (Schlussleisten) miteinander verbunden. Zwischen die resorbierenden Epithelzellen sind Becherzellen eingefügt, deren mukoides Sekret einen Schutzfilm auf der Epitheloberfläche bildet. Besonders an den Mikrovilli ist eine deutlich ausgebildete Glykokalix vorhanden, in der sich Verdauungsenzyme befinden.

Zwischen den Zotten liegen unverzweigte Epitheleinsenkungen in die Lamina propria, die den Charakter tubulöser Drüsen haben: *Glandulae intestinales, Lieberkühn-Krypten,* welche analwärts an Tiefe zunehmen. In der Seitenwand dieser Krypten befinden sich undifferenzierte Zellen, von denen die Regeneration des Darmepithels ausgeht. In dieser Regenerationszone sind häufig Mitosen zu beobachten. Von hier aus wandern die Zellen, während sie sich zu resorbierenden Epithelzellen oder Becherzellen differenzieren, in Richtung auf die Zottenspitze zu, wo sie etwa 3 Tage nach dem Verlassen des Kryptengebietes abgestoßen werden.

Innerhalb einiger Tage erneuert sich so das gesamte Darmepithel.

Am Grunde der Krypten erkennt man einige pyramidenförmige *Paneth-Körnerzellen:* Seröse, kontinuierlich sezernierende Drüsenzellen mit basal liegendem Kern und großen azidophilen Sekretgranula. Letztere enthalten Lysozym, welches die Zellwand von Bakterien angreift, und Zink.

Vor allem in den Krypten (seltener auch auf den Zotten) können endokrine Zellen mit basaler Körnung nachgewiesen werden. Sie produzieren Serotonin und die Verdauungshormone Sekretin, Enterogastron und Pankreozymin-Cholezystokinin. Man kann diese Zellen mit besonderen Methoden darstellen.

In der Lamina propria des Dünndarms sind besonders viele freie Bindegewebszellen vorhanden: Lymphozyten, Plasmazellen, Granulozyten. Die Schleimhaut enthält auch zahlreiche solitäre Lymphfollikel. Das retikuläre Bindegewebe der Lamina propria bildet den Kern der Darmzotten. In diesem Zottenstroma kommen auch Blut- und Lymphgefäße sowie glatte Muskelzellen vor. Zwei Arteriolen steigen bis

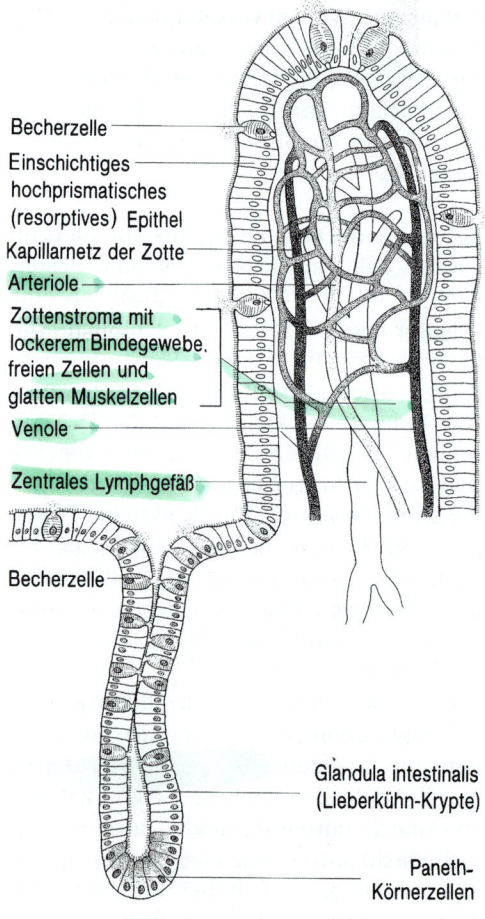

Becherzelle

Einschichtiges hochprismatisches (resorptives) Epithel

Kapillarnetz der Zotte

Arteriole

Zottenstroma mit lockerem Bindegewebe, freien Zellen und glatten Muskelzellen

Venole

Zentrales Lymphgefäß

Becherzelle

Glandula intestinalis (Lieberkühn-Krypte)

Paneth-Körnerzellen

Abb. 10-3: Zottenaufbau (Schemazeichnung).

zur Zottenspitze auf; sie speisen dabei ein Kapillarnetz, das dicht unter dem Epithel liegt. Die Kapillaren haben ein gefenstertes Endothel, dessen Zellkerne zur Zottenmitte hin orientiert sind. Die Zottenkapillaren münden in eine Venole ein, die in der Mitte der Zotte liegt. Es sind arteriovenöse Anastomosen vorhanden, mit deren Hilfe beim nicht verdauenden Darm der Zottenkreislauf umgangen werden kann. Die Lymphe sammelt sich in einem Lymphgefäß (Chylusgefäß), das ebenfalls in der Zottenmitte liegt (Abb. 10-3).

Die im Zottenstroma enthaltenen glatten Muskelzellen verursachen während der Verdauung rhythmische Bewegungen, um den Abfluss aus den Zottengefäßen zu beschleunigen und den zottennahe liegenden Speisebrei besser zu durchmischen (Zottenpumpe).

10.5.2
Duodenum

Im Zwölffingerdarm (Abb. 10-4) kommen sehr hohe Plicae circulares mit eng beieinander stehenden Zotten vor, die teilweise blattförmige Gestalt haben; ebenso Lieberkühn-Krypten mit Paneth-Zellen.

Kennzeichnend für das Duodenum sind aber die *Brunner-Drüsen (Glandulae duodenales).* Es handelt sich dabei um große mukoide Drüsenkomplexe, die vorwiegend in der Submucosa, aber auch in der Lamina propria liegen. Ihr Sekret, dem reichlich Bikarbonat beigemischt ist, schützt die Duodenalwand vor dem sauren Speisebrei, der aus dem Magen übertritt, und trägt zu dessen Neutralisierung bei. Im Endteil des Duodenums werden die Drüsen dann spärlicher.

Der größte Teil des Duodenums liegt retroperitoneal. Dies bedeutet, dass auf die Tunica muscularis außen nur eine Tunica adventitia folgt und ein Serosaüberzug somit fehlt.

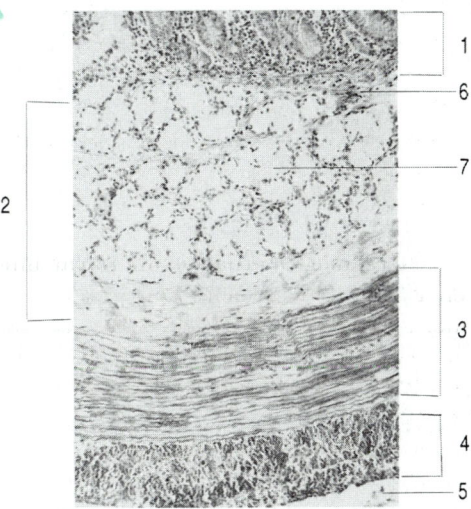

Abb. 10-4: Duodenum (Vergr. ca. 140x).
1 Tunica mucosa; 2 Tunica submucosa; 3 Tunica muscularis (Stratum circulare): 4 Tunica muscularis (Stratum longitudinale); 5 Tunica adventitia; 6 Lamina muscularis mucosae; 7 Glandulae duodenales (Brunner-Drüsen).

10.5.3
Jejunum

Das Jejunum hat in seinem Anfangsteil sehr hohe und dicht stehende Plicae circulares. In der unteren Hälfte werden sie dann niedriger, und die Abstände zwischen ihnen vergrößern sich zunehmend. Die Zotten sind lang und fingerförmig. In den Krypten sind zahlreiche Paneth-Zellen vorhanden. Die Anzahl der Becherzellen nimmt im Verlauf des Jejunums zu. In der Lamina propria kommen Sekundärfollikel vor.

10.5.4
Ileum

Im Anfangsteil sind nur noch wenige Plicae circulares vorhanden, die im Endabschnitt völlig fehlen können. Die Zotten sind kurz, die Anzahl der Becherzellen ist deutlich vermehrt. Kennzeichnend für das

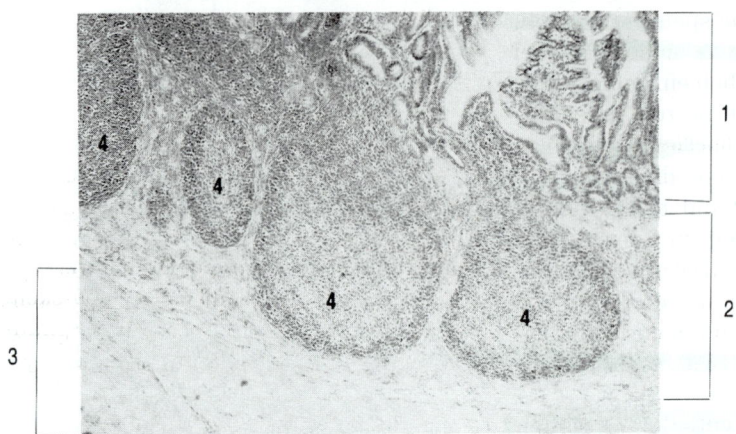

Abb. 10-5: Ileum (Vergr. ca. 140x). 1 Tunica mucosa (Schleimhaut); 2 Tunica submucosa; 3 Tunica muscularis; 4 Peyer-Platten (Folliculi lymphatici aggregati).

Ileum (Abb. 10-5) sind die *Peyer-Plaques (Folliculi lymphatici aggregati)*. Sie bestehen aus zusammengelagerten Lymphfollikeln (5 bis mehrere Hundert) und befinden sich meist auf der Seite des Darms, die dem Mesenterialansatz gegenüberliegt. Dabei sind sie so angeordnet, dass ihr längster Durchmesser (1–12 cm) parallel zur Darmachse verläuft. Die Lymphfollikel reichen bis in die Tunica submucosa hinein, unterbrechen dabei die Lamina muscularis mucosae und beeinflussen die Gestaltung der Schleimhautoberfläche: Verkürzung, Richtungsabweichungen oder völliges Verstreichen von Krypten und Zotten. Die Zahl der Peyerschen Plaques ist altersabhängig: Erwachsene haben 15–20, Kinder wesentlich mehr; im Alter bilden sie sich zurück.

10.6 Dickdarm (Intestinum crassum)

Im Dickdarm (Abb. 10-6) werden hauptsächlich nur noch Wasser und Elektrolyte resorbiert. Der sezernierte Schleim garantiert die Gleitfähigkeit des Dickdarminhalts. Im Dickdarm wird nicht mehr verdaut, aber Bakterien zersetzen hier die nicht resorbierten Nahrungsbestandteile,

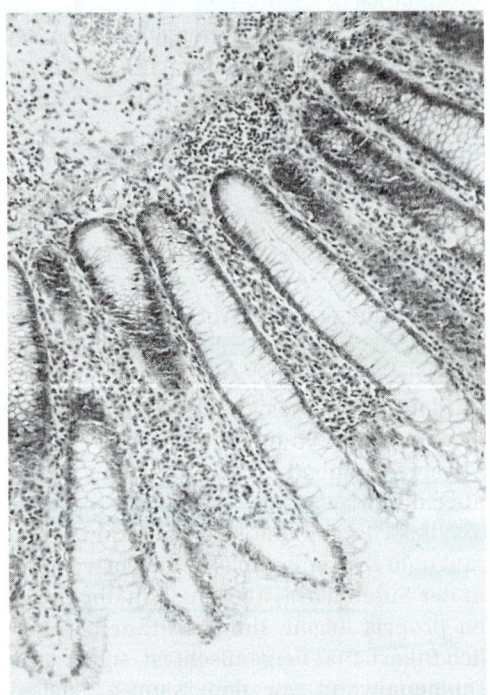

Abb. 10-6: Kolonschleimhaut (Vergr. ca. 140x). Es sind nur Krypten vorhanden, Zotten fehlen. Auffallend ist der große Reichtum von Becherzellen im Epithel.

wodurch der Darminhalt weiter abgebaut und schließlich in die Faeces (Stuhl) umgewandelt wird.

Die einzelnen Abschnitte des Dickdarms
- Caecum (Blinddarm)
- Colon ascendens (aufsteigender Dickdarm)
- Colon transversum (querliegender Dickdarm)
- Colon descendens (absteigender Dickdarm)
- Colon sigmoideum (S-förmiger Dickdarm)

haben einen weitgehend ähnlichen Aufbau.

Die Schleimhaut des Dickdarms besitzt keine Zotten mehr. Dafür sind zahlreiche Krypten vorhanden, die tiefer sind und enger liegen als im Dünndarm. Die Tiefe der Krypten nimmt analwärts noch zu. Das einschichtige hochprismatische Kolonepithel ist außerordentlich reich an Becherzellen, die in den Krypten noch dichter gelagert sind als im Oberflächenepithel. Sie produzieren Gleitschleim um die aboral gerichtete Bewegung des Dickdarminhalts zu erleichtern. An der freien Oberfläche trägt das Epithel einen breiten Bürstensaum (hohe Mikrovilli). Die Lamina muscularis mucosae ist deutlich ausgebildet.

Die Tunica submucosa ist breiter als im Dünndarm und enthält mehr Fettzellen. Dies ist der Grund für die bessere Verschieblichkeit der Kolonschleimhaut.

Die Ringmuskelschicht zeigt eine gleichmäßige Dicke. Die Längsmuskulatur ist allerdings stark reduziert, abgesehen von drei dickeren Streifen, den sog. *Taenien*, die ca. 1 cm breit sind. Durch die kontrahierte Ringmuskulatur entstehen im Dickdarm *Plicae semilunares*, halbmondförmige, nicht stationäre Querfalten. Zwischen ihnen ist die Colonwand nach außen als Haustren vorgewölbt.

Für das Colon sind weiterhin die *Appendices epiploicae* typisch: Diese Fettgewebsanhängsel liegen an der Außenseite des Darms, wobei sie die Serosa vorstülpen.

Das Colon liegt teilweise retroperitoneal, besitzt also in diesen Fällen nur eine Tunica adventitia, teilweise aber intraperitoneal und hat dann einen Serosaüberzug.

10.6.1
Appendix vermiformis (Wurmfortsatz)

Der Wurmfortsatz des Blinddarms (Abb. 10-7) weist einige histologische Besonderheiten auf: Während in Lamina propria und Submukosa des ganzen Dickdarms Solitärfollikel vorkommen, ist das lymphatische Gewebe hier sehr stark entwickelt. Der Wurmfortsatz gilt daher als lymphatisches Organ (Darmtonsille). Um das gesamte Lumen sind große Follikel verteilt, welche die schwache Lamina muscularis mucosae oft durchbrechen, sodass sie kaum noch zu sehen ist. Epithelkrypten und Lymphfollikel stehen in enger Verbindung zueinander. Im Bereich der Follikel sind häufig die Krypten abgedrängt oder verstrichen. Die Längsmuskulatur bildet an der Appendix eine gleichmäßig dicke Schicht, Taenien fehlen hier.

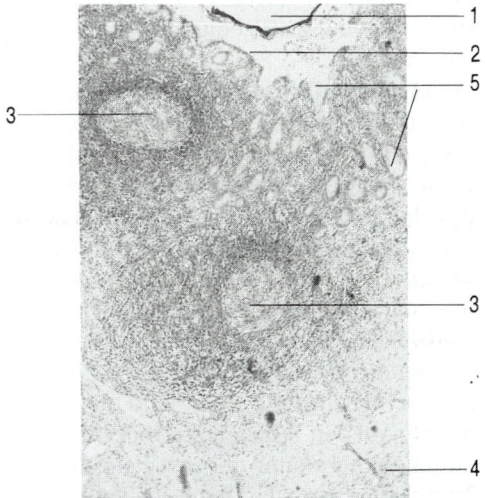

Abb. 10-7: Appendix vermiformis (Vergr. ca. 25x).
1 Darminhalt im Lumen; 2 Epithel; 3 lymphatisches Gewebe in Lamina propria und Submukosa; 4 Tunica muscularis; 5 Epithelkrypten.

10.7
Mastdarm (Intestinum rectum)

Die Tunica mucosa des Rektums (lat. rectum: gerade) unterscheidet sich in einigen Punkten von der Kolonschleimhaut:

- Die Schleimhaut ist etwas dicker.
- Die Krypten sind länger, aber weniger dicht gelagert.
- Plicae semilunares, Haustren und Taenien sind nicht mehr vorhanden.
- Einzeln liegende Lymphfollikel (Folliculi lymphatici solitarii) sind häufiger.

Im Mastdarm sind meist drei unverschiebliche große Querfaltenbildungen vorhanden: *Plicae transversales*. An ihrem Aufbau ist außer der Schleimhaut und der Submukosa auch die Ringmuskelschicht beteiligt. Der größte Teil des Mastdarms hat keine direkte Beziehung zur Bauchhöhle und daher auch keine Tunica serosa. Das Rektum ist durch eine Adventitia in seine Umgebung eingefügt.

Der **Analkanal (Canalis analis)** ist als Endteil des Verdauungstraktes in die Körperwand eingebaut. Das einschichtige hochprismatische Epithel des Darmes geht allmählich in das mehrschichtige verhornte Plattenepithel der äußeren Haut über. Die Übergangszone *(Zona haemorrhoidalis)* hat eine besondere Struktur: Etwa 6–10 längs gestellte Schleimhautwülste *(Columnae anales)* mit dazwischen liegenden Buchten *(Sinus anales)* sind hier angeordnet. Auf den Wülsten erstreckt sich das Plattenepithel weiter darmwärts als in den Sinus, so dass sich eine wellenförmige Epithelgrenzlinie ergibt. Unter den Columnae anales liegen neben glatten Muskelzellen vor allem dichte Venengeflechte, die sich als kleine Schwellkörper am Verschluss des Lumens beteiligen.

Der Verschluss des Darmausgangs geschieht vor allem durch zwei Muskeln: Der *innere Afterschließmuskel (Musculus sphincter ani internus)* wird gebildet durch die Ringmuskelschicht des Enddarms, besteht also aus vegetativ innervierten glatten Muskelzellen. Der *äußere Afterschließmuskel (Musculus sphincter ani externus)* besteht dagegen aus quergestreifter Muskulatur und kann willkürlich betätigt werden.

10.8
Leber (Hepar)

Die Leber nimmt eine wichtige Stelle im Kohlenhydrat-, Protein- und Fettstoffwechsel des Organismus ein. Sie ist der Syntheseort wichtiger Bluteiweiße sowie ein Abbau- und Ausscheidungsorgan. Als exokrine Drüse bildet und sezerniert sie die Galle. Daneben dient die Leber als Blutspeicher. Während der Fetalzeit gehört sie zu den blutbildenden Organen.

Über die Pfortader (Vena portae) wird das aus dem Darm kommende und mit den resorbierten Stoffen beladene Blut zuerst der Leber angeboten. Mit ihrem Gewicht von ca. 1,5 kg ist die Leber das größte der drüsigen Organe des Körpers. Sie besitzt eine straffe bindegewebige Kapsel (Capsula fibrosa hepatis), welche, mit Ausnahme der Verwachsungsfläche mit dem Zwerchfell, von Peritoneum bedeckt ist.

10.8.1
Läppchengliederung, Kreislaufverhältnisse

Die Leber ist in vieleckige *Läppchen (Lobuli hepatis)* gegliedert. In der Leber des Menschen sind diese Läppchen nur sehr unvollkommen durch interlobuläres Bindegewebe begrenzt. Im Zentrum des Läppchens liegt eine *Zentralvene.* Die Leberzellen sind in balken- oder plattenartiger Anordnung auf diese Zentralvene ausgerichtet. Zwischen den einzelnen Leberzellplatten liegen die *Lebersinusoide,* welche die kapilläre Strombahn der Leber darstellen.

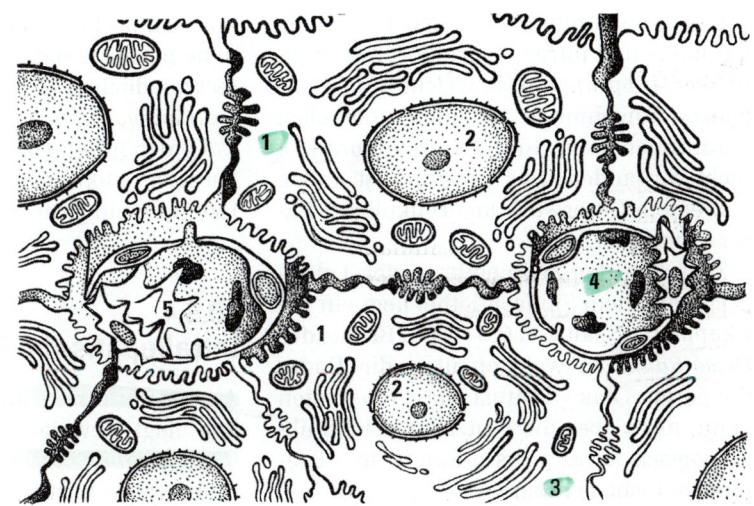

Abb. 10-8: Leberzellen und Gallenkapillaren (aus JELKMANN und SINOWATZ, 1996).
1 Leberzelle; 2 Zellkern der Leberzelle; 3 Gallenkapillare; 4 Lebersinus; 5 Kupffer-Zelle.

Peripher an den Ecken des Leberläppchens befinden sich *Periportalfelder,* Gefäß führende, bindegewebige Zwickelräume. Sie enthalten:

- eine *Vena interlobularis* (Ast der Pfortader)
- eine *Arteria interlobularis* (Ast der Leberarterie)
- einen *Ductulus interlobularis* (interlobulärer Gallengang).

Diese drei Strukturen werden auch als *Glisson-Trias* bezeichnet. Sie können in histologischen Präparaten eindeutig durch ihre Wand- und Epithelstruktur unterschieden werden.

Die Pfortader bringt das nährstoffreiche, aber O_2-arme Blut aus dem Verdauungstrakt zur Leber, wo es dann über die Venae interlobulares auf die einzelnen Leberläppchen verteilt wird. Gleichzeitig bringt die Arteria hepatica (Leberarterie) über ihre Aufzweigungen, die Arteriae interlobulares, O_2-reiches Blut zur Leber. Beide Gefäße münden in die Lebersinusoide. Dort mischt sich das Blut und strömt dann weiter durch die Sinusoide auf die Zentralvene zu. Die Zentralvenen der einzelnen Läppchen vereinigen sich zu Sammelvenen und schließlich zu Lebervenen, welche herznahe direkt in die untere Hohlvene einmünden.

10.8.2 Lebersinusoide

Die vielfach miteinander anastomosierenden Sinusoide (Abb. 10-8) bilden ein so dichtes Kapillarnetz, dass jede Leberzelle mindestens auf einer Seite Kontakt zu einer sinusoiden Kapillare hat (Abb. 10-9). Die Sinusoide sind 5–15 mm weit und besitzen oft unregelmäßige Ausbuchtungen.

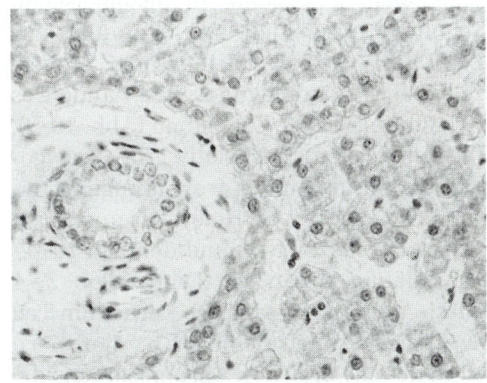

Abb. 10-9: Leber (Vergr. ca. 350x). Leberzellbalken, dazwischen Lebersinus. Links: Teil eines Periportalfeldes mit einem interlobulären Gallengang (Ductulus interlobularis).

Das dünne Endothel der Lebersinusoide hat inter- und intrazelluäre Poren (Durchmesser 0,1 μm), durch welche das Blutplasma ungehindert an die Leberzellen herantreten kann. Eine Basalmembran ist nicht vorhanden. Das Endothel ist außen von einem Gitterwerk aus retikulären Fasern umgeben.

Zwischen der Zellmembran der Leberzellen und dem Sinusendothel liegt ein perikapillärer Spalt von 0,5 – 1 μm Breite, der *Dissé-Raum,* in welchen über die Endothelporen das Blutplasma übertreten kann, nicht aber die Blutzellen. Lichtmikroskopisch ist der Dissé-Raum im Allgemeinen nicht sichtbar.

Im Verband des Sinusendothels sitzen an verschiedenen Stellen die *von Kupffer-Sternzellen.* Sie sind größer und organellenreicher als die Endothelzellen, aber weniger zahlreich. Die Sternzellen können speichern und phagozytieren. Sie gehören zum retikuloendothelialen System.

10.8.3
Leberzellen (Hepatozyten)

Die Parenchymzellen der Leber liegen zwischen den Sinusoiden. In histologischen Schnitten erscheinen sie als radiär zur Zentralvene gestellte Reihen oder „Leberzellbalken". Räumlich gesehen handelt es sich um verzweigte Zellplatten (Abb. 10-9). Die Leberzellen sind relativ große polygonale Zellen mit einem großen kugelförmigen Kern, der arm an Heterochromatin ist. Der Nucleolus ist groß und deutlich zu sehen. Häufig haben die Leberzellen 2 – 4 durch Amitose entstandene Kerne. Ein Teil der Kerne ist tetraploid, d.h., der Kern enthält den vierfachen Chromosomensatz. In Einzelfällen wurden auch höhere Polyploidiegrade nachgewiesen.

Die Hepatozyten sind reich an Organellen: Mitochondrien, raues ER, freie Ribosomen, glattes ER, Golgi-Apparat, Lysosomen. Es sind zahlreiche mikropinozytotische Bläschen vorhanden. Je nach Funktionszustand der Zelle finden sich verschiedene paraplasmatische Einschlüsse in unterschiedlichen Mengen: Glykogen, Proteine, Lipide, Pigmente.

An der freien Oberfläche tragen die Leberzellen Mikrovilli, die sich in den Dissé-Raum hinein erstrecken.

10.8.4
Intrahepatische Gallenwege

An der Berührungsfläche zweier Leberzellen liegt jeweils eine *Gallenkapillare (Canaliculus biliferus).* Diese kleinsten Gallenwege besitzen keine eigene Wandung; sie werden vielmehr durch rinnenartige Vertiefungen in der Oberfläche der aneinander grenzenden Leberzellen gebildet, entsprechen also einem erweiterten Interzellularraum (Abb. 10-8). Mikrovilli ragen in die Lichtung dieser Kapillaren hinein, sodass sich eine sternförmige Figur im elektronenmikroskopischen Bild ergibt. Gegen die Interzellularspalten sind die Gallenkapillaren durch Schlussleistensysteme abgedichtet.

Die Gallenkapillaren beginnen im Läppchenzentrum, verlaufen im Zickzack interzellulär und innerhalb der Leberzellplatten, bilden untereinander ein Netzwerk und münden schließlich in die interlobulären Gallenwege ein, die zu den Periportalfeldern gehören. Die Strömungsrichtung der Galle ist also der des Blutes entgegengesetzt.

Die Wand der interlobulären Gallengänge besteht aus einem einschichtigen isoprismatischen Epithel, das einer muskelzellfreien Lamina propria aufsitzt. Die Epithelzellen besitzen große kugelförmige Zellkerne.

Größere Gallengänge (Ductuli biliferi) besitzen ein höheres Epithel, das sogar hochprismatisch werden kann. Die Lamina propria dieser Gänge ist auch breiter und dichter als bei den interlobulären Gängen.

10.9
Extrahepatische Gallenwege

Die großen Gallengänge, die außerhalb der Organgrenzen der Leber verlaufen,

- Ductus hepaticus
- Ductus cysticus
- Ductus choledochus,

besitzen ein hochprismatisches Epithel und eine relativ breite Lamina propria, in der man neben kollagenen Faserbündeln auch elastische Netze findet.

In den Gallenwegen kommen mukoide Drüsen vor: *Glandulae mucosae biliosae.* Glatte Muskelzellen sind in der Wand der extrahepatischen Gallenwege nur spärlich vorhanden.

An der Mündung des Ductus choledochus in das Duodenum sind sie dagegen sehr zahlreich und bilden dort in zirkulärer Anordnung einen Schließmuskel (Sphincter Oddi).

10.10
Gallenblase (Vesica fellea)

Die Gallenblase dient als Speicherorgan für die in der Leber produzierte Galle, welche hier durch Wasserentzug auf $1/_{10}$ bis $1/_{20}$ ihres ursprünglichen Volumens eingedickt wird. Gleichzeitig wird der Galle durch die sekretorischen Aktivitäten des Epithels ein Schutzkolloid beigemengt, das möglicherweise der Ausfällung von Gallebestandteilen und damit der Steinbildung entgegenwirkt. Die Wand der Gallenblase ist ca. 1 – 2 mm dick und besteht aus drei Schichten:

Tunica mucosa. Netzartig verbundene hohe Falten bewirken eine Oberflächenvergrößerung des Epithels. Es bilden sich sogar taschenartige Buchten, die im histologischen Bild an zystische Hohlräume erinnern können. Die Gallenblase besitzt ein hochprismatisches Epithel, dessen ellip-

soidale Kerne im basalen Teil der Zelle liegen. Ein Bürstensaum (Mikrovilli), Schlussleistensysteme und basale Einfaltungen sind nachweisbar. Tiefe Einfaltungen des Oberflächenepithels, die sich bis in die Muskelschicht hinein erstrecken können, sind gelegentlich zu finden (Luschka-Gänge).

Die Lamina propria enthält vorwiegend lockeres Bindegewebe, zahlreiche elastische Fasersysteme und ein zartes Gefäßnetz.

Tunica muscularis. Auf die Schleimhaut folgt ein lockeres Gefüge von Bindegewebsfasern und glatten Muskelzellen, welche ein hauptsächlich quer gestelltes Scherengitter mit ihren sich durchflechtenden Bündeln bilden. Im Fundusbereich liegen lumenwärts auch längsorientierte Muskelzüge.

Tunica adventitia (serosa). Der Muskelschicht liegt außen eine relativ breite Schicht aus lockerem Bindegewebe auf, die neben Fettzellen und Lymphgefäßen auch größere Blutgefäße enthält. Wo die Gallenblase mit der Leber verwachsen ist, geht die Adventitia in das Lebergewebe über, ansonsten ist die Bindegewebsschicht als Subserosa von Peritoneum überzogen.

Vegetative Nervengeflechte kommen in allen Wandschichten der Gallenblase vor.

10.11
Bauchspeicheldrüse (Pankreas)

Diese Drüse besteht aus zwei morphologisch und funktionell unterschiedlichen Anteilen:

- Exokrines Pankreas, welches den größten Teil der Verdauungsenzyme und ein wässeriges, bicarbonatreiches Sekret liefert (1 – 2 l/Tag)

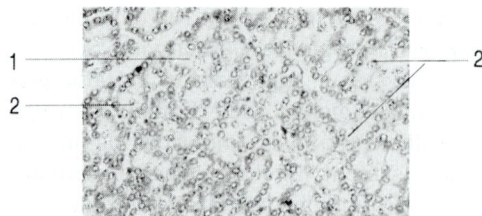

Abb. 10-10: Exokrines Pankreas (Vergr. ca. 350x).
1 Seröse Drüsenendstücke; 2 zentroazinäre Zellen.

- Endokrines Pankreas (Inselorgan, Langerhans-Inseln; Näheres s. Abschn. 17.7).

Das exokrine Pankreas ist eine rein seröse Speicheldrüse (Abb. 10-10). Die Endstücke liegen eng beisammen. Die Drüsenzellen haben eine reiche Organellenausstattung (Proteinsynthese!) und zeigen infolge ihres RNA-Gehaltes besonders in den basalen Abschnitten eine basophile Färbung. Im apikalen Teil befinden sich zahlreiche azidophile Sekretgranula. Die Kerne der Endstückzellen liegen ebenfalls in der basalen Zellhälfte, sie besitzen 1–2 große Nucleoli.

Die Epithelzellen der Schaltstücke sind meist etwas in die Lumina der Endstücke hineingeschoben: Man sieht daher im lichtmikroskopischen Bild lumenwärts von den Sekret produzierenden Endstückzellen hellere Zellen, welche den Schaltstückepithelien entsprechen. Diese *zentroazinären* Zellen sind ein wichtiges Merkmal, um exokrines Pankreasgewebe von serösen Mundspeicheldrüsen zu unterscheiden.

Das Epithel der Schaltstücke ist einschichtig platt bis isoprismatisch. Die Schaltstücke sind relativ lang. Sie münden direkt in die Ausführungsgänge ein, eigentliche Streifenstücke (Sekretrohre) fehlen im Pankreas.

Die Ausführungsgänge beginnen bereits intralobulär. Sie besitzen eine dichte Lamina propria, in welcher kleine mukoide Gangdrüsen vorkommen können. Das Epithel ist anfangs isoprismatisch und wird dann allmählich hochprismatisch.

Über den *Ductus pancreaticus major* wird das Sekret in das Duodenum eingeleitet.

Die Blutgefäße des Pankreas verlaufen, im Gegensatz zu den Mundspeicheldrüsen, getrennt von den Ausführungsgängen.

10.12
Bauchfell (Peritoneum)

Das Bauchfell (Peritoneum) überzieht als *Peritoneum parietale* die Innenwand der Bauchhöhle und als Peritoneum viscerale die intraperitonealen, d. h. in der Bauchhöhle gelegenen Teile der Bauch- und Beckenorgane.

Das Peritoneum besteht aus dem *Serosaepithel (Mesothel),* einer einschichtigen Lage flacher polygonaler Epithelzellen, deren Oberfläche stets feucht und spiegelnd ist. Die feinzackigen Zellgrenzen können durch Silberimprägnierung dargestellt werden. Die linsenförmigen Kerne sind hell und zeigen ein fein verteiltes Heterochromatin sowie kleine Nucleoli. Die Mesothelzellen können phagozytieren.

Unter dem Serosaepithel befindet sich eine bindegewebige *Lamina propria serosae,* die häufig einer *Tela subserosa* aufliegt. Diese Schicht aus lockerem Bindegewebe ermöglicht dem betreffenden Organ eine gewisse Bewegungsfreiheit gegenüber dem Peritoneum. Magen, Darm, Gallenblase und Harnblase besitzen eine solche Tela subserosa. Auch zwischen dem parietalen Peritoneum und der Körperwand befindet sich eine Tela subserosa, in welche Speicherfett eingelagert sein kann. Das gesamte Peritoneum ist sehr gut mit Blutgefäßen und Nerven versehen.

Die *Mesenterien (Gekröse)* verbinden das viszerale mit dem parietalen Peritoneum. Es handelt sich um bindegewebige Stege, durch welche die völlig in der Bauchhöhle gelegenen Darmabschnitte mit der Körperwand in Verbindung stehen. Die Mesenterien sind auf beiden Seiten vom Peritoneum bedeckt. Sie führen Gefäße und Nerven an den Darm heran.

Zusammenfassung

■ Lippen und Wangen

Weichteilfalten, die innen von Mundschleimhaut und außen von mehrschichtigem verhorntem Plattenepithel überzogen sind; seromuköse Glandulae labiales in der Submucosa, Haare, Talg- und Schweißdrüsen in der äußeren Haut; Lippenrot: transparentes Epithel, dünne Hornschicht, subepitheliale Kapillaren liegen sehr oberflächennah. Die Wangen sind histologisch gleich aufgebaut.

■ Gaumen

Schleimhaut des harten Gaumens, unverschieblich mit der knöchernen Unterlage verbunden; muköse Glandulae palatinae. Der weiche Gaumen hat eine bindegewebig-muskulöse Grundplatte, mehrreihiges Flimmerepithel auf der nasalen Seite.

■ Zunge

Quergestreifte Muskulatur in dreidimensionaler Anordnung mit Septum linguae und Aponeurosis linguae; mehrschichtiges unverhorntes Epithel. Charakteristisch sind die Zungenpapillen: *Papillae filiformes* im vorderen Teil des Zungenrückens, verhornte fadenförmige Ausläufer gegen den Rachen geneigt, Tastorgane zum räumlichen Erkennen; *Papillae fungiformes* von pilzähnlichem Aussehen, vorderer Teil des Zungenrückens, Mechano- und Thermorezeptoren. *Papillae vallatae* am hinteren Zungenende, von einem Graben umgeben, Geschmacksknospen an den Seitenwänden, seröse Spüldrüsen. *Papillae foliatae* sind blatt- oder faltenartige Gebilde quer zum hinteren Seitenrand der Zunge, Geschmacksknospen.

■ Speicheldrüsen

Zusätzlich zu den zahlreichen kleinen Speicheldrüsen in der Mundhöhle gibt es drei paarig vorkommende große Speicheldrüsen: *Die Glandula parotis* ist rein serös; gut entwickeltes Gangsystem, lange verzweigte Schaltstücke, typische Streifenstücke, Ausführungsgang mit zwei- bis mehrreihigem hochprismatischem Epithel und Becherzellen.

Die *Glandula submandibularis* ist eine gemischte Drüse mit vorwiegend serösen Endstücken (auch seröse Halbmonde), kurze Schaltstücke.

Die *Glandula sublingualis* ist vorwiegend mukös, seröse Halbmonde kommen vor, Streifenstücke sind nicht vorhanden, Schaltstücke oft stark verschleimt.

■ Zähne

Das Dentin bildet die Hauptmasse des Zahnes, es ist im Kronenbereich vom Schmelz, im Wurzelbereich vom Zement überzogen (s. a. Abschn. 4.2.9). Im Dentin liegt die Pulpahöhle. Sie enthält die Zahnpulpa, ein lockeres feinfaseriges Bindegewebe. Der *Zahnhalteapparat (Parodontium)* umfasst *Wurzelzement* (gleichzeitig Zahnbestandteil), *Alveolarknochen* (jeder Zahn steckt in einem eigenen knöchernen Zahnfach: Alveole), *Desmodont* (kollagene Faserbündel verankern den Zahn in seiner Alveole), *Gingiva* (fasst die Zähne eines Kiefers zu einem stabilen Zahnbogen zusammen).

■ Allgemeiner Bauplan des Rumpfdarms

Histologisch ist der Rumpfdarm (Speiseröhre, Magen, Darm) nach einem einheitlichen Schema aufgebaut:

Tunica mucosa (Schleimhaut)

• *Lamina epithelialis* (mit Ausnahme der Speiseröhre ein einschichtiges hochprismatisches Epithel)

- *Lamina propria mucosae* (feinfaseriges, vorwiegend retikuläres Bindegewebe mit freien Zellen und kleinen Gefäßen)
- *Lamina muscularis mucosae* (glatte Muskulatur für die Eigenbeweglichkeit der Schleimhaut).

Tunica (Tela) submucosa

Locker gefügte kollagene Faserbündel und elastische Netze, Fettzellen, größere Gefäße, vegetative Ganglienzellkomplexe (Meißner-Plexus).

Tunica muscularis

- Glatte Muskulatur (mit Ausnahme des oberen Drittels der Speiseröhre) gegliedert in zwei Schichten:
- *Stratum circulare* (innen liegende Ringmuskelschicht)
- *Stratum longitudinale* (außen liegende Längsmuskelschicht).

Dazwischen eine Bindegewebszone, in welcher die vegetativen Ganglien des Auerbach-Plexus liegen.

Tunica adventitia, Tunica serosa

Erstere immer dann, wenn kein Peritonealüberzug vorhanden ist (lockeres faseriges Bindegewebe), letztere bei intraperitonealer Lage von Eingeweiden (das einschichtige Plattenepithel, die Serosa, ist von subserösem Bindegewebe unterlagert und so mit der Muskelschicht verbunden).

■ **Speiseröhre (Ösophagus)**

Die Schleimhaut besitzt Längsfalten; mehrschichtiges unverhorntes Plattenepithel; vereinzelt Lymphfollikel in der Lamina propria; rein muköse Drüsen in der Submukosa; im oberen Drittel nur quergestreifte Muskulatur, die allmählich durch glatte Muskulatur ersetzt wird, sodass im unteren Drittel nur noch glatte Muskulatur vorkommt; kein Serosaüberzug.

■ **Magen (Ventriculus, Gaster)**

Schleimhautrelief: Areae gastricae, Fo-veolae gastricae. Oberflächenepithel: einschichtig, hochprismatisch, basal liegende Kerne, produziert Magenschleim.

Die Lamina propria ist fast vollständig von Drüsen (Glandulae gastricae) ausgefüllt, die im Korpus-/Fundusbereich eine besondere Zelldifferenzierung zeigen:

- *Hauptzellen:* Vorwiegend am Drüsengrund, produzieren Pepsinogen.
- *Nebenzellen:* Besonders im oberen Teil der Drüsenschläuche, produzieren ein mukoides Sekret.
- *Belegzellen:* Im oberen Drüsenteil besonders häufig, sie liegen vom Lumen aus gesehen etwas zurückverlagert (Belag), intrazelluläre Sekretkapillaren, produzieren HCl.

Die Magendrüsen im Bereich der Cardia (Mageneingang) und des Pylorus produzieren ein mukoides Sekret (Magenschleim).

Die Tunica submucosa des Magens ist relativ breit. Die Muskelschicht zeigt eine vom üblichen streng zweischichtigen Bau abweichende komplizierte Struktur mit schräg verlaufenden Fasern; Verstärkung der Ringmuskelschicht am Magenausgang (Pylorus).

■ **Dünndarm (Intestinum tenue)**

Aufgabe: Weiterführung und Abschluss der Verdauungsvorgänge, Resorption. Vergrößerung der resorbierenden Oberfläche wird erreicht durch:

- *Plicae circulares* (Kerckring-Falten): Ortsständige, ringförmige Querfalten bis zu 8 mm hoch, gebildet durch Mucosa und Submucosa
- *Villi intestinales (Zotten):* Blatt- oder fingerförmige Vorstülpungen der Mucosa
- *Mikrovillibesatz* der Darmepithelzellen.

Zwischen den Zotten liegen unverzweigte Epitheleinsenkungen: Lieberkühn-Krypten, von denen die Regeneration des Darmepithels ausgeht. An ihrem Grund: Paneth-Körnerzellen. Abschnitte des Dünndarms:

- *Duodenum:* Sehr hohe Plicae circulares, engstehende Zotten; kennzeichnend sind die mukoiden Brunner-Drüsen, die vorwiegend in der Submucosa liegen, das Duodenum hat großteils nur eine Tunica adventitia.
- *Jejunum:* Im Anfangsteil sehr hohe und dicht stehende Falten, die dann niedriger und etwas seltener werden; lange fingerförmige Zotten.
- *Ileum:* Im Anfangsteil nur noch wenige Falten, die im Endabschnitt völlig fehlen können; kurze Zotten, Anteil der Becherzellen nimmt zu; kennzeichnend sind die Peyer-Plaques (Aggregate von Lymphfollikeln), die bis in die Submucosa hineinreichen und vorwiegend dem Mesenterialansatz gegenüberliegen.

■ Dickdarm (Intestinum crassum)

Hauptsächlich nur noch Resorption von Wasser und Elektrolyten, bakterielle Zersetzung nicht resorbierbarer Nahrungsbestandteile, Umwandlung des Darminhalts in die Faeces (Stuhl). Abschnitte: Caecum (Blinddarm), Colon ascendens (aufsteigender Dickdarm), Colon transversum (querliegender Dickdarm), Colon descendens (absteigender Dickdarm), Colon sigmoideum (S-förmiger Dickdarm).

Der histologische Aufbau dieser Abschnitte ist weitgehend gleichartig: Die Schleimhaut besitzt nur noch Krypten, keine Zotten mehr, großer Reichtum des Epithels an Becherzellen, deutliche Lamina muscularis mucosae, breite Tunica submucosa mit relativ viel Fettgewebe, Reduzierung der Längsmuskelschicht auf die Taenien, Appendices epiploicae (Fettgewebsanhängsel an der Außenseite), vollständiger Serosaüberzug nur in einzelnen Abschnitten

(z. B. Querkolon, Sigmoid), ansonsten Tunica adventitia.

Appendix vermiformis: Starke Entwicklung des lymphatischen Gewebes, welches die Lamina muscularis mucosae durchsetzt und sich in Lamina propria und Submukosa ausbreitet, Taenien fehlen hier.

■ Mastdarm (Intestinum rectum)

Unterschiede zum Colon: Schleimhaut etwas dicker, Krypten sind länger, aber weniger dicht stehend, keine Taenien, einzelne Lymphfollikel sind häufiger, Serosaüberzug fehlt gänzlich, drei unverschiebliche große Querfalten (Plicae transversales): Bildungen von Schleimhaut, Submucosa und Ringmuskelschicht.

Analkanal: Übergang des einschichtigen hochprismatischen Darmepithels in das mehrschichtige unverhornte Plattenepithel der äußeren Haut. Zwei Schließmuskel: Der innere wird durch die Ringmuskelschicht gebildet, der äußere besteht aus quergestreifter Skelettmuskulatur und kann willkürlich betätigt werden.

■ Leber (Hepar)

Funktionen: Zentralorgan des Fett-, Kohlenhydrat- und Proteinstoffwechsels, Synthese von Bluteiweißen, Abbau- und Ausscheidungsorgan, Bildung und Sekretion der Galle, Blutspeicher, Blutbildung während der Fetalzeit, Blutzellabbau nach Entfernung der Milz.

Bau: Peritonealüberzug (ausgenommen die Verwachsungsfläche mit dem Zwerchfell), bindegewebige Organkapsel. Die Leber ist in vieleckige Leberläppchen gegliedert, in deren Mitte die Zentralvene liegt. Die oft mehrkernigen Leberzellen sind in Balken oder Platten angeordnet, die radiär auf die Zentralvene ausgerichtet sind. Periportalfelder an den Ecken des Läppchens. In Bindegewebe eingebettet, enthalten sie: Vena interlobularis (Pfortaderast), Arteria interlobularis (Ast der Leberarterie), Ductus interlobularis (Gallengang). Von den Periportalfeldern ausgehend, strömt das Blut in den Lebersinus (kapillare Gefäße, Endothelrohr mit großen Poren, keine Basalmembran) auf die Zentralvene zu. Zwischen der Zellmembran der Leberzellen und dem Sinusendothel liegt der Dissé-Raum, in welchen über die Endothelporen das Blutplasma (nicht aber Zellen) übertreten kann.

Im Verband des Sinusendothels sitzen an verschiedenen Stellen von Kupfer-Sternzellen; sie können speichern und phagozytieren. An der Berührungsfläche zweier Leberzellen liegt jeweils eine Gallenkapillare (Canaliculus biliferus), gebildet aus den Membranen dieser beiden Zellen. Die Kapillaren beginnen im Läppchenzentrum und münden in die Gallengänge der Periportalfelder ein. Größere, intrahepatische Gallengänge besitzen ein isoprismatisches bis hochprismatisches Epithel. Extrahepatische Gallengänge haben ein ähnliches Epithel und eine relativ breite Lamina propria mit kollagenen Faserbündeln und elastischen Netzen, es kommen auch mukoide Drüsenkomplexe vor; glatte Muskelzellen sind nur sehr spärlich vorhanden. Schließmuskel (Sphincter Oddi) an der Mündung des Ductus choledochus in das Duodenum.

■ Gallenblase (Vesica fellea)

Funktion: Speicherung der in der Leber produzierten Galle, Eindickung der Galle durch Wasserentzug, Sekretion eines Schutzkolloids, das möglicherweise einem Ausfallen von Gallebestandteilen entgegenwirkt.

Bau der Gallenblasenwand: Tunica mucosa (starke Faltenbildung, einschichtiges hochprismatisches Epithel mit stark nach basal verschobenen ellipsoidalen Kernen; Lamina propria aus lockerem Bindegewebe), Tunica muscularis (lockeres Gefüge von Bindegewebsfasern und glatten Muskelzellen in scherengitterartiger Anordnung), Tunica adventitia an der Verwachsungsfläche mit der Leber, ansonsten Tunica serosa.

■ Bauchspeicheldrüse (Pankreas)

Das Pankreas besteht aus zwei Anteilen:

- *Endokrines Pankreas* (Inselorgan, s. Abschn. 17.7)
- *Exokrines Pankreas,* welches den größten Teil der Verdauungsenzyme und ein wässriges bikarbonatreiches Sekret liefert.

Das Pankreas ist eine rein seröse Speicheldrüse; Unterscheidungsmerkmal zu den Mundspeicheldrüsen: Zentroazinäre Zellen. Relativ lange Schaltstücke mit plattem bis isoprismatischem Epithel münden direkt in die Ausführungsgänge ein, deren Epithel iso- bis hochprismatisch ist. Streifenstücke fehlen im Pankreas. Über den Ductus pancreaticus major wird das Sekret in das Duodenum eingeleitet.

■ Bauchfell (Peritoneum)

Als Peritoneum parietale überzieht es die Innenwand der Bauchhöhle, als Peritoneum viscerale die in der Bauchhöhle gelegenen Organe. Es besteht aus dem Serosaepithel (einschichtiges Plattenepithel) und einer darunter liegenden bindegewebigen Lamina propria serosae, die häufig einer aus lockerem Bindegewebe bestehenden Tela subserosa (Verschiebeschicht) aufliegt.

Die *Mesenterien* verbinden die beiden Bauchfellblätter, führen als Verbindungsstege Gefäße und Nerven an die völlig im Bauchraum (intraperitoneal) gelegenen Organe heran und befestigen als Aufhängebänder diese Organe an der dorsalen Wand der Bauchhöhle.

11
Harnorgane

Zu den Harnorganen zählen die beiden Harn bereitenden Nieren und das Harn ableitende System, das aus den paarigen Harnleitern, der Harnblase und der Harnröhre besteht.

11.1
Niere (Ren, Nephros)

11.1.1
Lage der Nieren

Die Nieren liegen beiderseits der Wirbelsäule hinter dem Bauchfell (retroperitone-al). Sie erstrecken sich etwa vom 11./12. Brustwirbel bis zum 3./4. Lendenwirbel. Die rechte Niere liegt infolge des Raumbedarfs der Leber etwas tiefer als die linke. Durch ein mit Bindegewebe überzogenes Fettpolster (Capsula adiposa) werden sie zusammen mit den Nebennieren an ihrem Platz gehalten.

11.1.2
Makroskopischer Aufbau

Die bohnenförmigen Nieren sind etwa 10–12 cm lang und 150–300 g schwer. Die Niere wird außen von einer derben Bindegewebskapsel (Capsula fibrosa)

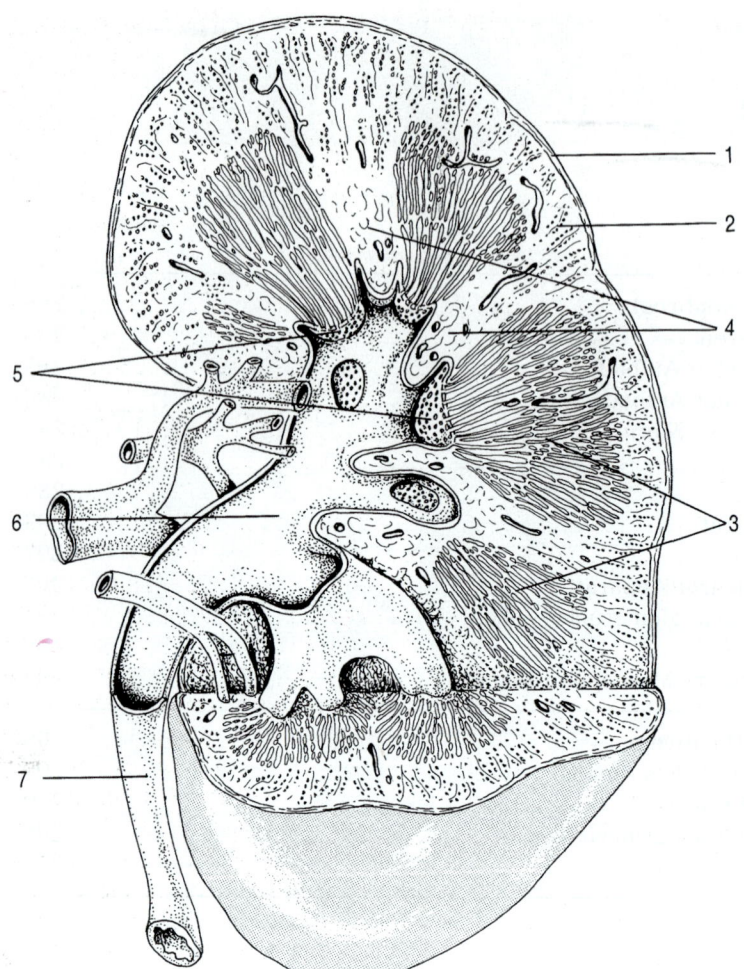

Abb. 11-1: Längsschnitt durch die Niere.
1 Bindegewebskapsel (Capsula fibrosa); 2 Nierenrinde mit Glomerula; 3 Nierenmark (Markpyramiden mit Innen- und Außenzone); 4 Columna renalis; 5 Nierenkelch (Calix renalis); 6 Nierenbecken (Pelvis renalis); 7 Harnleiter (Ureter).

überzogen. Da diese Kapsel sensibel innerviert ist, kommt es bei Druckerhöhung im Nierenparenchym zu einem Spannungsschmerz. Die Nierenkapsel steht mit dem unauffälligen interstitiellen Bindegewebe in Verbindung. Sie lässt sich aber vom gesunden Organ leicht und ohne Verletzungen des Nierenparenchyms abziehen (Abb. 11-1).

Die Oberfläche der Nieren ist beim Menschen glatt. Die fetale Niere ist im Unterschied dazu wie auch die Niere bei vielen Tierarten (z. B. beim Rind) gelappt. Rinde und Mark umfassen zusammen eine sich am Nierenhilum nach außen öffnende

Ausbuchtung, den Sinus renalis. Dieser enthält das Nierenbecken, Gefäße, Nerven und Fettgewebe.

11.1.3
Mikroskopischer Aufbau

Bei einem Schnitt durch die Niere lässt sich schon mit bloßem Auge eine Gliederung in Rinde (Cortex renalis) und Mark (Medulla renalis) erkennen, die sich in Struktur und Färbung unterscheiden (Abb. 11-2).

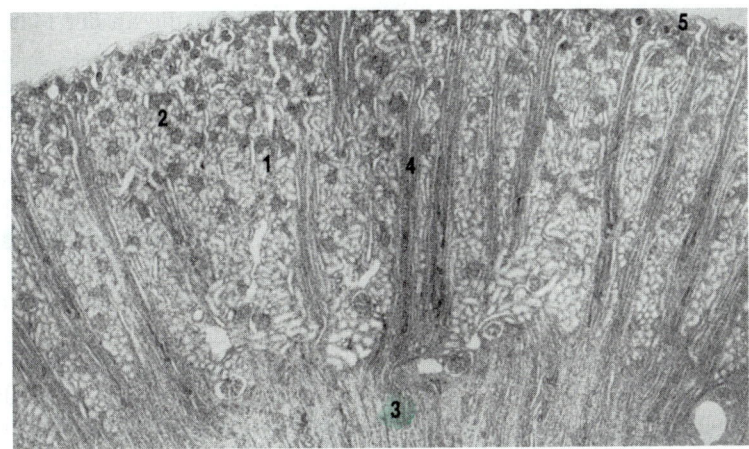

Abb. 11-2: Mikroskopischer Aufbau der Niere. 1 Rinde mit zahlreichen Nierenkörperchen; 2 Nierenkörperchen; 3 Außenzone der Markpyramiden; 4 Markstrahlen, die in die Rinde ziehen; 5 Bindegewebskapsel.

Die Rinde ist eine unmittelbar unter der Nierenkapsel gelegene, ca. 1 cm breite, leicht gekörnte Schicht. Sie dehnt sich – als sog. Columnae renales – hilumwärts in das Markgewebe aus. Sie setzt sich aus den Harn bereitenden Nierenkörperchen und den gewundenen Anteilen der Nierenkanälchen zusammen.

Das Nierenmark besteht aus etwa 7–14 großen, hellen Markpyramiden (Pyramides renales), die eine zur Spitze hin konvergierende, feine Streifung erkennen lassen. Sie ist auf die dort verlaufenden geraden Anteile der Tubuli und Sammelrohre zurückzuführen, die im wesentlichen das Mark bilden. Die Basis der Pyramiden verläuft nahezu parallel zur Nierenoberfläche. Die Spitzen der Pyramiden werden auch als Nierenpapillen (Papillae renales) bezeichnet und werden von den Nierenkelchen (Calices renales) umfaßt. Im Bereich der Papillen durchbrechen die Ductus papillares (die Endabschnitte des Sammelrohrsystems) die Oberfläche der Pyramiden siebartig und geben den Harn über die Nierenkelche in das Nierenbecken ab. Innerhalb der Pyramiden läßt sich eine dichter erscheinende Außen- (Zona externa) und eine lockerer strukturierte Innenzone (Zona interna) unterscheiden.

Mark und Rinde werden nicht durch eine gerade Begrenzung voneinander getrennt; von der Basis der Pyramiden ziehen schmale Streifen von Marksubstanz (Markstrahlen) in die darüber gelegene Rindenschicht. Das dazwischen gelegene Rindengewebe wird als Rindenlabyrinth (Pars convoluta) bezeichnet. Andererseits dringt auch die Rinde zentralwärts gegen das Nierenbecken vor. Diese Rindenbezirke, die zwischen den Markpyramiden gelegen sind, heißen, wie schon erwähnt, Columnae renales (Bertini-Säulen). Die Bezeichnung „Columnae renales" leitet sich vom Schnittbild ab. Sie ist nicht ganz zutreffend, da bei dreidimensionaler Rekonstruktion erkennbar ist, daß diese Rindenanteile die Markpyramiden mantelartig umüllen.

11.1.4
Gefäßsystem der Niere

Ein wesentlicher Teil des vom Herzen kommenden Blutes wird durch die Nieren geführt. In 24 Stunden durchfließen 1500 l Blut die Nieren. Das Gefäßsystem der Nieren weist eine strenge histotopische Anordnung auf. Die große Nierenarterie (Arteria renalis) teilt sich schon im Bereich des Sinus renalis in mehrere Äste (Arteriae interlobares) auf, die zwischen den Pyramiden ein Stück peripherwärts ziehen. Die Arteriae interlobares teilen sich in Arteriae arcuatae auf, die bogenförmig entlang der

Mark-Rinden-Grenze verlaufen. Von den Arteriae arcuatae werden sowohl Rinde als auch Mark versorgt. Als Äste der Arteriae arcuatae ziehen Arteriae corticales radiatae (Aa. interlobulares) in die Rinde. Von ihnen gehen in regelmäßigen Abständen Arteriolen (Arteriolae glomerulares afferentes) ab. Diese bilden die von einer Epithelkapsel (Bowman-Kapsel) umgebenen Kapillarknäuel (Glomerula). Aus den anastomosierenden Gefäßschlingen der Glomerula fließt das immer noch sauerstoffreiche Blut über die Arteriolae glomerulares efferentes ab, durch welche dann die verschiedenen Abschnitte des Kapillarnetzes der Rinde und des Marks gespeist werden. Der Durchmesser der zuführenden Arteriolen ist deutlich größer als derjenige der abführenden Arteriolen. Dies trägt zur Aufrechterhaltung des Filtrationsdruckes innerhalb der Glomerula bei. Die Arteriolae glomerulares efferentes aus den subkapsulären, mittleren und marknahen Rindenschichten münden in unterschiedliche Kapillargebiete. So ziehen die Arteriolae efferentes der oberflächlichen Rindenschicht bis unter die Nierenkapsel und ergießen sich in das subkapsuläre Kapillargebiet. Arteriolae efferentes, die aus Glomerula des mittleren Rindenbereichs stammen, speisen entweder das Netzwerk des Rindenlabyrinths oder das der Markstrahlen. Die efferenten Arteriolen aus den marknahen Rindenschichten ziehen direkt in die Markpyramide. Als Arteriolae rectae ziehen sie geradlinig und unverzweigt bis zur Pyramidenspitze und versorgen das Kapillarnetz des Markes. Die Arteriolae rectae bilden zusammen mit den korrespondierenden Venulen die für die Markaußenzone charakteristischen Gefäßbündel.

Der venöse Abfluss aus dem Kapillarnetz der Rinde erfolgt über die Venae corticales radiatae (Vv. interlobulares), von denen ein kleiner Teil als Venulae stellatae in der Nierenkapsel, der größere Teil erst in der Rinde und ohne Verbindung zur Kapsel beginnen. Sie fließen zu den Venae arcuatae, die an der Markrindengrenze verlaufen. In die Venae arcuatae münden auch noch die meisten Venulae rectae aus dem Nierenmark. Damit führen sie das Blut aus den Kapillarnetzen des Marks zurück in den Bereich der Markrindengrenze. Der venöse Abfluss aus den Venae arcuatae erfolgt über die Venae interlobares (V. renculares), die mit den gleichnamigen Arterien verlaufen und in die Vena renalis münden.

Die Lymphgefäße sammeln die Lymphe aus den Lymphkapillarennetzen, die in der Nierenkapsel und dem interstitiellen Bindegewebe von Rinde und Mark verlaufen. Sie laufen gemeinsam mit den größeren Arterien (Aa. arcuatae, Aa. interlobulares) und vereinigen sich zu wenigen größeren Hilumlymphgefäßen. Am Hilum ziehen auch markhaltige und vor allem marklose vegetative Nerven in die Niere und innervieren die schmerzempfindliche Kapsel und die Gefäße. Inwieweit eine Innervation der Nephrone und Sammelrohre erfolgt, ist nicht genau geklärt. Es ist aber bekannt, dass die Harnbereitung auch in einer transplantierten, nicht mehr innervierten Niere weitgehend normal erfolgt.

11.1.5
Nephron

Die kleinste Funktionseinheit der Niere ist das Nephron. In beiden Nieren des Menschen sind zusammen etwa 2–2,5 Millionen Nephrone vorhanden.

Ein Nephron besteht aus dem Nierenkörperchen (Corpusculum renale) (Abb. 11-3) und dem daran angeschlossenen Tubulusapparat (Tubulus renalis). Die Nierenkörperchen liegen im Rindenanteil der Niere. Ihre Durchmesser betragen 150–250 μm.

Abb. 11-3: Nierenkörperchen aus der Nierenrinde.
1 Glomerulum; 2 Podozyten bilden das innere Blatt der Bowman-Kapsel; 3 äußeres Blatt der Bowman-Kapsel; 4 proximaler Tubulus; 5 distaler Tubulus.

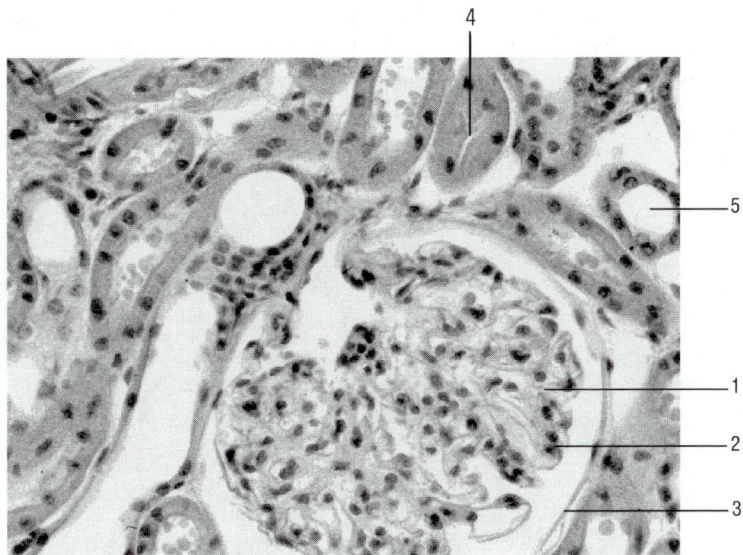

11.1.5.1
Glomerula

Jedes der Nierenkörperchen besteht aus einem Kapillarknäuel (Glomerulum) und der dieses umgebenden Bowman-Kapsel (Capsula glomeruli). Gleich nach Eintritt in das Nierenkörperchen spaltet sich die Arteriola afferens in mehrere Kapilläräste auf, die zum gegenüberliegenden Pol ziehen, dort haarnadelförmig umkehren und sich in der zentral im Glomerulum gelegenen Arteriola efferens sammeln, die am Gefäßpol wieder das Nierenkörperchen verläßt. Die Bowman-Kapsel baut sich aus einem äußeren und einem inneren Blatt auf. Die Zellen des inneren Blattes heißen Podozyten und liegen mit fußförmigen Fortsätzen („Fußleisten") der Basalmembran der Kapillaren unmittelbar an. Zwischen den nebeneinander liegenden Fußleisten bleiben nur schlitzförmige Öffnungen (Filtrationsschlitze), die von der 5 nm dicken Schlitzmembran überspannt werden. Diese weist Poren auf, deren Weite den Durchtritt von Albuminmolekülen (MG 69.000 Dalton) gerade noch verhindert. Zwischen dem inneren und äußeren Blatt der Bowman-Kapsel liegt ein spalt-

förmiger Raum, in den der Primärharn filtriert wird (Abb. 11-3).

Der weitgehend eiweißfreie Primärharn wird in den Glomerula als Ultrafiltrat des Blutplasmas gebildet. Substanzen mit einem Molekulargewicht unter 5.000 können die Kapillarwand praktisch ungehindert passieren. Ihre Konzentration im Blutplasma und im Ultrafiltrat ist daher nahezu identisch. Der Primärharn ist mit dem Blutplasma isoosmotisch bzw. isoton. Seine Menge (etwa 150–180 l/Tag) übertrifft die Menge des schließlich nach außen abgegebenen Urins mehr als hundertmal. Der größte Teil (rund 99%) des Primärharns wird durch das Tubulussystem der Nephrone wieder rückresorbiert.

Bei der Filtration in den Glomerula müssen die abgefilterten Stoffe folgende Schichten passieren:

- Das mit Poren versehene Endothel der Glomerulumkapillaren.
- Die Basallamina, die aus Glykoproteinen, Glykosaminoglykanen und einem Filzwerk von Filamenten (vor allem Kollagen Typ IV) besteht.
- Die Schlitzporen, die von den Fortsätzen aneinander grenzender Podozyten gebildet werden.

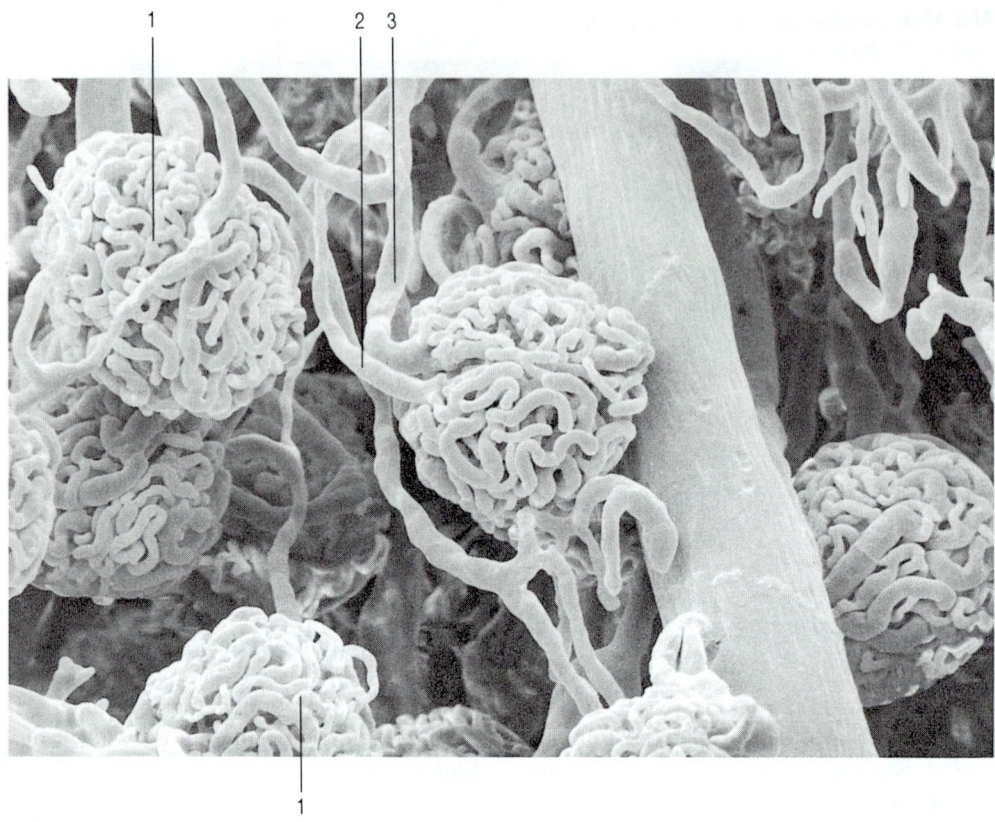

Abb. 11-4: Korrosionsanatomisches Präparat der Nierenrinde des Hundes (REM-Aufnahme von Herrn Prof. Dr. W. AMSELGRUBER, Stuttgart).
1 Glomerulum; 2 Vas afferens; 3 Vas efferens.

Im Anfangsteil der Glomerulumkapillaren ist der hämodynamische Druck, bedingt durch das Zusammenwirken des Tonus der zu- und abführenden Blutgefäße, größer als der kolloidosmotische Druck des Blutes. Durch den Filtrationsdruck wird aus den Glomerulumkapillaren ein nahezu eiweißfreies Ultrafiltrat in den Spaltraum zwischen dem inneren und dem äußeren Blatt der Bowman-Kapsel abgepresst. Das Ultrafiltrat ist isotonisch und entspricht in seiner Zusammensetzung dem Blutplasma, abgesehen davon, dass die hochmolekularen Eiweißkörper die Wand nicht passieren können. Versuche mit histochemisch nachweisbaren Proteinen von definiertem Molekulargewicht ha-

ben ergeben, dass die Schlitzmembranen der Podozyten die entscheidende Struktur für die Ultrafiltration sein dürfte. Sie lassen keine Moleküle mit einem Molekulargewicht größer 69.000 Dalton passieren. Das bedeutet, dass die Plasmaalbumine, die zu den kleinsten Proteinen des Blutes zählen, nahezu vollständig zurückgehalten werden. Vom porenhaltigen Endothel der Glomerulumkapillaren werden dagegen nur die zellulären Bestandteile des Blutes zurückgehalten. Die Basallamina hält Substanzen mit einem Molekulargewicht von mehr als 400.000 Dalton zurück. Mit steigender Molekülgröße wird die Passage zunehmend behindert. Die filzartig angeordneten Moleküle der Lamina densa wirken

Übersicht über den Aufbau eines Nephrons

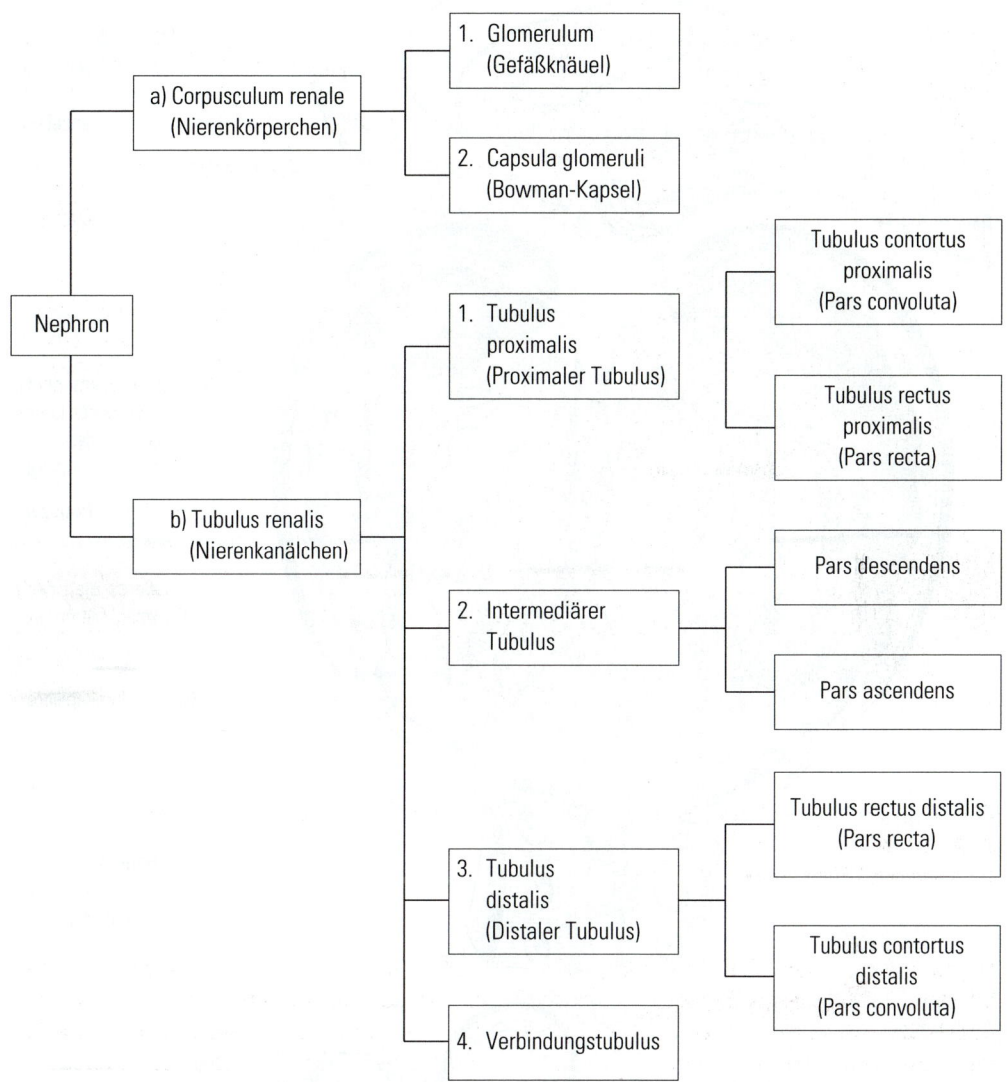

wie ein Filter, sodass größere Moleküle nur schwer und mit Verzögerung passieren können (Abb. 11-5).

Zwischen den Kapillarschlingen der Glomerula liegen sternförmige intraglomeruläre Mesangialzellen, die eine Art von Aufhängevorrichtung für die Kapillaren bilden. Sie sind in eine PAS-positive, basalmembranartige Grundsubstanz-Matrix eingebettet. Man nimmt an, dass sie an der Bildung sowie am Abbau der glomerulären Basalmembranen beteiligt sind. Allerdings können im Bereich des Mesangiums regelmäßig ein oder mehrere echte Makrophagen nachgewiesen werden, die für diese Funktionen prädestiniert erscheinen. Die Mesangialzellen selbst besitzen nur wenige Lysosomen. Ein Teil der Mesangialzellen dürfte sich aufgrund ihres Gehaltes an kontraktilen Filamenten von der Gefäßmuskulatur ableiten. Die Vermutung, dass von den intraglomerulären Mesangialzel-

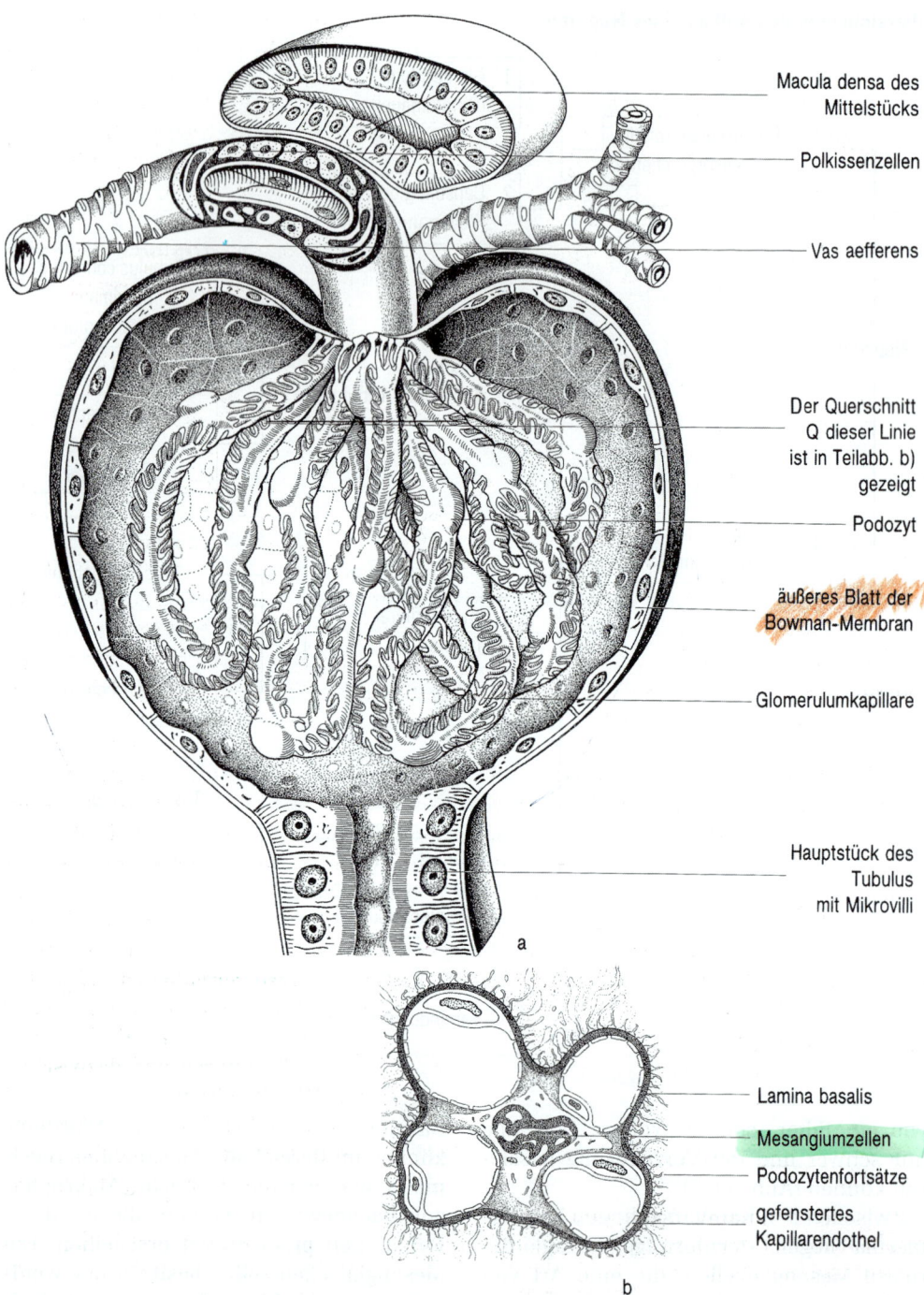

Macula densa des
Mittelstücks

Polkissenzellen

Vas aefferens

Der Querschnitt
Q dieser Linie
ist in Teilabb. b)
gezeigt

Podozyt

äußeres Blatt der
Bowman-Membran

Glomerulumkapillare

Hauptstück des
Tubulus
mit Mikrovilli

a

Lamina basalis

Mesangiumzellen

Podozytenfortsätze

gefenstertes
Kapillarendothel

b

Abb. 11-5: Strukturschema des Nierenkörperchens (in Anlehnung an HAM).
a) Dreidimensionale Darstellung.
b) Schnitt durch das Glomerulum in der in Abbildung a) angegebenen Ebene Q.

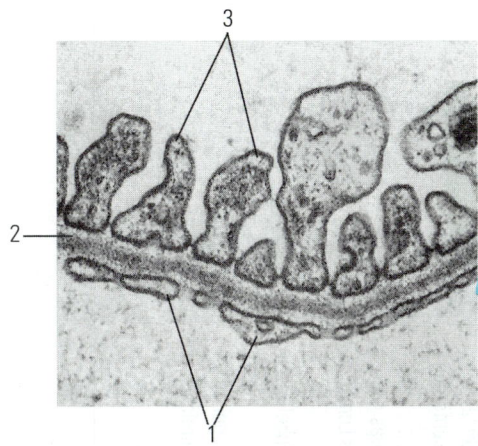

Abb. 11-6: Elektronenmikroskopische Aufnahme der Blut-Harn-Schranke.
1 Endothel mit Poren; 2 Basallamina; 3 Fortsätze der Podozyten.

len Erythropoetin gebildet wird, hat sich nicht bestätigen lassen. Man nimmt zur Zeit an, dass dieses Hormon von Fibroblasten oder Endothelzellen der peritubulären Kapillaren im Bereich der Nierenrinde produziert wird (Abb. 11-6).

Der Bereich, in dem die Arteriolae glomerulares afferentes in das Glomerulum ziehen, heißt Gefäßpol. In der Wand der zuführenden Arteriole liegen epitheloide Zellen, die sog. Polkissenzellen. Gegenüber dem Gefäßpol liegt der Harnpol, über den der von den Glomerula abfiltrierte Primärharn in den anschließenden Tubulusapparat geleitet wird. Hier setzt sich das Kapselepithel in das Epithel des anschließenden proximalen Tubulus fort.

11.1.5.2
Tubulusapparat

Der Tubulusapparat (Abb. 11-7) eines Nephrons weist eine Länge von etwa 3–4 cm auf und besteht aus verschiedenen Abschnitten (proximaler Tubulus = früher: Hauptstück; intermediärer Tubulus = früher Überleitungsstück; distaler Tubulus = früher: Mittelstück; Verbindungstubulus), die sich sowohl in ihrer Form als auch

in ihrer Funktion unterscheiden. In allen Tubulusabschnitten besteht die Wand aus einem einschichtigen Epithel und einer Basalmembran, der außen ein vorwiegend retikuläres Fasergitter anliegt. Dieses steht mit dem spärlich ausgebildeten Bindegewebe in Verbindung.

Proximaler Tubulus (Hauptstück). Der proximale Tubulus beginnt am Harnpol. Sein Anfangsteil verläuft stark gewunden und liegt meist in unmittelbarer Nähe des jeweiligen Nierenkörperchens. Dieser Abschnitt wird als Tubulus contortus proximalis (= Pars convoluta) bezeichnet. Er erscheint lichtmikroskopisch im Prinzip gleich gebaut wie der anschließende, gestreckte Teil (Tubulus rectus proximalis = Pars recta), der ins Mark zieht.

Der sich im histologischen Routinepräparat eosinophil darstellende proximale Tubulus hat einen Durchmesser von 40–60 µm und wird von einem einschichtigen, isoprismatischen Epithel ausgekleidet. Sein Lumen erscheint unregelmäßig begrenzt. Die Zellgrenzen zwischen benachbarten Epithelzellen sind nur undeutlich erkennbar. An ihrer Oberfläche tragen die Zellen des proximalen Tubulus einen dichten Besatz von Mikrovilli, die für die Rückresorption nicht harnpflichtiger Substanzen (z. B. Glukose, Chloride) und von Wasser dienen. Basal ist an ihrem Epithel schon lichtmikroskopisch eine grobe Streifung zu erkennen. Wie sich elektronen-mikroskopisch zeigen lässt, resultiert sie aus tiefen Einfaltungen der basalen Zellmembran und dazwischen gelagerten Mitochondrien. Dadurch wird die Oberfläche der basalen Zellmembran erheblich vergrößert und die Abgabe resorbierter Stoffe in das darunter gelegene Kapillarnetz erleichtert.

Während der Passage durch die Pars convoluta des proximalen Tubulus wird eine große Menge Flüssigkeit rückresorbiert, sodass die Harnmenge, die in den geraden Abschnitt des proximalen Tubulus übertritt, nur mehr $^{1}/_{5}$ des ursprünglichen Ultrafiltrats beträgt. Bei diesen aus-

Tabelle 11-1: Lichtmikroskopische Kennzeichen der verschiedenen Abschnitte des Tubulusapparates des Nephrons und des Sammelrohrsystems

Kanälchenabschnitt	Durchmesser	Epithelzellen	Freie Oberfläche	Zellgrenzen	Zellkerne	Basale Streifung der Zytoplasma
Proximaler Tubulus (Pars convoluta + Pars recta)	50–60 μm beim Menschen allmählicher Übergang	kubisch	oft konvex undeutlich begrenzt (Bürstensaum)	in der Regel nicht sichtbar	± kugelig, etwas näher gegen die Zellbasis zu gelegen, oft in ungleichen Abständen	gut ausgebildet gegen intermediären Tubulus abnehmend
Intermediärer Tubulus	10–15 μm (Lumen relativ weit)	stark abgeplattet	durch Kerne vorgebuchtet	nicht sehr scharf	linsenförmig gegen das Lumen vorspringend (kernreicher als Blutkapillaren)	fehlt
Distaler Tubulus (Pars recta)	25–30 μm	etwas niedriger als im proximalen Tubulus	scharf begrenzt, da kein Bürstensaum	undeutlich	kugelig bis linsenförmig	gut ausgebildet
(Pars convoluta)	40–45 μm			etwas deutlicher	etwas näher gegen das Lumen zu gelegen	
Verbindungstubulus	~ 25 μm	kubisch	scharf begrenzt	deutlich	± kugelig	fehlt
Sammelrohrsystem	40 μm	kubisch bis hochprismatisch	scharf begrenzt oft etwas konvex	sehr deutlich regelmäßig	± kugelig zahlreich	fehlt
Ductus papillares	200–300 μm					

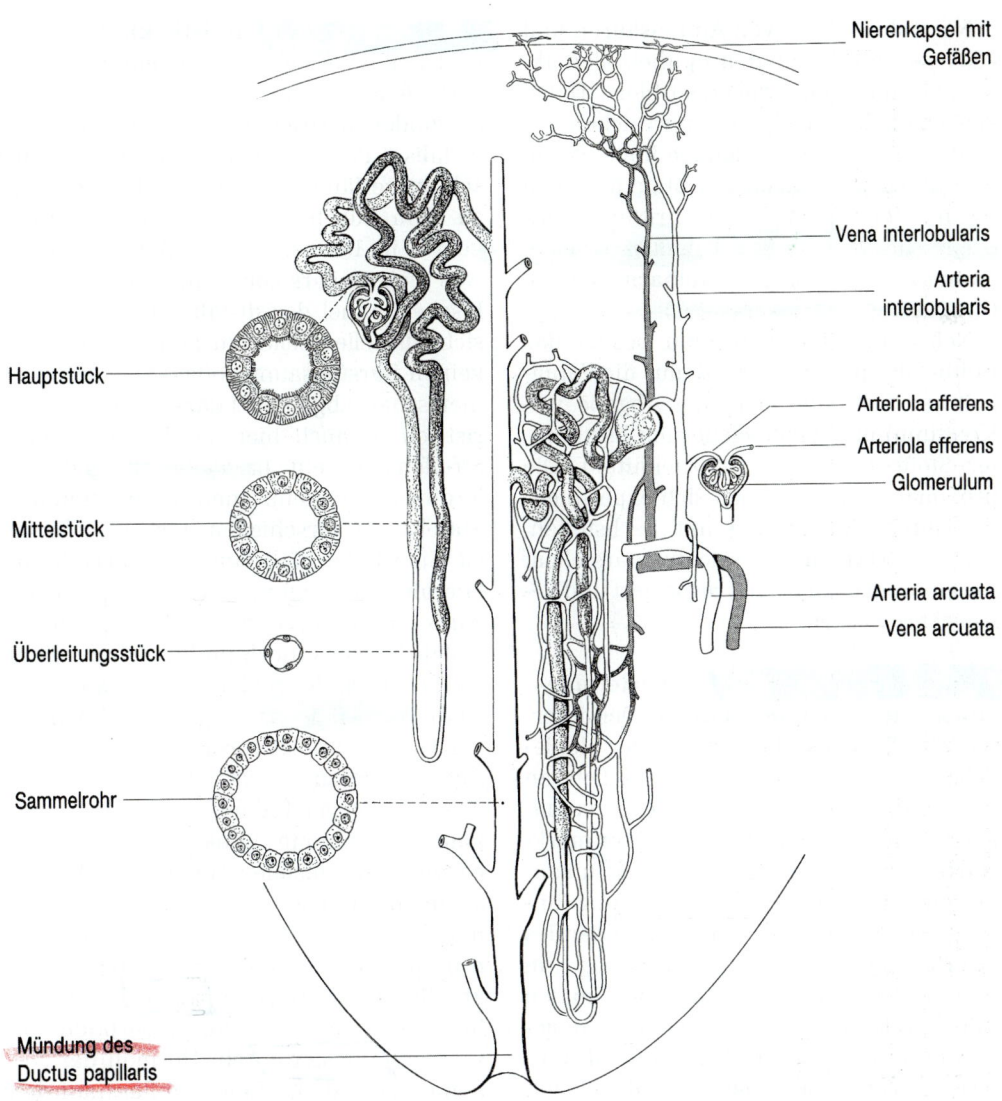

Abb. 11-7: Tubulusapparat und Gefäßversorgung.

geprägten Resorptionsleistungen der Epithelzellen spielt die stark gefaltete (und damit wesentlich vergrößerte) basale Plasmamembran eine wichtige Rolle. Die dort lokalisierte ATPase sorgt für den Na⁺-Ionentransport in den Extrazellularraum. Die zahlreichen Mitochondrien im basalen Epithelbereich versorgen die membranständigen Ionenpumpen mit ATP. Im proximalen Tubulus werden 50–60% der filt-rierten Na⁺-Ionen, die von Chlor- und Bikarbonationen begleitet werden, rückresorbiert. Als Folge des aktiven Na⁺-Transports aus den Epithelzellen des proximalen Tubulus entsteht ein osmotischer Gradient, dem das Wasser passiv folgt. Für die Diffusion des Wassers ist ferner der durch interzelluläre Verbindungen nur unvollständig abgedichtete Weg zwischen den Epithelzellen wichtig.

Normale Mengen von Aminosäuren und Glukose werden von den Epithelzellen aktiv und vollständig rückresorbiert. Dabei spielen die Mikrovilli mit ihrer reichen Enzymausstattung eine wichtige Rolle. Wenn die Kapazität zur Rückresorption für einen bestimmten Stoff überschritten wird (Überschreiten der Tubulusschwelle), dann tritt dieser Stoff im Endharn auf (z. B. Glucose bei Diabetes mellitus).

Neben der Rückresorption besitzt das Epithel des proximalen Tubulus die Fähigkeit zur Sekretion (z. B. die Abgabe von Kreatinin) und zur Speicherung bestimmter Stoffe (z. B. Lipid, Arzneimittel). Die proximalen Tubuli lassen sich experimentell durch Vitalfärbung mit Farbstoffen, wie z. B Trypanblau, selektiv darstellen, die aus dem Primärharn resorbiert und gespeichert werden.

Intermediärer Tubulus (Überleitungsstück; Tubulus intermedius). Der intermediäre Tubulus (dünner Teil der Henle-Schleife) schließt sich kontinuierlich an den gerade verlaufenden Teil des proximalen Tubulus an. Zunächst verläuft er markwärts, um dann haarnadelförmig umzubiegen und wieder zurück in Richtung Rinde zu ziehen. Der äußere Durchmesser des Überleitungsstückes liegt bei $12-15$ μm und beträgt nur $1/4 - 1/3$ des proximalen Tubulus. Die Weite des Lumens ist dagegen kaum vermindert. Das Epithel des intermediären Tubulus ist stark abgeflacht, sodass sich seine kernhaltigen Bezirke in die Lichtung vorwölben. Der Bürstensaum fehlt, jedoch kommen kleine Mikrovilli vor. Im intermediären Tubulus erfolgt eine starke Wasserresorption und damit eine Konzentrierung des Harns. Anschnitte des intermediären Tubulus können mit Blutkapillaren verwechselt werden. Im Unterschied zu diesen fehlen aber im Lumen des intermediären Tubulus die Blutzellen, die Kerne wölben sich stärker vor und das Zytoplasma ist relativ dicker als bei den Endothelzellen.

Distaler Tubulus (Mittelstück). Der distale Tubulus besteht aus einem gestreckt verlaufenden Anteil (Pars recta) und einem gewundenen Abschnitt (Tubulus contortus distalis = Pars convoluta). Der gerade Abschnitt verläuft aus dem Mark kommend zu dem zugehörigen Glomerulum. Dort geht er im Bereich des Gefäßpols in die etwas dickere Pars convoluta über. Das kubische Epithel des distalen Tubulus setzt sich aus hellen Zellen zusammen und zeigt keinen Bürstensaum, sodass sich sein Lumen scharf abgegrenzt darstellt. Charakteristisch ist auch hier, ähnlich wie beim Streifenstück, eine basale Streifung, die allerdings in den einzelnen Abschnitten des Mittelstücks verschieden stark ausgebildet ist. Sie ist gleichfalls auf eine starke basolaterale Verzahnung der Epithelzellen zurückzuführen. An der Stelle, wo sich der distale Tubulus (noch im Bereich der Pars recta) an das Nierenkörperchen anlagert, ist die Macula densa ausgebildet. Im distalen Tubulus erfolgt vor allem eine weitere Rückresorption von Natriumionen, teils im Austausch gegen Kalium- und Wasserstoffionen. Bestimmte Funktionen der Pars convoluta des distalen Tubulus werden zusammen mit jenen der Sammelrohre hormonell kontrolliert. Wie bei den Sammelrohren näher ausgeführt wird, fördert das antidiuretische Hormon (ADH), ein Hypothalamushormon, die Rückresorption von Wasser. Aldosteron, ein Hormon der Nebennierenrinden, nimmt Einfluss auf den Na^+- und K^+-Transport. Bei Salzmangel kommt es zu einer Natriumretention, die sekundär osmotisch gebundenes Wasser zurückhält. Gleichzeit werden K^+-Ionen sezerniert. Calcitonin und Parathormon wirken auf die Ca^{++}-Ausscheidung, wobei sie durch Calcitonin gesteigert, durch Parathormon vermindert wird.

Verbindungstubulus. Der Verbindungstubulus leitet vom Tubulusapparat des Nephrons in die in den Markstrahlen gelegenen Sammelrohre über. Sein helles Epithel setzt sich aus hellen Haupt- und dunkleren Schaltzellen zusammen. Die Hauptzellen zeigen elektronenmikroskopisch starke Einfaltungen ihrer basalen Zellmembran. Sie reagieren auf ADH und sind an der Na^+-Ionen- und Wasserresorption wesentlich beteiligt. Bei den Schaltzellen lassen sich Typ A und Typ B unterscheiden. Typ A buchtet sich in das Lumen des Verbindungstubulus vor. Seine Oberfläche ist mit zahlreichen Microplicae ausgestattet. Im dunklen Zytoplasma dieser Zellen finden sich zahlreiche Mitochondrien und Mikrovesikel. Mit ultrastrukturellen und histochemischen Methoden konnte nachgewiesen werden, dass in der apikalen Zellmembran eine Protonenpumpe lokalisiert ist, durch die H^+-Ionen in das Lumen transportiert werden. Der B-Typ der Schaltzellen erreicht nur mit einer kleinen Oberfläche das Lumen der Verbindungstubuli. Die Mitochondrien liegen mehr basal und lateral. Basal sind auch gut ausgebildete Einfaltungen der Zellmembran erkennbar. Die dort lokalisierte Protonenpumpe bringt H^+-Ionen in das Interstitium. In dieser Hinsicht fungiert der B-Typ der Schaltzellen antagonistisch zum A-Typ.

11.1.6
Sammelrohre

Die Sammelrohre dienen als Ausführungsgangsystem und münden im Bereich der Papillae renales in die Nierenkelche. Die Zusammensetzung des Harns wird auch in den Sammelrohren durch Rückresorption von Wasser und Elektrolyten verändert („Feinregulation der Harnzusammensetzung"). Die Sammelrohre spielen damit bei der Harnkonzentrierung eine Rolle. Sie sind ein Ort der fakultativen Wasserresorption. Hier wird letztendlich die Harnmenge bestimmt, die zur Ausscheidung kommt. Während am Ende des distalen Tubulus noch circa 7 % des glomerulären Ultrafiltrates vorhanden sind, nimmt seine Menge bis zu den Ductus papillares auf 0,5 % ab.

Das Lumen der Sammelrohre nimmt in ihrem Verlauf vom Ende der Verbindungstubuli zu den Ductus papillares von 40 μm auf 200–300 μm zu. In den initialen Sammelrohren sind die Epithelzellen noch kubisch, in den Ductus papillares jedoch immer hochprismatisch. Das Epithel der Sammelrohre besteht aus Hauptzellen und dunkler gefärbten Schaltzellen (Verhältnis etwa 2 : 1). Die Zellgrenzen der Hauptzellen sind gut erkennbar. Schaltzellen, die immer einzeln liegen, sind elektronenmikroskopisch durch ihren hohen Mitochondriengehalt charakterisiert.

Die fakultative Wasserresorption in den Sammelrohren steht unter der Kontrolle des antidiuretischen Hormons (ADH). Durch ADH wird die Durchlässigkeit der Sammelrohre für Wasser erhöht. Durch die hohe Osmolarität im umgebenden Interstitium des Nierenmarks wird vermehrt Wasser dorthin abtransportiert. Dies führt dazu, dass der Endharn im Vergleich zum Blutplasma hyperton ist. Bei Mangel an ADH werden die Endabschnitte der distalen Tubuli und die Sammelrohre wasserundurchlässig. Dadurch bleibt der Harn unabhängig vom Konzentrationsgradienten des umgebenden Interstitiums hypoton. Die ADH-Ausschüttung aus dem Hypophysenlappen wird über Osmorezeptoren, die im Hypothalamus lokalisiert sind, geregelt. Sie sind in der Lage, Veränderungen in der Osmolarität des Blutes zu registrieren und bei Ansteigen der Osmolarität die Freisetzung von ADH aus der Hypophyse zu initiieren.

11.1.7
Iuxtaglomerulärer Apparat

Der iuxtaglomeruläre Apparat ist am Gefäßpol der Glomerula gelegen und umfasst verschiedene Strukturen, die im Dienste von renalen und extrarenalen Regulationsvorgängen stehen. Sie sind von Bedeutung als Sensoren der Na^+-Ionenkonzentration des Harns und bei der Regulation des Blutdrucks. Zum iuxtaglomerulären Apparat zählt man:

- epitheloide, iuxtaglomeruläre Zellen (Polkissen)
- Macula densa
- extraglomeruläre Mesangiumzellen (Goormaghtigh-Zellen; Lacis-Zellen).

11.1.7.1
Epitheloide, iuxtaglomeruläre Zellen (Polkissen)

Die Zellen des Polkissens sind epitheloide Zellen, die in der Wand der Arteriola glomerularis afferens kurz vor ihrem Eintritt in das Glomerulum liegen. Sie sind in der Regel auf der einen Seite des Gefäßes stärker entwickelt (Entstehung eines sog. Polkissens). Diese epitheloiden Zellen sind wahrscheinlich modifizierte glatte Muskelzellen, mit nur wenigen Myofilamenten und dicht gelagerten Sekretgranula. Die Granula enthalten das Enzym Renin. Dieses wird bei Bedarf in die Blutbahn abgegeben und bewirkt die Umwandlung von Angiotensinogen, einem in der Leber gebildeten Plasmaprotein, in Angiotensin I. Durch „Converting enzyme", das in hoher Aktivität in der Lunge, aber auch in vielen anderen Geweben vorhanden ist, werden aus dem Angiotensin I zwei Aminosäuren abgespalten, wodurch das Octapeptid Angiotensin II entsteht. Angiotensin II wirkt stark vasokonstriktorisch. Ferner führt es in der Nebenniere zur Freisetzung von Aldosteron und Katecholaminen und in der Niere zur Verminderung der renalen Durchblutung und damit zur Herabsetzung der glomerulären Filtrationsrate und der Na^+-Ionen- und Wasserausscheidung.

11.1.7.2
Macula densa

Die Macula densa ist jener Teil des distalen Tubulus, der in engen Kontakt zum zugehörigen Nierenkörperchen tritt. An dieser Stelle sind die Zellen des Epithels höher und schmäler als in den angrenzenden Abschnitten des distalen Tubulus und ihre Kerne sind dicht gelagert. Die Zellen der Macula densa gelten als Na^+-Ionen-Sensoren. Sie können ferner die Aktivität der epitheloiden, iuxtaglomerulären Zellen in der Arteriola afferens und damit über den Renin-Angiotensin-Mechanismus den Blutdruck beeinflussen. Über die extraglomerulären Mesangiumzellen nehmen sie auch Einfluss auf die Filtrationsrate im zugeordneten Glomerulum.

11.1.7.3
Extraglomeruläre Mesangiumzellen

Zwischen der Macula densa und der Gefäßgabel, die von Arteriola glomerularis afferens und efferens gebildet wird, liegt eine Ansammlung kleiner, spindelförmiger Zellen mit dünnen verästelten Fortsätzen, die extraglomerulären Mesangiumzellen. Sie stehen mit Endothelzellen der Arteriola glomerularis afferens in Verbindung und setzen sich in das intraglomeruläre Mesangium fort. Möglicherweise handelt es sich um modifizierte glatte Muskelzellen. Bei manchen Tierarten enthalten sie Angiotensinase A. Die Bedeutung der extraglomerulären Mesangiumzellen ist noch nicht geklärt. Man vermutet aber, dass sie gleichfalls an der Regulation der Nierendurchblutung beteiligt sein könnten.

11.2
Ableitende Harnwege

Zu den ableitenden Harnwegen zählen:

- Nierenbecken (Pelvis renalis)
- Harnleiter (Ureter)
- Harnblase (Vesica urinaria)
- Harnröhre (Urethra).

Die Wand der ableitenden Harnwege besteht aus einer Tunica mucosa (mit Übergangsepithel und Lamina propria), Tunica muscularis und einer Tunica adventitia. Das Übergangsepithel bietet Schutz vor dem hypertonischen Harn und ist in der

Lage, sich den verschiedenen Dehnungs-zuständen der Wandung anzupassen. Die großen, stark verformbaren Deckzellen des Übergangsepithels sind gegen das Lumen durch eine besonders dichte und widerstandsfähige Zytoplasmazone (Crusta) begrenzt.

11.2.1
Nierenbecken (Pelvis renalis)

Das Nierenbecken nimmt über die trichterförmigen Nierenkelche den Endharn auf. In das gefäßreiche Bindegewebe unter dem Übergangsepithel des Nierenbeckens sind glatte Muskelzellen eingelagert, die die Weite des Hohlraumsystems regulieren können.

11.2.2
Harnleiter (Ureter)

Die beiden Ureteren leiten den Harn vom Nierenbecken in die Blase. Sie sind ca. 25 – 30 cm lang. Das sternförmige Lumen des Harnleiters (Abb. 11-8) ist von Übergangsepithel ausgekleidet. Darunter liegt ein kapillarreiches, lockeres Bindegewebe (Lamina propria) mit zahlreichen elastischen Fasern. Sie ist eine gut bewegliche Verschiebeschicht, die eine ausgedehnte Faltenbildung der Schleimhaut zulässt. An der Tunica muscularis lassen sich mehr oder weniger deutlich zwei Schichten unterscheiden (Stratum longitudinale internum; Stratum circulare), zwischen denen zahlreiche Fasern ausgetauscht werden. Im letzten Drittel kommen noch äußere, longitudinal verlaufende glatte Muskelzellen (Stratum longitudinale externum) hinzu. Das distale Ende des Ureters ist schräg in die Harnblasenwand eingebaut. In diesem intramuralen Stück überwiegen die Längsmuskelzüge. Außerhalb der Tunica muscularis liegt lockeres Bindegewebe (Tunica adventitia), über die der Ureter in seine Umgebung eingebaut ist. In ihr zie-

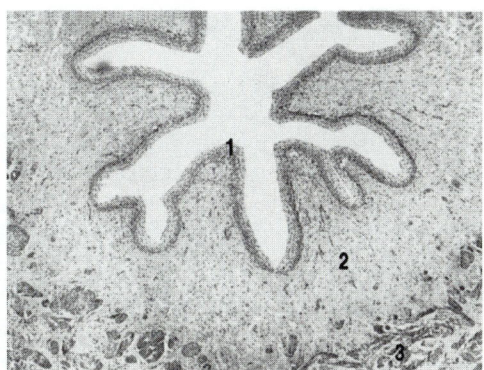

Abb. 11-8: Querschnitt durch den Harnleiter. 1 Übergangsepithel; 2 Lamina propria; 3 Tunica muscularis.

hen Blut- und Lymphgefäße sowie Geflechte von markhaltigen und marklosen Nervenfasern.

11.2.3
Harnblase (Vesica urinaria)

Die Harnblase des erwachsenen Menschen ist in der Lage, bei maximaler Füllung bis zu 400 ml Harn aufzunehmen. Sie füllt sich, ohne dass dabei eine nennenswerte Spannung in ihrer Tunica muscularis auftritt, weil sich die Harnblasenmuskulatur dem jeweiligen Füllungszustand reflektorisch anpasst. Zum Harndrang kommt es über Rezeptoren in der Harnblasenwand, die den Dehnungszustand der glatten Muskelzellen registrieren.

Die Harnblase zeigt einen sehr ähnlichen Aufbau wie die Harnleiter (Abb. 11-9). Ihre Schleimhaut, bestehend aus Übergangsepithel und bindegewebiger Lamina propria, ist bei der leeren Blase in Falten gelegt, die mit zunehmender Füllung verstreichen. Kleine tubulöse Schleimdrüsen finden sich nur in der Gegend des Harnblasenausganges (Glandulae trigoni vesicae). Unter der Schleimhaut findet sich eine gut verschiebliche Binde-

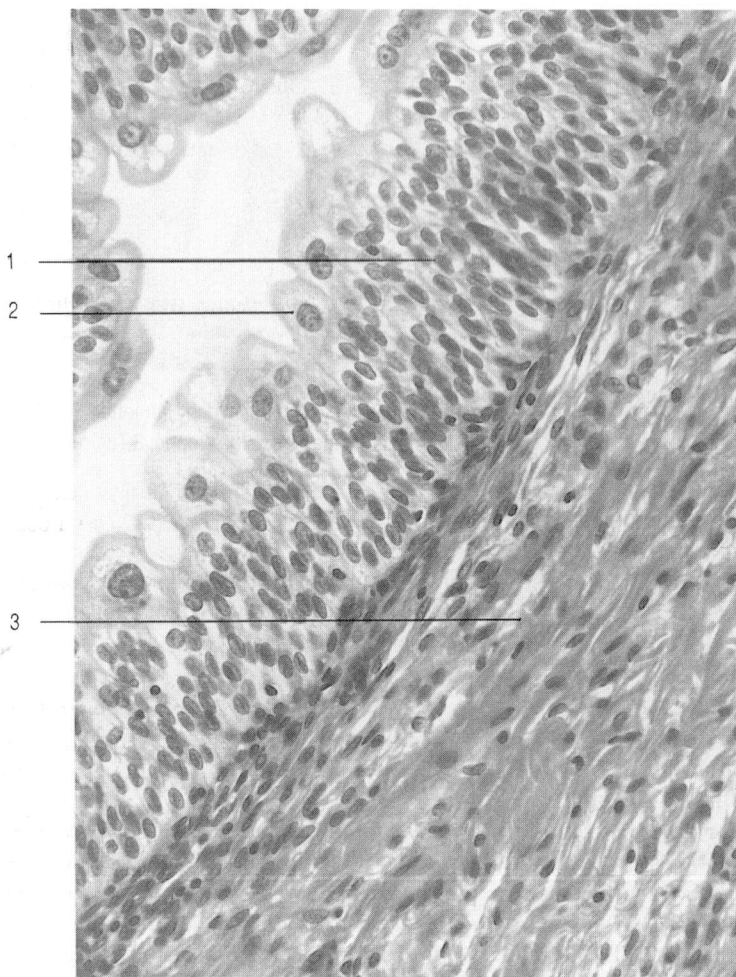

Abb. 11-9: Schleimhaut der Harnblase.
1 Übergangsepithel mit Deckzellen (2); 3 kapillarreiches Bindegewebe der Lamina propria, das zahlreiche elastische Fasern enthält.

gewebsschicht (Tela submucosa), an die sich die glatte Muskulatur anschließt.

Die Tunica muscularis ist in der Blase wesentlich dicker ausgebildet als im Harnleiter. Sie besteht aus netzartig miteinander verflochtenen Bündeln glatter Muskelzellen (M. detrusor vesicae). Wie beim Ureter läßt sich die Tunica muscularis mehr oder weniger deutlich in drei Schichten aufteilen, die innen und außen vorherrschend längs, dazwischen mehr ringförmig verlaufen. Die mittlere, annähernd zirkuläre Schicht verstärkt sich am Blasenausgang und bildet den M. sphincter vesicae.

Als äußere Wandschicht ist eine bindegewebige Adventitia oder in den von Bauchfell überzogenen Wandbereichen eine Tunica serosa ausgebildet. In der Tunica adventitia finden sich neben den Blut- und Lymphgefäßen sowie Nerven nicht selten größere Gruppen von vegetativen Ganglienzellen.

11.2.4
Harnröhre (Urethra)

Die Harnröhre der Frau ist durchschnittlich 2,5 – 4 cm lang und mündet in das Vestibulum vaginae. Ihr Lumen erscheint durch längs verlaufende Schleimhautfalten sternförmig. Die Schleimhaut trägt im Anfangsteil (in Fortsetzung der Harnblasenauskleidung) ein Übergangsepithel, dem im weiteren Verlauf ein mehrreihiges hochprismatisches Epithel und schließlich vor der vestibulären Mündung ein mehrschichtiges Plattenepithel folgt. Im Schleimhautbindegewebe, der Lamina propria, liegen dichte elastische Fasernetze und starke Venen, die zusammen mit dem glatten M. sphincter vesicae und dem quergestreiften, willkürlichen M. sphincter urethrae am Verschluss der Harnröhre mitwirken. Weiter enthält die Lamina propria muköse Drüsen, die Glandulae urethrales, die meist in Schleimhautbuchten (Lacunae urethrales) münden.

Die glatte Muskulatur der Harnröhre besteht aus inneren längs verlaufenden und äußeren mehr oder weniger ringförmig ziehenden Bündeln.

Die männliche Harnröhre ist mit durchschnittlich 25–30 cm wesentlich länger als die weibliche und wird durch die Einmündung der Samenwege und der Geschlechtsdrüsen zur Harnsamenröhre. Man kann bei ihr eine Pars prostatica, eine Pars membranacea und eine Pars spongiosa unterscheiden. Die Pars prostatica ist 3–3,5 cm lang und reicht bis zur Einmündung der Ductus ejaculatorii. Sie wird anfangs von Übergangsepithel ausgekleidet, das sich aber schon innerhalb der Prostata in ein mehrreihiges, teilweise mehrschichtiges prismatisches Epithel fortsetzt. Die Pars membranacea ist nur wenige mm lang und umfasst jenen Bereich, in dem die Urethra durch das Diaphragma urogenitale tritt. Sie stellt die engste Stelle im Verlauf der männlichen Harnröhre dar. Die Pars spongiosa hat eine Länge von 20–25 cm und beginnt unterhalb des Diaphragma urogenitale mit einer Erweiterung. Sie verläuft eingebettet im Corpus spongiosum penis und endet an der Penisspitze mit einer weiteren Erweiterung, der Fossa navicularis. Die Fossa navicularis wird von einem unverhornten geschichteten Plattenepithel ausgekleidet, das am Ostium urethrae externum in das verhornte Plattenepithel der Glans penis übergeht. Die Schleimhaut der männlichen Urethra ist im ungedehnten Zustand in Längsfalten gelegt. Das Bindegewebe der Urethraschleimhaut enthält elastische Fasernetze, Venenplexus und verzweigte kleine Schleimdrüsen, die Glandulae urethrales. Letztere sind am zahlreichsten in der dorsalen Wand der Pars spongiosa und münden häufig in blind endende Schleimhautbuchten, die Lacunae urethrales.

Zusammenfassung

■ **Niere**

Nierenkapsel aus derbem Bindegewebe (Capsula fibrosa)

Nierenparenchym: Rinde und Mark

Rinde: Zwischen Kapsel und Mark gelegen; als Columnae renales liegt Rindengewebe auch zwischen den Markpyramiden. In der Rinde liegen die Nierenkörperchen und die gewundenen Anteile des Tubulussystems (Tubuli contorti).

Mark: Besteht aus den Markpyramiden und den in die Rinde ziehenden Markstrahlen; im Mark: gerade Anteile des Tubulussystems und Sammelrohre.

Nephron: Kleinste Funktionseinheit der Niere; besteht aus einem Nierenkörperchen und dem daran angeschlossenen Tubulusapparat. Nierenkörperchen

(Corpusculum renis) setzt sich aus einem Kapillarknäuel (Glomerulum) und der Bowman-Kapsel zusammen.

Tubulusapparat (Nierenkanälchen): Beginnt am Harnpol; besteht aus
- proximalem Tubulus (Hauptstück)
- intermediärem Tubulus (Überleitungsstück)
- distalem Tubulus (Mittelstück) und
- Verbindungstubulus.

Im Tubulusapparat wird ein Großteil des Primärharns rückresorbiert und verschiedene Stoffe durch Sekretion abgegeben.

Auch in den an die Verbindungstubuli anschließenden Sammelrohren wird die Zusammensetzung des Harns durch Rückresorption von Wasser und Elektrolyten noch verändert („Feinregulation der Harnzusammensetzung"). Die Sammelrohre münden über die Nierenkelche in das Nierenbecken.

Iuxtaglomerulärer Apparat: Dient der Autoregulation von Nierendurchblutung und der glomerulären Filtration; er besteht aus
- epitheloiden, iuxtaglomerulären Zellen (Polkissenzellen) des Vas afferens
- Macula densa des distalen Tubulus
- extraglomeruläre Mesangiumzellen (Goormaghtigh-Zellen)

Gefäßsystem der Niere: A. renalis – A. interlobaris – A. arcuatae

- A. corticalis radiata (A. interlobularis) – Arteriola glomerularis afferens – Glomerulum – A. glomerularis efferens – unterschiedliche Kapillargebiete – Venole – V. corticalis radiata (V. interlobularis) – V. arcuata – V. interlobularis (V. rencularis)
- V. renalis.

Das Mark erhält Arteriolae rectae medullares aus der A. interlobaris und den Arteriolae glomerulares efferentes.

■ **Harnleiter (Ureter)**
- Sternförmiges Lumen, ausgekleidet von Übergangsepithel
- Kapillarreiche Lamina propria mucosae
- 2 – 3 Schichten glatter Muskelzellen
- Über eine bindegewebige Adventitia in die Umgebung eingebaut

■ **Harnblase (Vesica urinaria)**
Schleimhaut: Übergangsepithel und bindegewebige Lamina propria mucosae; darunter gut verschiebliche Tela submucosa (Bindegewebe), gefolgt von der Tunica muscularis; diese besteht aus vielschichtig miteinander verflochtenen Bünden glatter Muskelzellen. Äußerste Wandschicht: Adventitia oder Tunica serosa.

12
Weiblicher Geschlechtsapparat

12.1
Ovar (Eierstock)

12.1.1
Struktur des Organs

Das Ovar ist die weibliche Keimdrüse. Während der fortpflanzungsfähigen Periode der Frau reift hier im durchschnittlich 28-tägigen Rhythmus eine Eizelle heran, die nach dem Eisprung (Ovulation) im Eileiter befruchtet werden kann.

An seiner Außenfläche trägt das Ovar einen Peritonealüberzug: Ein einschichtiges, aber vorwiegend kubisches Epithel, welches irreführend als Keimepithel bezeichnet wird. Besser wäre der Name „Keimdrüsenepithel". Bis zur Pubertät ist die Oberfläche des Ovars glatt. Im geschlechtsreifen Alter wird sie dagegen durch die großen Follikel und die Gelbkörper buckelig vorgewölbt oder durch Rückbildungsprozesse narbenartig eingezogen. Unter

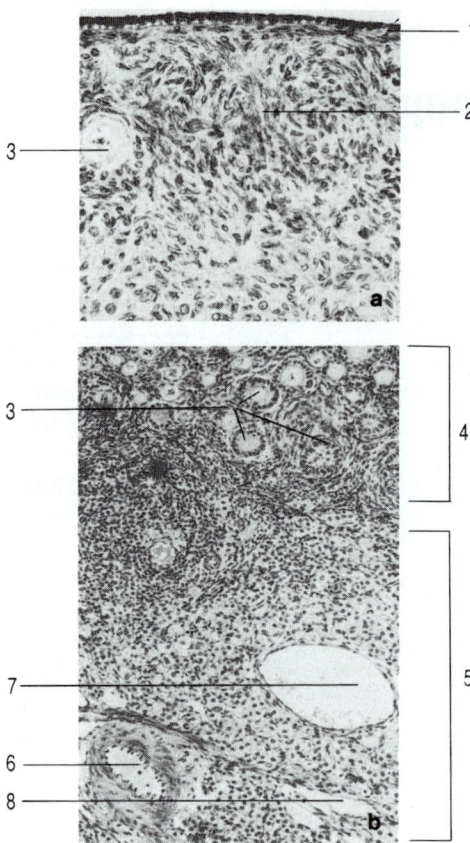

Abb. 12-1: Ovar (Übersicht).
a) Rinde (Vergr. ca. 350x).
b) Rinde und Mark (Vergr. ca. 140x).
1 Keimdrüsenepithel; 2 spinozelluläres Bindegewebe;
3 Follikel; 4 Rindenzone; 5 Mark; 6 Arterie; 7 Vene;
8 Lymphgefäß.

dem Serosaüberzug befindet sich eine Bindegewebskapsel, die vor allem aus kollagenen Fasern besteht. Sie geht ohne deutliche Grenze in das Stroma über.

Auf Querschnitten durch das Ovar unterscheidet man Mark und Rinde. Beide Bereiche sind nur unscharf gegeneinander abgegrenzt.

Das *Mark* besteht aus lockerem faserigem Bindegewebe. Darin eingebettet findet man zahlreiche Blutgefäße von geschlängeltem Verlauf, die radiär zur Rinde ziehen, sowie Lymphgefäße und Nervenfa-

sern. Alle diese Strukturen gelangen über das *Hilum ovarii* in das Organ.

In der *Rinde* des Ovars liegen Follikel verschiedener Entwicklungsstadien und Gelbkörper. Das Grundgewebe (Stroma) ist besonders zellreich. Parallel verlaufende Fasern und spindelförmige Zellen ordnen sich so an, dass Wirbelbildungen entstehen: *spinozelluläres Bindegewebe*. Wachsende und degenerierende Follikel und Gelbkörper erfordern eine ständige Anpassung des Rindenstromas an die sich verschiebenden Strukturen (Abb. 12-1).

12.1.2
Follikel

Eizellen sind stets von Hüllzellen (Nährzellen) umgeben. Diese Funktionseinheit bezeichnet man als *Follikel* (Abb. 12-2).

Im 5. Entwicklungsmonat enthalten die Ovarien eines weiblichen Feten ca. 6 Millionen Keimzellen. Die meisten dieser Zellen degenerieren, sodass bei der Geburt nur noch 600.000 bis 2 Millionen Eizellen vorhanden sind. Sie haben die Prophase der 1. Reifungsteilung beendet, treten aber nicht in die Metaphase ein, sondern bleiben im Diktyotänstadium stehen. Dies ist ein besonders stabiles Ruhestadium zwischen Pro- und Metaphase, welches mikroskopisch durch ein fädiges Chromatin-Netzwerk gekennzeichnet ist.

Weitere Degenerationsvorgänge führen zu einer Verminderung der Eizellen auf ca. 40.000 bei Beginn der Pubertät. Aus diesem Vorrat gelangen während der fortpflanzungsfähigen Periode der Frau (Zeit zwischen der ersten und der letzten Regelblutung: Menarche bis Menopause) nur etwa 450–500 zur Sprungreife. Alle übrigen fallen auch der Degeneration anheim.

Die ruhenden Follikel bezeichnet man als *Primordialfollikel:* Die Eizelle ist von einem einschichtigen Follikelepithel aus flachen Zellen umgeben. Der Kern der Eizelle ist extrem arm an Heterochromatin. Um ihn gruppieren sich Mitochondrien und

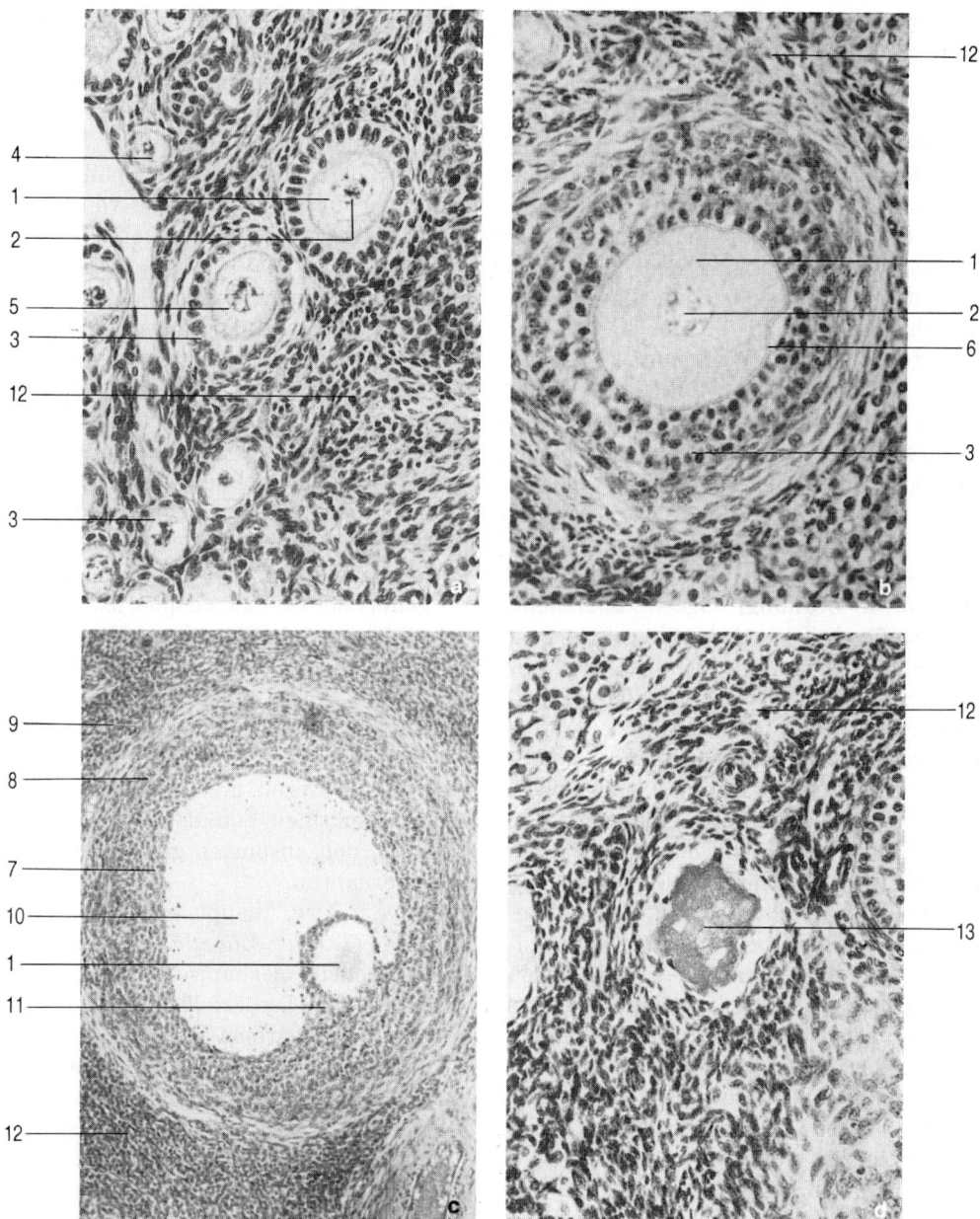

Abb. 12-2: Ovar: Follikel.

a) Primordial- und Primärfollikel (Vergr. ca. 350x). **b)** Sekundärfollikel (Vergr. ca. 350x).

c) Tertiärfollikel (Vergr. ca. 140x).

d) Corpus atreticum (Vergr. ca. 350x).

1 Zytoplasma der Eizelle (Ooplasma); 2 Kern der Eizelle; 3 Follikelepithel; 4 Primordialfollikel; 5 Primärfollikel; 6 Zona pellucida; 7 Stratum granulosum; 8 Theca folliculi interna; 9 Theca folliculi externa; 10 Cavum (Antrum) folliculi; 11 Cumulus oophorus; 12 Stroma ovarii (spinozelluläres Bindegewebe); 13 nekrotisches Gewebe des Corpus atreticum.

Dotterpartikelchen. In ca. 0,25 % befinden sich zwei Eizellen in einem Follikel. Zwischen Follikelepithel und angrenzenden Stromazellen liegt eine Basalmembran.

Aus den Primordialfollikeln entstehen im Verlauf der weiteren Entwicklung *Primärfollikel:* Die Eizelle ist größer geworden, das Follikelepithel ist kubisch bis hochprismatisch, aber immer noch einschichtig. Primärfollikel haben einen Durchmesser von 30–50 μm.

Durch weiteres Wachstum entstehen dann *Sekundärfollikel:* Die Epithelzellen teilen sich, das Follikelepithel wird mehrschichtig. Die wachsenden Follikel verlagern sich dabei allmählich in die tieferen Schichten der Rinde, wo sie mehr Platz haben. Der Follikeldurchmesser wächst auf 150–200 μm an. Die Eizelle (Oozyte I. Ordnung) lagert zunehmend Nährstoffe ein und wird größer. Zwischen ihr und dem mehrschichtigen Follikelepithel bildet sich die *Zona pellucida* (lat. perlucidum: durchscheinend), eine aus Mukopolysacchariden bestehende Membran (Cuticula). Sie lässt sich histochemisch durch die PAS-Reaktion gut darstellen. Die Zona pellucida ist nicht homogen, sie besteht aus zwei Schichten und kann von hochmolekularen Stoffen nicht durchdrungen werden. An ihrer Bildung ist möglicherweise außer den Follikelepithelzellen auch die Oozyte selbst beteiligt. Fortsätze der Epithelzellen erstrecken sich in die Zona pellucida und können sogar in die Eizelle eindringen. Andererseits ragen Mikrovilli von der Eizelloberfläche aus in die Zona pellucida hinein.

Im mehrschichtigen Follikelepithel treten Spalträume auf, die sich zunehmend erweitern und mit klarer Flüssigkeit füllen: *Liquor folliculi,* ein Sekretionsprodukt der Follikelepithelzellen. Die Hohlräume im Follikelepithel neigen dazu, zusammenzufließen.

Wenn sich ein einheitlicher Hohlraum, ein *Antrum folliculi,* gebildet hat, spricht man von einem *Tertiärfollikel (Bläschenfollikel).* Die Eizelle hat jetzt ihre zentrale Position im Follikel verloren, sie ist in eine Randstellung gedrängt worden, wo sie in einem Zellhaufen, dem Cumulus oophorus liegt, welcher in die Follikelhöhle hineinragt. Die der Eizelle unmittelbar benachbarten Follikelepithelzellen richten sich radiär zu ihr aus, sodass sie von einem Strahlenkranz umgeben scheint: *Corona radiata.*

Im Tertiärfollikel sind das Follikelepithel und das angrenzende Bindegewebe endgültig in mehrere Schichten ausdifferenziert, was schon im Sekundärfollikel erkennbar war. Die Follikelepithelzellen liegen sehr dicht. Der große Kernreichtum verleiht dieser Schicht ein körniges Aussehen, man nennt daher die innerste Schicht des Follikels *Stratum granulosum.* Sie begrenzt unmittelbar die Follikelhöhle. Zu ihr gehört der Cumulus oophorus.

Das jenseits der Basalmembran (Glashaut) liegende Bindegewebe differenziert sich zur Follikelhülle: Theca folliculi (griech. θηκη: Behälter, Kapsel, Hülle). Die innerste Schicht dieser Hülle *(Theca folliculi interna)* ist zell- und gefäßreich. Außer ihren endokrinen Funktionen hat sie die Aufgabe, den ansonsten gefäßlosen Follikel zu ernähren.

Eine äußere, hauptsächlich faserige Schicht *(Theca folliculi externa)* hat hauptsächlich mechanische Funktionen, sie grenzt den Tertiärfollikel unscharf gegen das Ovarialstroma ab.

Durch weiteres rasches Wachstum bildet sich schließlich aus mehreren herangereiften Tertiärfollikeln im Regelfall pro Zyklus einer zum *sprungreifen Tertiärfollikel (Graaf-Follikel)* aus. Er kann beim Menschen einen Durchmesser von 1,5–2 cm erreichen. Der Graaf-Follikel verlagert sich zur Oberfläche des Ovars und wölbt sie vor. Im Cumulus oophorus zeigen sich Veränderungen: Degeneration einzelner Granulosazellen, Auftreten flüssigkeitsgefüllter Hohlräume, Lockerung und allmähliche Loslösung der Eizelle und der anhängenden Corona radiata aus dem

Granulosazellverband. Thekagefäße dringen in den Eihügel vor.

12.1.3
Ovulation, Corpus luteum

Follikelwachstum und Eisprung (Ovulation) sind hormonell gesteuerte Vorgänge. An dieser Steuerung sind Hypothalamus, Hypophyse und auch die Follikel selbst beteiligt.

Vor dem Eisprung wird das Gewebe zwischen dem sprungbereiten Follikel und der Oberfläche des Ovars immer dünner. An der Berührungsstelle entsteht das *Stigma,* ein dünner und durchscheinender Fleck. Schließlich reißen die Follikelwand und das Oberflächenepithel des Ovars ein, die Eizelle wird mit dem Liquor folliculi hinausgespült und vom freien Ende des Eileiters aufgenommen.

Sie hat sich vor der Ovulation aus dem Zellverband des Cumulus oophorus gelöst. Mit einem Durchmesser von etwa 150 µm ist sie die größte Zelle des menschlichen Organismus. Ihr Volumen ist um den Faktor 250.000 größer als das eines Spermiums. Der helle Kern ist arm an Heterochromatin, er besitzt eine deutlich sichtbare Kernmembran. Der Nucleolus der Eizelle wird als *Keimfleck* bezeichnet. Das Zytoplasma der Eizelle ist feinkörnig und reich an paraplasmatischen Substanzen: Glykogen, Dottergranula.

Während der Eizellentwicklung entsteht aus einer Oozyte ein reifes Ei (Ovum). Durch zwei Reifeteilungen (Meiose) wird der diploide Chromosomensatz rekombiniert und auf die Hälfte (haploider Chromosomensatz) vermindert. Im Gegensatz zur Spermatogenese entstehen dabei aber nicht vier gleichwertige Zellen, sondern eine Eizelle, bei der nahezu das gesamte Zytoplasma verbleibt, und drei *Polkörperchen,* welche bald degenerieren. Die 2. Reifeteilung gelangt nur dann zum Abschluss, wenn die Eizelle befruchtet wird, d. h., wenn ein Spermium eindringen konnte. Hat keine Befruchtung stattgefunden, so geht die Eizelle, ehe sie vollständig ausgereift ist, als *Praeovum* innerhalb von 24 h zugrunde.

Bei der Ovulation verbleibt der Restfollikel im Ovar. Er wandelt sich innerhalb von 3 – 4 Tagen zu einem Gelbkörper um: *Corpus luteum* (lat. luteus: gelb). Dieser produziert das zur Vorbereitung und Erhaltung einer Schwangerschaft wesentliche Hormon Progesteron. In der Follikelhöhle ist zunächst noch etwas Liquor folliculi enthalten. Meist kommt es auch zu einer geringen Blutung in die Follikelhöhle (Verletzung von Kapillaren beim Einreißen des Gewebes während der Ovulation).

Dann entsteht ein Gerüstwerk aus Fibrin, welches auch die Sprungstelle verschließt und schließlich durch Bindegewebe ersetzt wird. Da der Innendruck durch die Follikelflüssigkeit weggefallen ist, werden das Stratum granulosum und die Theca folliculi stark gefaltet.

Die Zellen des Stratum granulosum vergrößern sich und wandeln sich zu *Granulosa-Luteinzellen* um, die in etwa 10 – 15 Lagen übereinander liegen. Von der Theca her wächst feinfaseriges Bindegewebe ein. Im locker strukturierten Zytoplasma treten Lipidtröpfchen auf. Es ist ein reich ausgeprägtes glattes ER vorhanden. Die Zellen der Theca folliculi interna bleiben kleiner: *Theka-Luteinzellen.* Auch sie lagern Lipide ein und enthalten viel glattes ER und Mitochondrien vom Tubulustyp, also eine Organellenausstattung, wie sie für Steroid produzierende Zellen typisch ist. Der Gelbkörper hat insgesamt einen Durchmesser von ca. 2 cm.

Corpus luteum menstruationis. Ist die Befruchtung ausgeblieben, so zeigen sich am Gelbkörper etwa 10 – 12 Tage nach der Ovulation (etwa 25. – 28. Zyklustag) die ersten Rückbildungszeichen. Die Zellen werden kleiner und erleiden eine degenerative Verfettung. Das Corpus luteum wird schließlich völlig von faserreichem Bindegewebe durchwachsen. Es wandelt sich in ein weißlich glänzendes, hyalin degeneriertes Narbengewebe um: *Corpus albicans* (lat. albus: weiß). Der degenerierte Gelbkörper verlagert sich dabei in die Tiefe des Gewebes und verursacht an der Oberfläche des Ovars eine narbige Einziehung. In etwa 3–4 Monaten ist ein kleineres Corpus albicans zurückgebildet.

Corpus luteum graviditatis. Wenn sich ein befruchtetes Ei in die Gebärmutterschleimhaut eingebettet hat, wird die Rückbildung des Corpus luteum hormonell verhindert. Das in der Placenta gebildete humane Choriongonadotropin (HCG) fördert die Weiterentwicklung zum Schwangerschaftsgelbkörper. Sein Durchmesser beträgt ca. 3 cm. Die Zellen sind größer

und das gefaltete Band der Granulosaluteinzellen ist breiter als im Corpus luteum menstruationis. Etwa im 4. Monat der Schwangerschaft setzen Rückbildungsvorgänge ein, weil ab dann die endokrinen Aufgaben des Gelbkörpers in zunehmendem Maße von der Placenta übernommen werden. Nach der Geburt degeneriert das Corpus luteum graviditatis, und es entsteht ebenfalls ein Corpus albicans.

12.1.4
Follikelatresie

Bei der Frau gelangt im Normalfall während des monatlichen Genitalzyklus nur eine Eizelle zur Sprungreife. Die über-

Entwicklung und Atresie von Follikeln

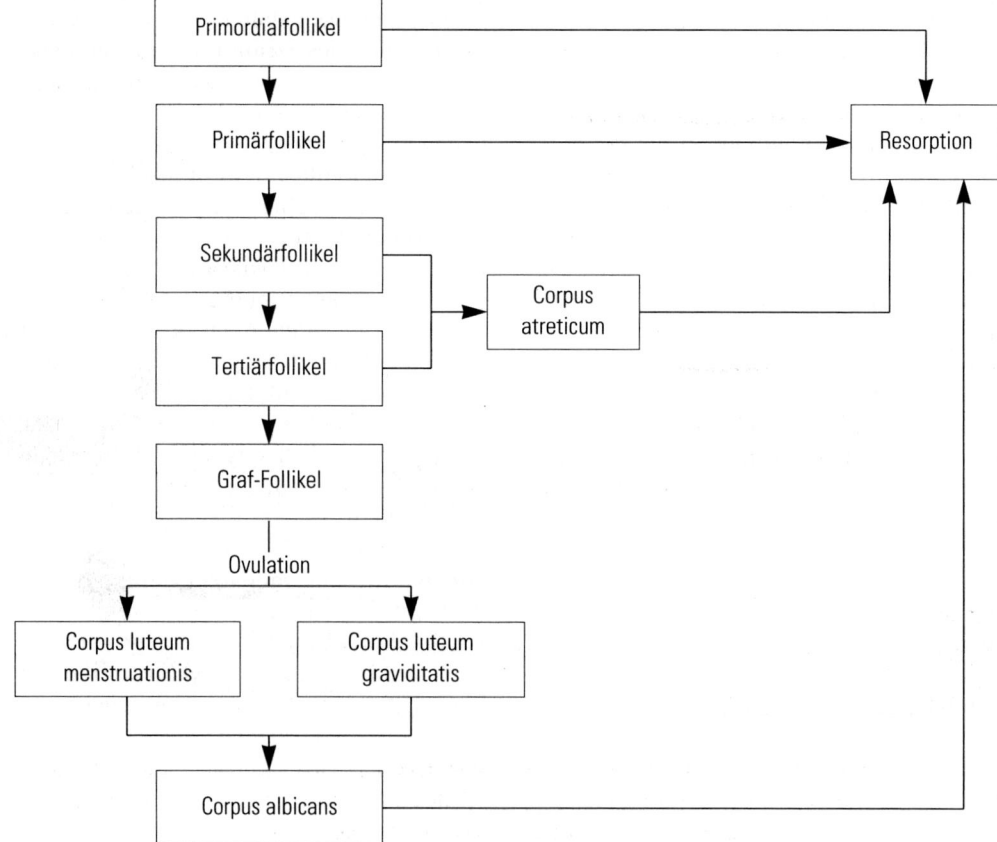

wiegende Anzahl der Follikel geht also in verschiedenen Entwicklungsstadien, entweder schon als Primordialfollikel oder als Primär-, Sekundär- oder Tertiärfollikel, zugrunde. Wie erwähnt, beginnt dieser degenerative Prozess schon vor der Geburt. Er wird als *Atresie* bezeichnet (griech. ατρητος: nicht durchbohrt, ohne Öffnung) Damit soll ausgedrückt werden, dass ein Follikel schon vor der Ovulation, also uneröffnet, zurückgebildet wird. Anhand gewisser Zeichen kann man im histologischen Bild auch bei ansonsten unauffälligen Follikeln auf die bevorstehende Atresie schließen: z. B. Ausstoßung des Nucleolus der Eizelle oder Aufspaltung der Zona pellucida in mehrere Lamellen.

Atretische Follikel früher Entwicklungsstufen (Primordial-, Primär- und kleinere Sekundärfollikel) werden relativ schnell abgebaut und resorbiert. Der Abbau von größeren Sekundär- und Tertiärfollikeln ist dagegen etwas komplizierter: Ausstoßung der Nucleoli soweit Pyknose und Auflösung des Kerns der Eizelle, fettige Degeneration im Zytoplasma, Wellung der Zona pellucida, Untergang des Follikelepithels. Der degenerierende Follikel wird von Thekazellen durchwachsen. So bildet sich ein *Corpus atreticum*, in welchem Reste der Zona pellucida und der Glashaut (Basalmembran zwischen Stratum granulosum und Theka) noch längere Zeit erkennbar bleiben. Durch fortschreitende bindegewebige Durchwachsung gleicht sich das Corpus atreticum immer mehr dem Ovarialstroma an, bis es schließlich als eigene Struktur nicht mehr erkennbar ist.

12.2
Tuba uterina
(Salpinx, Eileiter)

Dieses paarige Organ ist etwa 10 – 18 cm lang. Es ist von Peritoneum überzogen und liegt im oberen freien Rand des Ligamen-

tum latum uteri, der auch als Mesosalpinx bezeichnet wird. Der Eileiter beginnt mit einem weiten Abschnitt *(Ampulla)*, der etwa $^2/_3$ der Gesamtlänge ausmacht, wird dann enger *(Isthmus;* ισθμος: Landenge), durchbohrt die Wand der Gebärmutter *(Pars uterina, Pars intramuralis)* und mündet in die Gebärmutterhöhle ein (Abb. 12-3).

Die Wand des Eileiters ist dreischichtig:
- Tunica mucosa
- Tunica muscularis
- Tunica serosa

Tunica mucosa. Sie besteht aus einem einschichtigen Epithel und einer Lamina propria aus lockerem, feinfaserigem Bindegewebe. Das Epithel enthält kubische bis hochprismatische Flimmerzellen mit besonders langen Kinozilien und sezernierende Zellen, die gegen das Lumen etwas vorgewölbt sein können. Die Kinozilien schlagen uteruswärts. Es ist noch ein dritter Zelltyp vorhanden, die sog. Stiftchenzellen (schmaler lang gestreckter Zellleib,

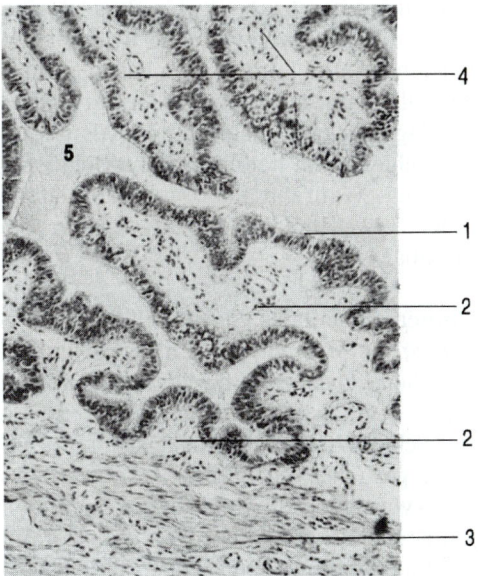

Abb. 12-3: Tuba uterina (Eileiter) (Vergr. ca. 140 x).
1 Epithel; 2 Lamina propria; 3 Tunica muscularis;
4 Plicae tubariae; 5 Lumen.

kondensierter stiftchenförmiger Kern). Man deutet sie als degenerierte Epithelzellen, die zur Abstoßung bereit sind.

Die Anzahl der Zilienzellen nimmt vom freien (abdominalen) Ende der Tube (ca. 80 % der Epithelzellen) zum Isthmus hin kontinuierlich ab, wo sie nur noch 50 % ausmachen.

Im Eileiterepithel lassen sich auch zyklische Veränderungen feststellen: Die Tätigkeit der sezernierenden Zellen steigt in der 2. Phase des Zyklus stark an (Sekretvolumen 1,5 ml/Tag in der Sekretionsphase gegenüber 0,5 ml/Tag in der Proliferationsphase). Zahlreiche Sekretvakuolen führen zur Vorwölbung der apikalen Zellabschnitte in das Lumen. Das Eileiterepithel wird in der Sekretionsphase insgesamt höher.

Die Tunica mucosa bildet hohe Längsfalten, die reich verzweigt sind und zahlreiche Nebenfalten entstehen lassen *(Plicae tubariae)*. Auf Querschnitten erscheint daher das Lumen des Eileiters in einer kompliziert labyrinthartigen Zeichnung, die besonders in der Ampulle des Eileiters ausgeprägt ist. Uteruswärts nimmt die Faltenbildung rasch ab, in der Pars uterina sind nur noch wenige flache Erhebungen vorhanden. Die Lumenweite beträgt in der Ampulle mehr als 5 mm, in der Pars uterina dagegen nur noch weniger als 1 mm. Die Schleimhaut hat eine reiche Gefäßversorgung. Während der Ovulationszeit ist eine starke Blutzufuhr zum Eileiter erkennbar.

Tunica muscularis. Sie enthält die sog. *tubeneigene Muskulatur,* glatte Muskelzellen, die zwei gegenläufige, sich durchflechtende Spiralsysteme bilden. Im Zentrum der Schicht haben die Muskelzellen nur einen geringen Steigungswinkel, sodass man von einer Ringmuskulatur sprechen kann. Nach innen und außen nimmt dann die Steigung rasch zu, wobei sich ein vorwiegend längs orientierter Verlauf der Muskelzellen ergibt. Die innere Längsmuskellage ist besonders in der Pars uterina deutlich ausgebildet, gegen die Ampulle zu

wird sie dünner, schließlich sind von ihr nur noch einzelne Muskelzellen an der Basis der Schleimhautfalten erkennbar. Die äußere Längsmuskulatur ist stark von faserigem Bindegewebe und größeren Blutgefäßen durchsetzt.

Die tubeneigene Muskulatur bewirkt durch peristaltische Bewegungen den Transport des Eileiterinhalts, wobei sie durch die Kinozilientätigkeit (uteruswärts gerichteter Kinozilienschlag) unterstützt wird.

Tunica serosa. Als intraperitoneal gelegenes Organ ist der Eileiter von Serosaepithel überzogen, das einer Schicht aus subserösem Bindegewebe aufliegt. An den freien Enden des Fimbrientrichters geht das Peritoneum in das Eileiterepithel über. In der Subserosa liegt neben größeren Gefäßen noch die *subperitoneale Muskulatur.* Diese besteht aus einem kranial gelegenen Längszug und einem Netzwerk von schräg orientierten Muskelsträngen. Ihre Aufgabe ist es, Lageveränderungen des Eileiters gegenüber seinen Nachbarorganen zu ermöglichen. Dies ist besonders bei der Ovulation wichtig, wo sich die Ampulle mit ihren Fimbrien trichterförmig an der Sprungstelle über das Ovar stülpt und dabei leichte drehende Bewegungen ausführt (Eiabnahmemechanismus).

12.3
Uterus (Gebärmutter)

12.3.1
Aufbau des Organs

Der Uterus einer erwachsenen Frau ist etwa 6–9 cm lang und 80–120 g schwer. Das birnenförmige Organ ist im kleinen Becken untergebracht. Durch das Beckenbindegewebe und verschiedene Bänder wird es an seinem Ort gehalten. Der Uterus ist relativ beweglich, in der Schwangerschaft erfährt er unter Verdrängung der Nachbarorgane eine bedeutende Größenzunahme, das Organgewicht steigt dann auf mehr als das Zehnfache.

Über die Eileiter steht die Uterushöhle (Cavum uteri) mit der Peritonealhöhle und über die Scheide mit der Außenwelt in Verbindung. Auf einem Schnitt durch die bis zu 2 cm dicke Uteruswand lässt sich der **dreischichtige Aufbau** des Organs erkennen:

- *Endometrium:* (μητρα: Gebärmutter): Schleimhaut mit Uterusdrüsen
- *Myometrium:* Muskelschicht
- *Perimetrium:* Peritonealüberzug (seröse Haut) und subseröses Bindegewebe

Als *Parametrien* bezeichnet man die an den Uterus angrenzenden Bindegewebsräume. **Längsschnitte** zeigen die **Hauptteile** des Organs:

- *Fundus uteri:* Dieser Teil liegt zwischen den Einmündungen der beiden Eileiter.
- *Corpus uteri:* Der Hauptabschnitt des Uterus nimmt die oberen $^2/_3$ ein, ebenso wie der Fundus uteri ist das Corpus von Peritoneum überzogen. Es enthält das Cavum uteri (Gebärmutterhöhle). Diese ist im nichtschwangeren Uterus nur ein flacher Spaltraum.
- *Isthmus uteri (unteres Uterinsegment):* Dieses Zwischenstück trennt Corpus und Zervix, es ist etwa 0,5 cm lang.
- *Cervix uteri:* Der Halsteil der Gebärmutter entfällt auf das untere Drittel der Organlänge. Er enthält den Zervixkanal. Sein unterer Teil ist als Portio vaginalis uteri von der Scheide aus sichtbar. Das Verhältnis von Korpus- und Zervixlänge verschiebt sich im Laufe des Lebens: Beim Neugeborenen 1:2, bei der geschlechtsreifen Frau 2:1.

12.3.2
Endometrium

Die Gebärmutterschleimhaut (Abb. 12-4) ist besonders stark den zyklischen Veränderungen unterworfen. Sie besteht aus einem einschichtigen hochprismatischen Epithel und einer relativ breiten Lamina propria. Diese ist faserarm und enthält vorwiegend retikuläres und spinozelluläres Bindegewebe.

Man findet verzweigte Retikulumzellen, Lymphozyten, Granulozyten und zahlreiche spindelförmige Bindegewebszellen.

Die Lamina propria enthält die schlauchförmigen, bisweilen auch verzweigten *Uterusdrüsen (Glandulae uterinae),* die sich vom Oberflächenepithel in die Tiefe erstrecken und sogar noch in das Myometrium eindringen können. Die Drüsenschläuche besitzen ein iso- bis hochprismatisches Epithel. Das endometriale Bindegewebe ist reich mit Blut- und Lymphgefäßen versorgt. Die Bindegewebsräume der Lamina propria, die zwischen den Drüsen liegen, nennt man *Streeter-Säulen.* In ihnen verlaufen größere, spiralig gewundene Gefäße, die Spiralarterien (Äste der Arteria uterina). Von ihnen zweigen alle kleineren Blutgefäße ab, welche das Endometrium versorgen. In Begleitung der Gefäße liegen vegetative Nervenfasern.

Das Endometrium lässt sich **morphologisch und funktionell** in **zwei Abschnitte** gliedern, die ohne scharfe Grenze ineinander übergehen:

- *Pars basalis:* Diese 0,5–1 mm dicke Schicht ist dem Myometrium unmittelbar benachbart. Die Pars basalis ist zellreicher als der übrige Teil des Endometriums, sie enthält die Endabschnitte der uterinen Drüsen. Während der Menstruation wird die Pars basalis nicht abgestoßen (sie darf auch bei dem Eingriff der Abrasio nicht entfernt werden), aus ihr entsteht während der anschließenden Proliferationsphase von neuem die
- *Pars functionalis,* welche das Oberflächenepithel und die darunter liegende Lamina propria mit den uterinen Drüsen umfasst. In dieser Schicht spielen sich die hormonell gesteuerten zyklischen Veränderungen des Endometri-

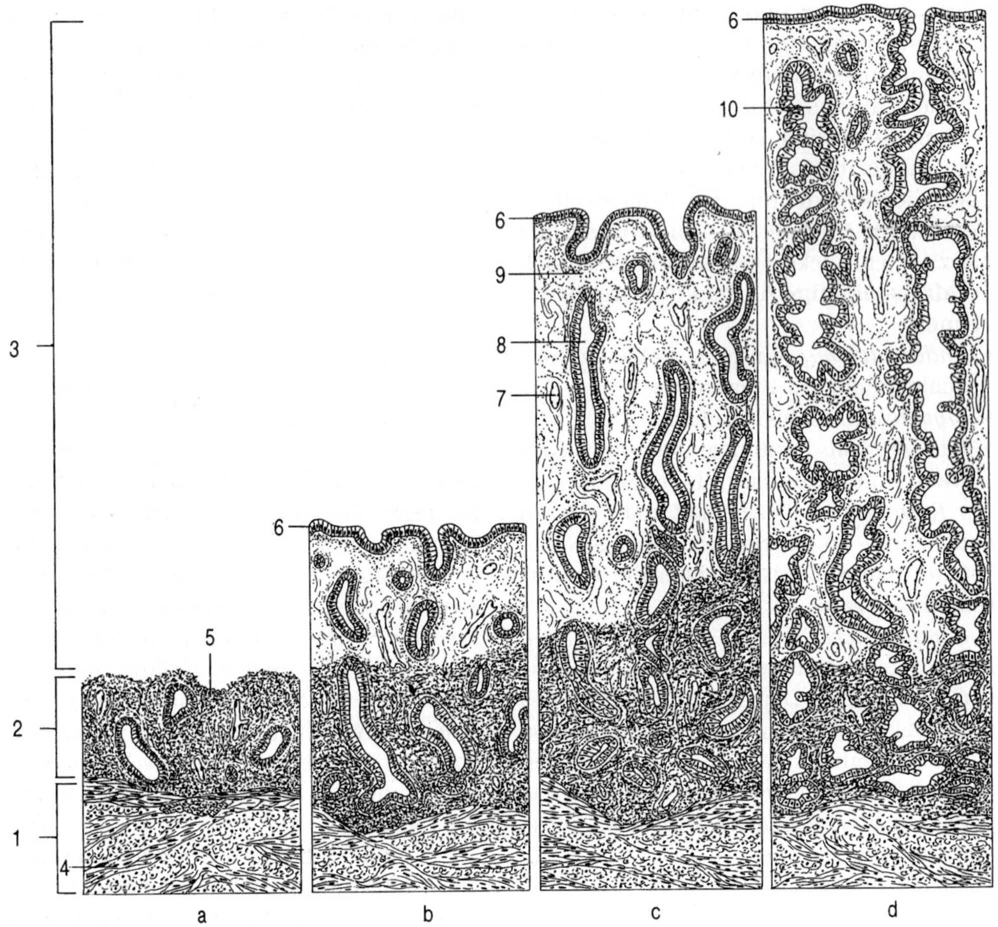

Abb. 12-4: Endometrium in verschiedenen Funktions-
zuständen
a) Desquamationsphase.
b) Beginn der Proliferationsphase.
c) Ende der Proliferationsphase (Zeit der Ovulation).
d) Sekretionsphase.
e) Deziduale Umwandlung während der Gravidität.
1 Myometrium; 2 Zona basalis des Endometriums; 3
Zona functionalis des Endometriums; 4 glatte Muskelzellen; 5 beginnende Reepithelialisierung; 6 Oberflächenepithel des Endometriums; 7 Kapillaren; 8 Glandula uterina in gestreckter Form; 9 bindegewebiges
Stroma des Endometriums; 10 Glandula uterina in der
typischen Sägezahnform der Sekretionsphase; 11 Lamina basalis des Oberflächenepithels; 12 Deziduazelle;
13 Oberflächenepithelzelle; 14 Lumen einer uterinen
Drüse.

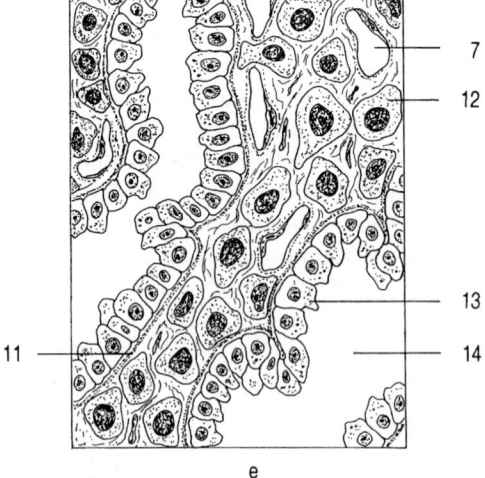

ums ab. Innerhalb der Pars functionalis unterscheidet man eine *Zona compacta* und eine *Zona spongiosa.* Erstere liegt unmittelbar unter der Schleimhautoberfläche und enthält die weiter auseinander liegenden Halsteile der uterinen Drüsen. Die Zellen liegen hier relativ dicht. In der Zona spongiosa befinden sich dann die Hauptteile der uterinen Drüsen; sie sind in ein lockeres Stroma eingebettet.

Das Endometrium im Isthmus uteri gleicht im Wesentlichen der Korpusschleimhaut, wird aber nie dicker als 1 mm und enthält weniger Drüsen pro Flächeneinheit als im Corpus uteri. Ferner sind hier die zyklischen Veränderungen nur wenig ausgeprägt, es wird aber während der Menstruation auch der oberflächliche Teil des Isthmusepithels abgestoßen.

Das Endometrium des Kindes ist sehr dünn (höchstens 1 mm); englumige Drüsenschläuche sind nur in geringer Anzahl vorhanden. Nach der Menopause (letzte Regelblutung) finden keine zyklischen Schleimhautveränderungen mehr statt. Das Endometrium wird sehr dünn. Die Epithelzellen nehmen eine kubische bis flache Gestalt an.

12.3.3
Zyklische Veränderungen im Endometrium

Während der fortpflanzungsfähigen Periode der Frau laufen im Endometrium zyklische Veränderungen ab, welche durch weibliche Sexualhormone (Östrogene und Progesteron) gesteuert werden. Der Menstruationszyklus wird in 3 Phasen eingeteilt:
- *Proliferationsphase:* (4.–14. oder 15. Zyklustag) entspricht der Follikelphase des ovariellen Zyklus
- *Sekretionsphase:* (15. oder 16.–28. Zyklustag) entspricht der Corpus-luteum-Phase des ovariellen Zyklus

- *Desquamationsphase:* (1.–4. Zyklustag) Abstoßung, Menstruation.

Die Zeitangaben gelten nur für den 28-tägigen Zyklus. Sind die Zyklen kürzer oder länger als 28 Tage, so gehen diese Zeitverschiebungen zulasten der Proliferationsphase (Follikelphase), die sich dann verkürzt oder verlängert, während die Sekretionsphase (Corpus-luteum-Phase) konstant etwa 14 Tage dauert.

12.3.3.1
Proliferationsphase (Abb. 12-4b–c)

Die nach der Menstruation im Uterus verbliebene Zona basalis proliferiert: Bildung eines neuen Oberflächenepithels sowie neuer Drüsenzellen aus den in der Zona basalis vorhandenen Stümpfen der uterinen Drüsen. Die Stromazellen in der Lamina propria vermehren sich, neue Gefäße sprossen aus. Die Schleimhaut wird dicker, die Drüsen nehmen an Länge zu. Sowohl im Bindegewebe als auch im Epithel entdeckt man häufig Mitosefiguren. Am Ende der Proliferationsphase hat das Endometrium eine Höhe von 5–6 mm erreicht. Die Drüsen verlaufen geschlängelt, ihre Lumina sind weiter geworden.

Die Zona basalis ist somit das Ausgangsgewebe für den Aufbau der neuen Schleimhaut. Aus diesem Grunde darf auch bei einer Kürettage (Entfernung des Endometriums aus diagnostischen oder therapeutischen Gründen) die Zona basalis nicht ausgeschabt werden.

12.3.3.2
Sekretionsphase (Abb. 12-4d)

Das Längenwachstum der uterinen Drüsen geht voran, ihre Schlängelung nimmt zu, die Lumina werden noch weiter. Sackähnliche Ausbuchtungen und der gewundene Verlauf der Drüsenschläuche verursachen im histologischen Längsschnitt durch die Schleimhaut das für die Sekretionsphase typische sägeblattähnliche Muster der uterinen Drüsen.

Die Drüsen sezernieren einen glykogenreichen Schleim. Die Lamina propria wird zunehmend mit Flüssigkeit durchtränkt und aufgelockert (weite Interzellularräume). Dadurch erfährt die Mukosa eine weitere Dickenzunahme auf 7 – 8 mm. Die Epithelzellkerne verlagern sich gegen das Lumen zu. In den basalen Bereichen der Epithelzellen nimmt das Zytoplasma ein helles blasiges Aussehen an, es lässt sich dort Glykogen nachweisen.

Auf dem Höhepunkt der Sekretionsphase verlagern sich die Zellkerne wieder nach basal. Das supranukleäre Zytoplasma der Epithelzellen zeigt eine schaumartige Struktur und ragt kuppelartig in das Drüsenlumen vor.

Die Bindegewebszellen der Zona compacta liegen eng beisammen und werden auffallend groß: Sie speichern große Mengen Glykogen und Lipide. Man bezeichnet sie als Pseudodeziduazellen, weil sie Ähnlichkeit mit den in der Schwangerschaft vorkommenden Deziduazellen haben.

12.3.3.3
Desquamationsphase (Abb. 12-4a)

In der Sekretionsphase wurde die Gebärmutterschleimhaut darauf vorbereitet, eine Blastozyste aufnehmen und ernähren zu können. Wenn aber kein befruchtetes Ei vorhanden ist, kann auch keine Einnistung (Nidation) stattfinden. Das hoch entwickelte Endometrium ist in diesem Fall überflüssig geworden und wird daher in der Desquamationsphase (Menstruationsphase) abgebaut. Es hätte nur dann weiter bestehen können, wenn es laufend mit immer größeren Progesteronmengen versorgt worden wäre. Da aber im Falle der ausgebliebenen Befruchtung der Gelbkörper seine Tätigkeit einstellt und der Progesteronspiegel folglich rapide abfällt, kann das Endometrium nicht mehr ausreichend stimuliert werden, und es bricht letztlich infolge des Hormonmangels zusammen.

Kontraktionen der Schleimhautgefäße (Spiralarterien) bewirken an vielen Stellen lokale ischämische Schäden in der Mukosa. Gleichzeitig werden durch den O_2-Mangel auch die Gefäßwände beschädigt. Wenn dann die krampfähnlichen Gefäßkontraktionen nachlassen, kommt es unter dem Druck des nun wieder reichlich einströmenden Blutes zu Rupturen der Gefäßwände: Blutungen (Hämorrhagien) in die Pars functionalis des Endometriums, proteolytische Enzyme gelangen in das Gewebe. Nach ihrem enzymatischen Abbau wird die Schleimhaut in Fetzen, vermischt mit Blut, aus der Uterushöhle ausgestoßen.

Von diesen Vorgängen bleibt die Pars basalis des Endometriums unberührt, da sie nicht von den Spiralarterien versorgt wird. Sie wird nicht abgebaut, sondern verbleibt als Regenerationsreserve im Uterus. Zyklische Veränderungen sind auch an den Endabschnitten der uterinen Drüsen, die in der Pars basalis liegen, kaum ausgeprägt.

12.3.4
Myometrium

Das Myometrium, die Muskelschicht, bildet die Hauptmasse der Uteruswand. Es besteht aus zahlreichen, eng verflochtenen Bündeln glatter Muskelzellen. Diese verlaufen in sich kreuzenden Spiraltouren, deren Anstiegssteilheit zum Fundus uteri hin abnimmt. Zwischen den Muskelfaserbündeln befindet sich kollagen-elastisches Bindegewebe. Die Muskelbündel der Haltebänder des Uterus (Ligamentum ovarii proprium, Ligamentum teres uteri, Ligamentum latum) strahlen fächerförmig in das Myometrium ein.

Man unterscheidet im Myometrium drei schlecht voneinander abgegrenzte **Schichten:**

* *Stratum submucosum* (innere Schicht): Längs verlaufende Muskelbündel.
* *Stratum vasculare* (Mittelschicht): Vorwiegend längs orientierte Muskelbündel. Im Bereich des Isthmus uteri nimmt die Muskulatur nur etwa 15 % der Gewebs-

masse ein. Die Muskelbündel sind hier dünner als im Corpus uteri und verlaufen vorwiegend zirkulär.

Die Größenzunahme des Organs während der Schwangerschaft geschieht vorwiegend durch Hypertrophie, aber auch durch Hyperplasie der glatten Muskulatur. Trotz Massenzunahme wird aber die Uteruswand dünner. Die glatten Muskelzellen erreichen das 2–3-fache ihrer Breite und das 10–12-fache ihrer Länge. Unmittelbar nach der Geburt beginnt die Rückbildung der überzähligen Muskelzellen: Fettige Degeneration und Abbau durch Makrophagen, die Bindegewebsfasern werden reduziert, und die Gefäße bilden sich zurück. Etwa 6 Wochen nach der Geburt ist der Ausgangszustand wieder erreicht.

Das Myometrium zeigt eine große Blutgefäßdichte. In seiner mittleren Zone fallen große Venen auf, die dort Netze bilden. Die Nervenversorgung des Uterus geht vom Plexus uterovaginalis (Frankenhäuser-Plexus) aus, der im Beckenbindegewebe (Parametrium) lokalisiert ist. Die Nervenfasern bilden vor allem im Myometrium vegetative Geflechte und dringen auch in das Endometrium ein, wo sie die Drüsen umgeben.

Die Aufgabe des Myometriums ist die Kontraktion des Uterus:

- Während der Menstruation, um das Menstrualblut und die abzustoßende Schleimhaut auszupressen.
- Beim Geburtsvorgang: Kontraktionswellen in bestimmten zeitlichen Abständen (Wehen) bewirken die Austreibung des Kindes durch die erweiterten Geburtswege.

12.3.5
Cervix uteri (Gebärmutterhals)

Der Gebärmutterhals besteht aus einem supravaginalen, höher gelegenen Teil und der Portio vaginalis uteri, dem in die Scheide hineinragenden Teil.

Der Muskelanteil der Zervix beträgt nur noch ca. 8 %. Sie ist in erster Linie ein Verschlussorgan: Der im Halskanal befindliche Schleimpfropf verhindert das Eindringen von Bakterien in den Uterus (aszendierende Infektionen). Während der Schwangerschaft verhütet die Zervix eine vorzeitige Geburt. Beim Geburtsvorgang selbst wird dann die erweichte Zervix extrem gedehnt und ist ein Teil des Geburtsweges.

Der Zervixkanal *(Canalis cervicis)* ist spindelförmig, mit dem größten Durchmesser (6–8 mm) im mittleren Drittel.

Die Schleimhaut des Zervixkanals ist ca. 3–4 mm dick und sehr stark zerklüftet *(Plicae palmatae, Arbor vitae)*. Die Drüsen des Gebärmutterhalsteils *(Glandulae cervicis uteri)* sind stärker verzweigt als die Drüsen der Korpusschleimhaut.

Die Mucosa des Halskanals unterliegt nicht den zyklischen Veränderungen des Endometriums und wird auch während der Menstruation nicht abgestoßen.

Das Epithel des Zervixkanals (endozervikales Epithel) ist ein einschichtiges hochprismatisches Epithel, in welchem zwei Zelltypen unterschieden werden können: Sekretorische Zellen und Kinozilien tragende Flimmerzellen. Das glykogenfreie Epithel des Zervixkanals ist höher als das Epithel des Korpusendometriums.

Die Portio vaginalis uteri ist von einem mehrschichtigen unverhornten Plattenepithel überzogen (ektozervikales Epithel). Es ist mit der bindegewebigen Lamina propria nur gering verzapft. Die Grenze zwischen endo- und ektozervikalem Epithel ist variabel. Bei der geschlechtsreifen Frau und besonders während der Schwangerschaft dringt das endozervikale Zylinderepithel auf die Portiooberfläche vor (Ektropium), während die Wachstumstendenz des Plattenepithels auf den Zervixkanal gerichtet ist, so dass sich die Epithelgrenze im Lauf des Lebens ständig verschiebt. So ist es erklärlich, dass vordringendes Plattenepithel die Mündungen von Drüsen des Zylinderepithels verschließen kann: Es entstehen Retentionszysten, die das Epithel vorwölben (sog. Ovula Nabothi).

12.4
Vagina (Scheide)

Die Vagina ist 7–12 cm lang. Im nicht entfalteten Zustand hat sie einen H-förmigen Querschnitt. Sie beginnt am *Fornix vaginae* (Scheidengewölbe), welches den in die Scheide ragenden Teil der Gebärmutter, die Portio vaginalis uteri, umfasst, und endet am *Vestibulum vaginae* (Scheidenvorhof). Die Scheide dient als Kopulationsorgan und ist ein Bestandteil des Geburtsweges. Man kann histologisch 3 Schichten der Vaginalwand unterscheiden:

Tunica mucosa. Die Schleimhaut trägt ein hohes mehrschichtiges unverhorntes Plattenepithel, dessen Zellen einen hohen Glykogengehalt haben. Das Epithel ist durch Bindegewebspapillen mit der Lamina propria verbunden. Diese Schicht ist relativ breit, Drüsen fehlen. In ihrem oberen Teil ist die Lamina propria etwas dichter. Sie enthält besonders zahlreiche elastische Fasern sowie Blut- und Lymphgefäße. Auffällig sind deutlich ausgebildete Venengeflechte.

Die oberflächlichen Zellen des Vaginalepithels enthalten vereinzelt Keratohyalin, ohne dass es beim Menschen aber zu einer Verhornung des Epithels käme. Das Vaginalepithel scheidet eine seröse Flüssigkeit ab. Aus abgeschilferten Epithelzellen wird nach ihrem Zerfall Glykogen frei, welches vor allem bakteriell zu Milchsäure abgebaut wird. In der Vagina herrscht also ein saures Milieu (pH 3,5–4). Dadurch wird der Bestand der normalen Scheidenflora gesichert und die Ansiedlung pathogener Keime weitgehend verhindert.

Auch das Vaginalepithel unterliegt zyklusabhängigen Veränderungen, die durch die Abstrichdiagnostik erfasst werden können. Allerdings sind diese Veränderungen wesentlich geringer ausgeprägt als z. B. im Endometrium.

Vor der Ovulation (Östrogenwirkung) erreicht das Epithel in der Follikelphase seine größte Dicke (bis 300 µm). Im Abstrich überwiegen die großen, flach ausgebreiteten Superfizialzellen, die vorwiegend azidophil sind und kleine pyknotische Kerne besitzen. In der Sekretionsphase beginnt unter Progesteroneinfluß eine Rückbildung (Regression) des Epithels. Die Zellabstoßung (Desquamation) ist vermehrt, die Epithelhöhe nimmt bis zu 150 µm ab, der Glykogengehalt ist geringer, die Leukozytenzahl ist vermehrt. Im Abstrich dominieren mittelgroße, vorwiegend basophile Zellen mit eingerollten Rändern und großen Kernen. Sie stammen aus der oberen Intermediärschicht.

Während der Schwangerschaft ist eine Hyperplasie und Hypertrophie aller Gewebsbestandteile (Epithel, Bindegewebe, Muskulatur, Blut- und Lymphgefäße) festzustellen. Die Vagina wird so allmählich auf die starke Dehnungsbeanspruchung während der Geburt vorbereitet.

Tunica muscularis. Diese Schicht hat ein starkes Bindegewebsgerüst mit locker eingelagerten Bündeln von glatten Muskelzellen, die spiralig angeordnet sind. In der Innenschicht verlaufen die Muskelzellen zirkulär, in der Außenschicht mehr longitudinal, ohne dass man aber von einer deutlichen Ring- oder Längsmuskelschicht sprechen könnte.

Tunica adventitia. Durch diese bindegewebige Schicht, die auch größere Gefäße sowie Nervenfasern enthält, wird die Vagina in das kleine Becken eingebaut.

12.5
Vulva (Äußere Geschlechtsorgane)

Die äußeren weiblichen Geschlechtsorgane werden in der Medizin unter der Bezeichnung *Vulva* zusammengefasst. Der *Scheidenvorhof (Vestibulum vaginae)* ist von mehrschichtigem unverhorntem Plattenepithel ausgekleidet. Der paarige *Bulbus vestibuli* besteht aus einem Schwellkörper, der durch dichte Venengeflechte gebildet wird und vom Musculus bulbospongiosus bedeckt ist. In den Scheidenvorhof münden die paarigen *Glandulae vestibulares majores (Bartholin-Drüsen)* ein. Sie entsprechen den Glandulae bulbourethrales beim Mann. Es sind verzweigte Drüsenschläuche mit Aussackungen und alveolären Endstücken. Die Drüse ist etwa erbsengroß, ihr Epithel ist einschichtig und je nach Aktivitätsgrad unterschiedlich hoch. Die Zellen sind hell und voneinander deutlich abgegrenzt. Die Kerne liegen basal, sie sind kugelförmig oder abgeflacht. Das schleimige Sekret reagiert schwach alkalisch, es befeuchtet die Schleimhaut des Scheidenvorhofes.

Der *Kitzler (Clitoris)* besitzt einen eigenen Schwellkörper (Corpus cavernosum clitoridis), der dem Penisschwellkörper beim Mann entspricht, eine Glans clitoridis und eine Vorhaut (Praeputium). Das Gebiet der Clitoris ist sehr dicht mit sensiblen Nervenendigungen besetzt. In der Nähe der Clitoris liegen die *Glandulae vestibulares minores*, deren Sekret ebenfalls in das Vestibulum vaginae abgegeben wird.

Die *kleinen Schamlippen (Labia minora pudendi, Nymphen)* sind Hautduplikaturen mit einer runzeligen Oberfläche. Sie besitzen im Inneren ein derbes Bindegewebsgerüst, das reich an elastischen Fasern, Venengeflechten und sensiblen Nervenendigungen ist; Fettzellen fehlen. Die kleinen Schamlippen sind von mehrschichtigem Plattenepithel überzogen, das nur an der Außenseite leicht verhornt und im übrigen gut pigmentiert ist. An der Innenseite, gegen das Vestibulum zu, sind freie Talgdrüsen vorhanden, Haare und Schweißdrüsen fehlen.

Die *großen Schamlippen (Labia maiora pudendi)* sind zwei sagittale Hautwülste, die mit Fettgewebe unterlegt sind. Sie reichen vom Mons pubis bis zur Dammregion und stellen die seitliche Begrenzung der Schamspalte dar. Sie besitzen ein pigmentiertes mehrschichtiges, leicht verhorntes Plattenepithel, Haare, Talgdrüsen, ekkrine und apokrine Schweißdrüsen. Die Lederhaut der großen Schamlippen enthält glatte Muskelzellen. An der Innenseite fehlen die Haare, hier ist auch der Verhornungsgrad des Epithels geringer, und es kommen freie Talgdrüsen vor. Die Schweißdrüsen liegen besonders dicht in der Falte zwischen Labium majus und minus.

12.6
Placenta (Mutterkuchen)

Die Placenta (Abb. 12-5) ist ein Austauschorgan zwischen mütterlichem und fetalem Kreislauf. Daneben hat sie auch endokrine Funktionen. Das Organ bildet sich im Uterus und besteht nur während der Schwangerschaft. Nach der Geburt des Kindes wird die Placenta – im Normalfall spontan – als „Nachgeburt" ausgestoßen.

Aus der befruchteten Eizelle (Zygote) entwickelt sich eine Blastozyste, deren Trophoblast mit der Einnistung (Nidation) in die nach Eintritt der Schwangerschaft entsprechend vorbereitete Gebärmutterschleimhaut (Decidua) beginnt (Abb. 12-4e).

Aus diesem Trophoblasten und aus der Decidua bildet sich die Placenta. Das Organ besteht also aus einem fetalen und einem mütterlichen Anteil. Ersterer, die *Pars fetalis*, hat eine feste, Gefäß führende Bindegewebsschicht, die *Chorionplatte*. Sie ist zum Fruchtwasser hin durch das einschichtige isoprismatische *Amnion-*

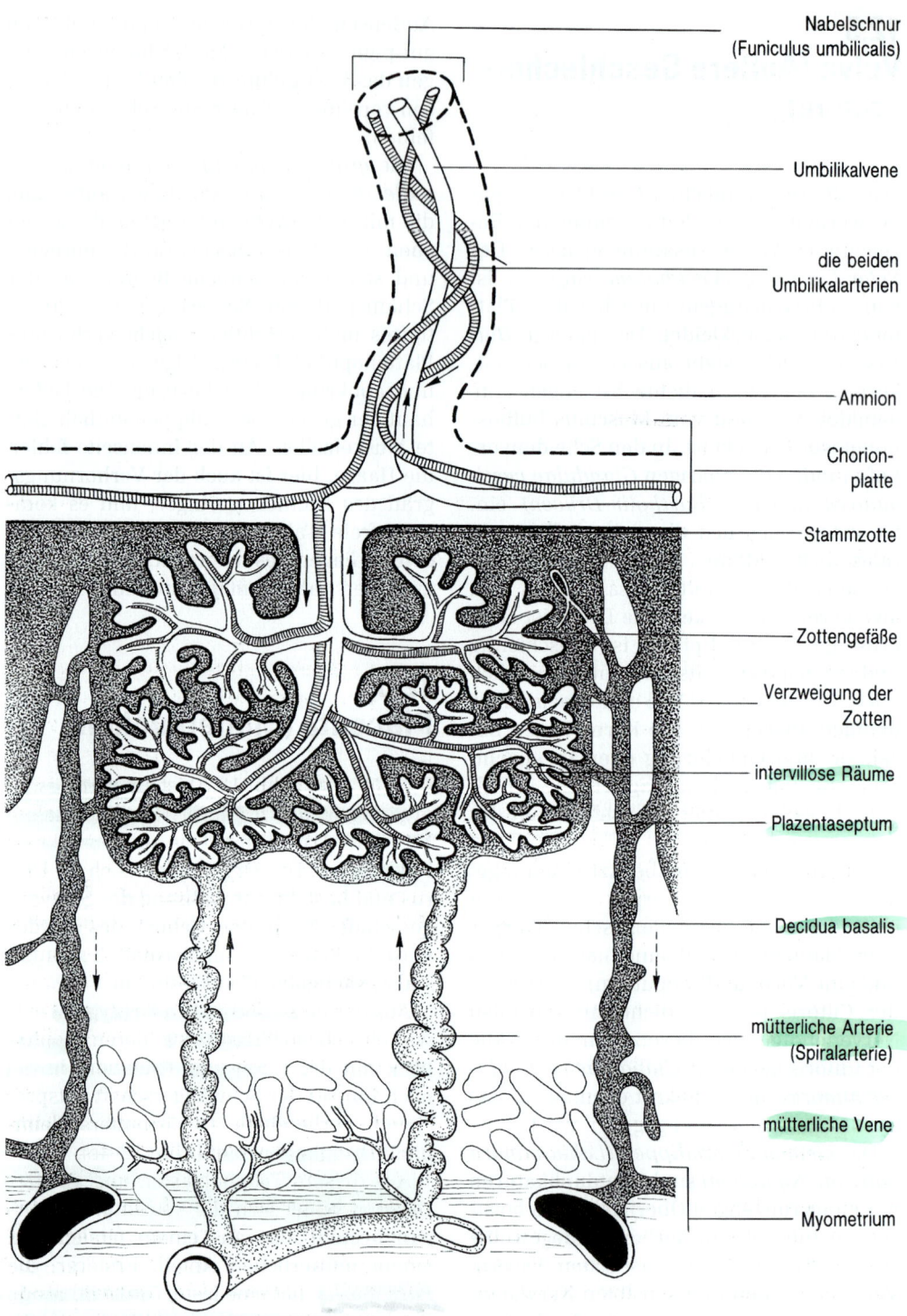

Abb. 12-5a:
a) Strukturschema (Die Pfeile geben die Strömungsrichtung des Blutes an).

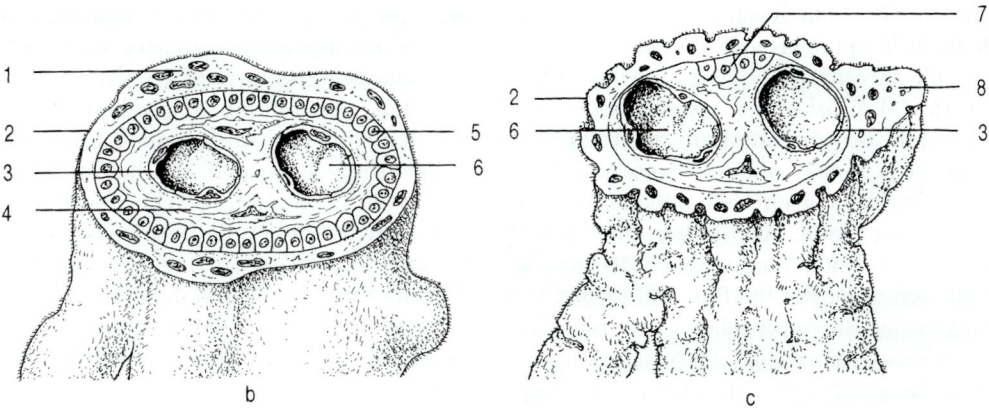

Abb. 12-5 (Fortsetzung):
b) Zotte in der 10. Schwangerschaftswoche.
c) Zotte am Geburtstermin.
1 Synzytiotrophoblast; 2 Oberfläche des Synzytiotrophoblasten, direkt angrenzend an das mütterliche Blut in den intervillösen Räumen; 3 Endothel einer Zottenkapillare; 4 Zottenstroma; 5 Zytotrophoblast; 6 Lumen einer Zottenkapillare (kindliches Blut enthaltend); 7 Reste des Zytotrophoblasten; 8 Proliferationsknospen (Kernhaufen) lösen sich ab und werden in den mütterlichen Kreislauf geschwemmt, wo sie bald absterben.

epithel abgedeckt. Von der anderen Seite entspringen die Zottenstämme, die sich reich verzweigen. Starke Haftzotten (villi anchoriales) ziehen zur Pars materna der Placenta und verankern sich dort.

Die Zotten enthalten die fetalen Blutgefäße (Äste der Nabelschnurvene und der Nabelschnurarterien). Sie liegen dicht unter dem Zottenepithel und sind bei größeren Zotten in mehr faseriges, bei kleineren in mehr gallertiges Bindegewebe eingebettet: Zottenstroma. In diesem kommen neben Fibroblasten auch Makrophagen (Hofbauer-Zellen) vor.

Die Plazentazotten sind bis zum 4. Monat von zwei getrennten Epithelschichten überzogen:
- Synzytiotrophoblast (oberflächlich gelegen)
- Zytotrophoblast.

Der Zytotrophoblast ist zu Beginn der Schwangerschaft eine geschlossene Lage von hellen isoprismatischen Zellen, die später Lücken zeigt und teilweise sogar gänzlich verschwindet. Aus den mitotisch sehr aktiven Zytotrophoblastzellen bildet

sich der Synzytiotrophoblast, welcher die Oberfläche aller Zotten überzieht. Er ist ein Synzytium, d. h. eine einheitliche Zytoplasmamasse mit zahlreichen Kernen, die nicht durch Zellmembranen weiter unterteilt ist. Die Kerne des Synzytiotrophoblasten sind zunächst etwa gleichmäßig verteilt, gruppieren sich aber in den letzten Schwangerschaftsmonaten zu knotigen Anhäufungen. Der Synzytiotrophoblast trägt Mikrovilli an seiner Oberfläche. Das gut anfärbbare Zytoplasma enthält reichlich raues und glattes ER, Mitochondrien, Golgi-Felder und Lysosomen sowie mikropinozytotische Vesikel.

Der mütterliche Teil der Placenta (Pars materna) besteht aus der Decidua basalis, einer kompakten Gefäß führenden Bindegewebsschicht, in welcher man Deziduazellen und Riesenzellen fetaler Herkunft findet. An der Oberfläche und in der Tiefe der Decidua bilden sich im Verlauf der Gravidität Fibrinoidablagerungen: Rohr- und Nittabuch-Streifen. Ähnliche Ablagerungen treten auch an den Zotten und an der Chorionplatte auf: Langhans-Streifen.

Auf die Decidua basalis lagert sich eine Schicht Trophoblastzellen. Von hier steigen die *Plazentarsepten* auf, die das Organ in 15–20 *Kotyledonen* unterteilen, dabei aber mit der Chorionplatte nicht verbunden sind, sodass über die gesamte Ausdehnung der Placenta ein subchorioidaler Raum frei bleibt. Am Boden eines jeden dieser Kotyledonen münden ca. 10 mütterliche Arterien, die ihr Blut frei in den intervillösen Raum abgeben. Das Blut der Mutter umströmt dabei die reich verzweigten Plazentazotten, an denen die Austauschprozesse stattfinden. Nährstoffe und O_2 treten in das Blut des Kindes über. Ausscheidungsprodukte und CO_2 werden an das Blut der Mutter abgegeben. Beide Kreisläufe bleiben streng voneinander getrennt. Die Austauschfläche beträgt etwa 10–15 m^2. Das mütterliche Blut fließt dann entweder über die Deziduavenen ab, die am Boden des Kotyledons beginnen, oder über den venösen Randsinus der Placenta, welcher durch den subchorioidalen Raum mit jedem Cotyledo in Verbindung steht.

Zusammenfassung

■ Ovar

Weibliche Keimdrüse, Peritonealüberzug an der Außenfläche (einschichtiges kubisches Epithel, Keimdrüsenepithel); Mark: zentraler Bereich mit lockerem Bindegewebe, Blutgefäßen, Lymphgefäßen und Nerven; Rinde: Follikel verschiedener Entwicklungsstadien, eingebettet in ein spinozelluläres Bindegewebe.

Merkmale der Follikelreifungsstadien
- **Primordialfollikel:**
  Eizelle klein, Follikelepithel einschichtig und flach.
- **Primärfollikel:**
  Eizelle vergrößert, Follikelepithel kubisch bis hochprismatisch, aber noch einschichtig.
- **Sekundärfollikel:**
  Weitere Größenzunahme der Eizelle, Ausbildung einer Zona pellucida, Follikelepithel wird mehrschichtig, Auftreten von flüssigkeitsgefüllten Hohlräumen im Epithel.
- **Tertiärfollikel:**
  Die Hohlräume fließen zu einer einheitlichen Follikelhöhle zusammen, gefüllt mit Liquor folliculi; exzentrische Position der Eizelle im Cumulus oophorus, dreischichtiger Aufbau des Follikelepithels: Stratum granulosum, Theca folliculi interna, Theca folliculi externa.

- **Graaf-Follikel (sprungreifer Follikel):** Vergrößerung der Follikelhöhle, Lage dicht unter der Oberfläche, Veränderungen im Cumulus oophorus: allmähliche Lösung der Eizelle.

Nach der Ovulation Bildung eines Gelbkörpers: Corpus luteum menstruationis oder Corpus luteum graviditatis. Nach der Degeneration entsteht ein Corpus albicans.

Die meisten Follikel gelangen nicht zur Sprungreife, sie werden atretisch: Degeneration, Bildung eines Corpus atreticum, Resorption.

■ Tuba uterina

Abschnitte: Ampulle mit Fimbrientrichter, Isthmus, Pars intramuralis. Dreischichtiger Wandbau: Tunica mucosa, Tunica muscularis, Tunica serosa.

Einschichtiges Epithel: Kubische bis hochprismatische Flimmerzellen, sezernierende Zellen, Stiftchenzellen (Degenerationsform), hohe Längsfalten mit Nebenfalten im Epithel (besonders in der Ampulla). Tubeneigene Muskulatur bewirkt peristaltische Bewegungen. Subperitoneale Muskulatur ermöglicht Lageveränderungen gegenüber den Nachbarorganen.

■ **Uterus**

Abschnitte: Fundus uteri, Corpus uteri, Isthmus uteri, Cervix uteri.

Wandbau: Endometrium, Myometrium (glatte Muskulatur, Hauptmasse des Organs, gefäßreich), Perimetrium, Parametrien. Das Endometrium ist besonders stark den zyklischen Veränderungen unterworfen. Es enthält in seiner Lamina propria die Uterusdrüsen.

Das *Endometrium* gliedert sich in eine Pars basalis (aus dieser Schicht regeneriert die Schleimhaut) und eine Pars functionalis, in welcher sich die Hauptabschnitte der uterinen Drüsen befinden. Letztere besteht aus einer oberflächlich liegenden Zona compacta und einer Zona spongiosa.

Zyklische Veränderungen im Endometrium

• **Proliferationsphase:**
  Regeneration der Schleimhaut aus der Pars basalis, Proliferation aller Schleimhautanteile (Östrogeneinfluß).

• **Sekretionsphase:**
  Sekretion eines glykogenreichen Schleims durch die uterinen Drüsen, welche in dieser Phase ein sägeblattartiges Aussehen annehmen; starke Durchsaftung der Schleimhaut (Progesteroneinfluß) zur Vorbereitung des Endometriums auf die mögliche Einnistung eines befruchteten Eies.

• **Desquamationsphase:**
  Hormonmangel durch Aufhören der Gelbkörperfunktion, lokale ischämische Schäden in der Schleimhaut, Gefäßrupturen, Abstoßung der nekrotischen Schleimhaut unter Blutungen. Die Pars basalis verbleibt im Uterus.

■ **Vagina**

Erstreckt sich vom Scheidengewölbe bis zum Scheidenvorhof. Histologischer Bau:

Tunica mucosa: Hohes mehrschichtiges unverhorntes Plattenepithel.

Tunica muscularis: Starkes Bindegewebsgerüst mit glatten Muskelzellen.

Tunica adventitia: Bindegewebige Schicht, welche das Organ in das Becken einbaut.

■ **Äußere Geschlechtsorgane**

Der **Scheidenvorhof** ist von mehrschichtigem unverhorntem Plattenepithel ausgekleidet. In den Vorhof münden die Bartholin-Drüsen.

Der **Kitzler (Clitoris)** besitzt Schwellkörper und ist sehr dicht mit sensiblen Nervenendigungen besetzt.

Die **kleinen Schamlippen** bestehen aus einem Bindegewebsgerüst, das mit mehrschichtigem, pigmentiertem und an der Außenseite leicht verhorntem Plattenepithel überzogen ist.

Die **großen Schamlippen** sind zwei Hautwülste, die mit Fettgewebe unterlegt sind; mehrschichtiges verhorntes Plattenepithel, Haare, Talg- und Schweißdrüsen.

■ **Placenta**

Austauschorgan zwischen fetalem und mütterlichem Kreislauf während der Schwangerschaft; endokrine Aktivität.

Die Placenta entsteht aus Decidua und Trophoblast und besteht demnach aus mütterlichen und fetalen Anteilen.

Aufbau der Placenta: Chorionplatte mit Amnionepithel; Plazentazotten, welche mit Synzytiotrophoblast und Zytotrophoblast überzogen sind und die fetalen Gefäße enthalten. Decidua basalis, Plazentasepten, Kotyledonen.

Das mütterliche Blut tritt am Boden eines jeden Kotyledons in die Placenta über, durchströmt den intervillösen Raum und fließt über Deziduavenen bzw. über den Randsinus der Placenta wieder ab. An den Zotten finden die Austauschprozesse statt. Mütterlicher und fetaler Kreislauf bleiben streng getrennt.

13
Mamma (Milchdrüse)

13.1
Mikroskopischer Bau der Milchdrüse

Die weibliche Brustdrüse (Glandula mammaria) ist ein paariges Organ. Sie besteht aus je 15–20 verzweigten Einzeldrüsen von tubuloalveolärem Bau (vgl. Abb. 3-7). Jede dieser Drüsen besitzt einen Ausführungsgang, der an der Brustwarze (Mamilla) mündet.

Binde- und Fettgewebe gliedern den Drüsenkörper in Läppchen. In der laktierenden Mamma (Abb. 13-1) ist die Drüsen-struktur besonders deutlich zu erkennen: Die Drüsenkörper enthalten dann zahlreiche dicht liegende Endstücke, die je nach Funktionszustand von einem einschichtigen iso- bis hochprismatischen Epithel ausgekleidet sind und von Myoepithelzellen umfasst werden.

Außer den Endstücken findet man im Drüsengewebe **Sekret ableitende Strukturen:**
• *Milchgänge (Ductus lactiferi):* Diese gewundenen und stark verzweigten Gänge besitzen ein ein- bis zweischichtiges prismatisches Epithel und eine bindegewebige Lamina propria. Aus den Milch-

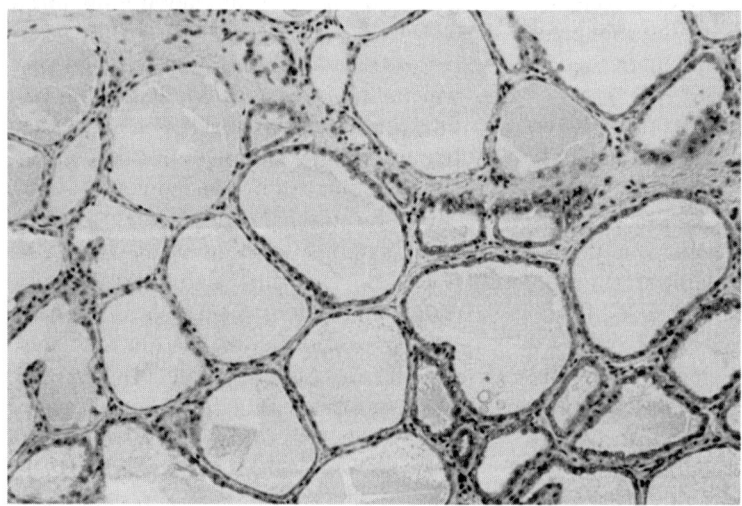

Abb. 13-1: Laktierende Mamma (Vergr. 140x).

gängen entwickeln sich während der Schwangerschaft die Drüsenendstücke. Die Milchgänge münden in die spindelförmigen Milchsäckchen ein.

- *Milchsäckchen (Sinus lactiferi):* Diese weitlumigen Räume (Durchmesser mehrere mm) schließen sich an die Milchgänge kurz vor dem Eintritt in die Brustwarze an.
- *Ausführungsgänge:* Sie liegen im Bereich der Brustwarze, gehen aus den Milchsäckchen hervor und haben ein zweischichtiges isoprismatisches Epithel. Ihr Mündungsstück ist erweitert und von mehrschichtigem Plattenepithel ausgekleidet. Muskelfaserbündel sind zwischen den Ausführungsgängen in das Bindegewebe eingeflochten. Sie bewirken die Erektion der Mamillen.

Beim Mann ist nur eine rudimentäre Anlage des Drüsenkörpers vorhanden. Sie besteht aus einigen wenig verzweigten Milchgängen mit soliden Endknospen, die in einem dichten Bindegewebsstroma liegen. Die Haut der Brustwarze und des Warzenhofes (Areola mammae) ist stark pigmentiert und mit der Unterlage durch Bindegewebspapillen und Epithelzapfen intensiv verbunden. Beim Mann ist die Pigmentierung etwas schwächer. Die Haut des Warzenhofes enthält feine Härchen, Schweißdrüsen und Talgdrüsen sowie besondere Glandulae areolares zur Befeuchtung der Haut. Die Haut der Mamille enthält keine Haare, aber Talgdrüsen und viele sensible Nervenendigungen.

13.2
Histologische Unterschiede in verschiedenen Altersstufen und Funktionszuständen

Neugeborenes. Die Brustwarzen sind noch nicht ausgebildet, eine Pigmentierung ist noch nicht vorhanden. Die Milchgänge sind erst 2- bis 3-mal aufgezweigt. Die oberflächlichen Zellen des Milchgang-epithels können Fetttröpfchen enthalten (Hexenmilch).

Kind. Die Milchgänge sind wenig verzweigt, Endstücke sind nicht vorhanden. Das bindegewebige Stroma ist sehr dicht.

Mädchen in der Pubertät. Starke Entwicklung des Bindegewebes, welches Form und Größe der Brust bestimmt, aber auch Proliferation der epithelialen Anteile und weitere Verzweigung der Milchgänge. Das Drüsengewebe ist inselartig im faserreichen Stroma verteilt.

Ruhende Drüse der erwachsenen Frau. Verzweigte Milchgänge mit leicht verdickten Enden, welche Proliferationsknospen darstellen, eingebettet in ein zellreiches, feinfaseriges Bindegewebe. Oft sind diese Gänge nur unvollkommen kanalisiert. Zwischen den Parenchymbereichen liegt sehr viel derbfaseriges Bindegewebe.

Der Fettkörper ist gut entwickelt. Eigentliche Endstücke sind in der ruhenden Drüse vor der ersten Schwangerschaft nicht vorhanden. Im Gewebe der ruhenden Brustdrüse von Frauen, die geboren haben, findet man sie dagegen in unterschiedlicher Anzahl, besonders nach mehreren Schwangerschaften. Die Rückbildung ist meist nicht so vollständig, daß der Ausgangszustand vor der ersten Gravidität erreicht würde.

Laktierende Brustdrüse. Unter hormonellem Einfluß beginnt sich die Milchdrüse in der Schwangerschaft zu verändern: Die Milchgänge wachsen und verzweigen sich sehr stark. Alveoläre Endstücke entstehen in großer Zahl. Sie liegen eng aneinander und verdrängen das Bindegewebe immer mehr (Abb. 13-1). In den Endstückzellen treten ab 7. und 8. Schwangerschaftsmonat lumennahe gelegene Fetttröpfchen auf. Während der Laktationszeit wechselt das Aussehen dieser Zellen mit dem Funktionszustand. Die Bildung des Sekrets geschieht nicht in allen Endstücken gleichzeitig. Daher sieht man hochprismatische

Zellen mit supranukleär eingelagerten Fetten neben flachen Zellen, die eben sezerniert haben.

Die Endstückzellen haben ein reich ausgeprägtes raues ER zur Synthese der Milcheiweiße (Kasein, Lactalbumin, Lactoglobulin), welche dann im Golgi-Apparat zu dichten Granula kondensieren und merokrin sezerniert werden. Möglicherweise ist in den Sekretvakuolen auch Milchzucker (Lactose) enthalten. Das Milchfett wandert in großen Tropfen zum apikalen Zellpol und wird apokrin ausgeschleust.

Am Ende der Laktation weiten sich die Endstücke zunächst durch kurzfristigen Sekretstau noch aus. Dann setzt die Rückbildung ein, das Parenchym schwindet, und gleichzeitig nimmt das bindegewebige Stroma wieder zu.

Senium. Nach dem Klimakterium bildet sich das Drüsenparenchym bis auf eine geringe Anzahl von Milchgängen zurück, die in einem faserreichen Stroma liegen.

Zusammenfassung

Die **Mamma (Milchdrüse)** ist ein paariges Organ; je 15–20 verzweigte Einzeldrüsen (tubuloalveolär) mit eigenem Gangsystem, Läppchengliederung der Drüse.

Endstücke sind im Wesentlichen nur in der laktierenden Mamma vorhanden, iso- bis hochprismatisches Epithel, Myoepithelzellen.

Milchgänge (Ductus lactiferi): Gewunden, verzweigt, ein- bis dreischichtiges prismatisches Epithel, aus Proliferationsknospen an ihren Enden entwickeln sich während der Schwangerschaft die Endstücke. Sie gehen über in Milchsäckchen (Sinus lactiferi), weitlumige Räume, aus denen im Bereich der Brustwarze (Mamille) die Ausführungsgänge hervorgehen.

Laktierende Mamma: Zahlreiche, stark verzweigte Milchgänge und eng aneinander liegende alveoläre Endstücke verdrängen das Bindegewebe immer mehr.

Nichtlaktierende Mamma: Verzweigte Milchgänge mit leicht verdickten Enden (Proliferationsknospen) liegen in einem zell- und faserreichen Bindegewebe.

Der Mann besitzt nur eine rudimentäre Drüsenanlage (wenig verzweigte Milchgänge, keine alveolären Endstücke).

14
Männliche Geschlechtsorgane

Die männlichen Geschlechtsorgane dienen der Bildung von Samenzellen und Samenflüssigkeit sowie deren Übertragung in den weiblichen Genitaltrakt. Diese Aufgaben werden im Zusammenwirken von den Hoden, den ableitenden Samenwegen (Ductuli efferentes, Ductus epididymidis, Ductus deferens), den akzessorischen Geschlechtsdrüsen (Ampulla ductus deferentis, Prostata, Bläschendrüsen und Bulbourethraldrüsen) und dem Kopulationsorgan (Penis) ausgeführt. Weiter erfolgt in den Hoden die Bildung von männlichen Geschlechtshormonen (Androgenen), die für die Entwicklung und Funktion der männlichen Geschlechtsorgane von entscheidender Bedeutung sind. (Abb. 14-1).

14.1
Hoden (Testis)

14.1.1
Tunica albuginea – Epiorchium – Lobuli testis

Der Hoden ist ein im Hodensack gelegenes, eiförmiges Organ, das außen fast vollstän-

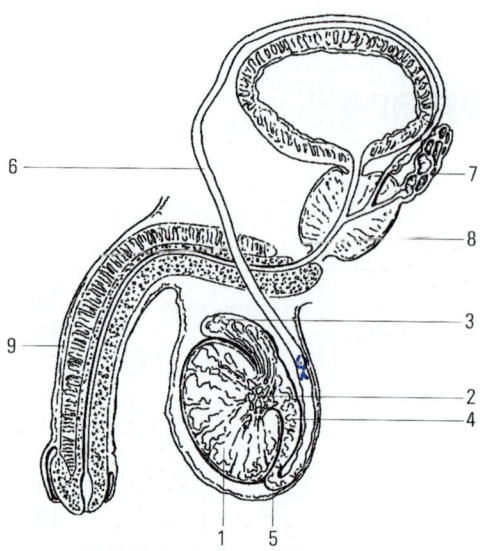

Abb. 14-1: Männliche Geschlechtsorgane (aus JELK-MANN und SINOWATZ, 1996).
1 Hoden; 2 Rete testis; 3 Caput epididymidis; 4 Corpus epididymidis; 5 Cauda epididymidis; 6 Ductus deferens; 7 Glandula vesicularis; 8 Prostata; 9 Penis.

dig von einer dünnen Tunica serosa, dem Epiorchium, überzogen wird. Darunter liegt als derbe Organkapsel die etwa 0.5 mm dicke Tunica albuginea. Sie besteht im Wesentlichen aus straffen kollagenen Fasergeflechten, enthält daneben aber auch elastische Fasern und glatte Muskelzellen. Dorso-kranial verdickt sie sich zum Mediastinum testis, das als dichter Bindegewebszapfen in das Innere des Hodens vorragt und das netzartig anastomosierende Gangsystem des Rete testis enthält.

Vom Mediastinum ziehen radiär Bindegewebssepten (Septula testis) und -balken zur Tunica albuginea und unterteilen das Hodenparenchym in ca. 350–400 unvollständig voneinander getrennte Hodenläppchen (Lobuli testis). In den Septula testis verlaufen Blut- und Lymphgefäße.

Jedes Hodenläppchen enthält, in ein Gerüstwerk aus Bindegewebe eingebettet, 2–6 stark gewundene Samenkanälchen (Tubuli seminiferi contorti). Jeder dieser

Tubuli ist 30–70 cm lang und besitzt einen Durchmesser von 200–300 μm. Die Gesamtlänge der etwa 500–800 Tubuli eines adulten Hodens wird auf 250–300 m geschätzt.

14.1.2
Intertubuläre Areale

Zwischen den Tubuli seminiferi contorti liegen im lockeren Bindegewebe Blut- und Lymphgefäße und Nerven. Die Leydig-Zwischenzellen, die in ihrer Gesamtheit etwa 12 % des Hodengewebes ausmachen, liegen in kleinen oder größeren Gruppen zusammen. Sie sind von polygonaler Form und besitzen große, kugelige Kerne mit deutlichem Nucleolus. Das Zytoplasma weist ein stark entwickeltes glattes endoplasmatisches Reticulum sowie Mitochondrien vom Tubulustyp auf. Diese Zellorganellen sind charakteristisch für Steroidhormon produzierende Zellen. Durch Stimulierung mit LH (= Luteinisierendes Hormon) aus der Hypophyse werden die Leydig-Zwischenzellen zur Produktion von männlichen Geschlechtshormonen (Androgenen) angeregt, die für die Ausbildung der sekundären Geschlechtsmerkmale und für die Funktion der akzessorischen Geschlechtsdrüsen essentiell sind. Nicht selten beobachtet man im Zytoplasma der Leydig-Zwischenzellen Proteinkristalle (Reinke-Kristalle), deren funktionelle Bedeutung unklar ist. *Lipide*

14.1.3
Bau der Tubuli seminiferi contorti

Das Volumen der Tubuli seminiferi contorti macht annähernd $^2/_3$ der gesamten Hodenmasse aus. Das Epithel der Tubuli seminiferi contorti (Abb. 14-2) besteht aus:
- Sertoli-Zellen (Stützzellen)
- Keimzellen
- Membrana propria, die außen das Keimepithel umfasst.

Abb. 14-2: Querschnitt durch die Hodenkanälchen der Ratte.
1 Membrana propria; 2 Sertoli-Zelle; 3 Spermatogonie; 4 Spermatozyte I. Ordnung; 5 rundkernige Spermatide; 6 elongierte Spermatide; 7 intertubuläres Areal mit Leydig-Zellen und Kapillaren.

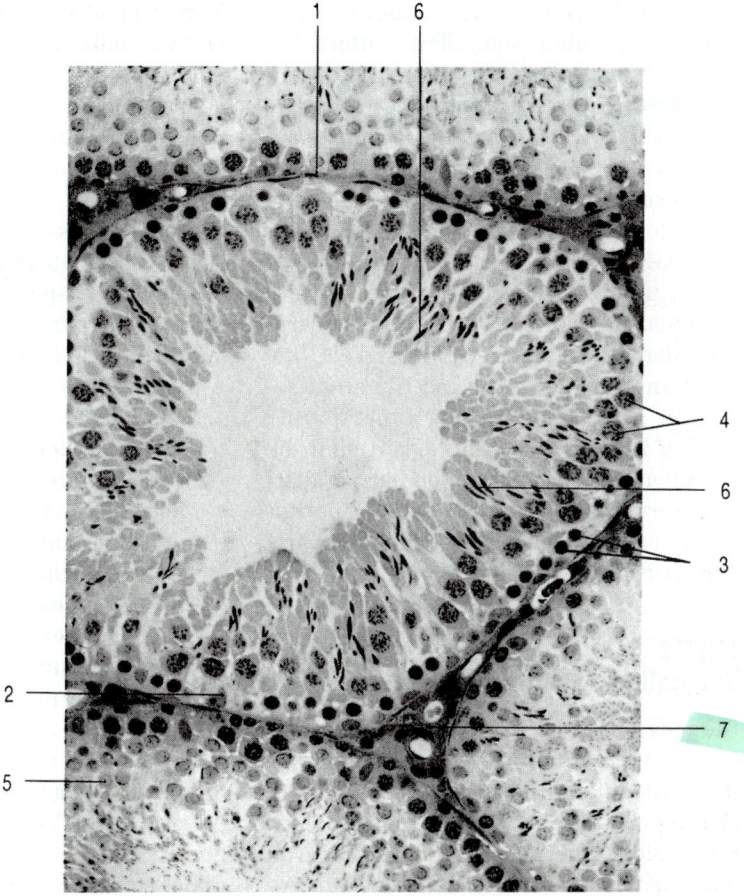

14.1.3.1
Sertoli-Zellen

Die Sertoli-Zellen sitzen der Basallamina breitbasig auf und ziehen durch das gesamte Keimepithel bis zum Lumen der Tubuli seminiferi contorti. Sie entsenden schlanke Fortsätze zwischen die verschiedenen Generationen der Keimzellen und füllen die Räume zwischen den Keimzellen mehr oder weniger vollständig aus.

Die Sertoli-Zellen besitzen einen chromatinarmen, birnenförmigen Kern mit auffallendem Nucleolus und deutlicher Kernmembran. Er liegt in der Regel im mittleren bis basalen Bereich des Keimepithels. Das Zytoplasma enthält, abhängig vom Funktionszustand, verschiedene Einschlüsse wie Glykogen, Lipidtröpfchen und gelegentlich auch Eiweißkristalle.

Die funktionelle Bedeutung der Sertoli-Zellen liegt in ihrer Stütz- und Ernährungsfunktion für die Keimzellen. Zahlreiche Zonulae occludentes, die im basalen Drittel des Keimepithels zwischen benachbarten Sertoli-Zellen ausgebildet sind, bilden die wichtigste Komponente der Blut-Hoden-Schranke. Die Blut-Hoden-Schranke stellt eine Diffusionsbarriere zwischen dem basalen Anteil des Tubulus, der die Spermatogonien und die präleptotänen Spermatozyten beinhaltet, und dem adluminalen Anteil, in dem die Meiose und die Spermatidendifferenzierung ablaufen, dar. Durch Kontraktionen des Zytoskeletts sind die Sertoli-Zellen an der Abgabe der Spermien (Spermiation) in das Lumen der Tubuli seminiferi contorti beteiligt. Ein Teil der Spermatiden geht während der Spermiogenese zugrunde. Sie werden, wie auch jenes Zytoplasma, das bei der Spermiogenese von den sich entwickelnden Spermatiden abgeschnürt wird (Residualkörper), von den Sertoli-Zellen phagozytiert und mittels ihrer lysosomalen Enzyme abgebaut. Eine weitere Funktion der Sertoli-Zellen ist die Sekretion der intratubulären Flüssigkeit, die reich an Ionen, Inositol und Glutamat sowie an „Androgen Binding Protein" und Inhibin ist. In dieser Flüssigkeit sind die ausdifferenzierten Spermien suspendiert und werden durch Kontraktion der peritubulären Zellen passiv nebenhodenwärts transportiert.

14.1.3.2
Keimzellen – Spermatogenese

Die Spermatogenese läuft nach der Pubertät als streng koordinierter Zellproliferations- und -differenzierungsprozess im Keimepithel ab. Ziel ist es, die gleichmäßige Produktion einer sehr großen Zahl von männlichen Gameten sicherzustellen. Allerdings drückt sich diese zelluläre Koordination im Keimepithel des Menschen nicht durch eine so strenge Ordnung der einzelnen Stufen der Spermatogenese aus, wie sie bei den meisten Säugetieren zu erkennen ist. Es lässt sich aber leicht feststellen, dass die Spermatogenese im Tubulusepithel von basal nach apikal fortschreitet. Zwischen den Sertoli-Zellen liegen innerhalb des Tubulusepithels die geschichteten Generationen der Keimzellen (Abb. 14-3), und zwar so, dass die indifferenten Stammzellen, die Spermatogonien, ganz basal anzutreffen sind, die einzelnen Stadien der Meiose den mittleren Bereich des Keimepithels einnehmen und die fortgeschrittenen Differenzierungsstadien der Spermatiden und die Spermien lumenwärts liegen. Der Gesamtprozess der Spermatogenese dauert beim Menschen 74

Tage. Nach einer Schädigung des Keimepithels müssen daher mindestens 3 Monate vergehen (74 Tage für die Spermatogenese und 8–16 Tage für die epididymale Spermienreifung), bis wieder voll funktionsfähige Spermien im Ejakulat vorkommen.

Die Teilungs- und Differenzierungsprozesse (Spermatogenese), die sich an den Keimzellen abspielen, während sie von basal nach zentral vorgeschoben werden, lassen sich in 3 Phasen unterteilen:

- Spermatozytogenese: Die Bildung einer ausreichend großen Zahl von Geschlechtszellen aus den Stammspermatogonien durch mitotische Zellteilung.
- Meiose: Die Reduktion des Chromosomensatzes auf die Hälfte und Austausch von genetischem Material zwischen den Chromosomen.
- Spermiogenese (Spermiohistogenese): Differenzierung der rundkernigen haploiden Spermatiden zu den reifen Spermien.

Spermatozytogenese. Diese Phase umfasst die mitotische Vermehrung der Spermatogonien bis hin zur Entstehung der Spermatozyten I. Ordnung (Vermehrungsperiode).

Es werden aufgrund morphologischer Merkmale A- und B-Spermatogonien unterschieden. A-Spermatogonien stellen eine Population von Stammzellen dar, die der Basallamina breit aufsitzen. Der größere Teil von ihnen hat einen hellen runden bis querovalen Kern (A-pale Spermatogonien), ein kleinerer Teil einen dichteren dunkleren Kern mit einer zentralen Aufhellung (A-dark Spermatogonien). Die A-Spermatogonien besitzen wenig Zytoplasma, das eine relativ geringe Zahl von Zellorganellen enthält (eine größere Zahl von Ribosomen, einige Mitochondrien, einige Stränge von endoplasmatischem Reticulum und einen kleinen Golgi-Apparat). Nach ihrer mitotischen Teilung bleibt etwa die Hälfte der Tochterzellen als Stammzellen erhalten. Die übrigen entwickeln sich

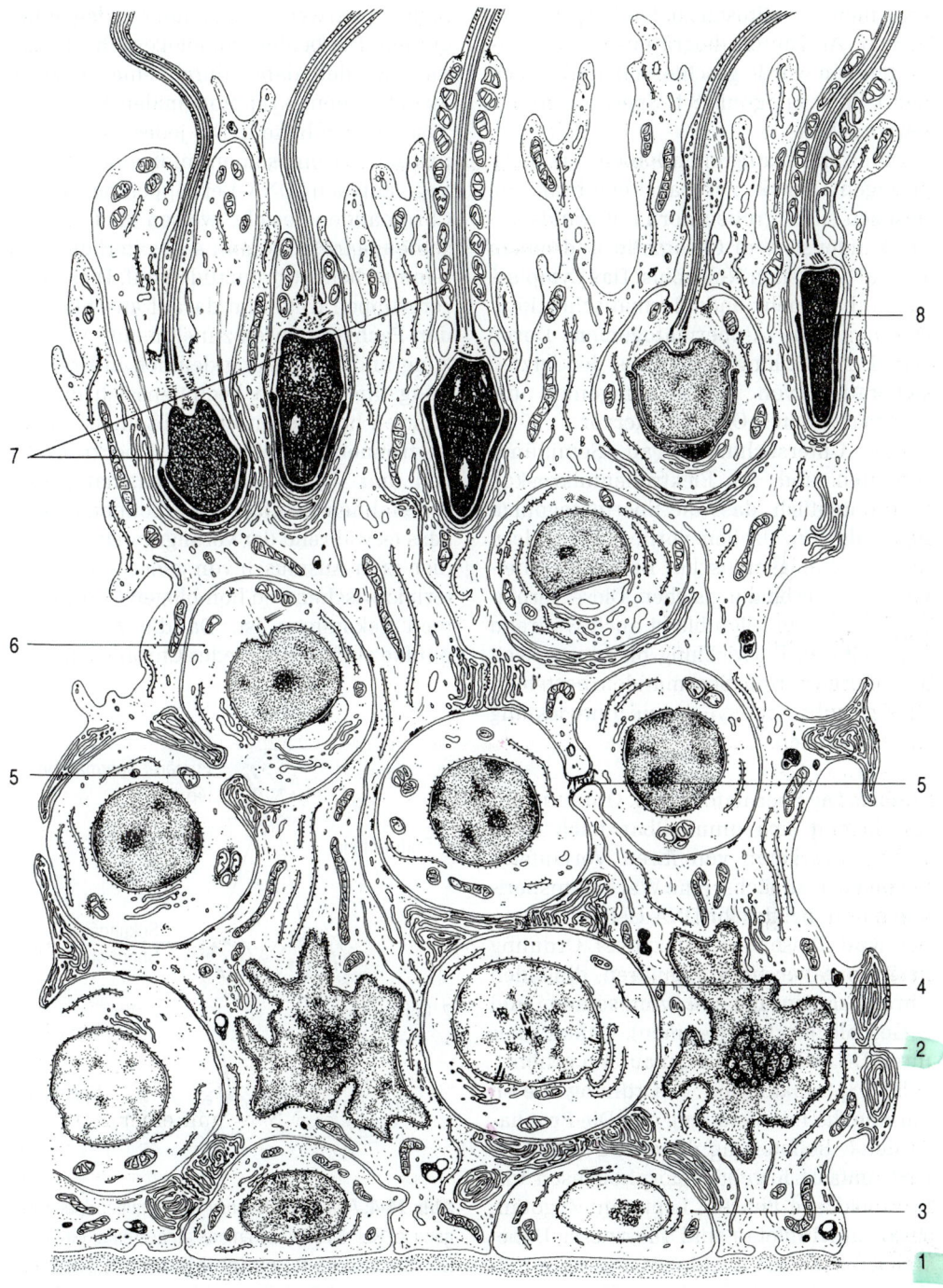

Abb. 14-3: Keimepithel des Menschen. Schematische Darstellung.
1 Basalmembran; 2 Sertoli-Zelle; 3 Spermatogonie; 4 Spermatozyte I. Ordnung; 5 Interzellularbrücke; 6 Spermatide der Golgi-Phase; 7 verschiedene Differenzierungsstufen auf dem Weg von der elongierten Spermatide zur Samenzelle (8).

über mehrere Mitosen zu den B-Spermatogonien. Aus autoradiographischen Untersuchungen wurde geschlossen, daß aus einer A-Spermatogonie 8 B-Spermatogonien hervorgehen.

Die B-Spermatogonien haben nur mehr geringen Kontakt zur Basalmembran. Sie besitzen einen großen Kern mit wandständig kondensiertem Chromatin und einem zentral gelegenen Nukleolus. Das Zytoplasma enthält mehr endoplasmatisches Reticulum als die A-Spermatogonien. Durch mitotische Teilung gehen aus der letzten Generation von B-Spermatogonien die Spermatozyten I. Ordnung hervor.

Aus Untersuchungen an Semidünnschnitten und im Elektronenmikroskop wurde deutlich, dass die Spermatogonien nicht als Einzelzellen vorliegen, sondern durch zytoplasmatische Brücken miteinander in Verbindung stehen. Diese Verbindung der Keimzellen bleibt auch während der weiteren Entwicklung bis hin zu weit ausdifferenzierten Spermatiden bestehen. Dies erlaubt eine synchrone Entwicklung der Keimzellen.

Meiose. Die Spermatozyten I. Ordnung unterscheiden sich unmittelbar nach ihrer Entstehung kaum von ihren Vorläufern. Sie machen zunächst eine Wachstumsperiode durch, bei der ihr DNA-Gehalt verdoppelt wird. Diese Spermatozyten I. Ordnung besitzen daher einen regulären, diploiden Chromosomensatz (44 Autosomen und 2 Geschlechtschromosomen), haben aber ihren DNA-Gehalt von 2 n auf 4 n erhöht.

Die Spermatozyten I. Ordnung treten dann in die I. Reifeteilung ein. Die Prophase der I. Reifeteilung dauert 22–24 Tage und umfasst folgende morphologisch unterscheidbare Phasen: Leptotän, Zygotän, Pachytän, Diplotän und Diakinese. Dabei werden zunächst die Chromosomen durch Spiralisation als lange dünne Fäden sichtbar (Leptotän). Darauf folgt das Zygotän, in dem sich homologe Chromosomen (die jeweils entsprechenden väterlichen und mütterlichen Chromosomen) an mehreren

Stellen paarweise aneinander zu legen beginnen. Die beiden homologen Chromosomen werden dabei durch eine spezielle Struktur, den „synaptonemalen Komplex" zusammengehalten. Da jedes von 2 gepaarten Chromosomen infolge der vorher abgelaufenen DNA-Verdoppelung aus 2 Chromatiden besteht, weisen die Chromosomenpaare insgesamt 4 (2 väterliche und 2 mütterliche) Chromatiden auf. Diese Vierergruppen treten im darauf anschließenden Pachytän durch zunehmende Verkürzung und Verdickung deutlich in Erscheinung. Im Diplotän beginnen sich die gepaarten homologen Chromosomen wieder zu trennen. Dabei werden Überkreuzungen und Verklebungen (Chiasmata) zwischen ihnen sichtbar, die erkennen lassen, dass es während der vorangegangenen Stadien zum Austausch von genetischem Material zwischen den homologen Chromosomen gekommen ist. Da die Austauschpunkte zufällig über jedes Chromosom ver-

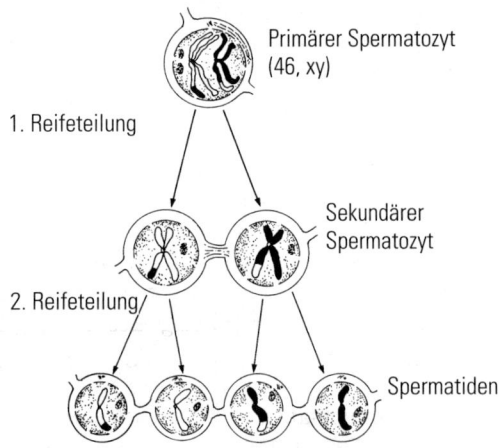

Abb. 14-4: Ablauf der Meiose während der Spermatogenese. Bei der Meiose entstehen aus einer diploiden Geschlechtszelle durch zwei aufeinanderfolgende Teilungen (1. und 2. Reifeteilung) vier haploide Zellen. Während der Prophase der 1. Reifeteilung kommt es zur Paarung der homologen Chromosomen und zur Rekombination des genetischen Materials. (Aus SINOWATZ et al., 1999).

teilt sind (beim Menschen kann man in Chromosomenpräparationen durchschnittlich 20 solcher Austauschstellen [Crossing-Over] finden), enthält jedes Chromatid eine neue individuelle Kombination. Am Ende der Prophase (Diakinese) schwindet die Kernmembran und die anschließenden Phasen der I. Reifeteilung (Meta-, Ana-, Telophase) verlaufen sehr rasch. Im Unterschied zur Mitose teilen sich bei der I. Reifeteilung der Meiose die Zentromeren nicht. In der Anaphase wandert daher je eines der beiden homologen Chromosomen eines Chromosomenpaars zu den gegenüberliegenden Zellpolen.

Als Resultat der I. Reifeteilung entstehen die Spermatozyten II. Ordnung, die nur mehr einen haploiden Chromosomensatz besitzen. Diese Spermatozyten II. Ordnung sind durch die zufällige Verteilung der homologen Chromosomen und infolge des Austausches von genetischem Material während der Prophase der I. Reifeteilung nicht mehr erbgleich. 50% der Spermatozyten II. Ordnung besitzen ein X-Chromosom, 50% ein Y-Chromosom.

Die Spermatozyten II. Ordnung treten sehr rasch in die II. Reifeteilung ein, ohne dass es vorher zu einer S-Phase mit Verdoppelung der DNA-Menge kommt. Die Spermatozyten II. Ordnung existieren nur sehr kurze Zeit und sind daher im Keimepithel selten zu finden. Die II. Reifeteilung erfolgt in der Art einer normalen Mitose, indem die beiden Chromatiden eines Chromosoms durch Aufspaltung des Zentromers getrennt werden. Das Ergebnis sind die Spermatiden, die einen haploiden Chromosomensatz und einen DNA-Gehalt von 1 n aufweisen. Insgesamt sind somit aus einem Spermatozyten I. Ordnung mit einem diploiden Chromosomensatz und dem DNA-Gehalt von 4 n in zwei Teilungsschritten 4 haploide Spermatiden (DNA-Gehalt: 1 n) entstanden. Diese Spermatiden sind kleine Zellen mit rundem Kern, die in Gruppen in der Nähe des Tubuluslumens gelagert sind. Wie die vorangehenden Keimzellstadien sind auch Spermatiden durch Zellbrücken miteinander verbunden.

Spermiogenese (Spermiohistogenese). Im Verlauf der Spermiogenese wird die zunächst rundkernige Spermatide in das hoch spezialisierte Spermium umgewandelt (Abb. 14-5). Die komplizierte Umgestaltung ist notwendig, damit die Samenzellen die Fähigkeit erhalten, durch eigene Beweglichkeit die Eizelle aufzusuchen und in sie einzudringen. Im Verlauf der Spermiogenese streckt sich die anfangs runde Spermatide beträchtlich. Das Chromatin des Kerns kondensiert stark und bildet den birnenförmigen Spermienkopf. Sein Volumen wird dabei auf etwa $1/10$ des ursprünglichen Kernvolumens reduziert. Glykoproteinhaltige Vesikel, die sich vom Golgi-Apparat abschnüren, bilden die Kopfkappe (Akrosom), die die vorderen zwei Drittel des kondensierten Kerns bedeckt. Das Zentriolenpaar wandert um den Kern herum, bis es gegenüber dem Akrosom zu liegen kommt. Das proximale Zentriol stellt eine gelenkige Verbindung zum Kern her, die dem späteren Spermienhals entspricht. Aus dem distalen Zentriol wächst dann der ca. 50 μm lange Schwanzfaden aus, der die typische 9 x 2 + 2-Struktur eines Ziliums aufweist. Um seinen Anfangsabschnitt (Mittelstück) ordnen sich die Mitochondrien spiralförmig an. Die morphologisch ausdifferenzierten Spermien werden dann von den Sertoli-Zellen, die sie während der Spermiogenese eng umschließen und die mit den sich differenzierenden Spermatiden lange Zeit durch spezielle Haftstrukturen in Verbindung stehen, in das Lumen der Tubuli seminiferi contorti abgegeben (Spermiation).

Spermium (Spermatozoon; Samenzelle). Die ca. 60 μm langen Spermien lassen lichtmikroskopisch einen birnenförmigen Kopf (5 x 3 x 1 μm), einen kurzen Halsabschnitt (1 μm), ein Mittelstück mit Mitochondrien sowie ein Haupt- und Endstück erkennen. Mittelstück, Haupt- und End-

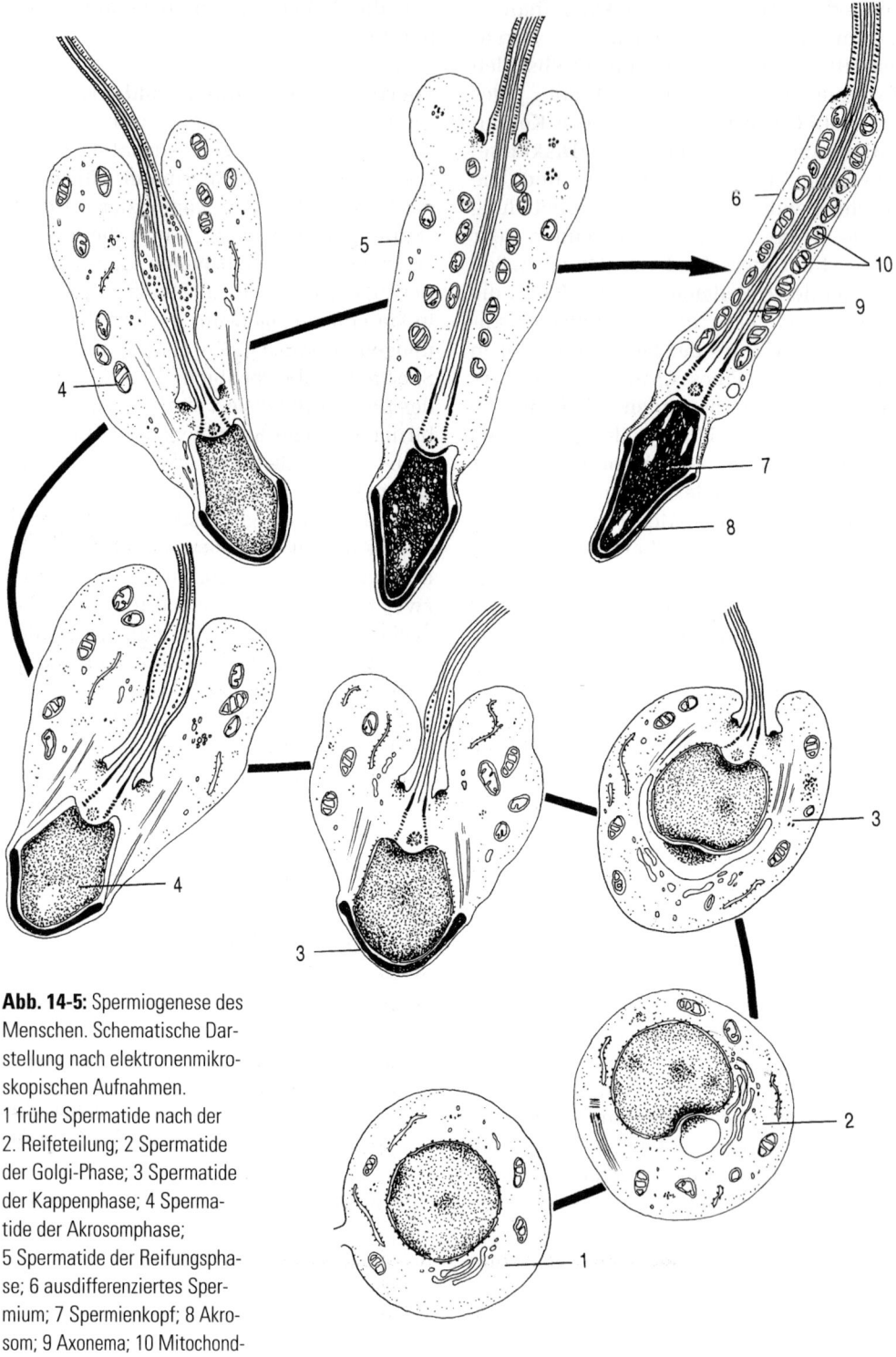

Abb. 14-5: Spermiogenese des Menschen. Schematische Darstellung nach elektronenmikroskopischen Aufnahmen.
1 frühe Spermatide nach der 2. Reifeteilung; 2 Spermatide der Golgi-Phase; 3 Spermatide der Kappenphase; 4 Spermatide der Akrosomphase; 5 Spermatide der Reifungsphase; 6 ausdifferenziertes Spermium; 7 Spermienkopf; 8 Akrosom; 9 Axonema; 10 Mitochondrien.

Abb. 14-6: Aufbau des Spermiums (Schemazeichnung).
a) Übersicht.
b) Elektronenmikroskopischer Bau.

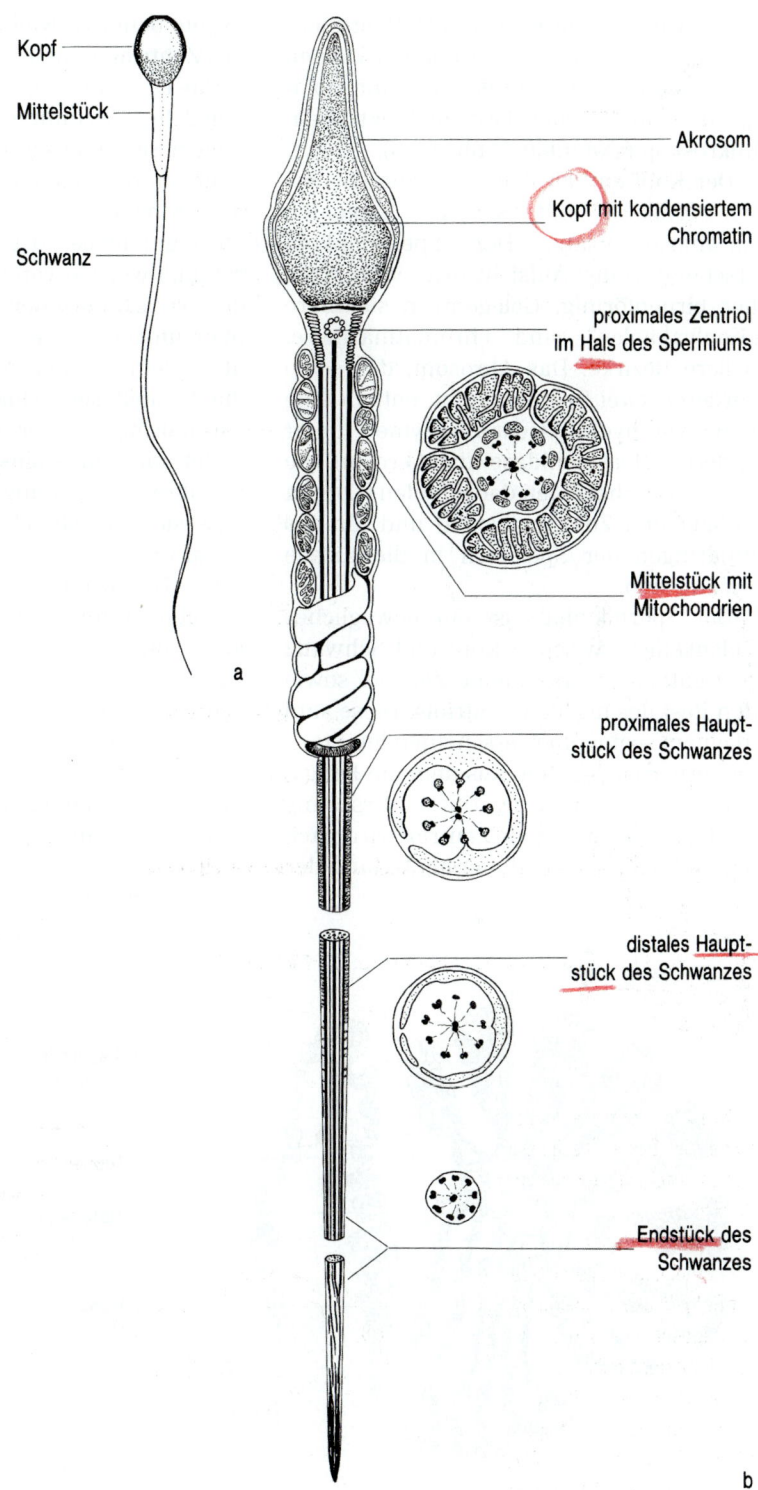

Kopf

Mittelstück

Schwanz

Akrosom

Kopf mit kondensiertem Chromatin

proximales Zentriol im Hals des Spermiums

Mittelstück mit Mitochondrien

proximales Hauptstück des Schwanzes

distales Hauptstück des Schwanzes

Endstück des Schwanzes

a

b

stück werden zusammen als Spermienschwanz bezeichnet. Aufgrund der kleinen Dimensionen wird die genaue Morphologie der Samenzellen erst im Elektronenmikroskop erkennbar (Abb. 14-6).

Der Kopf enthält den stark kondensierten Zellkern mit seinem haploiden Chromosomensatz. Der Spermienkopf erscheint in der Aufsicht oval, vom Profil her birnenförmig. Gelegentlich sichtbare „Kopfvakuolen" sind chromatinärmere, hellere Bezirke. Das Akrosom, das seine vorderen zwei Drittel umgibt, enthält eine Reihe von hydrolytischen Enzymen (unter anderem Hyaluronidase und Akrosin), die für das Durchdringen der Eihüllen (Corona radiata und Zona pellucida) und für das Eindringen der Spermien in die Eizelle wichtig sind.

Der Spermienhals ist ein bewegliches Gelenkstück zwischen Kopf und Schwanz und enthält das proximale Zentriol sowie den Rest des distalen Zentriols. Diese sind in einem segmentiert erscheinenden Streifenkörper eingebettet, aus dem die Längsfasern des Schwanzes ihren Ursprung nehmen. Das proximale Zentriol wird nach der Befruchtung für die erste Teilung der Zygote benötigt, weil die Eizelle kein eigenes Zentriol enthält.

Das ca. 7 µm lange Mittelstück, der proximalste Abschnitt des etwa 52–62 µm langen Spermienschwanzes, beinhaltet im Zentrum das Axonema, das wie auch andere Kinozilien, eine typische 9 x 2 ı 2-Struktur aufweist, d. h., die 2 zentralen Mikrotubuli werden von 9 teilweise miteinander verschmolzenen Doppeltubuli peripher umgeben. Diese sind untereinander durch feine Dynein-Arme verbunden. Um die Mantelfasern sind die Mitochondrien spiralförmig angeordnet. Das Mittelstück endet mit dem Schlussring, einer Plasmamembranverdichtung, die verhindert, dass sich die Mitochondrien weiter nach distal verlagern können.

Das Hauptstück (44–50 µm) macht den größten Anteil des Spermienschwanzes aus. Unter der Plasmamembran, die das ganze Spermium umhüllt, liegt die Ringfaserscheide. Sie besteht aus einer dorsalen und ventralen Längsleiste, welche seitlich durch eine Vielzahl rippenförmiger Strukturen verbunden sind.

Im etwa 5 µm langen Endstück gibt es keine Faserscheide und keine Mantelfasern mehr. Das Axonema wird lediglich

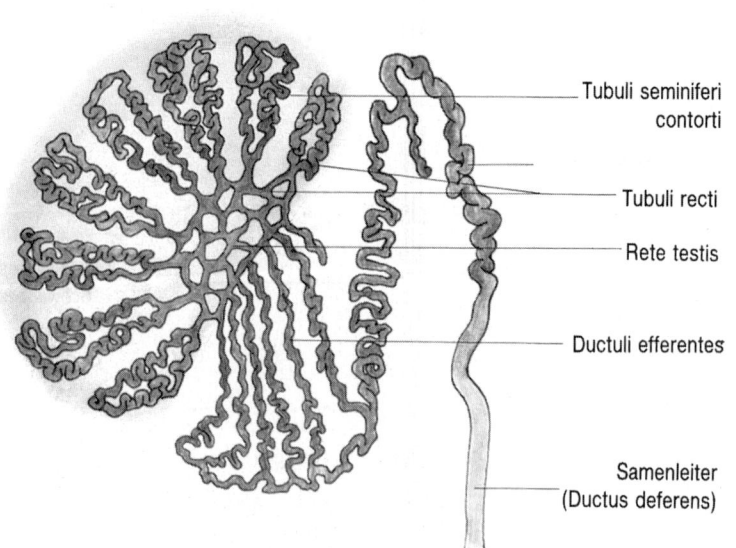

Abb. 14-7: Gangsystem von Hoden und Nebenhoden (Schemazeichnung).

Tubuli seminiferi contorti

Tubuli recti

Rete testis

Ductuli efferentes

Samenleiter (Ductus deferens)

von der Zellmembran bedeckt. Am Ende des Schwanzes spaltet sich das Axonema in 20 einzelne Mikrotubuli auf.

14.1.3.3
Membrana propria

Die Membrana propria bildet die periphere Umhüllung der Samenkanälchen. Sie besteht aus der Basalmembran, der das Keimepithel aufsitzt, kollagenen, elastischen und retikulären Fasern sowie aus mehreren Lagen von kontraktilen Myofibroblasten, die auch als peritubuläre Zellen bezeichnet werden.

14.1.4
Intratestikuläre Samen leitende Wege

Das Endstück der Tubuli seminiferi contorti besteht aus einer trichterförmigen Struktur, dem Terminalsegment, das sich aus modifizierten Sertoli-Zellen zusammensetzt. Keimzellen fehlen in diesem Bereich. Zwischen den pfropfartig angeordneten Sertoli-Zellen sind feine Kanälchen ausgebildet, durch die die Spermien passieren müssen. Ein Teil der Spermien, wahrscheinlich handelt es sich dabei um pathologische Formen, wird dabei von den Zellen des Terminalsegments phagozytiert. Die Terminalsegmente der Tubuli seminiferi contorti werden über relativ gera-

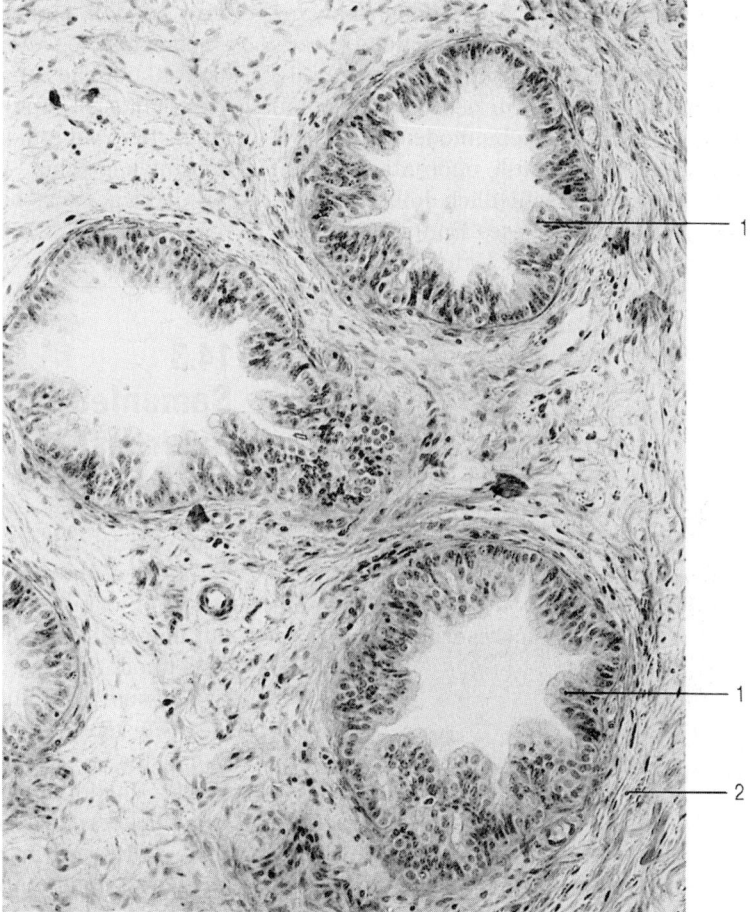

Abb. 14-8: Menschlicher Nebenhoden. Ductuli efferentes im Querschnitt. 1 Auffallend ist die wechselnde Höhe des Epithels; 2 gut ausgebildete glatte Muskelwand.

de verlaufende kurze Kanalstücke mit einem kubischen Epithel, die Tubuli recti, an das Rete testis angeschlossen. Das Rete testis ist ein engmaschiges Netzwerk aus Kanälchen, das im Mediastinum testis gelegen ist und von einem flachen bis kubischen Epithel ausgekleidet wird (Abb. 14-7).

14.2.
Nebenhoden (Epididymis)

14.2.1
Ductuli efferentes

Am Nebenhoden lassen sich makroskopisch der Nebenhodenkopf (Caput epididymis), der Nebenhodenkörper (Corpus epididymis) und der Nebenhodenschwanz (Cauda epididymis) unterscheiden. Die aus dem Rete testis hervorgehenden 8–12 Ductuli efferentes (Abb. 14-8) bilden einen großen Anteil des Nebenhodenkopfes. Die Wandung der Ductuli efferentes besteht aus einem unterschiedlich hohen, mehrreihigen Epithel. Dieses Epithel setzt sich aus resorptiv tätigen Hauptzellen, Zellen mit apikalen Kinozilien (Flimmerzellen) und kleinen Basalzellen zusammen. Die Kinozilien der Flimmerzellen spielen für den Weitertransport der noch nicht vorwärts beweglichen Spermien eine wichtige Rolle. An die Basallamina des Epithels schließt sich nach außen hin eine dünne Schicht glatter Muskelzellen an. Vom Epithel der Ductuli efferentes und vom Anfangsabschnitt des Nebenhodenkanals werden mehr als 90 % der testikulär gebildeten Flüssigkeit rückresorbiert.

14.2.2
Ductus epididymidis

Die Ductuli efferentes münden in den stark geknäuelten Nebenhodenkanal, den Ductus epididymidis, der im künstlich gestreckten Zustand 4–6 m lang ist. Der Ductus epididymidis trägt ein zweireihiges hochprismatisches Epithel, das sich aus den schlanken, lange Mikrovilli (Stereozilien) tragenden Hauptzellen und den kleinen Basalzellen aufbaut (Abb. 14-9). Die Höhe des Epithels wird nach distal deutlich geringer. Die Weite des Kanallumens nimmt von ca. 150 μm im Nebenhodenkopf auf bis zu 400 μm im Nebenhodenschwanz zu. Auch die Stärke der glatten Muskelschicht, die den äußeren Wandanteil des Ductus epididymidis bildet, steigt im Verlauf des Ductus epididymidis deutlich an.

Der Nebenhoden ist ein multifunktionelles Organ. Durch aktive Sekretions- (Glykoproteine, wie das „Forward Motility Protein", das „Heparin Binding Protein" und Glykosidasen, Carnitin, Glycerylphosphorylcholin) und Resorptionsprozesse wird in den einzelnen Gangabschnitten ein spezifisches Milieu geschaffen, das für die funktionelle Ausreifung der Samenzellen wichtig ist (epididymale Spermienreifung). Der Nebenhodenschwanz dient als Spermienspeicher, in dem die Samenzellen dicht gepackt bei relativ hohen Temperaturen (32°C) lange Zeit überleben können.

14.3
Samenleiter (Ductus deferens)

Der Samenleiter (Abb. 14-10) bildet die Fortsetzung des Nebenhodenkanals. Er verläuft im Bindegewebe des Samenstranges (Funiculus spermaticus) gemeinsam mit den Gefäßen, die den Hoden und den Nebenhoden versorgen (Arteria testicularis, Plexus pampiniformis, Lymphgefäße, Plexus testicularis), und mit dem Musculus cremaster.

Die Schleimhaut (Tunica mucosa) des Samenleiters liegt in Falten, sodass der Ductus deferens im Querschnitt ein sternförmiges Lumen aufweist. Das Epithel des

Abb. 14-9: Menschlicher Nebenhoden. Ductus epididymidis im Querschnitt. 1 Basalzelle; 2 hochprismatische Hauptzelle mit Stereozilien (3); 4 Spermien.

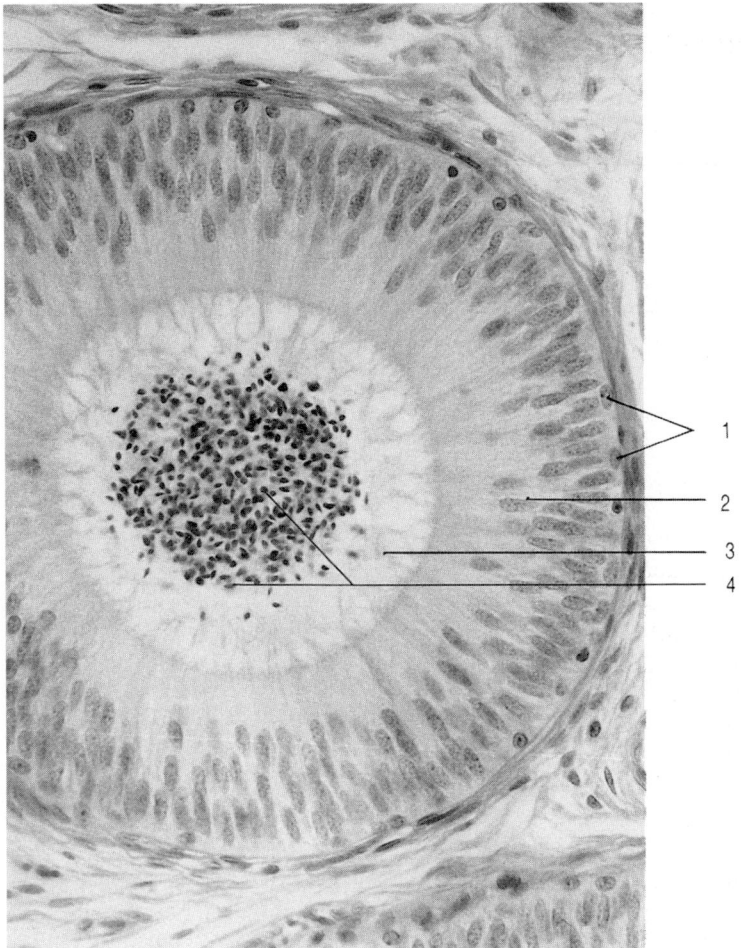

Samenleiters ist zweireihig hochprismatisch und setzt sich aus langen, schlanken Zellen mit kurzen Stereozilien und kleinen Basalzellen zusammen. Die niedrigen Stereozilien sind allerdings nur im Anfangsabschnitt regelmäßig ausgebildet und verschwinden im weitern Verlauf. Der bindegewebige Anteil der Schleimhaut, die Lamina propria mucosae, ist reich an elastischen Fasern. An die Schleimhaut schließt sich eine dicke Schicht (1 – 1,5 mm stark) von Muskelzellen an, die in schraubenförmigen Touren angeordnet sind. Diese Muskulatur des Samenleiters wirkt bei der Ejakulation nach der Art einer Saug-

Druck-Pumpe und ermöglicht das plötzliche Freisetzen der Spermien.

Vor dem Eintritt in die Prostata erweitert sich der Samenleiter zu einer spindelförmigen Anschwellung, der Ampulla ductus deferentis. Die Schleimhaut bildet zahlreiche Falten und Einsenkungen. Auf Querschnitten zeigt die Ampullenwand dadurch ein netzförmiges Aussehen. Das Epithel der Schleimhaut ist einschichtig hochprismatisch und sekretorisch aktiv. Die Tunica muscularis ist nur schwach ausgebildet. Im Bereich der Samenleiterampulle mündet die gleichseitige Bläschendrüse. Nach der Ampulle folgt der enge Ductus ejaculatorius (Spritzkanäl-

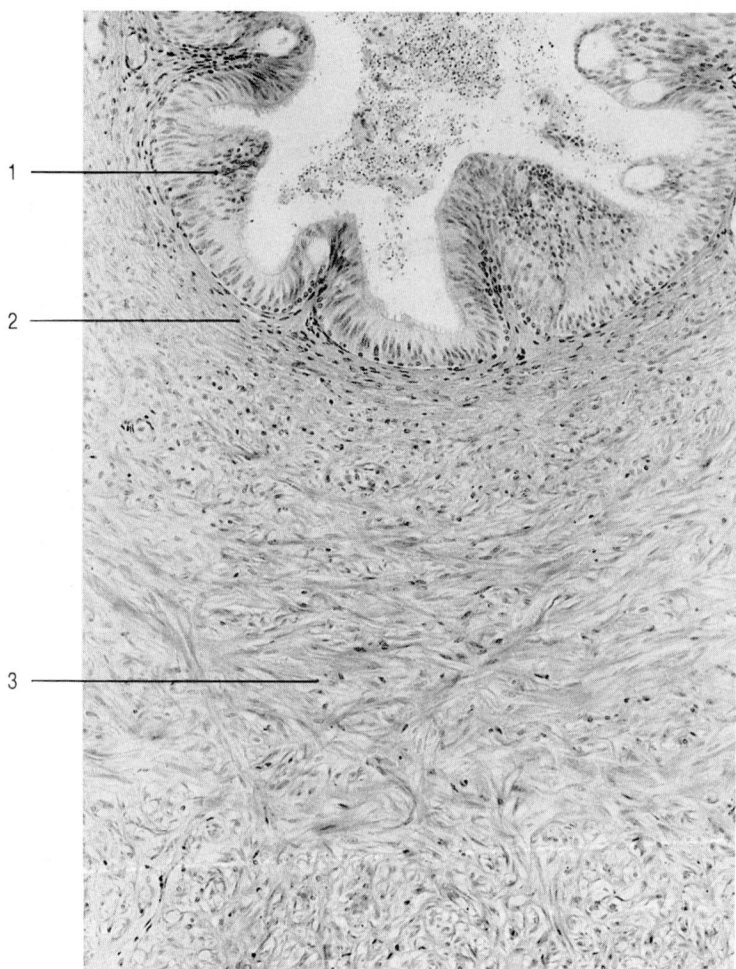

Abb. 14-10: Querschnitt durch den Ductus deferens des Menschen. 1 zweireihiges hochprismatisches Epithel mit kurzen Stereozilien; 2 Lamina propria; 3 Tunica muscularis.

chen), das etwa 2 cm lange Endstück des Samenleiters. Er durchsetzt das Drüsengewebe der Prostata und mündet am Colliculus seminalis in die Harnröhre. Zwischen den beiden Mündungen der Ductus ejaculatorii findet man den millimetergroßen Utriculus prostaticus, der von einem prismatischen Epithel ausgekleidet wird. Er ist ein Rudiment der Müllerschen Gänge bzw. des Sinus urogenitalis. Sein Ausbildungsgrad ist sehr verschieden.

14.4
Akzessorische Geschlechtsdrüsen

14.4.1
Bläschendrüse (Glandula vesiculosa)

Die paarigen Bläschendrüsen liegen an der Hinterwand der Harnblase. Sie sind ca. 15–20 cm groß und besitzen eine höckerige Oberfläche. Von einem zentralen, geschlängelt verlaufenden Gang aus senken sich kleine tubuloalveoläre Drüsen in das Bindegewebe der Schleimhaut. Das Drüsenepithel ist in der Regel zweireihig und je nach Funktionszustand iso- bis hochprismatisch (Abb. 14-12). Die Samenblasen bilden ein gelatinöses Sekret, das unter anderem Fructose enthält und dem Seminalplasma beigemengt wird. Die Fructose spielt im Energiestoffwechsel der Spermien eine wichtige Rolle. Ein weiteres wichtiges Sekretionsprodukt ist das „Major Protein", das von den Spermien absorbiert wird und möglicherweise zu ihrer funktionellen Reifung beiträgt.

14.4.2
Vorsteherdrüse (Prostata)

Die etwa kastaniengroße Prostata umfasst den Hals der Harnblase (Abb. 14-11). Die Basis der Prostata liegt dabei dem Blasengrund an. Die Spitze erreicht das Diaphragma urogenitale. Die Hinterfläche ist dem Rectum zugewandt und lässt sich von dort aus palpieren. Durch einfache digitale Untersuchung können Größe, Oberfläche und Konsistenz der Prostata geprüft werden. Dies ist bei der Diagnose von Prostatatumoren von großer klinischer Bedeutung. Die beiden seitlich von der Pars prostatica urethrae liegenden Lappen (Lobus dexter und Lobus sinister) sind gut ausgebildet und werden dorsal durch den Isthmus prostatae verbunden. Das Drü-

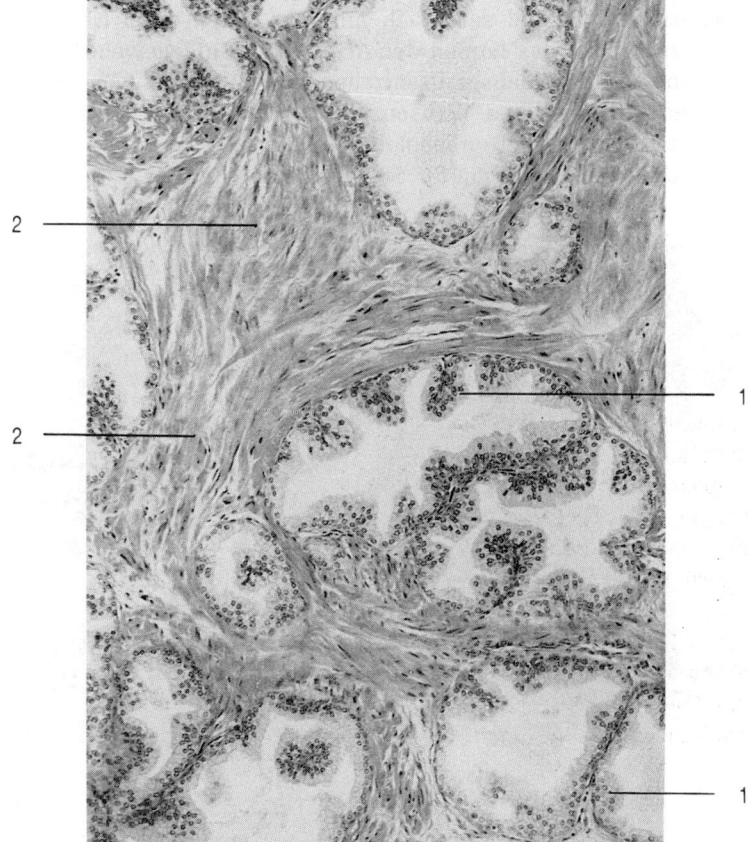

Abb. 14-11: Ausschnitt aus der Prostata des Menschen.
1 Drüsenepithel. Die Höhe des zweireihigen Epithels schwankt in Abhängigkeit vom Funktionszustand. Auf den Erhebungen ist das Epithel im allgemeinen höher als in den dazwischen gelegenen Buchten. Im Stroma (2) sind zahlreiche glatte Muskelzellen eingelagert.

senparenchym der Prostata setzt sich aus 40–50 tubuloalveolären Drüsen zusammen, die mit 15–30 Ausführungsgängen (Ductuli prostatici) auf dem Samenhügel und seitlich davon in die Urethra münden. Aufgrund der topographischen Verhältnisse und der unterschiedlichen Ansprechbarkeit auf Geschlechtshormone lassen sich an der Prostata 3 Drüsenzonen unterscheiden:

- die periurethralen Drüsen, die in der Submucosa der Harnröhrenschleimhaut gelegen sind;
- die sog. „Innendrüse", die unter Östrogeneinfluß steht, und
- die Außendrüse, die durch Testosteron stimuliert wird.

Das Drüsenepithel der Prostata erreicht erst mit der Pubertät seine volle Ausbildung. Das aktiv sezernierende Drüsenepithel erscheint dann zweireihig iso- bis hochprismatisch und setzt sich aus den Hauptzellen, die das Lumen der Acini erreichen, und den kleinen Basalzellen zusammen. In gefüllten Drüsenacini erscheint das Epithel abgeplattet. Das schwach saure (pH 6,45) Sekret der Prostata ist dünnflüssig und milchig-trübe. Es enthält Enzyme (prostataspezifische saure Phosphatase, Proteasen etc.) und weist einen relativ hohen Gehalt an Zitronensäure und Zink auf. Das Prostatasekret wird bei der Ejakulation dem Sperma beigemengt und soll die Motilität der Spermien entfachen. Im Lumen der Drüsenacini findet man nicht selten – am häufigsten bei älteren Männern – sog. Prostatasteinchen. Dabei handelt es sich um konzentrisch geschichtete Körperchen, die aus eingedicktem Sekret hervorgegangen sind.

Das Stroma ist in der Prostata sehr gut ausgebildet und macht mengenmäßig $^1/_4$–$^1/_3$ des Organs aus. Charakteristisch sind die zahlreichen Bündel glatter Muskelzellen, die bei der Auspressung des Sekrets bei der Ejakulation wichtig sind. Daneben enthält das Stroma gut ausgebildete elastische Fasernetze, Blut- und Lymphgefäße sowie Nervenfasern. Im adventitiellen Bindegewebe kommen kleine vegetative Ganglien vor. (Abb. 14-12)

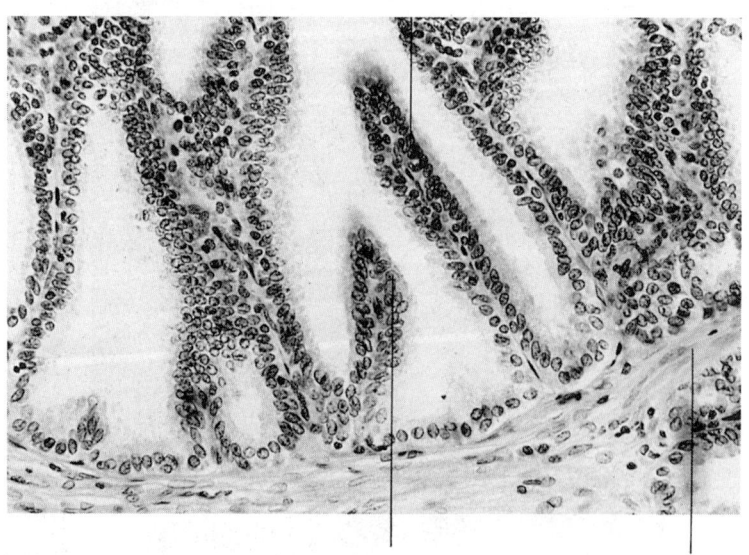

Abb. 14-12: Schleimhaut der menschlichen Bläschendrüse. Die faltenreiche Schleimhaut weist ein zweireihiges hochprismatisches Epithel (1) auf, das einer dünnen, gefäßreichen Bindegewebsschicht aufsitzt. Die glatte Muskulatur grenzt unmittelbar an die Schleimhaut an (2).

1   2

14.4.3
Cowper-Drüsen (Glandulae bulbourethrales)

Die Cowper-Drüsen sind paarige, etwa erbsengroße Drüsen, die beidseits des Bulbus penis liegen. Sie münden in den erweiterten Anfangsteil der Pars spongiosa urethrae. Das einschichtige Epithel der verzweigten Drüsenschläuche, die teilweise alveoläre Endstücke aufweisen, erscheint auffallend hell. Die Zellgrenzen sind gut erkennbar. Die Zellkerne liegen basal und erscheinen häufig abgeplattet. Als echte Schleimdrüsen produzieren die Cowper-Drüsen ein Faden ziehendes, Sialomucin-haltiges Sekret. Dieses wird bei sexueller Erregung bereits vor der Ejakulation in die Urethra abgegeben. Die Funktion dieser präejakulatorischen Fraktion dürfte in der Neutralisation von Urinresten bestehen. Daneben wird der Urethralkanal für die spätere Entleerung der folgenden Spermafraktionen gleitfähiger gemacht.

Abb. 14-13: Corpus spongiosum des menschlichen Penis.
1 Übergangsepithel der Urethra; 2 Venen.

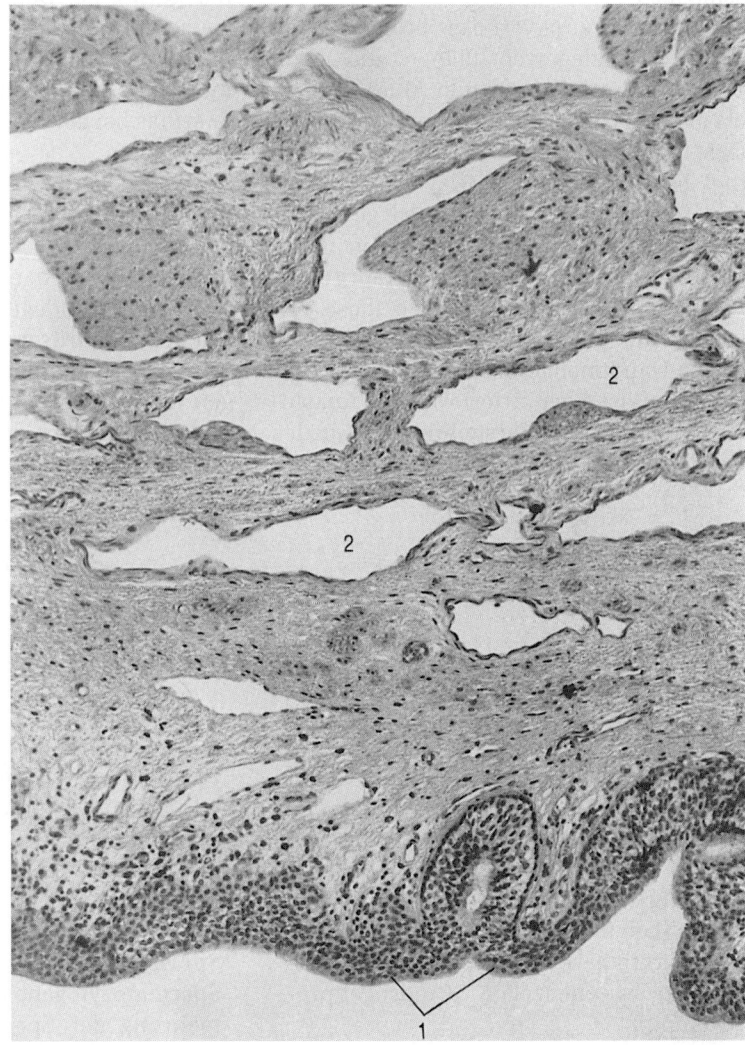

14.5
Penis (männliches Glied)

Der Penis besitzt zwei dorsal gelegene zylindrische Schwellkörper, die Corpora cavernosa penis, und einen ventral gelegenen, das Corpus spongiosum, der die Urethra umfasst. Diese Schwellkörper werden von der dehnbaren Fascia penis umschlossen und außen von einer dünnen, verschieblichen Haut überzogen. Die Corpora cavernosa penis und das Corpus spongiosum sind in Bau und Funktion unterschiedlich.

Die Corpora cavernosa besitzen eine straffe Bindegewebshülle, die ein Schwammwerk aus glatten Muskelzellen, elastischen und kollagenen Fasern umfasst und in der sich zahlreiche, von Endothel begrenzte Räume (Kavernen) befinden. Diese werden von den stark geschlängelt verlaufenden Rankenarterien (Äste der Arteria profunda penis) versorgt. Bei nicht erigiertem Penis werden diese Kavernen nur von wenig Blut durchströmt, da die Hauptmenge des zufließenden Blutes den Weg über arteriovenöse Anastomosen nimmt. Bei Versteifung des Gliedes werden diese arteriovenösen Anastomosen geschlossen, sodass sich nun das Blut der Rankenarterien in die Kavernen ergießt. Gleichzeitig wird der venöse Abfluss durch die bei Vergrößerung des Penis auftretende zunehmende Spannung der Tunica albuginea gedrosselt. Die Verengung der Arteria profunda penis bewirkt die Erschlaffung des erigierten Penis.

Das Corpus spongiosum (Abb. 14-13) umschließt die Urethra und geht in den Schwellkörper der Eichel (Glans penis) über. Dieses urethrale Schwellgewebe besteht aus anastomosierenden Venen, deren Volumenänderung bei der Erektion nur gering ist. Dadurch wird das Corpus spongiosum bei der Versteifung des Penis nur wenig komprimiert und die Harnsamenröhre bleibt für den Durchtritt des Spermas bei der Ejakulation gut durchgängig.

Die Eichel hat an der Oberfläche ein mehrschichtiges, nicht verhorntes Plattenepithel. Die abgeschilferten Epithelzellen bilden zusammen mit dem Sekret der zahlreichen, im Bindegewebe des Koriums gelegenen Talgdrüsen das Smegma. Sensible Tastkörperchen und freie Nervenendigungen finden sich in großer Zahl im Epithel und Bindegewebe der Glans penis und der Vorhaut.

Zusammenfassung

■ **Hoden**
Bindegewebige Tunica albuginea mit Epiorchium.

Bindegewebssepten (Septula testis) teilen das Hodenparenchym in unvollständig voneinander getrennte Läppchen (Lobuli testis).

Intertubuläre Areale enthalten die Leydig-Zwischenzellen (Androgenproduktion).

Tubuli seminiferi contorti: Das Keimepithel besteht aus Stützzellen (Sertoli-Zellen) und Keimzellen (Spermatogonien, Spermatozyten, Spermatiden, Spermien). Außen wird das Keimepithel von der kontraktilen Membrana propria umgeben.

Spermatogenese
Spermatozytogenese. Mitotische Vermehrung der Spermatogonien bis zur

Entstehung der Spermatozyten I. Ordnung.

Meiose: Reifeteilung. Als Resultat der in zwei Schritten erfolgenden Meiose entstehen die haploiden Spermatiden.

Spermiogenese: Umformung der rundkernigen Spermatiden zu den hoch differenzierten Spermien.

Spermium: Kopf (haploider Kern), Hals, Mittelstück, Hauptstück, Endstück.

■ Nebenhoden (Epididymis)

Kopf, Körper, Schwanz.

Im Kopf liegen die Ductuli efferentes, die ein gebuchtetes Epithel aufweisen. Der größte Teil des Nebenhodens wird vom eigentlichen Nebenhodenkanal (Ductus epididymidis) eingenommen. Der Ductus epididymidis besitzt ein zweireihiges, hochprismatisches Epithel mit Stereozilien. Funktionen des Nebenhodens: Spermienreifung und Spermienspeicherung.

■ Samenleiter (Ductus deferens)

Der Samenleiter besitzt ein zweireihiges, hochprismatisches Epithel mit niedrigen Stereozilien. An eine dünne subepitheliale Bindegewebsschicht schließt sich ein dicke Lage von spiralig angeordneten glatten Muskelzellen an. Der Endabschnitt des Samenleiters ist zur Ampulla ductus deferentis erweitert.

■ Akzessorische Geschlechtsdrüsen

Bläschendrüsen (Glandula vesicularis): Paarige Drüsen, an der Hinterwand der Harnblase gelegen; bilden Fructose.

Vorsteherdrüse (Prostata): Setzt sich aus 40–50 tubuloalveolären Einzeldrüsen zusammen; zweireihiges hochprismatisches Epithel; im Stroma liegen viele glatte Muskelzellen; das Sekret der Prostata ist reich an saurer Phosphatase und an Zink.

Cowper-Drüsen (Glandulae bulbourethrales): Schleimdrüsen, an der Bildung des Vorsekrets beteiligt.

■ Penis

Eine feste bindegewebige Tunica albuginea umgibt die Schwellkörper; zwei dorsal gelegene Schwellkörper (Corpora cavernosa penis); ventral um die Urethra: Corpus spongiosum, setzt sich in die Eichel (Glans penis) fort.

15
Zentrales und Autonomes Nervensystem

Gehirn und Rückenmark bilden zusammen das hochdifferenzierte Zentralnervensystem. Die in Kapitel 6 beschriebenen Bauelemente des Nervengewebes haben am Aufbau des zentralen Nervensystems in regional unterschiedlicher Weise Anteil. Die Histologie des Zentralnervensystems entwickelt sich durch die rasche Zunahme neuer Forschungsergebnisse immer mehr zu einer Spezialwissenschaft. Im folgenden kann der komplizierte Aufbau des Zentralnervensystems nur in den Grundzügen erklärt werden.

15.1 Makroskopische Übersicht über die Gliederung des Gehirns

Am Gehirn (Cerebrum) können makroskopisch 5 Abschnitte unterschieden werden (Abb. 15-1).
- Endhirn (Großhirn; Telencephalon), mit den beiden Großhirnhälften (Hemisphären) mit ihrer Rinde (Cortex), dem

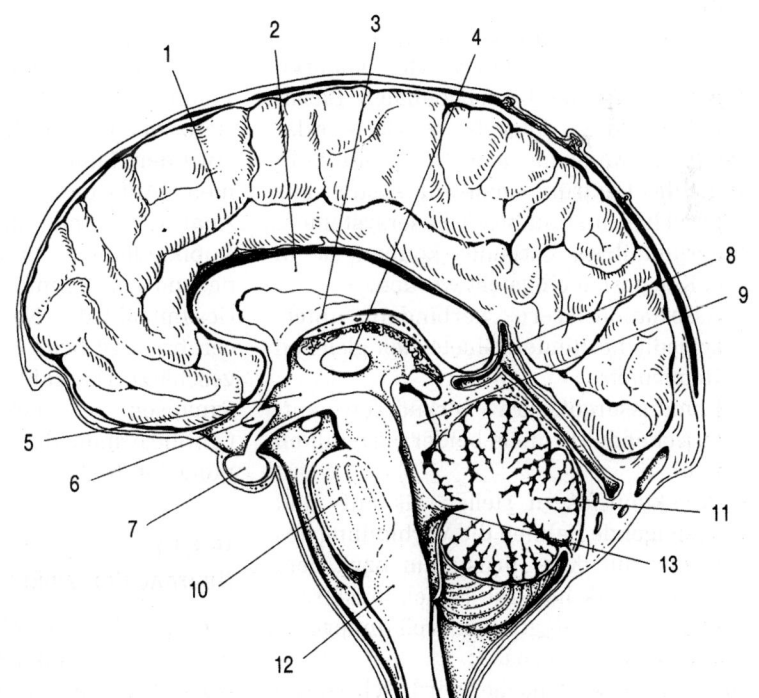

Abb. 15-1: Schematische Darstellung eines Sagittalschnittes durch das menschliche Gehirn.
1 Großhirnhemisphären; 2 Corpus callosum; 3 Fornix; 4 Adhaesio interthalamica; 5 III. Ventrikel; 6 Chiasma opticum; 7 Hypophyse; 8 Epiphyse; 9 Vierhügelplatte; 10 Pons; 11 Kleinhirn (Cerebellum); 12 Medulla oblongata; 13 IV. Ventrikel.

Marklager, den Stammganglien und dem Riechhirn (Rhinencephalon)

- Zwischenhirn (Diencenphalon) mit Thalamus, Hypothalamus, Epiphyse und Mammilarkörper
- Mittelhirn (Mesencephalon) mit der Vierhügelplatte, der Haube und den beiden Hirnschenkeln
- Hinterhirn (Metencephalon) mit Brücke und Kleinhirn
- Verlängertes Mark (Medulla oblongata)

15.2
Endhirn (Großhirn, Telencephalon)

Das Großhirn des Menschen stellt in Form der beiden Hemisphären den größten Abschnitt des Zentralnervensystems dar. Im Unterschied zum Rückenmark besitzt das Großhirn, wie auch das Kleinhirn, eine das weiße Mark außen überziehende graue Rinde (Cortex cerebri).

Im einzelnen sind graue und weiße Substanz im Telencephalon folgendermaßen angeordnet: Im Zentrum der Hemisphären liegen die (grauen) telencephalen Basalganglien. Darauf folgt das weiße Marklager (Centrum semiovale). Die weiße Substanz des Centrum semiovale besteht aus zahlreichen markhaltigen Fasersystemen. Aufgrund ihres Verlaufes können sie in drei Kategorien eingeteilt werden:

- Assoziationsfasern verbinden unterschiedliche Rindengebiete der gleichen Hemisphäre,
- Kommissurenfasern verknüpfen entsprechende Hirnteile beider Hirnhälften und
- Projektionsfasern stellen als auf- und absteigende Bahnen die Verbindung des Cortex mit dem Hirnstamm bzw. dem Rückenmark her. Die Projektionsfasern verlaufen zum größten Teil innerhalb der Capsula interna.

Die äußere Oberfläche wird schließlich durch die 1,5–4,5 mm dicke graue Substanz der Großhirnrinde (Cortex cerebri) gebildet, die von den Gehirnhäuten umkleidet ist. Durch die Ausbildung von Furchen (Fissurae und Sulci) und Windungen (Gyri), der die Leptomeninx folgt, wird eine starke Oberflächenvergrößerung der Großhirnrinde erreicht. Durch diese Größenzunahme der Hirnrinde, die bei den höheren Säugetieren und beim Menschen zu beobachten ist, hat nicht nur die Zahl der Neurone, sondern insbesondere auch die Zahl der Fasern, die die verschiedenen Nervenzellen miteinander verknüpfen, enorm zugenommen. Die Perikaryen der Neurone liegen daher viel weiter auseinander, als dies in den Gehirnen niederer Vertebraten der Fall ist. Das dichte Geflecht von Nervenfasern und Gliazellfortsätzen zwischen den Neuronen wird Neuropil genannt.

15.2.1
Großhirnrinde (Cortex cerebri)

Die Gesamtfläche der Großhirnrinde wird mit etwa 3.000 cm^2 (1.800 – 4.000 cm^2) angegeben. Daraus errechnete man ein Volumen von 750 cm^3 für die graue Substanz der Großhirnrinde. Dies entspricht etwa der Hälfte des gesamten Gehirnvolumens. Aufgrund neuerer morphologischer Analysen enthält die Großhirnrinde pro Kubikmillimeter 60.000–150.000 Neurone und das Zehnfache an Gliazellen. Die Gesamtzahl der Nervenzellen des Cortex cerebri wird beim Menschen auf 44×10^9 geschätzt. Die Zahl der neuro-neuronalen Synapsen in einem Kubikmillimeter Großhirnrinde dürfte in der Größenordnung von $6 – 10 \times 10^7$ liegen.

15.2.1.1
Neurone der Großhirnrinde

Die Vielzahl unterschiedlicher Nervenzelltypen in der Großhirnrinde lässt sich nach verschiedenen Gesichtspunkten zusammenfassen. Nach der Länge der Axone können, wie auch in anderen Abschnitten des ZNS, *Golgi-Typ-I-Nervenzellen* von *Golgi-Typ-II-Nervenzellen* unterschieden werden. Golgi-Typ-I-Nervenzellen besitzen dabei sehr lange Axone, die in entfernten Gebieten des ZNS enden. Beispiele sind die Riesenpyramidenzellen. Golgi-Typ-II-Nervenzellen weisen kurze Axone auf, die in unmittelbarer Nachbarschaft des Perikaryons bleiben. Diese Nervenzellen sind in der Regel Interneurone. Weiter werden Neurone mit dornenreichen Dendriten, die exzitatorisch wirken, von solchen mit glatten Dendriten und inhibitorischer Funktion unterschieden.

Im Folgenden sollen folgende Nervenzellen des Cortex näher besprochen werden:
• Pyramidenzellen
• Sternzellen und
• Interneurone (intrinsische Neurone).

Tabelle 15-1: Aufbau des Isocortex der Großhirnrinde
Isocortex
I.   Lamina molecularis (Molekularschicht) = Lamina plexiformis
II. Lamina granularis externa (äußere Körnerschicht)
III. Lamina pyramidalis externa (äußere Pyramidenzellschicht)
IV. Lamina granularis interna (innere Körnerschicht)
V.   Lamina pyramidalis interna (innere Pyramidenzellschicht) = Lamina ganglionaris
VI. Lamina multiformis (polymorphe Schicht, Spindelzellschicht)

Pyramidenzellen. Die verschiedenen Formen von Pyramidenzellen sind mit ca. 75 % die mit Abstand am häufigsten vorkommenden Nervenzellen des Cortex. Charakteristisch ist ihr pyramidenförmiges Perikaryon. Dabei zeigt die Basis zur weißen Substanz. Der Längsdurchmesser ist bei den einzelnen Varianten sehr unterschiedlich ($10-100$ μm). Von der apikalen Spitze des Perikaryons entspringt meist ein Dendritenstamm, der zum Stratum moleculare läuft und sich dort in mehrere Äste aufspaltet. Diese verzweigen sich dann sternförmig parallel zur Gehirnoberfläche. Basal und lateral nehmen vom Perikaryon weitere Dendriten (Basaldendriten) und das Axon ihren Ursprung. Alle Dendriten der Pyramidenzellen weisen Dornensynapsen auf. Ihre Anzahl und Ausbildung werden durch Aktivität, Erfahrung und Alter verändert. Das Axon kann den Cortex über die weiße Substanz verlassen und zu anderen Cortexarealen bzw. nichtkortikalen Strukturen ziehen. Zuvor gibt es bis zu 20 Kollateralen ab, die sich innerhalb der Großhirnrinde ausbreiten und dabei ein Areal von ca. 3 mm Seitenlänge abdecken. Dies kann als die morphologische Basis für verschiedene intrakortikale Neuroneninteraktionen gesehen werden, z. B. bei Assoziationsvorgängen.

Sternzellen sind der 2. Haupttyp von Neuronen mit dornentragenden Dendriten. Sie liegen vor allem in Lamina IV (innere Körnerschicht), wo sie auch als Körnerzellen bezeichnet werden. Der Zellkörper ist polygonal. Von ihm entspringen nach allen Richtungen etwa gleich lange, dornentragende Dendriten, die insgesamt ein kugelförmiges dendritisches Feld um das Neuron formieren. Das Axon endet meist innerhalb des Cortex und bildet dort an anderen Nervenzellen hemmende Synapsen.

Interneurone. Sie sind sehr zahlreich und ihre Morphologie ist vielfältig. Sie wirken inhibitorisch auf andere Nervenzellen und spielen für die Modulation von Erregungen, welche die Großhirnrinde verlassen, eine wichtige Rolle. Beispiele für solche Interneurone sind die *Double-Bouquet-Zellen* sowie *Korb- und Kandelaberzellen*. Double-Bouquet-Zellen sind Nervenzellen, deren Fortsätze innerhalb eines schmalen, zylinderförmigen Areals verlaufen. Sie werden in der Lamina V (Lamina granulosa interna) angetroffen. Korb- und Kandelaberzellen üben vor allem am Soma oder am Initialsegment von Projektionsneuronen eine hemmende Wirkung aus.

15.2.1.2
Mikroorganisation der Großhirnrinde

Der regional unterschiedlich dicke (1,5 – 4,5 mm) Cortex cerebri zeigt mikroskopisch sowohl eine horizontale Anordnung der Zellen in Schichten als auch eine senkrecht dazu orientierte vertikale Säulenstruktur. Jede der horizontalen Zellschichten hat vorherrschende Zelltypen. Die unterschiedliche Ausprägung der Zellschichten ist die Grundlage für eine zytoarchitektonische Gliederung der Großhirnrinde in Felder oder Areae.

Es gibt keine Färbemethode, mit der alle Aspekte der Mikromorphologie der Großhirnrinde gleichzeitig erfasst werden. Deswegen müssen stets Präparate mit verschiedenen Färbungen untersucht werden. So kann die Zytoarchitektur der Großhirnrinde gut nach einer Nissl-Färbung oder einer Versilberung beurteilt werden. Der Verlauf der markhaltigen

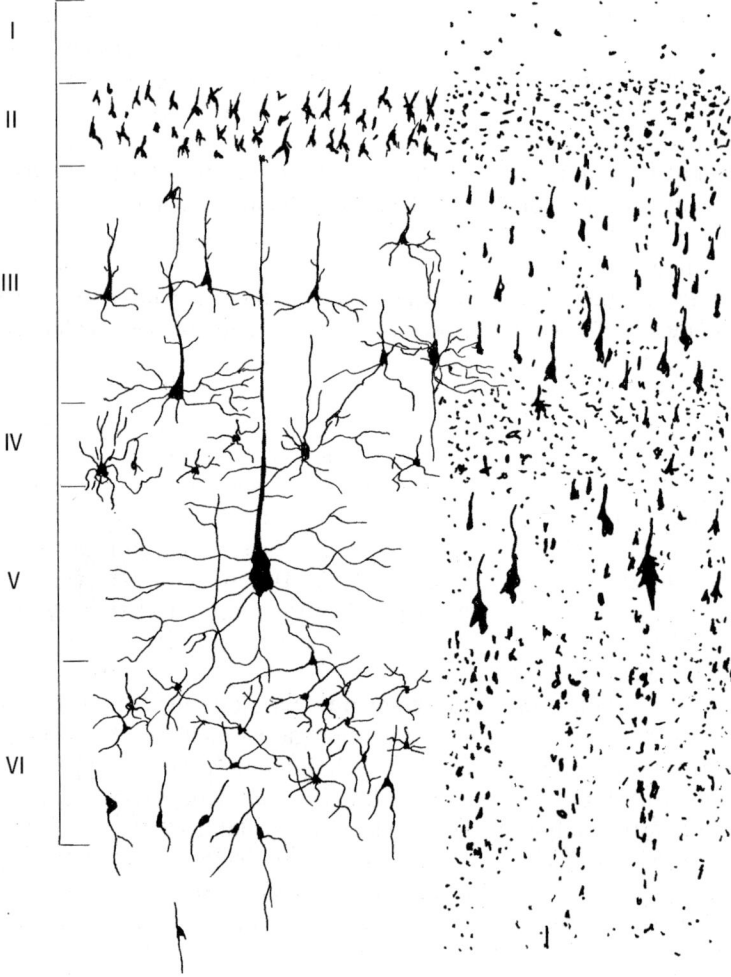

Abb. 15-2: Schichtenbau der Großhirnrinde. Es gibt keine einzelne Färbemethode, mit der alle Aspekte der Mikromorphologie der Großhirnrinde gleichzeitig erfasst werden. Deswegen müssen stets Präparate mit verschienden Färbungen untersucht werden. So kann die Zytoarchitektur der Großhirnrinde gut nach einer Nissl-Färbung (rechts) oder einer Versilberung (links) beurteilt werden. Die Nissl-Färbung erfasst dabei die basophilen Substanzen in den Nervenzellen, d. h. vor allem das gut ausgebildete rauhe endoplasmatische Retikulum. Mit der Versilberung der Nervenzellen nach Golgi lassen sich die Umrisse der Neurone, also das Perikaryon, Axon und Dendriten, sowie die Verbindungen zwischen den Nervenzellen gut darstellen.

Nervenfasern (Myeloarchitektur) kann durch eine Markscheidenfärbung dargestellt werden.

Über 90 % des menschlichen Cortex cerebri zeigen einen sechschichtigen Bau (Isocortex). Dieser phylogenetisch junge Anteil der Großhirnrinde wird auch als Neocortex den entwicklungsgeschichtlich älteren Rindenanteilen, dem Palaeocortex und dem Archicortex, gegenübergestellt. Diese Abschnitte weisen 3 Schichten auf und werden unter dem Begriff Allocortex zusammengefasst . Zum Allocortex zählen z. B. die Area olfactoria, der Hippocampus und der Gyrus dentatus.

Am Isocortex (Abb. 15-2) lassen sich von der Oberfläche zur Tiefe hin folgende 6 Schichten (Laminae) unterscheiden, in denen jeweils eine Neuronenart dominiert:

- *Lamina molecularis (I)*. Die Molekularschicht ist die oberflächlichste Schicht der Großhirnrinde. Sie enthält wenige, oberflächenparallel ausgerichtete, spindelförmige Neurone (Cajal-Zellen: Schalt- und Assoziationszellen) und zahlreiche Tangentialfasern. Ein großer Teil der sich in der Lamina molecularis ausbreitenden Dendriten und Axone

kommt von Neuronen, die in tieferen Schichten der Großhirnrinde lokalisiert sind. So verästeln sich die langen Dendriten der Körnerzellen der Lamina granularis und die Spitzendendriten von Pyramidenzellen in der Molekularschicht (Abb. 15-3). Plattenartige Fortsätze von Gliazellen (Astrozyten) bilden die äußere „Gliamembran" (Membrana gliae superficialis) der Gehirnoberfläche.

- *Lamina granularis externa (II)*. In der äußeren Körnerschicht liegen dicht gelagert relativ kleine Nervenzellen, die Körnerzellen (Sternzellen). Die Lamina granularis externa ist im Gyrus postcentralis und in der Sehrinde stark entwickelt, während sie im motorischen Gyrus praecentralis nur undeutlich ausgebildet ist. Mittels Markscheidenfärbung lässt sich in der äußeren Körnerschicht das sog. superradiäre Flechtwerk erkennen, das wie die Tangentialfasern der Molekularschicht der intracorticalen Verbindung dient.

- *Lamina pyramidalis externa (III)*. In der äußeren Pyramidenschicht finden sich kleine (10–40 μm große) Pyramidenzel-

Abbildung 15-3: Ausschnitt aus der Großhirnrinde des Menschen (Nissl-Färbung). 1 Pyramidenzelle mit Nissl-Schollen.

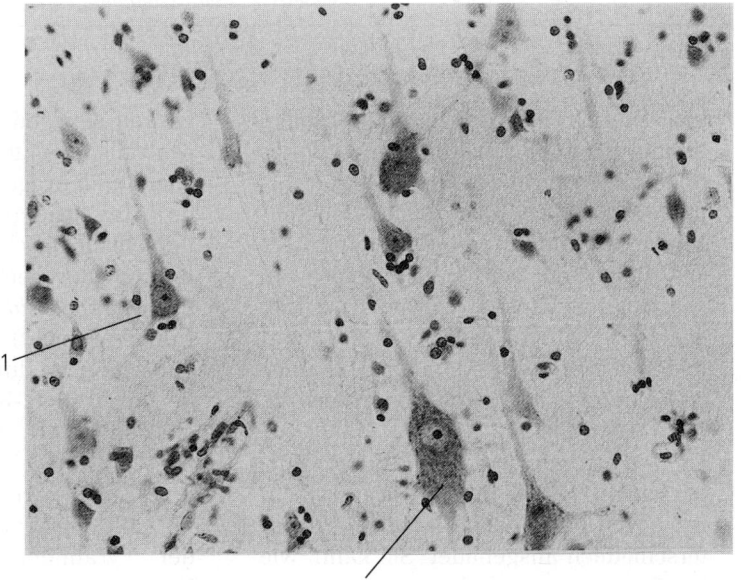

Tabelle 15-2: Neuroglia des Zentralnervensystems

Zellart	Zellgröße	Zellkern	Zytoplasmafortsätze	Funktionelles
Ependym-Zellen	verschieden nach Lebensalter und Ort: prismatisch bis flach	ziemlich klein ellipsoid	Zellbasis glatt oder in einen kurzen, sich verästelnden Fortsatz auslaufend (beim Fetus bis an Oberfläche des Zentralorgans reichend)	Auskleidung des Rückenmarkkanals und der Hirnventrikel
Astrozyten	unterschiedlich größte Gliazellen („Makroglia")	relativ groß meist kugelig chromatinarm (hell)	sehr zahlreich sternförmig verzweigt („Astrozyten")	fixe Zellen mit Stützfunktion Stofftransport bildet Grenzmembranen um Gefäße und an Oberflächen
Oligodendrozyten	klein zytoplasmaarm	klein kugelig chromatinreich (dunkel)	spärlich nicht oder nur wenig verzweigt („Oligodendroglia")	Myelinbildung
Hortega-Zellen Mikrogliozyten	klein zytoplasmaarm	klein länglich chromatinreich (dunkel)	mehrere fein und stark verzweigt	amöboid bewegliche Phagozyten Speicherfunktion, Umwandlung in Fettkörnchenzellen

len. Die Größe der Pyramidenzellen nimmt von außen nach innen zu. Pyramidenzellen besitzen einen langen, bis in die Molekularschicht reichenden Spitzendendrit und kürzere Basaldendriten. Die Dendriten weisen Tausende von speziellen Synapsen (Dornensynapsen) auf. Das Axon geht basal von der Pyramidenzelle ab und zieht als markhaltige Assoziations- oder Kommissurfaser in die weiße Substanz.

• *Lamina granularis interna* (innere Körnerschicht) *IV*. Die innere Körnerschicht ist in den einzelnen Rindenfeldern unterschiedlich ausgebildet. Sie kann, wie im Gyrus postcentralis, sehr gut ent-

wickelt sein, oder, wie im Gyrus praecentralis, weitgehend fehlen. In manchen Rindenregionen, wie in der Sehrinde (Area striata), kann die innere Körnerschicht durch weitere Schichtungen untergliedert sein.

• *Lamina pyramidalis interna* (innere Pyramidenschicht) *V*. Die innere Pyramidenschicht ist durch die großen Pyramidenzellen (Betz-Riesenpyramidenzellen) charakterisiert. Sie können im Gyrus praecentralis eine Größe von 100 μm und mehr erreichen. Die Axone der Betz-Riesenpyramidenzellen ziehen in der Pyramidenbahn zu motorischen Kernen im Mittel- und Rautenhirn bzw.

bis in das Vorderhorn der Rückenmarksegmente.
- *Lamina multiformis VI* (Spindelzellschicht). Die Spindelzellschicht enthält
unterschiedlich große, häufig spindelförmige Nervenzellen. Ihre Axone steigen zum Teil in höhere Schichten der
Großhirnrinde auf, zum Teil ziehen sie
zum Marklager. In den ersten drei
Schichten enden zahlreiche in den Cortex aufsteigende Afferenzen und intrakortikale Verbindungen. Die spezifischen thalamokortikalen Projektionsfasern endigen unter starker Aufzweigung
in der inneren Körnerschicht (Lamina
IV), die durch die sog. Sternzellen charakterisiert ist. Das sind Zellen, die ein
relativ begrenztes Dendritenfeld aufweisen. Ihre kurzen, ebenfalls stark verzweigten Axone stellen wirkungsvolle
exzitatorische Synapsen mit den Pyramidenzellen der III. und der V. Schicht
her. Bei primär afferenten Rindenfeldern (z. B. im Gyrus postcentralis) ist die
Lamina IV besonders stark entwickelt.
Die diffuse thalamokortikale Projektion
der intralaminären (unspezifischen)
Thalamuskerne erfolgt auf alle Rindenschichten, bevorzugt aber auf die oberflächlichen drei Laminae.

Die meisten Efferenzen der Großhirnrinde
nehmen von der inneren Pyramidenzell-
schicht (z. B. Tractus corticospinalis, Tractus corticonuclearis, Fibrae corticopon-
tinae) und der Spindelzellschicht (kortikothalamische Projektionsfasern) ihren Ausgang. Die Pyramidenzellen der V. Schicht
geben dabei Projektionsfasern zu entfernten Zielstrukturen im Rückenmark, Hirnstamm und Basalganglien ab. Assoziati-
ons- und Kommissurfasern entspringen
vorwiegend aus den oberflächlichen Rindenschichten.

Der 6-schichtige Aufbau des Isocortex
zeigt in seinen einzelnen Arealen eine gewisse Variabilität in der Weise, dass regional entweder die Körnerzellschichten
(„granulärer Typ") oder die Pyramidenzellen („agranulärer Typ") dominieren. Wie
schon erwähnt sind afferente Rindenfelder
durchwegs vom granulären Typ. Im motorischen Cortex finden sich andererseits besonders zahlreiche und große Pyramidenzellen (vor allem in der inneren Pyrami-
denzellschicht). Zwischen diesen beiden
charakteristischen Rindenformen gibt es
aber viele Übergangsformen.

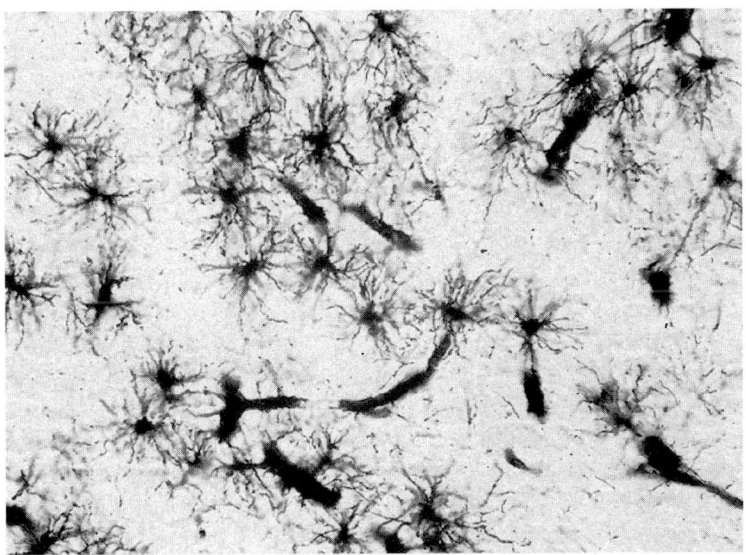

Abb. 15-4: Astrozyten im Gehirn, Versilberung.

15.2.1.3
Rindenfelder

Aufgrund der Unterschiede im Schichtenbau und weiterer morphologischer Charakteristika kann die gesamte Großhirnrinde des Menschen in einzelne relativ scharf begrenzte Areale (Rindenfelder) unterteilt werden, wobei sich bestimmte Felder zu Feldertypen zusammenfassen lassen, denen man auch funktionelle Unterschiede zurechnet. BRODMANN hat diese Rindenfelder mit den Nummern 1 bis 47 bezeichnet. Die Brodmann-Rindenfelder entsprechen dabei nicht genau den in der Makroskopie beschriebenen Gyri und ihren Grenzen.

Im Allocortex fehlen die Laminae II, III und IV. Sie sind offensichtlich in der Phylogenese eine neuere Errungenschaft und scheinen vor allem assoziative Funktionen wahrzunehmen.

15.2.1.4
Zellsäulengliederung (Modulkonzept)

Aufgrund histologischer Befunde hat VON ECONOMO (1912) als erster radiär verlaufende Zellsäulen im Cortex mit einem Durchmesser von ca. 30 µm beschrieben, die sich durch alle seine Schichten ziehen. Der Aufbau aus vertikal orientierten Zellsäulen in der Großhirnrinde („Modul-Architektur") erschließt sich bei den üblichen Routinefärbungen nur schwer. Elektrophysiologische Untersuchungen deuten gleichfalls darauf hin, dass die Großhirnrinde funktionell in vertikale Zellsäulen gegliedert ist. Bei genau senkrecht zur Oberfläche vorgenommener Einführung einer Mikroelektrode zeigt sich, dass nacheinander mehrere Neurone erreicht werden, die in charakteristischen Merkmalen bezüglich ihres rezeptiven Feldes übereinstimmen, während sie bei schrägem Stichkanal unterschiedlich sind. Jede Zellsäule hat einen Durchmesser von 300–500 µm und ist eine funktionelle Einheit. Sie repräsentiert (in den Projektionsfeldern der Rinde) einen umschriebenen Bereich. So können etwa im Bereich der Sehrinde ganz bestimmte Zellsäulen einzelnen Arealen der Retina zugeordnet werden. Allerdings handelt es sich bei den Modulen nicht um streng separierte Struktureinheiten, sondern um sich überlappende Funktionseinheiten.

Die Module können weiterhin in *Mikromodule* unterteilt werden, die aus ca.

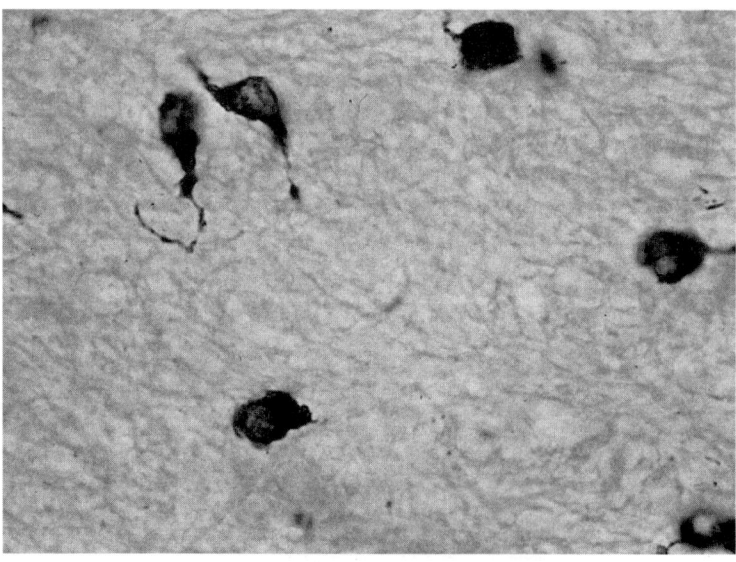

Abb. 15-5: Oligodendrozyten aus der weißen Substanz des Kleinhirns.

100–250 besonders eng vernetzten Neuronen bestehen und über 10–30 Afferenzen mit anderen Zellsäulen in Verbindung sind.

Innerhalb eines Moduls sind die Neurone in der radiären Richtung viel stärker miteinander verbunden als in der tangentialen Ebene. Derartige Zellsäulen finden sich im gesamten Cortex. Insgesamt wird die Zahl der Module in der menschlichen Großhirnrinde auf ca. 400 Millionen geschätzt. Die einzelnen Module werden in bestimmten Rindenarealen dann zu größeren funktionellen Einheiten zusammengefasst. Das Organisationsprinzip der Großhirnrinde aus Modulen dürfte für die rasche Expansion des Neocortex während der Evolution des Menschen in den letzten 3 Millionen Jahren eine entscheidende Rolle gespielt haben. Die Vergrößerung des Neocortex konnte wahrscheinlich durch Vervielfachung der bestehenden Module bewirkt werden, ohne dass dazu im größeren Umfang neue genetische Information notwendig gewesen wäre.

15.2.1.5
Hippocampus

Die Hippocampusformation kann in 3 Abschnitte gegliedert werden: das Ammonshorn (Cornu ammonis) mit seinen Unterregionen CA 1–4, den Gyrus dentatus und das Subiculum.

Die Hippocampusformation zeigt eine einheitliche Mikrostruktur und zählt deshalb zu den bevorzugten Modellen neurobiologischer Forschung. Sie ist ein Teil der telencephalen Rinde, der wegen seines reduzierten 3-schichtigen Aufbaus dem Allocortex zugerechnet wird. Sie liegt an der mediobasalen Seite des Temporallappens und grenzt innen an das Unterhorn des Seitenventrikels.

Durch die charakteristische Anordnung seiner Hauptneurone der Pyramidenzellen sowie den Verlauf der Fasersysteme (Abb. 15-6) können im Ammonshorn folgende 3 Schichten unterschieden werden:

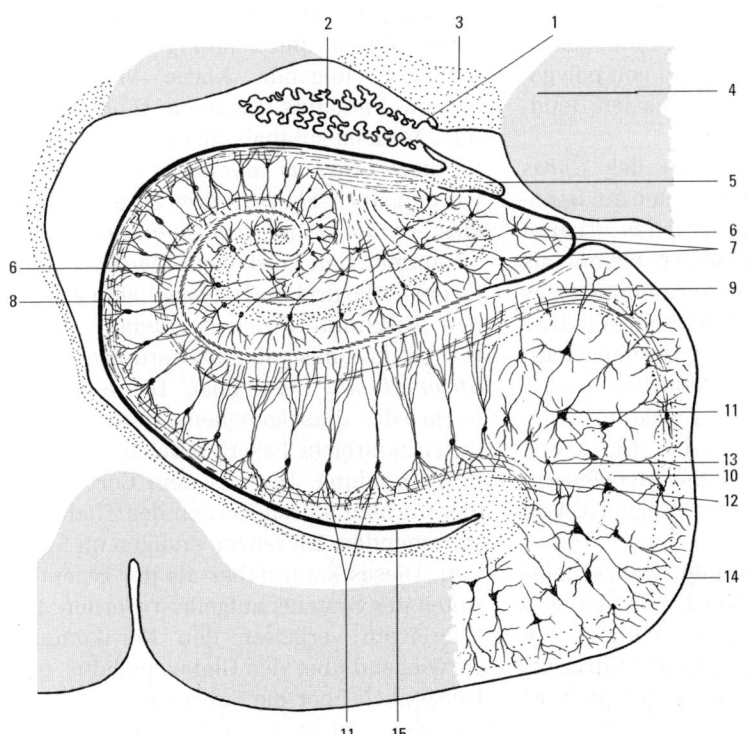

Abb. 15-6: Frontalschnitt durch den Hippocampus, Gyrus parahipocampalis und Gyrus dentatus (modifiziert nach CLARA, 1942).

1 Taenia chorioidea;
2 Plexus chorioideus;
3 Stria terminalis; 4 Corpus geniculatum laterale;
5 Fimbria hippocampi;
6 Gyrus dentatus;
7 Körnerzellen; 8 Moosfasern; 9 Stratum moleculare; 10 Stratum pyramidale; 11 Pyramidenzellen; 12 Stratum oriens;
13 Korbzellen; 14 Gyrus parahippocampalis;
15 Unterhorn des Seitenventrikels.

- Stratum moleculare
- Stratum pyramidale
- Stratum oriens.

Nach innnen folgt noch der Alveus, eine dünne Schicht markhaltiger Nervenfasern, welche die efferenten Axone der Pyramidenzellen enthält. In seinem weiteren Verlauf grenzt der Alveus dann an das Ependym des Seitenventrikels und geht dann in die Fimbria hippocampi über.

Das *Stratum pyramidale* des Ammonshorns enthält die Zellkörper der Pyramidenzellen. Ihre apikalen Dendriten sind nach außen, gegen die ursprüngliche Cortexoberfläche gerichtet. Sie bilden zusammen mit den Efferenzen des Tractus perforans und den Schaffer-Kollateralen das komplexe Neuropil des *Stratum moleculare*. Weiter finden sich im Stratum pyramidale die Korbzellen. Ihre Axone umschließen mit charakteristischen telodendritischen Verzweigungen die Zellkörper von mehreren benachbarten Pyramidenzellen. Die *Korbzellen* besitzen als Transmitter GABA und wirken inhibitorisch. Das *Stratum oriens* ist auf der basalen Seite der Pyramidenzellen gelegen. Diese zellarme Schicht enthält die Somata von polygonalen Nervenzellen und die basalen Dendriten der Pyramidenzellen.

Die reduzierten Schichten des *Gyrus dentatus (Fascia dentata)* können am bandartigen Verlauf der *Körnerzellen* erkannt werden. Diese sind erheblich kleiner als die Pyramidenzellen des Ammonshorns und besitzen keine basalen Dendriten. Ihre verzweigten und dicht mit Dornensynapsen besetzten apikalen Dendriten tragen wesentlich zur Bildung des Stratum moleculare des Gyrus dentatus bei. Die Axone der Körnerzellen bilden die Moosfasern, welche zum Ammonshorn (Region CA 3) ziehen.

Dem Hippocampus kommt wahrscheinlich große Bedeutung bei Lernvorgängen zu. Man nimmt an, dass er wichtig für die Bildung von Engrammen für das Kurzzeitgedächtnis ist. Möglicherweise spielt er aber auch eine Rolle bei der Übertragung von Gedächtnisinhalten aus dem Kurzzeit- in das Langzeitgedächtnis. Nach beidseitiger Entfernung des Hippocampus bei schwerer Epilepsie konnten nur geringe Veränderungen in der Verfügbarkeit jener Gedächtnisinhalte beobachtet werden, die vor der Operation gespeichert waren. Die Übertragung von Gedächtnisinhalten aus dem Kurzzeit- in das Langzeitgedächtnis erschien dagegen sehr stark beeinträchtigt. Es kam zu einem Verlust des Langzeitgedächtnisses bei erhaltenem Kurzzeitgedächtnis (anterograde Amnesie). In der Tiermedizin spielt der Nachweis von Negri-Körperchen im Hippocampus bei an Tollwut erkrankten Tieren (vor allem bei Füchsen) eine wichtige Rolle bei der Diagnose dieser Viruserkrankung.

15.2.1.6
Stammganglien und zugehörige Nachbarkerne

Die Großhirnhemisphären enthalten in ihrem Inneren Ansammlungen von grauer Substanz, die *Stamm-* oder *Basalganglien*. Unter dieser Bezeichnung werden gewöhnlich folgende Kerne verstanden: Nucleus caudatus, Putamen, Globus pallidus, Nucleus subthalamicus und Substantia nigra. *Nucleus caudatus* und *Putamen* werden auch als *Striatum* zusammengefasst. *Putamen* und *Globus pallidus* bilden zusammen den Linsenkern *(Nucleus lentiformis)*. Alle drei im Telencephalon gelegenen Abschnitte (Nucleus caudatus, Putamen und Globus pallidus) werden auch als *Striopallidum* bezeichnet. Die einzelnen Kerne des Basalgangliensystems stehen durch zahlreiche Faserbündel miteinander in Verbindung. Die aus dem Cortex und den intralaminären Kernen des Thalamus stammenden Afferenzen endigen im Striatum. Dieses kann daher als der rezeptive Anteil des Systems aufgefasst werden. Die Efferenzen verlassen den Kernkomplex vorwiegend über den Globus pallidus, teilweise auch über die Substantia nigra. Sie projizieren über die Nucleus ventralis anterolateralis des Thalamus auf die prämotorische Rinde.

Nucleus caudatus und Putamen sind mikroskopisch ähnlich aufgebaut. Sie enthalten neben Gliazellen und zahlreichen marklosen Nervenfasern zwei Arten von Neuronen. Besonders zahlreich sind kleine, multipolare Nervenzellen (Schaltzellen), die vor allem auf dem Weg über den Thalamus erregt werden und mit ihren Axonen das Striatum verlassen. In kleinerer Zahl liegen dazwischen große, polygonale Nervenzellen, deren Axone vorwiegend zum Globus pallidus ziehen. Der schon zum Zwischenhirn gehörende Globus pallidus bildet gemeinsam mit dem lateral von ihm gelegenen, ihn schalenartig umgebenden telencephalen Putamen den Nucleus lentiformis. Das Pallidum ist sehr reich an markhaltigen Nerverfasern und Gliazellen. Es hat daher ein blasses Aussehen. Die Axone der im Pallidum verstreut liegenden großen, spindelförmigen Neurone verlassen das Globus pallidum und ziehen zum Nucleus ruber, zum Thalamus sowie zum Globus pallidum der Gegenseite.

Die *Substantia nigra (Nucleus niger)* befindet sich im Tegmentum des Mittelhirns, reicht jedoch mit ihrem rostralen Abschnitt in den Bereich des Subthalamus hinein. Der dorsale Teil des Kerns erscheint makroskopisch schwarz und enthält spindelförmige, durch Melanin dunkel pigmentierte Nervenzellen. Melanin ist ein Metabolit der Transmittersubstanzen Dopamin und Noradrenalin. Der ventrale Kernabschnitt (Zona reticularis) enthält kein Pigment. Seine großen, Lipofuszin und Eisen enthaltenden Nervenzellen sind in ein Netzwerk von markhaltigen Nervenfasern eingebaut. Der linsenförmige *Nucleus subthalamicus* befindet sich im Subthalamus und liegt dem pedunkulären Abschnitt der Capsula interna an.

Die *Substantia nigra* ist mit dem *Striatum* beidläufig (sowohl über striatonigrale als auch über nigrostriatale Fasern) verbunden. Die dopaminerge (Dopamin als Überträgersubstanz benutzende) nigro-striatale Bahn nimmt ihren Ursprung vom pigmentierten dorsalen Anteil der Substantia nigra. Die Degeneration der dopaminergen Neurone führt zu charakteristischen Störungen der Motorik, die unter dem Begriff *Morbus Parkinson* bekannt sind. Die wichtigsten Symptome sind *Akinese* (Bewegungsarmut), *Rigor* (Erhöhung des Muskeltonus) und *Tremor* (Zittern im distalen Bereich der Extremitäten). Die striatonigralen Fasern endigen im nichtpigmentierten Anteil der Substantia nigra, die ihrerseits Efferenzen zum Nucleus ventralis anterolateralis des Thalamus entsendet.

Globus pallidus und *Nucleus subthalamicus* stehen gleichfalls in wechselseitiger Verbindung. Das charakteristische Krankheitsbild, das bei Ausfall des Nucleus subthalamicus zu beobachten ist, wird als *Hemiballismus* bezeichnet. Es ist durch heftige, umherschlagende Bewegungen aus dem Schulter- und Hüftbereich gekennzeichnet.

Frühere Vorstellungen über die Bedeutung der Basalganglien als eine Art von höherem motorischem Zentrum können nicht mehr aufrechterhalten werden. Als sicher gilt, dass die Zuordnung zum motorischen System nur eine Seite ihrer Funktion berücksichtigt. In diesem Zusammenhang ist auch wichtig darauf hinzuweisen, dass die Basalganglien keine direkt in das Rückenmark absteigende Bahnen entsenden, sondern dass die Beeinflussung der Motorik über thalamische Projektion auf der Ebene der prämotorischen Rinde erfolgt. Letztlich läuft damit die normale wie auch die pathologisch veränderte Funktion über den motorischen Cortex und die von hier ausgehenden deszendierenden Bahnen (Tractus corticospinalis; Tractus corticorubralis; Tractus corticoreticularis) ab.

15.3
Zwischenhirn
(Diencephalon)

15.3.1
Übersicht

Das Diencephalon ist ein relativ kleiner Gehirnabschnitt, dem aber funktionell große Bedeutung als oberstes Steuerungszentrum zahlreicher vegetativer Funktionen und als dem Großhirn vorgelagerte Umschalt- und Verarbeitungsstation zukommt. Das Zwischenhirn zeigt eine charakteristische Gliederung in einzelne Etagen, wobei die einzelnen Abschnitte in ventrodorsaler Richtung versetzt sind.

Am Zwischenhirn können folgende Anteile unterschieden werden:
• Epithalamus
• Thalamus
• Subthalamus
• Hypothalamus.

Jedes dieser Gebiete ist durch zahlreiche Besonderheiten seiner Zytoarchitektur gekennzeichnet. Im Rahmen dieses Buches soll nur näher auf die Zytoarchitektur von Thalamus und Hypothalamus eingegangen werden. Detailliertere Darstellung des Diencephalon s. Lehrbücher der Neuroanatomie.

15.3.2
Grundzüge der Morphologie des Thalamus

Der Thalamus stellt das größte Kerngebiet des Zwischenhirns dar. Er ist in zahlreiche, auch funktionell unterschiedliche Einzelkerne unterteilbar. Auffallend ist die intensive wechselseitige Verbindung der Thalamuskerne mit der Großhirnrinde. Der Thalamus wird deshalb auch als das „Tor" zur Großhirnrinde bezeichnet. Er stellt jedoch nicht bloß eine Schaltstation dar, sondern ist ein wichtiges Integrations-

zentrum für sensible und motorische Funktionen. Afferente Impulse von Sinnesorganen und der Haut werden im Thalamus verarbeitet und an die entsprechenden Rindenfelder des Cortex weitergegeben. Andere Thalamuskerne verarbeiten die Impulse aus den Basalganglien und dem Kleinhirn und geben sie an die motorischen Rindenfelder weiter. Bestimmte Teile des Thalamus stehen mit dem limbischen System in Verbindung. Sie haben damit für Emotionen und grundlegende Lebensfunktionen Bedeutung.

Nach der Zuordnung zu bestimmten Rindenfeldern und der Art ihrer Afferenzen können 3 Gruppen von Kernen im Thalamus unterschieden werden:
• spezifische Thalamuskerne
• unspezifische Thalamuskerne und
• Assoziationskerne.

15.3.2.1
Spezifische Thalamuskerne

Die spezifischen Thalamuskerne sind in der lateralen Kerngruppe gelegen.

Sie erhalten Afferenzen von einem bestimmten Sinnesorgan oder der Haut und projizieren diese auf ein spezifisches primäres Rindenfeld. Mit *Ausnahme des Geruchssinnes* weist der Thalamus für jedes sensorische System (Sehen, Hören, Tastsinn etc.) einen entsprechenden spezifischen Kern auf. Die spezifischen Kerne stehen über direkte Punkt-für-Punkt-Projektion mit der Großhirnrinde in Verbindung, z. B. der Nucleus ventralis posterior mit dem Gyrus postcentralis oder der Nucleus geniculatus lateralis mit der primären Sehrinde. Die Verbindung der spezifischen Thalamuskerne mit der Rinde sind gegenläufig, d. h. es bestehen auch rückläufige (kortikothalamische) Verbindungen vom Cortex zu den spezifischen Thalamuskernen. Jeder spezifische Thalamuskern und das ihm zugehörige Rindenfeld bilden eine funktionelle und trophische Einheit. Die Zerstörung eines spezifischen Rindenfeldes hat die Degeneration des entsprechenden Thalamuskerns zur Folge. Dies ist ein grundlegender Unterschied zu den unspezifischen Kernen mit ihren überwiegend subkortikalen Verbindungen, welche nach Dekortikation nicht degenerieren. Die Zerstörung eines spezifischen Kerns hat allerdings nicht den völligen Untergang des zugehörigen Rindenfeldes zur Folge, obwohl es für die entsprechenden Sinnesfunktionen ausfällt. Über Assoziationsfasern erhält nämlich dieses Feld immer noch Afferenzen von anderen Kortexabschnitten. So hat die Zerstörung der Corpora geniculata lateralia Blindheit zur Folge. Optische Halluzinationen sind jedoch immer noch möglich.

15.3.2.2
Unspezifische Thalamuskerne

Zu den unspezifischen Thalamuskernen rechnet man vor allem die medial und intralaminär gelegenen Kerne. Sie erhalten ihren afferenten Zustrom überwiegend aus den Kernkomplexen des Hirnstammes (Formatio reticularis), aus dem Hypothalamus, dem Globus pallidus und dem Thalamus selbst (intrathalamische Verbindungen vom Nucleus lateralis thalami). Sie weisen lediglich eine unspezifische, diffuse kortikale Projektion auf. Ein Teil ihrer Efferenzen endet diffus in der gesamten Großhirnrinde, andere ziehen zu subkortikalen Strukturen. Man geht heute davon aus, dass die unspezifischen Thalamuskerne an verschiedenen zentralnervösen Funktionen maßgeblich beteiligt sind. Im Vordergrund steht dabei die Beteiligung an der Steuerung des kortikalen Aktivitätsniveaus und damit des Bewusstseinszustandes (Schlaf-Wach-System).

15.3.2.3
Assoziationskerne

Das Charakteristikum dieser Kerngruppe ist ihre reziproke Faserverbindung mit Assoziationfeldern der Großhirnrinde. Kein Assoziationskern hat dagegen direkte Verbindung zu einem primären Rindenfeld. Von anderen subkortikalen Zentren des Gehirns erhalten die Assoziationkerne relativ wenig Afferenzen, doch bestehen intensive Verbindungen mit verschiedenen anderen thalamischen Kerngebieten.

15.3.3
Grundzüge der Morphologie des Hypothalamus

Der Hypothalamus ist bei allen Wirbeltieren vorhanden. Beim Menschen bildet er unterhalb des Sulcus hypothalamicus die Seitenwand und den Boden des III. Ventrikels. Die relativ wenig markhaltige Nervenfasern enthaltende Region des Hypothalamus lässt sich von medial nach lateral in 3 Zonen gliedern: in eine schmale, unter dem Ventrikelependym gelegene periventrikuläre Zone, eine mediale Zone, die aus gut abgrenzbaren Kernen besteht, und eine wenig gegliederte laterale Zone.

Innerhalb der medialen Zone lassen sich von rostral nach kaudal drei Kerngruppen unterscheiden: eine vordere, eine mittlere und eine hintere Kerngruppe. Aus der vorderen Kerngruppe sind der Nucleus anterior hypothalami und der Nucleus praeopticus an der Regulation der Körpertemperatur und der weiblichen Hormonregulation beteiligt. Der *Nucleus suprachiasmaticus* gilt zusammen mit der *Epiphyse* als „zirkadianer Schrittmacher". Zwei weitere Kerne dieser vorderen Gruppe, die aus besonders großen Neuronen aufgebaut sind — der *Nucleus paraventricularis* und der *Nucleus supraopticus* — sind neurosekretorisch tätig. Die von ihren Nervenzellen produzierten Hormone Oxytocin und Adiuretin werden, an Neurophysine gebunden, als Neurosekret entlang der Nervenfasern des Tractus supraoptico-hypophysealis in den Hinterlappen der Hypophyse transportiert.

In der mittleren Kerngruppe lassen sich 4 Einzelkerne unterscheiden: Area dorsalis, Nucleus dorsomedialis, Nucleus ventromedialis und Nucleus infundibularis (= Ncl. arcuatus). Der Nucleus infundibularis und der Nucleus ventromedialis steuern die Hormonsekretion im Vorderlappen der Hypophyse. Ihre Nervenfasern enden an Kapillarschlingen im Bereich der portalen Blutgefäße der Hypophyse. Auf diesem Weg erreichen die im Hypothalamus produzierten Releasing- und Inhibiting-Faktoren die Hypophyse. Die nichthypophysären Kerne dieser Gruppen beeinflussen unter anderem die Regulation des Wasserhaushaltes (durch Kontrolle des osmotischen Druckes des Blutes) und die Nahrungsaufnahme (durch Überwachung des Blutzuckerspiegels).

Die hintere Kerngruppe umfasst den Nucleus posterior und das *Corpus mamillare*. Vom Nucleus posterior steigen viszerale Fasern in den unteren Hirnstamm und in das Rückenmark ab. Das Corpus mamillare ist über markreiche Fasersysteme in das limbische System integriert. Die laterale Kerngruppe ist nur undeutlich gegliedert. Sie beinhaltet: Nucleus lateralis, Nucleus tuberalis lateralis, Nucleus tuberalis mamillaris, Nucleus perifornicalis und die Area lateralis hypothalami.

Der Hypothalamus besitzt zahlreiche Verbindungen zu anderen Hirnteilen. Er erhält Afferenzen unter anderem vom Hirnstamm, Thalamus, Hippocampus, den Mandelkernen (über den Fornix), vom Bulbus olfactorius und vom Neocortex. Efferenzen vom Hypothalamus ziehen zu Tegmentum, Formatio reticularis, Hypophyse, Thalamus, Hippocampus und Frontalhirn. Zudem stehen linker und rechter Hypothalamus über Faserverbindungen (vor allem über die supraoptische Kommissur) in enger funktioneller Wechselwirkung. Die ausgedehnten Verbindungen des Hypothalamus zu anderen Strukturen des ZNS weisen auf die enge Integration der hypothalamischen Kerngebiete in die Gesamtfunktion des ZNS.

Funktionell kann der Hypothalamus als die oberste Koordinationsstelle für das viszerale Nervensystem und die endokrinen Drüsen angesehen werden. Er regelt die Homöostase des inneren Milieus des Organismus. Über hormonale und nervale Efferenzen reguliert er lebenswichtige Funktionen, wie Atmung, Blutkreislauf, Wasser- und Nahrungsaufnahme, Körpertemperatur, Verdauung und Stoffwechsel. Im Hypothalamus kommt es auch zur Verknüpfung von viszeralen Grundfunktionen mit charakteristischen Verhaltensmustern und Emotionen.

15.4
Kleinhirn (Cerebellum)

15.4.1
Anatomische und phylogenetische Gliederung des Kleinhirns

Das Kleinhirn liegt in der hinteren Schädelgrube und ist über die drei Kleinhirnstiele mit dem Hirnstamm verbunden (Abb. 15-7). Wie das Großhirn besitzt das Kleinhirn zwei Hemisphären. Sie sind durch einen unpaaren mittleren Teil, den Wurm (Vermis) miteinander verbunden. Die etwa 1 mm dicke Rinde bildet die gefaltete Oberfläche des Kleinhirns. Das Faltenrelief verläuft eng und horizontal gestellt. Besonders tiefe Einfaltungen grenzen die Läppchen (Lobuli) voneinander ab. Auf Sagittalschnitten entsteht dadurch eine baumartig verzweigte Struktur, die mit einem Lebensbaum (Arbor vitae) mit Blättern (Folia cerebelli) verglichen wird. In der unter der Rinde gelegenen weißen Substanz (Markzone) liegen von medial nach lateral gesehen folgende Kleinhirnkerne: Nucleus fastigii, Nuclei globosi, Nucleus emboliformis und Nucleus dendatus.

Wie die Großhirnhemisphären hat auch das Kleinhirn phylogenetisch erst spät seine starke Entfaltung erhalten. Sein ältester Teil, das Archicerebellum (Urkleinhirn), ist beim Menschen als Lobus flocculonodula-

Abb. 15-7: Sagittalschnitt durch mehrere Kleinhirnwindungen (Mensch).
1 Stratum moleculare; 2 Stratum ganglionare (Purkinje-Zellen); 3 Stratum granulosum; 4 weiße Substanz (Lamina alba).

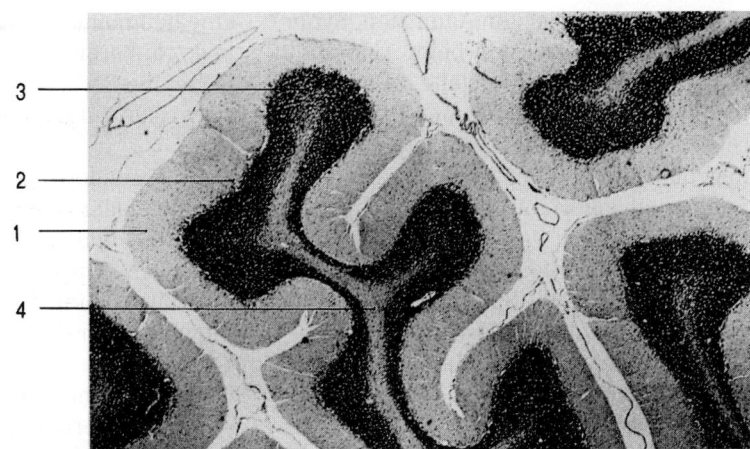

ris erhalten. Das Archicerebellum ist durch doppelläufige Verbindungen ausschließlich mit den Vestibulariskernen im Hirnstamm verbunden. Es wirkt wesentlich an der Erhaltung des Körpergleichgewichts mit. Wird das Archicerebellum zerstört, so kommt es zu Ausfallserscheinungen, die dem Bild einer Dauerreizung des Labyrinths entsprechen. Die betroffenen Personen zeigen eine „zerebelläre Ataxie". Das klinische Bild ist charakterisiert durch einen breitspurigen, schwankenden Gang (Abasie), Schwanken im Stehen (Astasie) und charakteristischen Augenbewegungen (Nystagmus) mit Schwindelerscheinungen. Die zerebelläre Ataxie zählt zu den häufigsten Kleinhirnsyndromen des Menschen, da der Lobus flocculonodularis durch verschiedene pathologische Prozesse (Kleinhirn-Brückenwinkel-Tumoren; Multiple Sklerose) oft frühzeitig und bevorzugt geschädigt wird.

Phylogenetisch später entwickelte sich das Paläocerebellum (Altkleinhirn), das im menschlichen Gehirn durch Teile des Wurms (Vermis cranial der Fissura prima), Pyramis, Uvula und Lobus paraflocculus repräsentiert wird. Der Vermis ist bei den Vögeln besonders stark ausgebildet. Das Paläocerebellum ist vornehmlich an der Regulation des Muskeltonus beteiligt. Es empfängt Erregungen von allen Re-

zeptoren der Oberflächen- und Tiefensensiblität sowie von den Sinnesorganen. Ähnlich wie die motorische und sensorische Hirnrinde ist dieser Kleinhirnteil somatotopisch gegliedert. Dies bedeutet, dass jedem Gebiet des Körpers ein bestimmtes Areal der Rinde des Kleinhirnvorderlappens entspricht. Die efferenten Signale vom Paläocerebellum verlaufen zunächst zu den im Hirnstamm gelegenen Zentren (vor allem zum Nucleus ruber) und beeinflussen über diese die spinale Motorik. Der Einfluss des Paläocerebellums auf die Motoneurone im Rückenmark dürfte im Wesentlichen in einer Hemmung der α-Motoneurone für die extensorische Muskulatur bestehen.

Die beiden Kleinhirnhemisphären treten erst bei Säugetieren auf. Sie werden, zusammen mit dem Vermis kaudal der Fissura prima als Neocerebellum bezeichnet. Ihre funktionelle Bedeutung liegt besonders in der zeitlichen Koordination verschiedener Bewegungen. Auch das Neocerebellum ist somatotopisch organisiert. Es empfängt über die Brückenkerne vornehmlich Impulse von der motorischen Hirnrinde und gibt seinerseits Signale über den Thalamus zu den motorischen Feldern der Großhirnrinde ab. Diese Wechselwirkung von motorischem Cortex und Neocerebellum dient vor allem dem reibungslosen Zusammenspiel von Agonisten, Synergisten und Antagonisten beim Ablauf von Willkürbewegungen. Ausfälle im Neocerebellum führen zum klinischen Bild der zerebellaren Asynergie. Schnell aufeinanderfolgende Bewegungen, wie z. B. Pro- und Supination der Hand können nicht mehr exakt ausgeführt werden (Dysdiadochokinese), die Feinmotorik der Sprache ist gestört (skandierende Sprache) und Zielbewegungen sind kaum durchführbar.

Zusammenfassend hat das Kleinhirn auf folgende Funktionen maßgeblichen Einfluss:

- Aufrechterhaltung des Körpergleichgewichts,
- zeitliche Koordinationen von Bewegungen,
- Regelung des Muskeltonus.

15.4.2
Mikroskopischer Aufbau der Kleinhirnrinde

Die Kleinhirnrinde ist in ihrer ganzen Ausdehnung einheitlich gebaut und ca. 1 mm dick. Sie zeigt eine Gliederung in 3 Schichten. Von außen nach innen sind dies

- Molekularschicht (Stratum moleculare)
- Purkinje-Zellschicht (Stratum gangliosum)
- Körnerschicht (Stratum granulosum).

In der Molekularschicht finden sich in einem dichten Netzwerk von Nervenfasern zwei Neuronentypen, die Korb- und die Sternzellen, eingelagert. Die Korbzellen liegen dabei im inneren Drittel der Molekularschicht. Ihr Zellkörper hat einen Durchmesser von 10–20 µm. Ihre vielfach verzweigten Dendriten sind vorwiegend senkrecht zur Längsachse der Kleinhirnwindung gestellt. Auch das lange, marklose Axon verläuft quer zu den Windungen, jedoch mit ihrer Oberfläche parallel. Die Axone der Korbzellen bilden mit zahlreichen Kollateralen ein dichtes Netz („Faserkorb“, daher Korbzellen) um die Purkinje-Zellen. Sie üben auf die Purkinje-Zellen

eine hemmende Wirkung aus. Vorwiegend in der äußeren Hälfte der Molekularschicht liegen die Perikarya der Sternzellen. Auch sie wirken auf die Purkinje-Zellen inhibitorisch.

Als besondere Gliazellformen werden in der Molekularschicht die Bergmann-Zellen und die Fananas- (gefiederte) Zellen beschrieben. Unter den kleinen Gliazellen überwiegen im Gegensatz zur Körnerschicht, in der die Oligodendrozyten häufiger sind, die Hortega-Zellen (Mikroglia). Außerdem kommen auch protoplasmatische und faserhaltige Astrozyten vor.

Das Stratum gangliosum (Purkinje-Zellschicht) wird von den großen (35 µm) Perikaryen der Purkinje-Zellen gebildet. Ihre Dendriten verzweigen sich spalierbaumartig in der Molekularschicht. Jedes Dendritenbäumchen steht dabei senkrecht zum Windungsverlauf. Die Axone der Purkinje-Zellen erhalten in der Körnerschicht ihre Markscheide. Sie bündeln sich zu efferenten Bahnen, die in den Kleinhirnkernen umgeschaltet werden. Die in die Körnerschicht von den Axonen der Purkinje-Zellen abgehenden, rückläufigen Kollateralen verzweigen sich und bilden den Plexus infra- und supraganglionaris. Sie enden schließlich mit Synapsen an anderen Purkinje-Zellen (Abb. 15-8).

Das Stratum granulosum (Körnerschicht) besteht hauptsächlich aus kleinen, dicht gelagerten Neuronen, den Körnerzellen. Ihre Dendriten bilden mit afferenten Nervenfasern (Moosfasern) komplexe Synapsen, die als Glomeruli cerebellares bezeichnet werden. Die Axone der Körnerzellen ziehen in die Molekularschicht. Dort spalten sie sich T-förmig auf und enden synaptisch an den Dendriten der Purkinje-Zellen und Korbzellen. Die einzelnen Zelltypen der Kleinhirnrinde sind zu komplexen Mehrfach-Hemmungs-Schaltkreisen angeordnet. In geringer Zahl kommen in der Körnerschicht noch weitere Nervenzelltypen wie Golgi- und große Sternzellen vor.

Abb. 15-8: Purkinje-Zelle (1) mit spalierbaumartig verzweigten Dendriten, (2) die in das Stratum moleculare der Kleinhirnrinde ziehen; 3 Körnerzellen.

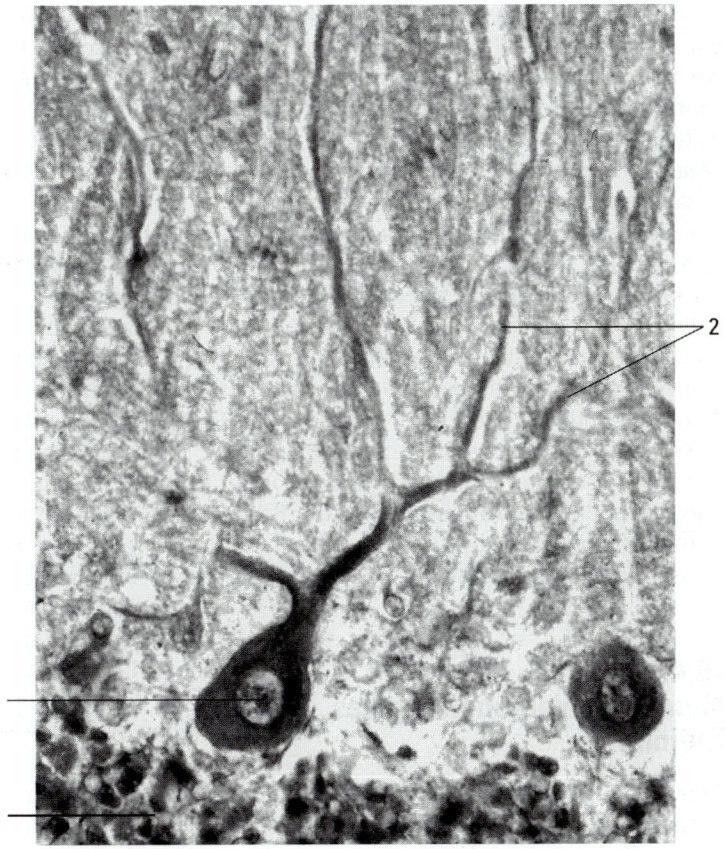

15.4.3 *Afferenzen*
Haupteingänge der Kleinhirnrinde

Bei den afferenten Zuflüssen zur Kleinhirnrinde lassen sich zwei unterschiedliche Systeme unterscheiden, die Kletterfasern und die Moosfasern. Die Kletterfasern stammen hauptsächlich aus dem unteren Olivenkern (olivo-cerebelläre Nervenfasern) und dem Rückenmark (spino-cerebelläre Nervenfasern). Sie durchziehen die Körnerschicht und bilden erst im Stratum moleculare mit den Dendriten der Purkinje-Zellen zahlreiche Synapsen. Die untere Olive (Oliva inferior) erhält ihrerseits Zuströme aus den Hinter- und Vorderseitensträngen des Rückenmarks, also Afferenzen von Haut, Muskulatur und den Gelenken, sowie von verschiedenen zentralen Strukturen, wie dem Pallidum und dem Nucleus ruber.

Die Moosfasern (vorwiegend ponto-cerebelläre Afferenzen, daneben aber auch spino-cerebelläre und olivo-zerebelläre Fasern), die insgesamt den überwiegenden Teil der Afferenzen zum Kleinhirn ausmachen, gehen bereits im Stratum granulosum mit den Körnerzellen kompliziert gestaltete Synapsen, die Glomeruli zerebellares, ein. Die Axone der Körnerzellen ziehen zur Molekularschicht und spalten sich dort T-förmig auf. Als sog. Parallelfasern ziehen sie horizontal in der Molekularschicht und bilden dort mit allen übrigen zerebellären Neuronen (Golgi-, Korb- und Sternzellen), vor allem aber mit den Purkinje-Zellen, erregende Synapsen aus. Die Körnerzellen sind damit die einzige

Neuronenpopulation der Kleinhirnrinde, die exzitatorisch auf andere Nervenzellen wirkt. Die Parallelfasern bewirken insbesondere eine zeitlich gestaffelt erfolgende Aktivierung der in langen Reihen hintereinander angeordneten Purkinje-Zellen. Wegen des geringen Durchmessers der Parallelfasern und ihrer langsamen Erregungsleitung erreichen die Signale, die über die Parallelfasern auf die Purkinje-Zellen übertragen werden, diese erst mit einer gewissen zeitlichen Verzögerung, die wahrscheinlich für die Funktion des Kleinhirns von Bedeutung ist.

Neben den Kletter- und Moosfasern spielen noradrenerge (über Fasern vom Locus coeruleus), serotonerge (von der Raphe) und dopaminerge Einflüsse (von der Substantia nigra) eine Rolle.

15.4.4
Neuronale Verschaltung des Kleinhirns

Von den 5 wichtigsten Neuronentypen der Kleinhirnrinde wirken nur die Körnerzellen des Stratum granulosum exzitatorisch. Alle anderen Neurone (Purkinje-Zellen; Golgi-Zellen; Korb- und Sternzellen) sind inhibitorisch wirkende Zellen. Von den Parallelfasern, die wie erwähnt die T-förmig aufgespaltenen Axone der Körnerzellen darstellen, werden gleichzeitig mit den Purkinje-Zellen auch die Golgi-, Korb- und Sternzellen erregt. Die stark verzweigten Axone der Golgi-Zellen ziehen ihrerseits zurück zu den Körnerzellen und üben damit eine rekurrente Hemmung (negative Rückkopplung) auf den Moosfasereingang aus. Zusätzlich zur Aktivierung über die Parallelfasern können die Golgi-Zellen auch über Moosfaserkollateralen aktiviert werden (Vorwärts- oder afferente kollaterale Hemmung).

Die Korbzellen senden ihre stark verzweigten Axone zu einer Reihe von Purkinje-Zellen. Über die körbchenartige Aufzweigung der Axone an den Perikarya der Purkinje-Zellen üben sie einen effektiven inhibitorischen Einfluss auf die Purkinje-Zellen aus. Die Axone der Sternzellen gehen mit den Dendritenbäumen der Purkinje-Zellen gleichfalls hemmende Synapsen ein und zwar in der Regel mit solchen, die etwa parallel zu den von den Korbzellen gehemmten Purkinje-Zellen angeordnet sind. Die Purkinje-Zellen sind die einzigen Ausgangsneurone der Kleinhirnrinde. Ihre Axone ziehen zu den im Marklager gelegenen Kleinhirnkernen und zu den Vestibulariskernen und bilden mit ihren Nervenzellen hemmende Synapsen aus.

An den Purkinje-Zellen lassen sich kontinuierliche Ruheentladungen feststellen, die zu einer tonischen Hemmung der Neurone der Kleinhirn- und der Vestibulariskerne führen. Unter Berücksichtigung der oben aufgezeigten Verschaltung der Kleinhirnrinde lassen sich die Veränderungen in der Entladeaktivität einer Purkinje-Zelle nach Aktivierung der verschiedenen afferenten Eingänge folgendermaßen skizzieren:

Eine Erregung der Kletterfasern führt zu einer Stimulierung der Purkinje-Zellen. Diese senden dadurch in verstärktem Maß hemmende Impulse an die Kleinhirn- und die Vestibulariskerne. Eine Erregung der Moosfasern dagegen führt über Aktivierung der inhibitorischen Stern- und Korbzellen zu einer Hemmung der Purkinje-Zellen. Die Purkinje-Zellen sind zur gleichen Zeit auch erregenden Einflüssen ausgesetzt, die über die direkten exzitatorischen Synapsen der Parallelfasern übermittelt werden. Diese exzitatorische Wirkung kommt aber in diesem Fall nicht zum Tragen, da die über Stern- und Korbzellen erfolgte Vorwärtshemmung auf die Entladeaktivität der Purkinje-Zellen wegen der günstigeren Synapsenlokalisation deutlich überwiegt. Durch Hemmung der Purkinje-Zellen nimmt deren inhibitorischer Einfluss auf die nachgeschalteten Kleinhirn- und Vestibulariskerne ab, die daraufhin eine verstärkte Aktivität entfalten. Diese Hemmung von inhibitorischen Neuronen (in diesem Fall der Purkinje-Zellen) wird als Disinhibition bezeichnet.

15.4.5
Hauptefferenzen der Kleinhirnkerne

Den afferenten Zuflüssen über Kletter- und Moosfasern stehen als einzige Efferenz der Kleinhirnrinde die Axone der Purkinje-Zellen gegenüber. Sie enden an den Kleinhirnkernen sowie an den Vestibulariskernen im Brückenhirn. Entsprechend der unterschiedlichen Projektion der Kleinhirnrinde auf die nachgeschalteten Kleinhirnkerne lässt sich eine schematische Gliederung des Organs in drei Längszonen (Vermis; Pars intermedia; Hemisphären) vornehmen. Dabei wird deutlich, dass efferente Fasern aus dem Vermis bevorzugt zum Nucleus fastigii, die der Pars intermedia zum Nucleus emboliformis und Nucleus globosus und die der Hemisphären zum Nucleus dentatus ziehen. Die Efferenzen des archizerebellären Teils des Kleinhirns (des Lobus flocculonodularis) ziehen in erster Linie zu den Vestibulariskernen, stellen aber auch zu allen Kleinhirnkernen Verbindungen her.

Der Nucleus fastigii leitet vor allem zu den Vestibulariskernen weiter. Daneben ziehen von ihm efferente Nervenfasern zum medullären und pontinen Anteil der Formatio reticularis. Über diese Verbindungen erlangt das Kleinhirn Einfluss auf jene Zentren, die für eine intakte Stützmotorik von entscheidender Bedeutung sind. Die Efferenzen des Nucleus globosus und des Nucleus emboliformis ziehen in erster Linie zu den motorischen Kernarealen im Hirnstamm, wie z. B. zum Nucleus ruber. Weiterhin besteht eine efferente Projektion, die über den Thalamus zum motorischen Cortex verläuft. Durch diese Verbindungen kann das Kleinhirn bei langsamen Bewegungen, unter gleichzeitiger Berücksichtigung somatosensibler Afferenzen, korrigierend auf zielmotorische Bewegun-

gen eingreifen. Damit wird eine optimale Koordination von Stütz- und Zielmotorik erreicht.

15.4.6
Das Kleinhirn als sensomotorisches Kontrollorgan

Das Kleinhirn wurde längere Zeit als eine „stille Region" des Gehirns betrachtet, da seine elektrische Stimulierung weder zu besonderen Empfindungen noch zur Auslösung von Muskelkontraktionen führte. Seine zentrale Bedeutung für motorische Aktionen wurde aber aus tierexperimentellen Abtragungsexperimenten deutlich, bei denen die Entfernung des Kleinhirns zu schwersten Störungen der Motorik führte. Beim Menschen ist die Unversehrtheit des Kleinhirns besonders wichtig für sehr schnell ablaufende muskuläre Aktivitäten, wie z. B. beim Laufen, Klavier spielen oder Schreibmaschine schreiben. Obwohl selektive Schädigung des Kleinhirns keine Lähmungen verursacht, haben sie einen weitgehenden Verlust der Koordination dieser schnellen Bewegungsabläufe zur Folge.

Das Kleinhirn überwacht alle Bewegungsabläufe und greift ständig korrigierend in die motorischen Aktivitäten ein, die von anderen Gehirnarealen stammen. Es erhält dazu laufend Informationen über den aktuellen Bewegungsstatus des Körpers (Position der einzelnen Glieder, Schnelligkeit der Bewegung, ausgeübte Kraft). Man nimmt an, dass im Kleinhirn ständig ein Vergleich dieses Status mit den vom motorischen System geplanten Bewegungsentwürfen stattfindet und Abweichungen davon durch entsprechende Korrekturen entgegen gewirkt wird, die die Aktivität der beteiligten Muskeln entsprechend erhöhen bzw. vermindern. Da diese Korrekturen der Motorik extrem schnell erfolgen müssen (nämlich während des Ablaufs einer Bewegung), weist das Kleinhirn umfangreiche Afferenzen sowohl aus der gesamten Körperperipherie als auch von den motorischen Gehirnabschnitten auf. Durch zahlreiche Efferenzen, die in das motorische System eingespeist werden, wird sichergestellt, dass die notwendigen Korrekturen entsprechend schnell durchgeführt werden. Dies geschieht einerseits über efferente Nervenverbindungen, die über den Thalamus den motorischen Cortex erreichen und hier modulierend auf das zentrale Bewegungsmuster einwirken, oder andererseits zu den motorischen Zentren des Hirnstammes ziehen und dort modifizierend die Körperstellmotorik beeinflussen.

15.5
Zirkumventrikuläre Organe

Als zirkumventrikuläre Organe werden kleine unpaare Organe unterschiedlicher

Funktion zusammengefasst, die median in der Wand der Hirnventrikel lokalisiert sind (Abb. 15-9). Sie liegen alle außerhalb der Blut-Hirn-Schranke. Es handelt sich damit um neurohämale Areale, in denen die Gefäße ein fenestriertes Endothel aufweisen. Gemeinsam ist den zirkumventrikulären Organen die besondere Differenzierung des Ependyms und der subependymalen Gewebes.

Zu den zirkumventrikulären Organen zählt man:
im Bereich des III. Ventrikels
• die Neurohypophyse einschließlich der Eminentia mediana
• das Organon subfornicale
• den Plexus chorioidens
• das Corpus pineale
• das Organon subcommissurale.
im Bereich des IV. Ventrikels
• den Plexus choriodeus
• die Area postrema.

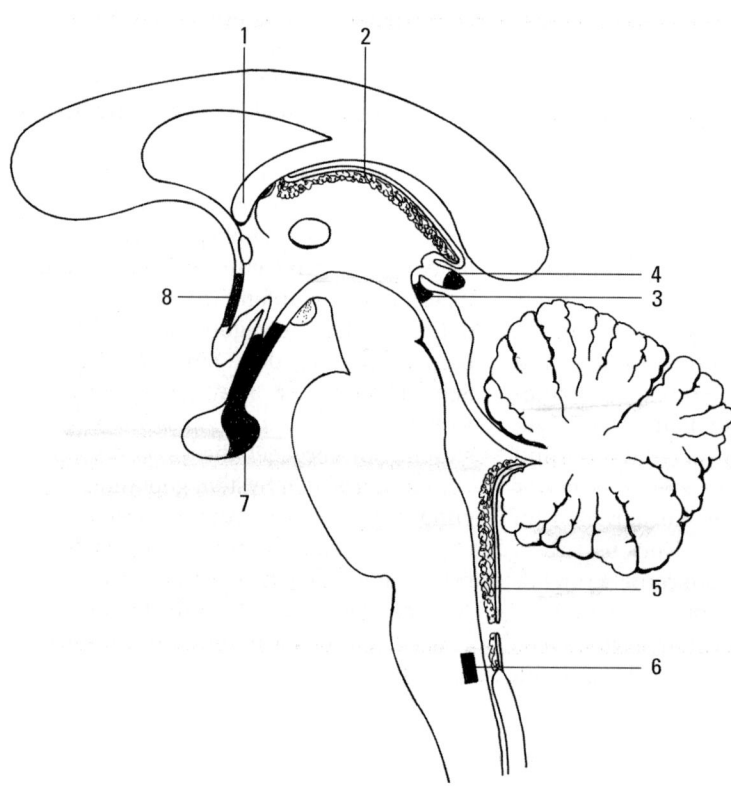

Abb. 15-9: Lage der zirkumventrikulären Organe (nach JUNQUEIRA und SCHIEBLER, 1995). 1 Organum subfornicale; 2 Plexus chorioideus; 3 Organum subcommissurale; 4 Corpus pinealis; 5 Plexus chorioideus ventriculi quarti; 6 Area postrema; 7 Neurohypophyse; 8 Organum vasculosum laminae terminalis.

15.6 Rückenmark (Medulla spinalis)

15.6.1 Makroskopische und funktionelle Übersicht

Das im Wirbelkanal gelegene Rückenmark erstreckt sich vom Foramen magnum des Schädels, wo es ohne scharfe Grenze in die Medulla oblongata des Gehirns übergeht, bis auf Höhe des 1. oder 2. Lendenwirbels. Dort verjüngt es sich kegelförmig (Conus medullaris) und geht in das Filum terminale über, das keine Nervenzellen mehr enthält und bis zum Steißbein reicht. Die Dicke des Rückenmarks beträgt ca. 1–1,5 cm. Mit 31 Rückenmarksnerven (Spinalnerven) sorgt es für die nervöse Verbindung zwischen Gehirn und der Rumpfwand, den Extremitäten und den Rumpfeingeweiden. Jeder Rückenmarksnerv wird dabei aus einer vorderen (motorischen) und hinteren (sensiblen) Wurzel gebildet und zieht durch sein Foramen vertebrale in die Peripherie. In den Vorderhornzellen des Rückenmarks werden die aus dem Großhirn kommenden motorischen Impulse umgeschaltet und über die motorischen Anteile der Spinalnerven an die entsprechenden Muskeln weitergeleitet. Die starke Innervation von Armen und Beinen führt zu einer lokalen Verdickung des Rückenmarks in den entsprechenden Abschnitten, die als Intumescentia cervicalis und lumbosacralis bezeichnet werden. Umgekehrt laufen ständig Signale, die von Rezeptoren der Haut, der Muskulatur und von inneren Organen aufgenommen werden (Temperatur-, Tast-, Schmerzsinn etc.) über das Rückenmark zum Gehirn. Kurze neuronale Schaltkreise im Rückenmark selbst, die zwischen den eingehenden afferenten und ausgehenden efferenten Nervenfasern aufgebaut sind, liefern weiter die morphologische Grundlage für die Rückenmarksreflexe.

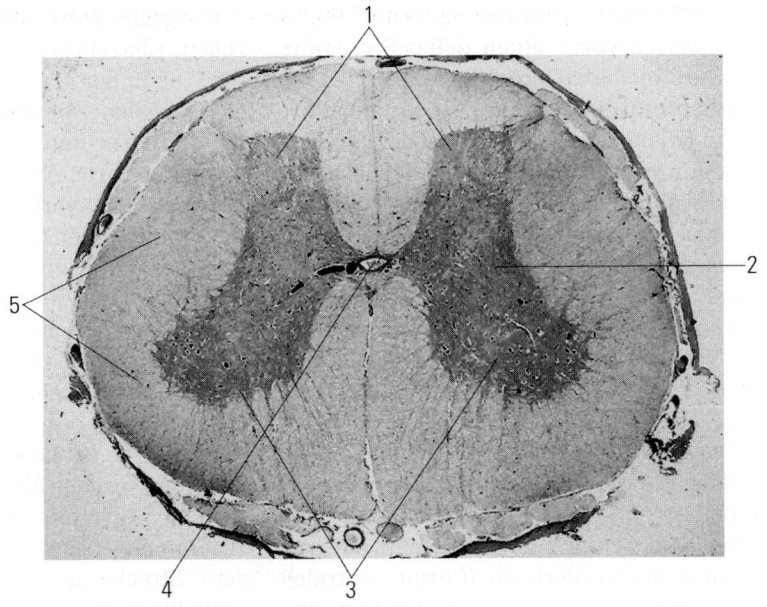

Abb. 15-10: Querschnitt durch das Rückenmark (Katze):
1 Cornu dorsale; 2 Pars intermedia; 3 Cornu ventrale; 4 Zentralkanal; 5 weiße Substanz (Substantia alba).

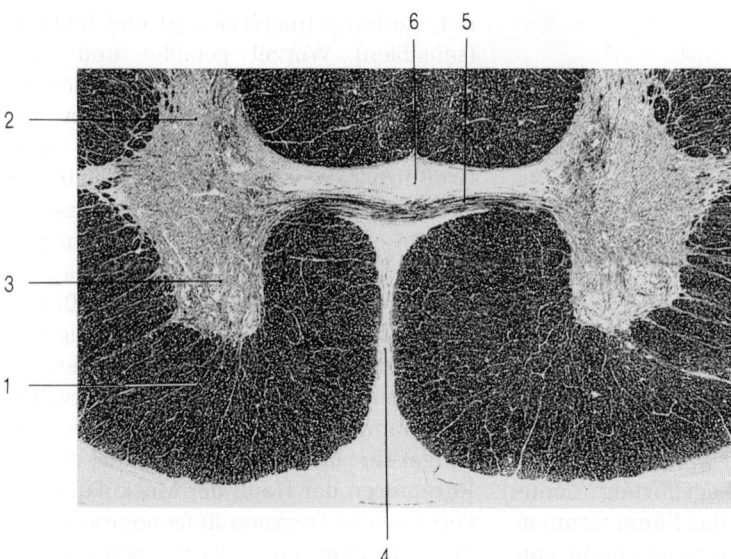

Abb. 15-11: Querschnitt durch das menschliche Rückenmark (Markscheidenfärbung nach KLÜVER-BARRERA).
1 weiße Substanz (Substantia alba); 2 Hinterhorn (Cornu dorsale); 3 Vorderhorn (Cornu ventrale) mit großen Motoneuronen; 4 Fissura mediana anterior; 5 Commissura alba; 6 Zentralkanal.

15.6.2
Mikroskopischer Aufbau des Rückenmarks

Querschnitte durch das Rückenmark (Abb. 15-10 und 15-11) zeigen in seinem gesamten Verlauf einen prinzipiell gleichen Aufbau. Sie sind von runder bis ovaler Form und weisen vorne einen tiefen Einschnitt (Fissura mediana ventralis) auf. Hinten ist median nur eine seichte Furche, der Sulcus medianus dorsalis ausgebildet. Seitlich von ihm verläuft beiderseits der Sulcus lateralis dorsalis. Die graue Substanz (Substantia grisea) liegt im Inneren des Rückenmarks und bildet eine schmetterlingsförmige Figur, die den Zentralkanal (Canalis centralis) umschließt. Außen wird sie von der weißen Substanz (Substantia alba) umgeben, die kaudalwärts an Umfang abnimmt.

Die graue Substanz gliedert sich beiderseits in je eine Vordersäule (Columna ventralis) und eine Hintersäule (Columna dorsalis). Am Schnittbild erscheinen die Columnae als Vorderhorn (Cornu ventrale) bzw. Hinterhorn (Cornu dorsale). Der zwischen Vorder- und Hintersäule liegende Teil der grauen Substanz wird Pars inter-

media genannt. Aus dieser geht im Brust- und oberen Lendenmark lateralwärts jederseits die Seitensäule (Columna lateralis) hervor. Die Pars intermedia umschließt den Zentralkanal. Dieser wird von Ependymzellen ausgekleidet und enthält Liquor cerebrospinalis.

Die graue Substanz besteht aus Nervenzellen, Gliazellen und zahlreichen Kapillaren. Die in der grauen Substanz gelegenen Nervenzellen besitzen unterschiedliche Größe, Form und Funktionen. Nach dem Verhalten ihrer Axone können Wurzelzellen (die Axone verlassen das Rückenmark) und Binnenzellen (die Axone bleiben innerhalb des ZNS) unterschieden werden. Die Ganglienzellen der grauen Substanz sind keineswegs gleichmäßig verteilt. Vielfach liegen die Zellkörper in abgrenzbaren Gruppen zusammen, die als Rückenmarkskerne (Nuclei) bezeichnet werden. Sie können insofern als funktionelle Einheiten angesehen werden, als aus ihnen Nervenfasern hervortreten, die zu Nervenbahnen zusammengelagert, eine längere oder kürzere Strecke gemeinsam verlaufen und schließlich entweder an bestimmten anderen Kernen des Rückenmarks oder Ge-

Tabelle 15-3: Neurone des Rückenmarks

Topographische Benennung	Funktionelle Einteilung	Hauptlokalisation der Perikaryen	Verhalten der Neuriten
Binnenzellen	Schaltzellen	Pars intermedia Substantia gelatinosa dorsalis	bleiben in der grauen Substanz im gleichen Segment auf der gleichen Seite
	Kommissurzellen	mediales Feld der Columna ventralis; Substantia intermedia centralis	bleiben in der grauen Substanz im gleichen Segment, kreuzen aber auf die Gegenseite
	Assoziationszellen	Columna dorsalis Pars intermedia	verlaufen auf der gleichen Seite auf- und absteigend durch wenige Segmente bilden die Fasciculi proprii der weißen Substanz
	Strangzellen	Columna dorsalis (Nucleus thoracicus und „große Hintersäulenzelle")	verlaufen ipsi- oder kontralateral aufsteigend durch viele Segmente bilden die aufsteigenden Bahnen des Vorder-Seitenstrangs der weißen Substanz
Wurzelzellen	somatomotorische Rückenmarkszellen	Columna ventralis	bilden den dickfaserigen Hauptteil der Radix ventralis
	symphatische Rückenmarkszellen	Substantia intermedia lateralis (Nucleus intermediolateralis)	verlaufen durch Radix anterior zum Ramus communicans albus
	parasympathische Rückenmarkszellen	Substantia intermedia lateralis	benutzen Radix anterior

hirns, an peripheren Ganglien oder Effektoren (z. B. bestimmten Muskeln) enden.

15.6.2.1
Wurzelzellen

Bei den Wurzelzellen, deren Axone das Rückenmark verlassen und über die vordere Wurzel in den Spinalnerv eintreten, lassen sich somatomotorische und viszeromotorische (vegetative) Neurone unterscheiden.

α-**Motoneurone.** Die somatomotorischen Wurzelzellen (Motoneurone) innervieren die extrafusale Arbeitsmuskulatur. Sie sind große, multipolare Nervenzellen, die zu Gruppen zusammengefasst im Vorder-

Tabelle 15-4: Differentialdiagnose der Querschnittshöhe des Rückenmarks

	Pars cervicalis	Pars thoracica	Pars lumbalis	Pars sacralis
Querschnitt	quer-elliptisch (oberste Segmente rundlich)	rundlich relativ klein	rundlich (ventral etwas abgeplattet)	rundlich bis quadratisch klein
Substantia alba	sehr reichlich	reichlich (besonders im Verhältnis zur grauen Substanz)	weniger reichlich (stark vermindert im Verhältnis zur grauen Substanz)	spärlich
Substantia grisea	besonders reichlich in Intumescentia cervicalis	schmächtig (H-Form)	besonders reichlich in Intumescentia lumbalis	reichlich (besonders im Verhältnis zur weißen Substanz)
Cornu dorsale	ziemlich schlank und lang	sehr schlank	breit und plump	breit und plump
Formatio reticularis	gut ausgebildet	weniger deutlich	fehlt	fehlt
Cornu laterale	mit Vorderhorn verschmolzen (abgesehen von C_1-C_3)	sehr deutlich und selbstständig	mit Vorderhorn verschmolzen	mit Vorderhorn verschmolzen
Substantia intermedia centralis	schmal und relativ lang (abgesehen von C_1-C_3)	schmal und etwas kürzer	breit und kurz	sehr breit und kurz
Cornu ventrale	voluminös	schlank	voluminös	voluminös

horn des Rückenmarks lokalisiert sind. Jede Gruppe von Motoneuronen innerviert eine bestimmte Muskelgruppe des Bewegungsapparates.

Ein Motoneuron und die von ihm versorgten Muskelfasern nennt man eine motorische (neuromuskuläre) Einheit. Jeder Skelettmuskel setzt sich aus vielen derartigen motorischen Einheiten zusammen, wobei die Zahl der Muskelfasern in einer motorischen Einheit, je nach Muskel unterschiedlich groß sein kann. Generell lässt sich sagen, dass die motorischen Einheiten in einem Muskel umso kleiner sind, je feiner abstufbar die Kraft des Muskels ist und je feiner die von ihm ausgeführten Bewegungen sind. So finden sich etwa besonders kleine motorische Einheiten in den äußeren Augenmuskeln, wo von einem Neuron, z. B. des N. oculomotorius, nur 5 bis 10 quergestreifte Muskelzellen versorgt werden. Kleine motorische Einheiten kommen auch in der Muskulatur des Kehlkopfes und bei der Fingermuskulatur (Innervationsverhältinis etwa 1 : 200) vor. Umgekehrt weisen Muskeln für grobe und kräftige Bewegungen, wie z. B. die Muskeln des Rumpfes und der Extremitäten, große motorische Einheiten auf. So liegt beim Musculus quadriceps femoris ein Innervationsverhältnis von circa 1 : 2000 vor, d. h., ein einziges Motoneuron aus dem Rückenmark versorgt über die Kollateralen seines Axons 2000 Muskelfasern.

Die Kontraktion eines Muskels, ob sie nun von peripher oder zentral ausgelöst wird, läuft immer über eine Aktivierung der motorischen Vorderhornzellen ab. Sie stellen damit die „letzte gemeinsame Endstrecke" der motorischen Innervation dar. Dabei erreicht ein einzelnes α-Motoneuron über mehrere tausend Synapsen eine große Zahl von Impulsen. Diese sind teils erregender, teils hemmender Natur. Sie stammen außer von den Dehnungsrezeptoren in den Muskeln und Sehnen auch noch von anderen Rezeptoren der Körperperipherie und von supraspinalen motorischen Zentren. Im Motoneuron kommt es dann zur „Verrechnung" der ständig einlaufenden exzitatorischen (EPSPs) und inhibitorischen postsynaptischen Potentiale (IPSPs). Dieses Summationsverhalten wird als integrative Tätigkeit des Motoneurons bezeichnet. Wird das kritische Membranpotential überschritten, generiert das Motoneuron ein Aktionspotential, das zu den Muskelzellen, die die Nervenzelle versorgt, fortgeleitet wird und sie zur Kontraktion veranlassen.

γ-**Motoneurone** (kleine Vorderhornzellen). Die relativ kleinen Perikaryen der γ-Motoneurone liegen gleichfalls im Vorderhorn des Rückenmarks. Diese Neurone innervieren ausschließlich die intrafusalen Muskelfasern der Muskelspindeln.

Viszeromotorische (vegetative) Wurzelzellen. Im Unterschied zum somatischen Nervensystem, dessen efferente, markhaltige Nervenfasern von den motorischen Nervenzellen im Vorderhorn des Rückenmarks bis zu ihrer Kontaktstelle mit der Skelettmuskulatur, den motorischen Endplatten, ziehen, besteht die Efferenz des vegetativen Nervensystems stets aus zwei hintereinander geschalteten Neuronen. Das 1. Neuron wird dabei von den im Rückenmark gelegenen Wurzelzellen des Sympathikus und Parasympathikus gebildet. Die Zellkörper des 2. Neurons liegen in den vegetativen Ganglien in der Peripherie. Seine Axone, die postganglionären Nervenfasern, erreichen die Erfolgsorgane (glatte Muskulatur; Drüsenzellen).

Sympathische Wurzelzellen. Die multipolaren Wurzelzellen des Sympathicus sind im Seitenhorn der Rückenmarkssegmente C_8 bis L_2 gelegen und bilden dort den Nucleus intermediomedialis und Nucleus intermediolateralis.

Die Axone der sympathischen Wurzelzellen (präganglionäre Neurone; meist markhaltige, langsam leitende Fasern der B-Gruppe, Leitungsgeschwindigkeit um 10 ms/s, teils auch marklose Nervenfasern mit einer Leitungsgeschwindigkeit von 1 m/s) verlassen das Rückenmark in erster Linie über die vordere Wurzel (Radix ventralis) und ziehen als Rami communicantes albi zu den segmentalen Ganglien des Grenzstrangs (Truncus sympathicus). Sie werden zum Teil in den Grenzstrangganglien auf das 2. efferente Neuron, das postganglionäre Neuron, umgeschaltet. Seine marklosen Nervenfasern erreichen über die Rami communicantes grisei die Spinalnerven und ziehen mit diesen zu den einzelnen Körpersegmenten, wo sie die vegetative Versorgung von Rumpf und Extremitäten übernehmen. Ein Teil der präganglionären Fasern durchzieht die Grenzstrangganglien, ohne dort Synapsen auszubilden. Sie werden erst in den unpaaren prävertebralen Ganglien des Bauchraumes (Ggl. coeliacum; Glg. mesentericum superius; Ggl. mesentericum inferius) auf das 2. Neuron umgeschaltet und ziehen dann als marklose Nervenfasern zu den Organen.

Parasympathische Wurzelzellen. Die präganglionären parasympathischen Neurone liegen teils im Hirnstamm (Kerne des N. oculomotorius, N. facialis, N. glossopharyngeus und N. vagus) und verlassen das ZNS mit den Hirnnerven, teils sind sie im sakralen Anteil des Rückenmarks (Segmente S 1 bis S 4) lokalisiert. Die parasympathischen Wurzelzellen des Rückenmarks sind dabei im lateralen Teil der Zona intermedia lokalisiert. Im Unterschied zum Sympathicus ist beim Parasympathicus das Axon des präganglionären Neurons meist wesentlich länger als das des postganglionären. Die Umschaltung auf das zweite Neuron liegt beim Parasympathicus damit weit vom ZNS entfernt und organnah. Die Axone der parasympathischen Wurzelzellen verlassen das Rückenmark über die vordere Wurzel und gelangen mit den Nn. splanchnici pelvini und mit dem N. pudendus zu den Nervengeflechten des kleinen Beckens und zu den äußeren Geschlechtsorganen. Ein Teil der parasympathischen Fasern wird in den Ganglien der pelvinen Nervengeflechte umgeschaltet, teilweise erfolgt die Umschaltung auf das postganglionäre Neuron erst in den intramuralen Ganglien der zu innervierenden Organe. Dickdarm und Harnblase werden mit motorischen Fa-

sern, die Geschlechtsorgane, vor allem die Schwellkörper von Penis und Clitoris mit Gefäß erweiternden Fasern versorgt.

15.6.2.2
Binnenzellen

Bei den Binnenzellen lassen sich Schaltzellen, Kommissurenzellen, Assoziationszellen und Strangzellen unterscheiden. *Schaltzellen* sind Interneurone, die die Verbindung innerhalb derselben Segmenthälfte herstellen. Zu ihnen zählen auch die Renshaw-Zellen. Diese sind kleine Neurone, die durch rückläufige Kollateralen der großen Motoneurone erregt werden und ihrerseits mit ihren Axonen hemmend auf diese Motoneurone wirken. *Kommissurenzellen* verbinden kontralaterale Segmenthälften. Ihre Axone kreuzen über die Commissura alba zur Gegenseite. Über Assoziationszellen werden Neurone

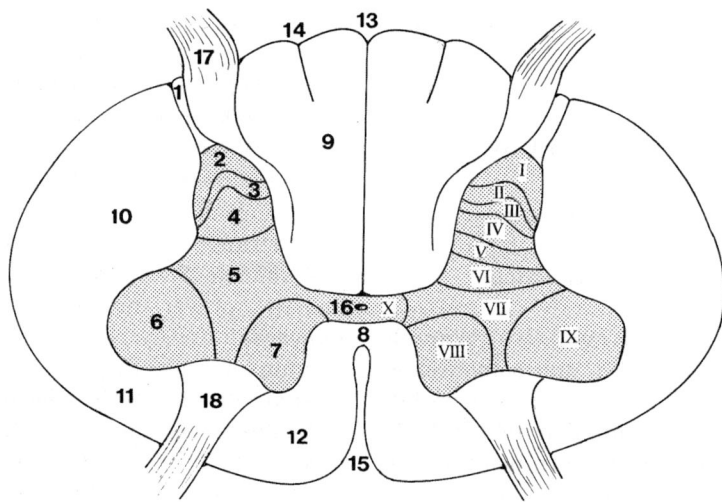

Abb. 15-12: Klassische Gliederung des Rückenmarks (links) und Rexed-Schema (rechts) (modifiziert nach ZILLES und REHKÄMPER, 1993).
1 Lissauer-Randzone Hinterhorn; graue Substanz; 2 Zona marginalis; 3 Substantia gelatinosa; 4 Nucleus proprius; 5 Zona intermedia lateralis; 6 laterale Zellgruppe des Vorderhorns; 7 mediale Zellgruppe des Vorderhorns; 8 Commissura alba; 9 Funiculus dorsalis; 10 Funiculus posterolateralis des Funiculus lateralis; 11 Funiculus anterolateralis des Funiculus lateralis; 12 Funiculus anterior; 13 Sulcus medianus posterior; 14 Sulcus intermedius posterior; 15 Fissura mediana anterior; 16 Zentralkanal; 17 Eintrittszone der Hinterwurzel; 18 Austrittszone der Vorderwurzel; Rexed-Schema: Laminae I–X.

derselben Seite zu größeren funktionellen Einheiten verknüpft. Ihre Axone teilen sich in aufsteigende und absteigende Kollateralen. Sie enden meist direkt oder auch über Vermittlung von Schaltzellen an den Wurzelzellen anderer Segmente.

Strangzellen sind Neurone, deren Axone aus der grauen Substanz in die weiße Substanz übertreten und hier in einem der Stränge zu den höher gelegenen Zentren des Rückenmarks bzw. zu den übergeordneten Zentren im Gehirn ziehen. Sie stellen das 2. Neuron der afferenten aufsteigenden Leitungen dar. Die Zellkörper der Strangzellen liegen in den Kerngebieten des Hinterhorns. Ihre Axone verlaufen gebündelt als Leitungsbahnen im ipsilateralen oder kontralateralen Vorder- und Seitenstrang.

Die im Hinterstrang aufsteigenden Bahnen werden dagegen von den Axonen der Spinalganglienzellen gebildet. Sie leiten Impulse von (vorwiegend taktilen) exterorezeptiven und propriorezeptiven Rezeptoren über die Spinalnerven und die Hinterwurzeln in das Rückenmark. Dort verlaufen die Nervenfasern ohne Unterbrechung im ipsilateralen Hinterstrang bis zur Medulla oblongata, wo sie dann zum 1. Mal umgeschaltet werden.

15.6.2.3
Weiße Substanz des Rückenmarks

Die graue Substanz wird außen von weißer Substanz (Substantia alba) umgeben, an der man jederseits 3 Stränge (Funiculi) unterscheiden kann. Zwischen den Vordersäulen liegen die beiden durch die Fissura mediana ventralis getrennten Vorderstränge (Funiculi ventrales), die ventral des Zentralkanals über die Commissura alba miteinander in Verbindung stehen. Lateral ist in jeder Rückenmarkshälfte ein Seitenstrang (Funiculus lateralis) gelegen. Seine dorsale und ventrale Begrenzung ist durch die Einstrahlung der hinteren bzw. Ursprünge der vorderen Spinalnervenwurzeln bestimmt. Der dorsale Bereich

zwischen den beiden grauen Hintersäulen wird von den Hintersträngen (Funiculi dorsales) eingenommen, die durch ein gliöses Septum (Septum medianum dorsale) voneinander getrennt werden.

Die Funiculi bestehen aus absteigenden und aufsteigenden, größtenteils markhaltigen Nervenfasern. Dabei liegen Axone mit gleichen Funktionen eng beieinander, sodass kleinere und größere Bahnen, Fasciculi und Tractus entstehen. Ihnen fehlen die für die peripheren Nerven charakteristischen bindegewebigen Umhüllungen, deren Aufgaben von der Neuroglia übernommen wird.

Aufsteigende Bahnen. Durch aufsteigende Bahnen werden die Aktionspotentialfolgen, die von peripheren Rezeptoren stammen, in Richtung Gehirn weitergeleitet. Die wichtigsten dieser Bahnen sind:
- Die Hinterstrangbahnen, Fasciculus gracilis (Goll) und Fasciculus cuneatus (Burdach), leiten propriorezeptive Reize und Tastreize von den Mechanorezeptoren der Haut, Muskeln, Gelenke und Bänder zu den gleichnamigen Kernen in der Medulla oblongata, wo sie ihre erste Umschaltung erfahren. Über den Lemniscus medialis erreichen sie den hinteren ventralen Thalamuskern.
- Die Kleinhirnseitenstrangbahnen (Tractus spinocerebellaris dorsalis et ventralis): von den Mechanorezeptoren der Muskeln, Bänder und Gelenke zum Kleinhirn.
- Die Vorderseitenstrangbahn (Tractus spinothalamicus): von den Mechano-, Thermo- und Schmerzrezeptoren der Haut und der Eingeweide zum Thalamus.

Absteigende Bahnen. Von den absteigenden Bahnen sollen folgende, besonders wichtige erwähnt werden:
- Die Pyramidenbahn (Tractus corticospinalis lateralis et ventralis): von der motorischen Großhirnrinde zu den Motoneuronen des Rückenmarks.

- Die extrapyramidalen Bahnen, die vom Nucleus ruber (Tractus rubrospinalis), von der Olive (Tractus olivospinalis), vom Tectum (Tractus tectospinalis), von der Formatio reticularis (Tractus reticulospinalis medialis et lateralis) und von den Vestibulariskernen (Tractus vestibulospinalis) in das Rückenmark ziehen.

Neben diesen langen aufsteigenden, bzw. absteigenden Bahnen gibt es zahlreiche kurze Verbindungen zwischen den Neuronen der einzelnen Rückenmarksegmente (intersegmentale Bahnen).

15.7
Hüllen von Gehirn und Rückenmark

Gehirn und Rückenmark werden von einer äußeren straffen Bindegewebsschicht, der harten Hirnhaut (Dura mater oder Pachymeninx), und einer inneren, zarten Hülle, der weichen Hirnhaut (Leptomeninx), umgeben. An der Leptomeninx lässt sich wiederum eine äußere Schicht, die Arachnoidea (Spinnwebenhaut) und eine innere

Schicht, die Pia mater, unterscheiden (Abb. 15-13).

Die Dura mater ist aus derben, kollagenem Bindegewebe aufgebaut. Als Dura mater encephali kleidet sie das Neurokranium aus. Sie ist mit dem Periost (Endocranium) verwachsen und unterteilt durch die Faserplatten der Falx cerebri und des Tentorium cerebelli den Schädelraum unvollständig. Die Dura mater encephali schließt venöse Blutleiter (Sinus durae matris) ein. Dies sind endothelausgekleidete, röhrenförmige Erweiterungen von Duraduplikaturen. Die Sinuswände besitzen keine Tunica muscularis.

Die Dura mater spinalis umhüllt das Rückenmark und die Cauda equina bis zur Höhe des 3. Sakralwirbels und setzt sich dann in Form des Filum terminale externum bis zum Os coccygis fort. Im Wirbelkanal sind die Dura mater spinalis und das Periost (Endorhachis) durch das mit Fettgewebe, lockerem Bindegewebe und Venengeflechten erfüllte Cavum epidurale getrennt.

Die Arachnoidea (Spinnwebenhaut) ist eine zarte, gefäß- und nervenfreie Schicht aus lockerem Bindegewebe, die der Dura unmittelbar anliegt. Ihre äußerste, der

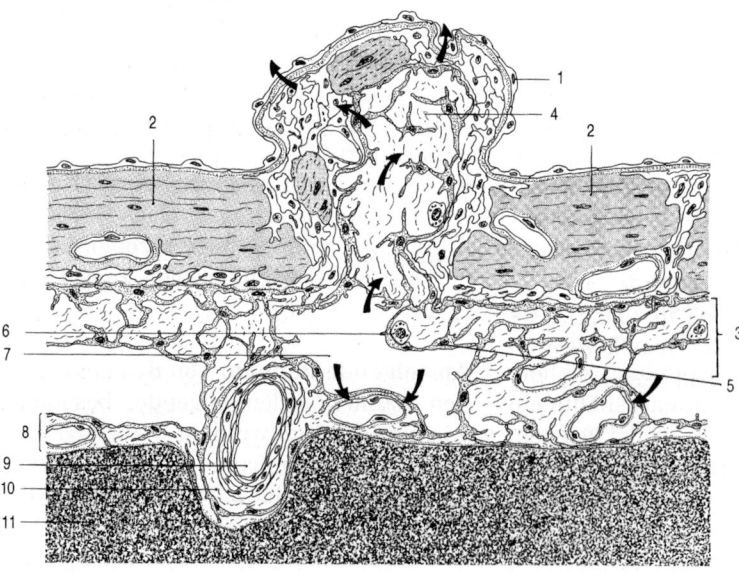

Abbildung 15-13: Schema zur Ultrastruktur der Meningen (modifiziert nach ANDRES).
1 Sinusendothel; 2 Dura mater; 3 Arachnoidea; 4 Pacchioni Granulation; 5 Arachnoidealzellen; 6 Makrophage; 7 Liquorraum; 8 Pia mater; 9 Blutgefäß; 10 perivaskuläres piales Bindegewebe; 11 Gehirnsubstanz.

Abbildung 15-14: Plexus choroideus.
1 Epithel; 2 Gefäß.

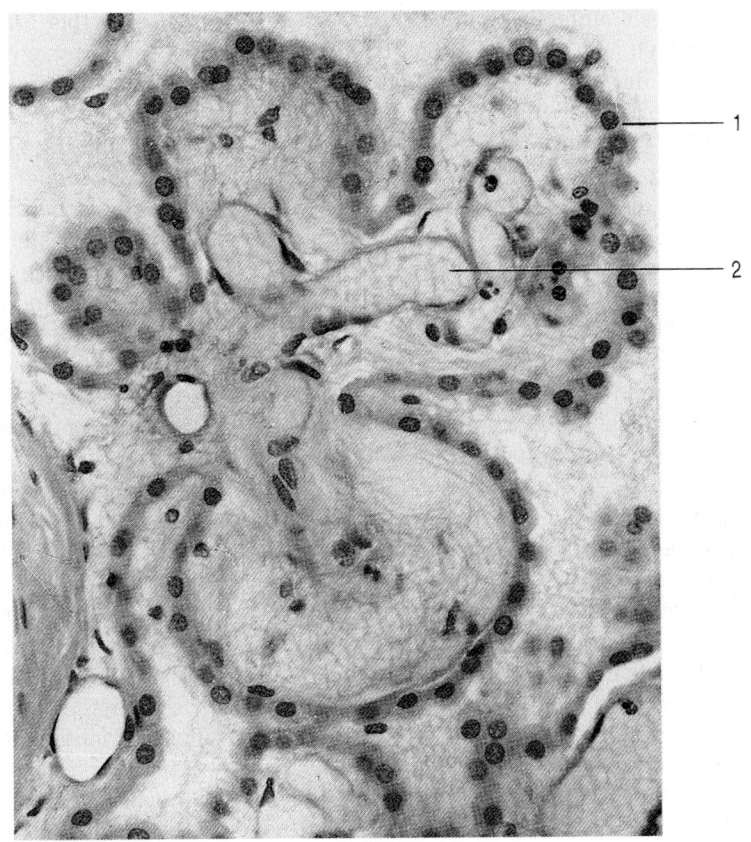

Dura zugewandte Schicht wird von hellen Epithelzellen, dem Neurothel gebildet. Durch das Neurothel wird eine sehr wirksame Blut-Liquor-Schranke zwischen dem Blut in den Kapillaren der Dura mater und dem Liquormilieu im Bereich der Leptomeninx gebildet. Von der inneren Oberfläche der Spinnwebenhaut ziehen zarte Fasern durch das mit Liquor cerebrospinalis erfüllte Cavum subarachnoideale und heften sich an der Pia mater an. Das Cavum subarachnoideale zeigt überall dort Erweiterungen, wo die Oberfläche des Gehirns Vertiefungen und Sulci aufweist. Die markantesten Erweiterungen dieses „äußeren Liquorraumes" werden als Cisternae subarachnoideales bezeichnet. Die medizinisch bedeutsamste Zisterne, die Cisterna cerebellomedullaris, liegt zwischen dem Kleinhirn und dem verlängerten Mark. Aus ihr kann bei der sog. Subokzipitalpunktion mit einer Kanüle Liquor cerebrospinalis entnommen werden.

Die Pia mater bildet die innere Schicht der weichen Hirnhaut. Sie ist eine Gefäß führende Bindegewebshaut und liegt der Oberfläche des Zentralnervensystems unmittelbar an. Sie zeigt in den verschiedenen Abschnitten des Zentralnervensystems große Unterschiede in ihrer Dicke. Während sie über der Großhirnrinde extrem dünn ausgebildet ist, erscheint sie an der Medulla oblongata und am Rückenmark eher derb. Sie überzieht die im Subarachnoidealraum verlaufende Blutgefäße und Nerven und geht in das Perineurium über.

Einige Bereiche der Gehirnanlage erfahren während der embryonalen Entwicklung keine Verdickung ihrer Wand. Sie bleiben als einfache Epithelschicht erhalten. Ihnen legt sich von außen das Bindegewebe der Pia mater an, wodurch eine Tela chorioidea entsteht. An einigen Stellen der Tela chorioidea bildet die Pia mater zahlreiche weitlumige Kapillaren aus, die sich als Plexus chorioideus zottenartig in das Ventrikellumen vorstülpen. Das Ependym wird hier zu einem sekretorischen Epithel modifiziert.

Die Plexus chorioidei (Abb. 15-14) spielen eine wichtige Rolle bei der Produktion des Liquor cerebrospinalis. Etwa $^2/_3$ der Liquormenge werden von den Plexus chorioidei der Hirnventrikel durch Sekretion gebildet. Ca. $^1/_3$ stammt aus den Gehirnkapillaren und tritt aus der Ventrikelwand aus. Der Liquor cerebrospinalis ist eine klare, farblose Flüssigkeit, welche die 4 Ventrikel (innerer Liquorraum) und das Cavum subarachnoidale im Schädel und im Wirbelkanal (äußerer Liquorraum) ausfüllt. Im Normalfall beträgt die Gesamtmenge an Liquor 100–160 ml (Durchschnittswert 125 ml). Er ist eine eiweißarme Flüssigkeit (20–40 mg/%) und enthält nur wenige (bis $5/mm^3$) Zellen (Lymphozyten und Monozyten). Der Beurteilung des Liquors kommt bei der Diagnose bestimmter neurologischer Erkrankungen große Bedeutung zu. Die funktionelle Bedeutung des Liquors liegt einerseits in seiner mechanischen Schutzfunktion für das Zentralnervensystem, zum anderen spielt er wahrscheinlich auch eine Rolle als Transportmedium für Hormone und andere Stoffe des intermediären Stoffwechsels.

Der gesamte Liquor wird täglich ein- bis zweimal erneuert. Für den Abfluss des Liquor cerebrospinalis dürften die Granulationes arachnoideales (Pacchioni-Granulationen) eine wichtige Rolle spielen.

Diese sind kleine, pilzförmige Konvolute, die die Arachnoidea beidseits des Sinus sagittalis superior ausbilden. Sie durchbrechen das innere, meningeale Blatt der Dura mater und ragen in die mit venösem Blut erfüllten Sinus hinein. Die Granulationes arachnoideales stellen wahrscheinlich Abflusseinrichtungen mit ventilähnlicher Funktion dar, über die Liquor in das venöse Sinusblut abgeführt wird.

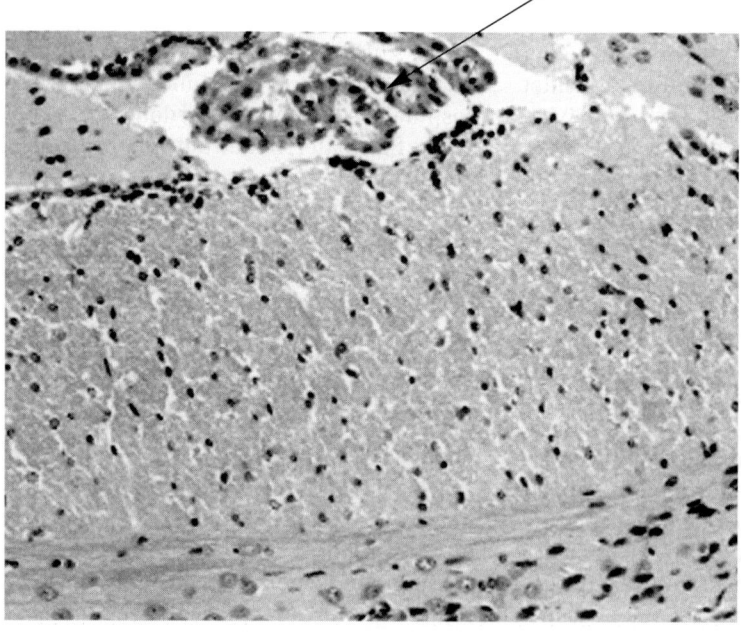

Abb. 15-15: Plexus chorioideus (Pfeil) aus dem Seitenventrikel

15.8
Transmitter im Zentralen Nervensystem

Im ZNS lassen sich zahlreiche Transmitter (Überträgerstoffe) mit histochemischen Methoden nachweisen. Ihre Lokalisation kann dabei zum Teil immunhistochemisch direkt dargestellt werden, zum Teil kann ihr Vorkommen durch den Nachweis von Enzymen, die am Transmitterstoffwechsel beteiligt sind, indirekt beobachtet werden.

Die am längsten bekannten Transmittersubstanzen sind Azetylcholin und Noradrenalin. Heute kennt man noch eine Reihe anderer Stoffe, denen Transmitterfunktion im ZNS zukommt (Tab. 15-5).

Azetylcholin ist die Transmittersubstanz vieler Neurone im Gehirn, so z. B. der Riesenpyramidenzellen in der motorischen Rinde und vieler Nervenzellen in den Ba-

salganglien. Auch die Renshaw-Zellen des Rückenmarks, die für eine rekurrente Hemmung der α-Motoneurone sorgen, besitzen Azetylcholin als Transmittersubstanz. *Noradrenalin* lässt sich in den weit verzweigten Axonen der Zellen des Locus coeruleus der Pons nachweisen. Ein weiteres Katecholamin, das *Dopamin*, wird in den Synapsen der Zellen der Substantia nigra und des ventralen Tegmentum gefunden. Das Monoamin *Serotonin* ist der Transmitter der Neurone der Raphe-Kerne. Darüber hinaus gilt *Histamin* als aminerge Überträgersubstanz. Es findet sich im Hypothalamus und in der Eminentia mediana.

Von den Aminosäuren mit Transmitterwirkung kommen *γ-Aminobuttersäure (GABA)* und *Glutaminsäure*, aus der GABA gebildet wird, in verschiedenen Nervenzellen des ZNS in relativ hoher Konzentration vor. GABA spielt als Transmittersubstanz bei der prä- und postsynaptischen Hem-

Tabelle 15-5: Transmittersubstanzen im ZNS

Transmitter	Beispiele für ihr Vorkommen
Azetylcholin	Riesenpyramidenzellen, Renshaw-Zellen Neurone der Basalganglien
Aminosäuren	
γ-Aminobuttersäure	in zahlreichen Neuronen, v. a. im Groß- und Kleinhirn
Aspartat	ubiquitär im ZNS
Glycin	in zahlreichen Neuronen des Stammhirns und des Rückenmarks
Glutamat	ubiquitär im ZNS
Monoamine	
Dopamin	Hirnstamm, Hypothalamus, Corpus striatum, dopaminerges System
Noradrenalin	Locus coeruleus, Substantia nigra, Hypothalamus, noradrenerges System
Serotonin	Hirnstamm, serotonerges System
Neuropeptide	zahlreiche Neurone des ZNS
Angiotensin	
Endorphine, Enkephaline	
Neuropeptid Y (NPY)	
Substanz P, Somatostatin, vasoaktives intestinales Polypeptid, Vasopressin	

mung eine Rolle. Krampfgifte wie Bicculin und Pikrotoxin wirken auf GABA antagonistisch. *Glycin* kommt als Überträgerstoff in hemmenden Synapsen des ZNS vor. Es wird für einige Formen der postsynaptischen Hemmung im Rückenmark verantwortlich gemacht, die durch Strychnin blockiert werden können.

Neben den o. g. Transmittern sind derzeit über 20 neuroaktive Peptide bekannt, welche teilweise sehr ähnliche Eigenschaften wie Transmitter aufweisen. Zu ihnen zählen das Vasoaktive Intestinale Polypeptid (VIP), die Substanz P, Neurotensin, Enkephaline und Endorphine, aber auch Hormone, wie Insulin, Glukagon, Angiotensin und Vasopressin. Verschiedene dieser Peptide können immunzytochemisch in den Neuronen verschiedener Gehirnareale lokalisiert werden, und man nimmt an, dass sie dort als Transmittersubstanzen fungieren. Diese Polypeptide können nicht in den Nervenendigungen synthetisiert werden. Ihre Bildung findet im rauen endoplasmatischen Retikulum des Zellkörpers statt, von wo sie über den axonalen Transport zu den Synapsen gebracht werden.

15.9
Vegetatives (autonomes) Nervensystem)

15.9.1
Grundsätzliche Gliederung und Funktionen

Das *vegetative Nervensystem (VNS)* ist jener Teil des Nervensystems, der für die nervale Kontrolle der vegetativen Funktionen (Verdauung, Atmung, Herz, Blutkreislauf usw.) sorgt und damit der Aufrechterhaltung eines konstanten inneren Milieus (seiner Homöostase) dient. Im VNS laufen auch Reflexe ab. Die Reflexbogen sind im Prinzip so aufgebaut wie im animalen Ner-

vensystem, d. h., sie bestehen aus Rezeptor-Afferenz-Zentren-Efferenz-Effektor (glatte Muskulatur, Drüsen). Sie sind im Allgemeinen in die Regulationsprozesse, die der Aufrechterhaltung der Homöostase dienen, einbezogen (z. B. in Transport-, Verdauungs- und Ausscheidungsprozesse). Das vegetative Nervensystem wird auch als autonomes, d. h. weitgehend nicht unserem Willen unterworfenes Nervensystem bezeichnet. Diese Bezeichnung ist allerdings weniger gut, da auch in vielen Teilen des animalen (somatischen Nervensystems) eine starke Autonomie besteht. Weiter ist eine klare Trennung zwischen vegetativem und animalem Nervensystem kaum möglich, da ihre obersten Instanzen im ZNS innig verwoben sind.

Das Konzept des VNS ist somit vorwiegend funktionell bestimmt. Allerdings können auch im VNS zentrale und periphere Anteile unterschieden werden. Die Perikarya der afferenten Nerven des VNS liegen in den Spinalganglien bzw. in den Ganglien einiger Hirnnerven. In das Rückenmark treten die afferenten vegetativen Nervenfasern vor allem über die Hinterwurzel ein. Einige wenige erreichen das Rückenmark aber auch über die vordere Wurzel.

Ein wesentliches Charakteristikum des VNS ist, dass peripher die efferente Strecke zwischen ZNS und Erfolgsorgan aus mindestens 2 hintereinander geschalteten Neuronen besteht. Dabei liegt das 1. Neuron immer im ZNS. Es wird auch als präganglionäres Neuron bezeichnet. Sein Axon tritt gemeinsam mit den Axonen der somatoefferenten Neurone aus Gehirn und Rückenmark und bildet mit dem 2. (multipolaren) Neuron, dem postganglionären Neuron, eine Synapse. Die Zellkörper des 2. Neurons liegen häufig in den vegetativen Ganglien. Als Transmitter wird an der Synapse zwischen dem 1. und 2. Neuron immer Azetylcholin freigesetzt. Die postganglionären Neurone enthalten dagegen teils Azetylcholin, teils Noradrenalin.

Auch die *vegetativen Ganglien* treten in der Regel als Verdickungen im Verlauf der Nerven auf. Ihre Größe ist recht unterschiedlich. Generell sind die Ganglien des Sympathikus größer als die parasympathischen Ganglien. Jedes vegetative Ganglion wird von einer dichten Bindegewebskapsel umschlossen, die dem Epineurium und dem Perineurium der peripheren Nerven entspricht. Die multipolaren Nervenzellen der vegetativen Ganglien werden von speziellen Gliazellen, den Mantelzellen umgeben. Außerdem kommen zahlreiche markhaltige und markarme Nervenfasern vor. Nach ihrer Lokalisation werden paravertebrale, prävertebrale und intramurale Ganglien unterschieden.

Die *paravertebralen Ganglien* sind die Ganglien des Sympathikus. Sie werden durch interganglionäre Nervenfasern zum *Grenzstrang* verbunden. Die überwiegende Mehrzahl der Ganglienzellen ist multipolar. Es lassen sich dabei Typ-I- und Typ-II-Zellen unterscheiden. Die variabel gestalteten Typ-I-Zellen weisen einen Durchmesser von 20–35 µm auf. Sie sind nicht selten mehrkernig. Im Zytoplasma kommen Dense-Core-Vesikel vor, die Noradrenalin enthalten. Die kleineren (10–20 µm) Typ-II-Zellen sind oval. Sie besitzen zahlreiche große Dense-Core-Vesikel, in denen Dopamin gespeichert ist.

Die prävertebralen Ganglien liegen häufig an Gefäßen (z. B. die Ganglia coeliaca, Ganglia mesenterica). Im Wesentlichen handelt es sich dabei um Ganglien des Sympathikus. Es kommen darin aber auch in größerer Zahl Nervenzellen des 2. parasympathischen Neurons vor.

Als wichtigstes Integrationszentrum des VNS gilt der *Hypothalamus*, in dem die endokrine und nervöse Kontrolle der vegetativen Funktionen koordiniert werden. Entsprechend seinen vielfältigen regulierenden Funktionen (Regulation des Kreislaufes; Osmoregulation; Thermoregulation etc.) ist der Hypothalamus stark gegliedert (in verschiedene Kerne, d. h. umschriebene Ansammlungen von Nervenzellen, die

an einer bestimmten Funktion beteiligt sind) und differenziert. Für viele vegetative Funktionen stellt der Hypothalamus das oberste Zentrum der Regulation dar, z. B. bei der Thermo- und der Osmoregulation. Für die Ausübung dieser Kontrollfunktionen ist es wichtig, dass der Hypothalamus ständige Informationen über den aktuellen Status der zu regelnden peripheren Systeme über seine zahlreichen afferenten Zuflüsse erhält. Weiter stehen viele der hypothalamischen Funktionen unter der Kontrolle des limbischen Systems und erhalten dadurch eine emotionale Tönung.

Vom Hypothalamus gehen steuernde Signale zum Hirnstamm, in dem ebenfalls verschiedene wichtige Regulationszentren gelegen sind. Einige dieser Zentren arbeiten aber auch weitgehend autonom, d. h. ohne übergeordnete Kontrolle. So erfolgt z. B. die Blutdruckregelung, deren periphere Rezeptoren im Sinus caroticus gelegen sind, weitgehend unbeeinflusst von übergeordneten Zentren im „Kreislaufzentrum" des Hirnstamms.

Vom Hirnstamm werden dann die efferenten Signale über das periphere vegetative Nervensystem zu den Erfolgsorganen geleitet. Das periphere Nervensystem wurde bis vor kurzem in Sympathikus und Parasympathikus unterteilt. In den letzten Jahren hat sich zunehmend die Erkenntnis durchgesetzt, dass man das Nervensystem des Darms (intramurales oder enterisches Nervensystem) als eigenständigen Teil davon abgrenzen kann.

Neben dieser hierarchischen Gliederung ist es für manche Fragestellungen sinnvoll, das vegetative Nervensystem nach den Funktionszielen in ein *ergotropes* (leistungsförderndes) und *trophotropes* (erholungsförderndes) System zu unterteilen. Dabei gilt als generelle Regel, dass oberhalb des Zwerchfells der Sympathikus auf die Organfunktion leistungsfördernd, der Parasympathikus hemmend wirkt. Unterhalb des Zwerchfells sind die Wirkungen umgekehrt.

15.9.2
Sympathikus, Parasympathikus und enterisches Nervensystem

15.9.2.1
Sympathikus

Die Ursprungskerne des Sympathikus liegen im Seitenhorn (Nucleus intermediolateralis) der Rückenmarksabschnitte C8 (Zervikalsegment 8) bis L3 (Lumbalsegment 3), sind also im Wesentlichen thorakolumbal lokalisiert. Nach Verlassen des Rückenmarks ziehen die Axone (meist markhaltige, langsam leitende Fasern der B-Gruppe, Geschwindigkeit um 10 ms/s, teils auch marklose Nervenfasern mit einer Leitungsgeschwindigkeit von 1 m/s)

der sympathischen Ursprungszellen (präganglionäres Neuron) als Rami communicantes albi zum Grenzstrang (Truncus sympathicus). Sie werden zum Teil in den Grenzstrangganglien (paravertebrale Ganglien) auf das 2. efferente Neuron, das postganglionäre Neuron, umgeschaltet. Seine marklosen Nervenfasern erreichen über die Rami communicantes grisei die Spinalnerven und ziehen mit diesen zu den einzelnen Körpersegmenten, wo sie die vegetative Versorgung von Rumpf und Extremitäten übernehmen. Ein Teil der präganglionären Fasern durchzieht die Grenzstrangganglien ohne dort Synapsen auszubilden. Sie werden erst in den unpaaren prävertebralen Ganglien des Bauchraumes (Ggl. coeliacum; Glg. mesentericum superius; Ggl. mesentericum inferius) auf das 2. Neuron umgeschaltet. Von

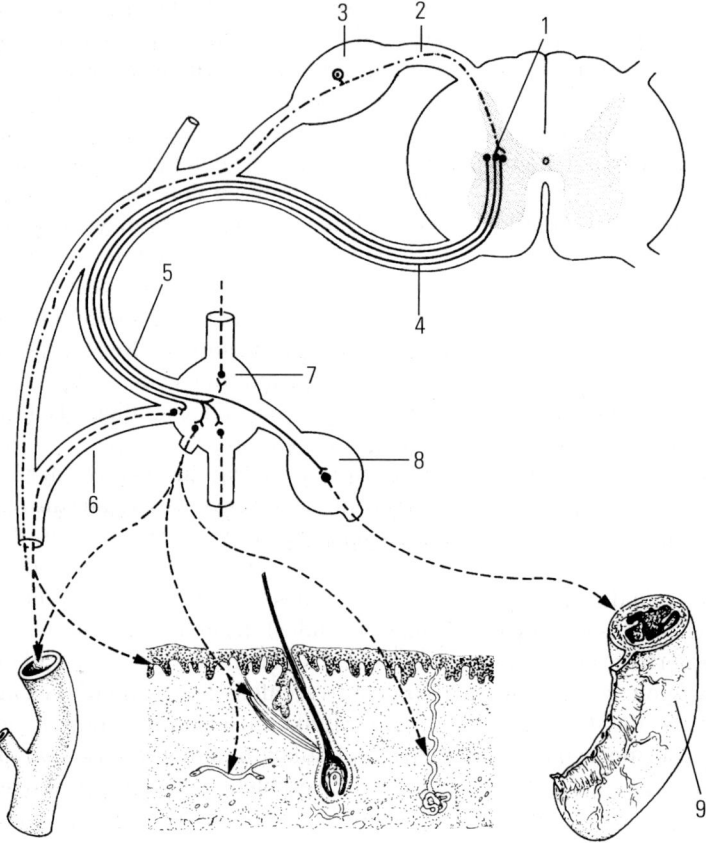

Abb. 15-16: Schematische Darstellung der prä- und postganglionären Nervenfasern des Sympathikus und ihre Beziehung zu den Spinalnerven (modifiziert nach LANGMANN; aus JELKMANN und SINOWATZ, 1996).
1 Ursprung der präganglionären Fasern des Sympathikus aus der viszeromotorischen Säule des Rückenmarks; 2 dorsale Wurzel; 3 Spinalganglion; 4 Ventralwurzel; 5 Ramus communicans albus; 6 Ramus communicans griseus; 7 Grenzstrangganglion; 8 kollaterales Ganglion; 9 Magen-Darm-Trakt; 10 Haut; 11 Blutgefäß.

Abb. 15-17: Zwei multipolare Nervenzellen aus einem Grenzstrangganglion, Versilberung.

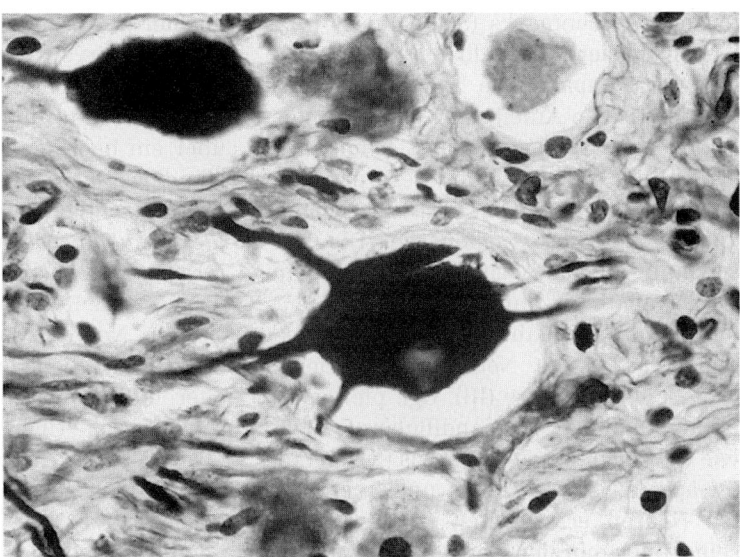

dort ziehen dann marklose Nervenfasern zu den Organen.

Die segmentale Verteilung der sympathischen Nervenfasern stimmt häufig nicht mit der Lage ihrer Ursprungskerne überein. So versorgen sympathische Nervenfasern von C8 und Th1, die mit den großen Blutgefäßen verlaufen, den Kopfbereich. Sympathische Fasern aus Th2 verlaufen zum Hals, aus Th3 bis Th6 zum Thorax, aus Th7 bis Th11 zum Abdomen und aus Th12 bis L2 zu den Beinen. Die Verteilung der sympathischen Fasern zu den einzelnen Organen hängt wesentlich von der Lage des Organs während der Embryonalentwicklung ab. So erhält z. B. das Herz viele sympathische Nervenfasern aus dem Halsanteil des Sympathikus, da das Herz im Embryo ursprünglich sehr weit kranial gelegen ist.

Die sympathische Versorgung des Nebennierenmarks zeigt eine Besonderheit. Die präganglionären Fasern ziehen vom Seitenhorn des Rückenmarks ohne synaptische Unterbrechung direkt zum Nebennierenmark und bilden erst dort mit seinen Adrenalin und Noradrenalin produzierenden Zellen Synapsen aus. Diese Hormon produzierenden Zellen entsprechen postganglionären Nervenzellen und sind während der Embryonalentwicklung aus der Neuralleiste in die Anlage der Nebenniere eingewandert. Da die fortsatzlosen sympathischen Nebennierenmarkzellen die beiden Katecholamine Adrenalin (80 %) und Noradrenalin (20 %) unmittelbar in die Blutbahn abgeben, kann man sie auch als neurosekretorische Zellen ansehen.

Als Transmitter aller präganglionären Fasern findet sich beim Sympathikus das Azetylcholin. Bei den postganglionären Fasern kommt vorwiegend Noradrenalin vor. Einige postganglionäre Nervenfasern sind aber cholinerg, z. B. jene zu den Schweißdrüsen der Haut oder die vasodilatorischen Fasern zu den Gefäßen der Skelettmuskulatur.

15.9.2.2
Parasympathikus

Die Ganglienzellen der präganglionären parasympathischen Neurone liegen teils im Hirnstamm (Kerne des N. oculomotorius, N. facialis, N. glossopharyngeus und N. vagus) und verlassen das ZNS mit den Hirnnerven, teils sind sie im sakralen Anteil des Rückenmarks (Segmente S 1 bis S 4) lokalisiert. Deshalb bezeichnet man das parasympathische System auch als kraniosakralen Anteil des VNS. Im Unterschied zum Sympathikus ist beim Parasympathikus das Axon des präganglionären Neurons meist wesentlich länger als das des postganglionären. Die Umschaltung auf das zweite Neuron liegt beim Parasympathikus damit weit vom ZNS entfernt und organnah. Im Kopfbereich beginnt das zweite Neuron in speziellen Ganglien: Ggl. ciliare (III), Ggl. pterygopalatinum und Ggl. submandibulare (VII) sowie Ggl. oticum. Beim N. vagus (X) liegt die Synapse zwischen dem 1. und 2. efferenten Neuron erst in den Erfolgsorganen selbst (intramurale Ganglien in Herz, Lunge, Magen- und Darmwand), wodurch das Axon des postganglionären Neurons extrem kurz (1 bis mehrere mm) wird. Beim sakralen Parasympathikus zieht die Mehrzahl der Fasern vom Rückenmark direkt zu Darm (ab Colon descendens), Harnblase und Genitalorganen und wird dort in die intramuralen Ganglien umgeschaltet. Nur bei einer kleineren Anzahl von Axonen kommt es schon in den Ganglia hypogastrici zur Synapsenbildung.

15.9.2.3
Enterisches (intramurales) Nervensystem

In den letzten Jahren wird das „enterische Nervensystem" in zunehmendem Maße aus der klassischen Unterteilung des vegetativen Nervensystems in Sympathikus und Parasympathikus herausgenommen. Der Gastrointestinaltrakt verfügt nämlich über ein hoch entwickeltes, relativ eigenständiges Nervensystem, das in seinen beiden wesentlichsten Komponenten, dem *Plexus submucosus* und dem *Plexus myentericus* etwa ebenso viel Nervenzellen wie das gesamte Rückenmark enthält. Im enterischen Nervensystem gibt es viele verschiedene Typen von Neuronen (afferente, efferente sowie Interneurone) mit unterschiedlichen Überträgerstoffen. Zu den Transmittern des enterischen Nervensystems zählen neben Azetylcholin und Noradrenalin auch Serotonin und viele Neuropeptide. Auch nach Durchtrennung aller Zuflüsse von Sympathikus und Parasympathikus ist das enterische Nervensystem noch zu komplizierten regulatorischen Leistungen fähig. Die sympathischen und parasympathischen Nervenfasern wirken damit offensichtlich nur modulierend auf diese Eigenleistungen des enterischen Nervensystems und enden überwiegend an Synapsen mit enterischen Neuronen. So endet die überwiegende Mehrheit der sympathischen Fasern zum Darm direkt an Ganglienzellen des Darms. Daneben gibt es aber auch im Magen-Darm-Bereich eine klassische sympathische und parasympathische Innervation.

Zusammenfassung

■ Gehirn
Makroskopisch sind 5 große Anteile zu unterscheiden:
- Endhirn (Großhirn; Telencephalon)
- Zwischenhirn (Diencephalon)
- Mittelhirn (Mesencephalon)
- Hinterhirn (Metencephalon)
- Verlängertes Mark (Medulla oblongata)

■ Großhirn (Telencephalon)
Großhirnrinde: Isocortex zeigt 6-schichtigen Aufbau: von außen nach innen:

- Molekularschicht (Lamina molecularis)
- äußere Körnerschicht (Lamina granularis externa)
- äußere Pyramidenschicht (Lamina pyramidalis externa)
- innere Körnerschicht (Lamina granularis interna)
- innere Pyramidenschicht (Lamina pyramidalis interna)
- Spindelzellschicht (Lamina multiformis)
  Allocortex: Phylogenetisch älterer Rindenbereich, z. B. in der Area olfactoria, im Hippocampus und Gyrus dentatus; dreischichtig.

Rindenfelder: Aufgrund von regionalen Unterschieden in der zellulären Zusammensetzung der einzelnen Schichten kann die Großhirnrinde in relativ scharf begrenzte Areale (Rindenfelder) unterteilt werden.

Zellsäulengliederung: Vertikale Organisation der Großhirnrinde
Die Hippocampusformation kann in 3 Abschnitte gegliedert werden, nämlich in das Ammonshorn (Cornu ammonis), den Gyrus dentatus und das Subiculum. Der Hippocampus ist ein Teil der telencephalen Rinde, der wegen seines reduzierten 3-schichtigen Aufbaus dem Allocortex zugerechnet wird. Der Hippocampus hat wahrscheinlich große Bedeutung bei Lernvorgängen.

Stammganglien und zugehörige Nachbarkerne: Die Großhirnhemisphären enthalten in ihrem Inneren größere Ansammlungen von grauer Substanz, die Stamm- oder Basalganglien. Zu ihnen zählen der Nucleus caudatus, Putamen und Globus pallidus.

■ **Zwischenhirn (Diencephalon)**
Am Zwischenhirn können folgende Anteile unterschieden werden:
- Epithalamus
- Thalamus
- Subthalamus
- Hypothalamus.

Der **Thalamus** stellt das größte Kerngebiet des Zwischenhirns dar. 3 große Gruppen von Kernen können im Thalamus unterschieden werden:
- Spezifische Thalamuskerne
- Unspezifische Thalamuskerne
- Assoziationskerne.
Afferente Impulse von allen Sinnesorganen (mit Ausnahme des Geruchsinnes) und der Haut werden im Thalamus verarbeitet und an die ensprechenden Rindenfelder des Cortex weitergeleitet. Der Thalamus wird daher auch als das „Tor zum Bewusstsein" bezeichnet.

Der **Hypothalamus** ist die oberste Kontrollinstanz für das vegetative Nervensystem und für die endokrinen Drüsen. Er regelt die Homöostase des inneren Milieus. Morphologisch lassen sich an ihm eine schmale paraventrikuläre Zone, eine mediale Zone aus gut abgrenzbaren Kernen und eine wenig gegliederte, laterale Zone unterscheiden. In der medialen Zone liegt der Nucleus suprachiasmaticus, der zusammen mit der Epiphyse die Steuerung der zirkadianen Rhythmik kontrolliert. Die Nervenzellen des Nucleus supraopticus und des Nucleus paraventricularis produzieren die Hormone Oxytocin und Vasopressin. Sie geben sie über Neurosekretion an die Neurohypophyse weiter.

■ **Kleinhirn**
Histologischer Aufbau der Kleinhirnrinde, von außen nach innen:
- Molekularschicht (Stratum moleculare): Neurone: Korb- und Sternzellen;

Gliazellen: Bergmann-Zellen; Fana-nas-Zellen
- *Schicht der Purkinje-Zellen (Stratum gangliosum):* Die Dendriten der sehr großen Purkinje-Zellen bilden in der darüber gelegenen Molekularschicht spalierbaumartige Verzweigungen. Die Axone ziehen markwärts und werden in den Kleinhirnkernen auf nachfolgende Neurone umgeschaltet.
- *Innere Körnerschicht (Stratum granulosum):* Charakterisiert durch zahlreiche, dichtgelagerte, rundkernige Nervenzellen (Körnerzellen).

Afferente Zuflüsse zur Kleinhirnrinde: Kletterfasern und Moosfasern. Efferenzen der Kleinhirnrinde: Axone der Purkinje-Zellen. Zentral im Kleinhirn: Marksubstanz, fächert sich baumartig in Markblätter auf. Innerhalb der Marksubstanz liegen Ansammlungen von Nervenzellen (= Kleinhirnkerne).

■ Rückenmark (Medulla spinalis)
Außen von den Rückenmarkshäuten umgeben.
- Harte Rückenmarkshaut (Pachymeninx)
- Weiche Rückenmarkshaut (Leptomeninx).

Querschnitt durch das Rückenmark:
Um den Zentralkanal liegt schmetterlingsförmig graue Substanz, die außen von weißer Substanz umgeben wird. Die graue Substanz setzt sich zusammen aus:
- Ganglienzellen (Wurzelzellen: alpha-Motoneurone, gamma-Motoneurone, vegetative Wurzelzellen; Binnenzellen: Schaltzellen, Kommissurenzellen, Assoziationszellen, Strangzellen)
- Gliazellen
- Kapillaren und
- zahlreichen vorwiegend marklosen Nervenfasern.

Die weiße Substanz wird von längsverlaufenden, überwiegend markhaltigen Nervenfasern gebildet. Zwischen den Nervenfasern liegen Gliazellen, vor allem die die Myelinscheide bildenden Oligodendrogliazellen.

Transmitter im ZNS. Die am längsten bekannten Überträgerstoffe (Transmitter) im ZNS sind Azetylcholin und Noradrenalin. Weitere wichtige Transmitter sind Serotonin, Dopamin, γ-Aminobuttersäure (GABA), Glutaminsäure, Glycin und verschiedene Peptide (VIP, Neurotensin, Endorphine, Enkephaline etc.).

■ Vegetatives (autonomes) Nervensystem
Das vegetative Nervensystem dient der Kontrolle der vegetativen Funktionen und sorgt für die Aufrechterhaltung eines konstanten inneren Milieus. Ein wesentliches Charakteristikum des VNS ist, dass peripher die efferente Strecke zwischen ZNS und Erfolgsorgan aus mindestens zwei hintereinander geschalteten Neuronen besteht. Wichtige Komponenten des VNS sind der Sympathikus, der Parasympathikus und das enterische Nervensystem

16
Sinnesorgane

16.1
Auge (Oculus)

Das Sehorgan oder Auge (Abb. 16-1) besteht aus dem Augapfel, der den optischen Apparat enthält, sowie verschiedenen Schutz- und Hilfseinrichtungen (Lider, Augenmuskeln, Tränenapparat).

16.1.1
Augapfel (Bulbus oculi)

Der Augapfel liegt von Fett umgeben in der knöchernen Augenhöhle *(Orbita)*. Seine Wand besteht aus der äußeren *(Tunica externa sive fibrosa)*, mittleren *(Tunica me-*

dia sive vasculosa) und der inneren Augenhaut *(Tunica interna bulbi)*. Sein Innenraum wird hauptsächlich vom Glaskörper eingenommen. Zwischen Glaskörper und Iris befindet sich die hintere Augenkammer. Zwischen Iris und Hornhaut ist die vordere Augenkammer gelegen (Abb. 16-2).

16.1.1.1
Äußere Augenhaut
(Tunica externa sive fibrosa)

Die äußere Augenhaut setzt sich aus der Lederhaut *(Sclera)* und der durchsichtigen Hornhaut *(Cornea)*, die ca. das vordere Sechstel des Bulbus einnimmt, zusammen. Die Lederhaut ist weiß, derb und undurch-

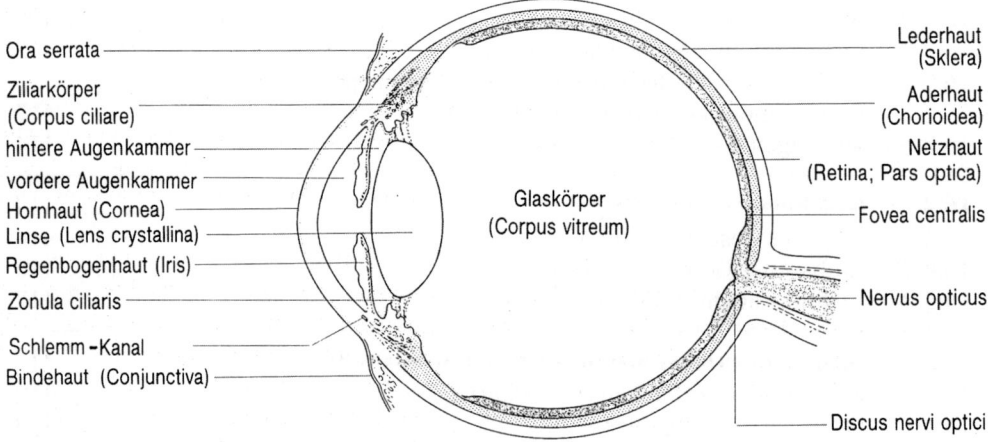

Abb. 16-1: Sagittalschnitt durch das Auge (Schemazeichnung).

Abb. 16-2: Schichten des Bulbus oculi.
1 Sclera; 2 Chorioidea;
3 Retina.

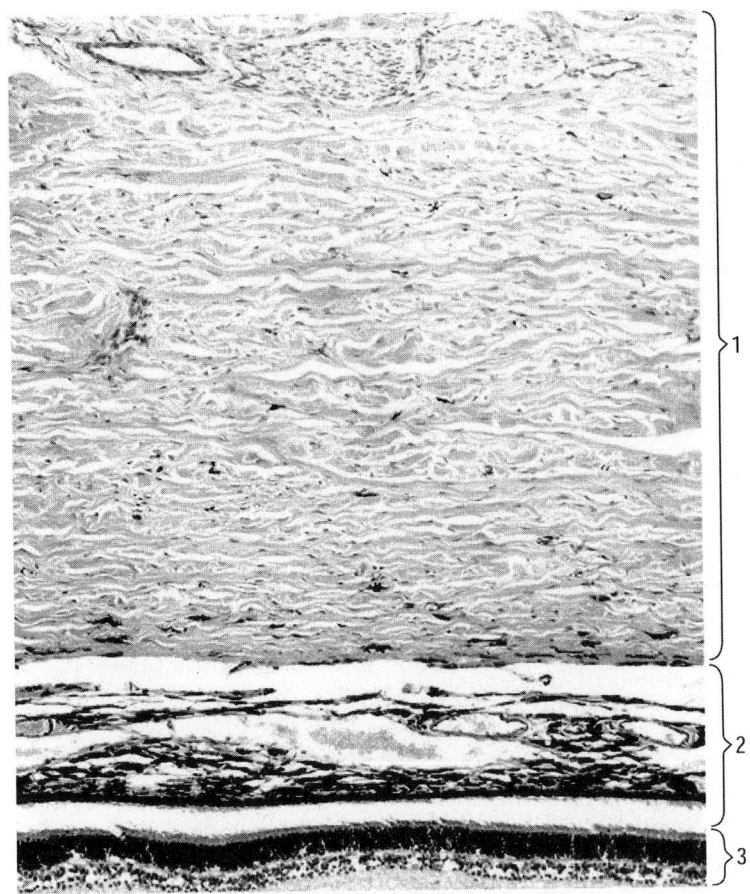

sichtig. Sie ist 0,3–1 mm dick und besteht im Wesentlichen aus dicken Bindegewebsbündeln, die in vielen Schichten übereinander liegen. Sie enthält außerdem elastische Fasern und in tieferen Lagen einige Melanozyten. Blutgefäße sind nur spärlich ausgebildet. An der Durchtrittsstelle des N. opticus (Papilla nervi optici) ist sie siebartig durchbrochen (Lamina cribrosa).

Hornhaut (Cornea). Im vorderen Abschnitt ist die äußere Augenhaut durchsichtig. Dieser Teil heißt Hornhaut *(Cornea)*. Sie ist wie ein Uhrglas in die Sclera eingefügt. Der größte Teil der Brechkraft des Auges ist durch die Krümmung der Hornhaut bedingt. Die Dicke der Hornhaut beträgt im Zentrum 0,5–0,8 mm und

nimmt zum Sulcus sclerae hin bis auf 1 mm zu (Abb. 16-3).

An der durchsichtigen Hornhaut können von vorne nach hinten 5 Schichten unterschieden werden:
- Vorderes Hornhautepithel: Ein mehrschichtiges unverhorntes Plattenepithel, das eine gute Regenerationsfähigkeit zeigt (wichtig bei Hornhautverletzungen).
- Bowman-Membran *(Lamina limitans anterior)*: Sie ist nur bei Primaten ausgebildet und liegt unter der Basalmembran des Hornhautepithels. Diese 10 µm dicke Schicht besteht aus einem Filzwerk von feinen kollagenen Fibrillen, die in eine Grundsubstanz aus Glykoproteinen eingebettet sind.

Abb. 16-3: Schnitt durch die Hornhaut des Menschen.

1 vorderes Hornhautepithel; 2 Lamina limitans anterior (Bowman-Membran); 3 Substantia propria corneae; 4 Lamina limitans posterior (Descemet-Membran); 5 hinteres Hornhautepithel (= Hornhautendothel).

- *Substantia propria corneae:* Sie bildet ca. $^9/_{10}$ der Cornea und besteht aus abgeplatteten Bindegewebslamellen und reichlich ausgebildeter metachromatischer Grundsubstanz. Die Grundsubstanz weist einen Wassergehalt von 70–80 % auf und trägt wesentlich zur Transparenz der Cornea bei.
- Descemet-Membran *(Lamina limitans posterior)*. Sie besteht aus einem Basallamina-ähnlichen, dichten Fibrillenwerk.

- Hinteres Hornhautepithel: Ein 5–6 µm dickes Epithel, das den Einstrom von Kammerwasser in das Hornhautstroma und damit dessen Trübung verhindert.

Blutgefäße fehlen in der Hornhaut vollständig. Ihre Ernährung erfolgt durch Diffusion vom Kammerwasser und von den Gefäßen der Sclera her. Wegen der fehlenden Vaskularisation kann die Hornhaut mit gutem Erfolg auch von Toten transplantiert werden. In der Cornea liegen zahlreiche sensible Nervenfasern, die freie

Nervenendigungen in das Hornhautepithel entsenden (wichtig für den Kornealreflex).

16.1.1.2
Mittlere Augenhaut (Gefäßhaut, Tunica media sive vasculosa)

Sie lässt sich in 3 Abschnitte untergliedern, und zwar in die Aderhaut *(Chorioidea)*, die Regenbogenhaut *(Iris)* und in den Strahlenkörper *(Corpus ciliare)*.

Aderhaut (Chorioidea). Sie macht den größten Teil der mittleren Augenhaut aus und liegt als pigmentzellenreiche und gefäßreiche Schicht zwischen der Sclera und dem lichtempfindlichen Anteil der Netzhaut. Sie ist die eigentliche Gefäßschicht des Auges. An der Aderhaut lassen sich 3 Anteile unterscheiden, nämlich die Lamina suprachorioidea, die Lamina vasculosa und die Lamina chorioidocapillaris.

Die *Lamina chorioidocapillaris* enthält ein dichtes Kapillarnetz und schließt sich an das Pigmentepithel der Netzhaut an. Von diesem ist sie durch eine ca. 2 µm dicke Schicht, die aus der Basalmembran des Pigmentepithels und angelagerten elastischen Netzen besteht und die als Bruch-Membran bezeichnet wird, getrennt. Von den Kapillaren aus erfolgt die Ernährung der gefäßfreien äußeren Netzhautschichten. Die mittlere Schicht, die *Lamina vasculosa* enthält zahlreiche große Gefäßäste. Die äußerste Schicht, die *Lamina suprachorioidea*, ist relativ gefäßarm und stellt als lockere Verschiebeschicht die Verbindung mit der Sclera her.

Strahlenkörper (Corpus ciliare). An der Ora serrata (Übergang zwischen dem lichtempfindlichen und lichtunempfindlichen Teil der Netzhaut) geht die Aderhaut in den Strahlenkörper über, der vom Pigmentepithel und der (nicht mehr lichtempfindlichen) *Pars ciliaris retinae* überzogen wird. In seinem vorderen Abschnitt entspringen 70–80 meridional verlaufende Fortsätze *(Processus ciliares)*, die zahl-reiche Kapillaren enthalten. Hier erfolgt die Produktion des Kammerwassers, einer klaren, blutisotonen Flüssigkeit, die kaum Proteine enthält. Das Kammerwasser fließt aus der hinteren Augenkammer durch die Pupille in die vordere Augenkammer. Bei vermehrter Produktion von Kammerwasser oder gestörtem Abfluss kommt es zum Ansteigen des intraokulären Drucks, wodurch sekundär die Netzhaut geschädigt werden kann (Glaukom). Zwischen den Einsenkungen der Processus ciliares entspringen die Aufhängefasern für die Linse *(Fibrae zonulares,* Zonulafasern). Im Corpus ciliare liegt der Ziliarmuskel *(Musculus ciliaris)*. Seine glatten Muskelzellen verlaufen unter der Sclera vorwiegend meridional, nach innen mehr zirkulär. Bei Kontraktion des Ziliarmuskels kommt es zur Erschlaffung der Zonulafasern. Dadurch nimmt die Linse auf Grund ihrer elastischen Eigenschaften eine mehr kugelförmige Gestalt an und ihre Brechkraft wird erhöht (Nahakkommodation). Umgekehrt kommt es bei einer Erschlaffung des Ziliarmuskels zu einer Abflachung der Linse, wodurch diese ihre minimale Brechkraft erreicht (Fernakkommodation).

Regenbogenhaut (Iris). Sie ist der am weitesten vorne gelegene Anteil der mittleren Augenhaut (Abb. 16-4). Die Iris umschließt das Sehloch (Pupille) und dient als Lochblende. Die Dicke der Iris beträgt etwa 0,5 mm. Ihre gefältete Vorderfläche wird von einer lückenhaften Lage von platten Epithelzellen (die sich vom Bindegewebe ableiten) überzogen. Das Stroma der Iris wird von lockerem Bindegewebe gebildet, in dem Gefäße und Nerven radiär verlaufen. Ferner liegen im Irisstroma zwei Muskeln, die in Abhängigkeit von der vorhandenen Lichtintensität die Pupille verengen bzw. erweitern können:

- Der *Musculus sphincter pupillae* besteht aus glatten Muskelzellen, die ringförmig um das Sehloch verlaufen und

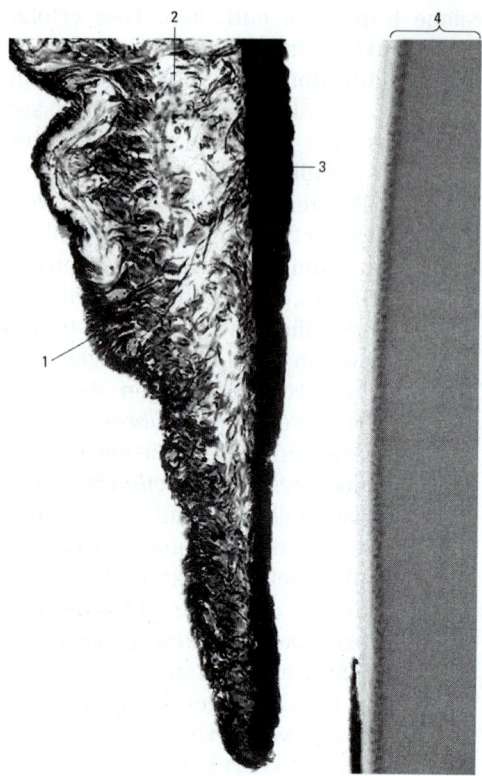

Abb. 16-4: Die Iris ist der am weitesten vorn gelegene Abschnitt der Chorioidea. Sie umschließt die Pupille. 1 vorderes Epithel der Iris; 2 Irisstroma mit Pigmentzellen, Gefäßen und Nerven sowie glatten Muskelzellen; 3 zweischichtiges hinteres Epithel der Iris; 4 Linse.

bei Kontraktion die Pupille verengen. Er ist parasympathisch innerviert.

- Der *Musculus dilatator pupillae* besteht aus einer dünnen Schicht radiär angeordneter Muskelzellen. Er wird vom Sympathicus innerviert und erweitert die Pupille.

Die Rückfläche der Iris wird von einem zweischichtigen Epithel bedeckt, das sich aus dem Pigmentepithel und der hier ebenfalls stark pigmentierten Pars iridica retinae zusammensetzt. Alle Menschen mit Ausnahme sog. Albinos weisen eine Pigmentierung des hinteren Irisepithels auf. Bei Albinos, denen diese Pigmentschicht fehlt, erscheinen die Augen wegen der

durchscheinenden Gefäße rot. Blauäugige Mensch haben ein pigmentiertes Irisepithel. Bei braunäugigen Menschen finden sich zudem zahlreiche Pigmentzellen im Irisstroma.

Der **Kammerwinkel (Angulus iridocornealis)** ist jener Teil der vorderen Augenkammer, der zwischen Iriswurzel und Cornea gelegen ist (Abb. 16-5). Er beherbergt ein mit Mesothel überkleidetes, bindegewebiges Trabekelwerk *(Reticulum trabeculare* = Ligamentum pectinatum). Durch seine Lücken, die Fontana-Räume, kann das Kammerwasser aus der vorderen Augenkammer in den zirkulär verlaufenden Schlemm-Kanal (Sinus venosus sclerae) und von dort über die Ziliarvenen abfließen.

16.1.1.3
Innere Augenhaut (Tunica interna, Netzhaut, Retina)

An der Netzhaut ist ein lichtempfindlicher Teil *(Pars optica retinae)* und ein blinder Teil *(Pars caeca retinae)* zu unterscheiden, die von einer gezackten Grenzlinie *(Ora serrata)* getrennt werden. An der Ora serrata geht die hohe und vielschichtige Pars optica retinae in das zweischichtige Epithel der Pars caeca retinae über. Dieses bedeckt mit seiner Pars ciliaris den Ziliarkörper und als Pars iridica retinae die Hinterfläche der Iris.

Die Pars optica der Retina besteht aus zwei Schichten, dem außen gelegenen Stratum pigmentosum und dem inneren Stratum nervosum. Beide liegen dicht aufeinander. Eine Verwachsung zwischen beiden Schichten besteht aber nur im Bereich der Austrittstelle des Sehnervs (Discus nervi optici) und an der Ora serrata.

Das Pigmentepithel (Stratum pigmentosum) ist ein einschichtiges kubisches Epithel, das der Bruch-Membran aufsitzt. Die ziemlich regelmäßigen, sechseckigen Zellen sind durch Tight- und Gap-Junctions fest miteinander verbunden und bil-

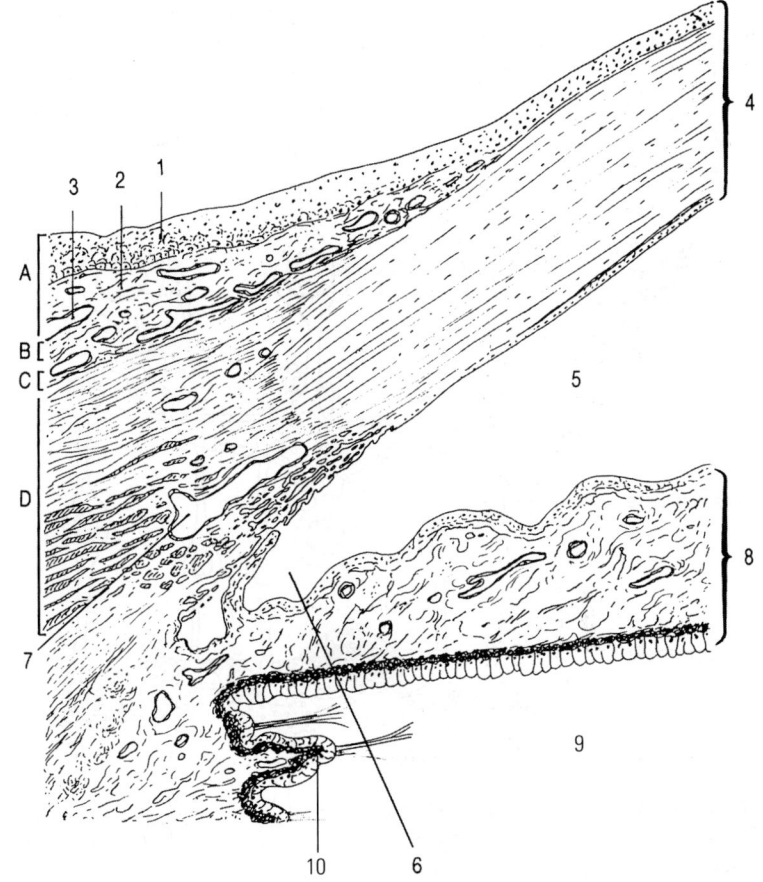

Abb. 16-5: Histologischer Aufbau von Kammerwinkel und Limbus corneae (modifiziert nach HOYAN, ALVARADO und WEDDELL).
1 Epithel der Bindehaut; 2 Lamina propria der Bindehaut; 3 Vene; 4 Cornea; 5 vordere Augenkammer; 6 Kammerwinkel; 7 Schlemm-Kanal; 8 Iris; 9 hintere Augenkammer; 10 Corpus ciliare A Bindehaut; B Vagina bulbi; C Episclera; D Limbusstroma.

den Melaningranula. Durch das Pigmentepithel wird das Licht, das die Pars nervosa passiert hat, absorbiert. Damit wird das Auftreten störender Reflexe im Auge verhindert.

Das **Stratum nervosum** der Netzhaut enthält als Lichtrezeptoren primäre Sinneszellen, die sog. Stäbchen- und Zapfenzellen, und Nervenzellen, über die die Erregung umgeschaltet und zum Gehirn weitergeleitet wird. Histologisch zeigt die Netzhaut einen deutlichen Schichtenbau, der funktionell einer Gliederung in 3 hintereinander geschaltete Neuronenschichten entspricht (Abb. 16-6). Außerdem kommen in der Netzhaut Assoziationszellen (Horizontalzellen, amakrine Zellen)

vor. Das sind Ganglienzellen, die mit ihren Fortsätzen Querverbindungen zwischen den benachbarten Rezeptoren- bzw. Nervenzellen schaffen.

Von außen nach innen ergibt sich dabei im Stratum nervosum folgende Schichtung:

1. Neuron
- Stratum neuroepitheliale (Schicht der Stäbchen u. Zapfen)
- Stratum limitans externum (äußere Gliagrenzmembran)
- Stratum nucleare externum (äußere Körnerschicht)
- Stratum plexiforme externum (äußere plexiforme Schicht)

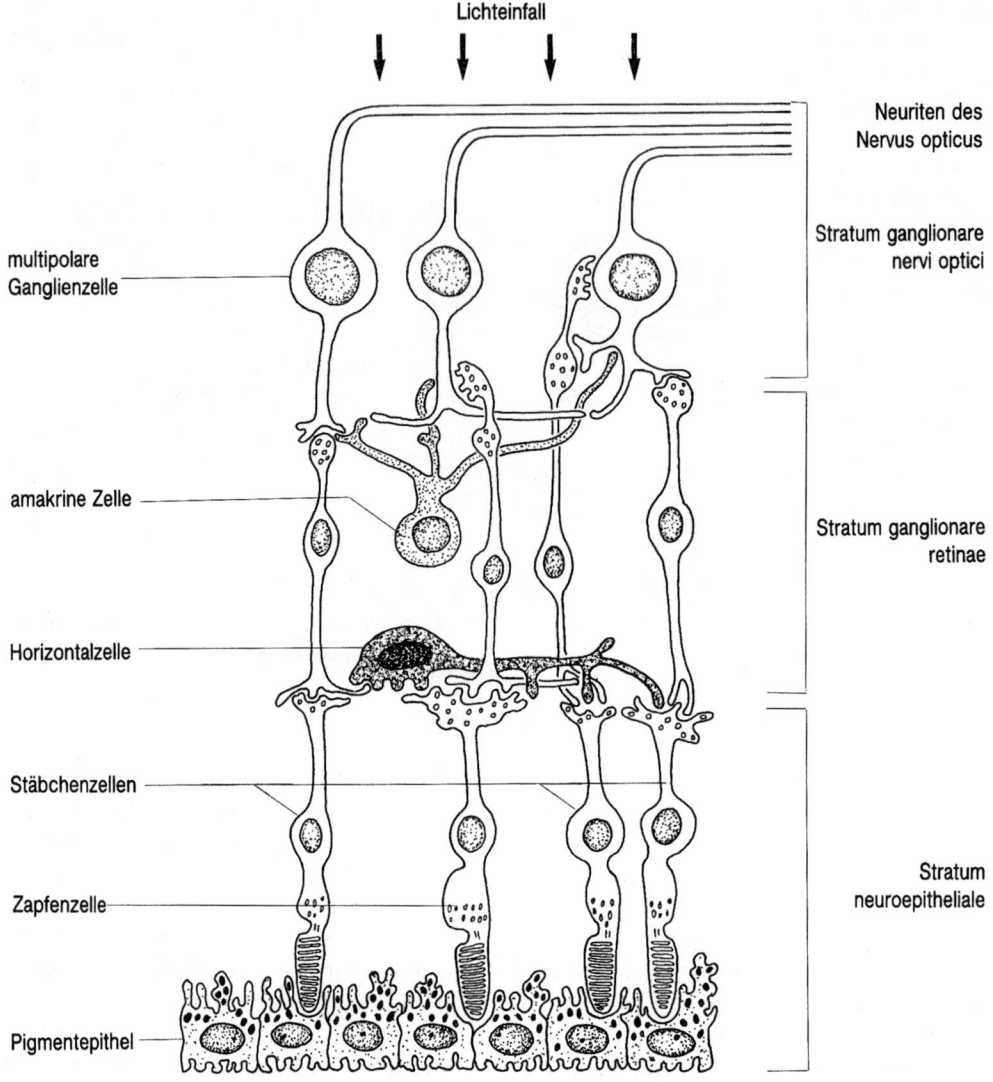

Lichteinfall

Neuriten des
Nervus opticus

Stratum ganglionare
nervi optici

multipolare
Ganglienzelle

Stratum ganglionare
retinae

amakrine Zelle

Horizontalzelle

Stäbchenzellen

Stratum
neuroepitheliale

Zapfenzelle

Pigmentepithel

Abb. 16-6: Aufbau der Netzhaut (Schemazeichnung).

2. Neuron — Stratum nucleare internum (innere Körnerschicht)
Stratum plexiforme internum (innere plexiforme Schicht)

Stratum ganglionare (Ganglienschicht des N. opticus)

3. Neuron — Stratum neurofibrarum (Axone des N. opticus)
Stratum limitans internum (innere Gliagrenzmembran)

Die drei hintereinander geschalteten Neuronenschichten zeigen folgende Einzelheiten:

Stratum neuroepitheliale (I. Neuron). Beim menschlichen Auge liegen die Lichtrezeptoren, die Stäbchen- und Zapfenzellen, in der Tiefe der Netzhaut und sind mit ihren lichtempfindlichen Fortsätzen dem Pigmentepithel zugewandt. Einfallendes Licht muss daher alle Schichten der Pars

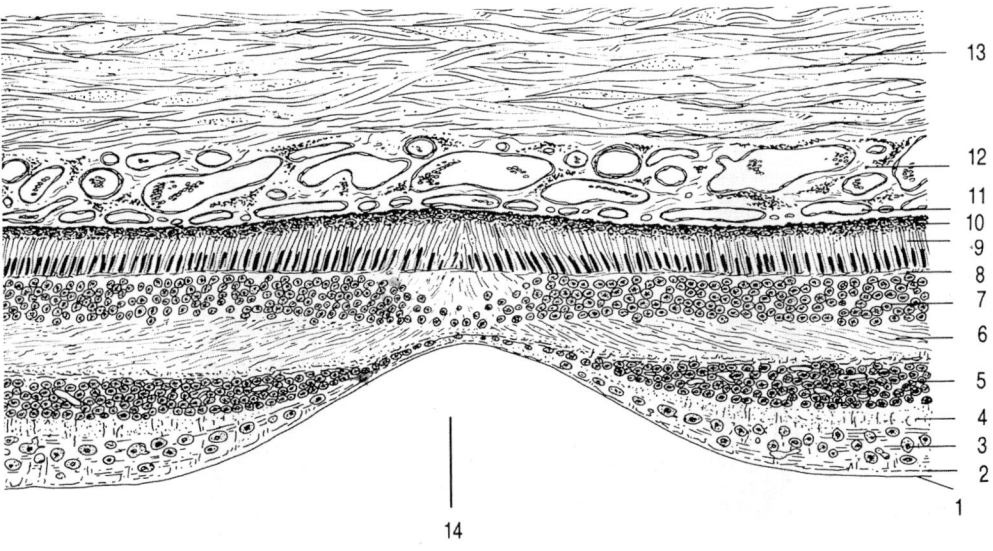

Abb. 16-7: Horizontalschnitt durch die Fovea centralis (modifiziert nach Stöhr und Möllendorf).
1 innere Grenzschicht; 2 Nervenfaserschicht; 3 Ganglienzellschicht; 4 innere plexiforme Schicht; 5 innere Körnerschicht; 6 äußere plexiforme Schicht; 7 äußere Körnerschicht; 8 äußere Grenzschicht; 9 Zapfen; 10 Pigmentepithel der Retina; 11 Lamina choriodocapillaris; 12 Lamina vasculosa chorioideae; 13 Sclera; 14 Fovea centralis.

nervosa retinae durchdringen, bis es an die eigentlichen lichtempfindlichen Rezeptorzellen kommt (inverse Struktur der Retina).

Die beiden Sinneszelltypen *(Stäbchen- und Zapfenzellen)* unterscheiden sich vor allem in der Ausbildung ihres peripheren Rezeptorbereichs, der bei den Stäbchenzellen lang und schmal („Stäbchen"), bei den Zapfenzellen mehr konisch („Zapfen") ausgebildet ist. Die ca. 120 Millionen Stäbchenzellen sind auf das Hell-Dunkel-Sehen (Dämmerungssehen) spezialisiert, die in wesentlich geringerer Zahl (5–6 Millionen) vorhandenen Zapfenzellen dienen dem Farbsehen. An der Stelle des schärfsten Sehens, dem gelben Fleck (Macula lutea), einem nahe am hinteren Augenpol gelegenen, ovalen, gelblichen Feld, finden sich in der Netzhaut nur Zapfenzellen (Abb. 16-7). Die Gelbfärbung kommt durch Einlagerung des Pigments Xanthophyll zustande. Im mittleren Bereich des gelben Flecks sind die innereren Retinaschichten zur

Seite verlagert, wodurch eine grubenförmige Eindellung (Fovea centralis) entsteht. Die Retina ist dort stark verdünnt und kapillarfrei. In den peripheren Anteilen der Netzhaut kommen nahezu ausschließlich Stäbchenzellen vor. In der Übergangszone zur Macula lutea sind beide Sinneszelltypen gemischt vertreten.

Die Austrittstelle des Sehnerven (Discus nervi optici) liegt ca. 4 mm nasal von der Fovea centralis. An dieser Stelle der Retina, deren Durchmesser ca. 1,6 mm beträgt, können keine Lichtreize aufgenommen werden. Sie wird daher auch als „blinder Fleck" bezeichnet.

Sowohl bei den Stäbchen- als auch bei den Zapfenzellen (Abb. 16-8; 16-9) lassen sich 4 Teile unterscheiden: Außenglied, Innenglied, Perikaryon mit Zellkern und einzentripetaler, axonaler Fortsatz. Das Außenglied, die Rezeptorstruktur, ist bei den Stäbchen etwa 20 µm lang und 2 µm dick. Es ist aus einem Stapel von scheibenartig aufeinander gelagerten Doppelmemb-

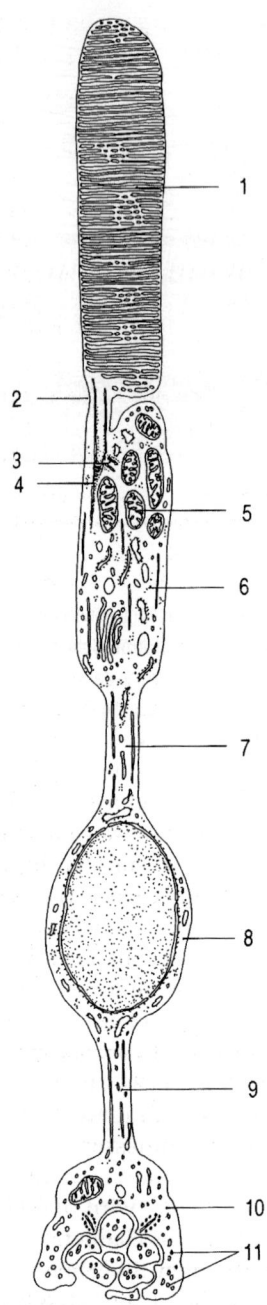

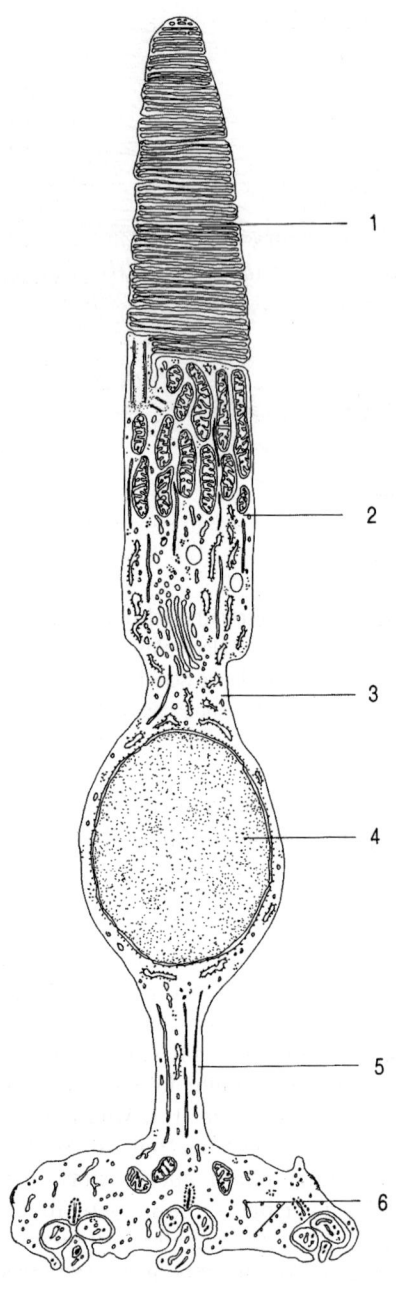

Abb. 16-8: Schematische Darstellung des Feinbaus einer Stäbchenzelle (nach LENTZ).
1 Außensegment; 2 Verbindungsstück (Zilie); 3 Zentriol; 4 Basalkörperchen; 5 Mitochondrium; 6 Innensegment; 7 Einschnürung; 8 Perikaryon; 9 Axon; 10 Endkolben; 11 Synapsenbläschen.

Abb. 16-9: Schematische Darstellung des Feinbaus einer Zapfenzelle.
1 Außensegment; 2 Innensegment; 3 Einschnürung; 4 Zellkern; 5 Axon; 6 Synapsenbläschen.

ranen aufgebaut, die außen von der Zellmembran umschlossen werden. Diese Querscheiben enthalten das Sehpigment Rhodopsin, welches aus einem Trägerprotein, dem Opsin, und einer Farbstoff tragenden prosthetischen Gruppe, dem 11-cis-Retinal (einem Aldehyd des Vitamin A), zusammengesetzt ist. Bei Belichtung zerfällt dieser Sehfarbstoff innerhalb von Millisekunden und wird anschließend resynthetisiert.

Bei den Außengliedern der Zapfen geht die Membran der Querscheiben teilweise in die Zellmembran über, wodurch die Zwischenräume sich in den extrazellulären Raum fortsetzen. Der wichtigste Unterschied zwischen Stäbchen- und Zapfenzellen besteht allerdings in ihren unterschiedlichen Sehfarbstoffen. Die Stäbchen enthalten Rhodopsin. In den Zapfen der menschlichen Retina gibt es drei verschieden Pigmente (Iodopsine) mit unterschiedlichen Absorptionsmaxima. Dabei kommt in einer bestimmten Zapfenzelle immer nur eine Pigmentart vor.

Auch die Innenglieder von Stäbchen und Zapfen zeigen einige Unterschiede. Das Innenglied der Stäbchen ist schmäler als das mehr bauchig verbreiterte Innenglied der Zapfen. Am Innenglied lässt sich ein äußerer Anteil, das Ellipsoid, und ein innerer Anteil, das Myoid, unterscheiden. Das *Ellipsoid* enthält vor allem Mitochondrien. Im *Myoid* liegen der Golgi-Apparat, endoplasmatisches Reticulum, Mikrotubuli und Myosinfilamente. Insgesamt stellt das Innenglied das Stoffwechselzentrum der Stäbchen- und Zapfenzellen dar. Es produziert das jeweilige Sehpigment, das über ein kurzes, schmales Zwischenstück (mit dem Bau einer „9 x 2 + 0-Zilie") an die neu gebildeten Querscheiben des Außenglieds abgegeben wird.

Die Zellkerne der Stäbchen- und Zapfenzellen liegen schon innerhalb des Stratum limitans externum und formen die äußere Körnerschicht. Die zentripetalen (axonalen) Fortsätze der Stäbchen- und Zapfenzellen bilden in der äußeren plexiformen Schicht mit den bipolaren Ganglienzellen der 2. Neuronenschicht synaptische Kontakte aus.

Die Dendriten der bipolaren Nervenzellen bilden, wie erwähnt, in der äußeren plexiformen Schicht mit den Axonen der Rezeptorzellen Synapsen. Dabei kann eine bipolare Ganglienzellen entweder mit mehreren Rezeptorzellen (polysynaptische Verschaltung, vor allem mit Stäbchenzellen) oder mit nur einer Zapfenzelle (monosynaptische Verbindung) synaptisch verknüpft sein. Die Kerne der bipolaren Nervenzellen liegen in der inneren Körnerschicht. Die kurzen Axone des II. Neurons bilden in der inneren plexiformen Schicht Synapsen mit den multipolaren Ganglienzellen des III. Neurons (Optikusganglienzellen). In der inneren Körnerschicht finden sich neben den bipolaren Nervenzellen in kleiner Zahl noch andere Ganglienzellformen. So kommen in der äußersten Lage Horizontalzellen vor, die in der äußeren plexiformen Schicht Synapsen mit den Rezeptorzellen eingehen. An der Grenze zur inneren plexiformen Schicht treten amakrine Zellen auf, die als Assoziationsneurone sowohl mit den bipolaren als auch mit den multipolaren Ganglienzellen in Verbindung stehen. Ferner findet man in der inneren Körnerschicht die Zellkerne der Müller-Stützzellen. Diese Gliazellen sind besonders differenzierte faserige Astrozyten. Sie durchziehen als lang gestreckte Zellen die gesamte Netzhaut und bilden nahe ihrer äußeren Oberfläche das Stratum limitans externum und innen das Stratum limitans internum. Ihre Fortsätze füllen die Räume zwischen den Nervenzellen der Retina vollständig aus. Diesen glykogen- und enzymreichen Zellen werden neben einer Stützfunktion auch wichtige Aufgaben für den Stoffwechsel der Retina zugeschrieben.

III. Neuron (Optikusganglienzellschicht) und N. opticus. Die 10–30 µm großen, multipolaren Nervenzellen des Stratum ganglionare fassen entweder polysynaptisch Erregungen aus einem größeren Netzhautareal zusammen oder treten monosynaptisch mit bipolaren Nervenzellen, die ihre Erregung von Zapfenzellen erhalten, in Verbindung. Letzteres gilt vor allem für die Zapfenzellen der *Fovea centralis,* der Stelle des schärfsten Sehens. Dort wird jede einzelne Zapfenzelle an nur eine bipolare Nervenzelle und diese wiederum an eine einzige, ihr zugeordnete multipolare Nervenzelle angeschlossen. Die marklosen Axone der Optikusganglienzellen bilden zusammen den Sehnerv *(N. opticus),* der etwa 1 Million Fasern umfasst. Nach dem Durchtritt durch die Lamina cribrosa der Sclera werden die Nervenfasern markhaltig. Zwischen den dünnen Nervenfasern finden sich Oligodendrogliazellen und Astrozyten. Im Zentrum des N. opticus verlaufen A. und V. centralis retinae. Außen wird er von Pia mater, Arachnoidea und Dura mater umhüllt. Der N. opticus entspricht in seinem Bau einer Gehirnbahn und nicht einem gewöhnlichen peripheren Nerven.

16.1.1.4
Histophysiologie der Retina – der photochemische Primärprozess

Der dioptrische Apparat des Auges bildet auf der Retina ein verkleinertes und umgekehrtes Bild der Umwelt ab. Ist dieses Bild gut strukturiert, so fällt auf die mosaikförmig nebeneinander angeordneten Photorezeptoren pro Zeiteinheit eine unterschiedliche Zahl von Photonen (Lichtquanten). Die *Photonen* werden teilweise von den *Sehfarbstoffmolekülen absorbiert,* die in den Membranscheiben der Photorezeptoren eingelagert sind. Durch die Lichtabsorption wird eine Konfigurationsänderung und ein mehrstufiger Zerfallsprozess des Sehfarbstoffs eingeleitet.

Wie schon dargestellt ist der *Sehfarbstoff der Stäbchenzellen,* das *Rhodopsin,* ein Chromoproteid, das aus einem Glykoprotein, dem Opsin, und einer Farbstoff tragenden, prosthetischen Gruppe, dem

11-cis-Retinal (einem Aldehyd des Vitamin A1) besteht. Das Absorptionsmaximum des Rhodopsinmoleküls befindet sich bei 500 nm. Nach Lichtabsorption zerfällt das Rhodopsin innerhalb 1 ms in das farblose Trägerprotein Opsin und in das stabile all-trans-Retinal. Durch Isomerasen erfolgt sehr rasch eine Regeneration der prosthetischen Gruppe zum 11-cis-Retinal, das wieder an das Trägerprotein Opsin gekoppelt wird. Damit steht wieder Rhodopsin für eine erneute Belichtung zur Verfügung. Weiterhin kann das all-trans-Retinal über eine Retinoldehydrogenase in all-trans-Retinol überführt werden.

Die molekularen Vorgänge bei der Umlagerung der chromophoren Gruppen der Zapfenpigmente bei Belichtung dürfte in ähnlicher Weise wie bei den Stäbchenzellen erfolgen. Allerdings kommen bei den Zapfenzellen drei verschiedene Sehpigmente (Iodopsine) vor, die das gleiche Chromophor (11-cis-Retinal) wie die Stäbchenzellen, aber verschiedene Opsine aufweisen. Dabei kommt in jedem Zapfen nur jeweils eines der drei Pigmente vor, und jeder Zapfen ist nur für eine Farbe (rot, grün oder blau) zuständig. Die menschliche Retina besitzt ca. 6 Millionen Zapfenzellen, die vor allem in ihrem zentralen Teil (Macula lutea mit Fovea centralis) lokalisiert sind.

Rezeptorpotentiale. Photorezeptoren der Retina, die sich der Dunkelheit angepasst haben, können bereits auf ein einziges Photon reagieren. Im Dunkeln weist die Zellmembran der Außenglieder der Sehzellen eine hohe Durchlässigkeit für Na^+-Ionen auf. Man schätzt, dass in diesem Zustand etwa 10^9 Na^+-Ionen pro Photorezeptor in die Zellen einfließen. Dies ist darauf zurückzuführen, dass im Dunkeln in einem Teil der Rezeptormembran die Na^+-Kanäle durch c-GMP (zyklisches Guanosinmonophosphat) offen gehalten werden und die Na^+-Ionen schnell und ungehindert in die Zelle gelangen können.

Der durch die Photonenabsorption ausgelöste Zerfall der Sehfarbstoffmoleküle ist der erste Schritt eines Transduktionsprozesses, der alle weiteren neurophysiologischen Erregungsprozesse des Sehvorganges einleitet. Die Änderung der molekularen Konfiguration der Sehfarbstoffmoleküle bewirkt wahrscheinlich eine Erhöhung der Durchlässigkeit der Scheibchenmembranen für Calcium. Ca^{2+}-Ionen (möglicherweise auch andere, noch nicht näher definierte intrazelluläre Transmittersubstanzen) diffundieren daraufhin aus dem Inneren der Membranscheibchen in das Zytoplasma des Außengliedes der Photorezeptoren. Durch Interaktion der Ca^{2+}-Ionen mit speziellen Rezeptormolekülen an den Natriumkanälen der Zellmembran der Photorezeptoren nimmt die Durchlässigkeit der Zellmembran für Na^+-Ionen deutlich ab. Weiter werden durch den photonenstimulierten Zerfall des Sehfarbstoffes zahlreiche Moleküle eines als *Transducin* bezeichneten Signalübertragungsmoleküls aktiviert, das dann seinerseits eine cGMP-spaltende Phosphodiesterase in ihrer Aktivität stark steigert. Zusammen mit dem weiter oben beschränkten Ca^{2+}-Mechanismus bewirkt die Abnahme an cGMP, dass die Na^+-Ionenkanäle der Photorezeptoren geschlossen werden. Die resultierende Membranleitwertänderung führt letztlich zu einem relativen Anstieg des K^+-Ionenausstroms, woraus eine Verschiebung des Ruhemembranpotentials in hyperpolarisierender Richtung resultiert. Im Unterschied zu allen anderen Sinneszellen beantworten die Photorezeptoren in der Retina eine adäquate Reizung also nicht mit einer Depolarisation sondern mit einer Hyperpolarisation des Ruhepotentials.

Ist die Synthese des Sehfarbstoffs Rhodopsin herabgesetzt, so wird die Erregbarkeit der Stäbchenzellen stark vermindert. Die Folge ist eine stark reduzierte Sehleistung bei schwacher Beleuchtung („*Nachtblindheit*" oder *Hemeralopie*). Sie wird z. B. bei Vitamin-A-Mangel beobachtet. Sind die Ausgangssubstanzen für die Synthese von Rhodopsin in genügender Konzentration vorhanden, hängt die Syntheserate nur von der Beleuchtungsstärke der Netzhaut ab. Bei hellem Licht während des Tages übersteigt der Zerfall bei weitem die Synthese. Die Konzentration von Rhodopsin in den Stäbchenzellen ist damit relativ gering. Mit abnehmender Tageshelligkeit nimmt die Syntheserate zu und der Gehalt an Rhodopsin steigt in den einzelnen Stäbchen deutlich an. Durch diese Anpassung der Stäbchenzellen erreicht das skotopische Sehen eine große Empfindlichkeit.

Signalverarbeitung in Retina. Die Rezeptordichte (Anzahl von Photorezeptoren pro mm^2 Retina) in einem bestimmten Areal der Netzhaut ist von der Distanz dieses Ortes von der Fovea centralis abhängig. Für die *Zapfenzellen* gilt, dass ihre Dichte im Bereich der *Fovea centralis* am größten ist und nach peripher hin rasch abnimmt. Stäbchenzellen fehlen in der Fovea centralis vollständig. Die Dichte der Stäbchenzellen ist im parafovealen Bereich am größten. Im äußersten Netzhautbereich besteht die Rezeptorschicht fast ausschließlich aus Stäbchenzellen. Da die Stäbchenzellen keine Farben registrieren können, ist die äußerste Netzhautperipherie funktionell farbenblind. Diese und viele andere Befunde sind die Grundlage für die *Duplizitätstheorie* des Sehens. Sie besagt, dass die beiden Rezeptortypen der Netzhaut, die Stäbchen- und Zapfenzellen, unterschiedlichen Sehfunktionen dienen: Die Zapfen sind auf das Tagessehen *(photopisches Sehen)* und die Farbunterscheidung spezialisiert. Die Stäbchenzellen vermitteln das Dunkelsehen *(skotopisches Sehen)* ohne Farbunterscheidung. Photopisches und skotopisches Sehen besitzen unterschiedliche spektrale Empfindlichkeit. Beim skotopischen System liegt das Empfindlichkeitsmaximum bei 510 nm (grünblau). Auf langwelliges Rot reagiert es dagegen kaum.

Weiter ist die Anzahl der an den neuralen Verschaltungsprozessen in der Netzhaut beteiligten Neurone in den einzelnen Regionen der Retina unterschiedlich. Wie erwähnt stehen im Bereich der Fovea centralis jeweils eine Zapfenzelle mit einer bipolaren Nervenzelle und diese wiederum mit nur einer Ganglienzelle des N. opticus in synaptischer Verbindung. Dies hat zur Folge, dass die Fovea centralis innerhalb der Retina die Stelle mit der höchsten Auflösung und der größten Sehschärfe darstellt. In den übrigen Arealen der Retina sind jeweils mehrere Zapfen- bzw. Stäbchenzellen mit einer bipolaren Zelle und mehrere bipolare mit einer Ganglienzelle des N. opticus verbunden. Dies hat eine starke Konvergenz bei der Signalverarbeitung innerhalb der Retina zur Folge.

In tierexperimentellen Untersuchungen kann das Membranpotential einzelner retinaler Nervenzellen direkt gemessen werden. Dabei lässt sich erkennen, dass im Neuronennetz der Retina zwei bevorzugte Signalflussrichtungen vorherrschen, nämlich eine sog. *direkte Hauptflussrichtung* (Photorezeptoren – bipolare Nervenzellen – Ganglienzellen des N. opticus) und eine *laterale Signalübertragung* (Horizontalzellen – bipolare Nervenzellen – amakrine Zellen – Ganglienzellen des N. opticus) erfolgt. In den Horizontalzellen, bipolaren Nervenzellen und amakrinen Zellen erfolgt die Signalverarbeitung durch langsame Potentialänderungen ohne Umwandlung der Membranpotentiale in Aktionspotentiale. Im Gegensatz zu den Nervenzellen der 2. Schicht (bipolare Nervenzellen; amakrine Zellen) bilden die Ganglienzellen des N. opticus (= retinale Ganglienzellen) Aktionspotentiale, die über ihre Axone (die in Gesamtheit den N. opticus bilden) in das ZNS weitergeleitet werden. Aus der Art, wie die Signalverarbeitung in der Retina erfolgt, lässt sich auf eine funktionelle Organisation der Netzhaut in Form von *„rezeptiven Feldern"* schließen, die im Folgenden kurz dargestellt wird.

Rezeptive Felder. Als rezeptive Einheit versteht man in der Neurophysiologie alle neuronalen Elemente, die mit einer Nervenzelle eines afferenten sensorischen Systems verknüpft sind. Bei einer retinalen Ganglienzelle besteht die rezeptive Einheit aus allen mit ihr direkt oder indirekt verbundenen Photorezeptoren, bipolaren Nervenzellen, Horizontalzellen und amakrinen Zellen. Die rezeptive Einheit bildet die anatomische Grundlage der rezeptiven Felder von retinalen Ganglienzellen. Jeder retinalen Ganglienzelle des Auges kann ein kleines Areal auf der Netzhautoberfläche zugeordnet werden, durch dessen Stimulierung ein Erregungs- oder Hemmungsprozess der Ganglienzelle ausgelöst werden kann. Dieses Areal heißt rezeptives Feld. Bei Säugetieren sind die rezeptiven Felder der retinalen Ganglienzellen einfache runde oder ovale Bezirke, wobei sich die rezeptiven Felder benachbarter Ganglienzellen erheblich überlappen können.

Durch Applikation unbunter Lichtreize können in der Retina der Säugetiere und des Menschen zwei Klassen von Ganglienzellen unterschieden werden, deren rezeptive Felder sich jeweils durch eine antagonistische Organisationsform auszeichnen: die On-Zentrum-/Off-Peripherie-Neurone (in Folge abgekürzt als *On-Zentrum-Neurone)* und die Off-Zentrum/On-Peripherie-Neurone (abgekürzt als *Off-Zentrum-Neurone)*. Bei einem On-Zentrum-Neuron erregt ein Lichtreiz, der auf den zentralen Bereich des rezeptiven Feldes fällt, die Ganglienzellen und führt zu einer Zunahme ihrer Impulsfrequenz („Anschaltung"). Wenn der Lichtfleck die Off-Peripherie trifft, bewirkt er dagegen eine Hemmung der Ganglienzelle, d. h. eine Abnahme der Impulsfrequenz der Aktionspotentiale. Bei gleichzeitiger Belichtung von Zentrum und Peripherie des rezeptiven Feldes dominiert gewöhnlich die Reaktion aus dem Zentrum. Werden die Lichtmarken so gewählt, dass das On-Zentrum und die Off-Peripherie gleichzeitig gereizt werden, dann ist die Frequenz der Aktionspotentiale deutlich geringer als bei Reizung des On-

Zentrums allein. Hieraus wird deutlich, dass die Peripherie des rezeptiven Feldes einen hemmenden Einfluss auf das eigene Zentrum ausübt. Man bezeichnet dies als *laterale Hemmung*. Vieles spricht dafür, dass diese Hemmung des Zentrums über die Horizontalzellen vermittelt wird. Als Folge dieser lateralen Hemmung tritt ein weißer Lichtpunkt dann viel besser hervor, wenn er sich auf einer dunklen Umgebung befindet *(„Umfeldhemmung")*. Die rezeptiven Felder der Off-Zentrum-Neurone sind gleichfalls antagonistisch organisiert und verhalten sich funktionell umgekehrt wie die On-Zentrum-Neurone. Für sie gilt ebenfalls, dass der optische Kontrast (besser: Simultankontrast) dann stärker ist, wenn sich ein dunkles Objekt auf einem hellen Untergrund befindet. Durch *Simultankontrast* erscheint ein graues Feld auf weißem Hintergrund dunkler als ein Feld mit demselben Grauwert auf schwarzem Hintergrund. Die Eigenschaften des Hintergrundes bestimmen also die subjektiv wahrgenommene Helligkeit der grauen Felder, obwohl sie physikalisch gesehen identische Reize darstellen. Entlang der Hell-Dunkel-Grenze erscheint der jeweils hellere Teil besonders aufgehellt, der dunklere Teil dunkler als die etwas weiter davon entfernt liegende Umgebung *(„Mach-Bänder")*. Aus dem Phänomen des Simultankontrastes wird deutlich, dass die Empfindlichkeit eines bestimmten Netzhautareals von den Belichtungsbedingungen seiner Umgebung abhängt.

Die rezeptiven Felder der retinalen Ganglienzellen können bei niederen Wirbeltieren sehr viel komplizierter sein als bei Säugetieren. So findet man beim Frosch mehrere Typen von rezeptiven Feldern, die zum Teil auf komplex gestaltete Reize besonders reagieren. So spricht z. B. ein bestimmtes rezeptives Feld, das als „Fliegendetektor" bezeichnet wurde, spezifisch auf kleine dunkle Objekte an, die sich unregelmäßig bewegen. Es löst ein spezifisches Beutefangverhalten des Frosches aus. Die Analyse der Bedeutung des

visuellen Reizes erfolgt hier schon in der Netzhaut. Eine Verarbeitung im Gehirn, wie bei den Säugetieren, ist dafür nicht notwendig.

Auch die Größe der rezeptiven Felder ist in den einzelnen Bereichen der Netzhaut unterschiedlich. Generell nimmt sie von der Fovea centralis bis zur äußeren Netzhautperipherie hin zu. Aus experimentellen Untersuchungen an Affen ist bekannt, dass die Zentren der rezeptiven Felder im Bereich der Fovea centralis nur einige Winkelminuten betragen, während sie in der Peripherie der Retina mehrere Winkelgrade umfassen. Das Ausmaß der Signalkonvergenz ist umso größer, je weiter außen in der Netzhautperipherie eine Ganglienzelle gelegen ist, je umfangreicher also ihr Zuständigkeitsgebiet ist. Daneben besteht im retinalen Neuronennetz auch eine nicht unerhebliche Signaldivergenz. Durch das Zahlenverhältnis von ca. 100 Millionen Photorezeptoren und etwa 1 Million Ganglienzellen überwiegt in der Netzhaut jedoch deutlich die Signalkonvergenz. Letztlich integriert also das neuronale Netz der Retina optische Informationen und gibt sie in kodierter Form an das ZNS weiter. Durch diese retinalen Verarbeitungsprozesse wird auch vieles von der eingehenden Information herausgefiltert. Die Retina wirkt also nicht nur als photorezeptive Schicht, sondern stellt bereits ein wichtiges Verarbeitungs- und Integrationsorgan für optische Reize dar.

16.1.1.5
Gefäßsystem der Retina

Die Endstrombahn innerhalb der Retina bietet in ihrem dreidimensionalen Aufbau Besonderheiten, deren Kenntnis für das Verständnins von pathophysiologischen Phänomenen und von krankhaften Gefäßprozessen der Retina wichtig ist. Die Hauptstämme der menschlichen Retina sind durch Augenspiegelung gut erkennbar. Neben der Ophthalmoskopie wird in der Klinik zunehmend auch Fluorescein-

Serien-Angiographie eingesetzt, mit der fast das gesamte terminale Stromgebiet der Retina dargestellt werden kann. Das Gefäßsystem der Netzhaut umfasst Arteriolen, Kapillaren und Venolen. Arterien und Venen kommen nicht vor. Die Kapillaren durchsetzen die Retina in distinkter Schichtenlage, wobei die Rezeptorschicht und das Pigmentepithel der Retina praktisch kapillarfrei sind. Sie werden aus der Choriocapillaris der Aderhaut versorgt. Die Kapillaren der äußeren plexiformen Netzhautschicht bilden ein anastomosierendes Maschenwerk mit einer Maschenweite von 200 µm. Sie steht in Verbindung mit einer inneren Kapillarschicht, die zusammen mit Arteriolen und Venolen in der Schicht der Nervenfasern und Ganglienzellen des N. opticus verlaufen. Beide Kapillarlagen sind durch kurze, annähernd vertikal ziehende Brückenkapillaren miteinander verbunden. In der Umgebung des Sehnervenkopfes liegt eine zusätzliche Kapillarschicht.

16.1.2
Linse (Lens)

Die bikonvexe, durchsichtige Linse hat eine weiche Konsistenz, die durch ihren hohen Wassergehalt bedingt ist. Die Hinterfläche, die dem Glaskörper anliegt, ist etwas stärker als die Vorderfläche gekrümmt. Die Linse ist gefäß- und nervenfrei. Sie setzt sich aus der Linsenkapsel, dem Linsenepithel und den Linsenfasern, die den größten Teil der Linse ausmachen, zusammen. Die Linsenkapsel besteht aus Kollagenfaserlamellen und Glykoproteinen. Sie ist an der Vorderseite wesentlich dicker (20 µm) als auf der Rückseite der Linse. In ihre äußerste Schicht strahlen die *Zonulafasern,* die den Aufhängeapparat der Linse bilden, ein. Die Zonulafasern setzen sich aus 12–20 nm dicken Mikrofibrillen zusammen. Das einschichtige isoprismatische Linsenepithel ist nur an der Vorderfläche ausgebildet, da die Zellen der

hinteren Wand des Linsenbläschens während der Embryonalentwicklung zu den Linsenfasern auswachsen. Das Wachstum der Linse geht noch über die Zeit der Pubertät weiter, doch wird die Linse nach dem dritten Lebensjahr insgesamt nicht mehr wesentlich größer, weil sich im Innern unter Wasserverlust und Schrumpfung der Linsenkern bildet. Die schalenartig übereinander gelagerten Linsenfasern *(Fibrae lentis)* machen die Hauptmasse der Linse aus. Die älteren Linsenfasern besitzen keinen Kern mehr. Die Länge der hexagonalen Linsenfasern beträgt etwa 8 mm, ihre Dicke 2 mm. Mit zunehmenden Alter vermindert sich die Elastizität der Linse, wodurch die Akkommodationsfähigkeit des Auges abnimmt (Altersweitsichtigkeit = Presbyopie). Weiter kommt es im höheren Alter nicht selten zur Trübung der Linse (grauer Star = *Katarakt).*

16.1.3
Glaskörper (Corpus vitreum)

Der Glaskörper, eine durchsichtige weiche Kugel, füllt den ganzen Bulbusbereich zwischen Linse und Netzhaut aus. Er besitzt ein feines fibrilläres Gerüstwerk, in das eine gallertige, fast zellfreie Masse eingelagert ist, die zu 98 % aus Wasser besteht und daneben noch Hyaluronsäure, Mukopolysaccharide und Proteine enthält.

16.1.4
Schutz- und Hilfseinrichtungen des Auges

16.1.4.1
Augenlider (Palpebrae)

Die Augenlider schützen die Hornhaut vor mechanischen Reizen bzw. vor dem Austrocknen. Der Lidschluss ist weiter eine Voraussetzung für das Schlafen.

Abb. 16-10: Senkrechter Schnitt durch ein Augenlid.
1 Tarsus; 2 Meibom-Drüse (Glandula tarsalis); 3 Conjunctiva tarsi; 4 Lidabschnitt des M. orbicularis; 5 Moll-Drüse (Glandula sudorifera ciliaris); 6 Wimpern.

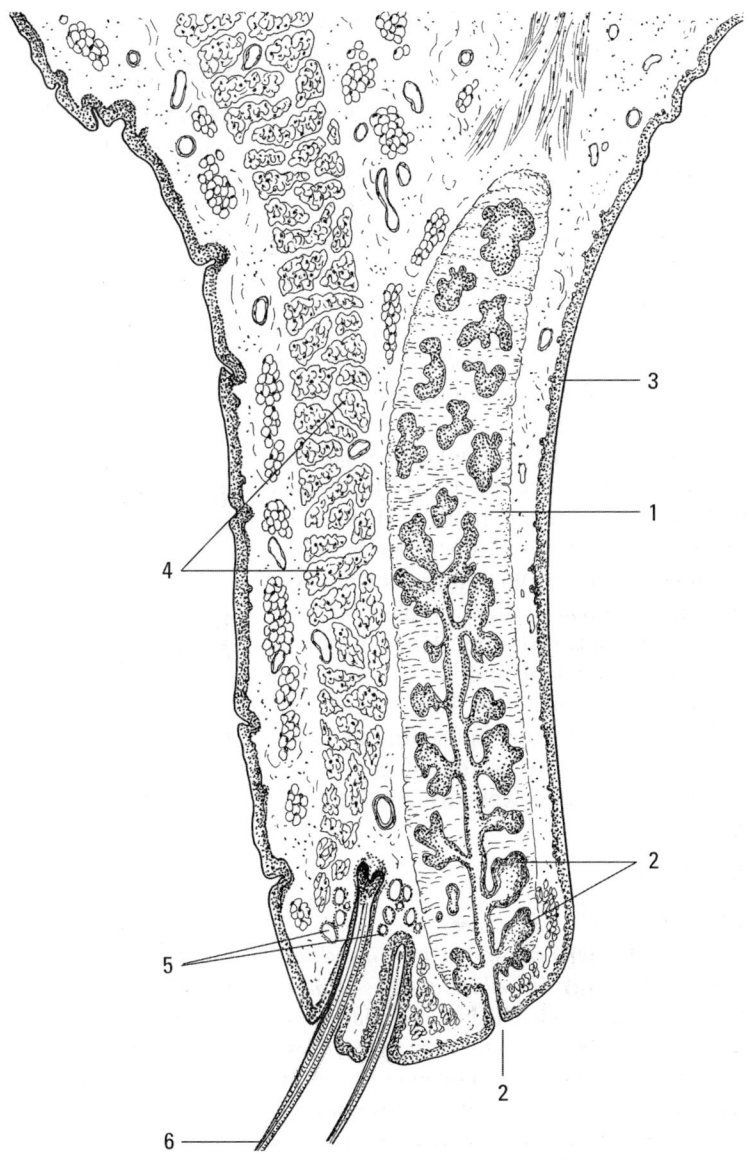

Ober- und Unterlid zeigen den gleichen Aufbau (Abb.16-10). Am Augenlid sind folgende Schichten zu unterscheiden:
- Äußere Haut: Die Haut des Lides ist dünn und nur schwach verhornt. Die Subcutis ist nahezu fettzellfrei und sehr locker. Am Lidrand geht sie in die Bindehaut *(Conjunctiva)* des Lides über. Dort finden sich 2–3 Reihen von Wimpern *(Zilien)*. In die Haarbälge der Wim-

pern münden kleine Talgdrüsen *(Zeiss-Drüsen)* und modifizierte Schweißdrüsen mit apokriner Sekretion *(Moll-Drüsen)*.
- Schicht des *Musculus orbicularis oculi:* Seine Fasern verlaufen konzentrisch zur Lidspalte. Durch seine Kontraktion erfolgt der Lidschluss.
- Der *Tarsus* ist eine bindegewebige Platte, die das Stützgerüst des Augenlides

bildet. Unter der in den Tarsus einstrahlenden Sehne des quergestreiften Musculus levator palpebrae setzt der glatte Musculus tarsalis am Tarsus an. Er wird vom Sympathicus innerviert und beeinflusst durch seinen Tonus die Weite der Lidspalte. Innerhalb der Kollagenfasern des Tarsus liegen 20–25 längliche, alveoläre Talgdrüsen, die Meibom-Drüsen (Glandulae tarsales). Ihre punktförmigen Ausführungsgänge münden nahe der hinteren Kante des Lidrandes. Die Meibom-Drüsen fetten mit ihrem Sekret den Lidrand ein.

• Bindehaut des Lides *(Conjunctiva palpebrae):* Sie bedeckt die Hinterfläche des Augenlides und geht im Bereich des Fornix conjunctivae in die Bindehaut des Augapfels über. Die Conjunctiva des Augenlides ist aus einer bindegewebigen Lamina propria und einer Epithelschicht aufgebaut und sitzt weitgehend unverschieblich dem Tarsus auf. Die Conjunctiva des Augapfels und des Fornix conjunctivae besteht dagegen aus lockerem Bindegewebe (Ödembildung).

16.1.4.2
Tränenapparat

Dazu zählen die Tränendrüsen *(Glandulae lacrimales)* und die *ableitenden Tränenwege.* Die Tränendrüse liegt oben lateral in der Orbita. Sie wird von der Aponeurose des M. levator palpebrae in zwei Abschnitte unterteilt. Sie ist eine zusammengesetzte tubuloalveoläre Drüse, die ein seröses Sekret (Tränen) bildet. Die Tränenflüssigkeit ist eine eiweißarme, farblose Flüssigkeit mit salzigem Geschmack. Im Unterschied zu serösen Speicheldrüsen wie der Glandula parotis (Differentialdiagnose) fehlen der Tränendrüse Schaltstücke und Sekretrohre. Die relativ weiten und verzweigten Tubuli münden direkt in die intralobulären Ausführungsgänge. Das interstitielle Bindegewebe enthält zahlreiche Lymphozyten und Plasmazellen.

16.2
Gleichgewichts- und Hörorgan (Organum vestibulocochleare)

Gleichgewichts- und Hörorgan liegen in der Felsenbeinpyramide. Sie werden vom N. vestibulocochlearis (VIII) versorgt. Dem Innenohr sind das schallleitende Mittelohr und das schallaufnehmende äußere Ohr vorgelagert.

16.2.1
Hörorgan

16.2.1.1
Äußeres Ohr

Die Ohrmuschel besteht aus elastischem Knorpelgewebe, dem dünne äußere Haut faltenlos aufgelagert ist. An der Wand des äußeren Gehörganges *(Meatus acusticus externus)* ist ein knorpeliger (elastischer Knorpel) und ein knöcherner Teil zu unterscheiden. Der knöcherne Gehörgang wird von der Pars tympanica gebildet. Der Meatus acusticus externus wird von äußerer Haut ausgekleidet, die fest mit ihrer Unterlage verbunden ist. Sie trägt feine Haare (Tragi) und enthält Talg- sowie apokrine Ohrschmalzdrüsen *(Glandulae ceruminosae).* Ihr dünnflüssiges Sekret bildet zusammen mit dem Talg und abgeschilferten Epithelzellen das Ohrschmalz *(Cerumen).*

  Durch das schwingungsfähige, runde Trommelfell (Membrana tympani) wird der äußere Gehörgang gegenüber dem Mittelohr abgeschlossen. Beim Erwachsenen beträgt der horizontale Druchmesser etwa 8,5 mm, der vertikale 10 mm und die Dicke ca. 0,1 mm. Das *Trommelfell* ist in seinen unteren drei Vierteln *(Pars tensa)* am Hammergriff befestigt und in den Anulus tympanicus wie in einen Rahmen eingespannt. Das obere Viertel liegt relativ locker zwischen den beiden Plicae malleares und wird *Pars flaccida* genannt. Das Trommelfell lässt mehrere Schichten erkennen. Es wird auf der Seite des äußeren Gehörgangs von einem mehrschichtigen, wenig verhornten Plattenepithel (Stratum cutaneum) überzogen. Auf der Mittelohrseite findet sich einschichtiges Epithel (Stratum mucosum). Zwischen beiden liegt die Lamina propria (Stratum fibrosum). Das *Stratum fibrosum,* das die Schallaufnahme vermittelt, zeigt im Bereich der Pars tensa eine charakteristische Anordnung seiner kollagenen Fasern, wobei man radiär, zirkulär und parabolisch verlaufende Bündel unterscheiden kann. In der Pars flaccida ist die Faserschicht dünn und locker angeordnet. Sie enthält in größerer Menge elastische Fasern. Das Trommelfell ist reichlich mit Blutgefäßen versorgt, die vorwiegend vom äußeren Gehörgang ausgehen. Ein Teil der Gefäße kommt auch von der Paukenhöhle, sodass man zwei Kapillarnetze unterscheiden kann. Die Innervation erfolgt über Äste des N. vagus, den Plexus pharyngeus und Plexus tympanicus.

16.2.1.2
Mittelohr (Abb. 16-11)

Zum Mittelohr gehören verschiedene, mit Schleimhaut ausgekleidete, lufthaltige Räume im Os temporale. Der Hauptraum ist die Paukenhöhle *(Cavum tympani),* die den schallleitenden Apparat (Gehörknöchelchen) enthält. Ihm angeschlossen sind nach hinten das Antrum mastoideum, das zu den Cellulae mastoideae führt, und die Ohrtrompete *(Tuba auditiva),* das Verbindungsrohr zwischen Paukenhöhle und Rachen.

Die Paukenhöhle enthält die drei Gehörknöchelchen und die beiden Mittelohrmuskeln (M. stapedius und M. tensor tympani). Außerdem verlaufen Nerven (Chorda tympani, Plexus tympanicus) durch die Paukenhöhle. Die drei Gehörknöchelchen sind Hammer *(Malleus),* Amboß *(Incus)* und Steigbügel *(Stapes).* Sie bilden ein Hebelsystem, das an einem Ende am Trommel-

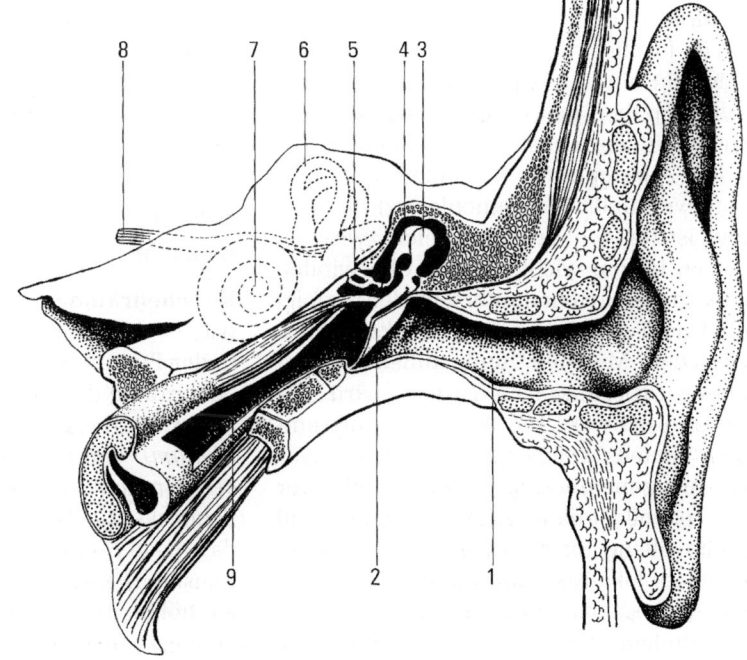

Abb. 16-11: Aufbau des Hörorgans (modifiziert nach LOEB, 1985, aus JELKMANN/SINOWATZ, 1996).
1 Gehörgang; 2 Trommelfell; 3 Hammer; 4 Amboss; 5 Steigbügel; 6 Bogengänge; 7 Schnecke (Cochlea); 8 Hörnerv; 9 Eustachi-Röhre (Tuba auditiva).

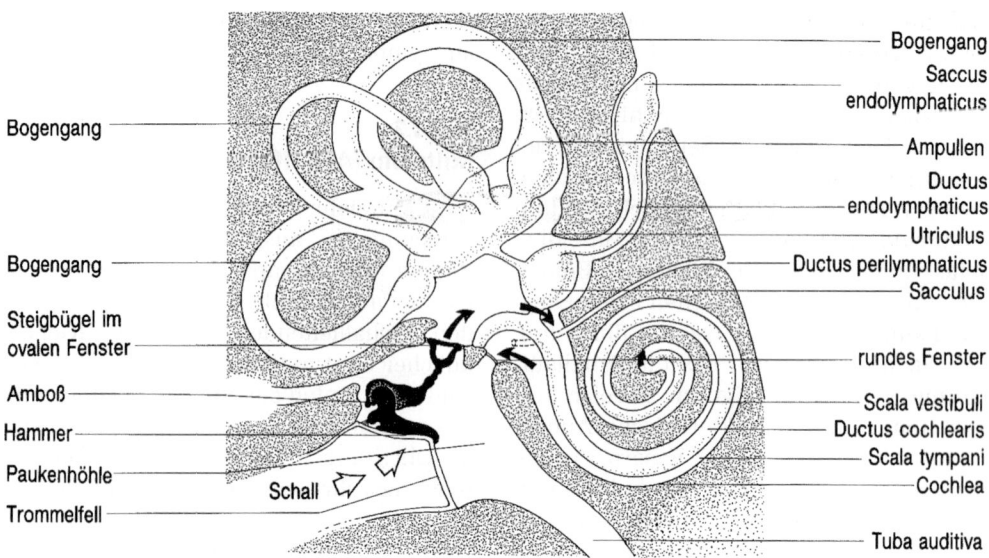

Abb. 16-12: Aufbau des Ohres (Schemazeichnung).

fell und am anderen Ende am ovalen Fenster *(Fenestra vestibuli)* befestigt ist und über das Schwingungen des Trommelfells auf die Perilymphe im Vorhof des Innenohrs übertragen werden (Abb. 16-12).

Die Schleimhaut des Mittelohrs, die das Hohlraumsystem des Mittelohrs und die darin lokalisierten Strukturen überzieht, zeigt ein einschichtiges, flaches bis kubisches Epithel, das durch wenig Bindegewebe mit dem Knochen verbunden ist.

Die *Tuba auditiva* (Eustachii; Ohrtrompete) verbindet Paukenhöhle und Pharynx und ist für den Druckausgleich zwischen diesen beiden wichtig. Beim Überwinden von großen Höhenunterschieden erfolgt über die Tuba auditiva der Druckausgleich zwischen Mittelohr und Außenwelt. Ist dieser Druckausgleich gestört, wird das Hören erschwert. Die Wand der Ohrtrompete ist teils knöchern (ein Drittel), teils knorpelig-membranös (zwei Drittel). Der Knorpel bildet dabei eine nach lateral und unten offene Rinne, in der das Schleimhautrohr lokalisiert ist. Die laterale Tubenwand besteht aus Bindegewebe. Die Schleimhaut der Tube ist im oberen Teil,

der mit dem Mittelohr in Verbindung steht, von einem einschichtigen platten Epithel ausgekleidet. Es geht im unteren, pharynxnahen Bereich in ein mehrreihiges hochprismatisches Epithel mit Kinozilien über. Über dieses mukoziliäre Transportsystem wird ein Flüssigkeitsstrom in Richtung Pharynx unterhalten. Gegen das pharyngeale Ende sind in der Schleimhaut vermehrt Lymphfollikel eingelagert (Tonsilla tubaria).

16.2.1.3
Innenohr

Knochenräume des Innenohrs. Gleichgewichts- und Hörorgan liegen als Innenohr in der Pyramide des Felsenbeins. Die Knochenräume des Innenohrs, das knöcherne Labyrinth, bestehen aus dem Vorhof *(Vestibulum)*, den drei Bogengängen *(Canales semicirculares)* und der knöchernen Schnecke *(Cochlea)*. Der Vorhof steht über das ovale *(Fenestra ovale)* und das runde Fenster *(Fenestra rotunda)* mit der Paukenhöhle in Verbindung. Die knöcherne Schnecke des menschlichen Ohrs besitzt

Abb. 16-13: Axialschnitt durch die Schnecke.
1 Scala vestibuli; 2 Ductus cochlearis; 3 Scala tympani; 4 Corti-Organ; 5 Ligamentum spirale; 6 N. cochlearis; 7 Lamina spiralis ossea; 8 Lamina basilaris.

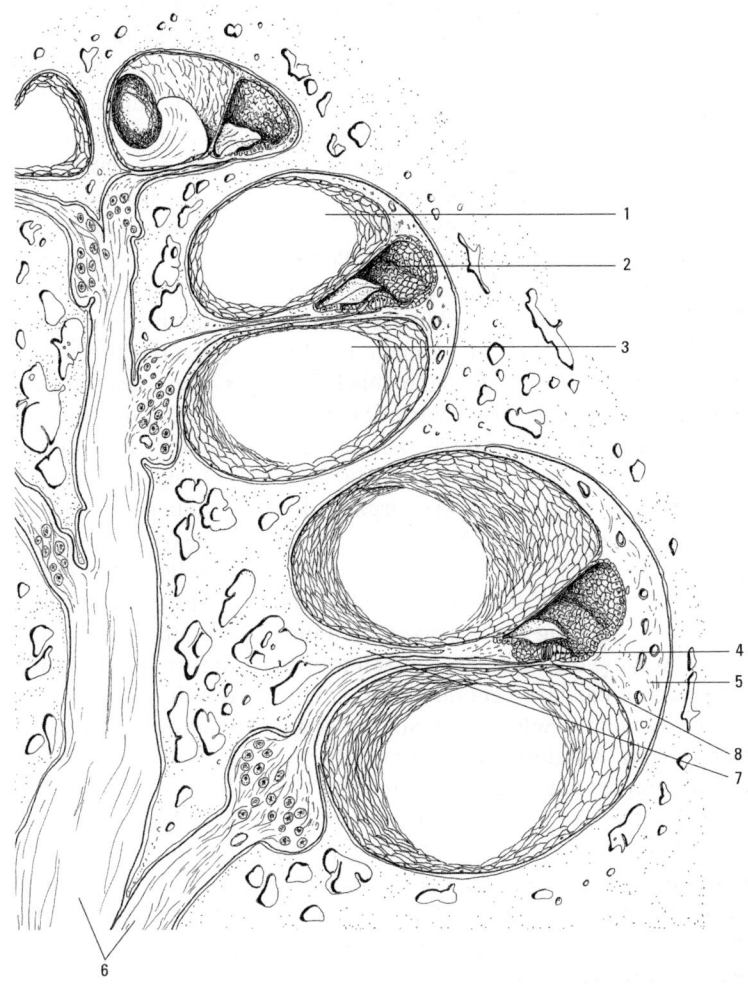

zweieinhalb Windungen um eine zentrale Achse (Modiolus). Vom Modiolus springt eine dünne Knochenleiste (Lamina spiralis ossea) in den Schneckengang vor. Zum knöchernen Labyrinth zählt auch der innere Gehörgang. Er enthält Nerven (N. facialis mit N. intermedius, N. vestibulocochlearis mit Ganglion vestibulare) und Gefäße. Im knöchernen Labyrinth liegt das häutige Labyrinth, ein mit Flüssigkeit (Endolymphe) gefülltes, geschlossenes Hohlraumsystem. Von der knöchernen Wand wird das häutige Labyrinth durch einen mit Perilymphe gefüllten Spaltraum (Spatium perilymphaticum) getrennt. Die Perilymphe ist eine extrazelluläre Flüssigkeit, die aus einer Kombination von Substanzen aus dem Liquor cerebrospinalis und dem Blut besteht.

Häutiges Labyrinth. Das häutige Labyrinth umfasst den vestibulären Apparat, der aus zwei miteinander verbundenen Säckchen (Sacculus und Utriculus) und den drei häutigen Bogengängen (Ductus semicirculares) besteht, den akustischen Apparat (Ductus cochlearis) sowie Ductus und Saccus endolymphaticus. Alle Hohlräume des häutigen Labyrinths sind untereinander verbunden und mit Endolymphe gefüllt. Die Endolymphe gleicht in ihrer Zusammensetzung der intrazellulären Flüssigkeit. Sie enthält viele K^+-Ionen.

Wände des Ductus cochlearis. Von der Lamina spiralis der knöchernen Schnecke zieht die Basilarmembran (Membrana basilaris) zur gegenüberliegenden äußeren Wand des knöchernen Labyrinths, wo sie über das Ligamentum spirale am Periost verankert ist. Die Basilarmembran bildet den Boden des Ductus cochlearis. Sie besteht im Wesentlichen aus kollagenen Fasern und bildet insgesamt eine verbiegbare Platte, die sich in ihrem Verlauf von der Schneckenbasis zur Spitze zunehmend verbreitert (von 100 auf 500 µm). Die Basilarmembran trägt das Corti-Organ, den Limbus spiralis und die Membrana tectoria.

Die obere Wand des Ductus cochlearis, die als Abgrenzung zur Scala vestibuli fungiert, wird von der Reisner-Membran (Membrana basilaris) gebildet. Sie ist eine dünne, gefäßlose Schicht, die auf der einen Seite vom Plattenepithel des Ductus cochlearis, auf der anderen Seite vom Plattenepithel der perilymphatischen Scala vestibuli überzogen wird. Die seitliche Wand des Ductus cochlearis wird vom Ligamentum spirale gebildet. Das Ligamentum spirale besteht aus einem lockeren Schwammwerk von Bindegewebszellen und Fasern und enthält reichlich Kapillaren. Gegen die Endolymphe ist das Ligament vom vielschichtigen Epithel der Stria vascularis und von den Zellen der Prominentia spiralis bedeckt. Das Epithel der Stria vascularis enthält als einziges Epithel im Körper Kapillaren und wirkt als Kaliumpumpe. Sie transportiert K^+-Ionen in den Endolymphraum und bewirkt dadurch den hohen Kalium-Gehalt der Endolymphe.

Corti-Organ (Organum spirale). Das Corti-Organ (Abb. 16-14), das die Sinneszellen für den Gehörsinn trägt, liegt auf der Basilarmembran des Ductus cochlearis. Es baut sich aus sekundären Sinneszellen (Haarzellen) und verschiedenen Typen unterschiedlich geformter Stützzellen (Pfeiler-Zellen, Phalangen-Zellen, Hensen-Zellen, Claudius-Zellen) auf. Die Stützzellen des Corti-Organs umschließen drei spiralförmig verlaufende Kanäle:

- den inneren Tunnel, der zwischen den inneren und äußeren Pfeilerzellen liegt;
- den „Nuel-Raum", der sich seitlich der äußeren Pfeilerzellen befindet. Er wird lateral von den äußeren Phalangenzellen (Deiter-Stützzellen) begrenzt;
- den äußeren Tunnel, der innerhalb der äußersten Phalangenzelle gelegen ist. Er wird durch den stark ausgebildeten Phalangenfortsatz der äußersten Phalangenzelle überdeckt. Seitlich folgen höhere (Hensen-Zellen) und niedrigere Stützzellen (Claudius-Zellen), die den Sulcus spiralis externus auskleiden.

Die apikalen Enden der Stützzellen sind untereinander und mit den Sinneszellen durch Zonulae occludentes verbunden, wodurch letztlich ein einheitlicher, von der Endolymphe abgetrennter Raum entsteht. Er enthält „Corti-Lymphe", die in ihrer Zusammensetzung eher der Perilymphe in der Scala tympani gleicht.

Die Sinneszellen (Haarzellen) sitzen auf den verdickten basalen Teilen der Phalangenzellen. Bezogen auf den inneren Tunnel gibt es 3 – 5 Reihen äußerer Haarzellen und eine Reihe innerer Haarzellen. Sie tragen apikal einen dichten Besatz von Stereozilien. Diese sind in charakteristischer Weise angeordnet, und zwar in Form eines nach innen konkaven „V". In den Stereozilien sind Aktinfilamente enthalten. Als Rest des fetal ausgebildeten Kinoziliums der Haarzellen lässt sich beim Erwachsenen nur gelegentlich ein Basalkörperchen nachweisen. Die oberen Abschnitte der Haarzellen werden von Fortsätzen der Phalangen-Zellen umfasst, wodurch die Membrana reticularis entsteht. Durch sie ziehen die Stereozilien („Sinneshärchen"). Über die Haarzellen legt sich eine gallertigfilamentöse Platte, die Membrana tectoria, die am Labium limbi vestibulare mit dem

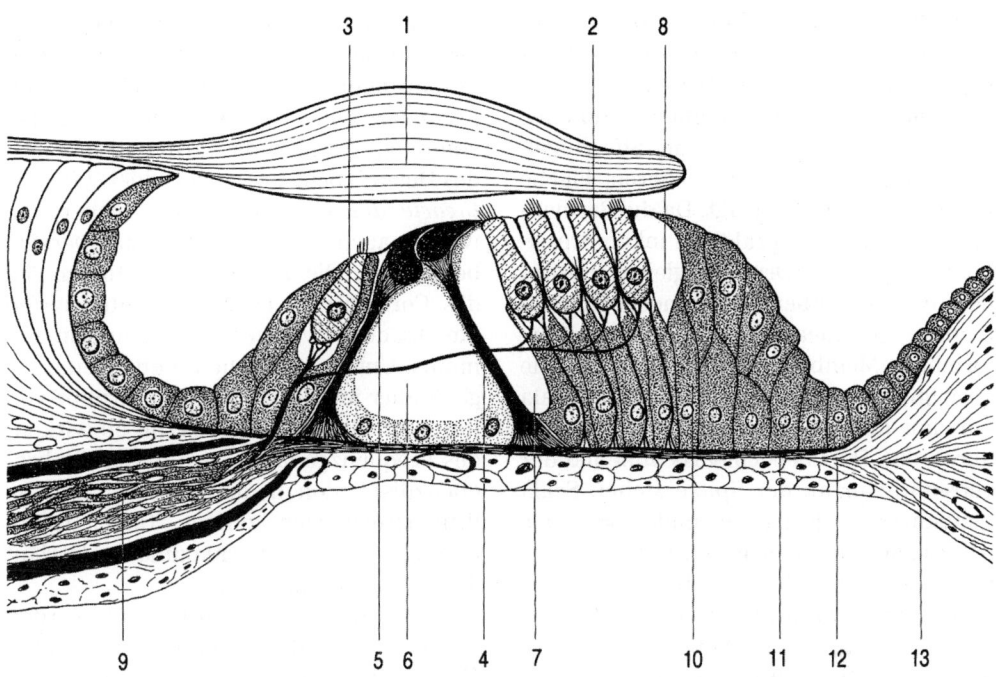

Abb. 16-14: Das Corti-Organ (Schemazeichnung).
1 Membrana tectoria; 2 äußere Haarzellen; 3 innere Haarzelle; 4 äußere Pfeilerzelle; 5 innere Pfeilerzelle; 6 innerer Tunnel; 7 Nuel-Raum; 8 äußerer Tunnel; 9 Nervus cochlearis (der eigentliche Hörnerv); 10 Hensen-Zellen; 11 Basilarmembran; 12 Claudius-Zellen; 13 Ligamentum spirale.

hochprismatischen Epithel über dem Limbus spiralis osseae verbunden ist. Die Spitzen der Stereozilien berühren diese Platte; ihre relative Verschiebung soll zur Erregungsbildung in den Haarzellen führen. Diese Erregungen werden dann über den N. cochlearis zum Gehirn weitergeleitet. Für den Menschen hat man ungefähr 3.500 innere und 20.000 äußere Haarzellen ermittelt. Die äußeren und inneren Haarzellen unterscheiden sich in vielen morphologischen und funktionellen Merkmalen. Außerdem sind fast alle Neurone des N. cochlearis (s. u.) den inneren Haarzellen zugeordnet. Die inneren Haarzellen vermitteln also die akustische Information.

Ganglion spirale cochleae. Bipolare Neurone bilden das Ganglion spirale cochleae, das in dem fast ganz ausgehöhlten Modiolus an der medialen Wand der Scala tympani gelegen ist. Die dendritischen Fortsätze der bipolaren Nervenzellen verlassen den Modiolus und treten unter Verlust ihrer Markscheide durch die Basilarmembran des Ductus cochlearis. Sie ziehen dann frei durch den inneren Tunnel und den Nuel-Raum des Corti-Organs und erreichen schließlich die Haarzellen, an deren Basis sie mit Synapsen enden. Die axonalen Fortsätze der bipolaren Nervenzellen formieren sich zum N. cochlearis.

Histophysiologie der Cochlea. Der Funktionsmechanismus des Innenohrs ist kompliziert und kann hier nur andeutungsweise dargestellt werden: Die Schallwellen werden über das Trommelfell und die Gehörknöchelchen auf die Perilymphe übertragen, die sie zu Schwingungen anregen. Durch das Hebelsystem der Gehörknöchelchen im Mittelohr kommt es zu einer ca. 20-fachen Druckverstärkung, indem die von ungefähr 60 mm^2 Trommelfell aufgenommene Energie zur Steigbügelplatte weitergeleitet wird, deren Fläche nur etwa 3,5 mm^2 beträgt. Da die Perilymphe als Flüssigkeit praktisch inkompressibel ist, muß ein Druckausgleich stattfinden. Er erfolgt über das Schneckenfenster (Fenestra cochleae), das durch eine verformbare Membran verschlossen ist. Die Perilymphräume der Cochlea, die Scala tympani und die Scala vestibuli, werden durch den Ductus cochlearis voneinander getrennt. Nur an der Spitze stehen Scala tympani und Scala vestibuli über das Schneckenloch (Helicotrema) miteinander in Verbindung. Bei der Bewegung des *Steigbügels (Stapes)* wird der basale, stapesnahe Anteil der Wand des *Ductus cochlearis* ausgelenkt. Die dadurch ausgelöste Wellenbewegung pflanzt sich entlang des Ductus cochlearis bis zum Helicotrema fort. Da bei einer Beschallung der Stapes ständig hin und her schwingt, werden fortlaufend Wellenbewegungen induziert, die die Scala media entlang laufen. Sie werden als *Wanderwellen* bezeichnet und setzen die Basilarmembran in Schwingungen.

Die Basilarmembran selbst wird zur Schneckenspitze hin breiter und weicher. Weiter ist der Wellenwiderstand und damit die Ausbreitungsgeschwindigkeit stark frequenzabhängig, und zwar für hohe Frequenzen größer als für niedrige. Die mechanischen Besonderheiten der Basilarmembran bewirken, dass die Amplituden der helicotremawärts ablaufenden Wanderwellen zunächst deutlich zunehmen, dann aber im weiteren Verlauf rasch zusammenbrechen. Demnach bildet sich am Ursprungsort der Wanderwelle und dem Ort ihrer absoluten Dämpfung ein Amplitudenmaximum aus. Die Lage dieses Maximums hängt von der jeweiligen Frequenz des eintreffenden Schalls ab. Bei hohen Frequenzen liegt es nahe am ovalen Fenster, bei tiefen Frequenzen schneckenaufwärts in der Nähe des Helicotremas. Durch die Ausbildung eines Maximums wird jede Frequenz eines Schallreizes einem bestimmten Ort der Basilarmembran bzw. des Ductus cochlearis zugeordnet *(Einortstheorie des Hörens)*. Dieser Sachverhalt wird auch als *Frequenzdispersion* bezeichnet. Die Erregung der Haarzellen des Corti-Organs erfolgt am intensivsten am Ort des jeweiligen Schwingungsmaximums. Unterschiedliche Frequenzen erregen daher jeweils eine andere Gruppe von Rezeptorzellen. Ein auf das Ohr einwirkendes Frequenzgemisch wird durch die Frequenzdispersion in der Cochlea in seine Primärfrequenzen zerlegt. Dabei treten mehrere Schwingungsmaxima im Verlauf der Basilarmembran auf.

Als *Rezeptoren* für den Hörsinn werden die in einer Reihe angeordneten *inneren Haarzellen* der Cochlea (Zahl: etwa 3.500) angesehen. Sie werden von afferenten Nervenfasern, die von den bipolaren Neuronen des *Ganglion spirale* stammen, umsponnen. Die äußeren Haarzellen (Zahl: circa 20.000) liegen in drei Reihen hintereinander angeordnet. Sie sind kontraktil und werden hauptsächlich efferent innerviert. Auf Depolarisationsreize hin können sie sich in Längsrichtung kontrahieren. Möglicherweise können die äußeren Haarzellen dadurch auch die mechanischen Eigenschaften der Basilarmembran aktiv beeinflussen und auf diesem Weg die Sensitivität der inneren Haarzellen, als eigentliche Sinnesrezeptoren, erhöhen.

Die Haarzellen tragen an ihrem apikalen Pol Stereozilien, die in die Endolymphe des Ductus cochlearis eintauchen. Die *Endolymphe* ist sehr ähnlich wie die intrazelluläre Flüssigkeit zusammengesetzt, d. h., sie weist eine hohe Kaliumionenkonzentration und eine relativ geringe Natriumionenkonzentration auf. Die Konzentration der Kalziumionen liegt bei 10^{-5} Mol/l. Die basalen Anteile der Haarzellen werden dagegen von normaler extrazellulärer (interstieller) Flüssigkeit mit einem hohen

Natriumionenanteil umgeben, die in ihrer Zusammensetzung der Perilymphe entspricht. Mittels Mikroelektroden konnte experimentell ermittelt werden, dass die Endolymphe gegenüber der Perilymphflüssigkeit der Scala vestibuli positiv geladen ist (ca. +80 mV endocochleares Potential). Bezogen auf die interstitielle Flüssigkeit bzw. auf die Perilymphe beträgt das Membranpotential der inneren Haarzellen -40 bis -60 mV. Dies bedeutet, dass zwischen der Endolymphe und dem Inneren der Haarzellen insgesamt eine Potentialdifferenz von ungefähr $120-140$ mV als Triebkraft für einen Kationeneinwärtsstrom in die Haarzellen vorliegt.

Die Stereozilien der inneren Haarzellen werden wahrscheinlich durch die im Zusammenhang mit den Schwingungen entlang des Ductus cochlearis auftretenden *subtektorialen Flüssigkeitsverschiebungen* gebogen. Diese mechanische Auslenkung der Stereozilien stellt den adäquaten Reiz für die Auslösung von Rezeptorpotentialen der Haarzellen dar. Durch Verbiegung der Stereozilien werden Kationenkanäle geöffnet, und der Einstrom von Kaliumionen aus der Endolymphe führt zur Depolarisaton der Haarzellen. Diese wird zur Basis der Zellen weitergeleitet. Dort wird wahrscheinlich über ein Ca^{2+}- abhängiges Signalsystem die Freisetzung eines noch nicht näher charakterisierten Transmitters ausgelöst. Dadurch steigt die Aktionspotentialfrequenz in den afferenten Nervenfasern, die von Neuronen des Ganglion spirale stammen, an. Je weiter die Basilarmembran ausgelenkt wird, desto stärker werden die inneren Haarzellen depolarisiert und desto höher ist die Frequenz der Aktionspotentiale, die über die afferenten Nervenfasern zum Ganglion spirale laufen und über die Hörbahn zum auditorischen Cortex weitergeleitet werden.

16.2.2
Gleichgewichtsorgan

Das Gleichgewichtsorgan besteht aus Utriculus und Sacculus, die in einer gemeinsamen Knochenhöhle, dem Vestibulum, gelegen sind, und den drei in den Utriculus mündenden Bogengängen (Ductus semicirculares), von denen jeder in einen eigenen kleinen Knochenkanal eingeschlossen ist.

16.2.2.1
Utriculus und Sacculus

Der Wandbau ist bei allen Teilen des Gleichgewichtsorgans grundsätzlich gleich: Ein einschichtiges, plattes bis isoprismatisches Epithel überzieht eine dünne bindegewebige Lamina propria. Innerhalb dieser Wand findet sich eine ca. 2 mm große Verdickung, die einen anderen Aufbau zeigt, nämlich die Macula sacculi bzw. Macula utriculi. In diesem Bereich ist ein zweireihiges, hochprismatisches Sinnesepithel ausgebildet, das aus *Haarzellen* (Sinneszellen) und *Stützzellen* aufgebaut ist. Die schlanken Stützzellen besitzen einen kleinen, basal liegenden, länglichen Kern. Die Haarzellen weisen einen etwas größeren, runden und weiter oberflächlichen Kern auf. An ihrer freien Oberfläche tragen die Haarzellen 40 bis 100 Stereozilien und 1 Kinozilie. Ultrastrukturell lassen sich bei den Haarzellen zwei Typen unterscheiden. Typ I besitzt einen birnenförmigen Zellkörper mit sehr langen Stereozilien und wird von einer kelchförmigen dendritischen Endigung eines afferenten Axons umgeben. Die Typ-II-Zellen sind eher prismatisch geformt und weisen kürzere Stereozilien auf. Mehrere Axonendigungen bilden jeweils mit einer Typ-II-Zelle synaptische Verbindungen. Die afferenten Nervenendigungen sind der Beginn der peripheren Fortsätze der bipolaren Nervenzellen des Ganglion vestibulare. Die zentralen Fortsätze dieser Ganglienzellen bilden den N. vestibularis. Die Stereozilien beider Typen von Haarzellen ragen in eine flache, gallertige Masse, die Statolithenmembran. Auf dieser Gallertschicht liegen kleine $CaCO_3$-Kristalle und üben entsprechend der Schwerkraft einen Reiz auf die Sinneszellen aus. Eine Beschleunigung in jeder Richtung bewirkt eine Verlagerung der Statolithenmembran und damit die Auslösung eines Reizes. Das Sinnesepithel von Utriculus und Sacculus dient damit der Wahrnehmung von Linearbeschleunigungen.

16.2.2.2
Bogengänge (Ductus semicirculares)

Die Bogengänge sind in drei zueinander senkrecht stehenden Ebenen angeordnet. Ihre Wand zeigt denselben Aufbau wie Utriculus und Sacculus und besteht aus einem flachen Epithel mit darunter gelegener, bindegewebiger Lamina propria. Die Anfangsabschnitte der Bogengänge sind ampullenartig erweitert. In jeder Ampulle liegt eine von hochprismatischem Sinnesepithel überzogene Leiste, die *Crista ampullaris*. Ihr Epithel besteht aus sekun-

dären Sinneszellen (Haarzellen) und Stützzellen. Die Sinneszellen tragen an ihrem apikalen Ende eine Kinozilie und besonders lange Stereozilien, die in eine gallertige Masse, die *Cupula ampullaris* hineinragen. Die Auslenkung der Cupula aus ihrer normalen Lage wird durch die Trägheit der Endolymphe im Bogengang bewirkt. Bei Bewegungen in der Ebene des jeweiligen Bogenganges wird die Cupula durch die Endolymphe bewegt. Die daraus resultierenden Scherkräfte führen zur Ablenkung der Kinozilien und Stereozilien. Erfolgt dabei die Abbiegung der Stereozilien zur Kinozilie hin, so wird die Haarzelle depolarisiert. Abbiegungen in umgekehrter Richtung führen zu einer Hyperpolarisation der Sinneszellen. Die dadurch in den Haarzellen entstehenden Impulse werden über die bipolaren Nervenzellen des Ganglion vestibulare zum Gehirn weitergeleitet. Durch diesen Mechanismus können über das Sinnesepithel der Cristae ampullares Drehbewegungen in den drei Ebenen des Raumes registriert werden.

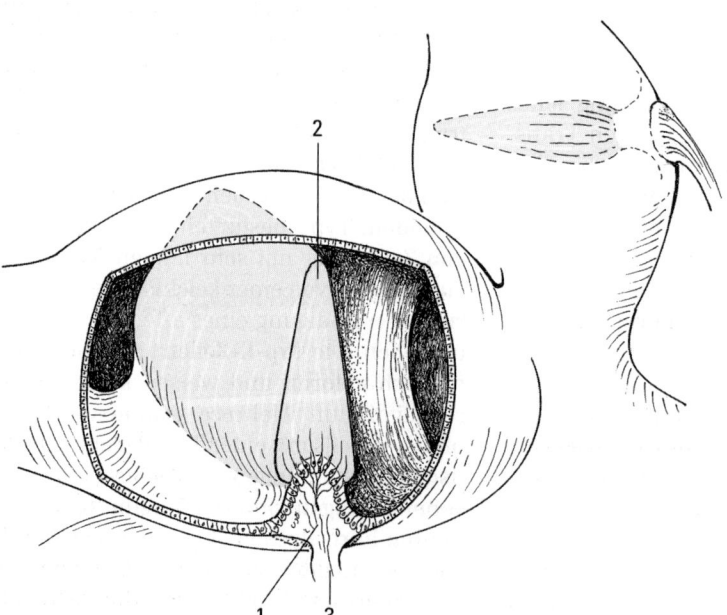

Abb. 16-15: Ampulle des Bogengangs mit Crista ampullaris. Die Crista ampullaris bildet einen Wulst, der in der Ampulle quer zum Verlauf des Bogenganges steht.
1 Crista ampullaris; 2 Cupula aus gallertiger Substanz; 3 Nervenfasern.

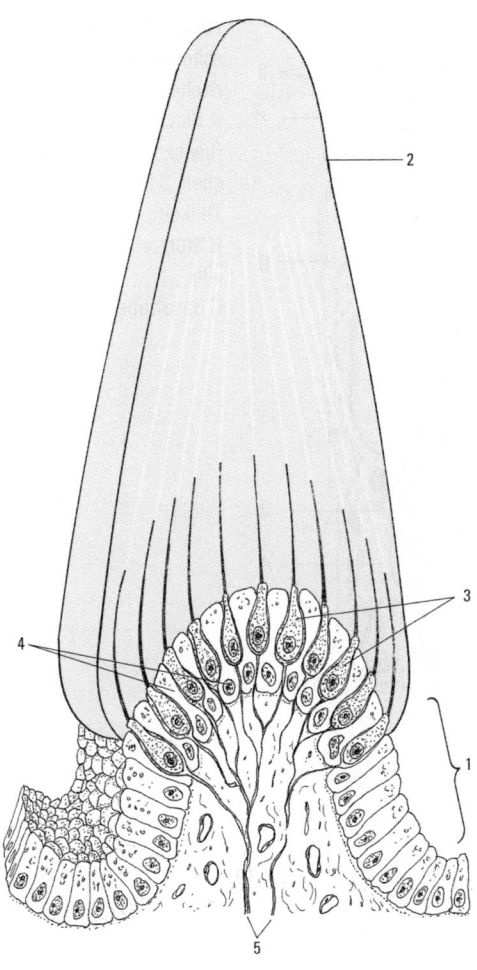

Abb. 16-16: Bogengänge.
1 Crista ampullaris; 2 Cupula; 3 Sinneszellen; 4 Stützzellen; 5 Nervenfasern.

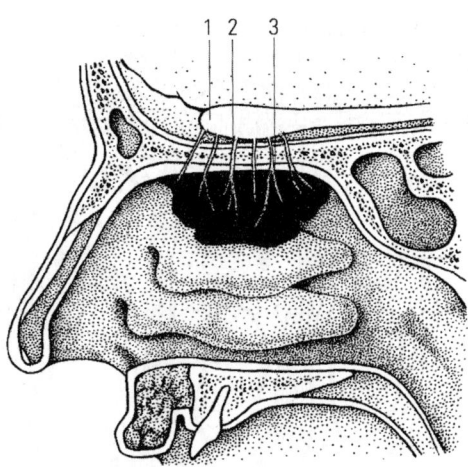

Abb. 16-17: Lage der Regio olfactoria (schwarz) in der Nasenhöhle (aus JELKMANN und SINOWATZ, 1996).
1 Bulbus olfactorius; 2 Lamina cribrosa mit Fila olfactoria; 3 Riechschleimhaut.

16.3
Geruchsorgan (Organum olfactus)

16.3.1
Lage der Regio olfactoria

Die Nasenhöhle ist größtenteils mit respiratorischem Flimmerepithel ausgekleidet (Regio respiratoria). Die Riechschleimhaut kommt beim Menschen nur im Bereich der oberen Muschel und an dem gegenüberliegenden Teil des Nasenseptums vor. Dieses Schleimhautareal wird als Regio olfactoria bezeichnet und kann aufgrund der gelbbräunlichen Färbung schon makroskopisch von der rötlichen Regio respiratoria unterschieden werden. Die Größe der Regio olfactoria beträgt beim Menschen etwa 500 mm². Riechnerven sind die Nn. olfactorii, die insgesamt den 1. Hirnnerven ausmachen (Abb. 16-17).

16.3.2
Aufbau des Riechepithels

Das mehrreihige Epithel der Riechschleimhaut (Abb. 16-18) ist deutlich höher (30–60 µm) als das der Regio respiratoria und setzt sich aus Sinneszellen (Riechzellen), Stützzellen und Basalzellen zusammen. Im Gegensatz zur Regio respiratoria fehlen Becherzellen und die Basalmembran ist deutlich schmäler ausgebildet. Die Zellkerne des Epithels der Riechschleimhaut sind annähernd in drei Reihen ange-

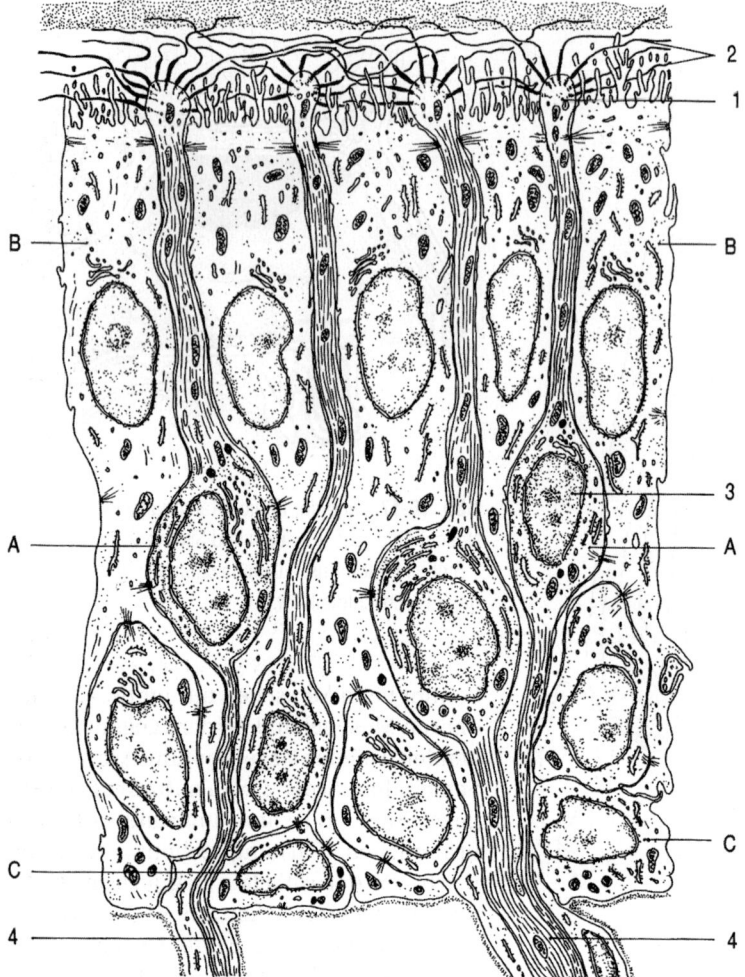

Abb. 16-18: Mikroskopischer Aufbau des olfaktorischen Epithels.
A Riechzellen mit 1 Riechkolben; 2 Riechhärchen; 3 Perikaryon mit Zellkern; 4 Axon;
B Stützzellen mit Mikrovilli;
C Basalzellen.

ordnet. Unmittelbar über der Basalmembran finden sich die Kerne der Basalzellen (Reservezellen). Darüber liegen, noch in der unteren Hälfte des Epithels, mehrere Reihen runder Kerne von Sinneszellen: Die obere Reihe ovaler Kerne kann den Stützzellen zugeordnet werden.

Die *Riechzellen* sind bipolare Nervenzellen und bilden das 1. Neuron der Riechleitung. Sie weisen nur eine begrenzte Lebenszeit auf. Aus tierexperimentellen Untersuchungen geht hervor, dass die Riechzellen im Unterschied zu den meisten anderen Nervenzellen auch postnatal noch zur Teilung fähig sind. Die Riechzellen

sind spindelförmig. Ihr erweiterter Mittelteil (Perikaryon) enthält den hellen, kugeligen Zellkern. Ihr schmaler, etwa 1 μm breiter apikaler Dendrit zieht zur Oberfläche des Epithels. Sein apikales Ende ist leicht kolbig verdickt (Riechkolben) und trägt 10–20 feine, ca. 2 μm lange, unbewegliche Zilien (Riechhärchen), an deren Zellmembranen die Geruchsstoffe gebunden werden. Das proximale Segment der Riechhärchen zeigt die typische 9 x 2 + 2-Struktur. Im distalen Anteil liegen die Mikrotubuli einzeln und sind nicht zu 9 Doppelmikrotubuli vereinigt. Basal zieht von jeder Riechzelle ein Axon durch die Basal-

Abb. 16-19: Das Organon vomeronasale (1) liegt bei vielen Tierarten beidseits des Nasenseptums. Es dient als Witterungsorgan. Beim Menschen ist es nur rudimentär ausgebildet.

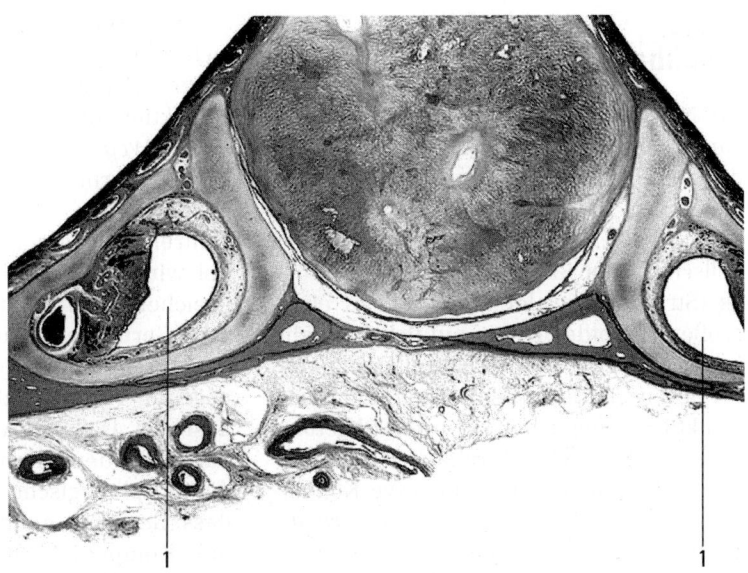

membran. In der gefäßreichen Lamina propria werden sie von Schwann-Zellen umgeben und vereinigen sich zu den markscheidenfreien Nn. olfactorii, die durch das Siebbein zum Bulbus olfactorius ziehen.

Die *Stützzellen* sitzen mit einem schmalen, stielartigen Fuß der Basalmembran auf und durchziehen gleichfalls das gesamte Epithel. An der Oberfläche sind benachbarte Stützzellen durch Schlussleisten miteinander verbunden. Die Stützzellen sind organellenreich. Ihr Zytoplasma enthält ein ausgedehntes glattes endoplasmatisches Reticulum, einen großen Golgi-Apparat, Sekretgranula, Tonofibrillen und häufig auch braune Pigmenteinlagerungen. Ihre ovalen Kerne liegen in einer Reihe oberhalb derjenigen der Riechzellen, meist nur wenig über der Mitte der Epithelhöhe. An ihrem apikalen Ende tragen die Stützzellen zahlreiche kleine Mikrovilli.

Die kleinen, dreieckigen Basalzellen sitzen breitflächig der Basalmembran auf. Sie erscheinen wenig differenziert und dienen wahrscheinlich dem Ersatz der Stützzellen.

Unter der Basalmembran des Epithels liegt eine gefäßreiche Lamina propria, die verzweigte, tubulöse Drüsen *(Glandulae olfactoriae, Bowman-Drüsen)* enthält. Ihr Sekret bildet über der Riechschleimhaut einen feinen Überzug, in den die Riechhärchen der Sinneszellen eintauchen. Dieser feine Schleimbelag dient wahrscheinlich einerseits zum Fixieren und Lösen der Geruchsstoffe, andererseits könnten durch das Sekret der Bowman-Drüsen auch die an den Sinneshärchen haftenden Geruchsstoffe weggespült werden, sodass deren Rezeptoren für neue Geruchsreize frei werden.

Beim Menschen ist nur während der embryonalen Entwicklung in der Schleimhaut der Nasenscheidewand das *Jacobson-Organ (Organum vomeronasale)* ausgebildet (Abb. 16-19). Es ist ein blind endendes Kanälchen, das zum Teil mit olfaktorischem Epithel ausgekleidet ist. Während beim Menschen das Jacobson-Organ während der zweiten Hälfte der Fetalzeit wieder zurückgebildet wird, bleibt es bei vielen Säugerarten auch im postnatalen Leben erhalten und dient als Witterungsorgan. Eine besondere Bedeutung soll ihm dabei bei der Rezeption von Pheromonen zukommen.

16.3.3
Riechbahn und Bulbus olfactorius

Die Nn. olfactorii, die durch das Siebbein zum *Bulbus olfactorius* ziehen, bilden mit den Dendriten des 2. Neurons der Riechbahn, den Mitralzellen, große Synapsen. Die *Mitralzellen,* liegen in der mittleren Zellschicht der Rinde des Bulbus olfactorius (Stratum mitrale) und besitzen einen großen Hauptdendriten, auf den hin zahlreiche (bis zu 1.000) Riechzellaxone konvergieren. Dadurch entstehen komplexe Strukturen, die als *Glomerula olfactoria* bezeichnet werden. Durch diese Verschaltung erfolgt bereits eine massive Konvergenz der Information *(primäres Geruchszentrum).* Dies hat einerseits eine Verstärkung der Geruchssignale am Ausgang der Mitralzellen zur Folge, andererseits wird durch laterale Hemmung die Geruchsinformation akzentuiert und stabilisiert. Die Mitralzellen können weiter (über zwischengeschaltete *Körnerzellen* und *periglomeruläre Zellen)* efferent beeinflusst werden. Welche funktionelle Bedeutung einer efferenten Ausgangskontrolle des 2. Neurons der Riechbahn zukommt, ist allerdings noch nicht klar.

Die Axone der Mitralzellen formieren sich zum *Tractus olfactorius*. Über zwei unterschiedliche Wege erfolgt dann die Projektion auf die Großhirnrinde. Der *limbische Weg* verläuft über die Mandelkernregion (Corpus amygdaloideum) und den Hippocampus, die als sekundäre Riechzentren bezeichnet werden können. Hierbei wird die Geruchsinformation mit gespeicherter Information über vorangegangene Geruchserfahrungen verglichen. Dies kann Zuwendungs- oder Abkehrverhalten gegenüber der olfaktorischen Reizquelle auslösen. Die enge Verbindung der Riechbahn mit dem limbischen System dürfte die morphologische Grundlage dafür sein, dass Geruchsempfindungen eine emotionale Komponente aufweisen und sich auf das Verhalten auswirken können.

Der *diencephale Weg* verläuft über den Thalamus zu Projektionsfeldern im Gyrus praecentralis. Eine weitere diencephale Bahn zieht über den Hypothalamus zum präfrontalen Cortex. Durch sie kann die Einflussnahme von Geruchsstoffen auf vegetative Funktionen (Tätigkeit von Herz und Kreislauf; Verdauungstätigkeit) erklärt werden. Bei verschiedenen Säugetieren konnte nachgewiesen werden, dass Geruchserregungen, die über den Hypo-

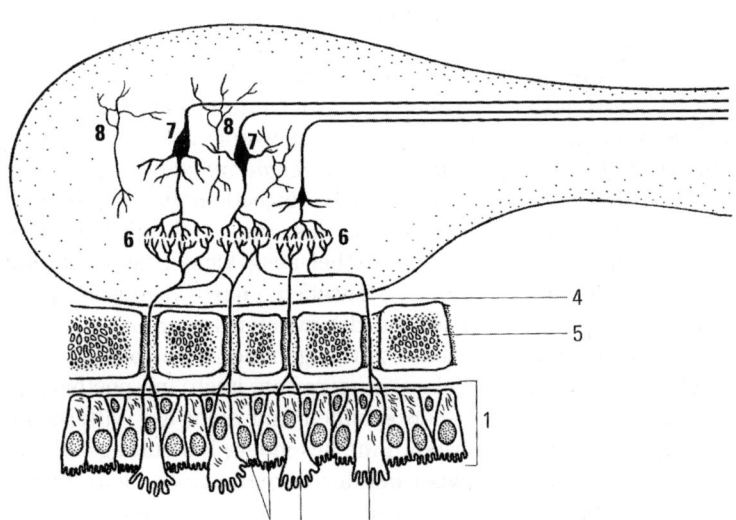

Abb. 16-20: Olfaktorische Schleimhaut und Bulbus olfactorius (aus JELKMANN und SINOWATZ, 1996).
1 Riechschleimhaut; 2 Riechzellen; 3 Stützzellen; 4 Fila olfactoria; 5 Lamina cribrosa des Siebbeins; 6 Glomerula olfactorii; 7 Mitralzellen; 8 Körnerzellen.

thalamus laufen, zur Steuerung des Fortpflanzungsgeschehens beitragen. In diesem Zusammenhang steht auch die Beobachtung, dass Sinneszellen und Neurone der Riechbahn von Steroidhormonen beeinflusst werden können. Bei Nagetieren wirken Östradiol und Testosteron auf verschiedene Ebenen des Systems. Dabei dürfte auch die Reaktionsbereitschaft auf Pheromone (Duftstoffe, die vom Sexualpartner ausgehen) gesteigert werden.

Geruchsempfindungen werden nicht ausschließlich durch die Riechzellen der Regio olfactoria vermittelt. In der Regio respiratoria lassen sich sensible Nervenendigungen des *N. trigeminus (V.)* nachweisen. Auch sie reagieren in gewissem Ausmaß auf Duftstoffe. Den Fasern des N. trigeminus wird eine bevorzugte Reaktion auf stechend und brenzlig riechende Substanzen zugeschrieben. Deshalb bleibt auch nach völliger Durchtrennung der Fila olfactoria, wie dies z. B. nach Unfällen vorkommt, ein gewisses Riechvermögen erhalten. Weiter lassen Beobachtungen mit Patienten, die eine einseitige Durchtrennung des N. trigeminus aufwiesen, erkennen, dass die Trigeminuskomponente zum Zustandekommen einer einheitlichen Geruchsempfindung beiträgt. (Abb. 16-20).

16.3.4
Histophysiologie des Geruchssinnes – Primärprozesse bei der Erregung der Geruchsrezeptoren

Der Geruchssinn besitzt eine sehr hohe Empfindlichkeit, die auch beim Menschen, der als *Mikrosmat* eingestuft wird, teilweise deutlich über der Nachweisgrenze chemischer Analysen liegt. Von einigen Substanzen können Konzentrationen von weniger als 1 µg/l Luft wahrgenommen werden. Bei anhaltenden Geruchsreizen adaptiert die Geruchsempfindung rasch und nahezu vollständig. Wesentlich niedrigere Schwellenwerte als beim Menschen sind

bei zahlreichen Wirbeltieren ermittelt worden. Die erstaunliche Riechschärfe von Hunden ist bekannt. Sie erlaubt es, Hunde im Polizei-, Jagd- und Rettungsdienst zu verwenden. Die Geruchsschwellen des Hundes dürften um 6–7 Zehnerpotenzen niedriger als beim Menschen liegen.

Bei der Verarbeitung von Gerüchen spielt der Schleim, der die Oberfläche der Regio olfactoria bedeckt, eine wichtige Rolle. Die in der Atemluft befindlichen Duftstoffe müssen erst im Wasser der Schleimschicht gelöst werden, um mit den Rezeptoren in der Membran der Riechzellen reagieren zu können. Weiter werden durch das Sekret der Bowman-Drüsen die an den Sinneshärchen haftenden Geruchsstoffe nach kurzer Zeit wieder weggespült werden, sodass deren Rezeptoren für neue Geruchsreize frei werden. Nimmt die Schleimsekretion in der Regio olfactoria ab, dann trocknet die Riechschleimhaut aus und die Erregbarkeit der Rezeptoren wird stark herabgesetzt. Andererseits hat eine verstärkte Schleimsekretion zur Folge, dass die Geruchsstoffe in zu geringer Konzentration an die Riechhärchen der Sinneszellen gelangen.

Ähnlich wie beim Geschmackssinn sind viele Details des Primärprozesses beim Riechen, d.h. über die Wechselwirkung bestimmter Duftmoleküle mit den Membranrezeptoren und den dadurch ausgelösten elektrischen Vorgängen in den Sinneszellen, unbekannt. Angesichts der großen Zahl verschiedener Duftstoffe erscheint es jedoch wenig wahrscheinlich, dass für jeden Duftstoff in der Membran der Sinneszelle ein eigenes Rezeptormolekül vorhanden ist. Neuere Ergebnisse deuten darauf hin, dass jeweils mehrere verwandte Duftstoffe mit einem gemeinsamen Rezeptormolekül interagieren. Die *molekularen Grundlagen* der Dekodierung der Raumstruktur eines Duftstoffes am korrespondierenden Rezeptor zeigt interessante Parallelen zu der durch Peptidhormone nach ihrer Bindung an Rezeptoren der Zellmembran ausgelösten Signalkaskade. So bewirkt auch hier der an einem Rezeptor gebundene Duftstoff über ein Signalübertragungsprotein *(G-Protein)* eine Aktivierung der Adenylatzyklase. Das durch das Enzym gebildete zyklische AMP (cAMP) bewirkt als „Second-Messenger" direkt oder unter Aktivierung einer cAMP-abhängigen Proteinkinase die Öffnung von Ionenkanälen in der Zellmembran. Durch das Einströmen von Na^+ und Ca^{2+}-Ionen entsteht an der Dendritenmembran eine langsame Depolarisation. Dieses Generatorpotential löst im Axonhügel der bipolaren Riechzellen Aktionspotentiale aus, die zum Bulbus olfactorius weitergeleitet werden und schließlich zur Abbildung des spezifischen Duftstoffes im ZNS führen.

Normalerweise führt die Applikation eines Geruchsstoffes zur Erregung vieler Rezeptoren, wobei aber die einzelnen Rezeptoren in unterschiedlichem Maß stimuliert werden. Offenbar werden Geruchsreize in der Weise kodiert, dass bei gegebener Konzentration jedem Duftstoff ein bestimmtes Erregungsmuster zukommt, das sich über einer großen Population von Riechzellen ausbildet. Das relative Erregungsniveau zahlreicher Rezeptoren enthält demnach wahrscheinlich die Information über die Art eines Duftstoffes. Verschiedene Substanzen lösen also in verschiedenen Populationen von Riechzellen *Rezeptorpotentiale* unterschiedlicher Stärke aus. Es entsteht ein jeweils charakteristisches Impulsmuster, das über den Querschnitt vieler Axone verteilt ist *(„Across Fiber Pattern")*. In ihm ist die Primärinformation über die Art des Geruchsreizes als räumlicher Code enthalten. Eine erste Verarbeitung der querschnittsverteilten Impulsmuster erfolgt bereits im *Bulbus olfactorius*.

16.3.5
Störungen des Geruchssinnes

Als *Anosmie* wird die Aufhebung der Geruchsempfindung bezeichnet. Dabei können partielle Anosmien (begrenzte Geruchsblindheit), bei denen bestimmte Duftstoffe, wie z. B. Moschus, nicht wahrgenommen werden, und totale Anosmien, bei denen überhaupt keine Geruchsempfindung mehr wahrgenommen wird (z. B. als Unfallsfolge mit Zerstörung der am Riechvorgang beteiligten Gehirnnerven I, V, IX und X, bzw. Schädigung der olfaktorischen Cortexareale), unterschieden werden. Bei partiellen Anosmien ist die Schwelle für bestimmte Duftstoffe sehr stark erhöht. Partielle Anosmien wurden beim Menschen bisher für mehr als 50 verschiedene Substanzen beobachtet. Man nimmt an, dass die partiellen Anosmien mindestens zum Teil rezessiv vererbt werden.

Bei der *Hyposmie* ist die Geruchsempfindung herabgesetzt. Sie wird bei Riechzellen in der Regio olfactoria beobachtet, die verschiedene Ursachen (Katarrhe, Tumoren etc.) haben kann. Die Vermittlung der Geruchsempfindung erfolgt dann durch die noch intakten freien Nervenendigungen des N. trigeminus, des N. glossopharyngeus und des N. vagus. Bei der Parosmie kommt es zu qualitativ veränderten Geruchsempfindungen.

16.4
Geschmacksorgan (Organum gustus)

16.4.1
Lage der Geschmacksknospen

Die spezifischen Rezeptoren des Geschmackssinnes sind die Geschmacksknospen. Sie finden sich vor allem in den Geschmackspapillen der Zunge. In den Papillae vallatae, die an der Grenze zwischen Zungenrücken und Zungengrund lokalisiert sind, liegen die Geschmacksknospen in den Seitenwänden und vereinzelt in der gegenüberliegenden Wand des sie umgebenden Grabens. In den Papillae foliatae,

Abb. 16-21: Geschmacksknospen (1) in der Papilla
vallata der Zunge.

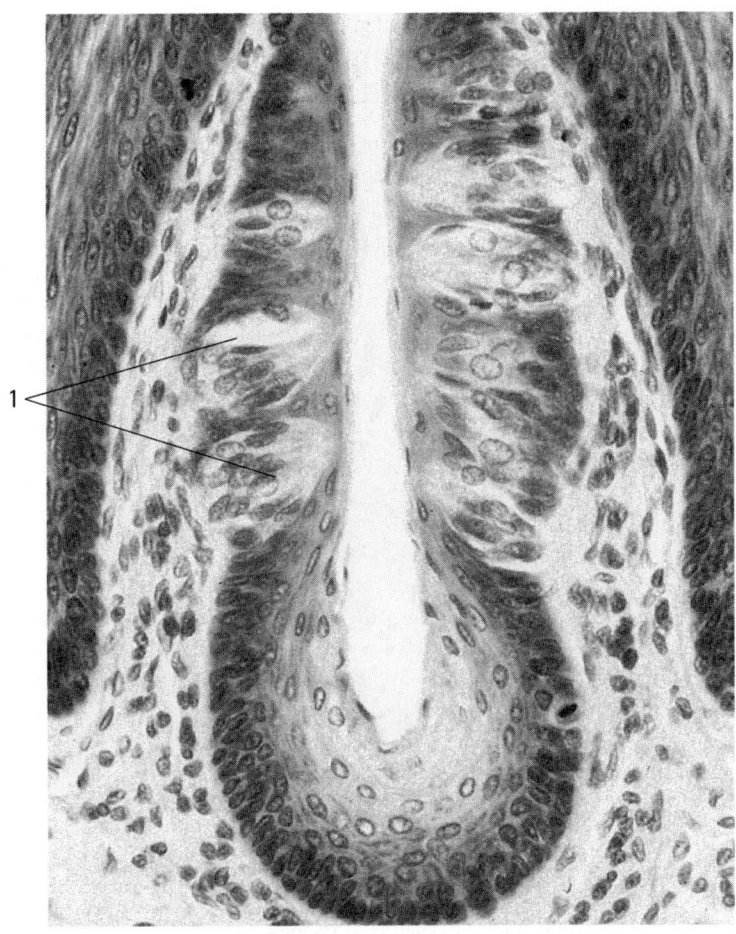

die am seitlichen Zungenrand zu finden
sind, liegen sie in der Wand parallelen Falten. Auch die Papillae fungiformes des
Zungenrückens können in kleiner Zahl Geschmacksknospen aufweisen. Vereinzelt
treten Geschmacksknospen auch im weichen Gaumen, im Pharynx und am Kehldeckel auf (Abb 16-21).

16.4.2
Aufbau der Geschmacksknospen

Die Geschmacksknospen (Abb. 16-22) sind
zwiebelförmige Gebilde, die nahezu die gesamte Höhe des mehrschichtigen Plattenepithels durchziehen. Sie erreichen mit ihrer Spitze nicht ganz die freie Oberfläche
und sind dadurch gegen mechanische Einflüsse geschützt. Von der Epitheloberfläche sind sie durch eine kleine, grüb-
chenartige Öffnung, den Geschmacksporus, zu erreichen. Eine Geschmacksknospe besteht aus ca. 20 länglichen,
zwiebelschalenartig angeordneten Sinneszellen (Typ-II-Zellen). Diese besitzen ellip-
soidale Zellkerne und tragen apikal lange
Mikrovilli, die bei lichtmikroskopischer
Betrachtung durch Zusammenklumpen als
„Geschmacksstiftchen" in Erscheinung
treten. Im apikalen Zytoplasma der Sinneszellen liegen membranumhüllte Sekretgranula, aus deren Material wahrscheinlich die schleimartige Substanz hervor-

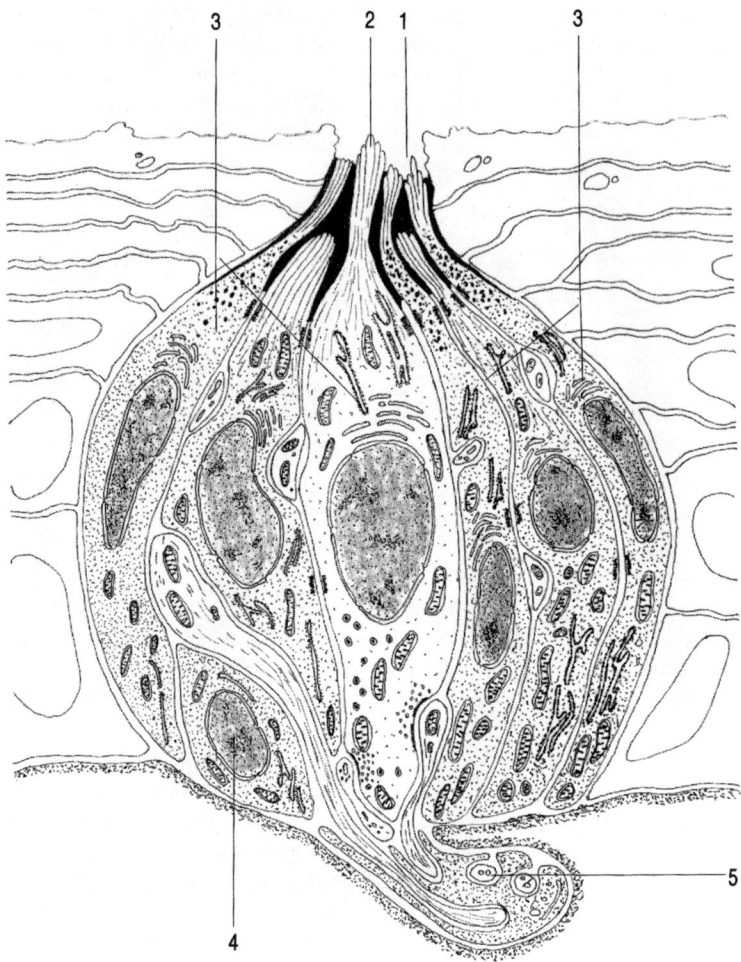

Abb. 16-22: Schema einer Geschmacksknospe (nach GEYER) (Schemazeichnung).
1 Geschmacksporus;
2 Mikrovilli (Geschmacksstiftchen); 3 Sinneszellen;
4 Ersatzzelle; 5 marklose Nervenfasern.

geht, die sich im Geschmacksporus nachweisen lässt.

Die Rezeptorzellen der Geschmacksknospen sind sekundäre Sinneszellen. An ihrer Oberfläche befinden sich zahlreiche Synapsen mit afferenten Nervenfasern, die aus dem N. facialis, N. glossopharyngeus und N. vagus stammen. Die dünnen, markhaltigen Nervenfasern (Aδ-Fasern) verlieren mit Eintritt in die Geschmacksknospe ihre Markscheide („intragemmale Fasern"), verzweigen sich zwischen den Geschmackszellen und bilden mit ihnen Synapsen. Jede Geschmacksknospe wird von mehreren Nervenfasern versorgt und jede Nervenfaser gibt andererseits Kollate-

ralen zu mehreren Geschmacksknospen ab.

Nicht alle Zellen erreichen den Geschmacksporus. Neben den beschriebenen Sinneszellen gibt es einen weiteren Zelltyp, dem die apikalen Mikrovilli fehlen und dessen Zytoplasma etwas dunkler erscheint. Die frühere Deutung dieser Zellen als Stützzellen ist heute umstritten. Man nimmt jetzt an, dass es sich bei den dunkleren Zellen um neu gebildete Sinneszellen (Typ-I-Zellen) handelt. Autoradiographische Untersuchungen haben ergeben, dass die Lebensdauer der Sinneszellen durchschnittlich 10 Tage beträgt. Basal liegen einige wenig differenzierte Reservezellen

(Ersatzzellen), die sich mitotisch teilen und die zugrunde gegangenen Sinneszellen ersetzen.

16.4.3
Histophysiologie des Geschmackssinnes

Grundqualitäten des Geschmackssinnes.
Beim Geschmackssinn werden 4 Sinnesqualitäten unterschieden: süß, salzig, sauer und bitter. Der früher häufig vertretenen Ansicht, dass in bestimmten Regionen der Zunge eine bevorzugte Empfindlichkeit für die einzelnen Geschmacksqualitäten bestehe (maximale Empfindlichkeit für süß an der Zungenspitze, für bitter am Zungengrund und für die beiden anderen Qualitäten an den seitlichen Zungenrändern) wird heute widersprochen. Wie schon in den sorgfältigen Untersuchungen von HÄNIG (1901) postuliert wurde, können die genannten Bereiche der Zunge jeweils alle 4 Geschmacksqualitäten registrieren. Es besteht ein 100%-„Overlap". Nur hinsichtlich der Detektionsschwellen bestehen in den einzelnen Zungenregionen Unterschiede. So kann Sucrose an der Zungenspitze bereits in einer Konzentration von 10 mM geschmeckt werden, während am Zungengrund eine minimale Konzentration von 35 mM notwendig ist.

Die Rezeptoren der Sinneszellen in den Geschmacksknospen reagieren bevorzugt auf jeweils bestimmte chemische Substanzen. Die rezeptiven Strukturen der Sinneszellen sind jedoch nicht streng spezifisch, denn eine gleiche Geschmacksempfindung kann von Molekülen mit z. T. sehr unterschiedlicher chemischer Struktur ausgelöst werden. So schmecken z. B. sowohl Rohrzucker als auch das chemisch völlig anders strukturierte Saccharin (Sulfamidbenzoat) oder Cyclamat süß. Andererseits können sich optische Isomere geschmacklich deutlich voneinander unterscheiden. So schmecken einige Aminosäuren in der D-Form süß, in der L-Form aber bitter.

Die *Wahrnehmungsschwellen* für die einzelnen Qualitäten liegen bei sehr unterschiedlichen Konzentrationen. Sie ist besonders niedrig für bitter schmeckende Stoffe. *Chininsulfat* kann schon ab einer Schwellenkonzentration von 0,000008 mol/l registriert werden. Dies erscheint deshalb besonders sinnvoll, weil bitter schmeckende Substanzen in Pflanzen häufig Gifte sind, welche auch in geringen Konzentrationen gemieden werden müssen.

Bei der klinischen oder experimentellen Geschmacksprüfung werden die Wahrnehmungsschwellen, bei denen erstmals ein Unterschied zwischen der einen Geschmacksstoff enthaltenden Lösung und destilliertem Wasser festgestellt werden kann, von den höher liegenden Erkennungsschwellen für den Geschmacksstoff unterschieden. Kochsalz und Glucose werden von normal schmeckenden Probanden in 1%-Lösung zu 50%, in 10%-Lösung zu etwa 90% richtig erkannt.

Bis zur vollen Ausbildung der Geschmacksempfindung dauert es zwischen 0,5 und 4 s. Diese Zeitspanne ist abhängig von der Art und Konzentration des Geschmacksstoffes sowie von der Größe der Einwirkungsfläche. Schon nach wenigen Sekunden setzt bei anhaltender, konstanter Reizstärke eine Abnahme der Empfindlichkeit *(Adaptation)* ein.

In Tierexperimenten wurde gezeigt, dass ein längeres Einwirken von Geschmacksstoffen auf die Geschmacksknospen zur Erniedrigung der Aktionspotentialfrequenzen in den afferenten Nervenfasern führt. Neben der Adaptation der Sinneszellen spielt sicher auch die Verdünnung des Geschmacksstoffes durch das Sekret der Ebner-Spüldrüsen und damit die Verminderung der Reizintensität eine Rolle. Wenn der Geschmacksstoff vollständig entfernt ist, stellt sich die Empfindlichkeit der Rezeptoren nach etwa 10–30 s wieder ein (Desadaptation).

Die Empfindlichkeit in der Wahrnehmung für Intensitätsunterschiede ist beim

Geschmackssinn, wie bei der Chemorezeption im Allgemeinen, relativ gering. Sie beträgt im mittleren Intensitätsbereich durchschnittlich 0,2. Das bedeutet, dass die Konzentration eines Geschmacksstoffes um 20% erhöht werden muss, um eine intensivere Geschmacksempfindung auszulösen. Der Geschmackssinn adaptiert einerseits schnell, andererseits weist er eine geringe Empfindlichkeit für Intensitätsunterschiede auf.

Die Prüfung der lokalen Geschmacksempfindlichkeit wird in der Diagnostik von Nervenläsionen im Kopfbereich eingesetzt. Eine verminderte Geschmacksempfindung wird als *Hypoguesie,* eine erloschene als Aguesie bezeichnet. Hypo- oder Aguesie im vorderen Zungenbereich weisen auf eine Läsion der *Chorda tympani,* solche im Bereich des weichen Gaumens auf eine Schädigung des N. petrosus maior hin und sind somit für die Lokalisation von *Facialisschäden* wichtig.

Bei *Dysguesien* werden dem Reiz nicht entsprechende oder ohne Reiz auftretende Geschmacksempfindungen beobachtet. Sie finden sich bei verschiedenen Krankheitsbildern, z. B. bei bestimmten Karzinomen. Da sie die Nahrungsaufnahme der Patienten beeinflussen, können sie den Allgemeinzustand der betroffenen Personen negativ beeinflussen.

16.5
Organe der Oberflächen- und Tiefensensibilität

16.5.1
Hautsinne (Oberflächensensibilität)

Das System der Hautsinne (Oberflächensensibilität) vermittelt die Tastempfindung (Druck-, Berührungs- und Vibrationsreize) sowie Wärme-, Kälte- und Schmerzeindrücke. Schon im vorigen Jahrhundert wurde beobachtet, dass diese Empfindungsqualitäten nicht von jeder beliebigen Stelle der Körperoberfläche, sondern nur von eng umschriebenen Bereichen (Reizpunkten) ausgelöst werden können. So verursacht die Reizung eines „Kältepunktes" ausschließlich eine Kälteempfindung. Da in diesem Bereich mit histologischen Methoden spezielle Rezeptorzellen gefunden wurden, versuchte man jeweils den verschiedenen Erlebnisqualitäten (Kälte, Wärme, Druck etc.) bestimmte Rezeptortypen zuzuordnen, z. B. der Tastempfindung die Meissner-Tastkörperchen, für Wärmeempfindung die Ruffini-Körperchen oder für Kälteempfindung die Krause-Endkolben. Neuere Untersuchungen ergaben jedoch, dass häufig eine genaue Zuordnung eines bestimmten histologisch charakterisierten Rezeptortyps zu einer spezifischen Empfindungsqualität nicht möglich ist.

16.5.1.1
Freie Nervenendigungen

Endigungen von schwach ummarkten oder marklosen Nervenfasern, die mit keinen spezifischen Endkörperchen in Beziehung stehen, werden als freie Nervenendigungen bezeichnet. Die Endigungen von marklosen afferenten Nervenfasern vom Typ C (Durchmesser 1–2 µm, Leitungsgeschwindigkeit 0,5–2 m/s) vermitteln „dumpfen Schmerz", Jucken sowie Wärme- und Kälteempfindung. Die freien Nervenendigungen der schwach ummarkten Fasern vom Typ A (Durchmesser 3–6 µm, Leitungsgeschwindigkeit 10–30 m/s) werden mit „hellem" Schmerz, Druck- und Wärmeempfindung in Verbindung gesetzt. Nach ihrem Vorkommen kann man unterscheiden:

Freie Nervenendigungen in Epithelien. Die endoepithelialen Nervenfasern sind in den routinemäßig gefärbten histologischen Präparaten nicht zu erkennen. Sie können jedoch mit speziellen Techniken, wie mit

Silber- oder Goldimprägnation, dargestellt werden. Feine Nervenfasern reichen in der Epidermis bis in das Stratum granulosum, in der Cornea des Auges bis in die oberflächlichen Zelllagen. In den Schleimhäuten ziehen sie im allgemeinen bis zu den mittleren Epithelschichten. Die freien Nervenendigungen in den Epithelien sind wahrscheinlich Mechanorezeptoren und vermitteln darüber hinaus in vielen Fällen Temperatur- und Schmerzempfindung. Bei Gewebsschädigung werden Stoffe (proteolytische Enzyme, Histamin u. a.) freigesetzt, die zur Reizung der freien Nervenendigungen führen.

Als Mechanorezeptoren werden die Merkel-Tastscheiben angesehen. Die Merkel-Zellen liegen in der Basalschicht der Epidermis und haben Kontakt mit einer freien Nervenendigung. Sie enthalten elektronendichte Granula, die an neurosekretorische Granula erinnern. Deshalb werden die Merkel-Zellen neuerdings auch den Paraneuronen zugeordnet.

Freie Nervenendigungen an Haaren. Die an die Haarbälge herantretenden, marklos gewordenen Nervenfasern verlaufen in der Haarwurzelscheide zunächst zirkulär und zeigen weiter oben einen longitudinalen Verlauf. Eine Berührung der Haare reizt diese freien Nervenendigungen, wobei der Reiz durch die Hebelwirkung der Haare wesentlich verstärkt wird.

Bei den Tasthaaren der Säugetiere ist diese Nervenmanschette besonders gestaltet. Diese Tasthaare zeichnen sich u. a. durch ihre Größe aus. Zwischen der äußeren und inneren Lage des stark gefalteten bindegewebigen Haarbalges dehnt sich ein Blutsinus aus. Diese Tasthaare werden daher auch als Sinushaare bezeichnet. Bei Pflanzenfressern (Pferd, Rind) wird der Blutsinus von zahlreichen Bindegewebsbalken durchzogen (kavernöser Typ des Sinushaars). Bei den Fleischfressern (Hund, Katze) fehlen die Bindegewebsbalken im oberflächlichen Abschnitt, sodass in diesem Bereich ein größerer Ringsinus auf-

tritt. In den Wänden der mit Blut gefüllten Hohlräume liegen zahlreiche freie Nervenendigungen. Sie dienen der Aufnahme der durch die Bewegung der Sinushaare ausgelösten mechanischen Reize, die durch das Blut in die Sinus und gleichmäßig auf die Sinuswände übertragen werden.

Freie Nervenendigungen im Corium und in der Subcutis der Haut fungieren wahrscheinlich als Wärme- und Schmerzrezeptoren.

16.5.1.2
Endkörperchen (Eingekapselte Nervenendigungen)

Endkörperchen sind Rezeptorenbereiche, die durch Ausbildung einer bindegewebigen Kapsel vom umgebenden Gewebe abgegrenzt werden. Die dendritischen Axonendigungen von pseudounipolaren Nervenzellen bilden dabei mit modifizierten peripheren Gliazellen (Lemnozyten) kleine umschriebene Organe, die von einer bindegewebigen Kapsel umfasst werden (Abb. 16-23). Die verschiedenen Formen der Endkörperchen, die häufig nach ihrem Erstbeschreiber benannt sind, unterscheiden sich durch Zahl und Anordnung ihrer Zellen und hinsichtlich der Ausgestaltung des dendritischen Axonendes. Die afferenten Nervenfasern aus den Endkörperchen sind markhaltig. Ihr Durchmesser beträgt 10–15 µm und die Leitungsgeschwindigkeit 30–60 m/s.

Meissner-Tastkörperchen. Die Meissner Tastkörperchen liegen im Stratum papillare der Lederhaut, vor allem in den unbehaarten Hautbereichen wie Handinnenflächen und Fußsohlen. Weiter kommen sie in großer Zahl an den Lippen, den Brustwarzen und im Genitalbereich vor. Sie sind ca. 40–100 µm lange und bis zu 50 µm breite, ovoide Gebilde, die sich aus aufeinander geschichteten (10 bis 20), keilförmigen Zellen zusammensetzen. Zwischen diese Zellen treten marklose

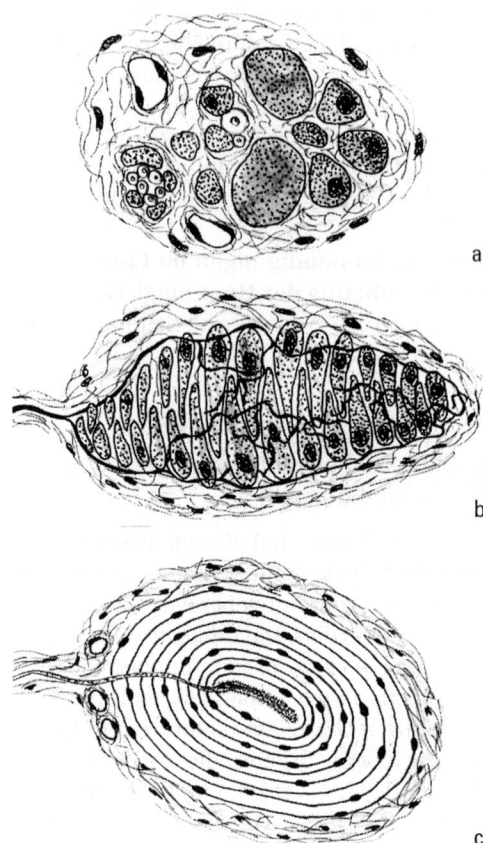

a

b

c

Abb. 16-23: Propriorezeptoren und Endkörperchen.
a) Muskelspindel; b) Meissner-Tastkörperchen
c) Vater-Pacini-Körperchen

Nervenfasern und bilden ein Geflecht.
Außen werden die Tastkörperchen von einer dünnen, bindegewebigen Kapsel umgeben. Diese steht durch Kollagenfasern mit der Basalmembran des Epithels in Verbindung. Durch diese Verspannung wird jede mechanische Verformung der Haut zu einem Reiz für die Tastkörperchen. Sie stellen daher wahrscheinlich Berührungs- und Druckrezeptoren dar.

Krause-Endkolben. Sie wurden früher als Kälterezeptoren gedeutet, dienen wahrscheinlich aber gleichfalls der Mechanorezeption. Krause-Endkolben kommen in den gleichen Hautgebieten wie die Meissner-Tastkörperchen vor. Außerdem finden sie sich in größerer Zahl in der Lamina propria von Schleimhäuten, so in der Mundhöhle und im Genitalbereich. Die Krause-Endkolben sind von rund-ovaler Form und in der Regel etwas größer als die Meissner-Tastkörperchen. Sie werden außen von einer dicken Bindegewebskapsel umgrenzt. Die an die Endkolben heranziehenden Nervenfasern verlieren ihre Markscheide und bilden zwischen den locker angeordneten Zellen der Endkolben knäuelartige Geflechte.

Ruffini-Körperchen. Die Ruffini-Körperchen wurden früher als Wärmerezeptoren gedeutet. Dies wird heute bezweifelt und sie dürften gleichfalls den Mechanorezeptoren zuzuordnen sein. Sie werden im Corium und in der Subcutis, aber auch in der harten Gehirnhaut angetroffen. Nach Versilberung stellen sie sich als spindelförmige Rezeptororgane dar, die in ihrem Innern Geflechte und Knäuel markloser Nervenfasern enthalten.

Vater-Pacini-Lamellenkörperchen. Die Vater-Pacini-Lamellenkörperchen stellen Druck- und Vibrationsrezeptoren dar (Abb. 16-24). Sie sind ovale, etwa 1 – 4 mm lange und 1 – 2 mm dicke Gebilde, die schon mit freiem Auge erkannt werden können. Sie liegen in der Subcutis der Haut von Fußsohle und Handfläche, im Bereich der Brustwarzen, des äußeren Genitals und um den Anus. Varianten der Vater-Pacini-Körperchen findet man im Perimysium und in Sehnen (Golgi-Mazzoni-Körperchen) und in der Lederhaut der äußeren Geschlechtsorgane (Genitalnervenkörperchen: Dogiel-Körperchen).

Die Vater-Pacini-Lamellenkörperchen bauen sich aus einem Innenkolben auf, der von zahlreichen (50 – 60) konzentrischen Lamellen (Außenkolben) umschlossen wird und zwischen denen sich eine eiweißreiche Flüssigkeit befindet. Der Innenkolben besteht aus dicht gelagerten

Abb. 16-24: Querschnitt durch ein Vater-Pacini-Lamellenkörperchen. 1 Innenkolben; 2 Lamellen des Außenkolbens; 3 Fettgewebe.

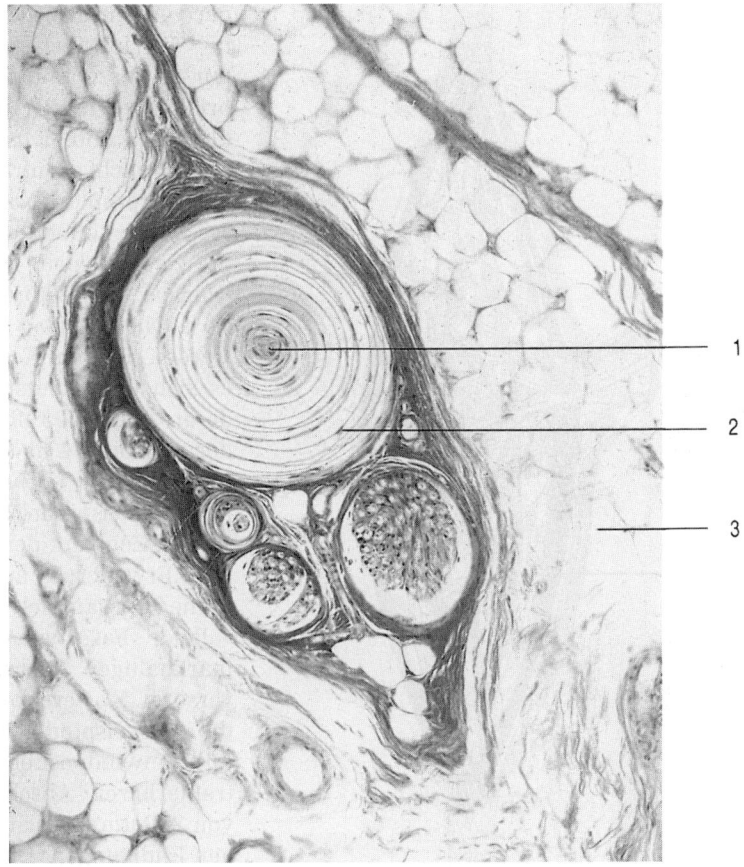

modifizierten Schwann-Zellen, die miteinander verankert sind und flüssigkeitsfreie Räume abgrenzen. Zu den Vater-Pacini-Lamellenkörperchen zieht eine markhaltige Nervenfaser. Nach Verlust ihrer Markscheide tritt sie in den Innenkolben ein, in dem sie dann weiter verläuft. Mechanische Reize führen wahrscheinlich zu Permeabilitätsänderungen der Plasmamembran des Axons, sodass ein Aktionspotential an der Nervenfaser hervorgerufen wird.

16.5.2
Tiefensensibilität (Propriorezeptoren)

Neben den nahe der Körperoberfläche gelegenen Sinneszellen der Oberflächensensibilität gibt es ein in der Tiefe des Muskelgewebes, der Sehnen und der Gelenke liegendes Rezeptorsystem (Tiefensensibilität), dessen Aufgabe darin besteht, Informationen über Druck- und Spannungszustände in diesen Geweben und Organen an das Zentralnervensystem zu leiten.

16.5.2.1
Muskelspindeln

In der Skelettmuskulatur findet man neben der eigentlichen Arbeitsmuskulatur noch sog. Muskelspindeln (lat. fusus = Spindel), die eine entscheidende Rolle bei der Regulation der spinalen Sensomotorik spielen (Abb. 16-25). Sie sind etwa 2–10 mm lange und 0,2–1 mm dicke spindelförmige Gebilde, die der extrafusalen Arbeitsmus-

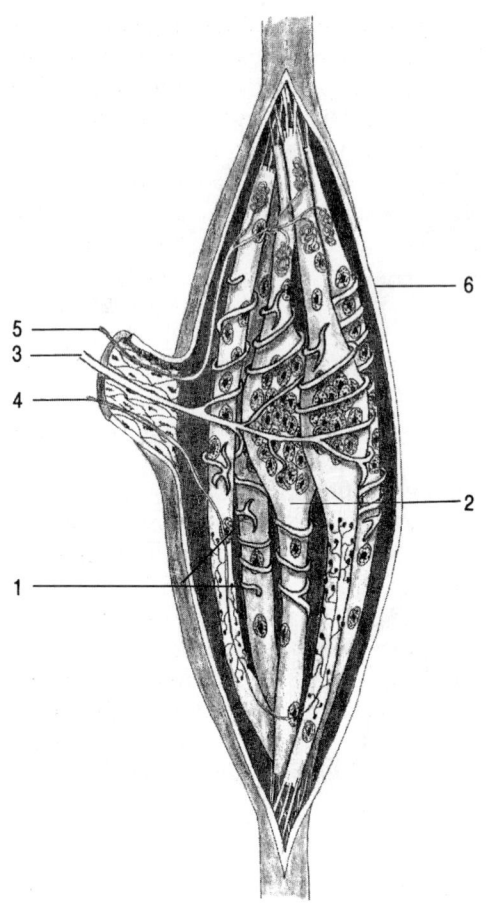

Abb. 16-25: Muskelspindel.
1 Kernkettenfaser; 2 Kernsackfasern; 3 Nervenfaser
vom Typ I a; 4 Nervenfaser vom Typ II; 5 Axon eines
γ - Motoneurons; 6 Kapsel.

ner von Muskelzellen der Arbeitsmuskulatur. Die intrafusalen Muskelfasern haben nur an ihren Enden quergestreifte Myofibrillen. Im mittleren Faserbereich fehlen die Aktin- und Myosinfilamente; er ist deswegen nicht kontraktil und fungiert als Längenrezeptor. Nach der Anordnung ihrer Kerne können die intrafusalen Fasern in zwei Typen, die Kernkettenfasern (Nuclear Chain Fibres) und die Kernsackfasern (Nuclear Bag Fibres) unterschieden werden. Bei den Kernkettenfasern handelt es sich um äußerst dünne Muskelfasern, deren Zellkerne reihenförmig hintereinander angeordnet über die ganze Faser verteilt sind. Die Kernsackfasern, von denen jede Muskelspindel 1–2 Stück enthält, weisen im Zentrum der Spindel eine sackförmige Erweiterung auf, in der bis zu 50 Zellkerne angesammelt sind.

Beide Fasertypen werden von dicken markhaltigen Nervenfasern (Ia-Fasern) versorgt. Sie verlieren kurz nach Eintritt in die Muskelspindel ihre Schwann-Scheide und umwinden den mittleren, nicht kontrahierbaren Abschnitt auf einer Länge von 200 μm in Form der sog. anulospiraligen Endigungen. Diese morphologisch besondere Form der Innervation wird auch als primär sensible Endigung bezeichnet. Bei vielen, jedoch nicht allen Muskelspindeln wird eine zusätzliche sensible Innervation gefunden. Dort treten unmittelbar neben den anulospiraligen Endigungen dünnere Typ-II-Fasern an die intrafusalen Fasern – vor allem an die Kernkettenfasern – heran. Sie bilden dort an beiden Seiten der anulospiraligen Endigungen sog. blütendoldenförmige Endigungen (Flower-Spray-Endigungen). Diese Form der peripheren Nervenendigungen wird auch als sekundär sensible Endigung bezeichnet. Die kontraktilen („motorischen") Pole der Spindelfasern werden durch relativ langsame motorische Fasern der Gruppe Aγ innerviert (Gamma-Innervation).

Wird die Muskelspindel langsam gedehnt, dann steigt die Zahl der Nervenimpulse, die von den primären und sekun-

kulatur parallel geschaltet sind. Ihre Zahl ist in besonders präzise arbeitenden Muskeln (wie z. B. den äußeren Augenmuskeln) besonders hoch, während große Muskeln mit weniger differenzierten Aufgaben (z. B. M. quadriceps femoris) wesentlich weniger Muskelspindeln aufweisen. Sie sind hochspezialisierte Rezeptororgane und bestehen aus einer Gruppe von 3–12 besonders differenzierten Muskelfasern (intrafusale Fasern), die von einer spindelförmigen, flüssigkeitsgefüllten Bindegewebskapsel umgeben sind. Der Durchmesser der intrafusalen Muskelfasern ist viel kleiner als je-

dären Endigungen ausgehen, nahezu proportional mit dem Ausmaß der Dehnung. Bei einer Entlastung der Muskelspindel, z. B. während einer isotonen Kontraktion, kommt es dagegen zu einer Abnahme der Entladeaktivität. Die Rezeptoren registrieren also die auftretende Längenänderung der intrafusalen Fasern und sind, da sie parallel zur extrafusalen Arbeitsmuskulatur angeordnet sind, in der Lage, Informationen über die jeweilige Länge des Muskels dem ZNS zu melden. Als Antwort kommen von dort Impulse an die quergestreifte Arbeitsmuskulatur, wodurch eine der Belastung entsprechende Kontraktion des betreffenden Muskels erwirkt wird.

16.5.2.2
Sehnenspindeln

Neben den Muskelspindeln gibt es in der Skelettmuskulatur noch einen anderen Typ von Mechanorezeptoren, die Golgi-Sehnenorgane. Sie sind im Übergangsbereich zwischen Muskel und Sehne lokalisiert und damit zur Arbeitsmuskulatur in Serie geschaltet. Die Sehnenspindeln bestehen aus einer Bindegewebshülle, die Kollagenfaserbündel und sensible Nerven umschließt. Die Nervenfasern (afferente Ib-Fasern) verlieren beim Eintritt in die Sehnenspindel ihre Schwann-Scheide und bilden zwischen den kollagenen Fasern ein ausgedehntes Netzwerk mit kolbenförmig aufgetriebenen Endigungen. An eine Sehnenspindel schließen durchschnittlich 10–15 Muskelfasern an. Die Spannung in der Sehne, die bei Kontraktion dieses kleinen Muskelbündels hervorgerufen wird, stimuliert das Sehnenorgan. Die Sehnenspindeln registrieren damit vor allem den Spannungszustand im Muskel-Sehnen-System. Auf eine rein isotone Kontraktion sprechen sie daher nicht an. Der Hauptunterschied zwischen Muskelspindel und Sehnenspindel ist, dass die Muskelspindeln die relativen Unterschiede in der Länge von intrafusalen und extrafusalen Muskelfasern registrieren, während die Seh-

nenspindeln auf Veränderungen der Muskelspannung ansprechen. Die Golgi-Sehnenrezeptoren sind im Vergleich mit den Muskelspindeln weniger empfindlich. Ihre Ansprechschwelle liegt höher.

Wird eine Sehnenspindel gedehnt, dann gibt sie Signale an das Rückenmark ab, die dort eine reflektorische Hemmung der Kontraktion des Muskels auslösen. Sie haben damit einen gegenteiligen Effekt zu den Muskelspindeln. Durch die Signale von den Sehnenspindeln werden inhibitorische Interneurone stimuliert, die dann die α-Motoneurone desselben Muskels hemmen (autogene Hemmung). Wird die Spannung in einem Muskel und damit auch die Kraft, die an seiner Sehne angreift, extrem, dann kann die inhibitorische Wirkung, die über die Sehnenspindel vermittelt wird, zu einer plötzlichen Entspannung des Muskels („lengthening reaction") führen. Die ist wahrscheinlich ein Schutzmechanismus, der verhindert, dass bei zu starker Muskelspannung der Muskel von der Sehne bzw. die Sehne vom Knochen abgerissen wird.

16.5.2.3
Golgi-Mazzoni-Körperchen

Sie sind kleine Lamellenkörperchen mit einem ähnlichen Aufbau wie die Vater-Pacini Körperchen. Als Dehnungsrezeptoren sind sie an den Ansatzstellen von Sehnen zu finden. Ähnlich gebaute Körperchen in Gelenkskapseln vermitteln Lagesinnesempfindungen.

16.5.3
Organe der Eingeweidesensibiliät (Viszerorezeptoren)

Chemo- und mechanosensible Viszerorezeptoren sind an der Steuerung der Funktion der Eingeweide maßgeblich beteiligt.

16.5.3.1
Pressorezeptoren

Nervengeflechte in der Wand von großen Blutgefäßen (im Bereich des Sinus caroticus, des Aortenbogens, der großen Hohlvenen) sowie der Vorhöfe und der linken Kammer des Herzens reagieren auf Dehnungsreize, die durch Veränderungen des arteriellen bzw. venösen Blutdruckes hervorgerufen werden. Auch in der Lunge kommen Nervengeflechte vor, die auf Dehnungsreize ansprechen. Die Erregung der Pressorezeptoren wird zu kreislaufregulierenden Zentren in der Medulla oblongata weitergeleitet.

Von dort erfolgt auf reflektorischem Weg eine Herabsetzung der Herz- bzw. Atemfrequenz.

16.5.3.2
Glomus caroticum

Das Glomus caroticum ist ein reiskorngroßer, arterieller Chemorezeptor, der in der Teilungsstelle der Arteria carotis communis gelegen ist. Histologisch kann man zwei Zelltypen unterscheiden: Große, katecholaminhaltige Glomuszellen und Stützzellen. Sie liegen in einem an weiten, sinusartigen Kapillaren und an markhaltigen Nervenfasern reichen Stroma eingebettet. Das Nervengeflecht entstammt vor allem dem Sinusnerv des IX. Gehirnnerven.

Von den Zellen des Glomus caroticum wird die Blutgasspannung im arteriellen Blut registriert. Die Chemorezeptoren des Glomus caroticum werden durch einen Anstieg des Partialdruckes von CO_2 oder der Wasserstoffionen-Konzentration im Blut sowie durch ein Absinken der Sauerstoffkonzentration stimuliert.

16.5.3.3
Glomus aorticum

(Aortenkörperchen). Am Aortenbogen sind zwei oder auch mehr Aortenkörperchen gelegen. Ihr histologischer Aufbau gleicht dem des Glomus caroticum, d. h. zwei Typen von Zellen, Glomuszellen und Stützzellen, werden von sinusoiden Kapillaren und zahlreichen marklosen Nervenfasern umgeben. Die Aortenkörperchen dürften in ähnlicher Weise wie das Glomus caroticum der Messung der Blutgasspannung von CO_2 und Sauerstoff dienen.

Zusammenfassung

■ **Auge**

Der Augapfel (Bulbus oculi) liegt in der knöchernen Augenhöhle (Orbita).

Seine Wand besteht aus der äußeren, mittleren und inneren Augenhaut. Sein Innenraum wird zum größten Teil vom Glaskörper eingenommen. Zwischen Glaskörper und Iris liegt die Linse.

Äußere Augenhaut (Tunica externa sive fibrosa)
Sclera. Nimmt die hinteren $5/_6$ des Augapfels ein; besteht aus straffem Bindegewebe.
Hornhaut (Cornea). Im vorderen Abschnitt liegt, uhrglasartig in die Sclera eingefügt, die durchsichtige Hornhaut. In der Cornea fehlen Blutgefäße, es kommen jedoch zahlreiche sensible Nervenfasern vor (Kornealreflex).

Mittlere Augenhaut (Tunica media sive vasculosa, Uvea)

Aderhaut (Chorioidea). Pigmentzellreiche und gefäßreiche Schicht zwischen der Sclera und dem lichtempfindlichen Anteil der Netzhaut.

Strahlenkörper (Corpus ciliare). Enthält den aus glatten Muskelzellen bestehenden Ziliarmuskel; von der Innenseite des Ziliarkörpers entspringen 70–80 meridional verlaufende Fortsätze (Processus ciliares). Diese enthalten zahlreiche Kapillaren: Produktion des Kammerwassers.

Regenbogenhaut (Iris). Umschließt das Sehloch (Pupille); enthält zwei Muskelsysteme, die die Pupille verengen bzw. erweitern können – den M. sphincter pupillae und den M. dilatator pupillae.

Innere Augenhaut (Tunica interna, Netzhaut, Retina)

Sie besteht aus einem lichtempfindlichen Teil (Pars optica retinae) und einem lichtunempfindlichen („blinden") Teil (Pars caeca retinae).

Pars optica retinae. Besteht aus drei hintereinander geschalteten Neuronenschichten: Stratum neuroepitheliale, Schicht der bipolaren Nervenzellen und die Schicht der Ganglienzellen des N. opticus. Das Stratum neuroepitheliale enthält als Lichtrezeptoren primäre Sinneszellen, die Stäbchen- und Zapfenzellen. Sowohl bei den Stäbchen- als auch bei den Zapfenzellen lassen sich 4 Teile unterscheiden: Außenglied, Innenglied, Perikaryon mit Zellkern und ein axonaler Fortsatz. Die rund 100 Millionen Stäbchenzellen (Sehpigment: Rhodopsin) sind auf das Hell-Dunkel-Sehen spezialisiert, die 5–6 Millionen Zapfenzellen (3 verschiedene Sehpigmente) auf das Farbsehen.

Linse (Lens). Bikonvexe Form, durchsichtig, und von weicher Konsistenz; sie ist gefäß- und nervenfrei; wichtig für die Lichtbrechung und damit für die Abbildung des beobachteten Objekts auf der Netzhaut.

Glaskörper (Corpus vitreum). Gallertartige, faserarme Masse, füllt den größten Teil des Augapfels.

Augenlid. Wird aus folgenden Schichten aufgebaut:
- äußere Haut, Schicht des M. orbicularis oculi;
- Tarsus: bindegewebige Platte, das Stützgerüst des Lides;
- Bindehaut (Conjunctiva).

Tränendrüsen (Glandulae lacrimales). Zusammengesetzte, tubuloaveloläre Drüsen; Schaltstücke und Sekretrohre fehlen. Ihr Sekret (Tränen) ist eine eiweißarme, farblose Flüssigkeit mit salzigem Geschmack.

■ Ohr

Äußeres Ohr. Ohrmuschel besteht aus elastischem Knorpelgewebe, dem dünne äußere Haut aufgelagert ist; für Schallaufnahme und Schallleitung.

Mittelohr. Schallleitung; die Gehörknöchelchen im Mittelohr bilden ein Hebelsystem, über das die Schwingungen des Trommelfells verstärkt und auf die Perilymphe des Innenohrs übertragen werden.

Innenohr. Im knöchernen Labyrinth, das in der Felsenbeinpyramide gelegen ist, befindet sich ein mit Flüssigkeit gefülltes Schlauchsystem, das häutige Labyrinth. Es umfasst folgende 3 Anteile:
- Ductus cochlearis mit Corti-Organ = Hörorgan

- Drei Bogengänge
- Utriculus und Sacculus = Gleichgewichtsorgan

Hörorgan. Im Ductus cochlearis ist das Corti-Organ, das eigentliche Hörsinnesorgan, gelegen. Es besteht aus sekundären Sinneszellen (Haarzellen) mit apikalen Sinneshärchen und verschiedenen Typen von Stützzellen (Pfeilerzellen, Phalangenzellen, Hensen-Zellen, Claudius-Zellen). Die Phalangenzellen tragen auf seitlichen Fortsätzen die Sinneszellen. Über den Sinneszellen liegt eine gallertig-filamentöse Platte, die Membrana tectoria. Die Spitzen der Sinneshärchen berühren diese Platte. Ihre relative Verschiebung durch Bewegung der Perilymphe führt zur Erregungsbildung in den Haarzellen.

■ Gleichgewichtsorgan

Setzt sich aus den drei häutigen Bogengängen sowie Utriculus und Sacculus zusammen.

In der Wand von Utriculus und Sacculus: Macula utriculi bzw. Macula sacculi = zweireihiges hochprismatisches Sinnesepithel, das aus Haarzellen (Sinneszellen) und Stützzellen aufgebaut ist. Über dem Sinnesepithel liegt die Statolithenmembran. Utriculus und Sacculus registrieren Linearbeschleunigung.

Bogengänge. Anfangsabschnitte sind ampullenartig erweitert. In jeder Ampulle befindet sich eine von hochprismatischem Sinnesepithel überzogene Leiste, die Crista ampullaris. Ihr Epithel besteht aus Stützzellen und sekundären Sinneszellen, die in eine gallertige, kuppelförmige Masse (Cupula ampullaris) hineinragen. Registrierung von Drehbewegungen.

■ Geruchsorgan

In der **Regio olfactoria** der Nasenhöhle gelegen; das Epithel der Riechschleimhaut besteht aus Riechzellen (= bipolare Nervenzellen mit apikalem Fortsatz, von dem 10 – 20 Riechhärchen ausgehen), Stützzellen und Basalzellen (Reservezellen, die sich auch postnatal noch teilen und sich zu Sinneszellen differenzieren). Unter dem Epithel, in der bindegewebigen Lamina propria, liegen seröse Drüsen (Bowman-Drüsen), die die an den Riechhärchen haftenden Duftstoffe wieder wegspülen.

■ Geschmacksorgan

Geschmacksknospen. Zwiebelförmige Gebilde, die im Epithel der Zungenpapillen (Papillae circumvallatae, Papillae foliatae und Papillae fungiformes) lokalisiert sind. Eine Geschmacksknospe besteht aus rund 20 länglichen Sinneszellen, die apikal lange Mikrovilli (Geschmacksstiftchen) tragen.

■ Organe der Oberflächen- und Tiefensensibilität

Hautsinne (Oberflächensensibilität)
Freie Nervenendigungen. Die freien Endigungen von marklosen bzw. schwach ummarkten Nervenfasern fungieren als Schmerz- und Temperaturrezeptoren. Sie kommen vor als
- freie Nervenendigungen in Epithelien
- freie Nervenendigungen an Haaren
- freie Nervenendigungen im Corium und Subcutis der Haut.

Endkörperchen (eingekapselte Nervenendigungen)
- Meissner-Tastkörperchen: Tastempfindung
- Vater-Pacini-Lamellenkörperchen: Tastempfindung

- Krause-Endkolben: Kälteempfindung
- Ruffini-Körperchen: Wärmeempfindung

Nach neueren Untersuchungen wird angenommen, dass eine genaue Zuordnung eines bestimmten Rezeptortyps zu einer spezifischen Sinnesqualität nicht möglich ist.

Tiefensensibilität
Muskelspindeln. 2–10 mm lange, spindelförmige Gebilde, die parallel zur extrafusalen Arbeitsmuskulatur geschaltet sind. Histologischer Aufbau: 3–10 intrafusale Muskelfasern werden durch eine Bindegewebskapsel von der umgebenden Arbeitsmuskulatur abgegrenzt: Kernkettenfasern und Kernsäckchenfasern; an diese beiden Typen von intrafusalen Muskelfasern ziehen sowohl sensible (Ia-Fasern) als auch motorische (von Aγ-Motoneuronen) Nervenfasern. Die Muskelspindeln messen eine auftretende Längenänderung der Muskulatur.

Sehnenspindeln. Liegen im Übergangsbereich der Sehne in den Muskel; sprechen auf Veränderungen der Muskelspannung an.

Golgi-Mazzoni-Körperchen. Dehnungsrezeptoren an der Ansatzstelle von Sehnen.

Organe der Eingeweidesensibilität (Viszerorezeptoren)
Pressorezeptoren. Nervengeflechte in der Wand von großen Blutgefäßen; reagieren auf Veränderungen des Blutdruckes.

Glomus caroticum. Reiskorngroße arterielle Chemorezeptoren, die in der Teilungsstelle der Arteria carotis communis liegen. Sie registrieren die Blutgasspannung von CO_2 und O_2.

Glomus aorticum. Zwei oder mehrere Chemorezeptoren für die Blutgasspannung; am Aortenbogen gelegen.

17
Endokrine Organe

17.1
Allgemeine Grundlagen

Zum endokrinen System werden alle Zellen und Organe gezählt, die als Sekrete Hormone (Inkrete) produzieren. Bei endokrinen Drüsen (Abb. 17-1) ist die Hormonproduktion die alleinige Funktion. Organe, die vorwiegend anderen Funktionen dienen (wie z. B. der Verdauungstrakt), die aber gleichzeitig auch eine größere Zahl von Hormon produzierenden Zellen besitzen, werden als endokrin tätige Organe bezeichnet.

Das endokrine System dient zusammen mit dem vegetativen Nervensystem der Konstanterhaltung (Homöostase) des inneren Milieus (z. B. Wasser- und Elektrolythaushalt; Blutzuckerkonzentration) und dem geordneten Zusammenwirken der Organe (z. B. Verdauungstätigkeit; Kreislauftätigkeit; Fortpflanzung).

Hormone stellen lebensnotwendige körpereigene Botenstoffe dar, die in sehr niedriger Konzentration (Nanogramm-Bereich) wirksam sind. Da Hormondrüsen keine eigenen Ausführungsgänge besitzen, werden die Hormone an die interstitielle Flüssigkeit abgegeben, von wo sie auf dem Blut- und Lymphweg ihre Wirkungsorte (Zielzellen = target cells) erreichen. Glandotrope Hormone wirken auf eine untergeordnete zweite Hormondrüse, effektorische Hormone auf Zellen und Gewebe, die keiner endokrinen Drüse angehören.

Nach ihrem chemischen Aufbau unterscheidet man Lipidhormone (Steroide und Fettsäuren), Peptidhormone (Eiweiße und kleine Polypeptide) und kleinmolekulare Hormone, die sich von einzelnen Aminosäuren ableiten (Amine).

Hormone üben ihre spezifische Wirkung nur an solchen Zellen aus, die den passenden Rezeptor für das Hormon besitzen. Peptidhormone binden primär an einen Rezeptor der Zellmembran und aktivieren bzw. inhibieren die Bildung eines zweiten Botenstoffes („Second Messenger") der die

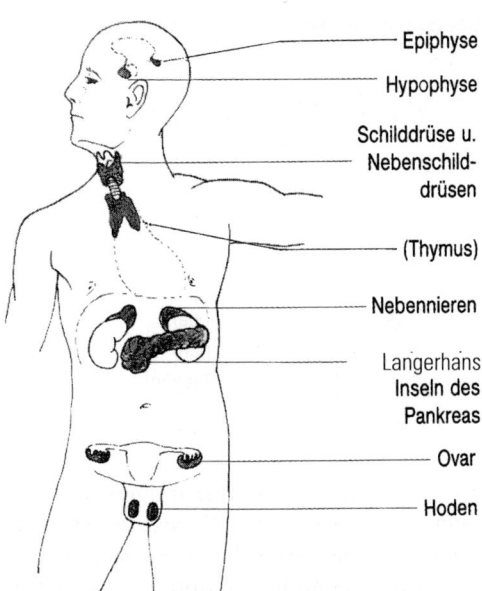

Abb. 17-1: Endokrine Drüsen des Menschen.

Zellfunktion beeinflusst (z. B. cyclisches Adenosin-Mono-Phosphat = cAMP). Für die Wirkung der fettlöslichen Steroidhormone, die ohne Schwierigkeiten die Zellmembran passieren können, sind zytoplasmatische und nukleäre Rezeptorproteine wichtig, die das Hormon binden und an seine Wirkungsstelle an der DNA des Zellkerns bringen. Dort beeinflusst der Hormonrezeptor-Komplex die Transkription der DNA.

Die Bildung von Peptidhormonen erfolgt nach den allgemeinen Prinzipien der Synthese von Proteinen bzw. Glykoproteinen. An den Ribosomen des rauen endoplasmatischen Reticulums werden zunächst große Polypeptide aufgebaut. Signalpeptide ermöglichen den Eintritt in den Innenraum der Zisternen und werden anschließend wieder abgespalten. Daraus resultieren Prohormone, deren Molekulargewicht noch sehr viel höher als das der aktiven Hormone ist. Die Glykolysierung des Proteinanteils, die schon im rauen endoplasmatischen Reticulum mit dem Anheften von Mannoseresten beginnt, wird im Gol-

Übersicht über den Aufbau der Hypophyse

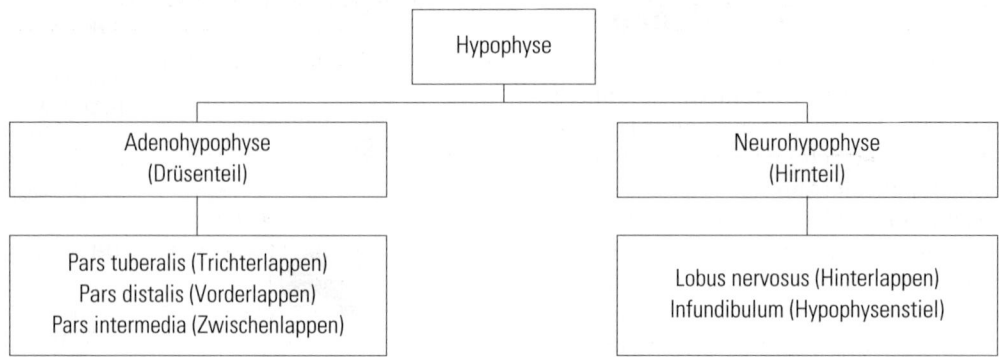

gi-Apparat durch das Hinzufügen weiterer Zuckerreste (Galactose, Fucose etc.) fortgesetzt. Schließlich werden im Golgi-Apparat die aktiven Peptide von den Prohormonen abgespalten und als Granula in kleine Vesikel gepackt, in denen sie zur Zelloberfläche transportiert und über Exozytose in den Interzellularraum ausgeschleust werden. Von dort gelangen sie in die Blut- bzw. Lymphkapillaren. Die Enzyme für die Steroidhormonproduktion sind vor allem im glatten endoplasmatischen Retikulum und in den Mitochondrien lokalisiert. Steroidhormone synthetisierende Zellen zeichnen sich demnach durch einen hohen Gehalt an glattem endoplasmatischem Retikulum und durch Mitochondrien vom Tubulustyp aus.

Die Bildung und Freisetzung ist je nach Hormon unterschiedlich geregelt. Sie kann erfolgen:

- über das vegetative Nervensystem (z. B. bei Adrenalin),
- durch glandotrope Hormone (z. B. bei Thyroxin und Cortisol),
- durch lokale Regelung in derselben endokrinen Drüse, die das Hormon produziert (z. B. wird in der Bauchspeicheldrüse die Glukosekonzentration gemessen und entsprechend die Insulinfreisetzung reguliert).

17.2 Hypothalamus-Hypophysen-System

17.2.1 Funktionen

Der Hypothalamus ist ein Teil des Zwischenhirns. Er bildet unterhalb des Sulcus hypothalamicus die Seitenwand und den Boden des III. Ventrikels. Der Hypothalamus ist das übergeordnete Steuerorgan zahlreicher vegetativer Funktionen und der endokrinen Drüsen. Der Hypothalamus reguliert grundlegend wichtige Lebensfunktionen, wie Blutkreislauf, Atmung, Wasser- und Nahrungsaufnahme, Körpertemperatur, Verdauung und Stoffwechsel. Bei der Steuerung dieser essentiellen Körperfunktionen verarbeitet der Hypothalamus Informationen, die ihm von zahlreichen Feldern der Großhirnrinde und von subcorticalen Hirnabschnitten zufließen und die vegetativen Funktionen modulieren. Über die Radix optica hypothalamica wird das Auge direkt mit den vegetativen Zentren des Hypothalamus gekoppelt, wodurch sich der Einfluss des Lichtes auf den circadianen Rhythmus der vegetativen Funktionen erklärt. Die enge Verbindung von Hypothalamus und limbischen System bewirkt die Verknüpfung

Tabelle 17-1: Die Zellen der Adenohypophyse und die von ihnen gebildeten Hormone

Einteilung der Zellen nach		Granula-Größe im EM	Produzierte Hormone
Färbung	**glandotroper Wirkung**		
Chromophile Zellen			
Acidophile α-Zellen	somatotrope Zellen	300 nm	Wachstumshormon Somatotropes Hormon – STH
Acidophile ε-Zellen	mammotrope bzw. luteotrope Zellen	200 nm, aktiviert 600–900 nm	Prolactin Luteotropes Hormon – LTH
Chromophile Zellen			
Basophile δ-Zellen	thyrotrope Zellen	60–140 nm	Thyrotropes Hormon – TSH
Basophile β-Zellen	corticotrope Zellen	200–500 nm	Adrenocorticotropes Hormon – ACTH β-Lipotropin:
Basophile δ-Zellen	gonadotrope Zellen	170–200 nm und 350–400 nm	Follikelstimulierendes Hormon – FSH Luteinisierendes Hormon – LH = ICSH
Chromophobe γ-Zellen	–	kaum Granula	–

von vegetativen Grundfunktionen mit lebens- und arterhaltenden Verhaltensmustern und mit Emotionen.

Als übergeordnetes Steuerorgan für die endokrinen Drüsen beeinflusst der Hypothalamus durch Steuerungshormone (Freisetzungshormone = Liberine und hemmende Hormone = Statine) die Freisetzung von Hormonen (glandotropen Hormonen) aus der Adenohypophyse. Die Adenohypophyse ihrerseits ist bestimmten peripheren Hormondrüsen (z.B. der Schilddrüse oder der Nebennierenrinde) übergeordnet und regelt durch die Ausschüttung spezifischer glandotroper Hormone die Bildung und Sekretion dieser endokrinen Drüsen. Diese Hormone führen dann in ihren Zielgeweben zu bestimmten physiologischen Wirkungen. Außerdem beeinflussen die von den peripheren Hormondrüsen freigesetzten Hormone ihrerseits auch im Sinne einer negativen oder positiven Rückkopplung (feedback) die Tätigkeit von Hypothalamus und Hypophyse.

Neben der erwähnten indirekten (über periphere endokrine Drüsen ablaufende) Beeinflussung der Erfolgsorgane üben Hypothalamus und Hypophyse durch einige Hormone (Effektorhormone, wie z.B. Oxytocin und Vasopressin) auch direkten Einfluss auf periphere Organe aus (Tab. 17-1).

17.2.2
Blutversorgung

Die Blutversorgung des unteren Hypothalamus, des Infundibulums und des Hypophysenvorderlappens erfolgt über die Aa. hypophysiales superiores. Im Bereich der Eminentia mediana bilden diese Arterien komplexe Kapillarkonvolute, an die die Nervenfasern des hypothalamo-adenohypophysären Systems herantreten (s.u.)

und die in bestimmten hypothalamischen Neuronen gebildeten Steuerhormone abgeben. Das Blut aus diesem Kapillarsystem wird von 1–2 Venen (Vv. portae hypophysis) gesammelt und zur Adenohypophyse transportiert. Im Hypophysenvorderlappen verzweigen sich die Venen in ein zweites Kapillargebiet. Diese Aufspaltung von Venen in ein Kapillargebiet ist mit dem abdominalen Pfortaderkreislauf vergleichbar. Es wird daher als Portalsystem der Hypophyse bezeichnet. Seine große funktionelle Bedeutung liegt im Transport von Steuerungshormonen aus dem Hypothalamus in den Hypophysenvorderlappen.

Die Blutversorgung des Hypophysenhinterlappens wird durch die Aa. hypophysiales inferiores gewährleistet, wobei auch häufig Anastomosen zu den Aa. hypophysiales superiores ausgebildet sind. Die venöse Ableitung des Blutes aus der Hypophyse erfolgt über die Vv. hypophysiales.

17.2.3
Neurosekretion

Die neurosekretorischen Neurone der großzelligen Hypothalamuskerne, des Nucleus supraopticus und des Nucleus paraventricularis synthethisieren die beiden Peptidhormone Oxytocin und Adiuretin (Vasopressin). Die Axone der beiden Hypothalamuskerne bilden den Tractus hypothalamo-hypophyseus, der zur Neurohypophyse zieht. Oxytocin und Adiuretin werden dabei in gesonderten Nervenzellen aus unterschiedlichen Prohormonen (Prooxytocin bzw. Provasopressin) gebildet. Gemeinsam mit ihren Trägerproteinen (Neurophysin I für Oxytocin und Neurophysin II für Adiuretin) werden diese Hormone in membranbegrenzte „Elementargranula" (Durchmesser 100–300 nm) verpackt und im Axoplasma der marklosen Nervenfasern des Tractus hypothalamo-hypophyseus als „Neurosekret" zur Neurohypophyse transportiert (Abb. 17-2). Neurosekrethaltige Auftreibungen entlang der Nervenfasern werden als „Herring-Körper" bezeichnet. Im Hypophysenhinterlappen enden die Axone in der Nähe von Kapillaren. Das Neurosekret wird dann bei Bedarf über Exozytose aus den Axonendigungen ausgeschleust. Der Hypophysenhinterlappen dient damit der Speicherung und Abgabe der beiden im Hypothalamus gebildeten Peptidhormone Oxytocin und Adiuretin (Vasopressin).

Anatomisch gesehen umfasst die Neurohypophyse den Hypophysenhinterlappen (Lobus posterior) und den Hypophysenstiel (Infundibulum) durch den der Lobus posterior mit dem Hypothalamus verbunden ist. Im Hypophysenstiel verlaufen die Axone des Tractus hypothalamo-hypophyseus. Der Hypophysenhinterlappen besteht aus einem Geflecht von speziellen protoplasmatischen Gliazellen, den Pituizyten, und marklosen Nervenfasern. Die Neurohypophyse enthält aber keine Perikaryen von Nervenzellen.

Die beiden in der Neurohypophyse gespeicherten Effektorhormone Oxytocin und Adiuretin (Vasopressin) haben, obwohl sie sich chemisch nur in zwei Aminosäuren unterscheiden, unterschiedliche Zielorgane und Wirkungen. Adiuretin spielt eine wichtige Rolle bei der Regulation des Wasserhaushalts. Den wichtigsten Reiz für die Adiuretin-Ausschüttung stellt die Zunahme der Osmolarität des Blutes dar (Durstzustand), die von Osmorezeptoren im Hypothalamus und in der Leber registriert wird. Außerdem steigt die Adiuretin-Ausschüttung bei einer Abnahme des Blutvolumens, die von Volumenrezeptoren der Vorhöfe des Herzens registriert wird. Adiuretin fördert die Rückresorption von Wasser in den Sammelrohren der Niere und verringert damit den Wasserverlust. Mangel an Adiuretin bewirkt eine krankhaft gesteigerte Harnausscheidung von ca. 20 l/Tag. Dieses Krankheitsbild heißt Diabetes insipidus (starke Polyurie, jedoch keine Glukosurie). In hoher Konzentration verengt Adiuretin die Blutgefäße. Aufgrund dieser Wirkung wird dieses Hormon

Abb. 17-2: Hypothala-
mus-Hypophysen-System
(Schema).
1 Chiasma opticum;
2 Trichterlappen der
Adenohypophyse; 3 Vor-
derlappen der Adenohy-
pophyse; 4 Mittellappen
der Adenohypophyse;
5 Pfortadersystem;
6 Neurone des Nucleus
supraopticus; 7 Neurone
des Nucleus paraventri-
cularis; 8 Axone, die
Neurosekret transportie-
ren; 9 Neurohypophyse;
10 A. hypophysealis infe-
rior.

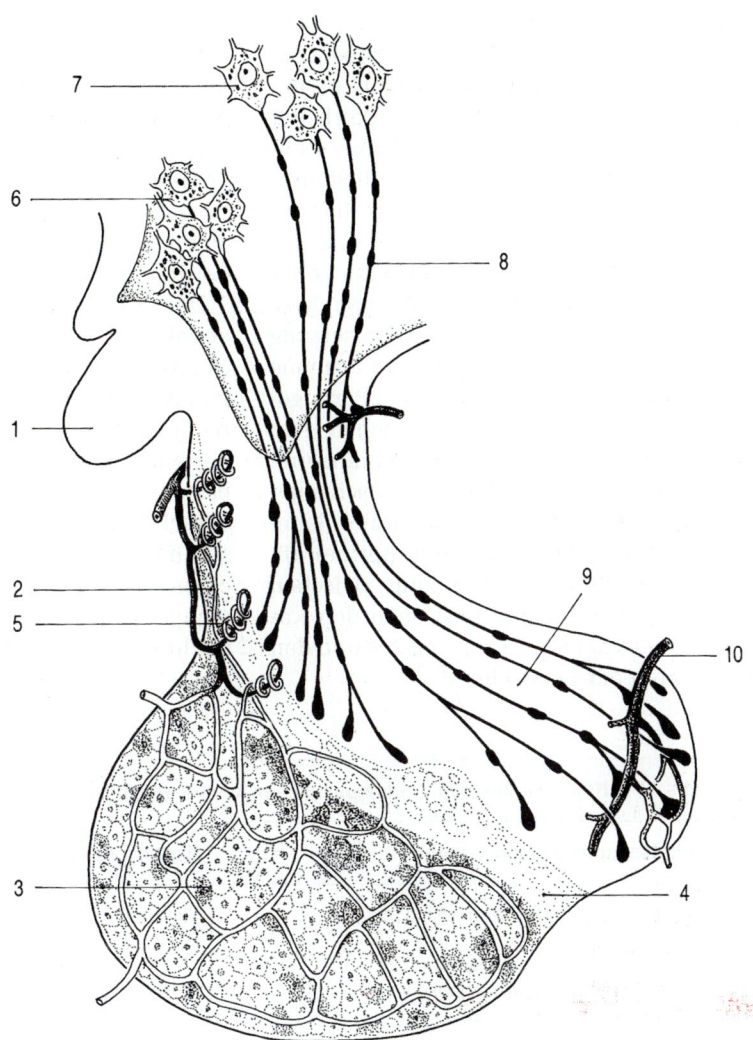

17.2.4 Steuerhormone

auch als Vasopressin bezeichnet. Oxytocin stimuliert am Ende der Schwangerschaft die Kontraktion der glatten Muskelzellen im Uterus. Therapeutisch wird das Hormon als wehenförderndes Mittel eingesetzt. Nach der Geburt fördert Oxytocin die Milchabgabe aus der Brust der stillenden Mutter durch Kontraktion der Myoepithelzellen, die um die Drüsenendstücke der Mamma gelagert sind. Die Oxytocinausschüttung aus der Neurohypophyse wird durch das Saugen an der Brust gesteigert.

Der Hypothalamus stellt, wie erwähnt, das übergeordnete Steuerungszentrum für die endokrinen Drüsen dar. Über Steuerhormone (Liberine = Releasing hormones; Statine = Release inhibiting hormones), die in Neuronen des Hypothalamus gebildet werden, kann die Freisetzung der korrespondierenden glandotropen Hormone aus der Adenohypophyse stimuliert bzw. gehemmt werden. Dabei gelangen die im Hypothalamus synthetisierten Steuerhormone über die Axone ihrer Nervenzellen zur reich kapillarisierten Eminentia mediana in der Wand des Infundibulum. Im Bereich der Eminentia mediana besteht keine Blut-Hirn-Schranke („neurohämale Region"), sodass die Steuerhormone in das Blut des hypophysären Pfortadersystems übertreten können. Von dort werden sie über „Portalgefäße" in die Adenohypophyse weitertransportiert, wo sie die Freisetzung der glandotropen Hypophysenhormone stimulieren bzw. hemmen. Die „Portalgefäße" der Hypophyse sind zwischen dem Kapillargebiet der Eminentia mediana und dem der Adenohypophyse zwischengeschaltet. Der Name „Portalgefäße" leitet sich von der Pfortader (Vena portae) ab, die gleichfalls die Verbindung zwischen zwei Kapillarsystemen (zwischen den Kapillaren des Magen-Darm-Traktes und den Kapillaren der Leber) herstellt.

In den letzten Jahren wurden eine Reihe von hypothalamischen Steuerungshormonen näher charakterisiert, die in der Adenohypophyse spezifisch die Freisetzung ihrer Hormone stimulieren bzw. hemmen können. Die einzelnen Steuerungshormone und die zugehörigen glandotropen adenohypophysären Hormone sind in Tabelle 17-2 kurz dargestellt.

Durch die hierarchische Staffelung des endokrinen Systems (hypothalamische Neurone: Steuerungshormone, Adenohypophyse [glandotrope Hormone], periphere endokrine Drüsen [Effektorhormone]) besteht einerseits die Möglichkeit zu einer besonders feinen Regulation der Hormonausschüttung, andererseits kann unter bestimmten Bedingungen eine Vervielfachung der letztlich wirksamen Hormonmenge über einen „Kaskadeneffekt" erreicht werden.

Tabelle 17-2: Hormone des Hypothalamus und der Adenohypophyse

Hypothalamische Steuerhormone	Adenohypophysäre Hormone
Follicle stimulating hormone-releasing factor = FSH-RF (Folliberin)	Follicle stimulating hormone = FSH (Follitropin)
Luteinizing hormone-releasing hormone = LH-RH; = GnRH	Luteinizing hormone = LH (Lutropin)
Corticotropin-releasing factor = CRF (Corticoliberin)	Adrenocorticotropic hormone = ACTH (Corticotropin)
Thyrotropin-releasing hormone = TRH (Thyroliberin)	Thyrotropic hormone = TSH (Thyrotropin)
Growth hormone-releasing factor (Somatoliberin)	Growth hormone = GH (Somatotropin)
Somatostatin	Growth hormone = GH (Somatotropin)
Melanoliberin	Melanocyte stimulating hormone = MSH (Melanotropin)
Melanostatin	Melanocyte stimulating hormone = MSH (Melanotropin)
Prolactin-releasing factor = PRF (Prolactoliberin)	Prolaktin
Prolactin-release inhibiting factor = PIF; Dopamin	Prolaktin

17.2.5
Hypophyse (Glandula pituitaria, Hirnanhangdrüse)

Die bohnenförmige Hypophyse liegt im Türkensattel (Sella turcica) des Keilbeins. Ihr Gewicht beträgt ca. 0,6 g. Außen wird sie von einer meningealen Organkapsel umkleidet. Sie ist über den Hypophysenstiel mit dem Hypothalamus verbunden. Die Hirnanhangdrüse besteht aus zwei Anteilen, die sich sowohl in ihrem Aufbau als auch in ihrer entwicklungsgeschichtlichen Herkunft unterscheiden, nämlich aus der Adenohypophyse und der Neurohypophyse. Die Adenohypophyse entwickelt sich aus einer ektodermalen Ausstülpung der primären Mundhöhle, die als Rathke-Tasche bezeichnet wird. Die Neurohypophyse geht aus der Bodenplatte des Zwischenhirns hervor.

Die Adenohypophyse bildet ca. $^{3}/_{4}$ der gesamten Hypophyse. An der Adenohypophyse lassen sich der Vorderlappen (Pars distalis), der Trichterlappen (Pars infundibularis) und der Mittellappen (Pars inter-

media), der beim Menschen nur schwach ausgebildet ist, unterscheiden.

Das Parenchym des Hypophysenvorderlappens (Pars distalis; Lobus anterior) besteht aus unregelmäßig geformten Zellsträngen, die durch weitlumige Kapillaren (Sinusoide) getrennt sind. Die Parenchymzellen weisen ein unterschiedliches Färbeverhalten auf. Entsprechend ihrer Anfärbbarkeit können sie in chromophobe (farbscheue), azidophile und basophile Zellen unterteilt werden. Die chromophoben Zellen wurden lange Zeit als die größten der verschiedenen Zellpopulationen (50% aller Zellen) betrachtet. Neuere Untersuchungen ergaben aber, dass viele der ursprünglich als chromophob eingestuften Zellen den basophilen Zellen zuzurechnen sind. Weiter sind die verbleibenden chromophoben Zellen keine einheitliche Population, sondern sie umfassen undifferenzierte Stammzellen, degranulierte Zellen aller Zellarten und sog. Sternzellen, die mit dünnen langen Fortsätzen Gruppen von Drüsenzellen unvollständig umgeben.

Durch verfeinerte Färbemethoden lassen sich die basophilen Zellen in β-Zellen

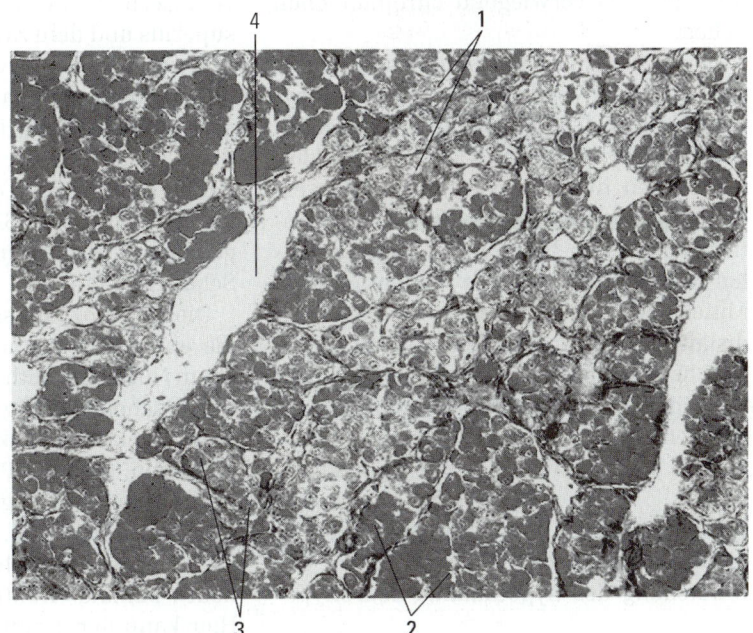

Abb. 17-3: Das Parenchym der Adenohypophyse weist Zellen mit sehr unterschiedlichem Färbeverhalten auf. Es lassen sich dabei chromophobe (1), azidophile (2) und basophile (3) Zellen unterscheiden, welche die verschiedenen Hormone der Adenohypophyse synthetisieren. 4 Sinusoid.

und δ-Zellen, die acidophilen in α- und ε-Zellen differenzieren. Durch immunzytochemische Methoden ist eine Zuordnung des jeweiligen Zelltyps zu den Hormonen möglich. Die Beziehung zwischen Zellart und den von ihr gebildeten Hormonen sind in Tabelle 17-1 kurz dargestellt.

Alle Hormone der Adenohypophyse sind Proteine (Somatotropin; Prolactin; Corticotropin) bzw. Glykoproteinhormone, die im Zusammenwirken von rauem endoplasmatischem Retikulum und Golgi-Apparat gebildet und in Form membranbegrenzter Granula gespeichert werden. Bei Bedarf werden sie über Exozytose freigesetzt. Größe und Form der Granula sind dabei für die verschiedenen Hormon bildenden Zellen recht charakteristisch. Die großen Unterschiede im Hormongehalt, die zwischen einzelnen Drüsenzellen des gleichen Zelltyps beobachtet werden können, zeigen das funktionell bedingte wechselnde Verhältnis zwischen Hormonbildung und -abgabe an.

Der Trichterlappen (Pars infundibularis; Pars tuberalis) legt sich der vorderen Fläche des Hypophysenstiels an. Er besteht aus mehreren parallel angeordneten Strängen aus vorwiegend chromophoben Zellen.

Der Mittellappen (Pars intermedia) liegt zwischen dem Vorderlappen der Adenohypophyse und der Neurohypophyse. Auffallend sind einzelne, mit Epithel ausgekleidete Zysten, die Kolloid enthalten. Sie werden als Reste der Rathke-Tasche interpretiert. Ansonsten herrschen basophile Zellen vor. Die funktionelle Bedeutung des Mittellappens wird beim Menschen noch diskutiert. Bei verschiedenen Wirbeltieren (Fische, Amphibien) sezernieren die Zellen des Mittellappens das Melanotropin (Melanozytenstimulierendes Hormon [MSH]), das die Melaninbildung in der Haut stimuliert.

Die Neurohypophyse, die sich an den Mittellappen anschließt, wurde bei der Darstellung des hypothalamo-neurohypo-physären Systems (s. Abschn. 17.2.3) bereits besprochen.

17.3
Epiphyse (Corpus pineale, Zirbeldrüse)

17.3.1
Mikroskopische Anatomie der Epiphyse

Die Epiphyse ist eine etwa 5–10 mm lange, zapfenförmige Bildung des Zwischenhirns, die über die Habenulae mit diesem in Verbindung steht. Die Epiphyse wird von einer zarten Bindegewebshülle umgeben, die sich von der Pia mater ableitet. Von ihr strahlen feine Septen in das Parenchym und unterteilen es in unvollständig voneinander getrennte Läppchen. Die Hauptmasse des Parenchyms besteht aus vielgestaltigen Pinealozyten, die in ein dichtes Gliagerüst eingebaut sind, das sich aus faserigen Astrozyten aufbaut. Ferner kommen markhaltige und marklose Nervenfasern, die aus dem Ganglion cervicale superius und dem Zwischenhirn stammen, und vereinzelte Nervenzellen vor. Mit zunehmendem Alter lassen sich knollenartige Konkremente („Hirnsand, Acervulus"), die einige Millimeter groß werden und zunehmend Kalksalze einlagern, in der Epiphyse beobachten. Sie dienen in der Röntgenologie als Orientierungsmarken bei Schädelaufnahmen.

Die Pinealozyten sind polygonale Zellen die einen großen, hellen Kern mit deutlichem Nucleolus enthalten. Die Kernmembran erscheint häufig unregelmäßig eingefaltet. Elektronenmikroskopisch lässt sich erkennen, dass die Pinealozyten mit ihren Fortsätzen eine enge Beziehung zu den Kapillaren eingehen. Wie im Hypophysenhinterlappen ist auch in der Epiphyse eine neuro-hämale Kontaktzone ausgebildet. Hier kann der granuläre Inhalt der aufge-

Abb. 17-4: Die Hauptmasse des Parenchyms der Epiphyse besteht aus den vielgestaltigen Pinealozyten (1), die in ein dichtes Faserwerk von Astrozyten (2) eingebettet sind. 3 Acervulus (Hirnsand).

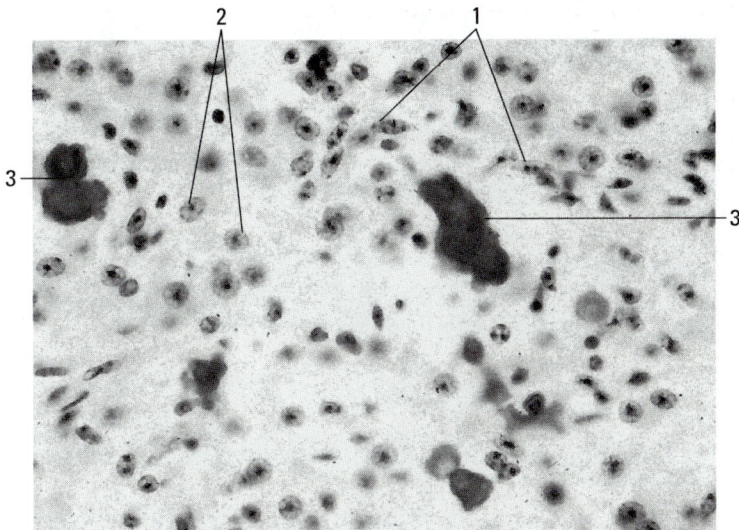

triebenen Fortsätze in die Zirkulation übertreten. Die Epiphyse weist ferner eine besonders strukturierte Liquorkontaktzone im Bereich des Recessus pinealis und/oder Recessus suprapinealis auf. Das auskleidende Ependym ist niedrig und unterbrochen. Fortsätze von Pinealzellen ziehen durch das Ependym und kommen in direkten Kontakt mit dem Liquor cerebrospinalis. Die Epiphyse kann somit ihre Produkte sowohl in die Blutbahn als auch direkt in den Liquor abgeben.

17.3.2
Funktionen der Epiphyse

Von der Epiphyse werden verschiedene biogene Amine und Peptidhormone produziert und abgegeben. Am besten untersucht ist dabei das Melatonin, das aus Tryptophan über die Zwischenstufe Serotonin gebildet wird und unter anderem bei der Steuerung der zirkadianen Rhythmik eine wichtige Rolle spielt. Die Melatoninbildung ist lichtabhängig. Sie wird durch Dunkelheit stimuliert, wodurch auch die Melatoninsekretion nachts ihr Maximum erreicht. Melatonin wirkt inhibitorisch auf

die Abgabe von Releasing-Hormonen aus dem Hypothalamus. Dadurch wirkt es hemmend auf die Gonadenentwicklung bzw. die Funktion von Hoden und Ovar.

17.4
Schilddrüse (Glandula thyreoidea)

17.4.1
Mikroskopische Anatomie der Schilddrüse

Sie besteht aus zwei großen, neben der Trachea und dem Ösophagus gelegenen Seitenlappen, die durch eine schmale Parenchymbrücke, den Isthmus glandulae thyreoideae, miteinander verbunden sind. Das Gewicht der normalen Schilddrüse beträgt beim Erwachsenen ca. 20–30 g. Eine pathologische Vergrößerung der Schilddrüse heißt Kropf (Struma).

Die Schilddrüse wird von einer bindegewebigen Kapsel (Capsula fibrosa) umgeben. Von ihr dringen gefäß- und nervenhaltige Bindegewebstrabekel in das Innere

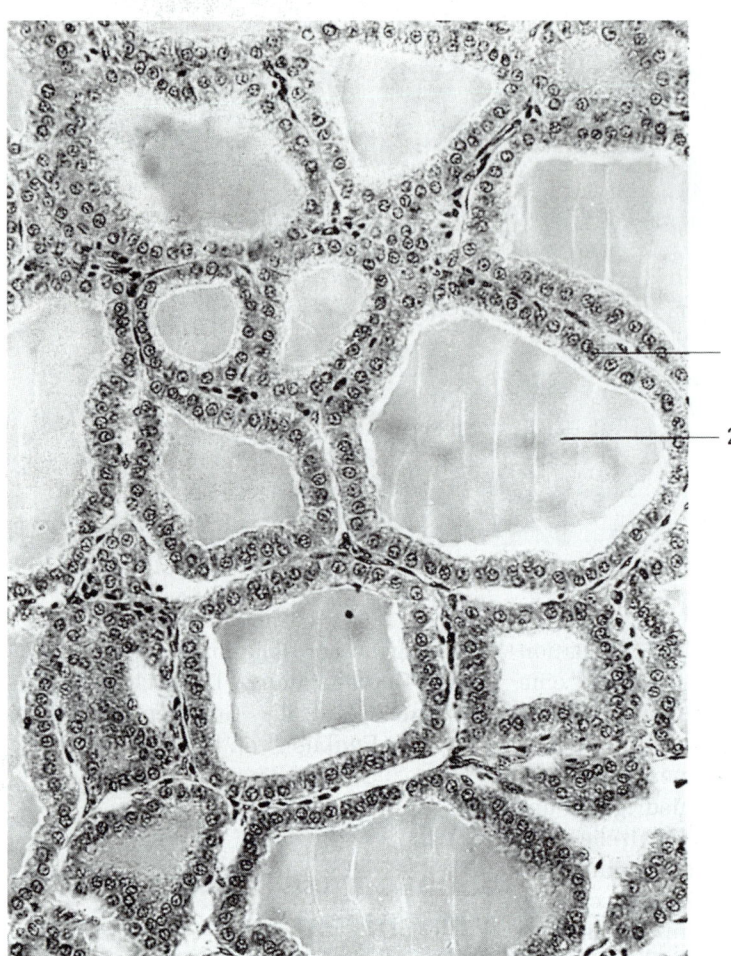

Abb. 17-5: Mikroskopischer Aufbau der Schilddrüse.
1 Follikelepithel; 2 Kolloid mit gespeichertem Thyroxin und Triiodthyronin.

vor und unterteilen die Schilddrüse in unregelmäßige Lobuli. Die Lobuli enthalten zahlreiche Schilddrüsenfollikel, (Abb. 17-5) parafollikuläre Zellen, Blut- und Lymphgefäße sowie Nervenfasern. Der Durchmesser der Schilddrüsenfollikel ist variabel und liegt etwa zwischen 50 und 500 μm. Die Follikel werden von einem einschichtigen Epithel ausgekleidet, das einer feinen Basalmem-bran aufsitzt. Die einzelnen Follikel werden von einem gut ausgebildeten Netz fenes-trierter Kapillaren und sympathischen Nervenfasern umsponnen. Bei einer aktiven, Hormon bildenden Schilddrüse sind die Follikel relativ klein, und das Epithel ist hochprismatisch. Auch wenn

das in den Follikeln gespeicherte Hormon wieder resorbiert wird, ist das Follikelepithel hochprismatisch. Eine inaktive Schilddrüse zeichnet sich durch große Follikel mit flachem Epithel aus (Stapelform).

Die Epithelzellen der Follikel besitzen runde Kerne, die in einem hellen, leicht basophilen Zytoplasma liegen. Supranukleär lassen sich in den Zellen von aktiven Follikeln zahlreiche Granula erkennen. Bei elektronenmikroskopischer Betrachtung wird deutlich, dass es sich dabei meist um Lysosomen handelt. An ihrer lumenseitigen Oberfläche tragen die Follikelzellen kurze Mikrovilli. Der supranukleär gelegene Golgi-Apparat ist während der Thyreoglobulinbildung stark, sonst deutlich schwächer ausgebildet.

17.4.2
Hormone der Schilddrüse

17.4.2.1
Thyroxin und Trijodthyronin

Die Hormone der Schilddrüse sind Thyroxin, Trijodthyronin sowie Calcitonin. Thyroxin und Trijodthyronin sind Glykoproteine, die nach ihrer Synthese im Follikelepithel an ein Protein (Thyroglobulin) gebunden und in den Follikeln als sog. Kolloid gespeichert werden. Da die Schilddrüse große Hormonmengen extrazellulär lagern kann, wird sie auch als eine Stapel- bzw. Speicherdrüse bezeichnet. Die Hormone liegen im Kolloid in inaktiver Form vor. Beim Menschen ist in den Follikeln so viel Thyroxin und Triiodthyronin gespeichert, dass der Organismus ohne Neusynthese damit für 10 Monate ausreichend versorgt wäre. Das Polypeptid Calcitonin wird von den parafollikulären Zellen (C-Zellen; Abb. 17-6) produziert und ohne weitere Speicherung an das Blut abgegeben.

Die Vorgänge bei der Bildung von Thyroxin und Triiodthyronin lassen sich in folgende Teilprozesse aufgliedern:
- Bildung von Thyroglobulin
- Aufnahme von Iod aus dem Blut
- Aktivierung des Iods
- Iodierung der Tyrosinreste des Thyroglobulins.

Die Bildung des zunächst iodfreien Glykoproteins Thyroglobulin erfolgt in der für Exportproteine üblichen Weise. Im rauen endoplasmatischen Retikulum erfolgt die Synthese des Proteinanteils und die Anlagerung von Mannose. Nach dem Transport in den Golgi-Apparat werden weiter Kohlenhydratreste eingebaut. Anschließend wird das Thyroglobulin in größere Vakuolen verpackt, die vom Golgi-Feld zum apikalen Zellpol wandern und ihren Inhalt in das Lumen des Follikels abgeben. Dabei beginnt die Iodierung des Thyroglobulins, die dann vor allem innerhalb des Follikels weiter fortgesetzt wird.

Das Iod, das für die Synthese von Thyroxin und Triiodthyronin notwendig ist, stammt aus der Nahrung. Die Epithelzellen der Schilddrüsenfollikel nehmen es aktiv in Form von Iodid aus dem Blut auf. Dies erfolgt mittels einer sog. „Iodpumpe", die in der basalen Zellmembran lokalisiert

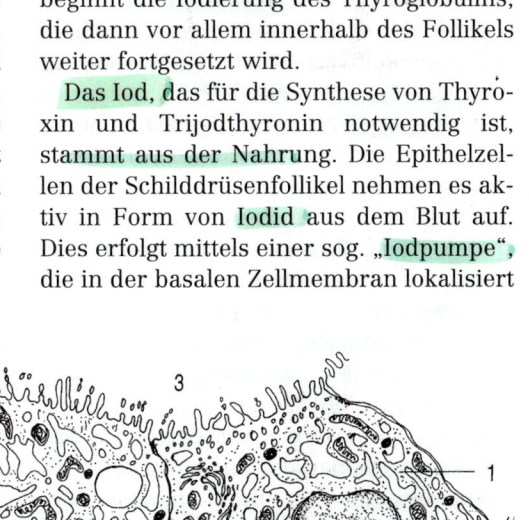

Abb. 17-6: Schematische Darstellung des Follikelepithels der Schilddrüse. 1 Thyroxin bildende Follikelepithelzelle; 2 C-Zelle mit Calciton-haltigen Sekretvesikel; 3 Lumen des Follikels; 4 Basalmembran des Follikelepithels.

ist. Die Aktivität der Iodpumpe wird durch Thyrotropin (TSH) stimuliert, durch andere Substanzen wie Perchlorat, Rhodanid und Thiocyanat gehemmt. In der Zelle wird das Iodid durch Oxidation in elementares Iod überführt. Dies erfolgt mittels einer Peroxidase des endoplasmatischen Reticulums. Mittels einer Iodtransferase beginnt noch innerhalb der Follikelepithelzellen die Iodierung der Tyrosinreste des Thyroglobulins. Sie wird dann im verstärkten Maß extrazellulär, d. h. im Follikellumen, fortgesetzt. Zunächst entsteht dabei Monojodthyrosin, dann erfolgt die Iodierung zum Dijodthyrosin. 2 Dijodthyrosinreste werden unter Freisetzung der Aminosäure Alanin zum Tetrajodthyronin (Thyroxin) vereinigt. In geringerer Menge entsteht durch Kopplung von Monojodthyrosin und Dijodthyrosin das zweite Schilddrüsenhormon, das Trijodthyronin.

Thyroxin und Trijodthyronin bleiben, bis sie im Stoffwechsel benötigt werden, an Thyroglobulin gebunden im Kolloid der Follikel gespeichert. Bei Bedarf nehmen die Follikelepithelzellen Kolloid über endozytotische Prozesse auf. Die kolloidhaltigen Vesikel verschmelzen dann mit Lysosomen, deren Enzyme die Hormone Thyroxin und Trijodthyronin vom Glykoprotein abspalten. Anschließend werden die Hormone in die Kapillaren, die die Follikel dicht umspinnen, abgegeben. Im Blut bestehen etwa 90% der zirkulierenden Schilddrüsenhormone aus Thyroxin. Erheblich wirksamer als das Thyroxin ist das Trijodthyronin. Man nimmt an, dass möglicherweise in den Zielzellen vom Thyroxin ein Iodrest abgespalten wird und Thyroxin damit in Trijodthyronin überführt wird. Damit wäre das Thyroxin als Vorstufe (Prähormon) für das wirksamere Trijodthyronin aufzufassen.

Thyroxin und Trijodthyronin spielen eine wichtige Rolle bei der Regulation des Stoffwechsels (s. Lehrbücher der Physiologie). Sie steigern die Sauerstoffaufnahme und den Sauerstoffverbrauch in stoffwechselaktiven Oganen. Beide Hormone för-

dern den Energieumsatz und die Wärmeproduktion (kalorigene Wirkung). Zusammen mit dem Wachstumshormon der Hypophyse spielen die Schilddrüsenhormone eine wichtige Rolle bei der Reifung des Gehirns und beim Knochenwachstum.

Es gibt eine Reihe von Erkrankungen, die sich auf Überfunktion (Hyperthyreose) oder Unterfunktion (Hypothyreose) der Schilddrüse zurückführen lassen. In beiden Fällen kann es zu einer Vergrößerung der Schilddrüse (Kropf; Struma) kommen. Bei einer Überfunktion der Schilddrüse, wie bei der Basedow-Krankheit, lässt sich eine Erhöhung des Grundumsatzes und der Körpertemperatur, Steigerung der Herz- und Atemtätigkeit sowie eine Gewichtsabnahme beobachten. Weitere charakteristische Symptome sind eine weiche Struma, Exophthalmus (Glotzauge) und psychische Veränderungen (Nervosität; leichte Ermüdbarkeit). Hypothyreosen sind Erkrankungen, die auf eine ungenügende Synthese von Thyroxin und Trijodthyronin zurückzuführen sind. Es gibt dabei zahlreiche Erscheinungsformen. Häufig ohne schwere klinische Beschwerden verläuft der Iodmangelkropf, der in verschiedenen Alpengegenden endemisch auftritt. Durch zu geringen Iodgehalt der Nahrung kommt es zur verminderten Produktion von Schilddrüsenhormonen. Dies hat eine vermehrte Freisetzung von Thyrotropin (TSH) zur Folge, das zu einer Vermehrung von Schilddrüsengewebe und zur Vergrößerung der Schilddrüse (Struma) führt. Andere Hypothyreosen entstehen in Folge von Schilddrüsenentzündungen, nach operativen Eingriffen oder durch eine zu geringe hypophysäre Stimulierung. Die Schilddrüse erscheint dabei stark verkleinert und die Stoffwechselintensität vermindert. Histologisch lässt sich im Bindegewebe der Haut, der Schleimhäute, von inneren Organen sowie der Skelett- und Herzmuskulatur eine vermehrte Einlagerung von Wasser und Mukopolysacchariden (Myxödem) beobachten. Liegt ein ausgeprägter Mangel an Schilddrüsenhormonen schon während der frühen Kindheit vor, so hat dies schwere Störungen des Wachstums sowie der sexuellen und geistigen Entwicklung zur Folge (Kretinismus).

Der Funktionszustand der Schilddrüse wird außerdem stark durch exogene Faktoren wie Temperatur, Ernährung und psychische Beanspruchung beeinflusst. So führt eine erhöhte Außentemperatur zu einer vermehrten Speicherung der Schilddrüsenhormone in den Follikeln, Kälte bewirkt eine Kolloidausschwemmung. Der „Kälteschock", den das Neugeborene nach der Geburt erfährt, führt zu einer extremen Entleerung der Schilddrüsenfollikel.

17.4.2.2
Calcitonin

Im zarten Bindegewebe zwischen den Follikeln und basal in das Epithel der Follikel eingestreut liegen die C-Zellen (parafollikuläre Zellen). Diese morphologisch und funktionell eigenständige Zellgruppe leitet sich von der Neuralleiste ab und wandert über den Ultimobranchialkörper (einem Abkömmling der 5. Schlundtasche) in die Schilddrüse ein. Die C-Zellen sind größer und heller als die Thyroxin bildenden Zellen des Follikelepithels und erreichen nicht das Lumen der Follikel. Um diese Zellen lichtmikroskopisch sicher erkennen zu können, sind Spezialmethoden (Silberimprägnation; immunzytochemischer Nachweis von Calcitonin) notwendig. Elektronenmikroskopisch lassen sich in den C-Zellen zahlreiche Vesikel mit opakem Inhalt (Durchmesser 100–400 nm), gut ausgebildete Golgi-Komplexe und lange schlanke Mitochondrien nachweisen. Die Vesikel enthalten Calcitonin, ein phylogenetisch altes Hormon, das bei niederen Wirbeltieren für die Steuerung des Mineralstoffwechsels lebensnotwendig ist. Bei den höheren Wirbeltieren und beim Menschen wirkt es antagonistisch zum Parathormon. Calcitonin ist ein Polypeptid, das aus 32 Aminosäuren besteht, und dann in die Blutbahn abgegeben wird, wenn der Kalziumspiegel im Blutplasma erhöht ist. Es hat eine hypokalzämische Wirkung, d. h., es senkt die Kalziumkonzentration im Blut, in dem es die Osteoklasten inaktiviert, die Einlagerung von Ca^{++} in das Knochengewebe fördert und die Ca^{++}-Resorption aus dem Darm einschränkt. Die Sekretion von Calcitonin aus den C-Zellen wird auschließlich über die Höhe des Blutkalziumspiegels geregelt und ist unabhängig von der Funktion der Schilddrüse.

17.5
Epithelkörperchen
(Glandulae parathyreoideae)

17.5.1
Mikroskopische Anatomie

Die vier Epithelkörperchen sind etwa linsengroße Gebilde, die während der Embryonalentwicklung aus der 3. (die beiden Glandulae parathyreoideae inferiores) und der 4. Schlundtasche (die beiden Glandulae parathyreoideae superiores) entstehen. Sie liegen oben und unten an der dorsalen Fläche der Schilddrüsenseitenlappen, und zwar außerhalb der Capsula fibrosa der Schilddrüse. Nicht selten kommen auch noch weitere, akzessorische Epithelkörperchen vor.

Die Epithelkörperchen werden von einer dünnen Bindegewebskapsel umgeben, von der aus feine Septen aus retikulären Fasern und Blutgefäßen in das Organ ziehen. Das Parenchym wird von relativ kleinen, polygonalen Epithelzellen gebildet, die in enger Beziehung zum dichten Kapillarnetz der Epithelkörperchen stehen. Dabei lassen sich zwei Zelltypen, die Hauptzellen und die oxyphilen Zellen, unterscheiden. Die Hauptzellen wiederum kommen als helle und dunkle Zellen vor, die wahrscheinlich zwei verschiedene Aktivitätsstadien des gleichen Zelltyps repräsentieren.

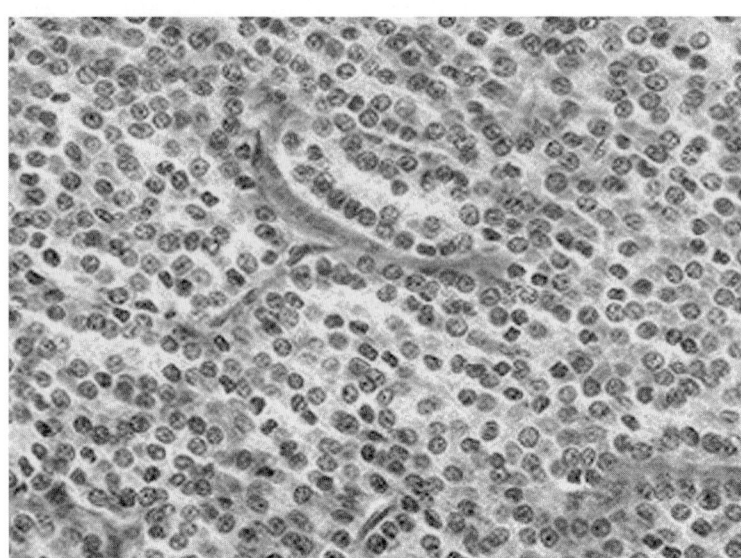

Abb. 17-7: Dunkle und helle Hauptzellen bilden den überwiegenden Teil des Parenchyms der Epithelkörperchen.

Die dunklen Hauptzellen besitzen, verglichen mit den hellen Hauptzellen, mehr raues endoplasmatisches Retikulum, eine größere Anzahl von Sekretgranula und Mitochondrien, aber deutlich weniger Glykogen. Die hellen Hauptzellen werden für inaktiv gehalten.

17.5.2
Parathormon

Die Hauptzellen bilden das Parathormon (Parathyrin), das an der Regulation des Kalzium- und Phosphatstoffwechsels maßgeblich beteiligt ist. Durch das Parathormon wird die Aktivität der Osteoklasten gesteigert. Der vermehrte Knochenabbau führt zum Ansteigen des Blutkalziumspiegels. Entfernung der Epithelkörperchen führt zu Hypokalzämie und Hyperphosphatämie. Durch das starke Absinken des Blutkalziumspiegels kommt es über eine erhöhte neuromuskuläre Erregbarkeit zu Krämpfen der Skelettmuskulatur (Tetanie), die tödlich verlaufen können.

Die oxyphilen Zellen sind größer als die Hauptzellen. Ihr Zytoplasma verhält sich stark azidophil. Elektronenmikroskopisch lassen sich darin zahlreiche Mitochondrien erkennen. Da Übergangsformen zwischen den Hauptzellen und oxyphilen Zellen vorkommen, nimmt man heute an, dass es sich bei oxyphilen Zellen und Hauptzellen um verschiedene Funktionszustände der gleichen Zellart handeln dürfte.

17.6
Nebennieren
(Glandulae suprarenales)

Die halbmondförmigen, abgeplatteten Nebennieren liegen jeweils kappenartig am oberen Pol der Nieren und werden von deren Fettkapsel umschlossen. Die Nebennieren des Menschen sind ca. 4 – 6 cm lang, 1 – 2 cm breit und 4 – 6 mm dick. Größe und Gewicht (durchschnittlich ca. 7,5 g beim Erwachsenen) zeigen eine deutliche Abhängigkeit vom Alter und vom Funktionszustand. Die Nebennieren bestehen aus zwei funktionell und entwicklungsgeschichtlich unterschiedlichen Anteilen, der Nebennierenrinde (Cortex glandulae suprarenalis) und dem Nebennie-

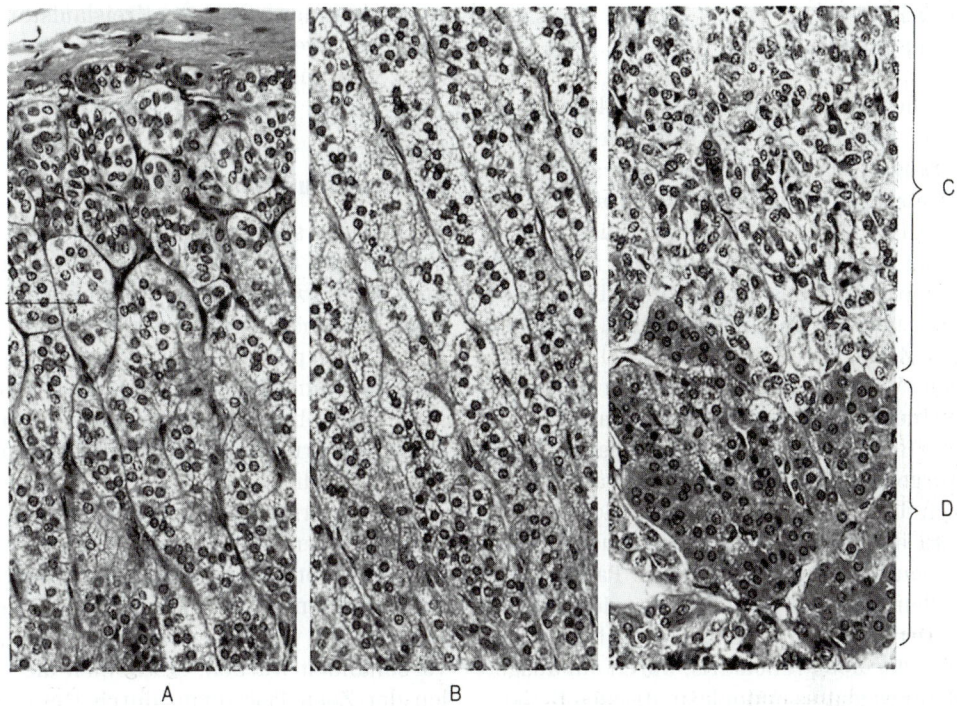

Abb. 17-8: Histologie der Nebenniere (Mensch).
A Zona glomerulosa; B Zona fasciculata; C Zona reticularis; D Nebennierenmark.

renmark (Medulla glandulae suprarenalis). Die Rinde (Abb. 17-8) entwickelt sich aus dem Zölomepithel und ist damit mesodermaler Herkunft. Die Zellen des Marks sind Abkömmlinge von Sympathikoblasten, die während der Embryonalentwicklung von der Neuralleiste her einwandern. Das Nebennierenmark leitet sich somit vom Ektoderm ab. Das Nebennierenmark kann als ein modifiziertes sympathisches Ganglion aufgefasst werden.

Nebennierenmark und Rinde lassen sich bereits makroskopisch unterscheiden. Am Schnitt durch das unfixierte Organ lässt sich unmittelbar nach dem Tod die intensiv gelb gefärbte Rinde, die 80–90 % des Organs ausmacht, vom graurötlichen Mark deutlich abgrenzen. Schon kurze Zeit nach dem Tod beginnt sich das Mark zu verflüssigen, wodurch die Nebenniere den Eindruck erweckt, hohl zu sein.

Außen ist das Organ von einer starken bindegewebigen Kapsel umgeben, von der aus Gefäße und Nerven enthaltende Septen radiär in die Rindensubstanz ziehen. An der Mark-Rinden-Grenze lösen sich die Septen in feine, in die Marksubstanz ziehende Fasern auf.

17.6.1
Nebennierenrinde (Cortex glandulae suprarenalis)

Die Nebenniere ist beim erwachsenen Menschen ca. 5 mm dick. Schon bei schwacher Vergrößerung lassen sich an der Rinde drei Zonen unterscheiden. Von außen nach innen sind dies die Zona glomerulosa, die Zona fasciculata und die Zona reticularis.

17.6.1.1
Zona glomerulosa

Sie liegt direkt unter der Kapsel und setzt sich aus knäuelartig gewundenen Zellsträngen zusammen. Die Zellen sind klein, besitzen jedoch einen relativ großen kugelförmigen Kern. Dadurch erscheint diese Zone besonders kernreich. Das azidophile Zytoplasma dieser Zellen enthält keine oder nur wenige Lipidtröpfchen. Zwischen den Zellsträngen liegen zahlreiche Kapillaren. Von den äußersten Zellen der Zona glomerulosa (subkapsuläres Blastem) soll die Regeneration des Rindenparenchyms ausgehen. Von hier aus wird wahrscheinlich der Zellbestand der Zona glomerulosa und der Zona fasciculata erneuert. Elektronenmikroskopisch sind die Parenchymzellen der Zona glomerulosa, wie auch die in der darunter gelegenen Zona fasciculata und der Zona reticularis, durch ein ausgedehntes glattes endoplasmatisches Retikulum und durch große Mitochondrien vom Tubulustyp charakterisiert. Diese Zellorganellen sind für Steroidhormon-bildende Zellen typisch. Als Ausgangsmaterial für die Steroidsynthese dient Cholesterol, das in den Lipidtröpfchen der Zellen gespeichert wird.

Die Zellen der Zona glomerulosa bilden Mineralkortikoide, vor allem Aldosteron. Diese Hormone sind für die Regulation des Natrium- und Kaliumionenstoffwechsels und damit für den Wasserhaushalt des Körpers und die Kreislauffunktion wichtig. Die Freisetzung von Aldosteron aus der Nebenniere wird durch Angiotensin II bewirkt. Durch die vermehrte Abgabe von Aldosteron wird die Natriumausscheidung in den Nieren vermindert, wodurch auch die renale Wasserausscheidung reduziert wird. Hieraus ergibt sich eine Zunahme des Blutvolumens und des arteriellen Blutdrucks. Viele Bluthochdruck-Erkrankungen beruhen auf einer pathologisch gesteigerten Aktivierung des Renin-Angiotensin-Aldosteron-Systems. Umgekehrt leiden Patienten mit einem Ausfall der Nebennie-

renrinde unter schweren Kreislaufstörungen (primäre Nebennierenrinden-Insuffizienz, Morbus Addison).

17.6.1.2
Zona fasciculata

Sie schließt sich markwärts an die Zona glomerulosa an und ist die breiteste der drei Rindenzonen. Ihre gewöhnlich aus zwei Zellreihen bestehenden Epithelstränge verlaufen parallel und radiär zum Mark. Zwischen ihnen liegen zarte Bindegewebssepten und ebenfalls radiär ziehende Sinusoide. Aufgrund der zahlreichen Lipidtröpfchen (die hauptsächlich Cholesterol enthalten) tritt die Zona fasciculata bei Fettfärbungen von Gefrierschnitten (z. B. mit Sudanrot) besonders auffällig hervor. Bei normalen Routinepräparaten, die mit fettlösenden Alkoholen und Intermedien vorbehandelt wurden, erscheinen die Zellen der Zona fasciculata durch Herauslösen der Lipidtropfen wabenartig und werden auch als Spongiozyten bezeichnet.

In der Zona fasciculata werden vor allem Glukokortikoide gebildet. 95 % der gesamten Glukokortikoidaktivität entfallen dabei auf Cortisol. Die Ausschüttung dieses lebensnotwendigen Hormons wird durch das ACTH der Hypophyse reguliert. Wird die Hypophyse operativ entfernt oder durch Bestrahlung ihre Funktion aufgehoben, kommt es zum fortschreitenden Abbau der Zona fasciculata. Durch Injektion von ACTH wird andererseits schon nach wenigen Minuten die Synthese und Freisetzung von Cortisol ausgelöst. Über einen negativen Feedback-Mechanismus hemmt dann der erhöhte Cortisolspiegel im Hypothalamus die Abgabe von Corticotropin-Releasing-Hormon (CRH) an die Hypophysen Pfortadergefäße und in der Hypophyse die ACTH-Sekretion. Im Blut wird Cortisol an ein spezielles Transportprotein (Transcortin) gebunden. Cortisol wird in der Leber inaktiviert.

Gesteigerte Belastung des Organismus („Stress", z. B. durch Temperaturveränderungen, Infektionen, Hunger, Durst, Operationen) führt zu einem raschen Ansteigen der ACTH-Ausschüttung aus dem Hypophysenvorderlappen und der Kortisolsekretion aus der Nebennierenrinde. Insgesamt spielen die Glukokortikoide und die Mineralkortikoide eine wichtige Rolle bei der schnellen Anpassung des Körpers an gesteigerte Belastungen.

Die wichtigsten Wirkungen von Cortisol sind:

- Erhöhung des Blutzuckerspiegels durch vermehrten Abbau von Glykogen und gesteigerte Glukoseneubildung (Glukoneogenese) aus Aminosäuren.
- Beschleunigung des Eiweißabbaus in allen Zellen außer den Leberzellen.
- Erhöhung des Blutdruckes aufgrund einer Gefäßverengung und einer Erhöhung des Blutvolumens (schwacher mineralkortikoider Effekt).
- Steigerung der Salzsäure- und Pepsinfreisetzung im Magen.

In höheren Dosen wirkt Cortisol stark entzündungshemmend und antiallergisch. Diese Wirkung kommt möglicherweise aufgrund einer Hemmung der Reaktionsfähigkeit der weißen Blutzellen (verminderte Synthese von Antikörpern; Abbau von lymphatischen Gewebe) und der Stabilisierung der Lysosomenmembranen in den Zellen zustande. Ferner hemmen Kortisone die Bindegewebszellen. Dies hat eine verminderte Bildung von Grundsubstanz und kollagenen Fasern zur Folge und führt zur schlechten Wundheilung und verzögerten Narbenbildung.

Synthetische Glukortikoide werden wegen ihrer antientzündlichen, antiallergischen, antirheumatischen und fiebersenkenden Wirkung häufig therapeutisch verabreicht. Ihre Anwendung ist dann sinnvoll, wenn die Abwehrreaktion des Körpers schädlicher für den Organismus ist als die abzuwehrende Noxe (z.B. nach Transplantation zur Unterdrückung der Abstoßungsreaktion oder bei Autoimmunerkrankungen wie der chronischen Polyartritis). Bei längerfristiger Therapie mit Glukokortikoiden treten vielfältige Nebenwirkungen auf, die sich z.T. aus den o.g. Hormonwirkungen ableiten lassen: Vollmondgesicht und Stammfettsucht, Akne, Ödeme, Blutzuckeranstieg, Bluthochdruck, Magengeschwür, schlechte Wundheilung, Infektionsneigung, gesteigerte Knochenbrüchigkeit, Muskelschwäche. Gleiche Symptome sind bei einer pathologisch gesteigerten körpereigenen Glukokortikoidproduktion der Nebenniere (Cushing-Syndrom) zu beobachten.

17.6.1.3
Zona reticularis

Sie ist die innerste Schicht der Nebennierenrinde und grenzt direkt an das Mark. Sie besteht aus netzartig angeordneten, relativ kleinen Zellen, die in ihrem intensiv azidophilen Zytoplasma nur wenige Lipidtröpfchen enthalten. Im Alter ist häufig ein zunehmender Gehalt des Pigments Lipofuszin zu beobachten. Ein Teil der Zellen zeigt geschrumpfte, dunkle Kerne. Dabei dürfte es sich um zugrunde gehende Zellen handeln. Wie später ausgeführt wird, kommt es in der Nebennierenrinde in Abhängigkeit vom Funktionszustand und vom Lebensalter zu erheblichen Umbauvorgängen. Dabei sind besonders die Zona reticularis und die Zona glomerulosa betroffen („Transformationszonen"). In der Zona reticularis werden Geschlechtshormone, vor allem androgen wirksame Hormone, gebildet. Die wichtigsten Androgene sind dabei das Dehydroepiandrosteron und das Androstendion. Dehydroepiandrosteron wird in physiologisch wirksamen Mengen in das Blut abgegeben. Es hat einen schwach maskulinisierenden und anabolisierenden Effekt. Auch geringe Mengen von Östrogenen kommen vor.

17.6.1.4
Transformation der Nebennierenrinde

Die Ausbildung der Nebennierenrinde unterliegt während der verschiedenen Abschnitte des prä- und postnatalen Lebens starken Veränderungen. Es kommt zu „Transformationen", die besonders ausgeprägt im Grenzbereich zwischen der Zona glomerulosa und der Zona fasciculata („äußeres Transformationsfeld") sowie zwischen Zona fasciculata und Zona reticularis („inneres Transformationsfeld") ablaufen. Bei der fetalen Nebennierenrinde lässt sich eine primäre und eine sekundäre Rinde unterscheiden. Die sekundäre Rinde wird von Zellen gebildet, die aus dem Zölomepithel einwandern und sich auf die ursprüngliche primäre Rinde legen. Aus der sekundären Rinde geht später die definitive Nebennierenrinde hervor. Bei der fetalen Nebennierenrinde erscheinen die Zona reticularis und die Zona fasciculata besonders ausgeprägt, während die Zona glomerulosa praktisch fehlt. Im fetalen Cortex werden Östrogenvorstufen synthetisiert, die in der Placenta zu Östrogenen umgewandelt werden. Beim Neugeborenen ist die fetale Nebenniere in Relation zum Körpergewicht etwa 20-mal größer als beim Erwachsenen. Zwischen der Anlage der bleibenden Nebennierenrinde („sekundäre Rinde") und dem Mark liegt eine Schicht, die als fetale („primäre Rinde") bezeichnet wird. Die sekundäre Rinde macht bei der Geburt nur etwa 20 % der Drüsenmasse aus. Schon während der ersten postnatalen Lebenswochen reduziert sich die fetale Rinde deutlich und ist nach dem 1. Lebensjahr vollständig abgebaut. Gleichzeitig wird die Dreischichtigkeit mit einer schwachen Zona glomerulosa erkennbar. Bis zur Pubertät überwiegt die Zona fasciculata. In der Pubertät lassen sich deutliche Veränderungen in den Transformationsfeldern erkennen, wobei vor allem die Zona glomerulosa und die Zona reticularis deutlich breiter werden, ohne dass aber die Zona fasciculata wesentlich an Umfang abnimmt. Zum erneuten Umbau kommt es bei der Frau während des Klimakteriums. Durch „regressive Transformation" werden die Zona

glomerulosa und die Zona reticularis verschmälert.

Bei besonderer Belastung („Stress") des Organismus wird durch vermehrte Bildung von Corticotropin-Releasing-Hormon und dadurch verstärkter ACTH-Ausschüttung aus der Hypophyse eine rasche Verbreiterung der Nebennierenrinde, vor allem der Zona fasciculata, und eine vermehrte Lipideinlagerung in die Epithelzellen ausgelöst. Diese Volumenzunahme der Nebennierenrinde ist temporär und geht bei Abklingen der Stresssituation wieder zurück.

17.6.2
Nebennierenmark
(Medulla glandulae suprarenalis)

Das Nebennierenmark ist ein Abkömmling von Sympathikoblasten, die aus der Neuralleiste einwandern. Histologisch erscheint das Mark als ein Schwammwerk aus polygonalen, feingranulierten Zellen mit verschieden großen chromatinarmen Kernen. Zwischen ihnen liegen sinusoide Kapillaren mit gefenstertem Endothel sowie kleinere und größere Venen. Die großen Venen besitzen in ihrer Intima Längsmuskelwülste (Polstervenen). Dadurch kann der Abfluss von hormonhaltigem venösem Blut gedrosselt werden. Außer den chromaffinen Zellen kommen im Nebennierenmark noch vegetative Ganglienzellen vor, die an ihren großen, runden Kernen identifizierbar sind, sowie kleine undifferenzierte Sympathikoblasten von lymphozytenähnlichem Aussehen, die in kleinen Gruppen zusammenliegen können.

Nach Vorbehandlung mit chromhaltigen Fixierungsmitteln (Kaliumbichromatlösung) kommt es zu einer intensiven Braunfärbung der meisten Markzellen, die deshalb auch als „chromaffine Zellen" bezeichnet werden. Diese Anfärbung beruht auf der Oxidation der in den zytoplasmatischen Granula der Markzellen enthaltenen

Katecholamine Adrenalin und Noradrenalin. Noradrenalin und Adrenalin produzierende Zellen können histochemisch differenziert werden, da nur die noradrenalinhaltigen Zellen nach Fixierung mit Formaldehyd eine deutliche gelbe Fluoreszenz aufweisen, während die adrenalinhaltigen Zellen (im Unterschied zu den Zellen mit Noradrenalin) beim histochemischen Nachweis der sauren Phosphatase positiv reagieren.

Die chromaffinen Zellen des Nebennierenmarks bilden zwei unterschiedliche Populationen. Die meisten, ca. 80%, enthalten Adrenalin, die übrigen 20% Noradrenalin. Adrenalin wird durch Methylierung aus Noradrenalin gebildet. Das dafür zuständige Enzym, die Phenoläthanolamin-N-Methyltransferase wird durch Cortisol aus der Nebennierenrinde in ihrer Aktivität stimuliert. Adrenalin und Noradrenalin werden in den zytoplasmatischen Granula der chromaffinen Zellen gespeichert. Sie sind dabei an Matrixproteine, die Chromogranine, gebunden. Aufgrund der unterschiedlichen Granula können noradrenalin- und adrenalinhaltige chromaffine Zellen elektronenmikroskopisch unterschieden werden. Dabei zeigen die Granula der Noradrenalin-Zellen eine dichte Kernzone, die im Unterschied zu den adrenalinhaltigen Granula von einem weiten hellen Hof umgeben sind. Auch verschiedene Peptidhormone, die dem APUD-System zuzurechnen sind, konnten in einem Teil der Granula immunzytochemisch nachgewiesen werden. Die Hormone der chromaffinen Zellen werden durch Exozytose an die angrenzenden Sinusoide abgegeben.

Die Wirkungen des Adrenalins sind vielfältig (s. Lehrbücher der Physiologie). Adrenalin hat starke Herz-, Kreislauf- und Stoffwechseleffekte. Am Herzen steigert Adrenalin die Herzfrequenz (Stimulierung der β_1-Rezeptoren) und erhöht das Herzminutenvolumen. Die Blutgefäße in der Skelettmuskulatur (Aktivierung der β_2-Rezeptoren) werden erweitert, jene der Bauchorgane, der Lungen, Nieren und der Haut (Aktivierung der α-Rezeptoren) werden verengt. Auf die glatte Bronchialmuskulatur wirkt Adrenalin erschlaffend. Ferner greift Adrenalin in den Kohlenhydrat- und Fettstoffwechsel ein. Als Gegenspieler des Insulins führt eine Ausschüttung zu einem vermehrten Abbau von Glykogen in der Leber und in der Muskulatur und damit zu einer Erhöhung des Blutzuckerspiegels. In den Fettzellen verstärkt Adrenalin die Abgabe freier Fettsäuren an das Blut. Die beschriebenen Stoffwechselreaktionen helfen dem Organismus bei der Überwindung von Notfallsituationen.

17.6.3
Gefäße und Nerven

Die Blutversorgung der Nebenniere erfolgt über insgesamt etwa 50 kleine Äste aus der A. suprarenalis superior (ein Ast der A. phrenica inferior), der A. suprarenalis media (aus der Aorta) und der A. suprarenalis inferior (aus der A. renalis). Die Zuflüsse treten an verschiedenen Stellen durch die Bindegewebskapsel in das Nebennierenparenchym ein und bilden einen subkapsulären Plexus. Von dort ziehen feine Arterienäste in den dünnen Septen in das Organinnere und verzweigen sich in der Nebennierenrinde. Sie bilden großlumige Kapillaren (Sinusoide) mit einem gefensterten Endothel. An der Rinden-Mark-Grenze gehen die Sinusoide der Nebennierenrinde in venöse Sinusoide des Marks über. Auf diese Weise gelangen die Hormone der Nebennierenrinde in das Mark. Dies ist funktionell wichtig, da Cortisol die Produktion von Adrenalin in den chromaffinen Zellen durch Stimulierung der N-Methyltransferase erhöht. Einige der in die Nebenniere eintretenden Arterien ziehen in den Bindegewebssepten der Rinde ohne weitere Aufzweigung bis zum Mark, wo sie sich zu einem Kapillarnetz verzweigen, das die chromaffinen Zellen umfasst. Der Blutabfluss aus der Nebenniere erfolgt über größere muskelreiche Markvenen. Sie vereinigen sich zu einer oder mehreren Venae suprarenales, die am Hilus das Organ verlassen.

Die nervale Versorgung der Nebennieren erfolgt fast ausschließlich über präganglionäre Sympathikusfasern. Sie gelangen über die Nervi splanchnici zur Nebenniere, wo sie zunächst in der Kapsel einen Plexus bilden. Ein Teil der Fasern zieht über Bindegewebssepten in das Mark, wo sie Synapsen mit den chromaffinen Zellen ausbilden. Nervenimpulse, die über den Splanchnicus die Nebennieren erreichen, führen zur Abgabe der Katecholamine aus den chromaffinen Zellen an die angrenzenden Sinusoide.

17.7
Sympathische Paraganglien

Sympathische Paraganglien sind unauffällige, meist etwa erbsgroße Epithelzellgruppen, die in der Nähe von sympathischen Nerven gefunden werden. Ihre stärkste Ausbildung erreichen sie im ersten Jahr nach der Geburt. Im Alter von ca. 18 Monaten setzt dann ihre Rückbildung ein. Das größte sympathische Ganglion ist das Paraganglion aorticum abdominale (Zuckerkandl), das am Ursprung der A. mesenterica inferior aus der Aorta gelegen ist. Entwicklungsgeschichtlich entstehen sie, wie das Nebennierenmark, aus Sympathikoblasten, die aus der Neuralleiste auswandern. Ihr Aubau und ihr färberisches Verhalten (chromaffine Reaktion) gleicht daher dem des Nebennierenmarks und sie produzieren wie dieses Adrenalin und Noradrenalin.

17.8
Inselorgan (Insulae pancreaticae, Langerhans-Inseln)

1–2 Millionen Langerhans-Inseln bilden zusammen den endokrinen Anteil der Bauchspeicheldrüse, das sog. Inselorgan. Bei den Langerhans-Inseln handelt es sich um helle ovale bis runde Zellhaufen, die verstreut im exokrinen Pankreasgewebe eingebettet liegen (Abb. 17-9). Die Zahl der Inseln ist im Pankreasschwanz und Pankreaskörper deutlich höher als im Pankreaskopf. Ihre Größe beträgt ca. 100–500 μm. Sie bestehen aus einem Netzwerk von Epithelzellen, zwischen dem verhältnismäßig weite, gefensterte Kapillaren verlaufen. Mit speziellen lichtmikroskopischen Färbetechniken (z. B. Mallory-Azan-Färbung) oder mit dem Elektronenmikroskop können innerhalb der Inseln verschiedene Zelltypen lokalisiert werden, die unterschiedliche Hormone bilden. Für die feinstrukturelle Unterscheidung ist vor allem die charakteristische Form der jeweiligen Speichervesikel wichtig. Die verschiedenen Hormone selbst lassen sich immunhistochemisch identifizieren.

A-Zellen kommen bevorzugt in der Peripherie der Inseln vor und machen insgesamt etwa 20 % der Inselzellen aus. Ihre α-Granula sind azidophil und lassen sich weiter mit Silber imprägnieren. Elektronenmikroskopisch erscheint der Inhalt der etwa 200–300 nm großen Granula elektronendicht und ist häufig (allerdings abhängig von der Fixierung) durch einen schmalen hellen Hof von der umgebenden Membran getrennt. A-Zellen produzieren das Peptidhormon Glukagon. Dieses wirkt in vieler Hinsicht antagonistisch zum Insulin, da es durch verstärkte Glykogenolyse und Glukoneogenese ein Ansteigen des Blutzuckerspiegels bewirkt. Bei Erniedrigung des Blutzuckerspiegels wird es daher vermehrt ausgeschüttet.

Abb. 17-9: Lichtmikroskopische Aufnahme einer Langerhans-Insel (A) aus dem Pankreas des Menschen.
B Endstücke des exokrinen Pankreas.

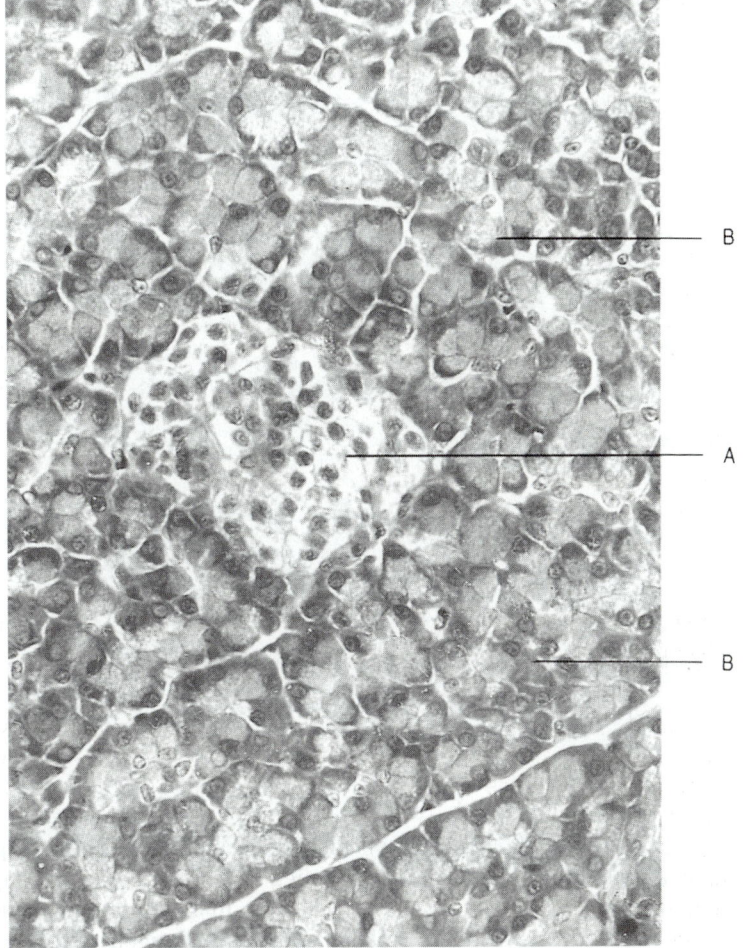

B-Zellen, die beim Menschen 60–80 % der gesamten Zellpopulation der Inseln ausmachen, liegen mehr im Inselzentrum und bilden das Proteohormon Insulin. Sie färben sich bei der Mallory-Azanfärbung orangebraun. Ihre β-Granula, in denen Insulin an einen Zinkkomplex gebunden vorliegt, enthalten kleine, polygonale Kristalloide. Die Sekretabgabe erfolgt über Exozytose, bei der die Membran der Sekretgranula mit der Zellmembran verschmilzt und Insulin freigesetzt wird (Abb. 17-10).

Insulin wird bei einem Ansteigen der Glukose- oder Aminosäurekonzentration im Blut vermehrt ausgeschüttet und hat folgende Wirkungen:

- Steigerung der Glukoseaufnahme in Muskel- und Fettzellen,
- Steigerung des Aufbaus von Glykogen und von Fett im Muskel, in den Fettzellen und in der Leber,
- Hemmung der Fettspaltung (Lipolyse) im Fettgewebe,
- Steigerung des Einstroms von Aminosäuren und K$^+$-Ionen in die Zellen.

Durch diese Effekte vermindert Insulin die Konzentration von Glucose, Fettsäuren und Aminosäuren im Blut. Bei etwa 10 % der Bevölkerung wird zu wenig Insulin gebildet, wodurch diese Menschen an Diabetes mellitus, der Zuckerkrankheit, erkranken. Die typischen Symptome dabei sind

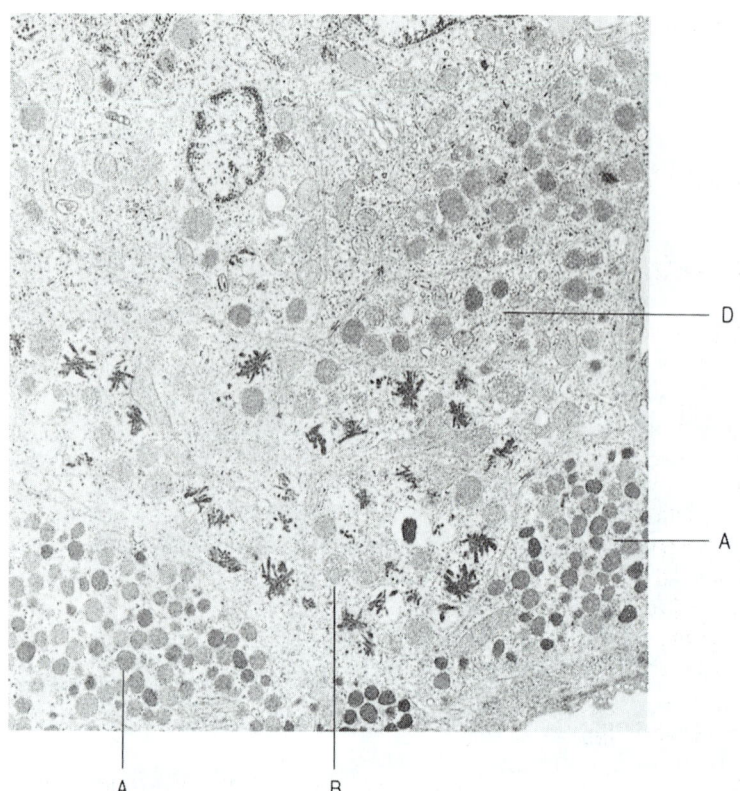

Abb. 17-10: Ultrastruktur
von verschiedenen endo-
krinen Zellen (Langer-
hans-Insel aus dem Pank-
reas der Wachtel).
A Glukagon bildende A-
Zelle; B Insulin produzierende B-Zelle; D Soma-
tostatin bildende D-Zelle.

hoher Blutzucker, Harnzucker, vermehrte Harnausscheidung, Durst und ein Anstieg der Fettsäuren im Blut.

Eine weitere, agyrophile Zellart, die etwa 5 % der Inselzellen ausmacht, sind die D-Zellen. Ihre Granula färben sich bei der Azan-Färbung blau. Elektronenmikroskopisch wird deutlich, dass sie eine homogen opaque Substanz enthalten, die immunhistochemisch als Somatostatin identifiziert werden konnte. In der Bauchspeicheldrüse hemmt Somatostatin auf parakrinem Weg die Freisetzung von Insulin und Glukagon aus den benachbarten Zellen. Beim Einfluss des Somatostatin auf seine Nachbarzellen dürften auch Besonderheiten der Mikrozirkulation im Pankreas eine Rolle spielen. Das Blut aus dem Kapillarnetz der Inseln wird nämlich über kleine insuloacinäre Portalgefäße zum Kapillarnetz der exokrinen Acini geleitet. Außer im Pankreas wird Somatostatin

auch in anderen Organen wie z. B. in der Schleimhaut des Magen-Darm-Trakts und in bestimmten Neuronen des Hypothalamus angetroffen.

Weitere Zellen der Langerhans-Inseln bilden das „pankreatische Polypeptid" und werden daher als „PP-Zellen" bezeichnet. Diese Zellart kann auch verstreut im exokrinen Pankreasanteil gefunden werden. Pankreatisches Polypeptid hemmt die Sekretionsleistung des exokrinen Pankreas und die durch Gastrin stimulierte Magensaftsekretion. Auf die glatte Muskulatur der Gallenblase hat es eine erschlaffende Wirkung.

Bei den seltenen C-Zellen, die keine Granula enthalten, dürfte es sich um B-Zellen handeln, die ihr Insulin vollständig abgegeben haben. Zudem wurden im endokrinen Pankreas bei verschiedenen Spezies enterochromaffine, Serotonin-haltige Zellen und vasoaktives intestinales Polypeptid (VIP) bildende Zellen beschrieben.

17.9
Disseminiertes endokrines System des Verdauungs-Apparates

Schon 1938 wurde von FEYRTER ein „System der hellen Zellen" in der Magen-Darm-Schleimhaut beschrieben, dem endokrine Funktionen zugesprochen wurden (Abb. 17-11). Heute werden unter den Begriffen „disseminiertes endokrines System des Verdauungs-Apparates" oder „enteroendokrines System" eine Reihe unterschiedlicher Zellformen zusammengefasst, die verstreut in der Schleimhaut des Magen-Darm-Trakts vorkommen und mit ihren Hormonen die Magen-Darm-Funktionen (Motilität, Sekretion) beeinflussen. Gemein-

sam mit den Inselzellen des Pankreas, die teilweise gleichartige Funktionen besitzen, werden sie auch als System der gastro-entero-pankreatischen (GEP) endokrinen Zellen zusammengefasst.

Nach der chemischen Beschaffenheit der Wirkstoffe, die von diesen Zellen gebildet werden, kann man unterscheiden:

- Zellen, die Serotonin (= 5-Hydroxytryptamin = 5-HT) produzieren. Sie sind „chromaffin", d. h. sie bilden bei Fixierung mit Kaliumbichromat ein braunes Reaktionsprodukt und sind schon seit langer Zeit als enterochromaffine Zellen (EC-Zellen) bekannt.
- Zellen, die verschiedene Peptid-Hormone bilden. Mit immunhistochemischen und biochemischen Methoden konnte man bisher über 30 verschieden Peptide im Gastrointestinaltrakt nachweisen.

Sowohl die Serotonin-haltigen enterochromaffinen Zellen als auch viele Peptid-Hormon produzierende Zellen können mit

Abb. 17-11: Enteroendokrine Zelle (Pfeil) aus dem Drüsenmagen einer Wachtel. K Kapillare.

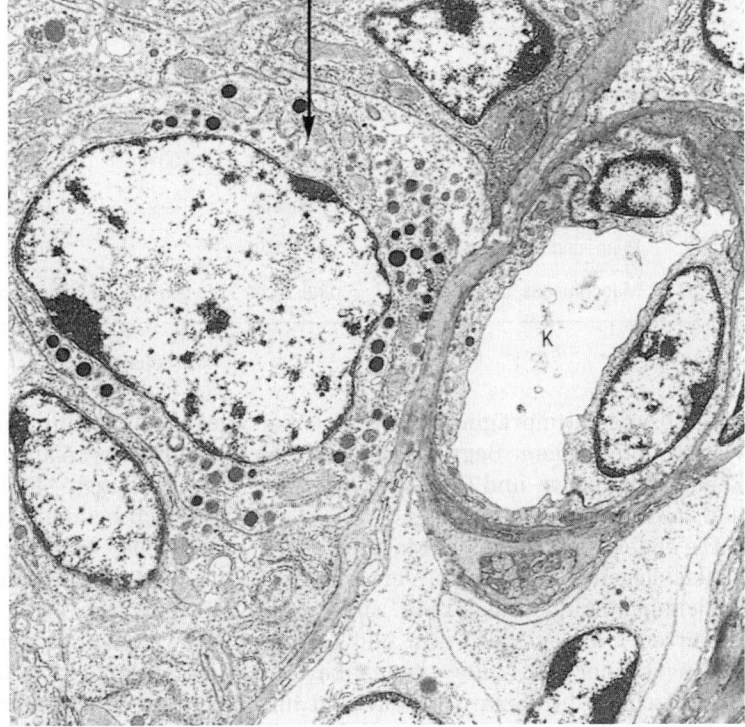

Tabelle 17-3: Zellen des gastro-entero-pankreatischen Systems (GEP-System) (nach GRUBE und FORSS-
MANN, 1979)

Zelltyp	Vorkommen	Sekretgranula		Hormon
A	Pankreasinsel	rund, dicht:	250 nm	Glukagon
B	Pankreasinsel	unregelmäßig:	350 nm	Insulin
D	Pankreasinsel, Magen, Dünn- und Dickdarm	rund, hell:	350 nm	Somatostatin
D_1	Pankreasinsel, Magen, Dünn- und Dickdarm	rund, dicht:	160 nm	unbekannt
EC	Pankreasinsel, Magen, Dünn- und Dickdarm	unregelmäßig:	300 nm	Serotonin und Peptide
ECL	Magenfundus	unregelmäßig:	450 nm	Histamin
G	Pylorus, Duodenum	unregelmäßig:	300 nm	Gastrin
I	Dünndarm	rund, dicht:	250 nm	Cholezystokinin, Pankreozymin
K	Dünndarm	unregelmäßig:	350 nm	Gastric Inhibitory Peptide
L	Dünn- und Dickdarm	rund, dicht:	400 nm	Glukagon-ähnliches Peptid (vgl. PP-Zelle)
Mo	Dünndarm			Motilin
N	Dünndarm	rund, dicht:	300 nm	Neurotensin
P	Magen, Dünndarm	rund, dicht:	120 nm	unbekannt
PP		Überschneidung mit L-Zelle		Pankreatisches Polypeptid
S	Dünn- und Dickdarm	rund, dicht:	200 nm	Sekretin
TG	Dünndarm	D_1-ähnlich		Tetragastrin
VL	Dünn- und Dickdarm	sehr groß		unbekannt
X	Magenfundus, Dickdarm	rund, dicht:	300 nm	unbekannt

Silberlösungen imprägniert werden. Sie werden unter dem Begriff „argyrophile Zellen" der Magen- und Darmwandepithelien zusammengefasst.

Die endokrinen Zellen des Magen-Darm-Trakts liegen verstreut im Verband der Schleimhautepithelzellen. Sie sind von ovaler oder dreieckiger Form und häufig etwas kleiner als die benachbarten Epithelzellen. Ihre Sekretgranula sind im basalen Teil der Zelle gelegen (basal-gekörnte Zellen), der oft breitflächig der Basalmembran aufsitzt und an die Kapillaren herantritt. Elektronenmikroskopisch lässt sich bei den argyrophilen (oder „hellen") Zellen ein offener und ein geschlossener Zelltyp unterscheiden. Die Zellen des offenen Typs erreichen die Epitheloberfläche. Apikal tragen sie deutlich ausgebildete Mikrovilli, die länger und stärker als die der benachbarten resorbierenden Zellen sind. Diesen Mikrovilli werden Rezeptorfunktionen zugesprochen. Die Zellen des geschlossenen Typs erreichen dagegen das Lumen nicht.

Entsprechend den vielen verschiedenen Peptid-Hormonen, die in den einzelnen Zellen des entero-endokrinen Systems vorkommen, weisen auch deren sekretorische Granula eine große Varianz in ihrer Form und Dichte auf. Die Kennzeichnung der verschiedenen endokrinen Zellen des Gastrointestinaltrakts erfolgt mit Großbuchstaben. Nur einige, bei denen es bisher noch zu keiner Buchstabenbezeichnung gekommen ist, werden nach dem von ihnen gebildeten Hormon bezeichnet. Die wichtigsten bisher bekannten endokrinen Zellen des gastro-entero-pankreatischen (GEP)-Systems, ihre Lokalisation im Verdauungstrakt und ihre wesentlichen Wirkungen sind in Tabelle 17-3 zusammengefasst.

Zusammenfassung

Endokrine Organe
Das endokrine System dient zusammen mit dem vegetativen Nervensystem der Konstanterhaltung des inneren Milieus.

Endokrine Drüsen besitzen im Unterschied zu exokrinen Drüsen kein Ausführungsgangsystem und geben die von ihnen produzierten Wirkstoffe (Hormone, Inkrete) an die interstitielle Flüssigkeit ab, von wo sie auf dem Blut- und Lymphweg ihre Zielzellen (Target Cells) erreichen.

Hormone üben ihre spezifische Wirkung nur an solchen Zellen aus, die den passenden Rezeptor für das Hormon besitzen.

Hypothalamus-Hypophysen-System
Der Hypothalamus ist das übergeordnete Steuerorgan für zahlreiche vegetative Funktionen und endokrine Drüsen.
- Freisetzungshormone (Liberine) und hemmende Hormone (Statine) beeinflussen die Freisetzung von glandotropen Hormonen aus der Adenohypophyse.
- Effektorhormone (Oxytocin und Adiuretin), werden im Hypothalamus (Nucleus supraopticus und Nucleus paraventricularis) gebildet und über Axone (Neurosekretion) in die Neurohypophyse transportiert, wo sie bis zu ihrer Freisetzung gespeichert werden.

Hypophyse (Glandula pituitaria)
Besteht aus Neurohypophyse und Adenohypophyse.
Neurohypophyse. Umfasst den Hypophysenstiel und den Hypophysenhinterlappen; Histologischer Aufbau: Geflecht von marklosen Nervenfasern, dazwischen spezielle Gliazellen (Pituizyten) und Kapillaren.
Adenohypophyse. Sie umfasst $^3/_4$ des Gesamtorgans, besteht aus Vorderlappen, Trichterlappen und Mittellappen. Immunzytochemisch bzw. mit speziellen Färbeverfahren lassen sich in der Adenohypophyse folgende Zelltypen differenzieren:
- Azidophile Zellen: α-Zellen: Wachstumshormon; epsilon-Zellen: Prolactin;
- Basophile Zellen: β-Zellen: Thyreotropin; delta-Zellen: Gonadotropine (FSH und LH), Adrenokortikotropin;
- Chromophobe Zellen: undifferenzierte Stammzellen, degranulierte Zellen und Sternzellen.

Epiphyse (Corpus pineale, Zirbeldrüse)
Histologischer Aufbau: Parenchym besteht aus Pinealozyten, die in in ein dichtes Gliagerüst eingebaut sind. Ferner kommen markhaltige und marklose Nervenfasern und vereinzelte Neurone vor. Funktionen:
- Bildung von Melatonin und verschiedenen biogenen Aminen;
- Regulation der zirkadianen Rhythmik;
- Hemmung der Gonadenentwicklung.

Schilddrüse (Glandula thyreoidea)
Bindegewebige Kapsel, von der feine gefäß- und nervenhaltige Trabekel in das Innere führen und das Organ in unregelmäßige Läppchen unterteilen.
Schilddrüsenparenchym: Unterschiedlich große, von einem einschichtigen Epithel ausgekleidete Follikel. Follikelepithelzellen bilden die Hormone Thyroxin und Trijodthyronin, die an Thyroglobulin gekoppelt im Lumen der Follikel gespeichert werden (Stapeldrüse).
Aktiver Follikel: hohes Epithel, Hormonbildung oder Hormonresorption aus dem Follikelinhalt.
Inaktiver Follikel: flaches Epithel, Stapelform.

C-Zellen (Parafollikuläre Zellen): bilden Calcitonin.

Epithelkörperchen (Glandulae parathyreoideae; Nebenschilddrüsen):
4–7 linsengroße Gebilde, an den Polen der Schilddrüse lokalisiert:
Histologisch: 2 Zelltypen
- Hauptzellen: bilden das Parathormon
- Oxyphile Zellen.

Nebennieren (Glandulae suprarenales)
Liegen an den oberen Nierenpolen: bestehen aus 2 funktionellen und entwicklungsgeschichtlich unterschiedlichen Anteilen:

- Nebennierenrinde (Cortex glandulae suprarenalis).
- Nebennierenmark (Medulla glandulae suprarenalis)
Nebennierenrinde: Es können unterschieden werden:
- Zona glomerulosa
- Zona fasciculata
- Zona reticularis.
Funktion der Nebennierenrinde: Bildung von Steroidhormonen (Mineral- und Glukokortikoide; Sexualsteroide).
Nebennierenmark: Besteht aus chromaffinen Zellen, die die Katecholamine Adrenalin und Noradrenalin produzieren. Dazwischen liegt ein dichtes Geflecht von vegetativen Nervenfasern sowie vereinzelte Ganglienzellen.

Inselorgan (Insulae pancreaticae, Langerhans Inseln)
Die 1–2 Millionen Langerhans-Inseln stellen den endokrinen Anteil des Pankreas dar. Sie enthalten ca. 80% B-Zellen, die Insulin bilden. Die A-Zellen produzieren Glukagon und die D-Zellen das Somatostatin.

Disseminiertes endokrines System des Verdauungs-Apparates
Umfasst eine Reihe verschiedener Zellen, die verstreut im Magen-Darm-Trakt vorkommen und mit ihren Hormonen die Magen-Darm-Funktionen (Motilität, Sekretion) beeinflussen.
- Chromaffine Zellen: produzieren Serotonin;
- Zellen, die verschiedene Peptid-Hormone bilden.

18
Hautdecke und Anhangsgebilde

18.1
Haut

Die Hautdecke (Integumentum commune) bildet die äußere Bedeckung des Körpers. Unter den Organsystemen des Körpers nimmt sie einen wichtigen Platz ein. Ihr Gesamtgewicht beträgt ca. 8 kg, ihre Oberfläche (beim Erwachsenen) etwa 1,4–1,8 m². Das Integumentum commune lässt sich in die Haut im engeren Sinn (Cutis) und die Unterhaut (Tela subcutanea) gliedern. Obwohl die Hautdecke in den verschiedenen Regionen der Körperober-fläche teilweise sehr unterschiedlich strukturiert ist, besitzt sie einen Schichtenbau, der überall gleich ist. Sie besteht aus einer epithelialen Deckschicht (Oberhaut, Epidermis), der bindegewebigen Lederhaut (Dermis, Corium) und der Unterhaut (Tela subcutanea, Subcutis). Die Anhangsgebilde der Haut (Haare, Nägel, Drüsen) leiten sich von der Epidermis ab.

Der Haut kommen vielfältige Funktionen zu. Wesentliche Aufgaben sind:

- Schutzfunktion: Sie bietet den darunter gelegenen Körperanteilen Schutz gegen mechanische, thermische und chemische Einflüsse und verhindert

Aufbau der Haut

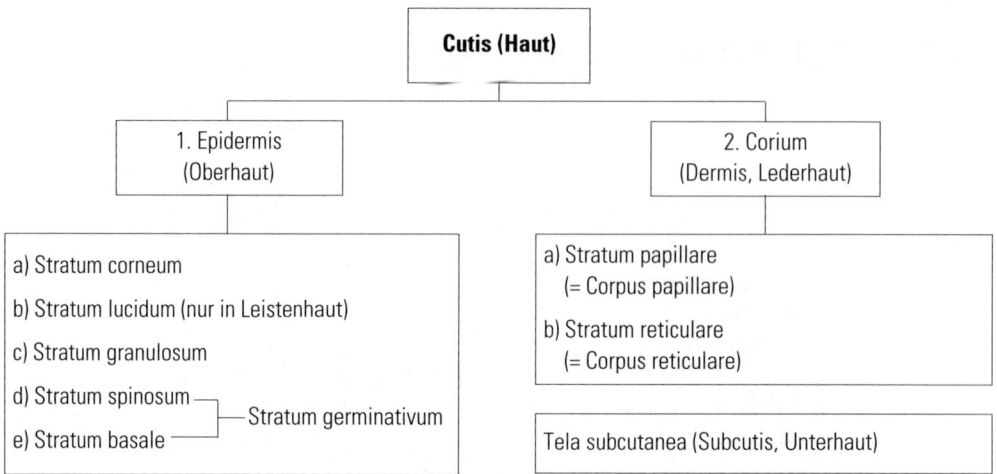

das Eindringen von Mikroorganismen.

- Wasserhaushalt: Sie schützt durch die verhornte Epidermis den Körper vor zu großen Wasserverlusten. Andererseits gibt sie über ihre Drüsen Flüssigkeit und Salze nach außen ab.
- Thermoregulation: Durch Veränderung der Durchblutung und durch Flüssigkeitsabscheidung über die Schweißdrüsen trägt die Haut zur Regulierung der Körpertemperatur bei.
- Sinnesfunktionen: Die Haut stellt ein umfassendes Sinnesorgan mit einem breiten Spektrum von Sinnesrezeptoren für physikalische und chemische Reize dar.
- Kommunikation: Als Signalgeber von Emotionen (Gesichtsausdruck; Erröten, Erblassen).
- Immunfunktionen: Durch Antigen präsentierende Zellen ist sie an den immunologischen Vorgängen beteiligt.

Die Dicke der Haut variiert an den verschiedenen Stellen der Körperoberfläche und hängt von der Ausbildung der einzelnen Schichten (Epidermis; Corium; Subcutis) ab (Abb. 18-1). Besonders dicke Haut findet sich an der unbehaarten Hohlhand und der Fußsohle (starke Ausbildung der Epidermis; sie misst 0,75 – 1,3 mm) sowie am Rücken und Gesäß (dickes Corium). Generell erscheint die Haut an der Beugeseite der Extremitäten dünner ausgebildet als an ihren Streckseiten. Dünne Haut findet sich im Bereich des Gesichts und dort vor allem an den Augenlidern.

Der weit überwiegende Teil der Haut besitzt das rhombisch unterteilte Oberflächenrelief der Felderhaut. Die Epidermis ist 0,04 – 0,2 mm dick. Die Schweißdrüsen münden dabei auf den Feldern (Poren), die Haare treten in den Furchen, und zwar vorzugsweise in ihren Schnittpunkten aus. An der unbehaarten Hohlhand und Fußsohle besitzt die Haut Leisten (Leistenhaut). Neben den Haaren fehlen auch Talg- und Duftdrüsen. Die zahlreichen Schweißdrüsen münden auf der Höhe der Leisten. Das Anordnungsmuster der Leisten ist genetisch festgelegt und bei jedem Menschen verschieden. Die Leisten differenzieren sich schon beim Fetus in der 13. bis 19. Woche p.c. und werden später auf ihre endgültige Form gebracht. Die späteren Veränderungen betreffen im Wesentlichen nur noch die Zunahme ihrer Größe. Die Konstanz des Hautleistenmusters, vor allem der Finger (Fingerabdruck),

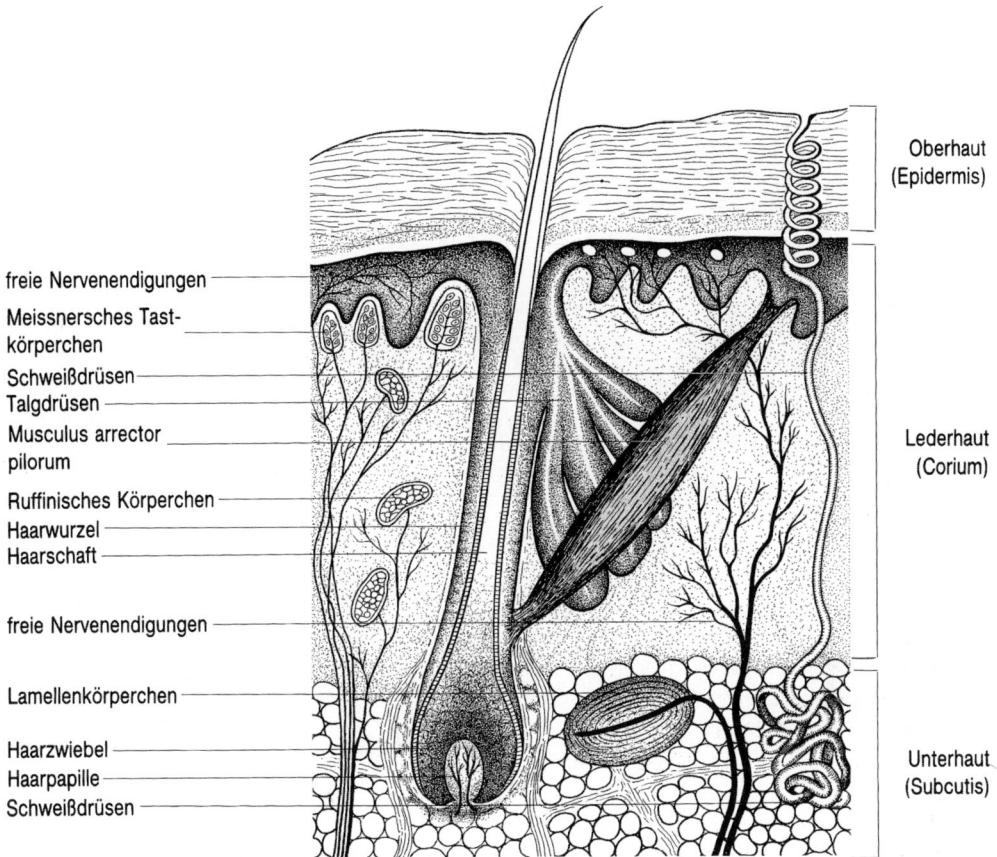

freie Nervenendigungen

Meissnersches Tast-
körperchen

Schweißdrüsen

Talgdrüsen

Musculus arrector
pilorum

Ruffinisches Körperchen

Haarwurzel

Haarschaft

freie Nervenendigungen

Lamellenkörperchen

Haarzwiebel

Haarpapille

Schweißdrüsen

Oberhaut
(Epidermis)

Lederhaut
(Corium)

Unterhaut
(Subcutis)

Abb. 18-1: Aufbau der menschlichen Haut (Schemazeichnung, modifiziert nach GEYER).

spielt in der Kriminalistik ein wichtige Rolle und ist auch für forensische Untersuchungen in der Medizin (z. B. Zusatzuntersuchung bei der Feststellung der Vaterschaft) wichtig.

18.1.1
Oberhaut (Epidermis)

Dieses mehrschichtige, verhornende Plattenepithel besteht aus folgenden Schichten (Abb. 18-2):
- Stratum basale
- Stratum spinosum
- Stratum granulosum
- Stratum lucidum (nur im Bereich der Leistenhaut)
- Stratum corneum.

18.1.1.1
Keratinozyten

Die verhornenden Epithelzellen, welche die Hauptmasse der Epidermis bilden, werden als Keratinozyten bezeichnet. Daneben enthält die Epidermis Melanozyten, Merkel-Zellen sowie Langerhans- und Granstein-Zellen, die an den immunologischen Abwehrfunktionen der Haut beteiligt sind.

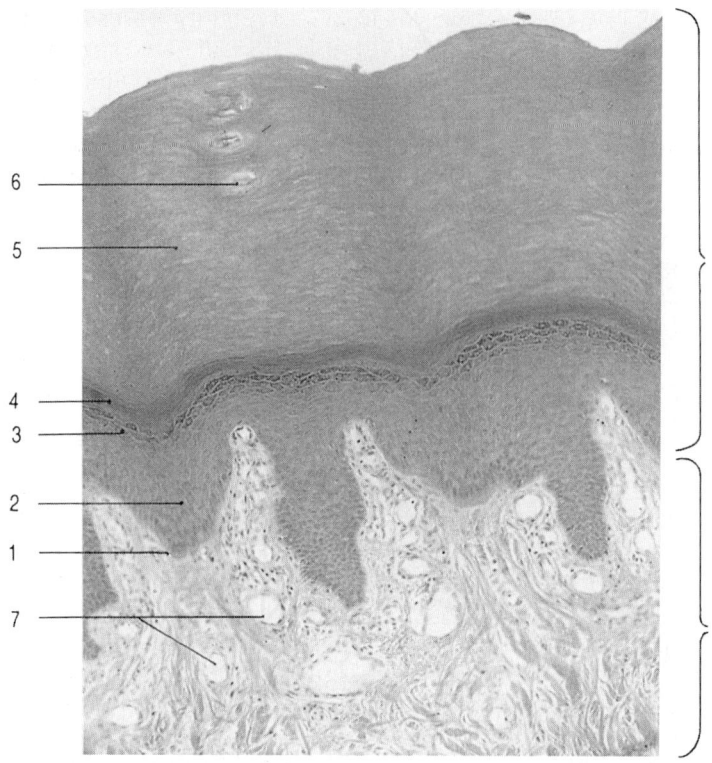

Abb. 18-2: Histologischer Schnitt durch die Haut der Handfläche (Palma manus) zur Darstellung der Schichtenbildung in der Epidermis.
1 Stratum basale; 2 Stratum spinosum; 3 Stratum granulosum; 4 Stratum lucidum; 5 Stratum corneum; 6 Ausführungsgang einer Schweißdrüse; 7 Kapillarschlingen im Stratum papillare des Coriums; E Epidermis; D Dermis.

Das Stratum basale (Basalzellschicht) besteht aus einer Schicht prismatischer Zellen, die über Hemidesmosomen mit der darunter gelegenen Basalmembran verbunden sind. Im Stratum basale findet die überwiegende Mehrzahl der Mitosen statt, die für die ständige Regeneration der Epidermis notwendig sind. Zum Teil sind auch noch die Zellen des darüber gelegenen Stratum spinosum (Stachelzellschicht) mitotisch aktiv. Beide Schichten werden daher auch unter dem Begriff Stratum generativum zusammengefasst. Von den beiden Tochterzellen, die bei einer mitotischen Teilung entstehen, tritt eine in den Verhornungsprozess ein und wandert innerhalb etwa 30 Tagen zur Oberfläche. Die andere bleibt im basalen Bereich der Epidermis zurück und teilt sich erneut. Dieser Prozess der differentiellen Zellteilung wird durch Chalone und eine Reihe von verschiedenen Wachstumsfaktoren gesteuert.

Das Stratum spinosum wird von einer relativ breiten Schicht unregelmäßig polygonaler Zellen gebildet. Mit zunehmender Verlagerung nach oben flachen sie sich parallel zur Epidermisoberfläche ab. Die Keratinozyten zeigen stachelförmige Zellfortsätze und stehen über gut ausgebildete Desmosomen miteinander in Verbindung. Elektronenmikroskopisch fallen dichte Bündel von Tonofilamenten auf, die aus Zytokeratin aufgebaut sind und die in die Desmosomen einstrahlen. Zwischen den Zellen werden deutliche Interzellularspalten sichtbar.

Die Umwandlung der Zellen des Stratum spinosum zu verhornenden Zellen beginnt mit der Einlagerung von basophilen Keratohyalinkörnchen, die dann im folgenden schmalen Stratum granulosum besonders stark ausgeprägt erscheint. Keratohyalin ist ein histidinreiches Protein. Seine Bedeutung als Vorstufe bei der Hornbildung wird noch kontrovers diskutiert. Diese Keratohyalingranula färben sich mit basischen Farbstoffen stark an. In den Zellen des Stratum spinosum und granulosum treten weiter in zunehmender Zahl Lamellarkörper (Keratinosomen) auf, die Glykoproteine, Phospholipide und saure Hydrolasen enthalten. Diese Substanzen werden in die Interzellularspalten entleert. Die Exozytose der Keratinosomen führt zur Ausbildung eines äußeren amorphen Plasmalemmüberzugs. Gleichzeitig werden die Interzellularspalten abgedichtet, wodurch die Haut gegen Flüssigkeitsverlust geschützt wird.

An das Stratum granulosum schließt sich im Bereich der Leistenhaut das homogen erscheinende, azidophile Stratum lucidum an. Zellkerne und Zellgrenzen sind nicht mehr erkennbar. Das Zytoplasma ist mit einer elektronendichten Matrix erfüllt, in der dicht gepackte Filamente liegen.

Im Stratum corneum (Hornschicht) verbacken mehrere Lagen flacher, verhornter Zellen miteinander. Lichtmikroskopisch erscheint diese Schicht als ein Stapel von stark eosinophilen, gewellten Lamellen, in denen keine klaren Zellgrenzen ausgebildet sind. Die flachen Hornschuppen enthalten Keratin, das durch Verdichtung der aus den basalen Schichten mitgebrachten Tonofilamenten entsteht. Der Begriff „Keratin" bezieht sich nicht auf ein bestimmtes Faserprotein, sondern gilt als Sammelbezeichnung für einen Proteinkomplex, dessen Zusammensetzung in den einzelnen verhornenden Geweben unterschiedlich ist. Zwischen den Hornschuppen bleibt das amorphe Material erhalten, das von den freigesetzten Lamellarkörperchen stammt und für die Abdichtung des Interzellularraums sorgt. Die Zellmembranen der Hornschuppen erscheinen durch die Anlagerung dieser amorphen Masse verdickt und miteinander verzahnt. In den oberen Schichten des Stratum corneum lösen sich die Desmosomen, und die Hornschuppen schilfern an der Oberfläche einzeln oder in Gruppen ab. Täglich werden

beim Menschen ca. 6–14 g Hornsubstanz abgestoßen. Die Hornbildung wird über zahlreiche Faktoren gesteuert. Eine wichtige Rolle spielt dabei das Vitamin A. Bei Mangel an diesem Vitamin kommt es zu einer überschießenden Hornbildung (Hyperkeratose).

18.1.1.2
Melanozyten

Im Stratum basale finden sich, wie erwähnt, neben den Keratinozyten verschiedene weitere Zellarten, darunter die Melanozyten (Abb. 18-3). Sie sind als Melanoblasten aus der Neuralleiste in die Epidermis und in das darunter gelegene Corium eingewandert. Das Verhältnis Melanozyten zu Keratinozyten beträgt 1:4 bis 1:12. Die Melanozyten sind große runde Zellen, die sich mit langen Ausläufern zwischen die Keratinozyten des Stratum spinosum schieben. Sie sind bei histologischen Routinefärbungen nicht erkennbar. Ihre histochemische Darstellung gelingt mit der „Dopa-Reaktion". Diese Zellen exprimieren im Unterschied zu den Keratinozyten das Enzym Tyrosinase, mit dem sie aus der Aminosäure Tyrosin über mehrere Zwischenstufen das Melanin bilden können. Das entstandene Melanin wird in Form von Pigmentkörnchen, Melanosomen, gespeichert. Die Melanosomen wandern innerhalb der dendritischen Fortsätze der Melanozyten nach peripher und werden dann in kleinen Bläschen von den Zellen abgeschnürt. Diese werden samt der enthaltenen Melanosomen von den benachbarten Epidermiszellen aufgenommen und gespeichert. Diese direkte Weitergabe eines Sekretionsproduktes auf andere Zellen wird als „Zytokrinie" bezeichnet. Durch die Pigmentierung der basalen Epidermisschichten wird ein wirkungsvoller Schutz gegenüber zu starker Sonnenbestrahlung, vor allem gegen die schädlichen UV-Strahlen, ausgebildet. Durch intensive Sonnenbestrahlung kann die Pigmentierung der Haut verstärkt werden (Bräu-

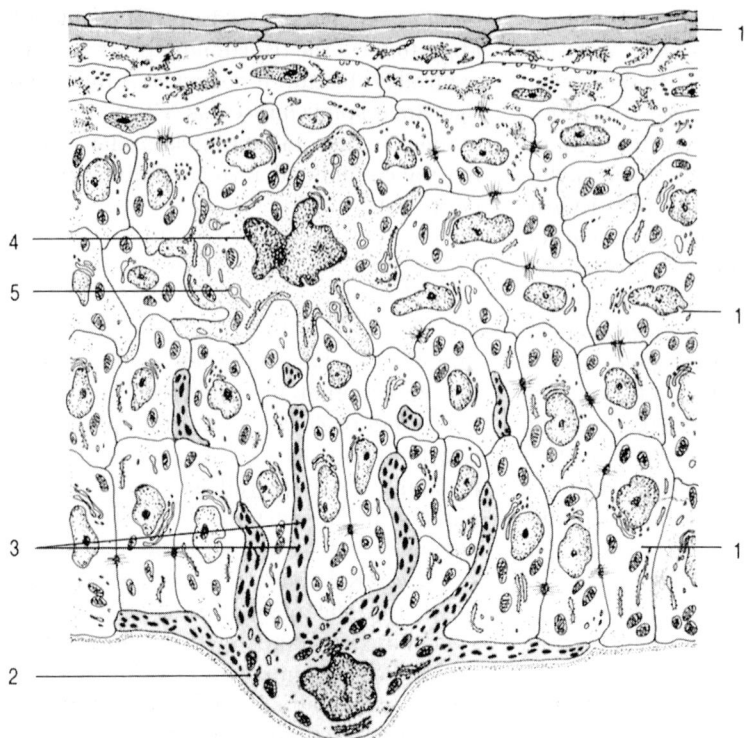

Abb. 18-3: Zellen der Epidermis (Schema). 1 Keratinozyten in verschiedenen Stadien des Verhornungsprozesses; 2 Melanozyt. Er schiebt sich mit seinen Fortsätzen zwischen die basalen Keratinozyten und gibt Melanosomen (3) an sie ab; 4 Langerhans-Zelle mit gelapptem Kern und Birbeck-Granula (5).

nung), wobei aber nicht die Zahl der Melanozyten zunimmt, sondern nur die Menge an Pigmentgranula erhöht wird. Bestimmte Hautareale sind regelmäßig stärker pigmentiert als die übrige Haut (Warzenvorhof der Brust, Haut der äußeren Geschlechtsorgane, Zirkumanalregion). Beim Albino kann durch einen genetisch verursachten Mangel an Tyrosinase kein Melanin produziert werden.

Die Tätigkeit der Melanozyten unterliegt auch hormonellen Einflüssen. Das Melanozyten stimulierende Hormon (MSH) der Hypophyse verstärkt die Pigmentierung der gesamten Haut. Das Corticotropin scheint eine ähnliche, wenn auch schwächere Wirkung zu haben. Auch von den Östrogenen ist eine Stimulierung der Melaninbildung bekannt. Der Effekt beschränkt sich dabei aber weitgehend auf die Haut des Warzenhofs und der äußeren Geschlechtsorgane. Die zunehmende Pigmentierung der Linea alba und des Ge-

sichts (Chloasma uterinum) während der Schwangerschaft ist gleichfalls auf die Wirkung von Östrogenen zurückzuführen.

18.1.1.3
Langerhans-Zellen und Granstein-Zellen

Die große Bedeutung der Haut bei immunologischen Vorgängen ist erst in den letzten Jahren erkannt und mit speziellen Zellen der Epidermis, den Langerhans-Zellen und den Granstein-Zellen, in Verbindung gebracht worden. Die dendritisch verzweigten Langerhans-Zellen, die mit speziellen Goldfärbungen schon seit langer Zeit dargestellt werden können, liegen in den basalen Anteilen der Epidermis. Sie stammen von Zellen aus dem Knochenmark, die in die Epidermis eingewandert sind. Mit immunhistochemischen Methoden lässt sich noch eine weitere Form dendritischer, Dopa-negativer Zellen, die sog. Granstein-Zellen, in der Epidermis nachweisen. In die Haut eindringende Antigene werden an diese beiden dendritischen Zelltypen gebunden. Die Langerhans-Zellen präsentieren dann dieses Antigen den T-Helferzellen in der Haut. Auch die Granstein-Zellen wirken bei der Antigenpräsentation mit. Sie treten bevorzugt mit den T-Suppressorzellen in Wechselwirkung. Die Keratinozyten selbst können sich an den spezifischen Abwehrreaktionen durch Sekretion von Interleukin 1 beteiligen, das zur Aktivierung der T-Lymphozyten in der Haut beiträgt. Diese verteilen sich auf dem Lymphweg im gesamten Organismus. Die Haut wird daher von verschiedenen Autoren als Teil des Immunsystems (SALT = Skin Associated Lymphoid Tissue) betrachtet.

18.1.1.4
Merkel-Zellen

In den basalen Schichten der Epidermis, vor allem in den besonders sensiblen Hautregionen wie im Gesicht und der Hand, liegen vereinzelt polygonale helle Zellen, die sog. Merkel-Zellen. Ihr Zytoplasma enthält kleine elektronendichte Granula. Sie haben häufig Kontakt mit freien Nervenendigungen und werden als Tastzellen interpretiert.

18.1.2
Lederhaut (Corium)

Das Corium ist eine kräftige Bindegewebsplatte, die die stützende Grundlage für die Epidermis liefert. Bei verschiedenen Tierarten (Schwein, Rind) kann das Corium durch entsprechende Behandlung (Gerbung) zu Leder verarbeitet werden und wird daher auch als Lederhaut bezeichnet.

Das Corium besteht aus dichten Kollagenfasergeflechten, die von Netzen elastischer Fasern durchsetzt werden. Dadurch ist die hohe Reißfestigkeit der Haut bedingt. Weiter weist das Corium einen hohen Gehalt an Glykosaminoglykanen auf,

die für die Wasserbindungsfähigkeit der Haut und damit für ihren Turgor verantwortlich sind. Im Corium liegen Blut- und Lymphgefäße sowie Nerven und Nervenendkörperchen (Meißner-Tastkörperchen; Krause-Endkolben).

Histologisch können am Corium aufgrund des unterschiedlichen Faser- und Zellgehaltes zwei Schichten, nämlich die Papillarschicht (Stratum papillare) und die darunter gelegene und mächtigere Geflechtsschicht (Stratum reticulare), unterschieden werden.

18.1.2.1
Papillarschicht (Stratum papillare)

Sie grenzt unmittelbar an die Epidermis und ist mit ihr durch papillenartige Vorstülpungen verzahnt. Form und Zahl dieser Bindegewebspapillen variieren entsprechend der jeweiligen örtlichen mechanischen Beanspruchung der Haut. Die Verzapfung von Epidermis und Corium ist aber nicht nur für den mechanischen Zusammenhang von Bedeutung, sondern sie erhöht auch wesentlich die Oberfläche, mit der beide Schichten in Kontakt stehen. Dies ist für den Stoffaustausch zwischen Corium und Epidermis wichtig. Das Stratum papillare besteht aus lockerem, relativ zellreichem Bindegewebe mit einem Netzwerk aus retikulären, kollagenen und elastischen Fasern. Aus dem subpapillären Gefäßnetz entspringen lang gestreckte Kapillarschlingen, die bis an das Epithel heranreichen und für die Versorgung der gefäßlosen Epidermis sorgen. In den Bindegewebspapillen des Coriums findet man auch Nervenfasern und Nervenendkörperchen. Meißner-Tastkörperchen kommen besonders reichlich in der Leistenhaut der Fingerbeeren vor.

18.1.2.2
Geflechtsschicht (Stratum reticulare)

Sie liegt unter der Papillarschicht und geht in die Subcutis über. In dieser zellarmen

Schicht herrschen eng verflochtene Bündel kollagener Fasern (Kollagen Typ 1) vor, die ein dichtes, vorwiegend oberflächenparalleles Netzwerk ausbilden. Die Dehnbarkeit der Haut geht hauptsächlich auf die scherengitterartige Anordnung des kollagenelastischen Fasersystems im Stratum reticulare zurück, in das die Gefäße, Nerven und Anhangsgebilde der Haut systemgerecht eingeordnet sind. In verschiedenen Körperregionen verfolgen die kollagenen Fasern unterschiedliche Vorzugsrichtungen, die mit den Spannungsunterschieden in der Haut übereinstimmen (Langer-Spaltlinien). In der Chirurgie ist die Beachtung des Verlaufs dieser Spaltlinien von Bedeutung. Parallel zu den Spaltlinien geführte Schnitte heilen schnell und mit geringer Narbenentwicklung. Eine Schnittführung, die quer zu den Spaltlinien verläuft, führt dagegen zu weit klaffenden Hautwunden, die mit stärkerer Narbenbildung verheilen.

Die Altersveränderungen der Haut sind vor allem auf Veränderungen im Bindegewebe des Coriums zurückzuführen. Die Höhe der Papillen im Stratum papillare wird geringer, die Zahl der elastischen Fasern wird reduziert und der Gehalt an Glykosaminoglykanen, der für die Wasserbindung des Gewebes und seines Turgors entscheidend ist, nimmt ab. Die Folge hiervon ist eine zunehmende Faltenbildung der Haut.

18.1.3
Tela subcutanea (Unterhaut, Subcutis)

Die Unterhaut baut sich aus lockerem Bindegewebe mit mehr oder weniger reichlich eingelagertem Fettgewebe auf. Sie ermöglicht die Verschieblichkeit der Haut und stellt die Verbindung zwischen der Haut und der oberflächlichen Körperfaszie her. In der Subcutis liegen neben größeren Blutgefäßen (vor allem an der Grenze zum Corium) und Nervenbahnen Schweißdrüsen, Duftdrüsen und Nervenendkörperchen (Vater-Pacini-Lamellenkörperchen).

Die Unterhaut ist ein wichtiger Fettspeicher (Depotfett). Sie kann außerordentlich dick werden (Panniculus adiposus unter der Haut des Rumpfes). Die subkutanen Fettpolster spielen auch als Wasserspeicher und für die Wärmeregulation eine wichtige Rolle. Das im subkutanen Fettlager gespeicherte Wasser kann bei Flüssigkeitsverlust rasch mobilisiert werden. Pathologischerweise kann es auch zu einer stark vermehrten Wassereinlagerung in die Subcutis kommen. Dies wird als ein Ödem bezeichnet. Bei der Thermoregulation dient das Fettgewebe als Isolierschicht, die die darunter gelegene stark durchblutete Muskulatur gegen Kälteeinwirkung von außen abschirmt.

Das Fettgewebe der Subcutis dient aber nicht nur als Energiereserve. An bestimmten, mechanisch besonders belasteten Körperstellen (Fußsohle; Handflächen) wird es durch straffe Bindegewebszüge (Retinacula cutis) steppkissenartig unterteilt und übt als Baufett die Funktionen eines Druckpolsters aus. Eine straffe Verbindung der Cutis mit der Unterlage besteht auch im Gesicht (wichtig für die Mimik), der Kopfschwarte und im Bereich des Anus.

18.2
Anhangsgebilde der Haut

Die verschiedenen Anhangsgebilde der Haut, wie Haare, Nägel und Drüsen, leiten sich von der Epidermis ab, wobei sich bei den einzelnen Strukturen auch das angrenzende Bindegewebe in charakteristischer Weise beteiligt. Sie entstehen alle aus Epithelsprossen, die von der Epidermis in das darunter gelegene Mesenchym vorwachsen und sich unter dem Einfluss des Bindegewebes sekundär zu den einzelnen Gebilden differenzieren. In einem Teil der Hautanhangsgebilde (Haare, Nägel und Talgdrüsen) läßt sich auch noch später eine Schichtenbildung erkennen, die mit jener der Epidermis vergleichbar ist.

18.2.1
Haare (Pili)

18.2.1.1
Verteilung und Aufbau der Haare

Haare sind in die Haut eingelagerte, verhornte Bildungen der Epidermis. Sie kommen überall in der Felderhaut vor, fehlen aber in Bereichen mit Leistenhaut (Handflächen und Fußsohlen), am Lippenrot (Prolabium), an der Glans und dem Präputium von Penis und Clitoris, an den kleinen Schamlippen und an der Innenfläche der großen Schamlippen. Der ganze Körper ist mit feinen, kurzen und schwach pigmentierten Wollhaaren (Lanugines), beim Mann mehr oder weniger auch mit dicken Körperhaaren (Terminalhaaren), versehen. Zu den Terminalhaaren zählen auch die Kopfhaare (Capilli), die Augenbrauen (Superzilien), die Wimpern (Zilien), die Barthaare (Barbae), die Haare des äuße-

ren Gehörgangs (Tragi), die Haare des Naseneingangs (Vibrissae), die gekräuselten Achselhaare (Hirci) und die Schamhaare (Pubcs). Während die dünnen Wollhaare einzeln stehen, sind die längeren und dicken Terminalhaare zu Gruppen von 3–5 Haaren zusammengefasst. Die Ausbildung der Terminalbehaarung unterliegt hormonalen Einflüssen und zeigt eine geschlechtspezifische Verteilung (weiblicher und männlicher Typ der Schambehaarung, Glatzenbildung beim Mann).

Am Haar (Abb. 18-5) lässt sich der frei aus der Haut herausragende Haarschaft (Scapus) und die schräg in der Haut steckende, von bindegewebigen Hüllen umgebene Haarwurzel (Radix pili) unterscheiden. Diese umfasst mit ihrem verdickten unterem Ende, der Haarzwiebel (Bulbus), eine zellreiche bindegewebige Papille (Haarpapille), die eine Kapillarschlinge enthält. Die an die Haarpapille angrenzenden Basalzellen des Bulbus teilen sich rasch und formen sich zu einem Hornfaden, dem Haar, um. Alle Haare setzen sich aus einer Cuticula und einer darunter gelegen Rinde zusammen. Bei den Terminalhaaren ist zusätzlich ein zentrales Mark aus noch nicht vollständig ver-

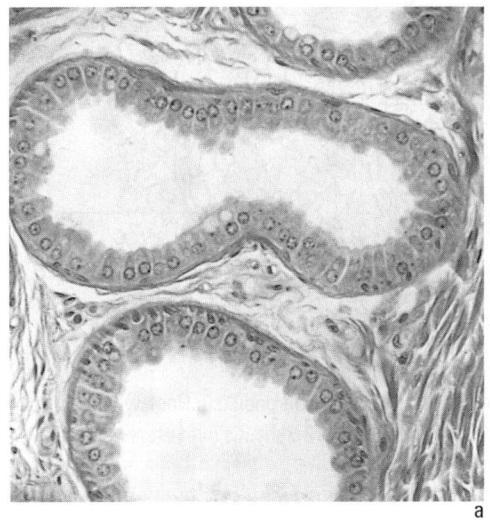
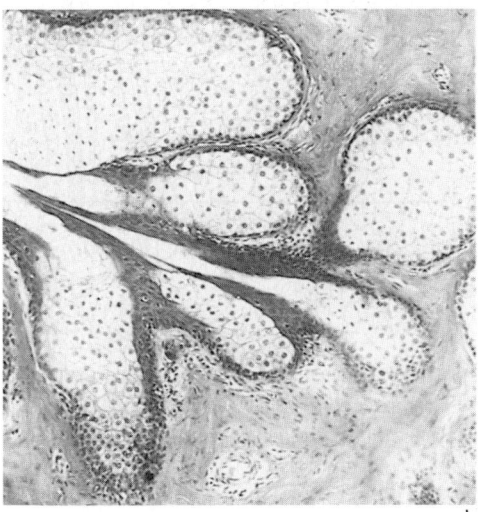

a   b

Abb. 18-4: Histologischer Schnitt durch apokrine Schweißdrüsen **(a)** der Regio axillaris und Talgdrüsen /**(b)**.

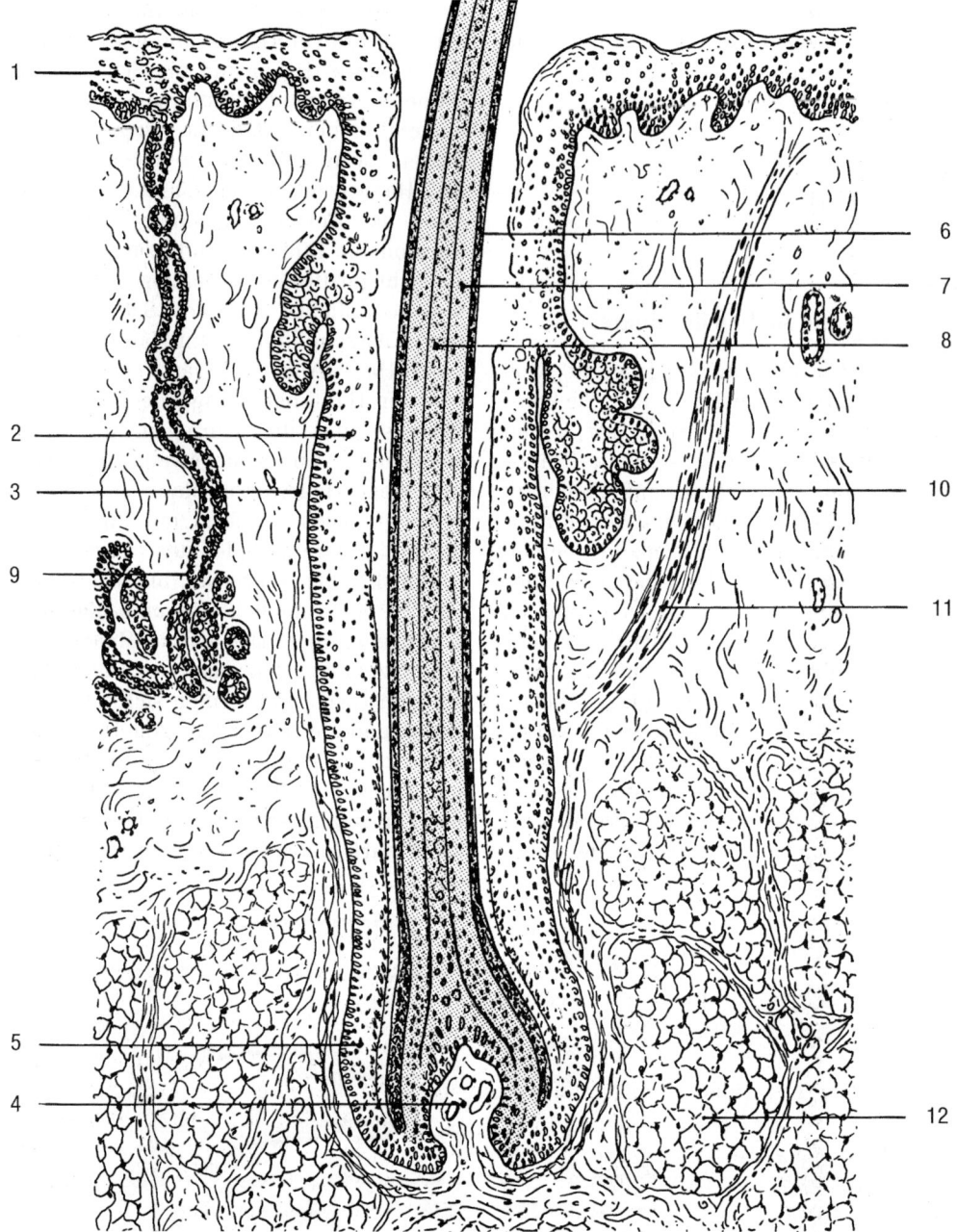

Abb. 18-5: Schematische Darstellung von Haar und Haarfollikel.
1 Epidermis; 2 epitheliale Wurzelscheide; 3 bindegewebige Wurzelscheide; 4 Haarpapille; 5 Haarzwiebel; 6 Haarkutikula; 7 Rinde; 8 Mark; 9 Schweißdrüse; 10 Talgdrüse; 11 M. arrector pili; 12 Subcutis mit Fettgewebe.

hornten Epithelzellen vorhanden. Die Rinde bildet den größten Teil des Haarquerschnitts.

18.2.1.2
Wurzelscheide

Die Haarwurzel wird von der Wurzelscheide (Vagina radicularis) wie von einem Hohlzylinder umschlossen. Sie hat die Aufgabe, das wachsende Haar zu schützen und in der Haut zu verankern. Sie gliedert sich in eine epitheliale und in eine bindegewebige Wurzelscheide. An der epithelialen Wurzelscheide lassen sich wiederum ein äußerer Anteil (äußere epitheliale Wurzelscheide), der dem Stratum germinativum der Epidermis entspricht, und ein innerer Anteil (innere epitheliale Wurzelscheide), der mit dem Stratum granulosum bzw. lucidum vergleichbar ist, unterscheiden. An der inneren epithelialen Wurzelscheide lassen sich im Einzelnen drei Schichten (Scheidenkutikula; Huxley-Schicht; Henley-Schicht) erkennen, die im Bereich der Haarzwiebel noch kernhaltig sind, gegen die Hautoberfläche zu aber rasch verhornen. Haarkutikula und Scheidenkutikula sind so ineinander verzahnt, dass das Haar trotz der Verschiebung, die es infolge seines Wachstums erfährt, innerhalb der Wurzelscheide relativ fest verankert bleibt. Die innere epitheliale Wurzelscheide reicht hautwärts nur bis zur Einmündung der Talgdrüsen. Im anschließenden Haartrichter ist die Haarkutikula mit dem verbleibenden Anteil der epithelialen Wurzelscheide nicht mehr verbunden.

Die epitheliale Wurzelscheide wird außen von der bindegewebigen Wurzelscheide umgeben, die sich aus dem Stratum papillare des Coriums differenziert. Zwischen epithelialer und bindegewebiger Wurzelscheide liegt eine gut ausgebildete Basalmembran (Glashaut). Die bindegewebige Wurzelscheide beherbergt zahlreiche feine Nervenendigungen und dient dem Haarmuskel (M. arrector pili) als Ansatzstelle. Die Nervenendigungen spielen für die Tastempfindung eine wichtige Rolle.

Die Haarfarbe wird vom Gehalt an Melanin, das von Melanozyten der Haarzwiebel gebildet wird, bestimmt. Braune und schwarze Haare enthalten Eumelanin. Rote Haare weisen das gelbliche Phäomelanin auf. Im Alter lässt die Melaninbildung nach und die Lufteinschlüsse im Haar nehmen zu. Die Haare werden grau bzw. weiß.

18.2.1.3
Haarwachstum und Haarwechsel

Jeder Haartyp weist eine typische Lebensdauer auf. Sie beträgt bei den Kopfhaaren einige Jahre, bei Wollhaaren und Zilien nur einige Monate. Beim Haarwechsel stellt die Matrix der Haarzwiebel ihre mitotische Aktivität ein und verhornt. Sie hebt sich dann von der bindegewebigen Papille ab, wobei das untere Ende des Haares verdickt und ausgefranst erscheint. Das abgestorbene Haar wird als so genanntes Kolbenhaar aus der Haarwurzel herausgeschoben und fällt schließlich aus. Die unteren Abschnitte der epithelialen Wurzelscheide kollabieren zu einem dünnen Epithelstrang. Ausgehend von den unterhalb der Talgdrüsenmündung gelegenen Teilen der epithelialen Wurzelscheide (Haarwulst) dringt ein neuer Haarzapfen auf dem durch den Epithelstrang vorgezeichneten Weg in die Tiefe. An seinem unteren Ende entsteht wieder eine Haarzwiebel, die eine neue bindegewebige Haarpapille umfasst. Von der Matrixzone der Haarzwiebel aus entsteht ein junges Ersatzhaar. Talgdrüsen und M. arrector pili bleiben beim Haarwechsel unverändert erhalten. Bei den meisten Säugetierarten kommt es in regelmäßigen Abständen zu einem Haarwechsel. Beim Menschen werden dagegen ständig Haare ersetzt, da die Wachstumszyklen der einzelnen Haarfollikel weitgehend unabhängig voneinander sind.

Der glatte Haarbalgmuskel (M. arrector pili) entspringt von der bindegewebigen Wurzelscheide (unterhalb der Einmündung der Talgdrüse), umgreift die Talgdrüse und zieht schräg nach oben unter die Epidermis. Er besteht aus einem kleinen Bündel von Myoepithelzellen. Dies sind kontraktile Zellen epithelialer Herkunft, die auch zur glatten Muskulatur gerechnet werden. Die Kontraktion des sympathisch innervierten Muskels führt zur „Gänsehaut". Weiter wird ein Druck auf die anliegenden Talgdrüsen ausgeübt. Die Haare der Wimpern, Augenbrauen, der Lippen und der Achselhöhle besitzen keine Mm. arrectores pilorum.

18.2.2
Nägel (Ungues)

Die Nägel sind eine spezielle Bildung der Epidermis und stellen eine Schutzeinrichtung für die Endglieder der Finger und Zehen dar (Abb. 18-6). Gleichzeitig bilden sie ein Widerlager für den Druck, der auf die Tastballen ausgeübt wird. Bei Verlust eines Nagels erscheint daher die Tastempfindung deutlich eingeschränkt. Ein Nagel liegt als ca. 0,5 mm dicke Hornplatte auf dem Nagelbett. Proximal steckt er tief in der Nageltasche. Dieser etwa 0,5 cm lange Teil des Nagels wird auch als Nagelwurzel bezeichnet. Im Grund der Nageltasche sowie im Bereich der Lunula, ein weißliches, halbmondförmiges Feld am hinteren Rand des Nagels, findet sich das die Nagelplatte bildende Epithel (Matrix). Das Nagelbett setzt sich distal von der Lunula in das durch den Nagel rosa schimmernde Hyponychium fort. Dieser vordere Teil des Nagelbetts trägt nicht zur Nagelbildung bei. Von der Matrix aus wird der Nagel langsam (0,1–0,2 mm/Tag) über das Epithel des Nagelbetts geschoben. Die seitlichen Ränder des Nagels sind im Nagelfalz fixiert. Nur der vordere Rand bleibt frei. Die Nagelplatte (Corpus unguis) besteht aus polygonalen, verhornten Epidermis-

zellen, deren Kerne gewöhnlich nicht mehr zu erkennen sind. Sie werden durch eine Kittsubstanz fest zusammengehalten.

18.2.3
Hautdrüsen

Zu den Hautdrüsen (Glandulae cutis) zählen:
• Talgdrüsen
• Schweißdrüsen
• Duftdrüsen
• Milchdrüse (s. Kap. 13)
Sie sind Abkömmlinge der Epidermis, die sich in die Lederhaut, zum Teil auch in die Subcutis eingesenkt haben (Abb. 18-4).

18.2.3.1
Talgdrüsen (Glandulae sebaceae)

Talgdrüsen sind mehrlappige, alveoläre Einzeldrüsen, die in der Lederhaut gelegen sind. Sie kommen in der Regel gemeinsam mit Haaren vor. An bestimmten Hautregionen, meist im Übergangsbreich von äußerer Haut in Schleimhaut (Lippen, Augenlider, Brustwarzen, kleine Schamlippen, Glans penis, Praeputium, Anus), finden sich freie Talgdrüsen, d. h. Talgdrüsen, die in keiner Beziehung mehr zu Haaren stehen. An Handteller und Fußsohle, die überhaupt keine Haare aufweisen, fehlen auch die Talgdrüsen vollständig. Durch das Fehlen der Talgsekretion wird daher bei längerem Aufenthalt im Wasser die Haut der Hand- und Fußflächen relativ schnell schrumpelig („Waschfrauenhände").

Talgdrüsen bestehen aus einem vielschichtigen Epithel und weisen eine holokrine Sekretion auf. In der peripheren Zone der Drüsenläppchen (Keimschicht) teilen sich die Zellen mitotisch. Bei der Bildung des Talgs (Sebum) verfetten die Drüsenzellen und gehen zugrunde. Die anfangs rundlichen Kerne werden pyknotisch und verschwinden schließlich ganz. Der durch den Zellzerfall entstehende Talg

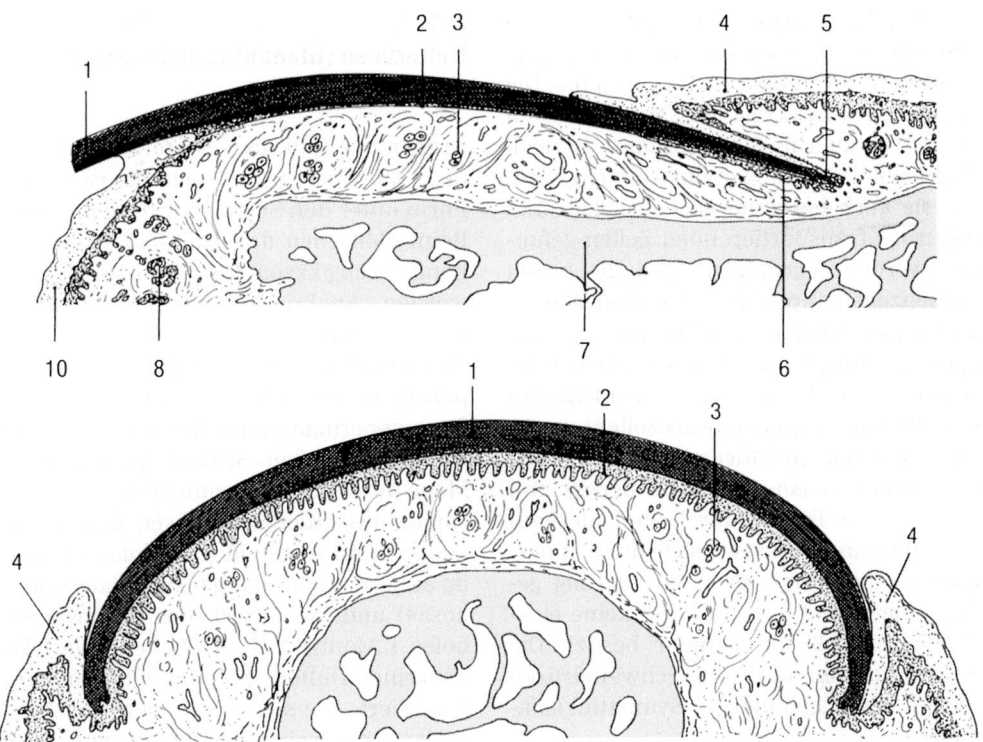

Abb. 18-6: Fingernagel mit seiner Umgebung im Längsschnitt (oben) und im Querschnitt (unten).
1 Nagelplatte; 2 Hyponychium; 3 Nagelbett mit Hoyer-Grosser-Tastkörperchen; 4 Nagelwallepidermis; 5 Nagelwurzel; 6 Matrix; 7 Knochen; 8 Schweißdrüsen; 9 Epidermis der Fingerbeere.

ist ein Gemisch aus Cholesterin, freien
Fettsäuren und verschiedenen Estern (u. a.
Triacylglycerinen), der über den Ausführ-
gang der Talgdrüsen in den Haarbalg entleert wird und dann auf die Oberfläche der
Epidermis gelangt. Dort bildet er einen
dünnen Fettfilm, durch den die Wasser-
durchlässigkeit der Epidermis stark vermindert und die Geschmeidigkeit der
Hornschicht erhöht wird. Auch die Haare
werden vom Talg eingefettet und erhalten
dadurch ihren Glanz. Die Sekretion der
Talgdrüsen wird hormonell beeinflusst.
Androgene führen zu einer Stimulation der
Talgsekretion, Östrogene wirken hemmend.

18.2.3.2
Schweißdrüsen (Glandulae sudoriferae merocrinae)

Schweißdrüsen kommen fast überall an
der Haut vor. Ihre Gesamtzahl beträgt
etwa 3–4 Millionen. Besonders zahlreich
sind sie in der Haut der Stirn, der Handflächen und der Fußsohlen. Bei den ekkrinen Schweißdrüsen handelt es sich um
einfache, tubulöse Schläuche, deren stark
aufgeknäuelte Endabschnitte an der Grenze von Cutis und Subcutis liegen. Die sekretorischen Endstücke weisen ein einschichtiges, isoprismatisches Epithel auf,
bei dem man elektronenmikroskopisch
zwischen hellen und dunklen Zellen unterscheiden kann. Die dunklen Zellen enthalten zahlreiche Ribosomen, gut ausgebilde-

tes endoplasmatisches Retikulum und viele Sekretgranula. Wahrscheinlich sezernieren sie wasserbindende Glykoproteine. Die hellen Zellen besitzen viele Mitochondrien und entwicklen in ihrem basalen Bereich zahlreiche Einfaltungen der Zellmembran, wie sie auch bei anderen Flüssigkeit und Elektrolyt transportierenden Zellen gefunden werden. Vermutlich sind die hellen Drüsenzellen durch Transport von Wasser und Ionen an der Schweißbildung maßgeblich beteiligt. Die sekretorischen Endstücke werden von kontraktilen myoepithelialen Zellen (Korbzellen) umgeben. Von den Endstücken führt ein Ausführungsgang (Ductus sudoriferus) mit zweireihigem Epithel durch die Lederhaut zur Epidermis. Er setzt sich dann innerhalb der Epidermis in einem spiralig gewundenen Gang fort, der aber keine eigene Epithelauskleidung mehr besitzt. Die Innervation der ekkrinen Schweißdrüsen erfolgt über cholinerge Sympathikusfasern.

Das wässrige Sekret der Schweißdrüsen (Schweiß) enthält maximal 1 % an gelöster Substanz und stellt damit das am stärksten verdünnte Sekret aller Drüsen des Körpers dar. Diese Verdünnung wird dadurch erreicht, dass in den oberflächennahen Anteilen des Ausführungsgangs aktiv Natriumionen rückresorbiert werden. Die Schweißdrüsen haben weiter eine wichtige Funktion bei der Thermoregulation des Körpers. Durch den sauren pH-Wert des Schweißes (pH 4.5) wird auch das Keimwachstum auf der Haut gehemmt („Säureschutzmantel der Haut").

18.2.3.3
Duftdrüsen (Glandulae sudoriferae apocrinae)

Drüsen mit apokriner Sekretion bilden bei den Säugetieren die weit überwiegende Form unter den Schlauchdrüsen der Haut. Beim Menschen dagegen sind sie weitgehend durch ekkrine Schweißdrüsen ersetzt worden. Apokrin sezernierende Duftdrüsen kommen nur an relativ wenigen Hautstellen vor. In Form größerer Drüsenpakete finden sich die Glandulae sudoriferae apocrinae in der Achselhöhle, in der Haut der großen Schamlippen und des Mons pubis sowie perianal (Glandulae circumanales). Kleinere Drüsen dieses Typs kommen im Augenlid (Glandulae ciliares), im äußeren Gehörgang (Glandulae ceruminosae) und im Bereich des Brustwarzenhofes („Montgomery-Knötchen") vor. Die apokrinen Duftdrüsen sind in der Subcutis lokalisiert. Die sezernierenden Endstücke besitzen ein weites Lumen, das von einem einschichtigen Epithel ausgekleidet wird. Zwischen Basalmembran und Drüsenepithel liegen die spindelförmigen Myoepithelzellen (Spindelzellen), durch deren Kontraktion das Sekret ausgepresst wird. Die apokrinen Schweißdrüsen bilden ein fettiges, Duftstoffe enthaltendes Sekret. Obwohl die Drüsen schon während der Embryonalentwicklung angelegt werden (sie entstehen fetal aus den Haaranlagen), beginnt ihre sekretorische Tätigkeit erst mit der Pubertät. Die Aktivität der apokrinen Drüsen unterliegt bei der Frau zyklusabhängigen Schwankungen und wird mit der Menopause wieder beendet. Die Innervation der apokrinen Duftdrüsen erfolgt über adrenerge Nervenfasern.

Zusammenfassung

■ Haut
Die Haut besteht aus einem epithelialen Anteil, der die Oberhaut (Epidermis) sowie einen bindegewebigen Anteil, die Lederhaut (Corium) sowie die Unterhaut (Subcutis) umfasst.

Oberhaut (Epidermis). Mehrschichtiges, verhorntes Plattenepithel. Zelltypen der Epidermis:

- Keratinozyten: Verhornende Epithelzellen, welche die Hauptmasse der Epidermis bilden.
- Melanozyten: Bilden Melanin und sind für die Pigmentierung der Epidermis verantwortlich.
- Langerhans-Zellen und Granstein-Zellen: Sind an immunologischen Vorgängen in der Haut beteiligt. Langerhans-Zellen präsentieren Antigene den T-Helfer-Zellen.
- Merkel-Zellen: Tastzellen.

Schichten der Epidermis:

- Stratum basale: Mitosen sorgen für die Regeneration der Epidermis
- Stratum spinosum
- Stratum granulosum: Keratohyalinkörner
- Stratum lucidum (nur im Bereich der Leistenhaut)
- Stratum corneum (Hornschicht).

Lederhaut (Corium). Besteht aus 2 unterschiedlichen Schichten:

- Stratum papillare. Subepithelial gelegen, durch papillenartige Vorstülpungen mit der Epidermis verzahnt: zellreich; enthält zahlreiche Kapillaren.
- Stratum reticulare. Schließt ohne scharfen Übergang nach unten an das Stratum papillare an: gekennzeichnet durch ein dichtes Geflecht aus kollagenen und elastischen Fasern; relativ zellarm.

Unterhaut (Subcutis). Besteht aus lockerem Bindegewebe mit mehr oder weniger reichlich eingelagertem Fettgewebe. In der Subcutis liegen die größeren Blut- und Nervenbahnen, die Endstücke von verschiedenen Hautdrüsen (Schweißdrüsen, Duftdrüsen) sowie Nervenendkörperchen.

■ Anhangsgebilde der Haut

Haare (Pili). Ein Haar besteht aus dem Haarschaft, der Haarwurzel und seinem verdickt ausgebildeten Ende, der Haarzwiebel. Die Haare sind in Einstülpungen der Haut, den Haarbälgen, verankert. Durch glatte Muskelzellen (Mm. arrectores pilorum) können die Haare aufgestellt werden.

Nägel (Ungues). Sie liegen als ca. 0,5 mm dicke Hornplatten dem Nagelbett auf. Von der Nagelmatrix aus erfolgt ständig ein Wachstum des Nagels.

Talgdrüsen (Glandulae sebaceae). Kommen bis auf wenige Ausnahmen in Verbindung mit Haaren vor. Diese Drüsen mit holokriner Sekretion bilden den Talg, ein komplexes Gemisch von verschiedenen Fettsubstanzen, das dem Einfetten der Haut und der Haare dient.

Schweißdrüsen (Glandulae sudoriferae merocrinae). Einfache tubulöse Drüsen mit ekkriner Sekretion. Die Drüsenendstücke werden von kontraktilen myoepithelialen Zellen (Korbzellen) umgeben. Über den Schweiß werden neben Wasser verschiedene Stoffe aus dem Körper eliminiert. Die Schweißsekretion spielt eine wichtige Rolle bei der Thermoregulation.

Duftdrüsen (Glandulae sudoriferae apocrinae). Kommen nur an bestimmten Körperbereichen (z. B. Achselhöhle, Brustwarzen, großen Schamlippen) vor. Sie zeigen apokrine Sekretion.

19
Bewegungsapparat

19.1
Passiver Bewegungsapparat

Der Bewegungsapparat ermöglicht Bewegungen des Körpers im Raum (Lokomotion). Er besteht aus dem passiven Bewegungsapparat, der Knochen, Gelenke und Bänder umfasst, und dem aktiven Bewegungsapparat, der sich aus den Skelettmuskeln und ihren Hilfseinrichtungen (Sehnenscheiden, Schleimbeutel etc.) zusammensetzt.

19.1.1
Knochen des Skeletts

Neben ihrer Schutzfunktion (z. B. für Gehirn, Rückenmark, innere Organe) bilden die Knochen des Skeletts das Stützgerüst für die Weichteile des Körpers und bieten der Skelettmuskulatur die Ansatzstellen für ihre Wirkung.

Entsprechend den unterschiedlichen Anforderungen finden sich verschiedene Knochenformen: lange Knochen (Ossa longa, z. B. die Röhrenknochen der Extremitäten), flache Knochen (Ossa plana, z. B. das Schulterblatt), kurze Knochen (Ossa brevia, z. B. die Wirbel und die Handwurzelknochen).

Allen Knochen ist gemeinsam, dass sie sowohl kompaktes (Substantia compacta sive corticalis) als auch spongiöses Knochengewebe (Substantia spongiosa) enthalten, außen von einer Knochenhaut (Periost) umgeben sind und innen von Endost ausgekleidet werden. Sägt man einen Knochen auf, so tritt die unterschiedliche Verteilung von spongiösem und kompaktem Knochengewebe deutlich in Erscheinung. An der Knochenoberfläche findet sich eine verdichtete Schicht von Knochengewebe (Substantia compacta), nach innen liegt das Knochengewebe dagegen in Form eines schwammartigen Gefüges (Substantia spongiosa) vor. Dabei fällt auf, dass die Knochenbälkchen dem Verlauf der Hauptspannungslinien (Trajektorien) folgen (Abb. 19-1). Die Substantia compacta ist besonders kräftig im Mittelstück der langen Röhrenknochen (Diaphyse) ausgebildet. An den Gelenkenden (Epiphysen) dieser Knochen sowie bei den kurzen und flachen Knochen ist sie wesentlich dünner. Die Substantia spongiosa stellt ein aus feinen Knochenbälkchen aufgebautes Gerüstwerk dar. Seine Lücken sind mit Knochenmark gefüllt. Im Mittelstück der langen Röhrenknochen fehlen diese Knochenbälkchen vollständig. Dort liegt ein

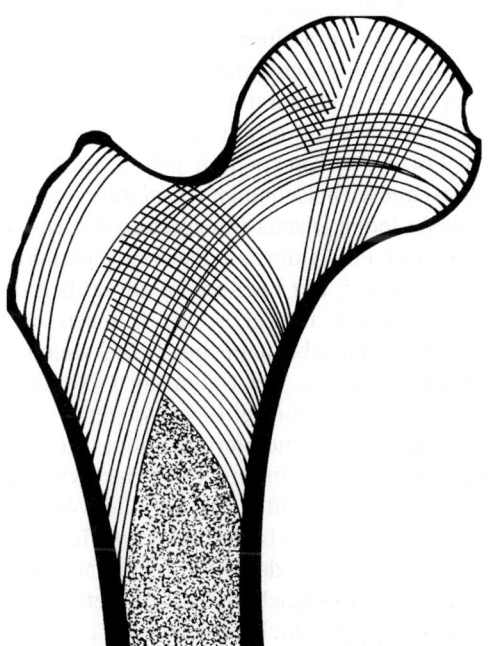

Abb. 19-1: Proximales Femurende eines erwachsenen Menschen. Verlauf der Knochenbälkchen der Spongiosa entlang der Hauptspannungslinien (Trajektorien).

einheitlicher Hohlraum, die Markhöhle, vor, die gleichfalls mit Knochenmark gefüllt ist.

19.1.2
Knochenhaut (Periost)

Die Knochenhaut ist eine derbe Bindegewebshaut, die den Knochen, abgesehen von seinen mit Hyalinknorpel versehenen Gelenkenden, allseitig umhüllt. Im Periost verlaufen Blut- und Lymphgefäße sowie zahlreiche sensible Nerven. Gelegentlich kommen auch Lamellenkörperchen vor. Markhaltige und marklose vegetative Nerven dringen von der Knochenhaut in die Knochenkanäle und in die Markhöhle ein. Histologisch können am Periost zwei Schichten unterschieden werden: Eine äußere, faserreiche Schicht (Stratum fibrosum) und eine zellreiche, innere Schicht (Stratum germinativum sive osteogenicum). Vom Stratum fibrosum strahlen kollagene Fasern (Sharpey-Fasern) in das Knochengewebe. Zusammen mit den Blutgefäßen, die vom Periost in den Knochen ziehen und seine Ernährung gewährleisten, verbinden sie das Periost mit dem Knochen. Im Stratum germinativum (Cambiumschicht) differenzieren sich osteogenetische Stammzellen zu Osteoblasten. Beim ausgewachsenen Knochen befindet sich das Stratum germinativum in einem Ruhezustand. Bei Knochenbrüchen allerdings werden seine Zellen zu einer lebhaften Tätigkeit angeregt und sind an der Kallusbildung, die die getrennten Bruchstücke wieder vereinigt, maßgeblich beteiligt.

19.1.3
Gelenke

Gelenke (Juncturae) sind Verbindungen zwischen Skelettelementen (Abb. 19-2). Im allgemeinen Sprachgebrauch wird diese Bezeichnung zumeist nur für diskontinu-

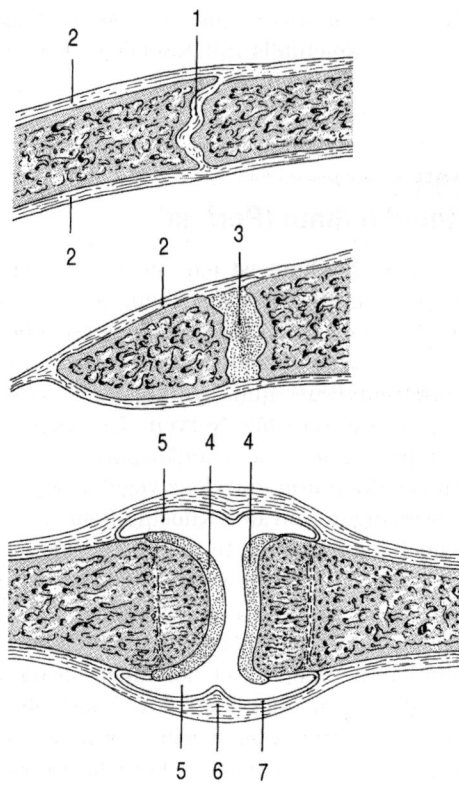

Abb. 19-2: Juncturae ossium.
a) Junctura fibrosa (Syndesmose) zwischen zwei durch desmale Ossifikation entstandenen Knochen des kindlichen Schädeldaches. 1 Bindegewebe; 2 Periost.
b) Junctura cartilaginea (Synchondrose) zwischen zwei durch chondrale Ossifikation entstandenen Knochen der Schädelbasis. 3 Knorpelgewebe.
c) Junctura synovialis (Diarthrose). 4 Gelenkknorpel; 5 Gelenkhöhle; 6 Gelenkkapsel mit Synovialmembran (7).

ierliche Skelettverbindungen (Juncturae synoviales; Diarthrosen der älteren Nomenklatur) verwendet. Zu den Juncturae zählen aber auch die kontinuierlichen Verbindungen (Synarthrosen) bei denen es mehrere verschiedene Formen gibt. Man bezeichnet sie nach der Gewebsart, die jeweils die Skelettelemente miteinander verbindet.

19.1.3.1
Junctura fibrosa (Syndesmosis)

Dabei ist der Raum zwischen den Knochen mit kollagenem Bindegewebe gefüllt. Beispiele dafür sind das untere Schienbein-Wadenbeingelenk (Articulatio tibiofibularis) und die Schädelnähte (Suturae).

19.1.3.2
Junctura cartilaginea (Synchondrosis)

Eine knorpelige Verbindung nennt man Junctura cartilaginea (Synchondrosis). Beipiele hierfür sind die Epiphysenfugen, die während des Skelettwachstums als hyaline Knorpelzonen zwischen Diaphyse und Epiphyse ausgebildet sind. Weiter zählen zu den Synchondrosen die Symphysis pubica (Schambeinfuge) und die Rippenknorpel. Bei der Schambeinfuge wird die Verbindung zwischen den beiden Knochenanteilen durch Faserknorpel erreicht, der oft kleine, schlitzartige Hohlräume aufweist. Sie erweitern sich bei Frauen während der Schwangerschaft, wodurch das Schambein bei der Geburt eine größere Beweglichkeit erhält. Als eine besondere Form der Knorpelhaft gelten auch die Zwischenwirbelscheiben (Disci intervertebrales). Jeder Discus intervertebralis weist peripher einen derben Faserring (Anulus fibrosus) auf, der nach innen allmählich in Faserknorpel übergeht. Im Inneren der Zwischenwirbelscheibe liegt eine weiche, gallertige Masse, der Gallertkern (Nucleus pulposus). Er besteht vorwiegend aus Hyaluronsäure und Keratansulfat, die viel Wasser binden können, und federt wie ein Wasserkissen Stöße, die auf die Wirbelsäule einwirken, ab. Reißt der straffe Anulus fibrosus ein, dann kann der Nucleus pulposus an der Schadstelle vortreten und Druck auf das Rückenmark oder benachbarte Nervenwurzeln ausüben.

19.1.3.3
Juncturae osseae (Synostosen)

Diese gehen aus Syndesmosen und Synchondrosen hervor. Nach der Beendigung des Wachstums verknöchern die meisten Synchondrosen und Synostosen vollständig. Besonders deutlich ist dies am Schädel zu beobachten, wo die zunächst bindegewebigen Verbindungen der Schädelnähte der Kalotte oder die Synchondrosen der Schädelbasis mit zunehmendem Alter zu Synostosen umgebildet werden.

19.1.3.4
Juncturae synoviales (Diarthrosen)

Darunter versteht man eine bewegliche Verbindung von zwei oder mehreren Knochen, wobei die miteinander artikulierenden Knochen durch einen Gelenkspalt getrennt werden. Der normalerweise nur kapillare Gelenkspalt ist Teil einer Gelenkhöhle, die von einer Gelenkkapsel umschlossen wird und mit Synovia (Gelenkschmiere) gefüllt ist. Die miteinander in Kontakt stehenden Knochenenden sind von einem Gelenkknorpel (Cartilago articularis) überzogen. Bis auf wenige Ausnahmen (Schlüsselbeingelenk und Kiefergelenk, deren Flächen mit Faserknorpel überzogen sind) handelt es sich dabei um hyalinen Knorpel, durch dessen glatte Oberfläche die Reibung im Gelenk weitgehend herabgesetzt wird. Die Dicke des Gelenkknorpels, der kein Perichondrium besitzt, wechselt von Gelenk zu Gelenk und nimmt mit fortschreitendem Alter deutlich ab. In den großen Gelenken junger Menschen kann die Dicke des Gelenkknorpels bis zu 7 mm betragen. In den kleineren Gelenken liegen die Werte oft unter 1 mm.

Der histologische Aufbau des Gelenkknorpels wird durch den Verlauf der Kollagenfibrillen maßgeblich bestimmt. Sie sind in der verkalkten Basalschicht des Knorpels verankert und ziehen nahezu senkrecht zur Gelenkoberfläche. Dort nehmen sie einen oberflächenparallelen Verlauf (Tangentialschicht) und kehren dann wieder zur Basis zurück. Die oberflächliche Tangentialschicht weist kleine, abgeplattete Chondrozyten auf. Die Übergangszone zeigt größere und rundliche Chondrozyten. Sie kommen entweder einzeln oder in isogenen Gruppen vor. Die Radiär-

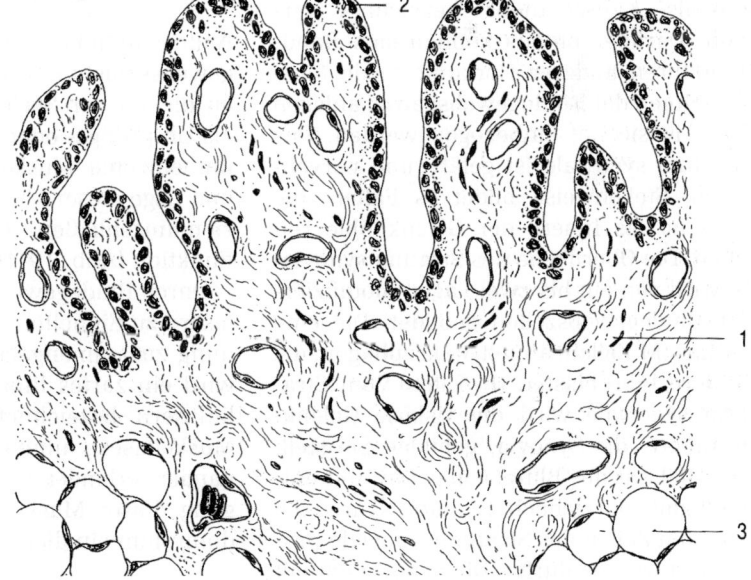

Abb. 19-3: Stratum synoviale einer Gelenkkapsel. 1 lockeres kapillarreiches Bindegewebe; 2 modifizierte Bindegewebszellen (F-Zellen), die das Stratum synoviale zur Gelenkhöhle hin begrenzen; 3 Fettzellen.

zone ist von senkrecht zur Gelenkfläche angeordneten Säulen aus großen Knorpelzellen geprägt. Die Kollagenfibrillen ziehen radial zwischen den Knorpelzellsäulen. Die tiefste Schicht wird von der Verkalkungszone gebildet. Sie geht in den Lamellenknochen der Epiphyse über. Der Gelenkknorpel wird vor allem durch Diffusion aus der Synovia ernährt.

Die in manchen Gelenken vorkommenden Zwischenscheiben bestehen aus Faserknorpel. Zwischenscheiben mit freiem innerem Rand werden als Menisci bezeichnet. Vollständige Scheiben, die die Gelenkhöhle (z. B. im Kiefergelenk) in zwei Hälften unterteilen, heißen Disci articulares. Sie dienen dem Ausgleich inkongruenter Gelenkflächen und sorgen damit für eine gleichmäßigere Druckverteilung im Gelenk.

Die Gelenkkapsel verbindet die am Gelenk beteiligten Knochen und schließt die Gelenkhöhle weitgehend luftdicht ab. Die Gelenkkapsel besteht aus einer äußeren Schicht aus straffem Bindegewebe (Stratum fibrosum) und einer inneren Schicht (Stratum synoviale) aus lockerem Bindegewebe, die in die Randzone des Gelenkknorpels einstrahlt. Das Stratum fibrosum besitzt oft verdichtete Kollagenfaserzüge, die als „Kapselbänder" bezeichnet werden. Darüber hinaus können sich Bandstrukturen anderer Herkunft sowie Muskelsehnen der Bindegewebskapsel anlegen bzw. in sie mit einbezogen werden. Das Stratum synoviale ist gefäß- und nervenreich. Stellenweise bildet es Falten, die weit in das Innere der Gelenkhöhle reichen. Die Oberfläche des Stratum synoviale wird von ein bis zwei Lagen modifizierter Bindegewebszellen gebildet. Die eine Zellart (M-Zellen) ähnelt Makrophagen, die andere Fibroblasten (F-Zellen).Vom Stratum synoviale wird die visköse Gelenkschmiere, die Synovia, gebildet. Sie stellt ein Dialysat des Blutplasmas dar und enthält zudem reichlich Hyaluronsäure, die von den Zellen des Stratum synoviale produziert werden dürfte. Die Synovia enthält nur wenige Zellen (ca. 60/ml). Es finden sich Monozyten, Makrophagen, Lymphozyten und freie Synovialzellen. Die Gelenkschmiere vermindert die Reibung im Gelenk und besorgt den Stofftransport für die Ernährung des Gelenkknorpels.

19.2
Aktiver Bewegungsapparat

Die Skelettmuskulatur des menschlichen Körpers umfasst ca. 400 Einzelmuskeln von unterschiedlicher Form und Größe. In den Muskeln des aktiven Bewegungsapparates sind quergestreiftes Muskelgewebe und Bindegewebe morphologisch und funktionell miteinander verbunden. Dem Bindegewebe kommen dabei wichtige Funktionen bei der Ernährung des Muskels, seinem Einbau in die Umgebung und bei der Übertragung der durch die Muskelkontraktion gewonnenen Kraft auf die Knochen zu.

19.2.1
Aufbau eines Skelettmuskels und seine Blutversorgung

Außen umhüllt eine derbe, straffe Bindegewebsschicht (Faszie) den Muskel. Faszien dienen der Skelettmuskulatur vielfach als Ursprungs- oder Ansatzfelder. Faszien um einzelne Muskeln sichern die Form und Lage dieser Muskeln. Als Gruppenfaszien umschließen sie Muskeln mit gleicher Funktion (Abb. 19-4).

Durch Bindegewebe werden die Muskelfasern zu Einheiten steigender Größenordnung zusammengefasst: Als Endomysium wird ein zartes Bindegewebe aus Retikulinfasern bezeichnet, das die einzelnen Muskelfasern umhüllt und locker miteinander verbindet. Kapillaren für die Versorgung dieser Muskelfasern bilden im Endomysium ein dichtes Netzwerk.

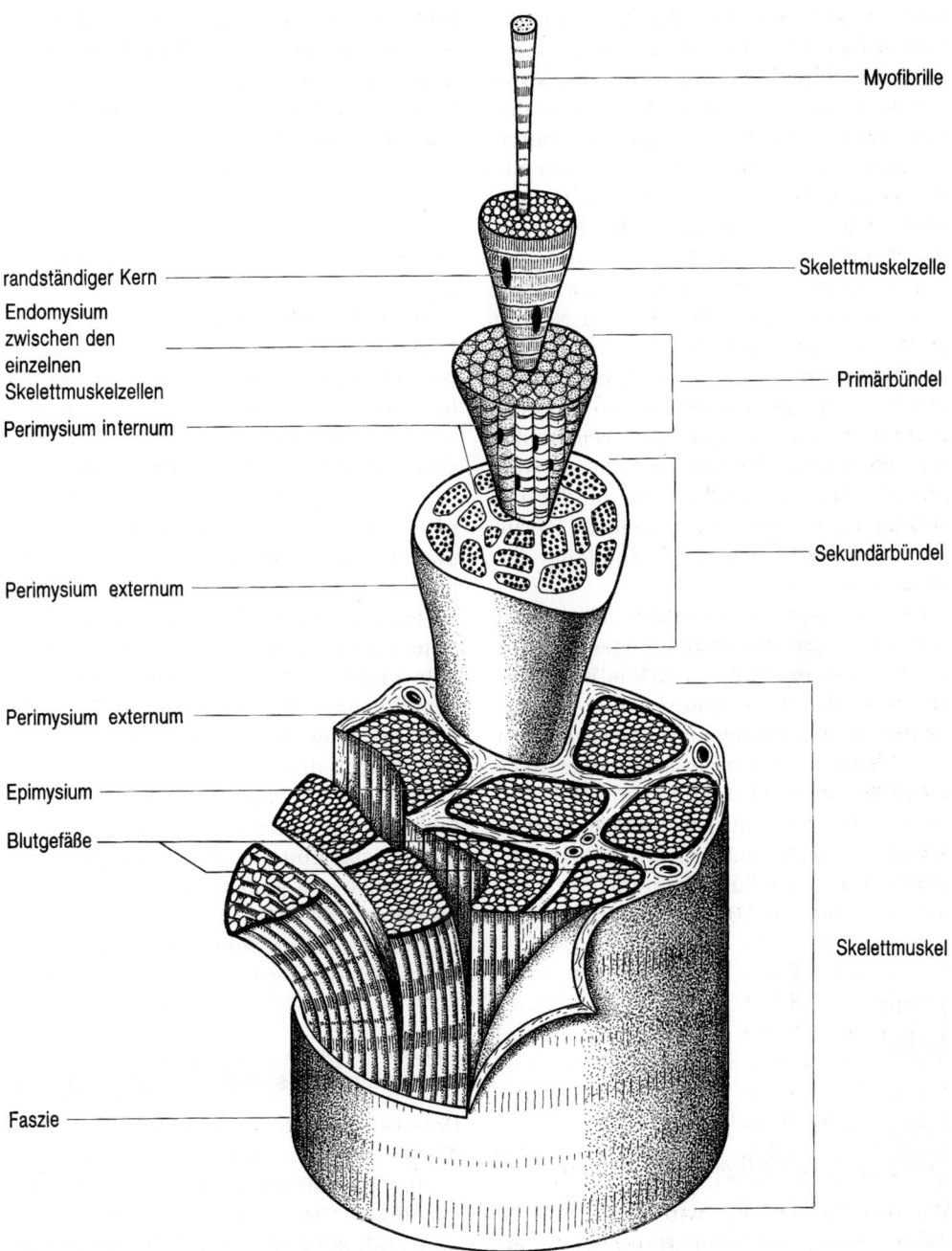

Abb. 19-4: Bündelung eines Skelettmuskels (nach oben in zunehmender Vergrößerung).

Mehrere Muskelzellen werden durch das Perimysium internum zu einem Primärbündel vereinigt. Das Primärbündel kann als die kleinste funktionelle Einheit des Skelettmuskels angesehen werden. Durch das Perimysium internum wird auch die Verschieblichkeit zwischen den einzelnen Primärbündeln gewährleistet. Mehrere der Primärbündel werden vom Perimysium externum, einer Hülle aus lockerem Bindegewebe, welche Gefäße und Nerven führt, zu einem Sekundärbündel zusammengefasst. Mehrere bis viele Sekundärbündel schließlich bilden einen Muskel, der zunächst außen vom lockeren Bindegewebe des Epimysiums umhüllt ist, welches das Skelettmuskelgewebe mit der aus straffem Bindegebe bestehenden Faszie als der festen äußeren Umhüllung des Muskels verbindet.

Der intensive Muskelstoffwechsel und der hohe Energiebedarf bedingen eine intensive Blutversorgung und die hohe Kapillardichte der Skelettmuskulatur. Die Kapillaren sind vorwiegend längs parallel zu den Muskelzellen orientiert, haben aber zahlreiche Querverbindungen. Die Gesamtlänge der Muskelkapillaren eines Menschen wird auf ca. 80.000 km geschätzt, bei einer durchschnittlichen Muskelmasse von 20–30 kg.

19.2.2
Sehnen

19.2.2.1
Histologischer Aufbau einer Sehne

Von den Muskelfasern wird die Kraft über die weitgehend undehnbaren Sehnen auf die Knochen übertragen. Die makroskopisch weißlich glänzenden Sehnen enthalten als mechanisch wichtigste Komponente kräftige, leicht gewellte kollagene Fasern. Diese Fibrae tendinae sind so lang wie die Sehnen selbst und können untereinander spitzwinklige Anastomosen aus-

bilden. Zwischen den Sehnenfasern liegen die Tendinozyten (Flügelzellen). Dies sind Fibrozyten, welche hauptsächlich Kollagen bilden. Die Kollagenbündel dellen ihren Zellleib seitlich ein, sodass flache platten- oder flügelähnliche Ausläufer entstehen, die den Zellen ihren Namen gegeben haben. Im Querschnitt erscheint der Zellleib mehr oder weniger sternförmig.

Mehrere Sehnenfasern bilden ein Primärbündel, welches vom Peritendineum internum umhüllt wird. Dies ist ein lockeres, Gefäß und Nerven führendes Bindegewebe, das auch spärliche elastische Netze eingelagert enthält. Die eingelagerten elastischen Fasern verkürzen die nicht gespannte Sehne ein wenig und verursachen so den leicht gewellten Verlauf der kollagenen Sehnenfasern. Die Sehne ist (abhängig von ihrer Größe) aus einer unterschiedlichen Zahl von Primärbündeln zusammengesetzt und außen vom Peritendineum externum, einem geflechtartigen Bindegewebe, umgeben. Diesem liegt außen noch das lockere Bindegewebe des Paratendineum an. Die Regenerationsfähigkeit der Sehnen ist relativ gut. Werden durchtrennte Sehnen kurze Zeit nach der Verletzung genäht, dann verwachsen sie in der Regel wieder so gut, dass die Zugfestigkeit der Sehne in keiner Weise beeinträchtigt wird.

19.2.2.2
Verbindung zwischen Muskel und Sehne

Die Skelettmuskeln enden in einer Sehne, die am Periost befestigt ist und in den Knochen einstrahlt. Die Sehne dient zur Übertragung der im Muskel erzeugten Kontraktionskraft auf den passiven Bewegungsapparat. Dies erfordert eine feste und doch elastische Verbindung zwischen den Kollagenfasern und den Muskelzellen: Das relativ weiche Muskelgewebe, das zu großen Längenänderungen befähigt ist, muss intensiv mit dem festen Sehnengewebe, welches seine Länge kaum verändert, verbunden werden.

An den stumpfen Enden der Muskelzellen befinden sich zahlreiche rillenartige, längs gerichtete Einsenkungen und röhrenförmige Einstülpungen, die alle von der Basalmembran ausgekleidet sind. So ergibt sich eine bedeutende Oberflächenvergrößerung des Zellendes. Die kollagenen Mikrofibrillen der Sehne dringen in diese Einsenkungen ein und lagern sich auch seitlich dem Zellende an. Dabei kommen sie auf eine längere Strecke in engen Kontakt mit der Sarkolemmoberfläche. Dort werden dann die Kollagenfibrillen durch retikuläre Fasern schlingenartig mit der Basallamina verbunden.

19.2.2.3
Sehnenansatz am Knochen

Der Sehnenansatz am Knochen (Sehneninsertion) ist gleichfalls besonders strukturiert. Dabei ist zwischen Sehnen- und Knochengewebe in der Regel eine Knorpelzone eingeschaltet, die zum Knochen hin verkalkt. Dies sorgt für einen allmählichen Übergang der unterschiedlichen elastischen Eigenschaften von Sehne und Knochen und dient damit als Puffersystem.

Auch der wellige Verlauf der Sehnenfaserbündel ist funktionell von Bedeutung. Bevor sich die Kontraktion eines Muskels auf den Knochen auswirken kann, müssen erst die Sehnenfasern ganz gestreckt werden. Dadurch wird ein ruckartiger Beginn der Muskelbewegung vermieden. (Abb. 19-5).

Abb. 19-5: Schematische Darstellung des periostfreien Sehnenansatzes. 1 Sehne; 2 Peritenonium; 3 unverkalkte Knorpelzone; 4 verkalkte Knorpelzone; 5 Knochen; 6 Periost.

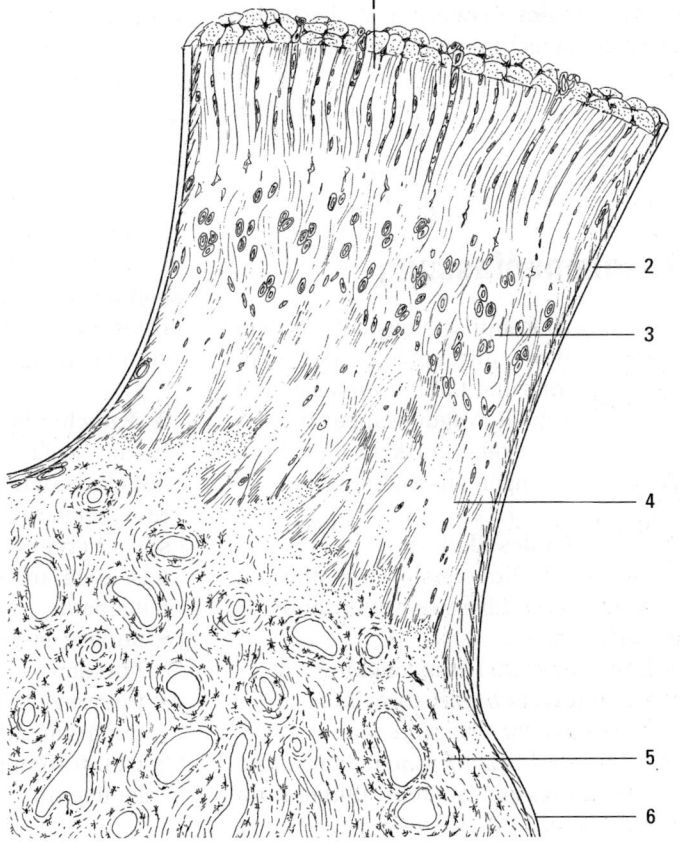

19.2.3
Sehnenscheiden (Vaginae synoviales) und Schleimbeutel (Bursae synoviales)

An Stellen, an denen Sehnen einer hohen mechanischen Belastung ausgesetzt sind, finden sich verschiedene Schutzeinrichtungen, wie Sesambeine, Schleimbeutel und Sehnenscheiden. Die Sehnenscheiden gewährleisten die Gleitfähigkeit der Sehnen an besonders exponierten Stellen, z. B. wo diese lange Strecken über Knochen verlaufen.

Schleimbeutel stellen Gewebsspalten dar, die von einer Bindegewebskapsel umschlossen und von einer mukopolysaccharidreichen Flüssigkeit gefüllt sind. Sie kommen an solchen Stellen vor, an denen Sehnen in stark wechselndem Winkel an Knochen ansetzen oder starke Scherbewegungen der Sehne oder der äußeren Haut gegenüber dem Knochen eine besondere Verschiebeschicht notwendig machen. Die Struktur der Synovialmembran, die die Schleimbeutel auskleidet, entspricht jener der Gelenkkapseln. Sie wird von epithelartig angeordneten fibrozytären Zellen gebildet. Die Synovialmembran ist aber kein echtes Epithel, da die abdichtenden Zonulae occludentes fehlen und es durch die weiten interzellulären Räume zu einem freien Stoffdurchtritt kommt.

Sehnenscheiden bestehen aus einer derben Außenschicht (Stratum fibrosum) und einer lockeren Innenschicht (Stratum synoviale), die sowohl die Sehne als auch das Stratum fibrosum überzieht. Im Spaltraum, der zwischen den beiden Blättern des Stratum synoviale ausgebildet ist, findet sich eine Synovia-ähnliche Flüssigkeit, durch die die Reibung der Sehne innerhalb der Sehnenscheide wesentlich herabgesetzt wird. Beide Blätter der Synovialmembran können durch eine Art von Gekröse (Mesotendineum) ineinander übergehen. Dieses führt Gefäße und Nerven zur Sehne hin.

Zusammenfassung

Der Bewegungsapparat besteht aus dem passiven Bewegungsapparat, der Knochen, Gelenke und Bänder umfasst, und dem aktiven Bewegungsapparat, der sich aus den Skelettmuskeln und ihren Hilfseinrichtungen zusammensetzt.

■ Knochen des Skeletts
Verschiedene Knochenformen sind am Aufbau des passiven Bewegunsapparates beteiligt:
- lange Knochen (Ossa longa)
- kurze Knochen (Ossa brevia)
- flache Knochen (Ossa plana).

Alle Knochen bestehen aus einer äußeren, kompakten Schicht (Substantia compacta) und einer schwammartigen, rotes Knochenmark enthaltenden Substantia spongiosa.

■ Knochenhaut (Periost)
In der Knochenhaut verlaufen Blutgefäße, von denen aus die Ernährung des Knochens erfolgt, sowie zahlreiche sensible Nervenfasern. Histologisch ist sie aus zwei unterschiedlichen Schichten aufgebaut:
- äußere faserreiche Schicht (Stratum fibrosum)
- innere zellreiche Schicht, die zur Bildung von Knochensubstanz befähigt ist (Stratum germinativum sive osteogenicum).

■ Gelenke (Juncturae)

Junctura fibrosa (Syndesmosis): Raum zwischen den Knochen mit Bindegewebe gefüllt.

Junctura cartilaginea (Synchondrosis): Knorpelige Verbindung.

Junctura ossea (Synostose): Verbindung durch Knochengewebe; gehen durch Verknöcherung aus Syndesmosen oder Synchondrosen hervor.

Junctura synovialis (Diarthrose, echtes Gelenk): Bewegliche Verbindung von zwei oder mehreren Knochen, die durch einen Gelenkspalt getrennt sind. Die Enden der in gelenkiger Verbindung stehenden Knochen sind von hyalinem Knorpel überzogen. Eine Gelenkkapsel schließt die Gelenkhöhle luftdicht ab. Die Gelenkkapsel besteht aus einer äußeren Schicht aus straffem Bindegewebe (Stratum fibrosum) und einer inneren Schicht (Stratum synoviale), die die Gelenkschmiere (Synovia) bildet.

■ Skelettmuskulatur

Durch Bindegewebe werden die Muskelfasern zu Einheiten unterschiedlicher Größenordnung zusammengefasst:

- Endomysium: Umgibt jede einzelne Muskelfaser.
- Perimysium internum: Umfasst ein Primärbündel.
- Perimysium externum: Fasst mehrere Primärbündel zu einem Sekundärbündel zusammen.
- Epimysium: Bindegewebige Hüllstruktur um den ganzen Muskel; grenzt ihn von seiner Umgebung ab und bildet eine Verschiebeschicht zur Muskelfaszie.

■ Sehnen

Übertragen die Muskelkraft auf die Knochen; bestehen aus bündelartig zusammengefassten, kaum dehnbaren kollagenen Fasern und Tendinozyten (Flügelzellen). Sehnenscheiden gewährleisten die Gleitfähigkeit von Sehnen an besonders exponierten Stellen; bestehen aus einer derben Außenschicht (Stratum fibrosum) und einer lockeren Innenschicht (Stratum synoviale), die aus zwei Blättern besteht.

Weiterführende Literatur

BUCHER, O., WARTENBERG, H: Cytologie, Histologie und mikroskopische Anatomie des Menschen. Verlag Hans Huber, Göttingen 1997.

BURCK, H.C.: Histologische Technik. Thieme Verlag, Stuttgart 1988.

CORMACK, D.H.: Clinically Integrated Histology. Williams and Wilkins, Lippincot, 1997.

CROSS, C.P., MERCER, L.: Cell and Tissue Ultrastructure: A Functional Perspective. W.H. Freemann and Company, 1995.

JUNQUEIRA, L.C., CANEIRO, J.: Histologie. Lehrbuch der Cytologie, Histologie und mikroskopischen Anatomie des Menschen, übersetzt, überarbeitet und ergänzt von T.H. Schiebler und U. Peiper, Springer-Verlag, Berlin, Heidelberg 1996.

KRSTIĆ; R.: Die Gewebe des Menschen und der Säugetiere. Ein Atlas zum Studium für Mediziner und Biologen. Springer Verlag, Berlin, Heidelberg 1988.

KRSTIĆ; R.: General Histology of the Mammal. An Atlas for Student of Medicine and Biology. Springer Verlag, Berlin, Heidelberg 1998.

KÜHNEL, W.: Taschenatlas der Zytologie, Histologie und mikroskopischen Anatomie. Thieme Verlag, Stuttgart 1999.

ROMEIS, B.: Mikroskopische Technik. hg. P. Böck, Urban und Schwarzenberg, München, 1989.

Anhang

1. Auszug aus dem Gegenstandskatalog für die Ärztliche Vorprüfung (GK 1)

GK 1: Gemeinsamer Teil Anatomie – Biochemie – Biologie

In diesem Auszug sind nur jene Ziffern des Gegenstandskataloges aufgeführt, welche sich auf die mikroskopische Anatomie (Histologie und Zytologie) beziehen.

GK 1: Gegenstandskatalog Anatomie

2. Auszug aus dem Lehrinhaltskatalog für die Ausbildung Technischer Assistenten in der Medizin Teil 5)

Sachverzeichnis